A Prática da Preparação Física

A Prática da Preparação Física

Sétima edição

manole
editora

Produção editorial: 3Pontos Apoio Editorial Ltda. e Flávia Pereira
Diagramação: 3Pontos Apoio Editorial Ltda.
Capa: Ricardo Yoshiaki Nitta Rodrigues
Imagem da capa: Istockphoto
Ilustração: Luargraf e Eduarda Alves de Souza

CIP-BRASIL. CATALOGAÇÃO NA PUBLICAÇÃO
SINDICATO NACIONAL DOS EDITORES DE LIVROS, RJ

P926
7. ed.

A prática da preparação física / Estélio Henrique Martin Dantas ... [et al.]; revisão técnica Carlos Alberto Sposito de Araujo. – 7. ed. – Santana de Parnaíba [SP]: Manole, 2022.

Inclui índice
ISBN 9786555760842

1. Educação física. I. Dantas, Estélio Henrique Martin. II. Araujo, Carlos Alberto Sposito de.

22-76222 CDD: 613.7
CDU: 613.71

Meri Gleice Rodrigues de Souza – Bibliotecária – CRB-7/6439
22/02/2022 24/02/2022

EDITORA MANOLE LTDA.
Alameda América, 876 – Tamboré
Santana de Parnaíba
06543-315 – SP – Brasil
Tel.: (11) 4196-6000
www.manole.com.br | https://atendimento.manole.com.br

Impresso no Brasil | *Printed in Brazil*

Editores

Estélio Henrique Martin Dantas

Doutor Livre-Docente em Treinamento Esportivo. Docente permanente do programa de pós-graduação *stricto sensu* em Enfermagem e Biociências da Universidade Federal do Estado do Rio de Janeiro (PPgEnfBio-UNIRIO). Fisiologista e Supervisor da Confederação Brasileira de Golfe.

Carlos Alberto Sposito de Araujo, M.Sc. (Revisão técnica)

Mestre em Engenharia Biomédica – COPPE/UFRJ. Especialista em Fisiologia do Exercício – UGF/RJ. Graduado em Informática – IM/UFRJ.

Autores

Adson Cavalcanti Santos

Graduado em Educação Física – UNIT/SE. Coordenador Adjunto do Grupo de Trabalho e Pesquisa em Políticas Públicas de Orientação da Vocação, Detecção e Desenvolvimento do Talento – LABIMH/UNIT.

Alexandre Heberle

Graduado em Análise e Desenvolvimento de Sistemas – Unoesc. Especialista em Engenharia de Software pelo CTAI/SENAI. Atua há 25 anos em desenvolvimento de softwares. Cofundador e Diretor de Tecnologia da Salus Dermatoglifia.

Ana Carolina Santana de Oliveira

Pós-doutorado em Educação – UFPE. Doutora em Educação Especial – PPGEEs/UFSCar. Mestre em Educação Especial – PPGEEs/UFSCar. Graduada em Educação Física – DEFMH/UFSCar. Pesquisadora na área de Educação Física Adaptada com mais de 15 anos de experiência. Coordenadora dos cursos de Educação Fisica do Centro Universitário do Rio São Francisco – UniRios.

Ana Paula de Azevedo Albuquerque

Doutora em Saúde Pública – FICS/UniXavier. Mestre em Medicina do Esporte – UCNSA. Especialista em PersonalTrainer e Grupos Especiais – UniFOA. Graduada em Educação Física – UFJF. Docente e pesquisadora – LABIMH.

Artur Bessa

Doutor em Genética e Bioquímica – UFU / período sanduíche na Universidade de Toronto/Canadá. Estágio de pós-doutoramento no COB como pesquisador na área de Metabolismo Sistêmico. Mestre em Motricidade Humana – UCB/RJ. Graduado em Educação Física – UFRJ. Professor Adjunto 2 da Faculdade de Educação Física – UFMT.

Carlos Alberto Sposito de Araujo

Mestre em Engenharia Biomédica – COPPE/UFRJ. Especialista em Fisiologia do Exercício – UGF/RJ. Graduado em Informática – UFRJ.

Carlos José Nogueira

Doutor em Biociências – PPGENFBIO/UNIRIO. Mestre em Ciências da Motricidade Humana – UCB/RJ. Graduado em Educação Física – UFJF. Docente da Escola Preparatória de Cadetes do Ar – EPCAR.

Cristiane Kelly Aquino dos Santos

Doutoranda em Saúde e ambiente – UNIT/SE. Mestre em Educação Física – UFS/SE. Especialista em Saúde daFamília – UFS/SE, Saúde Pública – FERA/AL. Graduada em Educação Física – UFAL/AL.

Cynthia Barbosa de Albuquerque

Doutoranda em Saúde e Ambiente – UNIT/SE. Mestre em Ciência e Tecnologia de Alimentos – UFS. Especialista em Nutrição Clínica – Uninter. Graduada em Nutrição – UFAL.

Daniel Ramos Coelho

Mestre em Engenharia dos Materiais – REDEMAT/UFOP. Graduado em Física – UFMG. Sócio fundador e diretor comercial – Comércio de Eletrônicos R&R Ltda. Docente da Nomus Consultoria.

DemiltoYamaguchi da Pureza

Doutor em Ciências – USP. Mestre em Educação Física – Universidade São Judas Tadeu. Graduado em Educação Física – UEPA. Docente da Unifap no Curso de Educação Física e no Mestrado em

Educação e Ciências da Saúde. Coordenador do Núcleo de Estudos e Pesquisas em Educação Física, Esporte e Lazer – NEPEFEL.

Eder Benício Ramos Lima

Especialista em Bases Científicas de Preparação Física e Musculação – UGF/RJ. Graduado em Educação Física – UGF/RJ. Membro do LABIMH e Diretor da Persona Fit, ministrando os cursos de Bases Organizacionais da Preparação Esportiva, Cinesiologia da Musculação e Fundamentos da Biomecânica.

Eduardo Kalinine

Pós-Doutorado em Fisiologia – UFS. Doutor em Ciências Biológicas (Bioquímica) – UFRGS. Mestre em Ciências Biológicas (Bioquímica) – UFRGS. Especialista em Fisiologia do Exercício – UFPR. Graduado em Educação Física – UnC/SC.

Eliton Marcio Zanoni

Mestre em Biociências e Saúde – Unoesc/SC. Especialista em Treinamento Desportivo e Personal Trainer – Uniarp/SC. Graduado em Educação Física – UnC/SC. Técnico Nível II de atletismo (IAAF). Docente na UnC/SC.

Erik Salum de Godoy

Doutor em Ciências do Esporte e do Exercício – UERJ. Mestre em Motricidade Humana – UCB/RJ. Especialista em Musculação – FICAB, Treinamento Esportivo – UFRJ, Fisiologia do Exercício – UFRJ, Gerontologia e Atividade Física – UFRJ. Graduado em Educação Física – FICAB. Pesquisador do LABIMH/UNIT e LABEES/UERJ. Diretor técnico da Head Coach – 2008. Fisiologista da COAF-FERJ. Consultor da CBTKD – Rio 2016.

Estélio Henrique Martin Dantas

Pós-doutorado em Psicofisiologia – UGF/RJ, Fisiologia – UCAM/Espanha, Biofísica – UV/Espanha. Livre Docente em Educação Física – UFF. Doutor em Treinamento Desportivo – UERJ. Mestre em Operações Militares – EsAO, Educação Física – UFRJ, Educação – UERJ. Graduado em Ciências Militares – AMAN, Educação Física – EsEFEx. Professor Titular – UNIT/SE, UFRRJ (aposentado). Professor Permanente – PPgEnfBio/UNIRIO – Doutorado, PSA/UNIT. Professor Colaborador – UTAD/Portugal, UCAM/Espanha, Sapienza Universitàdi Roma/Itália, UCM/Chile. Docente da Academia Brasileira de Treinadores (ABT), Instituto Olímpico Brasileiro (IOB), Comitê Olímpico Brasileiro (COB). Pesquisador da Academia Paralímpica Brasileira. Presidente de Honra da International Human Motricity Network.

Estevão Scudese

Doutor em Ciências – UNIRIO. Mestre em Educação Física – EEFD/UFRJ. Especialista em Treinamento de Força – UGF/RJ. Pesquisador visitante – Human Health and Physiology Department – University of Iowa. Professor colaborador – LaCEE/UCP, LABIMH/UNIRIO.

Evelini Veras de Jesus

Mestre em Saúde e Ambiente pela Universidade Tiradentes – Unit. Doutoranda em Enfermagem e Biociências – PPGENFBIO/UNIRIO. Especialista em: Dança Educacional – Faculdade São Fidélis; Fisiologia do Exercício – CEUT; Treinamento Físico Desportivo – UFPI. Formação no Método Joseph Pilates (Studio Gilvana Teles). Pesquisadora do LABIMH com temas câncer e exercício físico.

Fabiana Rodrigues Scartoni

Doutora em Ciências – UNIRIO, Fisiologia do Exercício – Universidad Católica Nuestra Señora de la Asunción. Mestre em Ciência da Motricidade Humana – UCB/RJ. Graduada em Educação Física – UFRJ. Docente da Universidade Católica de Petrópolis – UCP/RJ.

Fabrizio Di Masi

Doutor em Ciências – UNIRIO. Mestre em Ciência da Motricidade Humana – UCB/RJ. Graduado em Educação Física – UFRJ. Docente da UFRRJ, Laboratório de Fisiologia e Desempenho Humano (DEFD/UFRRJ).

Fernando Cássio Orso Alves

Especialista em Esporte Adaptado – Estácio/SP. Graduado em Educação Física – Unoesc. Atua com Esporte Paralímpico: atletas em cadeira de rodas esportes de verão, atletismo (corrida em cadeira de rodas) e esporte de inverno (esqui cross-country). Consultor para desenvolvimento de equipamentos esportivos paralímpicos.

Frédéric Mallrich Junior

Mestre em Biodinâmica do Movimento – UFRJ. Graduado em Educação Física – UFRJ. Técnico de Remo do C.R. do Flamengo. Técnico da Seleção Brasileira de Para Remo. Academia Brasileira de

Treinadores – Alto Rendimento e Formação Esportiva – COB. FISA Level 1 para Rowing Course. Membro da Comissão de Para Remo da World Rowing (Federação Internacional de Remo).

Gilmar Weber Senna

Pós-Doutorado – UNIRIO. Doutor em Ciências – UNIRIO. Mestre em Educação Física – UFRJ. Especialista em Musculação – UGF/RJ. Graduado em Educação Física – CCS/UCP. Pesquisador. Coordenador Científico do LaCEE/UCP. Colaborador do Sport and Exercise Science Research – Unit/UNIPA (Palermo). Coordenador de Pós-Graduação. Professor de Graduação e Pós-graduação. Treinador.

Gabriel Gastélum Cuadras

Doutor em Atividade Física e Saúde – Universidad de Granada/Espanha. Mestre em Ciências do Esporte (opção psicologia) – Universidad Autónoma de Chihuahua/México, Psicomotricidade – Universidad Autónoma de Chihuahua. Graduado em Educação Física – Universidad Autónoma de Sinaloa/México. Docente na Universidad Autónoma de Chihuahua. Diretor Acadêmico na International Human Motricity Network.

Jessica Ohana Fonseca Torgano

Especialista em Treinamento Desportivo – UFRJ. Graduada em Educação Física – UFRJ. Treinadora de Canoagem Velocidade do C.R. Flamengo. Kayak Sprint Coach's Certification Level 1 and 2 – ICF/COI. Academia Brasileira de Treinadores – Técnico de Desenvolvimento e Aperfeiçoamento Esportivo – IOB/ COB.

João Rafael Valentim Silva

Pós-Doutorado em Bionanotecnologia com atuação em Atividade Física e Saúde – UFAC. Doutor em Biodiversidade e Biotecnologia da Amazônia Legal – Fiocruz. Mestre em Ciência da Motricidade Humana – UCB/RJ. Graduado em Educação Física – UCB/RJ. Criação de protótipos biotecnológicos experimentais antileishmania.

Josiane Aparecida de Jesus

Mestranda em Biociências e Saúde – Unoesc. Graduada em Educação Física – Unoesc. Especialista em Fitness e Personal Trainer– Unoesc. Pesquisadora atuando emdermatoglifia, motivação, exercício físico e câncer.

Juan Cristóbal BarrónLuján

Doutor em Educação – Universidad Autónoma de Chihuahua. Mestre em Ciências do Esporte (opção Biologia) – Universidad Autónoma de Chihuahua. Graduado em Química, Bacteriologia e Parasitologia– Universidad Autónoma de Chihuahua/México. Docente na Universidad Autónoma de Chihuahua. Pertence ao Sistema Nacional de Investigadores/ México (candidato a SNI, Nivel I).

Júlio César Camargo Alves

Doutor em Ciências – UNIRIO. Mestre em Educação Física – UEM/PR. Especialista em Fisiologia do Exercício – UFSCar. Graduado em Educação Física – UNIRP/SP. Docente Titular do Curso de Educação Física – UEMG/Unidade Ituiutaba.

Leticia Azen Alves Coutinho

Doutora em Ciências Nutricionais – UFRJ. Mestre em Ciência da Motricidade Humana – UCB/RJ. Especialista em Nutrição em Esportes – Asbran, Fisiologia do Exercício – FAMATh. Graduada em Nutrição – UERJ. Docente da Pós-Graduação em Ciência da Performance Humana – EEFD/UFRJ. Uma das autoras do livro "Estratégias de Nutrição e Suplementação do Esporte" – Editora Manole.

Maria de Nazaré Dias Bello

Doutora em Ciências do Desporto – UTAD/Portugal. Mestre em Ciência da Motricidade Humana – UCB/RJ. Graduada em Educação Física– UEPA. Pesquisadora do Grupo de Estudos do LABIMH (UNIRIO/RJ), coordenadora do Grupo de Trabalho e Pesquisa em Dependência Química e Exercício Físico.

Mario Cezar de Souza Costa Conceição

Doutor em Fisiologia do Exercício – UCAP/PY. Doutorando em Ciências do Exercício e do Esporte – UERJ. Mestre em Ciência da Motricidade Humana – UCB/RJ. Graduado em Educação Física – UFRRJ. Professor assistente – UERJ. Professor I em Educação Física do município do Rio de Janeiro – SME/RJ.

Maurício Pereira de Souza

Graduado em Educação Física – UCL. Curso de Treinador de Futebol – SINTREFURJ. Treinador Mental – Atleta Campeão. Preparador Físico de Futebol Profissional: São Cristóvão F.R. em 2019, Olaria A.C. em 2020. *Personal trainer* de futebol – jogador Philippe Coutinho no *Liverpool Football Club* em 2015.

Michael Douglas Celestino Bispo

Doutorando em Saúde e Ambiente - UNIT/SE. Mestre em Saúde e Ambiente - UNIT/SE. Graduado em Educação Física - UNIT/SE. Coordenador do Grupo de Trabalho e Pesquisa em Políticas Públicas de Orientação da Vocação, Detecção e Desenvolvimento do Talento - LABIMH/UNIT. Certificado em Dermatoglifia Informatizada - SALUS.

Moisés Simão Santa Rosa de Sousa

Doutor em Ciências do Desporto - UTAD/Portugal. Mestre em Ciência da Motricidade Humana - UEPA. Graduado em Educação Física - UEPA. Pesquisador do LABIMH. Coordenador do Grupo de Trabalho e Pesquisa MASTERFITTS em Envelhecimento Saudável. Coordenador do Curso de Educação Física da UEPA.

Paula Viana Lemos de Abreu

Especialista em Nutrição Clínica Ortomolecular, Biofuncional e Fitoterapia - UniRedentor. Especialista em Nutrição Esportiva Aplicada à Saúde, Estética e Desempenho Físico - UniRedentor. Cofundadora e Gestora de projetos do Vem Cá Reeducar. Graduada em Nutrição - UFRJ.

Paulo Roberto da Silva Barroso

Especialista em Educação Física Escolar - UERJ, Metodologia do Ensino Superior - UVA. Graduado em Educação Física - UCB/RJ. Técnico Nível II da IAAF, Federação Internacional de Atletismo. Técnico de Atletismo. Preparador Físico dos Árbitros de Futebol do RJ - FERJ. Instrutor Físico membro da CBF. Preparador físico em vários esportes. Consultor da CBTKD na Rio 2016.

Raphael Caruso Barbosa

Graduado em Direito - Universidade Candido Mendes. Graduado em Nutrição - Universidade Estácio de Sá.

Renato Ramos Coelho

Doutor em Ciências em Engenharia Civil - COPPE/UFRJ. Mestre em Motricidade Humana - UCB/RJ. Especialista em Fisioterapia Esportiva - UFMG, Engenharia de Segurança do Trabalho - Claretiano. Graduado em Fisioterapia - UFMG, Engenharia de Produção - Claretiano. Membro do LABIMH. Fisioterapeuta da Prefeitura de Contagem/MG. Diretor Técnico da Nomus Consultoria.

Rudy José Nodari Júnior

Pós-Doutorado - Universidade Las Palmas de Gran Canaria - ULPGC/Espanha. Pós-Doutorado na Universidade Católica de Murcia - UCAM/Espanha. Doutor em Ciências da Saúde - UFRN. Mestre em Ciências da Saúde Humana - UnC. Aperfeiçoamento em Metodologia do Treinamento de Atletas de Elite - RSUPES&T/Rússia. Graduado em Educação Física - Udesc.

Vinicius dos Passos Azevedo

Pós-graduando em Ciência do Exercício: Biomecânica, Fisiologia e Treinamento - Centro Universitário do Pará/CESUPA. Graduado em Educação Física - Unama. Pesquisador do LABIMH, realizando estudos com usuários de drogas. Atuação nas áreas de emagrecimento e bem-estar.

Vitor Pantoja Braga Melo

Pós-graduando em Treinamento Desportivo - Uniasselvi/PA. Graduado em Educação Física - Unama/PA. Pesquisador do LABIHM. Treinador nas categorias de base e futebol feminino do Clube do Remo/Belém-PA. Atua como *personal trainer*.

Sumário

Dedicatória

A Estélio Telles Pires Dantas (*in memoriam*), profissional de Educação Física formado em 1948, foi meu primeiro mestre e, juntamente com minha mãe, Maria Ely Martin Dantas, me transmitiram o conjunto de valores e princípios que moldaram o meu caráter.

A meus filhos biológicos, Estélio Henrique Alexander Dantas, Bernardo Henrique Alexander Dantas, Gisela Alexander Dantas, Angelino Henrique Lobato Dantas e Fernando Henrique Lobato Dantas e aos novos filhos que deus me deu: Ana Carolina Bastos Andrade Freire e Pedro Bastos Andrade Melo, todos eles motivos de muito orgulho e minha perene fonte de motivação. Sou muito grato a eles por me devolver "com juros e correções" os ensinamentos que lhes passei e continuo a transmitir.

A meus netos, Pietra Dantas Vallim, Diego Allen Alexander Dantas, Luca Allen Alexander Dantas, Marco Allen Alexander Dantas, Kenzo Campos Dantas, Bento Campos Dantas e Kate Campos Dantas, pois eles são a garantia de que meus genes, meus valores e minhas experiências irão propagar-se por mais uma geração, como bem eles comprovam por seus comportamentos e conquistas.

A Karollyni Bastos Andrade Dantas, minha parceira e companheira, que me fez na maturidade reencontrar o amor, o entusiasmo e a esperança da juventude, fatores indispensáveis para uma empreitada desta natureza.

EHMD

Reconhecimento

Ofereço minhas palavras de gratidão e reconhecimento às pessoas que, por seus ensinamentos, apoio ou sua experiência, tiveram uma influência decisiva na formação do meu perfil pessoal e profissional: Maurício Leal Rocha (*in memoriam*), Manoel José Gomes Tubino (*in memoriam*) e Antônio Carlos Gomes.

Meu reconhecimento aos colegas do Programa em Saúde e Ambiente, da Universidade Tiradentes; do Programa de Enfermagem e Biociência da Universidade Federal do Estado do Rio de Janeiro e da International Human Motricity Network, pelo ambiente de competição saudável e motivadora que criaram em minha atuação profissional.

Não podia deixar também de agradecer ao Carlos Sposito, que se constituiu em verdadeira alma deste livro desde a 6ª edição.

Importante também é agradecer profundamente aos coautores dos capítulos desse livro e aos integrantes do Laboratório de Biociências da Motricidade Humana – LABIMH, constituído por egressos, mestrandos, doutorandos, pós-doutorandos e candidatos à pós-graduação, que se constituem no "ecossistema" no qual a minha produção científica prospera e se desenvolve.

EHMD

Prefácio

Para os que se interessam por treinamento esportivo em seus múltiplos aspectos, esta obra responde à necessidade da evolução do conhecimento neste campo específico da Educação Física e dos esportes. É importante dizer que este trabalho nasceu de uma consciência técnica e crítica do Prof. Estélio Dantas, resultante de uma experiência desenvolvida sobre as próprias deficiências esportivas brasileiras, o que, sem dúvida, torna seu conteúdo relevante e oportuno, já que propõe uma teorização referenciada na realidade nacional.

Outra perspectiva derivada dessa colocação é que este livro, que com muita honra prefacio, chega exatamente no momento em que o Brasil discute sua realidade esportiva, que, inclusive, pode ser caracterizada à medida que compreendemos o esporte como fenômeno contemporâneo, como parte da dívida social acumulada contra o brasileiro durante grande parte deste século.

O Prof. Estélio, cujo crescimento intelectual tive a honra de acompanhar, ao oferecer este livro à comunidade esportiva brasileira, demonstra o desejo de cumprir parte de sua missão de educador comprometido com a sociedade. Assim, seus leitores ganham não somente a oportunidade de acesso a informações técnicas importantes para possíveis atuações no treinamento esportivo, mas, principalmente, incontáveis revisões conceituais que, por certo, serão alvo de discussões e de outras elaborações.

A Prática da Preparação Física tece abordagens e aprofundamentos sobre treinamento total, princípios científicos, aspectos organizacionais do treinamento esportivo e diversos tipos de preparação física, relacionando-os aos chamados esportes terrestres coletivos e individuais e aos aquáticos. Isso tudo é acrescido de um estudo complementar sobre os problemas dietéticos que atuam como variáveis em um contexto de preparação esportiva. Assim, esta obra alcança plenamente a intenção inicial do autor de contemplar os diversos pontos mais discutidos e debatidos no treinamento esportivo.

O autor, que iniciou sua atuação em educação física na Escola de Educação Física do Exército, frequentou, na sua formação de pós-graduação, os bancos escolares da Universidade Gama Filho (UGF), da Universidade Federal do Rio de Janeiro (UFRJ) e da Universidade Estadual do Rio de Janeiro (UERJ), distinguindo-se sempre por sua incansável busca de conhecimentos novos e por seu compromisso educacional de explicitar a maneira de trabalho. Além disso, Estélio Dantas divulgou suas perplexidades, abstrações e concepções pessoais. Na verdade, este livro é mais uma evidência da postura ética e intelectual desse infatigável estudioso do treinamento esportivo.

Manoel José Gomes Tubino (*in memoriam*)
Doutor em Educação Física pela Université Libre de Bruxelles

Apresentação

Livro semelhante a este não é encontrado com frequência na literatura esportiva. Em geral, a maior parte, publicações destinadas a técnicos e atletas, é concentrada nas particularidades de uma única modalidade esportiva.

Certamente esse cuidado dos autores tem suas justificativas; porém, se realizarmos uma análise profunda das possibilidades do desenvolvimento integral no esporte, veremos que, sem observar a totalidade, não é possível compreender a essência do fenômeno no esporte.

Notavelmente, o livro do Prof. Estélio Dantas é o primeiro na área de preparação física. O autor procura apresentar, de maneira objetiva, a preparação do esportista, observando sua conformidade geral e ajudando no avanço do atleta pelo caminho do treinamento esportivo físico e tático. O livro foca também na preparação psicológica do atleta e aborda a complexidade dos princípios básicos, sua regulamentação e a construção ordinária do processo de treinamento no pequeno, médio e grande ciclo, além do complemento dos fatores internos do treinamento em relação aos externos. Assim, a obra contribui para o restabelecimento e o desenvolvimento do trabalho esportivo e da alimentação, dentre outros temas.

Pelo fato de este livro orientar o leitor sobre todo o sistema de preparação do atleta em sua objetividade e, ao mesmo tempo, não manter somente posições generalizadas, o autor mostra como bases esportivas gerais a concretização nas diversas modalidades, nos esportes, nos jogos etc. De modo amplo e com base nos princípios gerais, ele aborda a essência da preparação do atleta em combinação com o acesso a objetivos concretos, possibilitando a compreensão das particularidades da especialização esportiva, fato importante para treinadores e atletas.

Em *A Prática da Preparação Física*, Estélio Dantas oferece amplas possibilidades de resultados a serem alcançados no âmbito da ciência mundial esportiva – no aspecto geral, na teoria e na metodologia esportiva, na biomecânica, na fisiologia, na medicina e em outros.

É possível acreditar que a apresentação deste livro despertará interesse e será de grande utilidade para especialistas brasileiros, principalmente para aqueles que se dedicam ao esporte. Sinceramente, meu desejo é que se torne efetivo.

L.P. Matveev (*in memoriam*)
Cientista Emérito da Rússia; Doutor em Filosofia e Ciência Pedagógica;
Doutor Honorário da Escola Superior de Educação Física da Alemanha

Siglas

1RM	teste de peso máximo de uma repetição máxima
3S	*scientific stretching for sports*
AAE	aminoácidos essenciais
ADP	difosfato de adenosina
AGCL	ácidos graxos de cadeia longa
AGCM	ácidos graxos de cadeia média
AGL	ácido graxo livre
AL	ácido lático
ATP	trifosfato de adenosina
BCAA	aminoácidos de cadeia ramificada (*branch chain amino acids*)
BCOAD	BCAA oxiácido desidrogenase
bp15s	batimentos por 15 segundos
bpm	batimentos por minuto
Ca-HMB	hidroximetilbutirato de cálcio
CEP	componente elástico paralelo
CES	componente elástico em série
CET	consumo energético de trabalho
CK	creatina quinase
CM	carga máxima
CoA	coenzima A
COI	Comitê Olímpico Internacional
CPK	creatina fosfoquinase
CR	coeficiente respiratório
CT	*circuit training*
CVM	contração voluntária máxima
DHA	ácido docosaexaenoico
DNA	ácido desoxirribonucleico
ER	eficiência respiratória
ECG	eletrocardiograma
EEG	eletroencefalograma
EP	estatura predita
EPA	ácido eicosapentaenoico
FAC	fadiga aguda central
FAP	fadiga aguda periférica
FC	frequência cardíaca
FMV	força máxima voluntária
FNP	facilitação neuromuscular proprioceptiva
FT	fibra de contração rápida (*fast twitch*)
GR	ginástica rítmica
HDL	lipoproteína de alta densidade
HMB	β-hidroxi-β-metilbutirato
HP	*horse power*
IA	intervalado ativador
IE	índice de eficiência
IR	intervalo recuperador
IT	*interval training*
KIC	cetoiscaproato
LDH	lactato desidrogenase
LDL	lipoproteína de baixa densidade
LEC	líquido extracelular
LIC	líquido intracelular
MCM	massa corporal magra
MET	equivalente metabólico
MK	mioquinase
MR	máximo de repetições
mV	milivolt
NAC	N-acetilcisteína
NAD	nicotinamida adenina dinucleotídeo
OAA	oxalacetato
PA	pressão arterial
PCr	fosfocreatina
PFK	creatina fosfofrutoquinase

pH	potencial hidrogeniônico
PM	peso máximo
PT	*power training*
QTS	Quadro-guia de trabalho semanal
RDI	resistência dinâmica invariável
RM	repetição máxima / repetições máximas
RML	resistência muscular localizada
RMT	reflexo miotático
SAG	síndrome de adaptação geral
SGOT	transaminase glutamato-oxalacetato sérica
SI	sistema imunológico
SI	sistema internacional de unidades
SJT	*Sargent Jump Test*
SNC	sistema nervoso central
ST	fibra de contração lenta (*slow twitch*)
TC	tomografia computadorizada
TCL	triglicerídios de cadeia longa
TCM	triglicerídios de cadeia média
TEE	teste de equilíbrio estático
TI	tempo inicial
TM	tempo mínimo
TNF	fator de necrose tumoral
TO	tempo objetivo
TPM	teste de peso máximo
TPM 1RM	teste de peso máximo em apenas uma repetição
TR	tempo de reação
TRM	teste de máximo de repetições possíveis
TRM 1 min	teste de máximo de repetições possíveis em 1 min
TRM 30 s	teste de máximo de repetições possíveis em 30 s
TRP	triptofano
TTR	teste de tempo de reação
URSS	União das Repúblicas Socialistas Soviéticas (União Soviética)
VCB	valor calórico básico
VCT	valor calórico total
VE	equivalente ventilatório
VE	ventilação minuto
VET	valor energético total
VLDL	lipoproteína de muito baixa densidade
$\dot{V}O_2$	volume de absorção de oxigênio

PARTE 1

Treinamento esportivo

CAPÍTULO 1

Orientação da vocação esportiva

Estélio Henrique Martin Dantas
Eduardo Kalinine
Michael Douglas Celestino Bispo
Rudy José Nodari Júnior
Carlos Alberto Sposito de Araujo

OBJETIVOS DE ESTUDO

- Elucidar o tema de orientação da vocação esportiva enquanto ferramenta de saúde e qualidade de vida, bem como um passo para a detecção de talentos esportivos.
- Compreender a respeito da epigenética.
- Aprender a importância de utilização de certas ferramentas para o processo de orientação da vocação esportiva.

INTRODUÇÃO

A teoria dos dois fatores, abordada por Herzberg, Mausner e Snyderman (2012) em relação à satisfação do indivíduo, reforça a ideia de que fazer algo que lhe gere satisfação motiva e cria a sensação de aderência ao processo.

Embora a teoria tenha sido criada para o mercado de trabalho, ela pode ser introduzida na prática esportiva com a finalidade da criação do hábito e de um estilo de vida ativo e, consequentemente, saudável (DANTAS, 2017).

Em outras palavras, se você pratica modalidades que sejam recomendadas de acordo com o seu perfil epigenético, aumentam as chances de aderência dentro da modalidade indicada, de modo que sua prática se torne habitual.

Considerar os fatores epigenéticos e de individualidade biológica (Capítulo 3, "Princípios científicos do treinamento desportivo"), característicos do esporte específico, bem como a sua compatibilidade, devem resultar na prática esportiva adequada por meio da orientação da vocação esportiva.

Neste capítulo será tratada a orientação da vocação esportiva, de modo a considerar que esta democratiza o processo de orientação esportiva para todos os indivíduos, sem distinção de nível atlético.

Orientar o melhor esporte ao indivíduo, de acordo com suas características epigenéticas, é o início do caminho rumo à detecção de talentos esportivos e à prática da preparação física como um todo.

ESPORTE

A origem do esporte na história pode ser dividida em duas: o esporte na Antiguidade, com marco original na Pré-História e com grande evidência posteriormente nos jogos gregos; e o esporte moderno, surgido no século XIX, na Inglaterra, concebido por Thomas Arnold, e que, mediante evoluções, se estabelece como o esporte atual (TUBINO, 2017).

Segundo o Comitê Olímpico Internacional (COI, 2020), atualmente existem 64 modalidades olímpicas registradas, sendo 15 classificadas como modalidades de inverno e 49 como de verão.

É importante entender que, entre as práticas esportivas, há as consideradas olímpicas, havendo, portanto, competições durante os jogos olímpicos, e há aquelas que não apresentam o caráter formal de uma modalidade olímpica, mas que se estabelecem em uma determinada cultura local, como o futsal ou o futebol de salão.

Não existe, entre as modalidades não olímpicas, um número exato de esportes registrados. O Comitê Olímpico do Brasil (COB, 2020), disponibiliza em seu *site* oficial a apresentação de 54 modalidades esportivas implementadas no comitê, sem, no entanto, um número sobre modalidades não olímpicas.

E entre o que é ou não esporte, o que pode ou não ser uma modalidade olímpica, quais as classificações de esporte?

De maneira simplista, é possível dividir a prática esportiva em duas vertentes: a prática esportiva voltada ao lazer, e a prática esportiva voltada ao rendimento ou *performance* (Tabela 1).

TABELA 1 Divisão do esporte

Esporte lazer	Esporte performance
Esporte desempenhado fora do âmbito do rendimento, com enfoque no lazer, saúde e qualidade de vida.	Esporte baseado na *performance* e rendimento, de maneira a ser e dar espetáculo, com normas estabelecidas.

Fonte: adaptada de Tubino, 2001.

A prática esportiva voltada ao lazer permite ao seu praticante uma série de benefícios. E pensar na democratização da orientação da vocação esportiva é pensar em uma sociedade mais saudável.

Entre os benefícios da prática esportiva voltada ao lazer, e consequentemente do exercício físico, é possível elencar algumas definições, como visto na Tabela 2.

ADERÊNCIA

Como visto, a prática esportiva acarreta uma série de benefícios ao indivíduo, promovendo a saúde, a qualidade de vida e o bem-estar. Contudo, em contraste a isso, temos uma sociedade em sua maioria sedentária, que em algum momento já buscou a prática esportiva, mas desistiu antes mesmo de sentir os benefícios mencionados.

Isso se dá pela falta de aderência em relação à modalidade escolhida para ser praticada. Muitas vezes o indivíduo faz uma opção por conveniência, ou de maneira ao acaso, ignorando um dos principais fatores para a continuidade da prática: sentir-se bem ao realizar determinada modalidade.

Saba (2001), em sua teoria sobre a aderência, propõe que, para o desenvolvimento da aderência ao exercício físico, é necessário fazer o que se gosta. Mais do que somente o ato de gostar, fazer o que biologicamente o corpo está predisposto a executar aumenta as chances da aderência.

Ainda sobre a aderência, é importante considerar a adequação dos fatores biológicos necessários à prática esportiva, consubstanciados pelas qualidades físicas que são necessárias à execução de cada modalidade. As qualidades físicas consideradas são em número de dezesseis, classificadas em duas famílias: forma física e habilidade motora (Capítulo 7, "O planejamento da preparação física").

No entanto, quando se trata da orientação da vocação esportiva, são consideradas apenas as qualidades físicas que possam ser determinadas pelo seu potencial epigenético, ficando, portanto, restritas às seguintes qualidades: resistência, força, flexibilidade, potência, velocidade, coordenação motora e agilidade (BISPO, 2020).

TABELA 2 Definições e benefícios da prática esportiva

Benefícios	Autor (ano)
Perda de peso, melhora do rendimento escolar e cognição, melhora do humor, diminuição da circunferência abdominal, melhora do sono, prevenção e recuperação de doenças, melhora da aptidão cardiorrespiratória, melhora do funcionamento do metabolismo, melhora da autoestima e melhora da qualidade de vida.	Bekhet et al. (2019); Davis et al. (2020); Lora-Pozo et al. (2019); Speer et al. (2019); Vainshelboim et al. (2019); Wang et al. (2019); Warburton et al. (2019)
Promoção da saúde, sociabilização, construção de valores éticos e morais.	Pestana (2019)
Aprimoramento da atividade fisiológica corporal, melhorando o desenvolvimento e a aptidão física, bem como os sistemas: nervoso, cardiovascular e respiratório. Moralidade, construção de caráter, criação de relações em grupo, autoajuda e autoestudo.	Simonova et al. (2019)
Interdisciplinaridade, englobando áreas como: saúde, educação, turismo, política e outros campos, com destaque ao enorme papel social do esporte	Tubino (1999)
Melhoria do bem-estar psicológico, aumento da capacidade de raciocinar, aumento da capacidade de memorização, de percepção, de autocontrole, e auxílio na diminuição de absentismo, no combate ao uso de substâncias e na luta contra ansiedade e depressão.	Assis (2001)
Ponto de equilíbrio entre o corpo e o espírito.	Garcia (2007)

A identificação das qualidades físicas pertinentes a cada modalidade e a relação delas de acordo com a predisposição biológica do indivíduo resultam na combinação de fatores que contribuem ao processo de aderência do indivíduo à prática esportiva.

EPIGENÉTICA

Compreende-se como epigenética a modulação da expressão dos genes que resultam em um determinado fenótipo, qual seja, tudo que é acrescido ao indivíduo desde seu desenvolvimento fetal até após seu nascimento (UCELI, COSTA, 2019).

Entender o que é fenótipo e genótipo (Capítulo 3, "Princípios científicos do treinamento desportivo") é um grande passo para compreender a epigenética.

A palavra *epigenética* origina-se do vocábulo aristotélico *epigenesis*, adotado por Conrad Waddington em 1942, e está ligada à relação entre o genótipo e o fenótipo (EIRIN-LOPES, PUTNAM, 2019). A epigenética é definida como a área que estuda os mecanismos reguladores da expressão gênica de maneira que não ocorra modificações na sequência do ácido desoxirribonucleico (ADN) (DEANS, MAGGERT, 2015).

Os mecanismos reguladores mencionados podem se apresentar das seguintes maneiras:

- metilação do ADN;
- modificação da histona;
- regulação da expressão gênica propriamente dita.

Esses mecanismos são intrínsecos à modulação dos genes, o que se refere à alteração gênica de acordo com o estilo de vida do indivíduo (METZGER, SCHULTE, 2016).

O fator epigenético manifesta-se em sua totalidade quando encontra condições externas necessárias para seu desenvolvimento. Caso contrário, ocorrendo a falta da informação epigenética de determinada característica, esta fica impossibilitada de se desenvolver (UCELI, COSTA, 2019), como sugerido por Thorel et al. (2010) (Figura 1).

O fator epigenético determina não só um alto nível de desenvolvimento de determinadas propriedades e qualidades do organismo, mas também a lei hereditária de reação do organismo frente às condições do meio ambiente, ou seja, as possibilidades de reserva da educação, do ensino e da superação desportiva, fatores esses condicionantes da prática por *performance*, mas também do esporte como ferramenta de lazer.

Ao pensar a orientação da vocação esportiva por meio da epigenética é necessário entender a caracterização da expressão gênica por meio de indicadores que, representando a influência do ambiente uterino (fenótipo) sobre o genótipo da pessoa, possam atribuir dados que se mantenham estáveis ao longo da vida. São ferramentas epigenéticas capazes dessa mensuração: a dermatoglifia, por meio das qualidades físicas atribuídas às figuras dermatoglíficas; e a cineantropometria, por meio das relações antropométricas.

É importante entender que os testes recomendados partem de uma realidade comum ao Brasil: larga

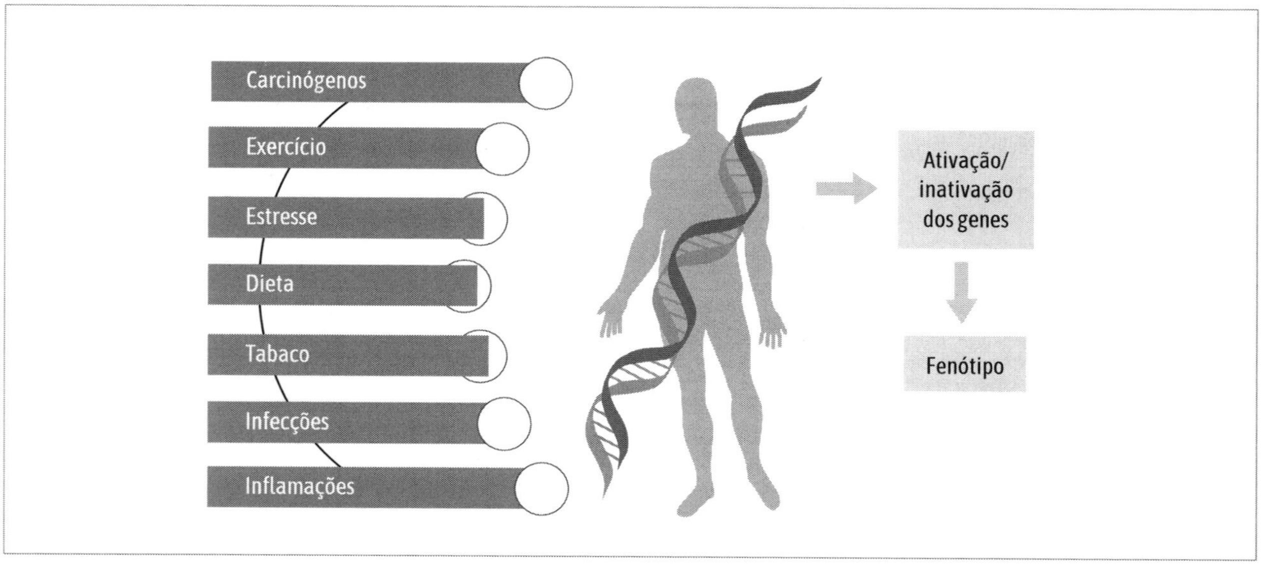

FIGURA 1 Processo fenotípico.
Fonte: adaptada de Thorel et al., 2010.

extensão territorial e pouco investimento no setor. Assim, os estudos realizados a partir desses testes consideram a aplicabilidade e baixo custo associados a resultados científicos robustos.

DERMATOGLIFIA

A dermatoglifia tem seu nome originário do grego *derma* e *glyphos*, que se traduzem respectivamente em "pele" e "símbolos", ou seja, é o campo de estudo das impressões digitais.

Embora se trate de um método apresentado em 1941, a dermatoglifia surge como uma ferramenta inovadora no âmbito da orientação esportiva, sendo um método científico que permite analisar a predisposição a determinadas qualidades físicas voltadas à prática esportiva.

Por meio da análise dermatoglífica é possível identificar figuras padronizadas, impressas, que remetem às qualidades físicas humanas e possibilitam a utilização do método dentro do âmbito da orientação vocacional esportiva, por meio das figuras *arco*, *verticilos* e *presilhas* (NODARI JÚNIOR, 2016).

As marcas impressas nas digitais humanas tomam forma ainda no período fetal, seguindo padrões dermatoglíficos inalterados por toda a vida, e é isso que as tornam marcas imutáveis, não se alterando ao longo do tempo (Figura 2).

Os desenhos epigenéticos dermatoglíficos vêm sendo investigados por diversas áreas de conhecimento, com as mais diversas finalidades: prescrição de exercício físico, trato da promoção da saúde, prevenção e auxílio à reversão da obesidade, descoberta de predisposição epigenética a doenças, e, por fim, para a orientação da vocação esportiva e detecção de talentos (NODARI JÚNIOR, FIN, FORTUNATTI, 2014).

Essa investigação ocorre pela análise das impressões digitais, mediante as características presentes: tipos de padrões, quantidade de linhas, presença de núcleos (centro da impressão) e presença de deltas (figura em formato triangular) (ASSEF et al., 2009).

O conjunto dos fatores mencionados é o princípio responsável pela classificação da dermatoglifia no que se refere à sua imutabilidade, variabilidade, classificabilidade, praticabilidade e individualidade (SERHIYENKO, LYSHEVSKA, 2013).

Para Nodari Júnior (2016), a *imutabilidade*, a *variabilidade*, a *classificabilidade*, a *praticabilidade* e a *individualidade* se dão por meio dos seguintes conceitos:

- *Imutabilidade* é a capacidade de manter os padrões, gerados ainda no período fetal, por todo tempo de vida do indivíduo, garantindo que esse teste seja realizado uma única vez.
- A *variabilidade* se deve ao fato de haver um limitado código de combinações arquitetônicas, as quais, embora tenham suas particularidades na quantidade de linhas e na presença das figuras, se manifestam (dadas as exceções e as anomalias) apenas na presença de arcos, verticilos e presilhas.
- A *classificabilidade* se dá por meio das já mencionadas figuras e sua quantidade de linhas, permitindo que o profissional ou cientista, ao realizar o teste, possa prescrever uma classificação clara e manifesta da predisposição do indivíduo em relação às suas qualidades físicas.
- A *praticabilidade* se dá pela coleta e pelo trato das digitais, representados por meio do processo de marcação dos pontos entre núcleo e deltas, contagem de linhas e identificação do desenho.

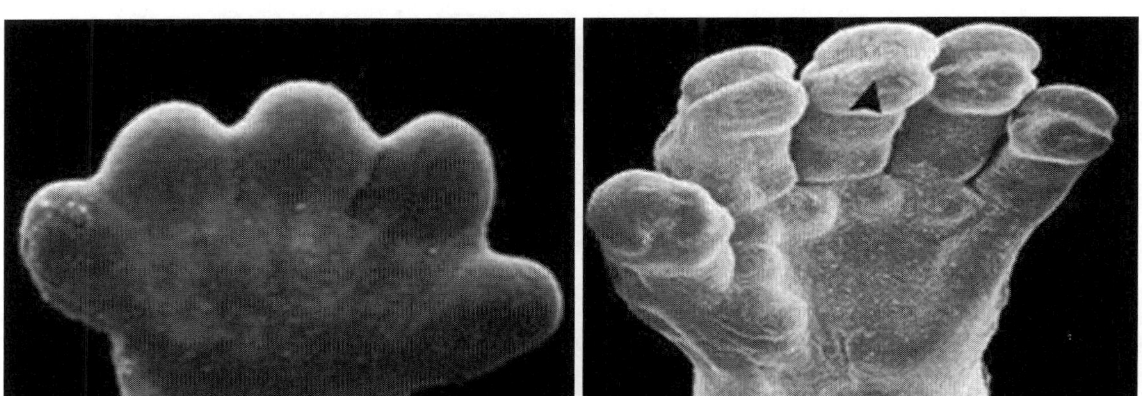

FIGURA 2 Impressões digitais no período fetal
Fonte: Moore, Persuad, 2008.

A álgebra linear presente na dermatoglifia permite que a análise de Cummins e Midlo (1961) dê espaço a um método científico quatro vezes mais preciso e dez vezes mais rápido, proposto por meio da utilização do Leitor Dermatoglífico® (NODARI JÚNIOR, HEBERLE, 2008).

Esse processo informatizado do método dermatoglífico proporciona a realização de análises estatísticas direcionadas às variáveis qualitativas, no trato dos tipos do desenho; e análises quantitativas, no tocante à quantidade de linhas e deltas, considerando então a estatística inferencial e a análise de resíduos ajustados.

A leitura desses padrões possibilita a orientação da vocação esportiva, de modo a identificar a qualidade física do indivíduo (Figura 3).

A avaliação de atletas de alto rendimento dentro de suas modalidades permitiu, mediante estudos, a elaboração de parâmetros relacionados às qualidades físicas humanas já mencionadas, apresentando em perfis as características próprias de cada modalidade. É importante mencionar que a ciência está em constante evolução, e hoje é possível (graças ao método informatizado) observar não só a frequência das figuras, mas também a distribuição delas por dedo. Porém, para uma apresentação simplista das figuras, obtêm-se como parâmetro as relações da Tabela 3 (PAIVA NETO, MOURÃO, 2016).

TABELA 3 Relação da figura dermatoglífica com as qualidades físicas

Qualidade física	Característica epigenética
Força	A
Potência	(LU + A) / 2
Coordenação motora	(W + WS + Δ10) / 3
Agilidade	(W + WS + Δ10 + 3 LU) / 6
Flexibilidade	(MET2 ⊇ LU)
Resistência	SQTL (quantidade total de linhas)
Velocidade	LU ou (LU + LR)

Uma das maneiras para coleta, análise e interpretação dos dados dermatoglíficos é a utilização do Leitor Dermatoglífico® (NODARI JÚNIOR, HEBERLE, 2008), em que se estabelecem os seguintes passos:

- Preenchimento dos dados pessoais.
- Coleta das impressões digitais por meio do Leitor Dermatoglífico®.
- As coletas partem do dedo menor esquerdo, seguindo progressivamente até o dedo menor da mão direita.
- O dedo deve rolar pelo leitor, partindo da direita para a esquerda, ou da esquerda para a direita.
- Na análise é possível observar a presença de núcleos, deltas ou ausência deles.

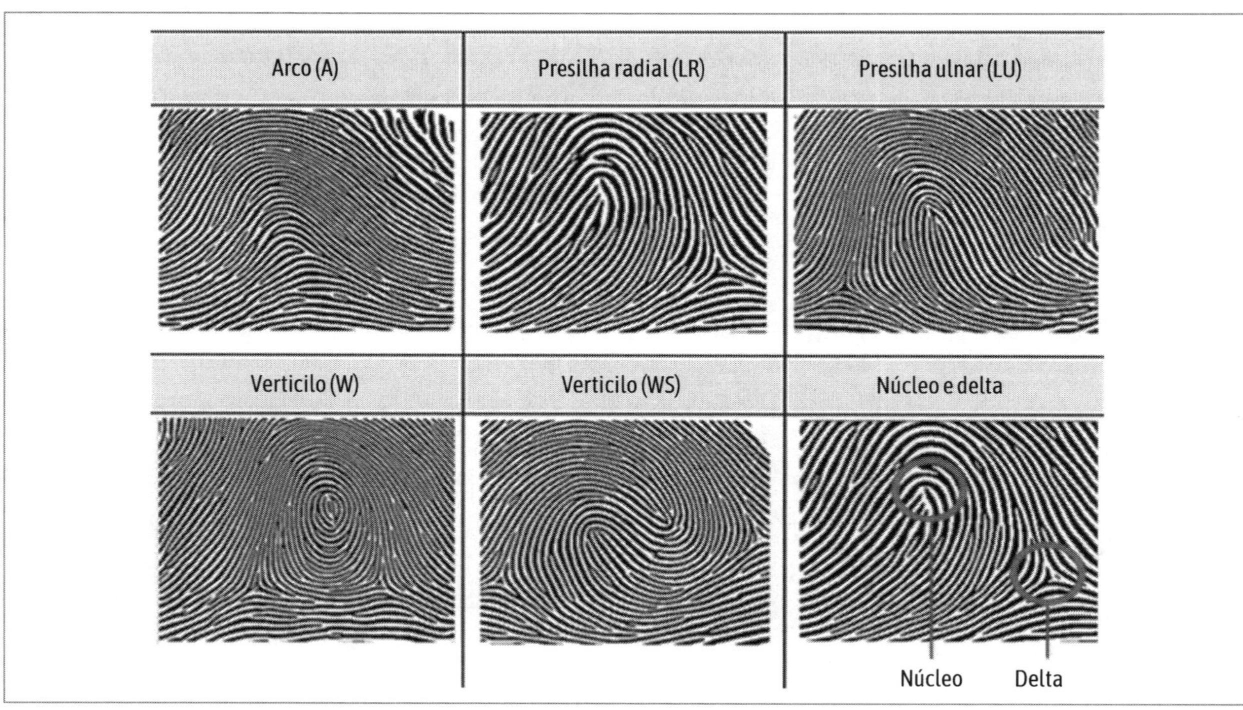

FIGURA 3 Impressões digitais informatizadas
Fonte: adaptada de Nodari Júnior, 2016.

- Após a identificação, é realizada a marcação denominada de linha de Galton, em que se estabelece uma reta entre o ponto central do núcleo e o delta presente na imagem.
- Marcados todos os pontos, o *software* realiza a contagem dos dados necessários em números, e, a partir disso, transforma de maneira automatizada os resultados em linguagem de fácil compreensão.

A partir desses parâmetros, ferramentas e métodos que auxiliam o processo de avaliação e orientação de atletas da iniciação ao alto rendimento (GOMES, 2009), é que se torna essencial o incremento da dermatoglifia como ferramenta de auxílio da orientação vocacional esportiva.

ANTROPOMETRIA

Mediante o processo da evolução humana, surgiram as semelhanças e as diferenças provenientes da herança epigenética e do meio ambiente, em que cada indivíduo desenvolve, por influência deste, uma variedade de formas, tamanhos, proporções, constituição, função, maturação etc. (UCELI, COSTA, 2019). Essa situação remete à antropometria, cujo termo vem do grego *anthropos* e *metros,* traduzidos em *homem* e *medida*, ou seja, trata-se da área que estuda medidas humanas baseada nas variações das dimensões corporais (ROEBUCK, 1993). Entre as variações pertinentes à orientação da vocação esportiva pode-se mencionar as medidas de estatura, envergadura, massa corporal, altura troncocefálica e suas relações: estatura/envergadura, comprimento de perna/estatura, altura troncocefálica/estatura.

O processo de orientação da vocação esportiva se baseia nas qualidades físicas já mencionadas, além das relações cineantropométricas que servem de ajuste à orientação de determinadas modalidades, frisando-se que o ajuste não é atrelado à exclusão.

Tenhamos como exemplo um indivíduo com predisposição biológica a duas modalidades distintas, mas com requisito de qualidades físicas semelhantes: lançamento de disco e lançamento de martelo. Para ambas as modalidades, a orientação esportiva é dada por meio da predisposição à coordenação motora, força, potência e velocidade. Contudo, considerando a cineantropometria epigenética, é mais importante ao lançamento de disco a relação altura troncocefálica/estatura; já para o lançamento de martelo, é a relação estatura/envergadura. O indivíduo deve ser orientado à prática de ambas as modalidades. Porém, as chances de sucesso para determinada modalidade aumentam de acordo com o seu perfil cineantropométrico e biótipo.

O biótipo esportivo muitas vezes está associado à variação na estatura, peso corporal e puberdade, e esses em geral são fatores relevantes no processo de seleção de indivíduos para a prática das modalidades esportivas. Ambiente e fatores metabólicos são importantes reguladores do eixo neuroendócrino que afeta o crescimento físico e o desenvolvimento da puberdade, mas essa influência está substancialmente sob o controle da epigenética (SILVA, 2019; SILVA, 2019; SILVEIRA, 2019).

Ainda em relação ao biótipo humano, este pode ser classificado em três perfis somatotípicos: ectomorfo (magreza), mesomorfo (muscularidade), endomorfo (adiposidade) (Figura 4).

O sucesso esportivo é resultado da interação entre os fatores hereditários e as influências do meio externo. O estudo do somatótipo permite que seja conhecido o tipo físico de cada modalidade esportiva, sendo um excelente método para orientação esportiva de indivíduos com perfil biométrico referente às modalidades (ANJOS et al., 2003).

Os primeiros estudos antropométricos foram influenciados pelos jogos olímpicos, com datas na Grécia antiga, relacionando o corpo atlético à figura positiva da antropometria (MICHELS, 2000).

Em 1986, a antropometria foi reconhecida como ciência por meio da International Society for the Advancement of Kinanthropometry (ISKA), em Glasgow, Escócia, (BÖHME, 2000). Em seu uso mais recorrente, trata-se da verificação e acompanhamento antropométrico para a descrição, avaliação e comparação das mudanças orgânicas advindas do crescimento e desenvolvimento infantil por meio de medidas de massa corporal e estatura (NORTON, OLDS, 2005).

O fator hereditário determina em grau considerável o desenvolvimento físico, a formação das qualidades motoras, os rendimentos aeróbico e anaeróbico do organismo e o nível de incremento das possibilidades funcionais sob influência do treinamento desportivo. Porém, cabe ressaltar que não basta somente a determinação nos treinamentos e a influência dos pais na escolha da modalidade, mas fundamentalmente a predisposição epigenética, objetivando o êxito na modalidade a ser praticada (DANTAS, 2017).

A ciência demonstra que a informação epigenética somente pode desenvolver-se em cada faixa etária se for concomitante a determinadas condições do meio, adequadas às particularidades morfológicas e funcionais do desenvolvimento do organismo na correspondente idade (UCELI, COSTA, 2019).

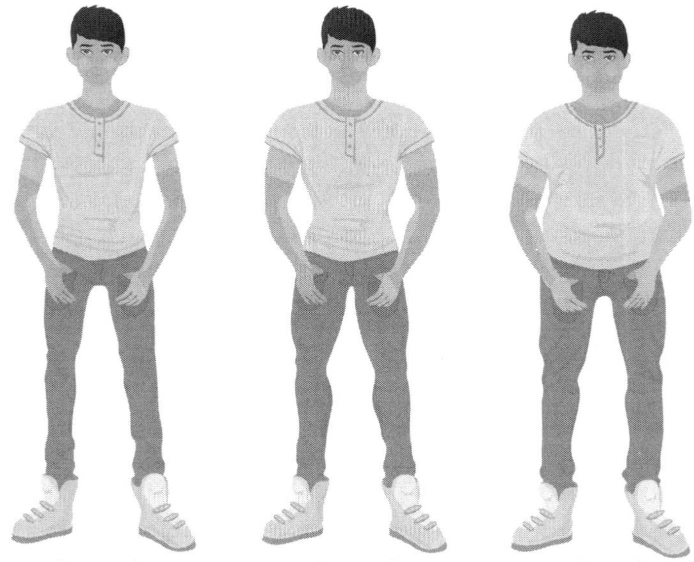

FIGURA 4 Perfis Somatotípicos
Fonte: Freepik, 2022.

A partir disso é que a ferramenta da cineantropometria epigenética contribui para a orientação vocacional esportiva, sendo as medidas e protocolos aqueles estabelecidos pelo *Anthropometric Standardization Reference Manual* (LOHMAN, ROCHE, MARTORELL, 1988) e recomendadas pelo Sistema de Identificação e Desenvolvimento de Talentos para o Esporte – SIDTE (ACHOUR et al., 2017).

Massa corporal

- Preparar a balança, calibrar e verificar condições.
- Solicitar ao avaliado que suba na balança, distribuindo o peso corporal entre os dois pés apoiados.
- Instruir o avaliado a manter postura ereta e olhar fixo na linha do horizonte (olhar de Frankfurt).
- Registrar a medida e solicitar que o avaliado desça do instrumento.

Estatura

- A estatura é a distância entre as plantas dos pés e o vértex.
- O avaliado deve posicionar-se em pé, com os membros superiores paralelos aos pés, braços relaxados e palmas das mãos voltadas ao corpo.
- Posicionar a cabeça do avaliado na linha do horizonte (olhar de Frankfurt).
- Deslizar o cursor de maneira delicada até alcançar a altura da cabeça do examinado.
- Realizar pressão suficiente para comprimir o cabelo, se necessário.
- Realizar a leitura e tomar nota da medida, que pode ser em metros ou centímetros.

Envergadura

- A envergadura é a projeção máxima entre os dedos médios, dentro da amplitude corporal, considerando a distância entre as falanges distais.
- O indivíduo a ser avaliado deve estar em pé, em posição ventral à medida, com braços mantendo um ângulo de 90° em relação ao tronco e encostado na superfície de aferição.
- Realiza-se a marcação da distância entre os dedos médios.

Altura tronco-cefálica

- A medida considera dois pontos anatômicos: o plano de apoio da bacia (espinhas isquiáticas) e o vértex.
- O avaliado deve sentar-se em um banco, cuja altura geralmente é de 50 cm, com escala de aferição posicionada em uma superfície plana, onde o avaliado deve encostar as costas e a parte posterior da cabeça.

- Deve-se posicionar a cabeça do avaliado na linha do horizonte (olhar de Frankfurt), com um ângulo de 90° dos quadris.
- Posicionar o cursor sobre a cabeça do avaliado, com o mínimo de pressão no cabelo e realizar o registro da medida.

Fator hereditário antropométrico

Um modo simples de estimar o fator hereditário antropométrico do futuro desportista é por meio da análise da estatura e do biótipo dos familiares consanguíneos, verificando de forma qualitativa ou quantitativa a estatura e as outras medidas antropométricas dos avós, pais ou irmãos da criança ou adolescente.

As medidas antropométricas brutas (estatura, massa corporal, envergadura e altura troncocefálica), para o processo de orientação esportiva, servem como ponte para as relações epigenéticas entre as medidas: relação envergadura/estatura (REE), relação comprimento de perna/estatura (RCPE), relação altura troncocefálica/estatura (RATCE) e o índice de massa corporal (IMC). As equações utilizadas para estratificação dos dados estão apresentadas na Tabela 4.

Entender as relações cineantropométricas e suas aplicações às modalidades esportivas implica o sucesso para realização da orientação da vocação esportiva. Isso ocorre pela estabilidade das relações ao longo da vida do indivíduo, permitindo a análise prévia das medidas e considerando-as de acordo com as modalidades.

ORIENTAÇÃO DA VOCAÇÃO ESPORTIVA

A orientação da vocação esportiva nada mais é do que o ato de orientar o indivíduo para a melhor prática esportiva a ser realizada, neste caso por meio da epigenética, de modo a atrelar a predisposição biológica do indivíduo às necessidades físicas e cineantropométricas de cada modalidade.

Estudos que mencionam a orientação da vocação esportiva baseada em evidências científicas são escassos. Para sanar essa ausência, as Tabelas 5, 6, 7 e 8, nomencladas de Quadros de características epigenéticas dos esportes – QCEE, indicam as características epigenéticas dos esportes, servindo como base estruturada para a orientação da vocação esportiva mediante as variáveis dermatoglíficas e cineantropométricas. O valor "**1**" indica a qualidade mais importante, "**2**" a qualidade de importância um pouco menor, e sucessivamente até a prioridade de menor importância. Isso posto, quando observados os resultados da análise dermatoglífica e da cineantropometria, é possível observar o perfil epigenético do indivíduo e associá-lo à modalidade.

TABELA 4 Relações cineantropométricas epigenéticas

Variável	Fórmula
Relação envergadura/estatura (REE)	$\frac{Envergadura\,(cm)}{Estatura\,(cm)}$
Relação comprimento de perna/estatura (RCPE)	$\frac{Estatura\,(cm) - Altura\ troncocefálica\,(cm)}{Estatura\,(cm)}$
Relação altura troncocefálica/estatura (RATCE)	$\frac{Altura\ troncocefálica\,(cm)}{Estatura\,(cm)}$
Índice de massa corporal (IMC)	$\frac{Massa\ corporal\,(kg)}{Estatura\,(m)^2}$

Fonte: RUFINO et al., 2017; BRONHARA, VIEIRA, 2007.

TABELA 5 Características epigenéticas dos esportes – QCEE

Atletismo	sexo	Qualidades físicas – dermatoglifia							Cineantropometria			
		AGI	COR	FLE	FOR	POT	RES	VEL	REE	RCPE	RATCE	IMC
Arremesso de peso	mf		4		2	1		5		3		
Corrida de velocidade	mf		3	5	2			1	4			
Corrida de fundo	mf		3				1	2				

(continua)

TABELA 5 Características epigenéticas dos esportes – QCEE *(continuação)*

Atletismo	sexo	Qualidades físicas – dermatoglifia							Cineantropometria			
		AGI	COR	FLE	FOR	POT	RES	VEL	REE	RCPE	RATCE	IMC
Corrida de meio fundo	mf		3		4		1	2				
Decatlo	mf	6	1	8	5	2	4	3	7	9		
Heptatlo	mf	6	1	7	5	2	4	3				
Lançamento de dardo	mf		4	6	5	1		2			3	
Lançamento de disco	mf		2	6	4	1		3			5	
Lançamento de martelo	mf		3		2	1		4	5			
Salto com vara	mf		1	3		2		7	5	6	4	
Salto em altura	mf	3	2	4		1				5		
Salto em distância	mf		3	4	5	2		1		6		
Salto triplo	mf		2	4		3		1	5	6		

AGI: agilidade; COR: coordenação motora; FLE: flexibilidade; FOR: força; POT: potência; RES: resistência; VEL: velocidade; REE: relação estatura/envergadura; RCPE: relação comprimento de perna/estatura; RATCE: relação altura troncocefálica/envergadura; IMC: índice de massa corporal; mf: modalidade que pode ser praticada por ambos os sexos.

Fonte: Bispo, 2020.

TABELA 6 Características epigenéticas dos esportes – QCEE

	sexo	Qualidades físicas – dermatoglifia							Cineantropometria			
		AGI	COR	FLE	FOR	POT	RES	VEL	REE	RCPE	RATCE	IMC
Automobilismo	mf		1				2					
Badminton	mf	1		4		2			3			
Basquetebol	mf	3	2	7		4		1	5	8	6	
Beisebol/softbol	mf		2	4		1		3		5		
Biribol	mf	2	1	3								
Boxe	mf	3	2			1		4			5	
Canoagem	mf		1	3				2				
Canoagem *slalom*	mf		1	5		2	3			4		
Capoeira	mf	1	2	3				4		5		
Ciclismo BMX	mf	1	3	5		2				4		
Ciclismo de estrada	mf			2			1			3		
Ciclismo de pista	mf	3		4		2		1				
Ciclismo *mountain bike*	mf	3	2	5			1			4		
Críquete	mf		1	3		2						
Esgrima – espada	mf	3	2	5				1	4			
Esgrima – florete	mf	1	2	4				3	5	6		
Esgrima – sabre	mf		1	4		3		2	5	6	7	
Frescobol	mf	2	1	4		3				5		
Futebol	mf	4	1			5	2	3		6		7
Futebol americano	mf				3	1		2	4			5

AGI: agilidade; COR: coordenação motora; FLE: flexibilidade; FOR: força; POT: potência; RES: resistência; VEL: velocidade; REE: relação estatura/envergadura; RCPE: relação comprimento de perna/estatura; RATCE: relação altura troncocefálica/envergadura; IMC: índice de massa corporal; mf: modalidade que pode ser praticada por ambos os sexos.

Fonte: Bispo, 2020.

TABELA 7 Características epigenéticas dos esportes – QCEE

	sexo	Qualidades físicas – dermatoglifia							Cineantropometria			
		AGI	COR	FLE	FOR	POT	RES	VEL	REE	RCPE	RATCE	IMC
Futebol de areia	mf	3	2				1					
Futsal/futebol de salão	mf	1	2			4		3				
Futevôlei	mf	1	2			3						
Ginástica artística	mf	2	1	4		3		5				
Ginástica de trampolim	mf	4	2	5	6	1		3				
Ginástica rítmica	mf	2	1	4		3		5				
Golfe	mf		1			2	3				4	
Handebol	mf	1	2	6		3		4	5			
Hipismo/adestramento	mf		1				2			3		
Hipismo/concurso completo	mf	2	1				3			4		
Hipismo/saltos	mf	2	1				3			4		
Hóquei sobre grama	mf	1	3	5		2	4					
Jiu-jitsu	mf	2	1	7	5	4		3				6
Judô	mf	2	1	6	4	3						5
Karatê	mf	4	2	6		1		3		7	5	
Kung fu	mf	2	1	5		4		3				
Levantamento de pesos	mf			3	1	2			5	4		
Luta estilo livre	mf	4	3	6		1	2			5		
Luta greco-romana	mf	1		4		2	3			5		
Maratona	mf			4			1	2			3	

AGI: agilidade; COR: coordenação motora; FLE: flexibilidade; FOR: força; POT: potência; RES: resistência; VEL: velocidade; REE: relação estatura/envergadura; RCPE: relação comprimento de perna/estatura; RATCE: relação altura troncocefálica/envergadura; IMC: índice de massa corporal; mf: modalidade que pode ser praticada por ambos os sexos; f: modalidade que só pode ser praticada pelo sexo feminino.

Fonte: Bispo, 2020.

TABELA 8 Características epigenéticas dos esportes – QCEE

	sexo	Qualidades físicas – dermatoglifia							Cineantropometria			
		AGI	COR	FLE	FOR	POT	RES	VEL	REE	RCPE	RATCE	IMC
Maratona aquática	mf		2	3			1				4	
Nado sincronizado	mf	2	1	3								
Natação fundo	mf		2	3			1		5		4	
Natação meio fundo	mf		2	6	3		1		5		4	
Natação velocidade	mf		3	4		2		1	6		5	
Pentatlo moderno	mf	4	1	6	7	5	2	3		8		
Polo aquático	mf	6	1	5		2	4	3			7	
Remo	mf		2	8	4	1	7	6	5		3	
Rúgbi	mf	4	5	7		1		2	3			6
Saltos ornamentais	mf	2	1	3		4				5		
Skate	mf	2	1	3				4			5	
Surfe	mf	2	1	3			4	5		6		

(continua)

TABELA 8 Características epigenéticas dos esportes – QCEE *(continuação)*

	sexo	Qualidades físicas – dermatoglifia							Cineantropometria			
		AGI	COR	FLE	FOR	POT	RES	VEL	REE	RCPE	RATCE	IMC
Tae kwon do	mf	3	2	4		1		5			6	
Tênis	mf	2	1	3		5			6		4	
Tênis de mesa	mf		1	3		5		2		6	4	
Tiro com arco	mf		1	3						4	2	
Tiro esportivo	mf		1				2			3		
Triatlo	mf	3			6	4	1	2	5			
Vela	mf		1							2		
Vôlei de praia	mf	3	2	4			1		6	7	5	
Voleibol	mf		1	4		2		3	5		6	

AGI: agilidade; COR: coordenação motora; FLE: flexibilidade; FOR: força; POT: potência; RES: resistência; VEL: velocidade; REE: relação estatura/envergadura; RCPE: relação comprimento de perna/estatura; RATCE: relação altura troncocefálica/envergadura; IMC: índice de massa corporal; mf: modalidade que pode ser praticada por ambos os sexos.

Fonte: Bispo, 2020.

As exigências físicas de cada modalidade se referem a processos dinâmicos decorrentes de alterações nas regras esportivas ou atualizações táticas nas modalidades. Assim, o *QCEE* é constantemente modificado, alinhando as exigências físicas de acordo com a preparação física atual.

A ferramenta utilizada para a devida atualização do quadro é um aplicativo disponibilizado via internet, o *EpiGen*® (DANTAS, 2020) disponível em: http://54.207.86.56/form. Esse aplicativo reúne a validação do instrumento mediante a apreciação de treinadores, fisiologistas, pesquisadores, professores, entre outros, que apresentem a devida *expertise* na área, considerando tempo de atuação na modalidade e nível territorial em que desenvolvem a prática.

Todo esse processo de orientação da vocação esportiva deve ser visto como um processo democrático, dado a todos, sem restrições de idade, sempre considerando as etapas do ensinamento das ações motoras. Esse pensamento deve ser voltado à promoção da saúde, qualidade de vida e bem-estar.

AUTOAVALIAÇÃO

1. O esporte é um fenômeno que se apresenta das mais diversas formas. Contudo, a maneira mais simplista de observar a divisão do esporte é por meio do esporte lazer e esporte *performance*. Conceitue os dois.
2. Cite cinco exemplos de benefícios advindos da prática esportiva.
3. Como a epigenética pode ser um fator facilitador no processo de aderência à prática esportiva?
4. Quantas e quais são as qualidades físicas estabelecidas para a orientação da vocação esportiva?
5. Quais as maneiras de apresentação dos mecanismos reguladores da expressão gênica?
6. Quais as variáveis utilizadas para identificação do perfil epigenético e, consequentemente, para a orientação da vocação esportiva?
7. Quais os padrões de impressões digitais identificados por meio da dermatoglifia?
8. Quais as características presentes na dermatoglifia que a tornam imprescindível e vantajosa enquanto ferramenta científica?
9. Quais os perfis somatotípicos apresentados mediante o biótipo humano? E quais as relações antropométricas utilizadas para a orientação da vocação esportiva?
10. O que é a tabela de características epigenéticas dos esportes – QCEE?

REFERÊNCIAS

1. ACHOUR, A.; SANTOS, A.A.W.; GOMES, A.C.; PALOMARES, E.M.G. et al. Sistema de identificação e desenvolvimento de talentos no esporte (SIDTE), Comitê Olímpico Brasileiro, 2017.
2. ANJOS, M.A.B.; FERNANDES FILHO, F.; NOVAES, J.S. Características somatotípicas, dermatoglíficas e fisiológicas do atleta de triatlo. *Fitness & Performance Journal*, v. 2, n. 1, p. 49-57, 2003.
3. ASSEF, M.; OLIVEIRA, A.S.; TEIXEIRA, E.S.; ALONSO, L. Dermatoglifos como preditores da coordenação motora em atletas da seleção brasileira feminina de futebol sub-17. *Lecturas Educación Física y Deportes*, v. 14, n. 132, 2009.

4. ASSIS, S. *Reinventando o esporte*: possibilidades da prática pedagógica. Campinas, Chancela Editorial CBCE, 2001.
5. BEKHET, A.H.; ABDALLA, A.R.; ISMAIL, H.M.; GENENA, D.M.; OSMAN, N.A.; KHATIB, A.E. Benefits of aerobic exercise for breast cancer survivors: a systematic review of randomized controlled trials. *Asian Pacific Journal of Cancer Prevention*, v. 20, n. 11, p. 3197-209, 2019.
6. BISPO, M.D.C. Criação de validação de um instrumento de orientação da vocação esportiva. 2020. 82 f. Dissertação (Mestrado em Saúde e Ambiente) – Universidade Tiradentes, Aracaju, 2020.
7. BÖHME, M.T.S. Cineantropometria: componentes da constituição corporal. *Revista Brasileira de Cineantropometria e Desempenho Humano*, v. 2, n. 1, p. 72-9, 2000.
8. BRONHARA, B.; VIEIRA, V.C.R. Body proportion in anthropometric assessment of post-menarche adolescents. *Revista de Nutrição*, v. 20, n. 1, p. 27-37, 2007.
9. COB. Comitê Olímpico do Brasil. Modalidades Esportivas [*on-line*]. 2020. Disponível em: https://www.cob.org.br/pt/cob/confederacoes; acesso em: 16 abr. 2021.
10. COI. Comitê Olímpico Internacional. Modalidades Esportivas [*on-line*]. 2020. Disponível em: https://www.olympic.org/sports; acesso em: 16 abr. 2021.
11. DANTAS, E.H.M. Diagnóstico da situação e sugestão de metodologia para a elaboração de políticas públicas para a orientação da vocação esportiva dos jovens da Grande Aracaju. 2017. Disponível em: http://vitormarinho.ufsc.br/handle/123456789/533; acesso em: 16 abr. 2021.
12. DAVIS, C.L.; LITWIN, S.E.; POLLOCK, N.K.; WALLER, J.L. et al. Exercise effects on arterial stiffness and heart health in children with excess weight: The SMART RCT. *International Journal of Obesity*, v. 44, p. 1152-63, 2020.
13. DEANS, C.; MAGGERT, K.A. What do you mean, epigenetic? *Genetics*, v. 199, n. 4, p. 887-96, 2015.
14. EIRIN-LOPEZ, J.M; PUTNAM, H.M. Marine environmental epigenetics. *Annual Review of Marine Science*, v. 11, n. 1, p. 335-68, 2019.
15. GARCIA, R.P. *Antropologia do esporte*. Rio de Janeiro, Shape, 2007.
16. GOMES, A.C. *Treinamento desportivo*: estruturação e periodização. Porto Alegre, Artmed, 2009.
17. HERZBERG, G.F.; MAUSNER, B.G.; SNYDERMAN, B.B. *Motivação para trabalhar*. Rio de Janeiro, CRA, 2012.
18. LOHMAN, T.G.; ROCHE, A.F.; MARTORELL, R. *Anthropometric standardization reference manual*. Illinois, Human Kinetics Books, 1988.
19. LORA-POZO, I.; LUCENA-ANTON, D.; SALAZAR, A.; GALÁN-MERCANT, A.; MORAL-MUNOZ, J.A. Anthropometric, cardiopulmonary and metabolic benefits of the high-intensity interval training *versus* moderate, low-intensity or control for type 2 diabetes: systematic review and meta-analysis. *International Journal of Environmental Research and Public Health*, v. 16, n. 22, p. 4524, 2019.
20. METZGER, D.C.H; SCHULTE, P. Epigenomics in marine fishes. *Marine Genomics*, v. 30, p. 43-54, 2016.
21. MICHELS, G. Aspectos históricos da cineantropometria do mundo antigo ao renascimento. *Revista Brasileira de Cineantropometria e Desempenho Humano*, v. 2, n. 1, p. 106-10, 2000.
22. MOORE, K.L.; PERSAUD, T.V.N. *Embriologia clínica*. 8.ed. Elsevier, 2008.
23. NODARI JÚNIOR, R.J.; FIN, G. *Dermatoglifia*: impressões digitais como marca genética e de desenvolvimento fetal. Joaçaba, Unoesc, 2016.
24. NODARI JÚNIOR, R.J.; FIN, G.; FORTUNATTI, D. *Perfil dermatoglífico de portadoras de câncer de mama do Meio-Oeste de Santa Catarina*. 2014.
25. NODARI JÚNIOR, R.; HEBERLE, A.; FERREIRA-EMYGDIO, R.; KNACKFUSS, M.I. Impressões digitais para diagnóstico em saúde: validação de protótipo de escaneamento informatizado. *Revista de Salud Pública*, v. 10, n. 5, p. 767-76, 2008.
26. NORTON, K.; OLDS, T. (orgs.). *Antropométrica*: um livro sobre medidas corporais para o esporte e cursos da área da saúde. Porto Alegre, Artmed, 2005.
27. PAIVA NETO, F.T.; MOURÃO, D.F.A. Impressões sobre a dermatoglifia na detecção de talentos esportivos. *Arquivos em movimento – Revista Eletrônica da Escola de Educação Física e Desportos – UFRJ*. v. 12, n. 1, 2016.
28. PESTANA, M.C.P. Vivência em educação física: contribuições do esporte para a saúde e formação de alunos através de jogos interclasses. In: 6º Congresso Internacional em Saúde. 2019.
29. ROEBUCK, J.A. *Anthropometric methods*: designing to fit the human body. Santa Monica, Human Factors and Ergonomics Society. 1993.
30. RUFINO, R.; COSTA, C.H.; ANTÃO, V.C.S.; PINHEIRO, G.A.; JANSEN, J.M. Relação envergadura/altura: um valor para estudos espirométricos em brasileiros. In: V Congresso de Pneumologia e Tisiologia do Rio de Janeiro. 2017.
31. SABA, F. *Aderência à prática do exercício físico em academias*. São Paulo, Manole, 2001.
32. SERHIYENKO L.P.; LYSHEVSKA V.M. Soles dermatoglyphics in the prognosis of sports endowment: differences of soles dermatoglyphics in sportsmen of different sport kinds. *Pedagogics psychology medical-biological problems of physical training and sports*, março, 2013
33. SILVA, K.D.F.. Perfil somatotípico de velocistas de 400 metros rasos da equipe de atletismo masculina da Universidade Federal do Rio Grande do Norte. 2019. 37f. Trabalho de Conclusão de Curso (Graduação em Educação Física) – Departamento de Educação Física, Universidade Federal do Rio Grande do Norte, Natal, 2019.
34. SILVA, M.J. Caracterização do perfil somatotípico dos atletas da equipe masculina de futebol de campo da Universidade Federal do Rio Grande do Norte. 2019. 29f. Trabalho de Conclusão de Curso (Graduação em Educação Física) – Departamento de Educação Física, Universidade Federal do Rio Grande do Norte, Natal, 2019.
35. SILVEIRA, R.F.M. Perfil somatotipo de atletas da equipe de atletismo da UFRN: corrida rasa de 100 m. 2019. 26 f. Trabalho de Conclusão de Curso (Graduação em Educação Física) – Departamento de Educação Física, Universidade Federal do Rio Grande do Norte, Natal, 2019.
36. SIMONOVA, M.; KAMNEVA, E.; BUTYRINA, S.; KRYLOV, A. Age features of the body during exercise kindergarten to college. *International Journal of Applied Exercise Physiology*, v. 8, n. 2, 2019.
37. SPEER, K.; NAUMOVSKI, N.; SEMPLE, S.; McKUNE, A.J. Modificação do estilo de vida para melhorar a regulação cardíaca autonômica em crianças: o papel do exercício. *Children*, v. 6, n. 127, p. 1-11, 2019.
38. THOREL, F.; NÉPOTE, V.; AVRILL, I.; KOHNO, K.; DESGRAZ, R.; CHERA, S.; HERRERA, P.L. Conversion of adult pancreatic α-cells to β-cells after extreme β-cell loss. *Nature*, v. 464, n. 7292, p. 1149-1154, 2010.
39. TUBINO, M.J.G. *O que é esporte*: uma enciclopédia crítica. Coleção Primeiros Passos. 2.ed. São Paulo, Brasiliense, 1999.

40. TUBINO, M.J.G. *O que é esporte*. São Paulo, Brasiliense, 2017.
41. TUBINO, M.J.G. *Dimensões sociais do esporte*. 2.ed. São Paulo, Cortez, 2001.
42. UCELI, L.F.; COSTA, F.L.P. Genética na escola. *Sociedade Brasileira de Genética*, v. 14, n. 1, 2019.
43. VAINSHELBOIM, B.; CHEN, Z.; LIMA, R.M.; MYERS, J. Cardiorespiratory fitness, smoking status, and risk of incidence and mortality from cancer: findings from the veterans exercise testing study. *Journal of Physical Activity and Health*, v. 16, n. 12, p. 1098-104, 2019.
44. WANG, Y.; SONG, H.; YIN, Y.; FENG, L. Cancer survivors could get survival benefits from postdiagnosis physical activity: a meta-analysis. *Evidence-Based Complementary and Alternative Medicine*, v. 2019, 2019.
45. WARBURTON, D.E.R.; BREDIN, S.S.D. Health benefits of physical activity: a strengths-based approach. *Journal of Clinical Medicine*, v. 8, n. 12, p. 2044, 2019.

CAPÍTULO 2

Detecção do talento esportivo

Estélio Henrique Martin Dantas
Eliton Marcio Zanoni
Josiane Aparecida de Jesus
Michael Douglas Celestino Bispo
Rudy José Nodari Júnior
Carlos Alberto Sposito de Araujo

OBJETIVOS DE ESTUDO

- Explanar sobre o conceito de detecção do talento motor, talento por modalidade, talento esportivo e suas dimensões condicionantes à formação atlética.

INTRODUÇÃO

A detecção de talentos esportivos exige observação de diferentes fatores que constituem a construção do caminho a ser percorrido por um indivíduo até a zona cujo alvo é o alto rendimento, seja na esfera regional, nacional ou internacional.

É importante observar que a vida atlética pode considerar diferentes classificações em relação à manifestação do esporte: atletas de formação, atletas de alto rendimento e atletas de elite.

A detecção de talentos é a ponte entre a orientação da vocação desportiva e o resultado constatado dentro do alto rendimento e da elite.

Observados os diferentes níveis que podem ser almejados por um atleta, é importante que os profissionais envolvidos na detecção de talentos considerem três aspectos fundamentais:

- *Aspectos biológicos*, que levam em conta a individualidade biológica, a genética, a epigenética, a maturação sexual, a cineantropometria e as potencialidades para o desenvolvimento de capacidades motoras.
- *Aspectos socioculturais*, que envolvem um ambiente familiar positivo e incentivador ao esporte, políticas públicas nos diferentes níveis da administração, o acesso à estrutura física, aos equipamentos e implementos de qualidade, bem como a formação e a capacitação continuada dos profissionais que realizam as intervenções de forma direta e indireta no âmbito da motricidade humana e da gestão do esporte.
- *Aspectos psicológicos*, que observam a predisposição dos indivíduos para o rigor do treinamento, a resiliência, a autodeterminação e a capacidade de ler, interpretar, solucionar e intervir em situações quando confrontado a limites, bem como a resposta frente à pressão dos pares e da sociedade em que está inserido. Um fator ligado à determinação, e que ainda não tem classificação junto ao meio científico, é o termo comumente utilizado entre profissionais e amadores do esporte, conhecido como "*sangue nos olhos*", expressão que ainda precisa de uma tradução com rigor científico. Ela pode representar a determinação necessária para que um indivíduo de excelente condição biológica, psicológica e sociocultural alcance o seu auge.

A interdependência desses aspectos fica evidente quando se observa que a ausência da excelência em qualquer um deles dificulta de forma extrema a condução dos indivíduos ao rendimento almejado. Tê-los em equilíbrio aumenta as chances de obtenção dos melhores resultados possíveis, pois a excelência dos três aspectos é o que viabiliza a condução de um indivíduo ao topo do pódio dos maiores eventos.

A busca pela excelência biológica, psicológica e sociocultural é o desafio constante do esporte.

A construção e validação de novos protocolos, instrumentos e inovações tecnológicas não significam o rompimento do *status quo* científico, mas sim a qualificação das formas de compreender o ser humano a ser lapidado como talento. É possível que, com medidas e instrumentos simples, observe-se a vocação de um talento. Contudo, a detecção deste requer um olhar multiprofissional com intervenções interdisciplinares baseadas na agudeza que a ciência pode proporcionar, visto que, no limite máximo da exigência do alto rendimento, as frações de tempo e espaço fazem total diferença.

DETECÇÃO DE TALENTOS: UM PASSO ALÉM DA VOCAÇÃO E ORIENTAÇÃO ESPORTIVA

Talento esportivo pode ser empregado para caracterizar indivíduos que demonstrem elevadas capacidades biológicas e psicológicas que, dependendo do meio social em que vivem, poderão apresentar alto desempenho esportivo (LANARO FILHO, BÖHME, 2001).

Os trabalhos de descoberta de talentos geralmente são modeladores da *performance* esportiva e de procedimentos que apontam na constituição de um quadro de exigências somáticas, motoras e psicológicas em diferentes modalidades esportivas e em diferentes fases do desenvolvimento motor, capazes de prognosticar, com alguma probabilidade de acerto, um jovem atleta de sucesso (BORIN, GONÇALVES, 2008).

A detecção de talentos é a possibilidade de efetuar um prognóstico de longo prazo sobre uma criança ou adolescente que evidencia atributos e capacidades necessárias para fazer parte integrante de uma população de atletas de excelência desportiva (MATSUDO, ARAÚJO, OLIVEIRA, 2007).

O desempenho no esporte é determinado por uma interação de fatores. Em um estudo clássico, Bouchard (1986) destaca a relação da individualidade biológica que predispõe para o potencial desportivo de um atleta, incluindo as características antropométricas, os traços de aptidão cardiovascular, a proporcionalidade dos tipos de fibras musculares e, principalmente, a capacidade de todos esses fatores melhorarem com a especificidade do treinamento físico.

Nesse sentido, a identificação de características específicas, a orientação e o desenvolvimento de talentos configuram-se como campo recorrente de investigação na área das ciências do esporte (BORIN, GONÇALVES, 2008). Segundo Weineck (2000), o talento esportivo aponta o indivíduo com uma aptidão acima da média em determinado campo de ação, relacionada à vocação que ultrapassa a média e que ainda não está completamente desenvolvida. Silva et al. (2010) consideram que talento desportivo se verifica em indivíduos que apresentam fatores endógenos especiais que, sob influência de condições exógenas ótimas, possibilitam prestações desportivas elevadas.

No que se refere à sua identificação, representa o primeiro passo para selecionar indivíduos com aptidões necessárias a desenvolver elevadas *performances* desportivas por meio de um complexo processo de treino. Descobrir uma vocação esportiva exige ciência. Nessa perspectiva, a detecção da vocação desportiva fundamenta-se na tentativa de encontrar uma característica inata potencial às particularidades anatomofisiológicas ou sujeita ao aperfeiçoamento por meio de processos de treinamento, de forma a garantir o máximo rendimento. A esse respeito, o grande desafio consiste em descobrir qual talento oculto possui cada pessoa que lhe permita canalizá-lo e desenvolvê-lo eficazmente (DANTAS, 2017).

A existência de um processo de detecção e orientação fundamentado, com bases científicas, muitas vezes pode diminuir o problema de possíveis dúvidas entre a definição de precocidade e talento, o que, necessariamente, não pode existir (SANTOS, 2013). O atleta precoce parece ser talentoso em virtude de sua boa aptidão física naquele período do seu desenvolvimento. Porém, isso muitas vezes é irreal, já que ele supera os atletas de desenvolvimento normal ou lento apenas nesse período. Ambos, quando se tornam adultos, igualam-se em termos físicos e, com frequência, sendo os de desenvolvimento normal ou lento até mais habilidosos. Podem ser estes os verdadeiros talentos que, muitas vezes, são deixados de lado por não terem apresentado, ainda lá atrás, um processo maturacional.

METODOLOGIAS PARA DETECÇÃO DO TALENTO ESPORTIVO

A busca pelo potencial atleta está posta entre duas metodologias distintas de identificação: a *adregação* e a *prospecção* (Tabela 1).

Detectando o talento esportivo por adregação

A palavra *adregação* deriva de *adergar* (ou *adregar*), com sua origem no latim: *addirigere*; que significa *acontecer por acaso*. Como visto no significado da palavra, a metodologia por *adregação* não tem a evidência científica como pilar, sendo a utilização dela justificada

TABELA 1 Diferenças de características entre adregação e prospecção

Adregação	Prospecção
Empirismo	Cientismo
Perde-se muitos possíveis talentos	Perde-se poucos possíveis talentos
Custo baixo de avaliação	Custo médio/elevado de avaliação
Impreciso	Preciso
Disseminado	Pouco disseminado

quase sempre pelo baixo custo e pelas revelações de talentos que a sustentam ao longo das décadas.

Um dos métodos por *adregação* muito adotado é o método por peneiras esportivas, baseando-se em uma observação transversal do indivíduo em determinada modalidade.

Contudo, métodos como o de peneira podem ser considerados uma faca de dois gumes, visto que, enquanto revelam grandes talentos, também deixam passar despercebidos outros mais, dos quais jamais saberemos se poderiam ser grandes nomes do desporto mundial.

Mediante essa problemática é que a metodologia por *prospecção* ganha espaço em meio aos métodos vigentes, contrapondo alguns aspectos (Tabela 1).

Dentro desses processos, quando em relação à formação e desenvolvimento dos atletas de alto rendimento, deve-se considerar a classificação da manifestação do esporte. Para isso, parte-se do princípio de que todo atleta em sua instância de atuação trabalha o seu melhor rendimento, sendo a manifestação do esporte classificada conforme a Figura 1.

Detectando o talento esportivo por prospecção

De maneira geral, entende-se como talento esportivo aquele que possui grande aptidão para a *performance* esportiva (BÖHE, 1996). Porém, mais do que isso, o indivíduo deve unir um aglomerado de aspectos positivos em relação às dimensões social, psicológica, motora e biológica, sendo esses os fatores condicionantes do atleta de alto nível.

De maneira geral, o talento se divide em talento motor, talento esportivo por modalidade e talento esportivo por prova/função/posição/categoria, como proposto pelo Sistema de Identificação e Desenvolvimento de Talentos para o Esporte (SIDTE), formatado em 2017 pelo Comitê Olímpico Brasileiro.

Talento motor

Foco em infantes com faixa etária entre 5 e 14 anos de idade, em que se deve considerar, já nesse instante, a execução de testes motores, testes biológicos, epigenéticos e sociopsicológicos. Àqueles que não atenderem aos resultados esperados deve-se dar oportunidade para a execução das qualidades físicas em geral e, a partir disso, permitir novas avaliações.

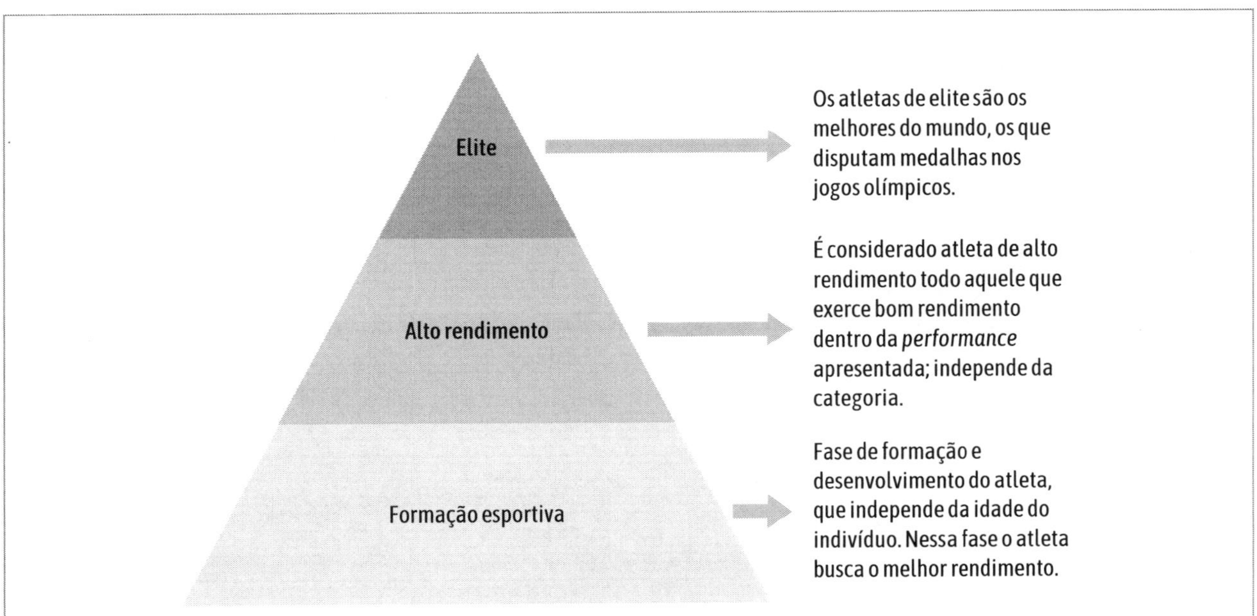

FIGURA 1 Classificação das manifestações do esporte (arte de Eduarda Alves de Souza).

Talento esportivo por modalidade

Uma etapa após a identificação do talento motor, o talento já esportivo, por modalidade, segue com testes em dimensões distintas. Há, nesse momento, o incremento de testes em modalidades, as quais o infante experimentará a fim de vivenciar a prática esportiva e ser avaliado dentro dela.

Talento esportivo por prova/função/posição/categoria

O talento esportivo por prova, função, posição e/ou categoria (PFPC) é o sarrafo mais alto do talento, em que o indivíduo é avaliado segundo seu desempenho detalhado em resultados de testes e treinamentos de aperfeiçoamento sob responsabilidade de treinadores.

TABELA 2 Prospecção segundo a disponibilidade de recursos humanos

Países com grande disponibilidade de RH	Países com limitada disponibilidade de RH
Poucos testes específicos de seleção	Maior abrangência de testes
Seleção natural a partir do estágio inicial	Seleção científica desde a fase inicial
Seleção mediante os treinadores	Seleção mediante os cientistas
Os cientistas são consultores	Os treinadores são consultores
Detecção do talento para uma modalidade/evento	Detecção do talento para grupos de modalidades
Treinamento inicial descentralizado	Treinamento inicial centralizado

Fonte: adaptada de Krasilshchikov, 2011.

Modelo de detecção por recursos humanos

Ao se tratar de detecção de talento esportivo, todo o contexto deve ser considerado com o intuito de evitar na prospecção os erros semelhantes cometidos na *adregação*.

Um desses contextos é a disponibilidade de recursos humanos para a realização da prospecção do talento esportivo, o que adéqua a abordagem de prospecção ao cenário local (Tabela 2).

Modelo de detecção por prospecção segundo o SIDTE

A detecção do talento esportivo prospectiva, segundo o SIDTE, baseia-se em três fases (Figura 2).

Na fase 1 ocorre a avaliação do talento motor. Por meio de testes e oportunização motora, identifica-se o potencial talento e, assim como nas demais fases, são avançados os indivíduos com melhores desempenhos.

Na fase 2, fase de avaliação do talento esportivo por modalidade, o indivíduo é encaminhado a um momento de experimentação das modalidades, sendo avaliado dentro da modalidade específica que, tendo bom desempenho, avança às subdivisões dentro desta fase:

- Percebido que o indivíduo não reúne o aparato biológico e psicológico para a modalidade tentada, será encaminhado a uma outra modalidade esportiva;
- Retorno ao nível I do desenvolvimento do talento, em que se prossegue com a prática da nova modalidade e reavaliação;
- Com o êxito na modalidade, o indivíduo avança ao nível II de desenvolvimento do talento e, após esse

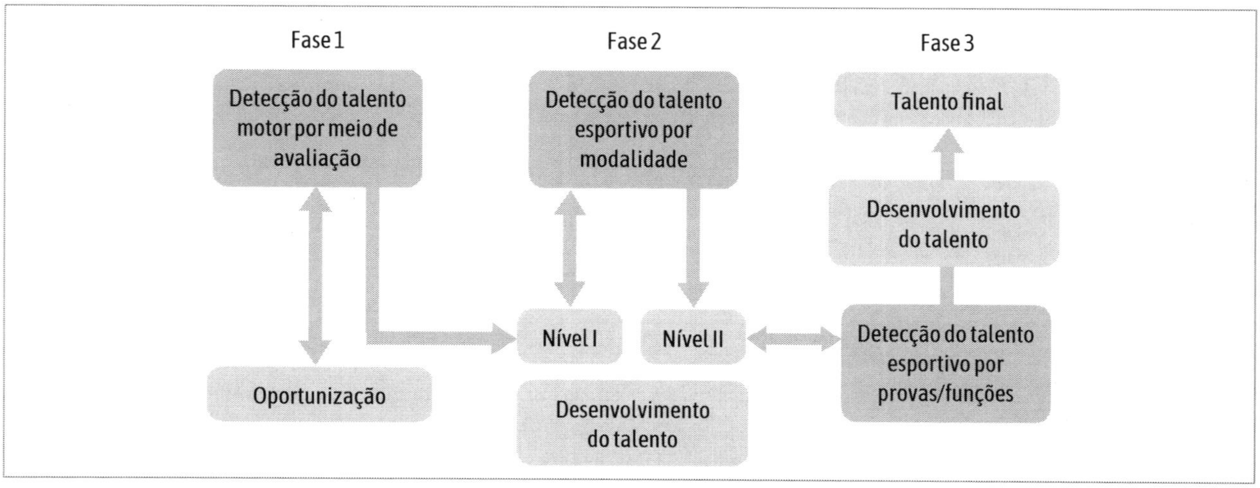

FIGURA 2 Fases da detecção do talento esportivo prospectiva (arte de Eduarda Alves de Souza).

estágio, já é considerado um talento por modalidade, avançando à fase 3.

Dentro da fase 3 (última fase) é feita a avaliação por prova, função, posição e/ou categoria. Essa fase avalia, de forma ainda mais detalhada, o desempenho do talento, a fim de definir, em conjunto com os resultados dos testes, seu encaminhamento à fase de treinamento e aperfeiçoamento específico do PFPC, na qual deve-se evidenciar o melhor desempenho esportivo já com a definição de suas potencialidades e confirmando o indivíduo como talento para a modalidade específica.

Para cada uma das fases o indivíduo é frequentemente avaliado dentro das dimensões biológica, psicológica e sociocultural, sendo considerados os testes da Tabela 3.

REPERTÓRIO MOTOR E ESPECIALIZAÇÃO TÉCNICA

Do período uterino até a morte os indivíduos passam por processos de desenvolvimento que envolvem todos os aspectos do comportamento humano. O entendimento desses processos possibilita que a inserção na prática esportiva de rendimento e alto rendimento possa ocorrer de maneira assertiva.

É inegável que algumas influências sobre o desenvolvimento têm origem, principalmente, na hereditariedade; enquanto outras influências vêm, em grande parte, do ambiente e da aprendizagem que ele é capaz de proporcionar por meio da experiência. Muitas mudanças típicas da primeira e da segunda infância, como a capacidade de andar e falar, estão vinculadas à maturação do corpo e do cérebro. Na medida em que as crianças se tornam adolescentes e depois adultos, diferenças individuais nas características inatas e na experiência de vida passam a desempenhar um papel mais importante (PAPALIA, FELDMAN, 2013).

Segundo Papalia e Feldman (2013), o desenvolvimento pode ser estudado sob três domínios, sendo eles físico, cognitivo e psicossocial. O primeiro se refere ao crescimento do corpo e do cérebro, às capacidades sensoriais, habilidades motoras e saúde; o segundo está relacionado à aprendizagem, atenção, memória, linguagem, pensamento, raciocínio e criatividade; já o terceiro está ligado às emoções, personalidade e relações sociais.

Para Gallahue, Ozmun e Goodway (2013), os níveis de desenvolvimento podem ser classificados pela idade cronológica, considerada a mais popular, bem como a idade biológica do indivíduo, que fornece um registro da sua taxa de progressão em direção à maturidade. No que se refere ao desenvolvimento motor, estão envolvidos no processo o estudo das demandas subjacentes biológicas, ambientais e da tarefa que influenciam mudanças no comportamento motor, abrangendo fatores de aprendizado e processos de maturação associados com a *performance* nos movimentos. O desenvolvimento

TABELA 3 Testes de avaliação das dimensões biológica, psicológica e sociocultural

Dimensões	Fase 1 Talento motor	Fase 2 Talento esportivo por modalidade	Fase 3 Talento esportivo por PFPC
Biológica	Massa corporal, estatura, envergadura, altura troncocefálica, relação envergadura/estatura (REE), relação comprimento de pernas/estatura (RPE), relação altura troncocefálica/estatura (RTE), índice de massa corporal (IMC); KTK; Dermatoglifia; Estadiamento de Tanner (ou raio X de punho e mão)	Massa corporal, estatura, altura troncocefálica, diâmetro biacromial, diâmetro bitrocantérico e outros; Testes motores específicos para a modalidade	Massa corporal, estatura, envergadura, altura troncocefálica, diâmetro biacromial, diâmetro bitrocantérico e outros; Testes motores específicos por prova, função, posição e categorias
Psicológica	Roteiro observacional do comportamento (versão breve)	Personalidade (EPQJ ou BFP); Escala de resiliência; Escala de resistência mental (SMTQ)	Bateria BPA (atenção concentrada, alternada e sustentada); Coping ACSI-28BR; Personalidade (BFP)
Sociocultural	Inventário sociocultural contextual	Inventário sociocultural individual; Escala de apoio social	—

Fonte: adaptada do Sistema de Identificação e Desenvolvimento de Talentos para o Esporte – SIDTE, 2013.

motor pode ser visto como mudança no comportamento e na *performance* motora relacionados à idade.

O termo *desenvolvimento motor* pode ser utilizado como referência para o desenvolvimento das capacidades motoras, ou seja, as alterações de desenvolvimento nos movimentos, bem como os fatores subjacentes a essas mudanças. Contudo, nem toda alteração no movimento constitui um desenvolvimento, tendo em vista que uma melhora em um gesto técnico não pode ser considerada uma mudança no desenvolvimento motor, mas sim uma aprendizagem motora, que se refere a alterações no movimento relativamente permanentes, mas relacionadas à experiência ou à prática, e não à idade. Quando não se quer fazer distinção entre aprendizagem motora e desenvolvimento motor, os autores sugerem o termo *comportamento motor* (GALLAHUE, OZMUN, GOODWAY, 2013).

Nesse sentido, as alterações no comportamento motor que ocorrem ao longo da vida são proporcionadas pelas interações entre as necessidades da tarefa, os aspectos biológicos e o ambiente em que o indivíduo está inserido. Essa proposta, apresentada por Gallahue, Ozmun e Goodway (2013), pode ser observada na Figura 3.

Dessa forma, é possível desenhar as fases e estágios do desenvolvimento motor de acordo com a faixa etária.

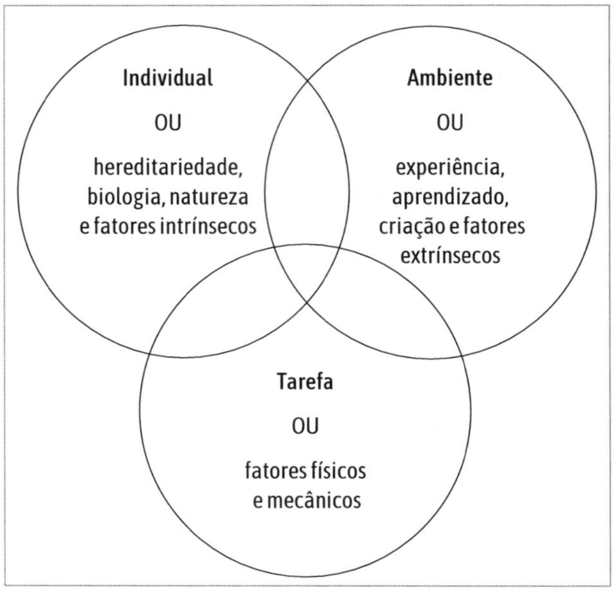

FIGURA 3 Interações entre as necessidades da tarefa, os aspectos biológicos e o ambiente em que o indivíduo está inserido.
Fonte: adaptada de Gallahue, Ozmun e Goodway, 2013 (arte de Eduarda Alves de Souza).

Para Gallahue, Ozmun e Goodway (2013), o desenvolvimento motor possui quatro fases e dez estágios, que vão desde o útero até a morte (Figura 4).

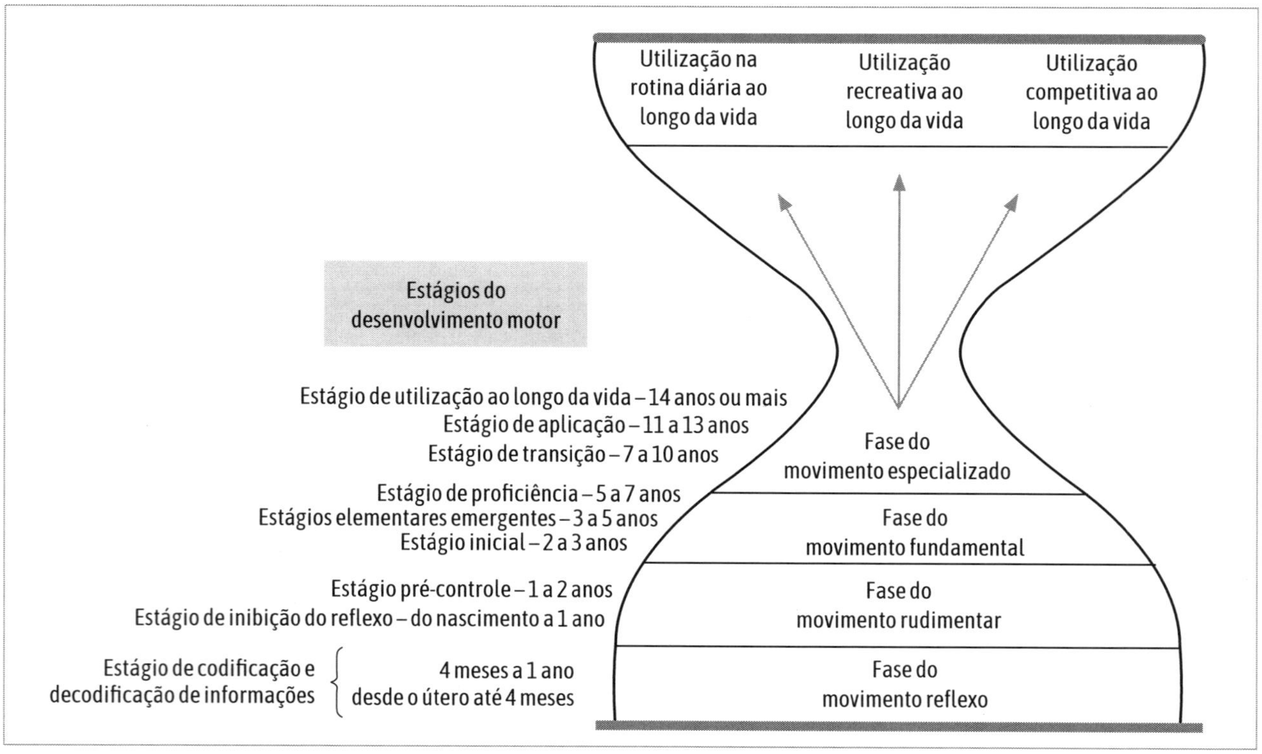

FIGURA 4 O desenvolvimento motor.
Fonte: adaptada de Gallahue, Ozmun e Goodway, 2013 (arte de Eduarda Alves de Souza).

A primeira fase, que vai do período uterino até um ano de idade, refere-se aos movimentos reflexos involuntários controlados subcorticalmente e que são de fundamental importância, pois formam a base para o desenvolvimento motor. A segunda fase, denominada rudimentar, ocorre do nascimento até cerca de dois anos, sendo, nessa fase, observados os primeiros movimentos voluntários. Contudo, o surgimento dessa capacidade depende de fatores biológicos, ambientais e da tarefa (GALLAHUE, OZMUN, GOODWAY, 2013).

É importante destacar que o desenvolvimento motor pode ser classificado em fases sequenciadas e tem como referência a idade cronológica. Nesse sentido, o avanço para o estágio seguinte pode ocorrer de formas diferentes para cada criança. Assim, enquanto uma criança pode estar iniciando o primeiro estágio da fase seguinte à que ela se encontrava, outra poderá ainda estar no último estágio da fase anterior.

A terceira fase é a do movimento fundamental, que se inicia entre dois e três anos de idade e pode chegar até os sete anos. Essa fase é caracterizada pela experimentação, exploração e descobertas do modo de execução de movimentos de estabilidade, locomoção e manipulação, adquirindo cada vez mais, com o passar dos anos, maior controle sobre a *performance* de movimentos distintos, influenciados tanto pela maturação quanto pelos fatores ambiente e demandas da tarefa (GALLAHUE, OZMUN, GOODWAY, 2013).

A quarta fase é a do movimento especializado, que é um produto da terceira fase. Aqui o movimento torna-se uma ferramenta aplicada a uma série de atividades complexas para a vida diária, recreação e resultados esportivos (GALLAHUE, OZMUN, GOODWAY, 2013).

Nas três primeiras fases não é recomendada a especialização esportiva, sendo, para elas, de fundamental importância o enriquecimento do repertório motor, ou acervo motor, visto que quanto mais experiências as crianças tiverem, menos dificuldades motoras apresentarão na fase do movimento especializado.

Embora estejam na fase do movimento especializado, entre sete e oito anos, as crianças aplicam suas habilidades mais refinadas e desenvolvidas em jogos, brincadeiras e situações da vida diária, sem que haja obrigatoriedade de especializar ou restringir o envolvimento da criança em uma única atividade esportiva. Aproximadamente dos 11 aos 13 anos os indivíduos começam a buscar atividades mais específicas, com maior ênfase na habilidade, na precisão e nos aspectos quantitativos da *performance* de movimento, sendo essa faixa etária a mais indicada para refinar habilidades mais complexas de jogos, atividades de direção e esportes selecionados (GALLAHUE, OZMUN, GOODWAY, 2013).

A participação no esporte oferece múltiplos benefícios para crianças e adolescentes, contudo, existe a preocupação de que a especialização precoce no esporte (EPE) possa causar danos adversos à saúde. A ausência de repertório motor e atividades diversificadas na juventude leva a lesões por uso excessivo, fadiga psicológica e desgaste. Nesse sentido, a EPE não é recomendada em crianças e adolescentes que ainda não tenham vivenciado uma diversidade de movimentos que permitem ampliar ou qualificar seu acervo motor, ou ainda, diferentes práticas esportivas (POPKIN, BAYOMY, AHMAD, 2019).

A avaliação é um item a ser considerado quanto à identificação e o acanhamento da evolução em determinado aspecto. Para avaliar o componente motor sugere-se o teste de *Körperkoordinationtest für Kinder* (KTK – teste de coordenação corporal para jovens), cujo objetivo é a avaliação da coordenação motora (KIPHARD, SCHILLING, 2017). Trata-se de uma bateria de testes motores de fácil administração e que vem sendo utilizada em vários países no contexto das ciências do esporte (VANDORPE, 2011; PION et al., 2014; CHAGAS, OZMUN, BATISTA, 2017; LUZ et al., 2018), além de uma avaliação útil no que se refere à competência motora de talentos esportivos (O'BRIEN-SMITH et al., 2019).

O KTK abrange uma faixa etária de 5 a 14 anos, dura em torno de 20 minutos por avaliado e é apropriado para crianças com um padrão típico de desenvolvimento, bem como para crianças com danos cerebrais, problemas comportamentais ou dificuldades de aprendizado. Composto por quatro testes motores, o KTK permite a geração de um escore motor geral que expressa, de modo quantitativo e bastante objetivo, uma medida de coordenação motora grossa. É constituído por quatro tarefas – equilíbrio em deslocamento para trás, saltos monopedais, saltos laterais e transposição lateral – envolvendo todos os aspectos característicos da coordenação motora grossa (equilíbrio, força, lateralidade, velocidade e agilidade) (COOLS et al., 2009).

FATORES SOCIOCULTURAIS E SUA INFLUÊNCIA NA DETECÇÃO DE TALENTOS ESPORTIVOS

A identificação do talento para a *performance* esportiva refere-se ao processo de reconhecimento de atletas atuais com potencial para obter desempenho especializado. Contudo, esse talento pode estar inserido em um meio favorável ou desfavorável para o seu desenvolvimento.

Assim, um talento não pode ser observado apenas por suas características físicas e motoras, embora estas sejam relevantes no processo, mas por uma abordagem biopsicossocial, que sugere uma interação dinâmica entre fatores biológicos, psicológicos e sociais, os quais podem desempenhar um papel significativo no desenvolvimento do talento para a *performance* (COLLINS, MACNAMARA, 2018).

Nesse contexto, alguns fatores como a cultura esportiva, as políticas esportivas, o *status* socioeconômico, o local de nascimento, a educação, a influência dos pais, a estrutura física, a estrutura de equipamentos e implementos, a qualificação dos profissionais envolvidos no treinamento e as políticas públicas do ambiente onde o indivíduo está inserido são de fundamental importância para observação e desenvolvimento do talento esportivo (LI, WANG, PYUN, 2014).

A família é um dos principais fatores para o envolvimento dos filhos com o esporte e, juntamente com a escola, desempenha um papel inicial na inserção de crianças e adolescentes no cenário esportivo. Estudos realizados com atletas brasileiros indicam que o envolvimento dos jovens atletas no desporto de alto nível depende fortemente dos pais, sendo a família um dos fatores a ser considerado na preparação esportiva (SCHIAVON, SOARES, 2016; FOLLE et al., 2018).

Outro estudo foi realizado com homens que representaram a Austrália no nível internacional sênior de elite de atletismo e que competiram pelo menos uma vez em uma Olimpíada (jogos entre 1956 e 2012) ou em um Campeonato Mundial de Atletismo (entre 1986 e 2013). Os autores concluíram que, em sua maioria, os atletas foram introduzidos no esporte durante a infância pelos pais ou pela escola, mas não se especializaram em um único esporte até a adolescência. Além disso, destacam a importância da participação dos pais, irmãos, treinadores e professores, tanto no aspecto emocional quanto no suporte financeiro. As experiências positivas na infância e na adolescência em atividades referentes à modalidade esportiva, além das instalações, o grau de qualificação e a formação adequada do treinador, são fatores adicionais conducentes ao sucesso da elite para os atletas de atletismo desse estudo (HUXLEY, O'CONNOR, LARKIN, 2017).

A diversidade cultural e multiétnica são fatores importantes na detecção do talento esportivo, sendo o próprio esporte uma manifestação cultural, visto que em determinada região ou país onde um esporte é mais praticado, em virtude de seu processo histórico e social, a tendência é que seja mais trabalhado na escola, mais abordado nas brincadeiras em casa, com os pais e amigos.

Assim, o local onde uma pessoa vive, a sua situação social e econômica e a influência das instalações que estão disponíveis para ela são importantes no processo, visto que detectar o talento é a primeira etapa, mas para que este venha a se desenvolver é de fundamental importância o apoio familiar, como dito anteriormente, estruturas físicas adequadas aos treinamentos das habilidades físicas, técnicas e táticas, treinador e políticas públicas que propiciem esse ambiente favorável, tanto para a detecção de um potencial talento esportivo quanto para a manutenção e desenvolvimento deste até que possa se tornar um atleta de rendimento.

Nessa perspectiva, uma proposta que sugerimos para observação no aspecto sociocultural é o inventário sociocultural individual (Tabela 4), elaborado pelo Laboratório de Biociências da Motricidade Humana (LABIMH) e o Centro de Desenvolvimento de Pesquisas em Políticas de Esporte e Lazer de Sergipe (CDPPEL).

ASPECTOS PSICOLÓGICOS E SUA INFLUÊNCIA NA DETECÇÃO DO TALENTO ESPORTIVO

Em relação aos fatores psíquicos no processo de identificação de talentos esportivos, o sucesso de uma pessoa talentosa depende do seu comprometimento, motivação e paixão pela área de atuação e, ao mesmo tempo, do apoio de diversos segmentos da sociedade, como a própria família, bons professores e treinadores, no caso do esporte (CHAVES, MAGRIN, 2011).

De acordo com Ferreira et al. (2004), durante o processo de formação esportiva deve-se considerar na preparação psicológica o controle emocional em treinamento e competições, a busca de níveis adequados de concentração e técnicas de controle do estresse e ansiedade, bem como o poder de ler, interpretar, tomar decisões e intervir em momentos decisivos (GRECO et al., 2015).

Rubio (2001) observa que *superação* é um termo recorrente na história de vida de atletas brasileiros medalhistas olímpicos. Esses atletas referem-se, em grande parte de seus discursos, à importância de ter persistido, perseverado e buscado caminhos alternativos às dificuldades impostas ao longo da carreira para construir uma trajetória vitoriosa. Esse resultado na solução de

TABELA 4 Inventário sociocultural individual (ISI)

Inventário sociocultural individual – ISI

1 – IDENTIFICAÇÃO da criança
(iniciais do nome e mês de nascimento com dois dígitos)

____

2 – SEXO: ( ) F ( ) M

3 – IDADE: _____

4 – SÉRIE: ( ) 1ª Série ( ) 2ª Série ( ) 3ª Série ( ) 4ª Série ( ) Outra

5 – NÚMERO DE IRMÃOS: ( ) Um ( ) Dois ( ) Três ( ) Quatro ( ) Outro

6 – TIPO DE MORADIA
( ) Taipa ( ) Madeira ( ) Alvenaria ( ) Papelão ( ) Outro

7 – ÁGUA ENCANADA: ( ) Sim ( ) Não

8 – RECOLHIMENTO DE LIXO: ( ) Sim ( ) Não

9 – SANEAMENTO BÁSICO: ( ) Sim ( ) Não

10 – TEM BANHEIRO? ( ) Não ( ) Sim, quantos? __________

11 – NÚMERO DE CÔMODOS:
( ) Um ( ) Dois ( ) Três ( ) Quatro ( ) Outro

12 – DIVIDE QUARTO COM ADULTOS?
( ) Sim _______ (quantos?) ( ) Não

13 – DIVIDE QUARTO COM CRIANÇAS?
( ) Sim _______ (quantas?) ( ) Não

14 – NÚMERO DE HABITANTES:
( ) Dois ( ) Três ( ) Quatro ( ) Cinco ( ) Seis ( ) Sete
( ) Mais de sete _______

15 – RENDA FAMILIAR (SALÁRIOS MÍNIMOS):
( ) Um ( ) Dois ( ) Três ( ) Quatro ( ) Cinco
( ) Mais de cinco _______

16 – NÚMERO DE REFEIÇÕES AO DIA (FORA A MERENDA):
( ) Nenhuma ( ) Uma ( ) Duas ( ) Três ( ) Quatro
( ) Outro _______

17 – CONHECE O BESOURO BARBEIRO? ( ) Sim ( ) Não

18 – TOMA BANHO DE RIO? ( ) Sim ( ) Não

19 – CONHECE O CARAMUJO? ( ) Sim ( ) Não

20 – HÁ FUMANTES NA RESIDÊNCIA? ( ) Sim ( ) Não

21 – ALGUÉM FAZ USO DE BEBIDAS ALCOÓLICAS NA RESIDÊNCIA?
( ) Sim, quantos? _______ ( ) Não

22 – ALGUÉM FAZ USO DE DROGAS NA RESIDÊNCIA?
( ) Sim, quantos? _______ ( ) Não

23 – VIOLÊNCIA DOMÉSTICA? ( ) Não ( ) Sim ( ) Adulto ( ) Criança

Data e hora da avaliação: ____________________

Avaliador: ____________________

problemas faz com que os atletas sejam capazes de romper barreiras, alcançar o que parece impossível. Esse fator psicológico amplia muito os limites.

Entre as variáveis psicológicas que influenciam o desempenho no esporte destacam-se os fatores motivacionais, que são estudados por pesquisadores na intenção de identificar as características dos indivíduos e a melhor forma de intervenção para o melhor envolvimento em determinadas tarefas (MORENO-MURCIA, 2013).

Existem, pelo menos, 32 teorias diferentes que contemplam o estudo da motivação, com diferentes concepções e abordagens de pesquisas. Entre elas, no âmbito esportivo, destacamos as mostradas na Tabela 5.

A Teoria da Autodeterminação (TAD) é considerada um modelo de explicação da motivação humana centrada na personalidade e nos contextos sociais, diferenciando-se em motivação autônoma ou controlada. Essa perspectiva tem o objetivo de explicar a motivação e o comportamento humano com base em diferentes orientações motivacionais, influências do contexto e percepções interpessoais (FIN et al., 2019).

Nesse contexto, outras subteorias da TAD são apresentadas para explicar esses conceitos, entre elas a teoria da integração do organismo (Tabela 6).

Desmotivação

A *desmotivação* se apresenta como a falta absoluta de motivação, quando a pessoa não tem vontade nenhuma de realizar a atividade (DECI, RYAN, 2000).

Motivação extrínseca

A motivação extrínseca é determinada por quatro tipos de regulação e seus processos reguladores: *regulação externa*, caracterizada pela necessidade de obter recompensas externas ou evitar punições; *regulação introjetada*, em que as recompensas envolvidas no processo regulatório são internas, havendo um sentimento de obrigação para a realização da atividade (por exemplo, quando a pessoa pratica a atividade física para não se sentir culpada diante de seu comportamento sedentário); *regulação identificada*, apresenta-se como um comportamento mais internamente regulado, em que a pessoa já considera importante a sua participação na atividade e aprecia os resultados e benefícios que envolvem o processo; e *regulação integrada*, considerada a forma mais autodeterminada das motivações extrínsecas, ou seja, sua forma mais autônoma, na qual a pessoa pratica a atividade sabendo que, de alguma forma, ela exerce influência positiva sobre sua vida (DECI, RYAN, 2000).

TABELA 5 Algumas abordagens do estudo da motivação

Abordagens comportamentais para a motivação	Abordagens cognitivas para a motivação	Abordagens de aprendizagem social para a motivação	Abordagens humanísticas para a motivação
Têm como fonte de motivação o reforço extrínseco, ou seja, as influências sobre o comportamento que acontecem por meio de recompensas, incentivos ou punições.	Determinadas pelo pensamento, não apenas pela recompensa ou punição, havendo um reforço intrínseco. Assim, as pessoas responderiam não somente a eventos relacionados a condições externas, mas principalmente às interpretações desses eventos.	Apresenta teorias integrando abordagens comportamentais e cognitivas, considerando como fonte de motivação os reforços intrínsecos e extrínsecos. Neste caso, a motivação seria o produto de duas condições principais: o valor atribuído para determinado objetivo e a expectativa de se atingir tais objetivos.	Determinam que a fonte de motivação seria o reforço intrínseco, em que a pessoa é influenciada pela autossatisfação, autoestima e autodeterminação. Na abordagem humanística, duas teorias de destacam: a teoria das necessidades de Maslow e a Teoria da autodeterminação (TAD) de Deci e Ryan.

Fonte: WOOLFOLK, 2000; ROBERTS, 2012.

TABELA 6 Contínuo da autodeterminação

Comportamento	Menos autodeterminado	⟷				Mais autodeterminado
Tipos de motivação	Desmotivação	Motivação extrínseca				Motivação intrínseca
Tipos de regulação	Sem regulação	Regulação externa	Regulação introjetada	Regulação identificada	Regulação integrada	Regulação intrínseca
Processos reguladores	Não intencional, não valorizado, incompetência	Obediência, recompensas, castigos externos	Autocontrole, recompensas, punições internas	Importância pessoal, valorização consciente	Consciência	Interesse, prazer, satisfação

Fonte: adaptada de Deci e Ryan, 2000.

Motivação intrínseca

No caso da motivação intrínseca a escolha é pessoal, caracterizando total autonomia diante da atividade que gera interesse, prazer e satisfação inerentes à prática. Uma pessoa intrinsecamente motivada apresenta sentimentos de competência e autorrealização, mantendo o interesse pela atividade mesmo depois de já ter alcançado a meta.

A utilização, pelo professor, de um estilo de apoio para a autonomia favorece melhorias nos aspectos motivacionais dos alunos, além de refletir no perfil de trabalho dos próprios professores. Diminuindo o controle e apoiando a autonomia, o professor consegue melhores interações com os alunos e, em consequência, sentimento de satisfação (ESCRIVA-BOULLEY et al., 2018).

A utilização desse estilo traz um melhor comprometimento por parte do aluno, melhores níveis de autonomia, competência, relacionamento, motivação autodeterminada, satisfação na prática de atividade física, tornando-os mais fisicamente ativos (AELTERMAN et al., 2014).

Os dados de investigação de Fin et al. (2019) demonstram que os adolescentes mais autodeterminados são os que percebem maior apoio docente à autonomia, têm mais satisfeitas as necessidades psicológicas básicas de autonomia, competência e relação com os demais, além de sentirem maior satisfação com a prática das aulas de educação física e, consequentemente, praticarem mais atividades físicas.

Vallerand (2012) identificou que o comportamento de treinadores com atletas de alto rendimento possui a tendência natural de ser controlador, em razão da busca incessante pela excelência desportiva. Nessa mesma pesquisa observa-se que os atletas com treinadores controladores tendem a relatar níveis mais baixos de motivação intrínseca contextual e níveis mais altos de desmotivação do que aqueles que sentem que seus treinadores e instrutores dão suporte para a autonomia.

Duda e Hall (2001) observam que a metodologia de treinamento mais indicada a uma equipe aponta no sentido de a dedicação ser direcionada ao desempenho da tarefa e à superação dos próprios limites, em que o foco não seja direcionado ao ego, ou seja, à busca incessante de vencer para comprovar ser melhor que os outros. Quando os treinamentos estão comprometidos em fazer com que os atletas percebam a importância do resultado para a realização pessoal e do grupo, fica assegurado o crescimento da autodeterminação e da motivação intrínseca.

Podemos utilizar, ainda, um roteiro observacional do comportamento segundo o Sistema de Identificação de Talentos Esportivos (SIDTE) do Comitê Olímpico Brasileiro (COB), que permite identificar o interesse e o engajamento do jovem na prática e sua forma de enfrentar os desafios e dificuldades. Esse roteiro poderá servir como parâmetro para auxílio na tomada de decisão em relação ao desenvolvimento das crianças e adolescentes dentro do sistema de identificação de talentos (Tabela 7).

As pesquisas citadas acima demonstram meios de avaliar os aspectos motivacionais que envolvem a prática de atividade física, podendo observar o grau de satisfação das necessidades psicológicas básicas e, ainda, sugerir as melhores formas de comportamento por parte do treinador para com seu atleta. Essa pode ser uma ótima ferramenta na detecção de talentos esportivos e orientação à forma de trabalho, favorecendo melhorias nos aspectos motivacionais dos alunos.

FATORES BIOLÓGICOS E SUA INFLUÊNCIA NA DETECÇÃO DOS TALENTOS ESPORTIVOS

Identificar crianças, jovens e adultos portadores de aptidões superiores em diferentes domínios tem se constituído objeto de estudo científico nos mais variados campos disciplinares. Cada indivíduo carrega consigo uma herança dos pais, e exclusivamente sua, chamada de *princípio da individualidade biológica*. Não há duas pessoas que apresentem exatamente as mesmas características. O que determina isso são os fatores genéticos e fenótipos de um indivíduo. A constituição herdada é determinante na realização, com eficiência, de diferentes tarefas motoras, e esses fatores podem ser uma combinação processual interna e externa do indivíduo ao longo da vida (BOUCHARD, HOFFMAN, 2002).

A identificação das capacidades e qualidades físicas dos indivíduos pode ser realizada com uma ferramenta chamada dermatoglifia, capaz de predizer, por meio das impressões digitais, quais qualidades físicas são mais predominantes em cada indivíduo (NODARI-JÚNIOR et al., 2014), permitindo realizar, a partir daí, o programa de treinamento ideal.

A dermatoglifia é o processo de análise de impressões digitais (ID) como forma de obter uma marca de individualidade biológica relacionada a padrões hereditários. A análise dos padrões dermatoglíficos vem sendo investigada por áreas do conhecimento, como a Antropologia, a Medicina Legal e a Saúde (NODARI-JÚNIOR, FIN, 2016) (Capítulo 1, "Orientação da vocação esportiva").

MEDIDAS CINEANTROPOMÉTRICAS

Os testes motores e as medidas antropométricas são importantes métodos de análise da maior ou me-

TABELA 7 Roteiro observacional do comportamento segundo o Sistema de Identificação de Talentos Esportivos (SIDTE) do Comitê Olímpico Brasileiro (COB) 2017

Roteiro de observação comportamental			
Comportamento	Apresenta	Não apresenta	Não observado
Fica atento às instruções das atividades			
Segue as regras propostas pela atividade			
Mostra interesse em participar das atividades			
Demonstra satisfação em participar das atividades			
Diverte-se realizando as atividades			
Encara as dificuldades das atividades com entusiasmo			
Não desiste frente às adversidades			
Esforça-se para aprender e conseguir realizar as atividades			
Demonstra interesse por seu resultado na atividade			
Fica à vontade no grupo			
Observações			

nor possibilidade de um indivíduo desempenhar um dado esporte. Como exemplo disso podemos observar o fato de que medir a estatura identificará se o indivíduo poderá ser um jogador de basquete, um saltador ou um jogador de voleibol; e, ainda, indivíduos com boa envergadura ou altura troncocefálica poderiam ser direcionados à natação (MARINS, GIANNICHI, 2003).

Uma das medidas antropométricas mais utilizadas é a da massa corporal total, pois avalia o estado de nutrição, crescimento do indivíduo e a saúde (BRANDT, 2002). Segundo Queiroga (2005), o peso corporal total é a soma de componentes como massa gorda, músculos, ossos e outros tecidos. As medidas de massa corporal total são parâmetros essenciais do desempenho de atletas. Evangelista (2014) verifica que a economia de corrida dos atletas apresenta relação direta com a massa corporal e a estatura, já que um peso morto acarretaria desgaste físico, e a altura reduzida obrigaria uma maior quantidade de passadas durante o percurso.

A avaliação da gordura subcutânea também serve de base na detecção de talentos esportivos, sendo a mais utilizada atualmente para calcular a estimativa de gordura corporal em virtude de sua técnica ser de fácil manipulação. Essa variação da distribuição da gordura está relacionada a fatores como sexo, idade e grau de obesidade, e as equações utilizadas para essas estimativas respeitam esses valores e variam conforme a população (HEYWARD, STOLARCZYK, 2000). O percentual de gordura é um fator muito importante no desempenho atlético, pois, para as modalidades que envolvem a execução de saltos verticais e deslocamentos rápidos, qualquer excesso de peso corporal sob a forma de gordura levaria a um prejuízo no rendimento (TARTARUGA et al., 2004).

A detecção de atletas para esportes de alto rendimento vai além de apenas avaliar; é preciso prever, inclusive, fatores como o crescimento. Para isso, a *idade óssea* (IO) de uma criança pode ser utilizada na previsão da altura quando adulta. Durante o crescimento, desde a vida fetal até a infância, puberdade e o final como um adulto jovem, os ossos do esqueleto mudam de tamanho e de forma. Essas mudanças podem ser vistas por radiografia. O crescimento praticamente termina com o fechamento da cartilagem de conjugação dos ossos. Quando as zonas cartilaginosas desaparecem, diz-se que as epífises estão "fechadas", pois não haverá mais crescimento dos ossos (CARVALHO et al., 2010).

Entre os métodos de avaliação da IO por meio de radiografia de mão e punho, o mais conhecido e utilizado é o Atlas de Greulich e Pyle (1959). O método consiste na comparação da radiografia carpal do indivíduo com uma série de imagens-padrão. Encontrada a combinação mais provável, a idade cronológica da imagem selecionada será atribuída ao indivíduo.

Outro meio de avaliar o desenvolvimento corporal, e boa ferramenta de orientação ao esporte de alto rendimento, seria a monitorização do desenvolvimento puberal realizada pela classificação de Tanner, que estudou e sistematizou a sequência dos eventos púberes em ambos os sexos, em cinco etapas, considerando, quanto ao sexo feminino, o desenvolvimento mamário, a distribuição e quantidade de pelos; já no masculino, o aspecto dos órgãos genitais e a quantidade e distribuição dos pelos pubianos (MENESES, OCAMPOS, TOLEDO, 2008). Essa monitorização deve ser realizada por médico, pois a confiabilidade do estadiamento de Tanner referido pelo paciente adolescente é bastante subjetiva, em ambos os sexos.

Para cada sexo, o estadiamento é realizado em duas etapas: mamas (M) e pelos (P) para as meninas; e genitais (G) e pelos (P) para os meninos (Tabela 8).

Dessa forma, podemos observar, além da idade cronológica, a idade biológica dos indivíduos, pois esta é verificada pelo estado maturacional e não apenas pela idade em anos (GALLAHUE; OZMUN, GOODWAY, 2013).

As figuras que traduzem o estado de maturação sexual, por meio da tabulação proposta por Tanner, são apresentadas nas Figuras 5, 6, 7 e 8.

Outra forma de avaliar a estrutura óssea seria por meio dos diâmetros ósseos, que determinam a constituição física para fins ergonômicos, para o acompanhamento do crescimento humano e para fins de assimetria aplicada a uma área desportiva, podendo assim determinar a aptidão física a determinada modalidade. As medidas realizadas são: biepicôndilo-umeral, biestiloide, bicôndilo-femoral, bimaleolar, transverso da mão, transverso do pé e transverso da cabeça (TRISTSCHLER, 2003).

Além das medidas antropométricas, muitos testes são utilizados com o intuito de caracterizar uma tarefa motora, conduzida em situação que procure solicitar predominantemente uma capacidade motora específica. Os testes utilizados são componentes especificamente direcionados à aptidão física relacionada ao desempenho atlético, que incluem resistência cardiorrespiratória, força e resistência muscular, flexibilidade, velocidade, potência, agilidade, coordenação e equilíbrio (GUEDES, 2011).

Ainda segundo Guedes (2011), entre os testes de resistência cardiovascular estão o teste de Cooper de 12 minutos e Teste de Leger e Rast, que podem orientar esportes como maratona, triatlo e ultramaratona. Os testes de agilidade, como Teste de Semo, Teste de *Shuttle Run*, Teste do Quadrado, Teste de Corrida Sinuosa, Teste do Quadrante, Teste em T e Illinois, podem ser muito úteis em esportes de quadra. Os testes de veloci-

TABELA 8 Estadiamento de Tanner para ambos os sexos

Genitais (sexo masculino)		Mamas (sexo feminino)		Pelos púbicos (ambos sexos)	
G1	Pênis, testículos e escroto de tamanho e proporções infantis.	M1	Mama infantil, com elevação somente da papila.	P1	Ausência de pelos pubianos. Pode haver uma leve penugem semelhante à observada na parede abdominal.
G2	Aumento inicial do volume testicular (> 4 mL). Pele escrotal muda de textura e torna-se avermelhada. Aumento do pênis mínimo ou ausente.	M2	Broto mamário: aumento inicial da glândula mamária, com elevação da aréola e papila, formando uma pequena saliência. Aumenta o diâmetro da aréola e modifica-se sua textura.	P2	Aparecimento de pelos longos e finos, levemente pigmentados, lisos ou pouco encaracolados, principalmente na base do pênis ou ao longo dos grandes lábios.
G3	Crescimento peniano, principalmente em comprimento. Maior crescimento dos testículos e escroto.	M3	Maior aumento da mama, mas sem separação de seus contornos.	P3	Maior quantidade de pelos, agora mais grossos, escuros e encaracolados, espalhando-se esparsamente pela sínfise púbica.
G4	Continua o crescimento peniano, agora principalmente em diâmetro e com maior desenvolvimento da glande. Maior crescimento dos testículos e escroto, cuja pele se torna mais pigmentada.	M4	Maior crescimento da mama e da aréola; nessa fase forma uma segunda saliência acima do contorno da mama.	P4	Pelos semelhantes ao do adulto, cobrindo mais densamente a região púbica, porém sem atingir ainda a face interna das coxas.
G5	Desenvolvimento completo da genitália, que assume tamanho e forma adultos.	M5	Mamas com aspecto adulto. O contorno areolar novamente incorporado ao contorno da mama.	P5	Pilosidade pubiana igual à do adulto em quantidade e distribuição, invadindo a face interna das coxas.

Fonte: adaptada de Chipkevitch, 2001.

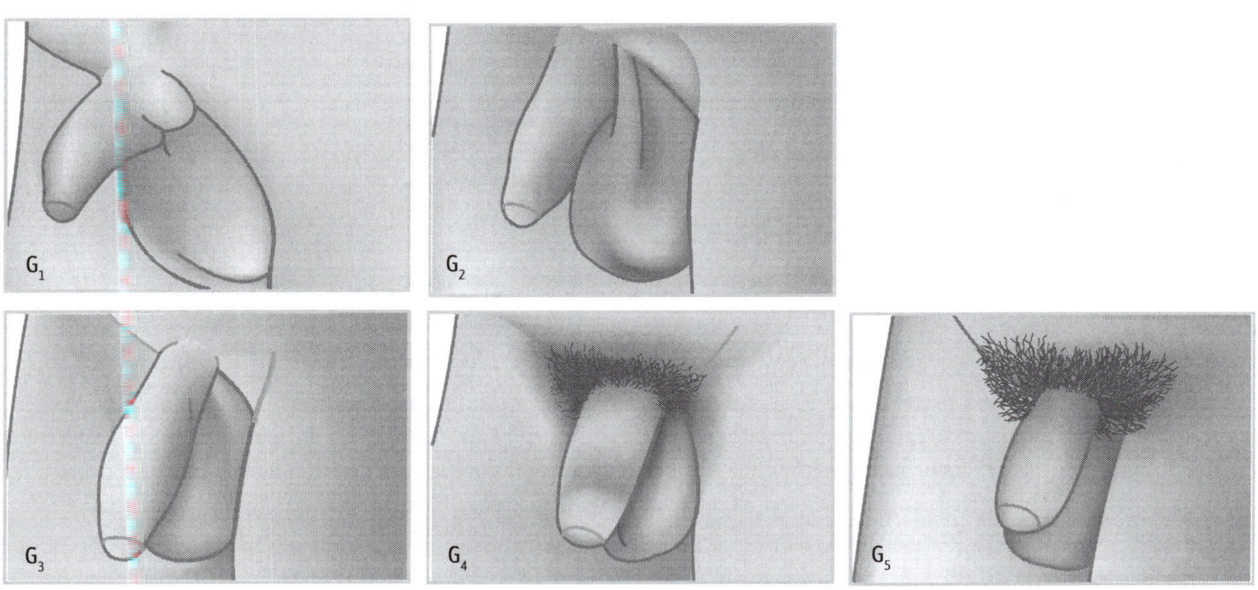

FIGURA 5 Maturação sexual proposta por Tanner – Estágios da maturação sexual masculina – genitais.

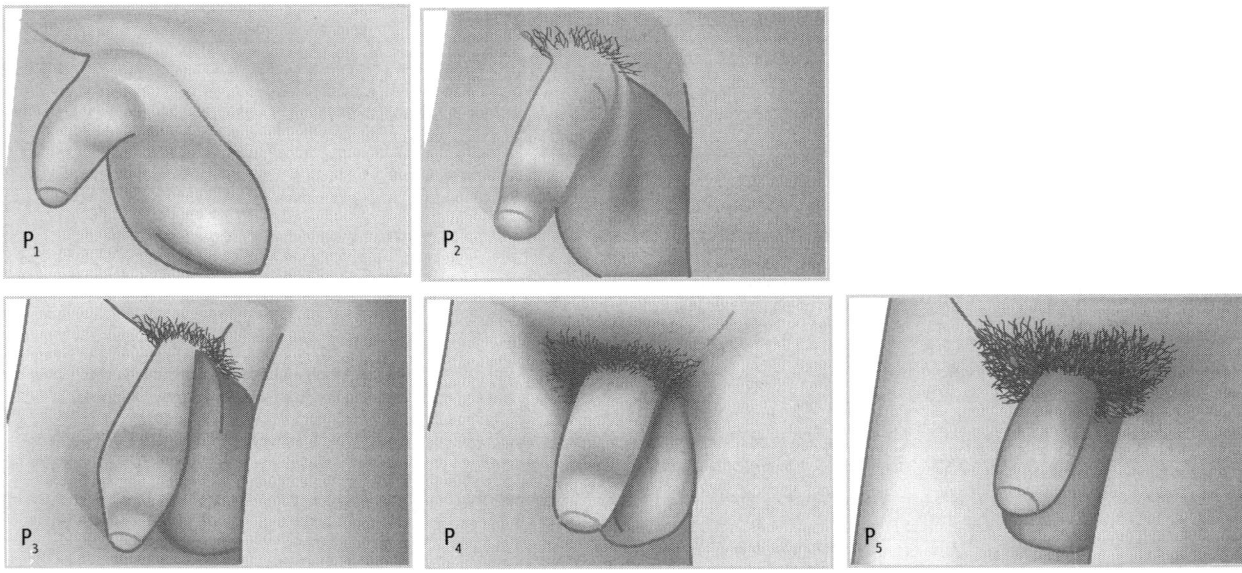

FIGURA 6 Maturação sexual proposta por Tanner – Estágios da maturação sexual masculina – pelos púbicos.

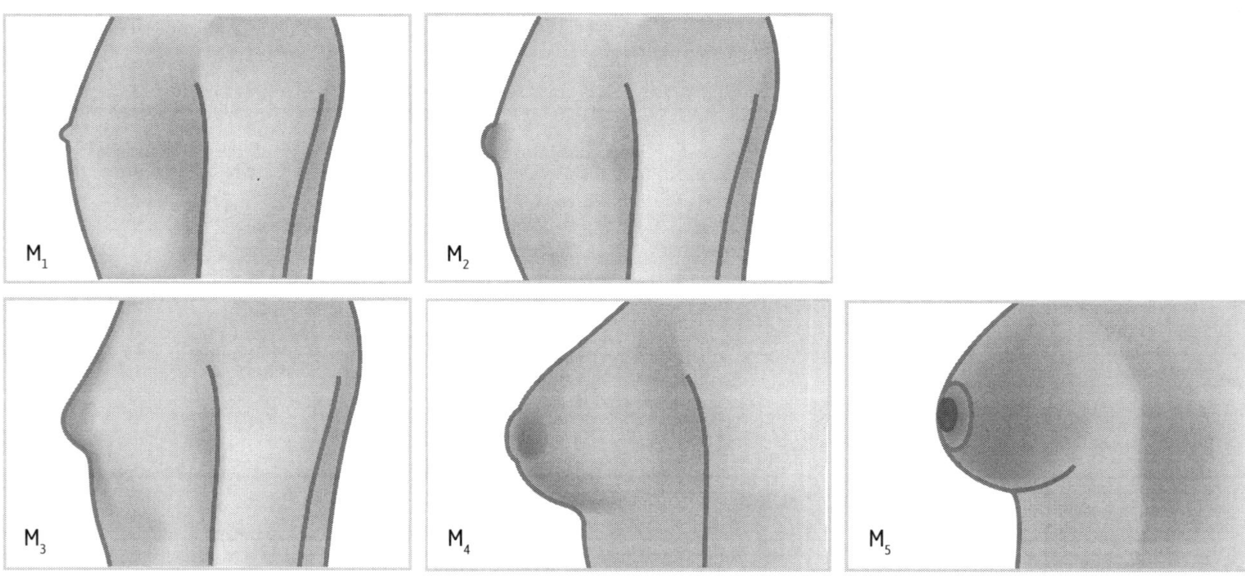

FIGURA 7 Maturação sexual proposta por Tanner – Estágios da maturação sexual feminina – mamas.

dade de 20 m, 30 m e 50 m podem contribuir na identificação de atletas promissores em esportes com corrida retilínea e com alta exigência de velocidade máxima. Testes de força muscular, como o abdominal 1 min, flexão de braços, barra fixa, testes de uma repetição máxima em academias, podem determinar a potencialidade em esportes como levantamento olímpico. Os testes de explosão muscular, como impulsão horizontal de um e três saltos, testes de impulsão vertical e força explosiva de membros superiores podem determinar indivíduos com bom desempenho em força explosiva, sendo direcionados a arremessos e lançamentos no atletismo, e lutas, como boxe, jiu-jítsu e caratê.

Como já mencionado, há uma bateria de testes chamada KTK cujo objetivo é avaliar a coordenação motora. São testes motores de fácil administração,

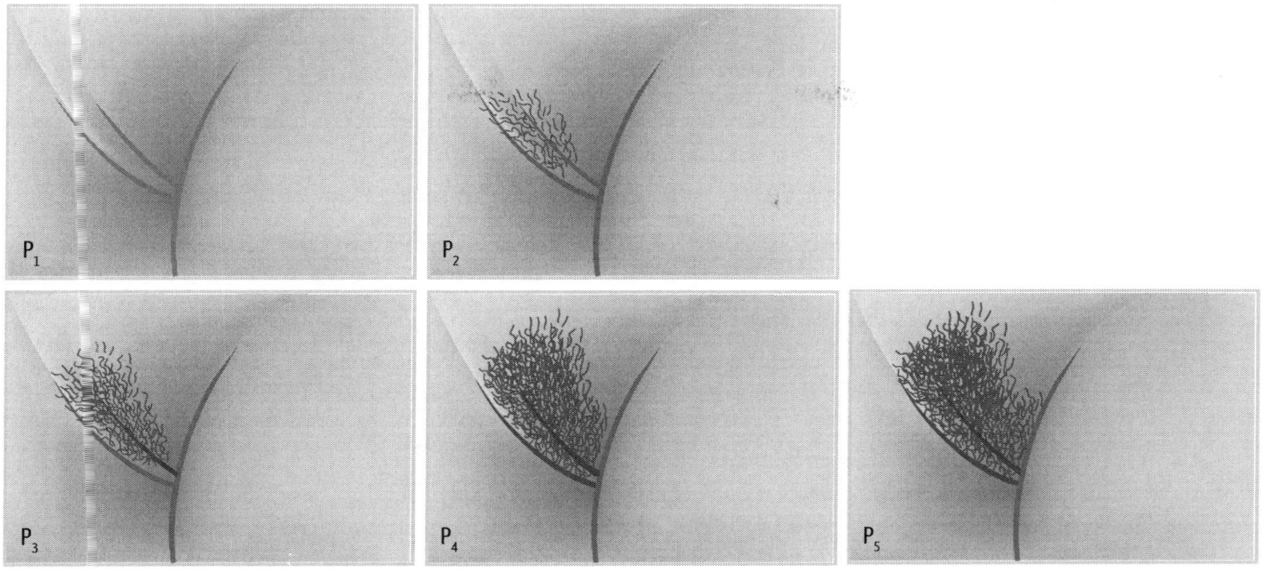

FIGURA 8 Maturação sexual proposta por Tanner – Estágios da maturação sexual feminina – pelos púbicos.

utilizados em vários países no contexto das ciências do esporte, inclusive em estratégias de identificação de talentos para o esporte (PION et al., 2016).

Dessa forma, torna-se cada vez mais importante a obtenção de informações sobre comportamento motor e modificações das estruturas físicas dos praticantes de modalidades esportivas, utilizando de todos os meios possíveis para detectar e orientar ao esporte que poderia levar à formação de atletas com alto rendimento esportivo.

AUTOAVALIAÇÃO

1. As abordagens comportamentais para a motivação têm como fonte as influências sobre o comportamento. Quais são elas?
2. Qual seria a mais adequada regulação em aspectos motivacionais que a teoria da autodeterminação observa para o melhor desempenho esportivo?
3. Quais são os testes de aptidão física relacionados ao desempenho atlético?
4. Quais medidas cineantropométricas são fundamentais para a detecção de talentos esportivos?
5. O que significa *detecção de talento*?
6. O termo *desenvolvimento motor* pode ser utilizado como referência para o desenvolvimento das capacidades motoras, ou seja, as alterações de desenvolvimento nos movimentos, bem como os fatores subjacentes a essas mudanças. Contudo, nem toda alteração no movimento constitui um desenvolvimento, tendo em vista que uma melhora em um gesto técnico não pode ser considerada uma mudança no desenvolvimento motor, mas sim uma aprendizagem motora que se refere a alterações no movimento, relativamente permanentes e relacionadas à experiência ou à prática, não à idade. Quando não se quer fazer distinção entre *aprendizagem motora* e *desenvolvimento motor* os autores sugerem o termo *comportamento motor* (GALLAHUE, OZMUN, GOODWAY, 2013). Com base no exposto, a partir de qual idade é mais indicada a especialização no esporte?
7. Para avaliar o componente motor sugere-se o teste de *Körperkoordinationtest für Kinder*, também conhecido como KTK. Esse teste é constituído de tarefas. Quantas e quais são essas tarefas?
8. Quais aspectos socioculturais podem influenciar na identificação do talento esportivo?
9. A partir de que fase de prospecção do talento o indivíduo passa a se relacionar diretamente com as modalidades? E apenas após que fase o indivíduo pode ser considerado um talento esportivo?
10. Quais são as dimensões ligadas aos fatores condicionantes do atleta de alto nível?

REFERÊNCIAS

1. ABRAMOVA, T.F.; NIKITINA, T.M.; IZAAK, S.I.; KOCHETKOVA, N.I. Asymmetry of signs of finger dermatoglyphics, physical potential and physical qualities of a man. *Morfologiia*, v. 118, n. 5, p. 56-9, 2000.

2. AELTERMAN, N.; VANSTEENKISTE, M.; VAN DEN BERGHE, L.; DE MEYER, J.; HAERENS, L. Fostering a need-supportive teaching style: intervention effects on physical education teachers' beliefs and teaching behaviors. *Journal of Sport & Exercise Psychology*, v. 36, n. 6, p. 595-609, 2014.
3. BORIN, J.P.; GONÇALVES, A. Recuperando contribuições para entender o processo de detecção do talento desportivo. *Pensar a Prática*, v. 11, n. 2, p. 169-78, 2008.
4. BOUCHARD, C. Genetics of aerobic power and capacity. In: MALINA, R.M.; BOUCHARD, C. (ed.). *Sports and human genetics*. Champaign, Human Kinetics, 1986.
5. BOUCHARD, C.; HOFFMAN, E.P. Genetic and molecular aspects of osteosarcoma. *Journal of Musculoskeletal and Neuronal Interactions*, v. 2, n. 6, p. 554-60, 2002.
6. BRANDT, L.A. *Perfil do atletismo do Rio Grande do Sul*: características somáticas e motoras das categorias pré-mirim, mirim e menor [*on-line*]. 2002. Disponível em: http://hdl.handle.net/10183/1529; acesso em: 16 abr. 2021.
7. CARVALHO, A.C.A.; SIMÕES, C.C.; PINHO, C.; OLIVEIRA, L.S.A.F.; CRUSOÉ-REBELLO, I.; CAMPOS, P.F.S. Métodos de análise da maturação óssea e estimativa da idade. *Revista de Ciências Médicas e Biológicas*, v. 9 (Supl 1), p. 95-103, 2010.
8. CHAGAS, D.V.; OZMUN, J.; BATISTA, L.A. The relationships between gross motor coordination and sport-specific skills in adolescent non-athletes. *Human Movement*, v. 18, n. 4, p. 17-22, 2017.
9. CHAVES, A.D.; MAGRIN, N.D. Aspectos psicológicos utilizados na detecção de talentos esportivos. *Coleção Pesquisa em Educação Física*, v. 10, n. 6, p. 59-64, 2011.
10. CHIPKEVITCH, E. Avaliação clínica da maturação sexual na adolescência. *Jornal de Pediatria*, v. 77, Supl 2, p. S135-S142, 2001.
11. COLLINS, D.; MACNAMARA, A. *Talent development*: a practitioner guide. New York, Routledge, 2018.
12. COOLS, W.; MARTELAER, K.D.; SAMAEY, C.; ANDRIES, C. Movement skill assessment of typically developing preschool children: a review of seven movement skill assessment tools. *Journal of Sports Science and Medicine*, v. 8, n. 2, p. 154-68, 2009.
13. CUMMINS, H.; MIDLO, C. *Finger prints, palms and soles*: an introduction to dermatoglyphics. New York, Dover, 1961.
14. DANTAS, E.H.M. Diagnóstico da situação e sugestão de metodologia para a elaboração de políticas públicas para a orientação da vocação esportiva dos jovens da Grande Aracaju. 2017. Disponível em: http://vitormarinho.ufsc.br/handle/123456789/533; acesso em: 16 abr. 2021.
15. DECI, E.L.; RYAN, R.M. The "what" and "why" of goal pursuits: human needs and the self-determination of behavior. *Psychological Inquiry*, v. 11, n. 4, p. 227-68, 2000.
16. DUDA, J.L.; HALL, H. Achievement goal theory in sport: recent extensions and future directions. In: SINGER, R.N.; HAUSENBLAS, H.A.; JANELLE, C.M. (eds.). *Handbook of sport psychology*. 2.ed. New York, Wiley, 2001.
17. ESCRIVA-BOULLEY, G.; TESSIER, D.; NTOUMANIS, N.; SARRAZIN, P. Need-supportive professional development in elementary school physical education: effects of a cluster-randomized control trial on teachers' motivating style and student physical activity. *Sport, Exercise, and Performance Psychology*, v. 7, n. 2, p. 218-34, 2018.
18. EVANGELISTA, A. *Treinamento de corrida de rua*: uma abordagem fisiológica e metodológica. São Paulo, Phorte, 2014.
19. FERNANDES, M.G.; NUNES, S.A.N.; VASCONCELOS-RAPOSO, J.; FERNANDES, H.M. Factors influencing competitive anxiety in Brazilian athletes. *Revista Brasileira de Cineantropometria & Desempenho Humano*, v. 15, n. 6, p. 705-14, 2013.
20. FERREIRA, C.; CARVALHO, L.; NEVES, L.; CAVALCANTE, A.; LAGE, G.; UGRINOWITSCH, H.; BENDA, R. Análise dos movimentos fundamentais em crianças de 3 a 8 anos. *Revista Portuguesa de Ciências do Desporto*, v. 4, n. 2, p. 166-7, 2004.
21. FIN, G.; MORENO-MURCIA, J.A.; LEÓN, J.; BARETTA, E.; NODARI JÚNIOR, R.J. Interpersonal autonomy support style and its consequences in physical education classes. *PLoS ONE*, v. 14, n. 5, e0216609, 2019.
22. FIN, G.; MORENO-MURCIA, J.A.; LEÓN, J.; BARETTA, E.; NODARI JÚNIOR, R.J. Teachers' interpersonal style in physical education: exploring patterns of students' self-determined motivation and enjoyment of physical activity in a longitudinal study. *Frontiers in Psychology*, 2019.
23. FOLLE, A.; NASCIMENTO, J.V.; SALLES, W.N.; MACIEL, L.F.P.; DALLEGRAVE, E.J. Family involvement in the process of women's basketball sports development. *Journal of Physical Education*, v. 29, Epub mai 24, 2018.
24. GALLAHUE, D.L.; OZMUN, J.C.; GOODWAY J.D. *Compreendendo o desenvolvimento motor*: bebês, crianças, adolescentes e adultos. 7.ed. Porto Alegre, AMGH, 2013.
25. GRECO, P.J.; PEREZ MORALES, J.C.; ABURACHID, L.M.C.; SILVA, S.R. Evidência de validade do teste de conhecimento tático processual para orientação esportiva – TCTP: OE. *Revista Brasileira de Educação Física e Esporte*, v. 29, n. 2, p. 313-24, 2015.
26. GREULICH, W.W.; PYLE, S.I. *Radiographic atlas of skeletal development of the hand and wrist*. 2.ed. Stanford, Stanford University Press, 1959.
27. GUEDES, D.P. Crescimento e desenvolvimento aplicado à Educação Física. *Revista Brasileira de Educação Física e Esporte*, v. 25, n. Esp., p. 127-40, 2011.
28. HEYWARD, V.H.; STOLARCZYK, L.M. *Fundamentos da composição corporal*: avaliação da composição corporal aplicada. São Paulo, Manole, 2000.
29. HUXLEY, D.J.; O'CONNOR, D.; LARKIN, P. The pathway to the top: key factors and influences in the development of Australian Olympic and World Championship Track and Field athletes. *International Journal of Sports Science & Coaching*, v. 12, n. 2, p. 264-75, 2017.
30. KIPHARD, E.J.; SCHILLING, F. *Körperkoordinationstest für kinder*: KTK Manual. Weinheim, Göttingen Hogrefe, 2017.
31. LANARO FILHO, P.; BÖHME, M.T. Detecção, seleção e promoção de talentos esportivos em ginástica rítmica desportiva: um estudo de revisão. *Revista Paulista de Educação Física*, v. 15, n. 2, p. 141-53, 2001.
32. LI, C.; WANG, J.C.K.; PYUN, D.Y. Talent development environmental factors in sport: a review and taxonomic classification. *Quest*, v. 66, n. 4, p. 433-47, 2014.
33. LUZ, L.; VALENTE-DOS-SANTOS, J.; LUZ, T.D.D.; SOUSA-E-SILVA, P. Biocultural predictors of motor coordination among prepubertal boys and girls. *Perceptual and Motor Skills*, v. 125, n. 1, p. 21-39, 2018.
34. MARINS, J.C.B.; GIANNICHI, R.S. *Avaliação e prescrição da atividade física*: guia prático. 3.ed. Rio de Janeiro, Shape, 2003.
35. MATSUDO, K.R.; ARAÚJO, T.L.; OLIVEIRA, L.C. Há ciência na detecção de talentos?. *Diagnóstico e Tratamento*, v. 12, n. 4, p. 196-9, 2007.
36. MENESES, C.; OCAMPOS, D.L.; TOLEDO, T.B. Estagiamento de Tanner: um estudo de confiabilidade entre o referido e o observado. *Adolescência & Saúde*, vol. 5, n. 3, p. 54-6, 2008.
37. MORENO-MURCIA, J.A.; JOSEPH, P.; HUÉSCAR, E. Cómo aumentar la motivación intrínseca em clases de educación física.

Revista de Educación, Motricidad e Investigación, n. 1, p. 30-9, 2013.

38. NANAKORN, S.; POOSANKAM, P.; MONGCONTHAWORNCHAI, P. Perspective automated inkless fingerprinting imaging software for fingerprint research. *Journal of the Medical Association of Thailand*, v. 91, n. 1, p. 82-5, 2008.
39. NODARI-JÚNIOR, R.J.; HEBERLE, A.; EMYGDIO, R.F.; KNACKFUSS, M.I. Dermatoglyphics: correlation between software and traditional method in kineanthropometric application. *Revista Andaluza de Medicina del Deporte*, v. 7, n. 2, p. 60-5, 2014.
40. NODARI-JÚNIOR, R.J.; FIN, G. *Dermatoglifia*: impressões digitais como marca genética e de desenvolvimento Fetal. Florianópolis, Unoesc, 2016.
41. O'BRIEN-SMITH, J.; TRIBOLET, R.; SMITH, M.R.; BENNETT, K.J.M.; FRANSEN, J.; PION, J.; LENOIR, M. The use of the Körperkoordinationstest für Kinder in the talent pathway in youth athletes: A systematic review. *Journal of Science and Medicine in Sport*, v. 22, n. 9, p. 1021-9, 2019.
42. PAIVA NETO, F.T.; MOURÃO, D.F.A. Impressões sobre a dermatoglifia na detecção de talentos esportivos. *Arquivos em Movimento*, v. 12, n. 1, p. 106-18, 2016.
43. PAPALIA, D.E.; FELDMAN, R.D.; MARTORELL, G. *Desenvolvimento humano*. 12.ed. Porto Alegre, AMGH, 2013.
44. PION, J.; FRANSEN, J.; LENOIR, M.; SEGERS, V. The value of non-sport-specific characteristics for talent orientation in young male judo, karate and taekwondo athletes. *Archives of Budo*, v. 10, p. 147-54, 2014.
45. PION, J.; HOHMANN, A.; LIU, T.; LENOIR, M.; SEGERS, V. Predictive models reduce talent development costs in female gymnastics. *Journal of Sports Sciences*, v. 35, n. 8, p. 1-6, 2016.
46. POPKIN, C.A.; BAYOMY, A.F.; AHMAD, C.S. Early Sport Specialization. *The Journal of the American Academy of Orthopaedic Surgeons*, v. 27, n. 22, p. 1, 2019.
47. QUEIROGA, M.R. *Testes e medidas para avaliação da aptidão física relacionada à saúde em adultos*. Rio de Janeiro, Guanabara Koogan, 2005.
48. ROBERTS, G.; TREASURE, D. *Advances in motivation in sport and exercise*. 3.ed. Champaign, Human Kinetics, 2012.
49. RUBIO, K. *O atleta e o mito do herói*: o imaginário esportivo contemporâneo. São Paulo, Casa do Psicólogo, 2001.
50. SANTOS, F.R. Talento motor: estudo dos indicadores somatomotores na seleção de escolares para o futebol. 2013. 59 f. Dissertação (Mestrado em Ciências do Movimento Humano) – Universidade Federal do Rio Grande do Sul, Porto Alegre, 2013.
51. SCHIAVON, L.M.; SOARES, D.B. Parental support in sports development of gymnasts. *Revista Brasileira de Educação Física e Esporte*, v. 30, n. 1, p. 109-18, 2016.
52. SILVA, A.J.; MARQUES, A.; COSTA, A.M. *Identificação de talentos no desporto*: um modelo operativo para a natação. Alfragide, Portugal, Texto Editores, 2010.
53. TARTARUGA, L.A.P.; TARTARUGA, M.P.; RIBEIRO, J.L.; COERTJENS, M.; RIBAS, L.R.; KRUEL, L.F.M. Correlação entre economia de corrida e variáveis cinemáticas em corredores de alto nível. *Revista Brasileira de Biomecânica*, v. 5, n. 9, p. 51-8, 2004.
54. TRISTSCHLER, K.A. *Fundamentos em avaliação*: medidas e avaliações em educação física e esportes. 5.ed. Barueri, Barrow & McGee, 2003.
55. VALLERAND, R.J. Intrinsic and extrinsic motivation in sport and physical activity: a review and a look at the future. In: TENENBAUM, G.; EKLUND, R.C. (eds.). *Handbook of Sport Psychology*, 3.ed., 2012.
56. VANDORPE B.; VANDENDRIESSCHE J.; LEFEVRE J.; PION J.; VAEYENS R.; MATTHYS S.; PHILIPPAERTS R.; LENOIR M. The KörperkoordinationsTest für Kinder: reference values and suitability for 6-12-year-old children in Flanders. *Scandinavian Journal of Medicine & Science in Sports*, v. 21, n. 3, p. 378-88, 2011.
57. WEINECK, J. *Biologia do esporte*. São Paulo, Manole, 2000.
58. WOOLFOLK, A.E. *Psicologia da educação*. 7.ed. Porto Alegre, Artmed, 2000.

CAPÍTULO 3

Princípios científicos do treinamento desportivo

Estélio Henrique Martin Dantas
Maria de Nazaré Dias Bello
Moisés Simão Santa Rosa de Sousa
Vinicius dos Passos Azevedo
Vitor Pantoja Braga Melo
Carlos Alberto Sposito de Araujo

OBJETIVOS DE ESTUDO

- Compreender os *princípios científicos do treinamento desportivo.*
- Montar a periodização do treinamento de acordo com os *princípios científicos do treinamento desportivo.*

INTRODUÇÃO

O caminho para a superação, nas incontáveis atividades do homem, tem se consolidado ao longo da história da humanidade. Em pleno século XXI a espécie humana encontra-se no auge do seu desenvolvimento físico e intelectual. As transformações que ocorreram ao longo das gerações permitiram ao homem se adaptar dentro desse processo evolutivo, fruto da sua própria ação no mundo.

Na área do desporto, quando são comparados os feitos dos atletas atuais com os de tempos atrás, é notável a diferença no rendimento. Recordes vêm sendo sistematicamente quebrados na medida em que o esporte evoluiu nas suas formas de treinamento, novos métodos, novas tecnologias em materiais e equipamentos, nutrição etc., fruto de muitas pesquisas e investimentos que culminaram por elevar o rendimento físico dos atletas.

Na verdade, a busca pelo aprimoramento físico foi uma meta do homem desde a Antiguidade. Mesmo antes da instituição dos Jogos Olímpicos na Grécia, muitas práticas corporais já tinham essa finalidade, sendo o caráter competitivo do homem um fator primordial para esse desenvolvimento por meio da busca pela vitória sobre o adversário, bem como dos limites individuais, sendo as competições esportivas um ambiente propício para tal.

Nesse cenário evolutivo, o treinamento passou por muitos períodos com características próprias. Segundo Tubino (2003) e Hernandes Jr. (2002), a evolução do treinamento desportivo pode ser dividida em cinco fases:

A. período da arte;
B. período da improvisação;
C. período da sistematização;
D. período pré-científico; e
E. período científico.

O *período científico* do treinamento foi um divisor entre o trabalho executado com improvisação e o treinamento com maior rigor científico. Nos laboratórios de fisiologia, a experimentação de diferentes métodos de treinamento permitiu aos cientistas compreenderem os efeitos fisiológicos do treinamento sobre o coração, músculos, sistema endócrino, sangue etc.

Esses estudos possibilitaram a elaboração de leis gerais para o treinamento, *os princípios científicos do treinamento esportivo*, que passaram a fundamentar o processo de elaboração de qualquer planejamento no treinamento moderno, devendo ser obedecidos e respeitados dentro da estrutura da planificação escolhida.

Dessa forma, o sucesso no alcance de resultados nos esportes se deve a dois pilares importantes: os *princípios científicos*, que embasam os aspectos fisiológicos; e a *periodização* (Capítulo 5, “Modelos de periodização”; Capítulo 6, “Estrutura da periodização do treinamento”), que consiste na organização pedagógica do treinamento, em que se aplica o primeiro pilar e considera-se para o indivíduo a cronologia do treino, a avaliação, a aplicação e a evolução das cargas, as competições e a logística geral.

Os seguintes *princípios científicos* serão abordados:

- Princípio da individualidade biológica.
- Princípio da adaptação.
- Princípio da saúde.
- Princípio da sobrecarga.
- Princípio da interdependência volume/intensidade.
- Princípio da continuidade.
- Princípio da especificidade.
- Princípio da reversibilidade.

PRINCÍPIO DA INDIVIDUALIDADE BIOLÓGICA

A capacidade de adaptação ao treinamento físico não é a mesma para todos os indivíduos. A herança genética exerce papel importante na rapidez e no grau das respostas adaptativas ao treinamento. Excetuando-se os gêmeos idênticos, não existe a possibilidade de duas pessoas possuírem, com exatidão, características genéticas idênticas. Nesse sentido, o *princípio da individualidade biológica* preconiza a ideia de que, ao ser reconhecido como único, cada indivíduo deve ter seu programa de treinamento planejado levando-se em consideração suas características e potenciais. Pessoas diferentes respondem de forma diferente aos estímulos de treinamento (WILMORE, COSTILL, 2001).

Já foi dito que a associação do genótipo ao fenótipo produz pessoas totalmente diferentes entre si. Mesmo duas pessoas que, por um capricho da natureza, venham a nascer com o mesmo genótipo, como é o observado em gêmeos univitelinos, terão experiências diversas durante suas vidas, ocasionando a formação de indivíduos diferentes.

O indivíduo deverá ser sempre considerado como a junção do genótipo e do fenótipo, dando origem ao somatório das especificidades que o caracterizarão:

Genótipo + fenótipo = indivíduo

Deve-se entender o *genótipo* como a carga genética transmitida à pessoa e que determinará de forma preponderante diversos fatores, como composição corporal; biotipo; altura máxima esperada; força máxima possível; aptidões físicas e intelectuais (potencialidades), como maior O_2; possível percentual de tipos de fibras musculares etc.

Considerando as características herdadas geneticamente, cada indivíduo responderá de forma única ao estímulo proposto, pois uma carga de treino com características semelhantes pode proporcionar respostas em proporções diferentes (ORTIZ et al., 2008).

No exemplo em que dois indivíduos, após realizarem um período de treinamento cardiorrespiratório idêntico, um obtém ganhos significativamente maiores que o outro, pode-se explicar o fato por uma questão de natureza biológica, sendo muito provável que o sujeito que teve melhor desenvolvimento possa ser favorecido do ponto de vista genético, com genes capazes de influenciar melhores e mais rápidas adaptações como respostas ao treinamento aeróbico, o que lhe confere características individuais.

Em virtude de diferentes níveis de condicionamento físico apresentado pelos atletas, os planos de treinamento devem ser individualizados, sendo errônea a realização da mesma quantidade de treino durante as sessões de treinamento (POWERS, HOWLEY, 2000).

O *fenótipo*, enfeixando tudo o que é acrescido ou somado ao indivíduo a partir do nascimento, será responsável por outras características, como: habilidades esportivas; consumo máximo de oxigênio que um indivíduo apresenta ($\dot{V}O$); percentual observável real dos tipos de fibras musculares e potencialidades expressas (altura do indivíduo, sua força máxima etc.).

Para elucidar melhor o assunto, será tomada como base a proporção entre os tipos de fibras musculares existentes em uma pessoa. Como se sabe, as fibras dos músculos esqueléticos podem ser classificadas, conforme suas propriedades cinéticas, em dois tipos diferentes: as fibras *slow twitch* e as *fast twitch*. Essa nomenclatura vem sendo progressivamente abandonada em proveito de outra mais neutra que, respectivamente, as denomina fibras do tipo I e do tipo II.

A fibra do tipo II, que dispõe de alta atividade da *miosina* ATPase, pode ser subdividida em três grupos: IIa; IIb e IIc. A típica fibra *fast twitch* é a IIb. Já a IIa, com seu alto potencial oxidativo e potência glicolítica intermediária, é relativamente resistente à fadiga. A fibra IIc, por sua vez, é uma fibra pouco diferenciada das outras duas.

Astrand e Rodahl (1987), no tocante à responsabilidade pela determinação do percentual corporal desses tipos de fibra, ensinam que "[...] as proporções entre as fibras do tipo I e do tipo II parecem ser de significado genético [...]. As proporções entre as fibras de diferentes subgrupos dentro da família do tipo II podem variar, em épocas diferentes, em um mesmo indivíduo".

Normalmente, essa variação está associada ao tipo de treinamento a que um atleta está submetido.

Para facilitar a compreensão pode-se dizer que os potenciais são determinados geneticamente e que as capacidades ou habilidades expressas são decorrentes do fenótipo.

Além desses caracteres individuais, algumas características coletivas influenciam a formação da individualidade. Assim, o sexo, a idade e a etnia determinam fatores comuns para grupos de pessoas, além de outros, como grau de obesidade, nível de sedentarismo e cardiopatia.

Obviamente, o treinamento ministrado a homens negros, de terceira idade, será diferente do aplicado, por exemplo, a meninas orientais.

Quando o grupo de atletas for pouco numeroso, deve-se, em atenção ao *princípio da individualidade biológica*, executar um treinamento personalizado com cada um deles. No entanto, se houver grande quantidade de atletas, necessariamente eles terão de ser subdivididos em grupos, do modo mais homogêneo possível.

Grupos homogêneos facilitam sobremaneira a organização e o planejamento do trabalho do treinador, uma vez que indivíduos que apresentam características quase semelhantes podem ser treinados de forma idêntica. Para Tubino (2003) trabalhar com grupos homogêneos facilita os esquemas de treinamento, principalmente quando há escassez de treinadores ou falta de horários disponíveis.

Embora o artifício de treinamento por grupos homogêneos se mostre eficiente, não se pode esquecer de que o campeão é apenas um. Se o objetivo for a preparação do campeão, só serão obtidos resultados com um treinamento individualizado.

O campeão é aquele que nasceu com um "dom da natureza" e que, aproveitando totalmente esse dom, o desenvolve por intermédio de um perfeito treinamento. A Figura 1 esquematiza essa ideia.

Resultados apreciáveis só serão obtidos quando se conseguir unir à pessoa um controle de vida e um treinamento, se não perfeitos, pelo menos muito próximos do ideal. Essa pessoa, tendo uma predisposição genética, deverá ter as motivações, habilidades e personalidade correspondentes às necessidades do esporte considerado.

Quanto à escolha do futuro campeão, uma boa seleção inicial dependerá da existência de uma grande quantidade de praticantes do esporte em pauta na população-alvo.

Por outro lado, além de possibilitar ao atleta exercer suas potencialidades, a boa seleção será a ferramenta que tornará possível ao preparador físico e ao treinador minimizarem os pontos deficientes e maximizarem o aproveitamento dos pontos fortes do atleta.

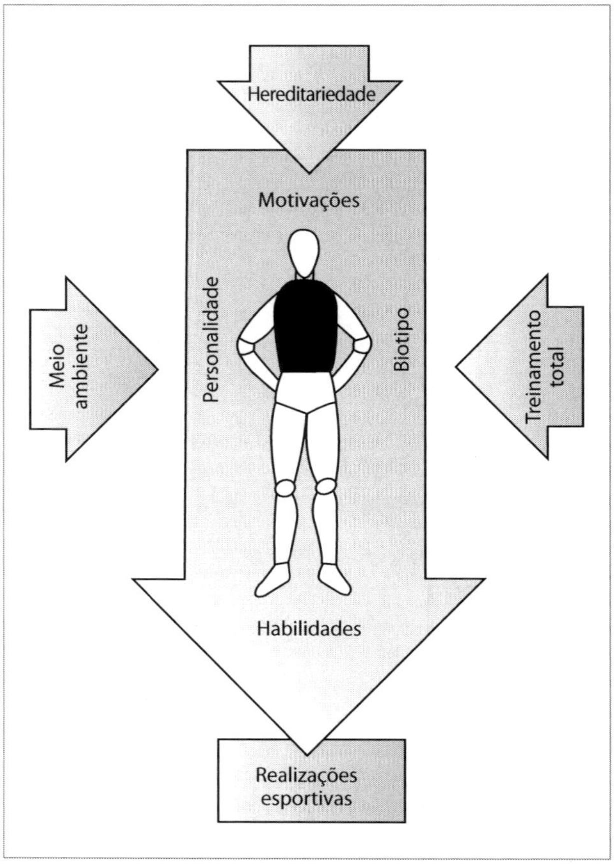

FIGURA 1 Fatores condicionantes do desempenho de alto nível.

O conhecimento da individualidade biológica do adversário, que é feito por intermédio dos princípios da preparação tática, propiciará a exploração dos pontos fracos dos oponentes, ao mesmo tempo que o treinador se acautelará contra os pontos fortes deles.

PRINCÍPIO DA ADAPTAÇÃO

Nosso organismo possui uma incrível capacidade de adaptação, que normalmente é estimulada quando submetida a algum tipo de agressão ou dano, fazendo com que o organismo entenda a quebra do equilíbrio e promova ações a fim de restabelecê-lo, sendo esse equilíbrio biológico conhecido como homeostasia. Para entender o processo de adaptação é necessário compreender o conceito de homeostase.

A homeostase pode ser rompida por fatores *internos* (geralmente oriundos do córtex cerebral) ou *externos* (calor, frio, situações inusitadas que provocam emoções, variação da pressão, esforço físico, traumatismo etc.).

Sempre que a homeostase é perturbada, o organismo dispara um mecanismo compensatório que procura restabelecer o equilíbrio, ou seja, todo estímulo provoca uma reação no organismo, acarretando uma resposta adequada (Figura 2).

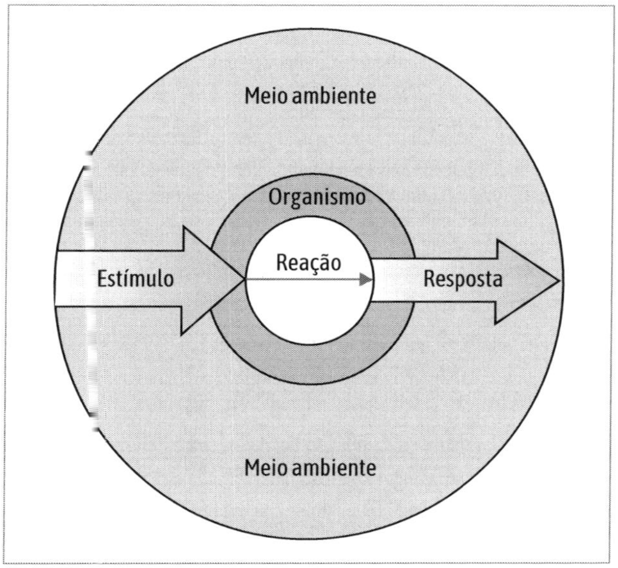

FIGURA 2 A todo estímulo do meio ambiente corresponderá uma reação do organismo.

Se, por exemplo, a temperatura baixar repentinamente, o organismo sofrerá vasoconstrição periférica e vasodilatação esplênica, acompanhadas de aumento do metabolismo (reação). Em decorrência disso, o corpo manterá sua temperatura estável pela maior produção de calor interno e pela diminuição do calor removido através da pele (resposta).

Os estímulos provocarão uma resposta de importância diretamente proporcional à sua intensidade.

Hussey, citado por Caldas e Rocha (1977), relata que todos os estímulos externos produzirão efeitos no organismo e estabelece uma diferenciação entre a intensidade desses estímulos, que pode ser vista na Tabela 1.

TABELA 1 Respostas às diferentes intensidades de estímulos externos

Intensidade do estímulo	Respostas
Débil	Não acarreta consequências
Média	Apenas excita
Forte	Provoca adaptações
Muito forte	Provoca danos

Seyle (1976), também citado por Caldas e Rocha (1977), concentra seus estudos nos estímulos fortes e muito fortes (estresse), que seriam aqueles capazes de provocar adaptações ou danos no organismo, desencadeando a síndrome de adaptação geral (SAG).

Os tipos de estresses estudados por Eüler (1969) foram classificados em *físicos, bioquímicos* e *mentais*.

O estresse físico é causado por aumento da atividade física, provocando incremento da secreção da epinefrina e da norepinefrina, diretamente proporcional à intensidade do esforço, sendo preponderante o aumento da taxa de norepinefrina.

O *estresse bioquímico* é provocado pela introdução no organismo de qualquer substância química. Alguns exemplos de agentes estressantes bioquímicos são:

- *Insulina*: provoca hipoglicemia.
- *Bases*: causam alcalose.
- *Ácidos*: levam à acidose.
- *Hormônios*: têm efeitos específicos conforme o tipo ministrado.
- *Álcool*: provoca, entre outros efeitos, vasodilatação geral.
- *Fumo*: tem efeitos prejudiciais sobre os sistemas circulatório, respiratório e digestivo.

Além desses, podem ser citados os alimentos, os calmantes e os estimulantes. Todos eles provocarão uma reação, que pode ser discreta, como a ocorrida ao se tomar um antiácido, ou profundamente danosa, como a observada no organismo após se fumar um cigarro.

No estresse bioquímico, como nos demais, há aumento da secreção de catecolaminas, havendo, no entanto, nítida preponderância da produção de epinefrina.

No *estresse mental*, provocado por ansiedade, angústia ou outro fator estressante oriundo do córtex cerebral, observa-se, a exemplo do constatado no estresse bioquímico, preponderância da produção de epinefrina.

Embora durante o treinamento e a competição o atleta esteja submetido aos estresses dos três tipos, é o estresse físico que interessará diretamente, pois este, associado ao *princípio da adaptação*, tornará possível o treinamento esportivo.

Síndrome da adaptação geral

Para a melhor compreensão do processo de adaptação, Tubino (2003) explica as fases que compõem a síndrome de adaptação geral (SAG):

- *Primeira fase*: excitação – provoca reação de alarme. Nesta fase, os diversos sistemas orgânicos solicitados buscarão emitir respostas fisiológicas para tentar compensar o estresse imposto ao organismo, em última análise, para proteger a vida.

- *Segunda fase*: resistência – provoca adaptação. Os mecanismos de defesa acionados na fase anterior (*excitação-alarme*) agora buscam resistir ao estresse, o que permite adaptarem-se de forma específica conforme o tipo de estresse imposto, tornando-se a etapa mais importante para o treinamento.
- *Terceira fase*: exaustão – provoca danos temporários ou permanentes. Nesta fase, os mecanismos de defesa já não respondem adequadamente para suportar o estresse imposto, e o sistema responsável entra em colapso, podendo levar o indivíduo à morte.

A não ser em casos extremos (um traumatismo violento, por exemplo), os agentes estressantes provocam o desencadeamento da SAG, seguindo a ordem apresentada. Conforme a intensidade do estímulo, a SAG irá até a primeira, segunda ou terceira fase.

O treinamento esportivo é a ciência que visa promover adaptação no organismo de uma pessoa, tornando-a mais apta a realizar determinada atuação esportiva. Assim, terá seu campo de atuação restrito à segunda fase da SAG. Na Tabela 2 é feita uma correlação entre a intensidade dos estímulos e a ação estressante.

Frequentemente, os meios de comunicação utilizam-se da palavra "estresse" associada unicamente à terceira fase da SAG, atribuindo-lhe um significado pejorativo. No entanto, durante a segunda fase da SAG, o estresse (principalmente o físico) pode ter efeito benéfico ao organismo. Se não fosse a adaptação provocada pelo estresse físico, não seria possível treinar um atleta, e o campeão continuaria a ser aquele "artista" que nasceu com um dom especial.

Atualmente, encontrar sujeitos que reúnam características individuais com potencial para o esporte tem sido objeto de investigação de muitos estudiosos. Entretanto, para que isso seja favorecido, se faz necessário massificar os programas de esporte para crianças e adolescentes, bem como utilizar ferramentas científicas adequadas.

Se uma criança não tiver contato com o atletismo, não será possível descobrir se ela tem potencial para a corrida. De nada adianta apresentar potencial genético e não expor o sujeito a ambiente favorável para esse desenvolvimento.

O treinador dependerá de parâmetros fisiológicos, e de seu *feeling*, para situar a intensidade do treinamento dentro de uma faixa que provoque adaptações no organismo.

Se for utilizada uma intensidade fraca ou média, não haverá efeito de treinamento; por outro lado, se o treinamento for feito com a utilização de estímulos muito fortes, estará sendo provocado o surgimento da exaustão.

Cargas de treinamento superestimadas, com intensidades muito altas e/ou volumes elevados (alto catabolismo/degradação) sem os meios compensatórios de recuperação (anabolismo/construção), desencadeiam fisiologicamente meios favoráveis para o surgimento dos sintomas do supertreinamento, levando ao declínio do rendimento atlético (WILMORE, COSTILL, 2001).

É natural e desejável que o atleta, após uma sessão de treinamento, esteja cansado; porém, é imprescindível que, após um período de repouso, ele consiga recuperar-se totalmente, estando em perfeitas condições para o treino seguinte. Em contrapartida, aplicando-se estímulos muito fortes, em um período de recuperação ou alimentação insuficiente, ou ainda na existência de estados psicológicos, não ocorrerá essa recuperação, e o atleta entrará em um processo de exaustão conhecido como *strain*. Normalmente, o *strain* é decorrente da aplicação de excessiva carga de trabalho, dentro de um processo de sobretreinamento.

O problema do sobretreinamento assume importância primordial na preparação de atletas de alto nível e consiste, por sua própria natureza, na utilização de cargas de intensidade forte a muito forte.

A identificação precoce da exaustão possibilita que se continue o treinamento, embora com uma drástica redução das cargas de trabalho. Tal procedimento, apesar de ter consequências fatais sobre o desempenho, sempre será preferível à parada total.

TABELA 2 Correlação entre intensidade de estímulos e ação estressante

↑	Estímulos (cargas)	Fases da SAG	Diminui a ação estressante ao organismo
	Muito fortes	Exaustão	↓
	Fortes	Adaptação	
	Médios	Excitação	
Aumentam os estímulos	Fracos	Não há resposta	

O *strain* poderá ser detectado precocemente pela observação de diversos sintomas, entre os quais: aumento da frequência cardíaca basal, diarreia, inapetência, irritabilidade, perda de peso, insônia, lesões musculares constantes, lassidão, diminuição da capacidade de concentração e de aprendizagem.

Ao médico esportivo caberá estar sempre atento a esses sintomas e aos eventuais parâmetros orgânicos a que tenha acesso por intermédio de exames laboratoriais (lactacidemia, pressão parcial de CO_2 no sangue, existência de proteína na urina etc.) para alertar o treinador sobre o início de um processo de estafa que pode dar fim a um ambicioso programa de *treinamento total*.

O sobretreinamento pode se tornar um problema mais importante do que o treinamento insuficiente por várias razões. Podem surgir lesões, desgaste psicológico e redução da resistência a doenças (POWERS, HOWLEY, 2000).

No entanto, cabe ao treinador a principal responsabilidade na prevenção do *strain*. O bom treinador não se limita, unicamente, a acompanhar o treinamento. Na verdade, a todo momento, ele procura conhecer seu atleta o mais detalhadamente possível, como se ambos fossem um só ser. Dessa maneira, o treinador será o primeiro a perceber as alterações assintomáticas ocorridas no atleta, indicativo de um processo de sobretreinamento.

Caso o sobretreinamento aconteça, ainda que em seu estágio inicial e de maneira discreta, aplicar-se-á, obrigatoriamente, restrição ao ritmo do treinamento, forçando a sua redução em uma escala muito maior que a observada, caso essa desaceleração do treino seja provocada pelo *feeling* do treinador.

Essa situação tem um dilema embutido. Se o treinador não estabelecer os maiores volumes e intensidades de trabalho possíveis para a fase em curso – pensando em diminuir a possibilidade de *overtraining* – estará subtreinando seu atleta e provocando, forçosamente, pior desempenho na competição-alvo. Assim, o treinador será obrigado a trabalhar com uma margem de ação muito restrita e, às vezes, inexistente; ou seja, esse é mais um fator a forçá-lo a se dedicar de corpo e alma ao conhecimento de seus atletas.

PRINCÍPIO DA SAÚDE

Segundo Gomes da Costa (1996), o *princípio da saúde* está diretamente ligado à prática de uma atividade física visando à saúde do indivíduo.

Esse princípio é fundamentado na interdisciplinaridade.

Em práticas de atividades físicas verifica-se que, além das atividades direcionadas à aquisição e manutenção da saúde, também existem aquelas de alto rendimento que em longo prazo podem ocasionar efeitos maléficos decorrentes do compromisso com o alto rendimento e resultados.

Na prática do esporte de rendimento, quanto mais organizado for o processo de treino, carga e descanso adequado, fatores psicológicos, boa nutrição, monitoramento etc., maiores as possibilidades de adaptações positivas, inclusive na saúde. Entretanto, mesmo considerando o mais alto grau de cuidados no treinamento, o atleta não está totalmente isento de problemas à sua saúde. Frequentemente ocorrem lesões e acidentes em diferentes graus de gravidade, em treinos e competições, que comprometem a saúde, inclusive deixando sequelas irreparáveis. A ideia de que a prática de esportes e de atividades físicas melhora a saúde não se aplica no alto rendimento.

Atualmente, a identificação de marcadores permite a treinadores e atletas ajustarem suas cargas de treinamento, tanto para aumentar os benefícios do treinamento quanto para evitar o supertreinamento, ou seja, melhorando o desempenho, a saúde e a qualidade de vida do atleta (ALVES, COSTA, SAMULSKI, 2006).

PRINCÍPIO DA SOBRECARGA

Este *princípio* afirma que, para um conjunto de músculos se desenvolver, estes necessitam de sobrecarrega acima do que estão acostumados diariamente; caso contrário, provavelmente eles irão regredir.

Weineck (2000) afirma que existe a necessidade de que a sobrecarga ultrapasse a intensidade anterior para que a homeostase seja quebrada, e, dessa forma, possa iniciar um processo de adaptação.

Com o objetivo de restabelecer a homeostase, imediatamente após a aplicação de uma sobrecarga acontece a recuperação do organismo. Um treinamento de alta intensidade provocará a depleção das reservas energéticas orgânicas, o aumento da acidose e o acúmulo de exsudatos, como ADP, CO_2, H_2O e H+. A reposição dessas reservas se faz no nível muscular, quase que integralmente durante os primeiros três a cinco minutos de recuperação (FOSS, KETEYIAN, 2000). No entanto, no nível orgânico, somente o repouso prolongado e a alimentação suficiente possibilitarão a reposição total.

O tempo necessário para a recuperação é proporcional à intensidade e ao volume do trabalho realizado. Se a carga não for demasiadamente forte, o organismo será capaz de compensá-la quase por completo com quatro horas de repouso, quando já se prepara para sofrer um novo desgaste, mais forte que o anterior. Hegedus (1969, 1984) denominou esse fenômeno de assimilação compensatória, que seria composto de um período de recuperação, no qual seriam recompostas as energias perdidas, e de um período de restauração ampliada, no qual seria assimilada uma superdose energética.

No esquema apresentado na Figura 3, se a carga for muito forte, ou seja, descer abaixo da linha CD, ter-se-á o início da terceira fase da SAG (exaustão). Em consequência, não ocorrerá o fenômeno da assimilação compensatória, nem mesmo a recuperação metabólica, em um espaço de tempo normal. Como decorrência desse fato, a próxima carga deverá ser menor que a inicial.

Na Figura 4, caso não haja a aplicação de cargas de intensidades crescentes, ou seja, se as cargas 1-2, 4-5, 6-7, 8-9 e 10-11 forem da mesma intensidade, só ocorrerá o período de recuperação ampliada no primeiro

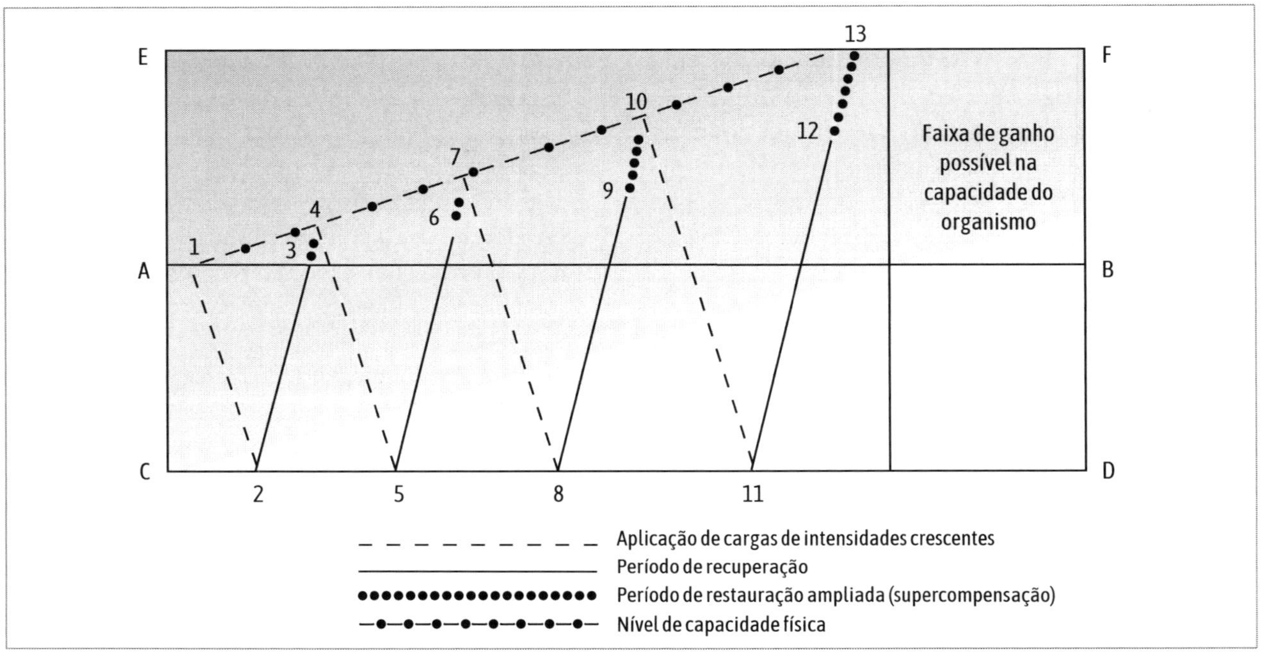

FIGURA 3 Princípio da sobrecarga.

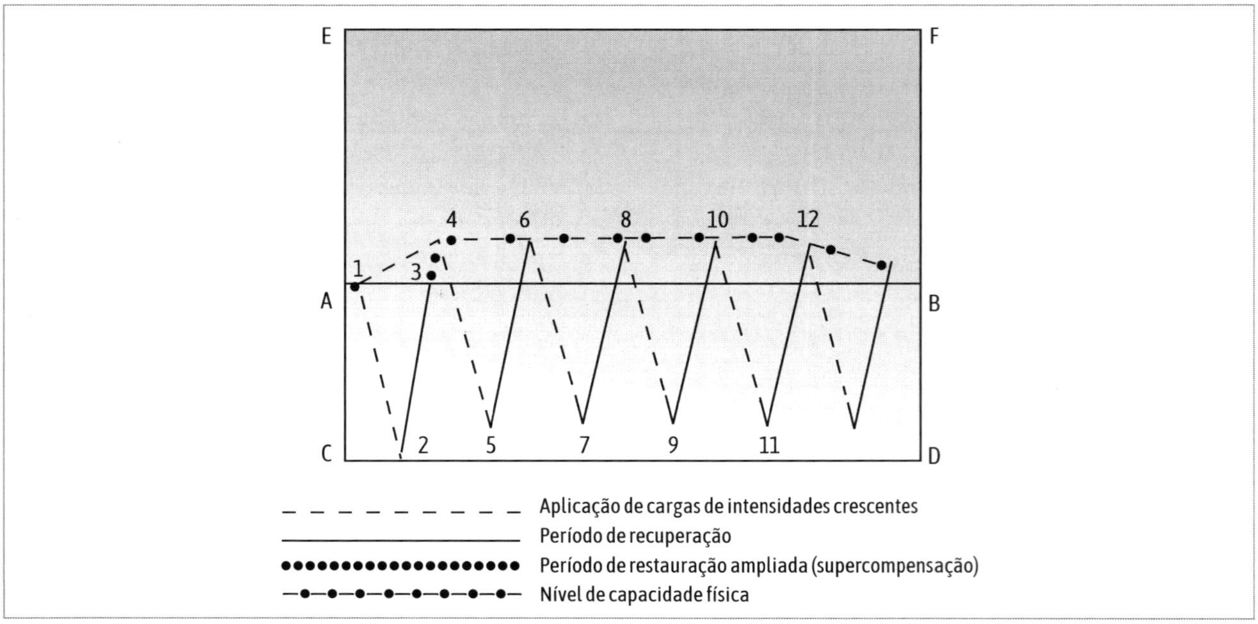

FIGURA 4 Aplicação de cargas de mesma intensidade.

período de recuperação (3-4), deixando de haver progresso em seguida. Nesse caso, não ocorre efeito de treinamento. O organismo tende a assimilar a carga aplicada, havendo discreta regressão na capacidade física, se esta for comparada com o nível alcançado logo no início do trabalho.

Desse modo, o esportista amador que todos os dias corre 1.500 metros em 10 minutos, estará, em relação ao nível obtido após as primeiras semanas, descondicionando-se fisicamente, de maneira progressiva, apesar de estar se exercitando com regularidade.

O aproveitamento do fenômeno da assimilação compensatória, ou supercompensação, que possibilita a aplicação progressiva do *princípio da sobrecarga*, pode ainda ser seriamente comprometido pela incorreta disposição do tempo de aplicação das cargas.

O equilíbrio entre carga aplicada e tempo de recuperação garantirá a existência da supercompensação de maneira crônica.

Grosser et al. (1989) complementam, citando a supercompensação como um dos primeiros níveis de adaptação do organismo à atividade muscular, em que a condição necessária para a criação desse fenômeno de adaptação é a superação de um nível crítico de treinamento.

Podem surgir dois problemas nessa área: fase de recuperação excessiva para a compensação da carga aplicada e fase de recuperação insuficiente. No primeiro caso, a aplicação de uma nova carga de trabalho ocorre após a fase máxima de supercompensação (que, de modo ideal, deveria ter acontecido nos pontos 4, 7, 10 e 13 da Figura 3), acarretando aumento da capacidade de trabalho inferior ao máximo possível, ou seja, desperdiçando uma parcela do treino anterior. Essa recuperação excessiva ocorre quando as novas cargas acontecem em algum ponto nos intervalos 4-5 (e não no ponto 4), 7-8 (e não no ponto 7) e/ou 10-11 (e não no ponto 10) da Figura 3.

No segundo caso, fase de recuperação insuficiente, tender-se-á a conduzir o atleta a um estado de *strain* por não se propiciar ao organismo condições de recuperação antes da aplicação da nova carga (que acontece em algum ponto nos intervalos 2-3, 5-6, 8-9 e/ou 11-12 da Figura 3). Para que isso não ocorra, deve-se ter sempre em mente que cargas são diretamente proporcionais ao tempo de recuperação, ou seja, cargas maiores exigem maior tempo de recuperação, cargas menores exigem menor tempo. Assim, para toda redução da carga deve corresponder uma redução do período de recuperação e vice-versa.

Se o período de recuperação for insuficiente para que o fenômeno da supercompensação manifeste-se plenamente, não se terá um aproveitamento ótimo do treinamento por estar forçando o atleta além do adequado, conduzindo-o, assim, à estafa. Há, portanto, um ponto correto da curva de supercompensação para a aplicação de uma nova carga de trabalho, conforme o ponto 1 mostrado na Figura 5.

Além do intervalo de recuperação, aplica-se o *princípio da sobrecarga* tanto sobre o volume do treinamento quanto sobre a intensidade.

O volume, que se refere à quantidade de treinamento, representa o somatório dos componentes extensivos da carga (tempo, quantidade de repetições, distância etc.).

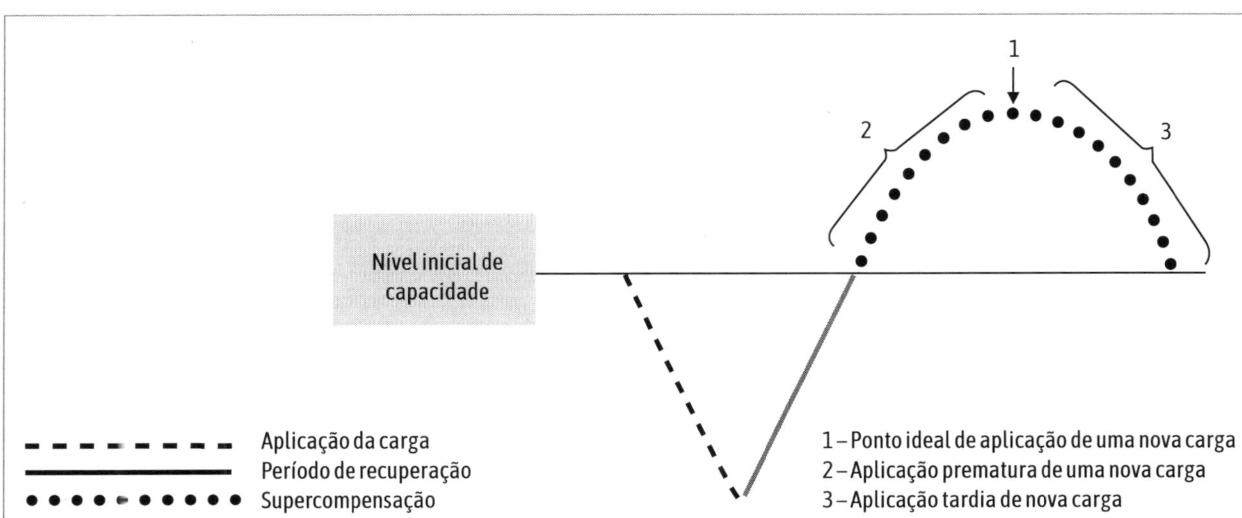

FIGURA 5 Ponto de aplicação de nova carga de trabalho na curva de supercompensação.

Já a intensidade representa a qualidade do treino. Ela consiste nos parâmetros característicos da carga (velocidade, complexidade do movimento, grau de resistência etc.).

Normalmente, aplica-se a sobrecarga no início sobre o volume; só após essa carga estar assimilada é que se sobrecarrega a intensidade.

A aplicação do *princípio da sobrecarga* deve ser realizada em todos os componentes do treinamento, e não apenas na preparação física. Assim, como exemplo, tem-se:

- Preparação técnico-tática
  - sobrecarga no volume;
  - aumento da quantidade de repetições do movimento (gesto esportivo);
  - aumento da duração do treinamento (quantidade de horas);
  - aumento da carga horária semanal de treino etc.
- Sobrecarga na intensidade
  - crescente dificuldade dos movimentos realizados;
  - aumento da velocidade de execução;
  - diminuição do tempo de repouso etc.
- Preparação psicológica.
- Sobrecarga no volume
  - aumento do tempo dedicado ao treinamento mental;
  - aumento do tempo dedicado ao relaxamento etc.
- Sobrecarga na intensidade
  - treinamento sob condições estressantes (ruído da plateia, apupos etc.);
  - utilização de técnicas de ativação e motivação.

Dentro desse contexto, Grosser et al. (1989) referem-se aos seguintes mecanismos:

- *Estímulos infracríticos*: não há adaptação; as cargas de 20% ou menor intensidade são demasiadamente baixas.
- *Estímulos demasiadamente elevados*: intensidade e volume elevados, podendo ocorrer o *overtraining* em virtude do pouco descanso, não permitindo uma recuperação.
- *Estímulos adequados*: ocorre a adaptação em razão do equilíbrio ou da relação ótima entre volume, intensidade e descanso.

Já o pesquisador Viru (1995) classificou a carga em cinco níveis:

- 1º – carga ineficaz: 10% de intensidade.
- 2º – carga de recuperação: 20% a 30% de intensidade.
- 3º – carga de manutenção: 40% a 60% de intensidade.
- 4º – carga de desenvolvimento: 60% a 110% de intensidade.
- 5º – carga excessiva: acima de 110% de intensidade.

Esses níveis devem ser levados em consideração quando planejamos um programa de condicionamento físico. Dependendo da fase de desenvolvimento desse programa, devemos introduzir cargas, ora recuperativas, ora de manutenção, ora de desenvolvimento, com o intuito de atingir os objetivos de maneira eficaz e segura.

PRINCÍPIO DA INTERDEPENDÊNCIA VOLUME/ INTENSIDADE

Como já foi estudado, o aumento das cargas de trabalho é uma imposição para a obtenção da melhora do desempenho. Será estudado agora quando esse aumento se fará por conta do volume e quando será devido à intensidade.

É bom lembrar que um organismo submetido a trabalho muito intenso só poderá executá-lo por curto espaço de tempo. Por outro lado, se há necessidade de realizar um esforço de longa duração, a carga será, necessariamente, moderada. Na Figura 6 a interação pode ser visualizada.

A escolha da incidência de sobrecarga na intensidade e no volume respeitará dois critérios: a qualidade física visada e o período de treinamento.

Qualidades físicas de utilização por curto espaço de tempo requerem, durante o treinamento, grande ênfase sobre a intensidade deste em detrimento da quantidade. O fenômeno inverso ocorre com as qualidades físicas de emprego prolongado. A Figura 7 apresenta uma noção desse conceito, comparando as qualidades físicas treináveis com o emprego da sobrecarga.

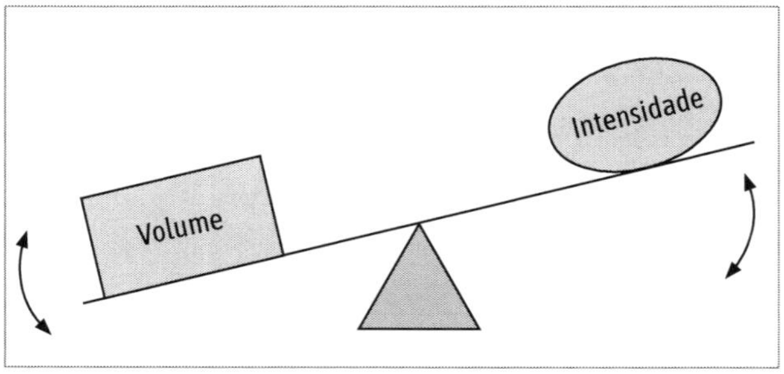

FIGURA 6 Interação de volume e intensidade.

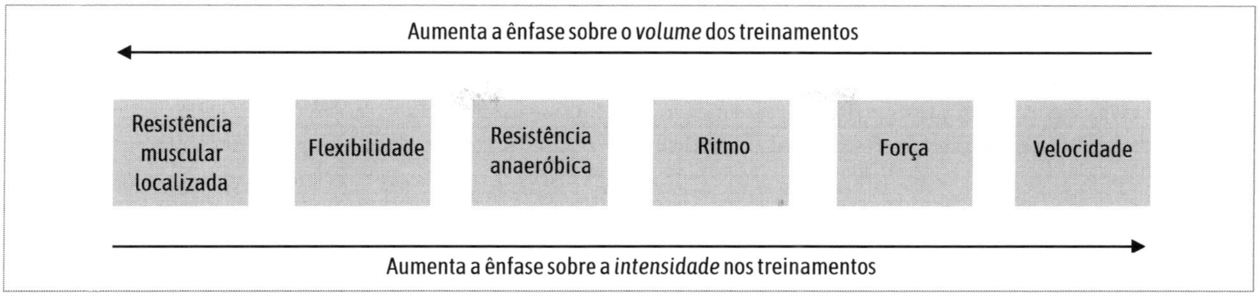

FIGURA 7 Qualidades físicas treináveis com o emprego da sobrecarga.

Além desse critério, o treinador deverá observar em que fase e período se encontram no macrociclo. Durante a fase básica do período preparatório, a curva do volume de treinamento tem grande preponderância sobre a intensidade.

Ao se iniciar o período específico, a intensidade adquire preponderância sobre o volume. Essa preponderância se acentua durante o período de competição e se inverte no período de transição. Na Figura 8 está exemplificado o balanceamento entre o volume e a intensidade do trabalho de um treinamento para ginastas femininas, na faixa de 12 a 13 anos.

O jogo de variações do volume e da intensidade do trabalho durante um período de treinamento, é que possibilitará ao treinador levar seu atleta ao máximo de sua forma física, em um tempo determinado, coincidente com as competições-alvo.

A melhora do desempenho do atleta só ocorrerá se a carga de treino for elevada constantemente, que pode ser alterada tanto no nível de volume como de intensidade. Mas essas alterações no treino devem sempre respeitar os *princípios da interdependência volume/intensidade* e também o *princípio da especificidade*.

A obtenção do pico durante as competições é o único assunto que não pode ser ensinado, pois ele se baseia mais no *feeling* do treinador do que em qualquer parâmetro fisiológico. *Feeling*, nesse contexto, inclui a experiência do treinador e, principalmente, seus erros e acertos anteriores.

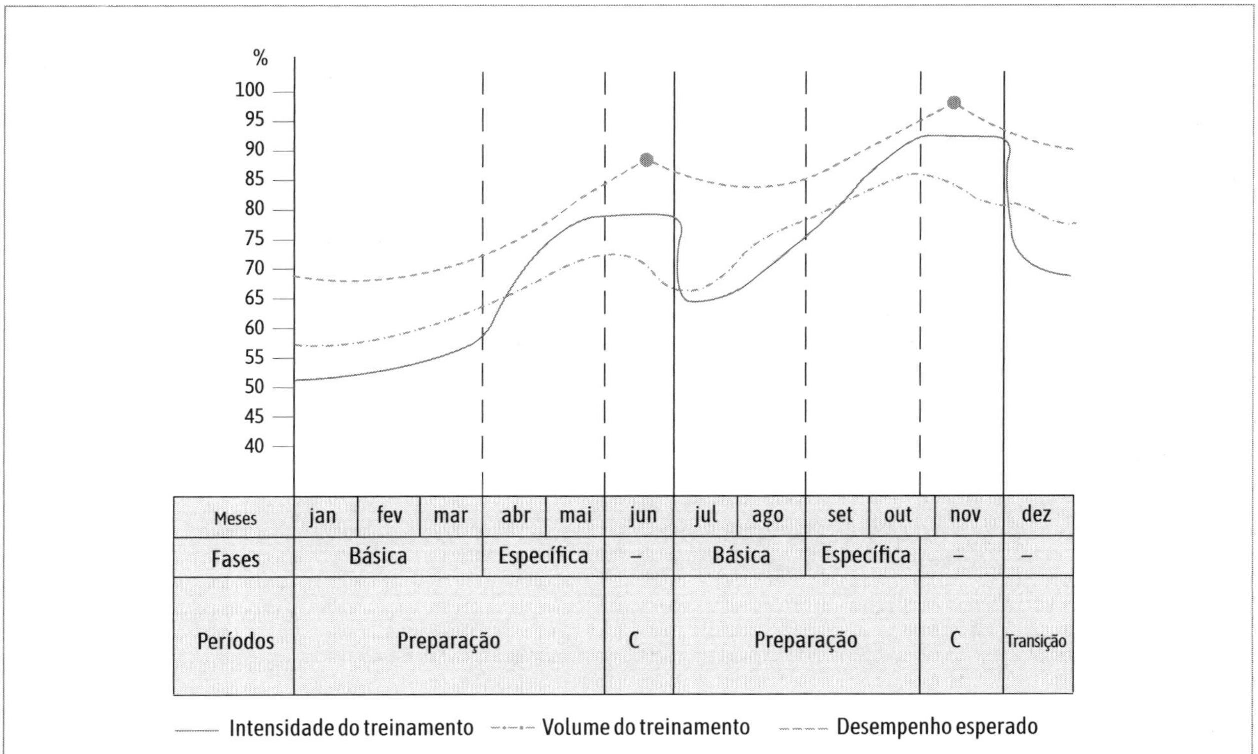

FIGURA 8 Exemplo de balanceamento entre volume e intensidade do treinamento para ginastas femininas de 12 a 13 anos. (C: Competição).

Embora o pico seja individualizado e requeira certa intuição por parte do treinador na manipulação das variáveis volume e intensidade, algumas regras básicas devem ser seguidas. É como se existisse uma fórmula para os maiores ajustes, mas a sintonia fina ficasse por conta da sensibilidade do treinador (Capítulo 6, "Estrutura da periodização do treinamento").

Na prática, a sobrecarga sobre o volume ou a intensidade ocorre das seguintes maneiras:

- Sobrecarga no volume (quantidade de treinamento)
  - quilometragem percorrida;
  - quantidade de repetições;
  - duração do trabalho (tempo);
  - quantidade de séries;
  - horas de treinamento etc.
- Sobrecarga na intensidade (qualidade do treinamento)
  - quilagem utilizada;
  - velocidade;
  - ritmo;
  - redução dos intervalos (pausas);
  - amplitude de movimentos etc.

PRINCÍPIO DA CONTINUIDADE

O *princípio da continuidade* se fundamenta na periodização que é realizada entre períodos de treinos e períodos de recuperação, evitando quebra nas adaptações proporcionadas pelo treinamento, podendo ser causada pelo desequilíbrio no planejamento.

A dosagem certa entre estímulo e descanso faz com que o condicionamento físico siga em crescimento ou no mínimo estabilizado.

A instabilidade, oscilação causada de forma monitorada, causa adaptações por processos internos e externos constantes, ou seja, para que haja melhora no desempenho das capacidades físicas são necessários estímulos constantes, podendo ser realizados ajustes nas variáveis do treinamento.

Esse *princípio* apresenta uma forte correlação com o *princípio da sobrecarga*, a adequação correta das cargas de treinamento físico está relacionada à alteração dos estímulos das variáveis volume ou intensidade, sendo essas variáveis interdependentes, quando o aumento de uma pressupõe a diminuição da outra (TUBINO, MOREIRA, 2003).

Foi visto anteriormente que o treinamento esportivo se baseia na aplicação de cargas crescentes, que vão sendo assimiladas de forma progressiva pelo organismo, graças ao *princípio da adaptação*. Essa alternância entre estresse crescente e recuperação proporcional está esquematizada na Figura 9.

Da observação da figura pode-se compreender a importância de haver uma continuidade de trabalho ao longo do tempo, ou seja, entender o *princípio da continuidade*.

Dois aspectos resultam desse *princípio*: a interrupção do treinamento e a duração do período de treinamento.

A interrupção controlada do treinamento, para fins de recuperação, é benéfica e imprescindível para o sucesso do programa. Ela pode variar de poucos minutos até 48 horas, após as quais já haverá diminuta perda no estado físico, se não houver um novo estímulo. Em um treinamento de alto nível, isso pode comprometer seriamente o sucesso.

Cabe explicar porquê 48 horas são consideradas como o limite máximo de repouso. Matveev (1981) ensina que "a progressão pedagógica do treinamento tem, como regra geral, o começo do treino seguinte durante o estado de recuperação da sessão anterior". Buscando que tempo médio de recuperação é esse, verifica-se que o repouso, o sono e o metabolismo da nutrição fazem a restauração das reservas energéticas do organismo, em sua quase totalidade, em 48 horas, embora haja um fator exponencial da recuperação que irá prolongar-se por até 12 dias.

O grande segredo do *princípio da continuidade* é a aplicação de nova carga de trabalho durante o período de recuperação ampliada, ou seja, antes que o organismo, ao se recuperar totalmente, retorne ao nível de homeostase inicial (Figura 3).

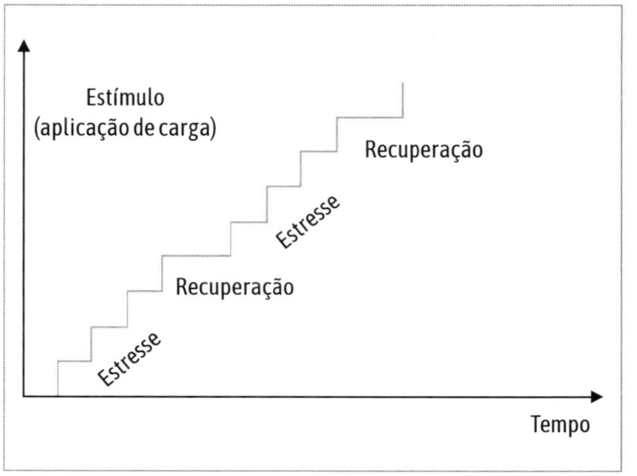

FIGURA 9 Alternância entre estresse crescente e recuperação proporcional.

Além disso, deve-se fazer a correta distribuição temporal da aplicação da carga, pois em um treinamento de alto nível procura-se dar dois ou três dias de estímulos crescentes antes de propiciar um dia de recuperação. Assim, consegue-se um efeito multiplicador do estresse aplicado. O fenômeno da supercompensação, em um contexto de treinamento total de alto nível, não ocorrerá, forçosamente, após cada treino, mas sim após uma série de treinos sucessivos.

Costill et al. (1971), estudando o efeito de corridas de longa distância (16 km) sobre o glicogênio muscular, em dias sucessivos, observaram que no segundo dia o nível de glicogênio estava a 75% do nível original, queda esta acentuada para 50% no terceiro dia. Assim, em três dias, pode-se exigir um grau de estresse que, se fosse obtido em um único dia, provavelmente conduziria o atleta à estafa.

Hakkinen, Alén e Komi (1985), após 24 semanas de treinamento seguidas de 12 semanas de inatividade, encontraram em seus estudos perdas significativas da força muscular.

Se o estímulo for contínuo, o desempenho melhora com o tempo. O organismo se adapta à condição e à falta de continuidade, podendo acontecer a melhora ou a perda dos efeitos obtidos. Pesquisas demonstram que o efeito obtido em oito semanas de treinamento aeróbico em mulheres sedentárias é perdido em um período de quatro a 12 semanas, caso não haja continuidade (WANG, JEN, CHEN, 1997).

Mujika e Padilla, 2000 relatam que períodos superiores a duas semanas de inatividade podem causar perdas no condicionamento cardiorrespiratório.

Fatouros et al. (2004) realizaram um treinamento com idosos durante 16 semanas de treinamento e, após quatro semanas de inatividade, observou-se que os efeitos foram perdidos.

O processo de treinamento não deve ser interrompido durante o período de atividade de um atleta. Isso permite a longevidade atlética, entre suas características (TUBINO, TUBINO, GARRIDO, 2007).

Marques et al. (2012) apontaram que quatro semanas de destreinamento são o suficiente para ocasionar perdas significativas de força.

Para a eficácia do treinamento voltado à manutenção da saúde, a relação estímulo e recuperação deve ser atendida. Ajustes bioquímicos e morfológicos ocorrerão quando o volume do treinamento estiver adequado à recuperação (RASO, GREVE, POLITO, 2013).

Randers et al. (2014) relatam que ex-atletas que se mantêm ativos possuem vantagens sobre os efeitos inexoráveis do processo de envelhecimento, tendo melhores índices de saúde cardiovascular e muscular quando comparados a não atletas da mesma idade (65 anos a 85 anos).

O atleta de alto nível, que necessita treinar duas vezes por dia, durante seis dias na semana, está sendo submetido a uma carga de trabalho que somente será assimilável graças à supercompensação ocorrida após uma série de treinos, como exemplifica a Figura 10.

De modo geral, pode-se dizer que frequências semanais, ou treinamentos inferiores a três dias alternados por semana, tornam inócuo qualquer treinamento de alto nível, embora frequências maiores do que 12 sessões por semana (distribuídas na razão de duas por dia) conduzam, quase inevitavelmente, ao *strain*.

Pausas maiores do que 48 horas só serão recomendadas em face do surgimento de um quadro de sobretreinamento. No entanto, atletas de níveis inferiores fazem algumas pausas de mais de 48 horas. Nesses casos, o treinador deve lembrar-se da aplicação de cargas de trabalho no reinício do treinamento e de não se utilizar da última carga, mas sim da carga anterior correspondente ao período de interrupção. Por exemplo, se o atleta parou por uma semana, a carga aplicada deverá ser a mesma de duas semanas atrás (uma semana antes da interrupção).

Caso a interrupção seja igual ou superior a quatro semanas, deve-se partir da "estaca zero", embora a progressão subsequente seja mais rápida que a observada originalmente.

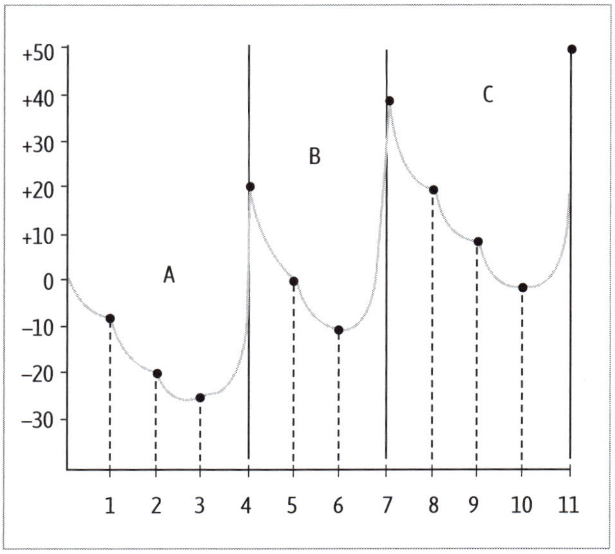

FIGURA 10 A supercompensação atua de maneira expandida após dois ou três dias de estímulos sucessivos.

É claro que, em ambos os casos, tudo irá depender da individualidade biológica e da qualidade física visada. A resistência aeróbica e a flexibilidade, por exemplo, têm permanência muito maior que a velocidade ou a força máxima, diante da interrupção do treinamento.

O segundo aspecto a considerar no *princípio da continuidade* é o referente à duração mínima do treinamento.

Para se obter os primeiros resultados no desenvolvimento das qualidades físicas visadas, é necessário um mínimo de persistência nos exercícios, com o intuito de propiciar uma duração que possibilite a ocorrência das alterações bioquímicas e morfológicas necessárias.

Passado esse estágio inicial, a constatação da melhora irá fornecer um *feedback* que incentivará a persistência do atleta. Esse período crítico inicial pode ser bem observado em sedentários que iniciam o trabalho físico. Normalmente, aqueles que conseguem vencer a barreira do terceiro mês incorporam o exercício como um hábito de vida.

Os profissionais de Educação Física que trabalham em academias já possuem experiência em relação a essa faixa de tempo, situada entre dois meses e meio e três meses e meio, na qual o indivíduo sem muita persistência abandona a atividade física, muitas vezes retornando no ano seguinte para uma nova tentativa.

Segundo Sposito-Araujo (2010),

> Apesar das crescentes evidências acumuladas a respeito dos benefícios da prática de exercícios físicos, tanto para a saúde física quanto para a mental, pesquisas apontam para o fato de que a maioria das pessoas abandona seu programa de exercícios físicos poucos meses após o início (DISHMAN, 1982, 1991; DISHMAN, BUCKWORTH, 1997; MARTIN, DUBBERT, 1982; ROBISON, ROGERS, 1994).

O treinamento de qualidades físicas específicas demanda uma duração mínima do período de treinamento para que os primeiros efeitos se façam sentir. A bibliografia existente sobre o assunto aponta os mais diversos períodos, o que já era de se esperar, pois o desenvolvimento de qualidades físicas pelo treinamento é um fator eminentemente individual, como já foi ressaltado.

Unicamente como base de raciocínio, a partir de observações empíricas realizadas com atletas brasileiros jovens, pode-se citar como exemplos de período de treinamento mínimo necessário (Figuras 29, 30 e 31 do Capítulo 7, "O planejamento da preparação física"):

- *Forças dinâmica e hipertrófica*: obtidas após 12 microciclos de treinamento.
- *Forças explosiva e estática*: resultados observáveis após oito microciclos de treinamento.
- *Resistência anaeróbica láctica*: primeiros resultados após sete microciclos de treinamento.
- *Resistência aeróbica*: primeiros resultados após dez microciclos de treinamento.
- *Resistência muscular localizada*: pelo menos oito microciclos de trabalho.
- *Velocidade de movimento*: exigem um tempo igual ou superior a 16 microciclos.

PRINCÍPIO DA ESPECIFICIDADE

Para que o *princípio da especificidade* se estabeleça é necessário que o treinamento seja prescrito de acordo com a especificidade da modalidade desportiva, levando-se em conta a qualidade física, o sistema energético, o segmento corporal e as coordenações psicomotoras, em que a especificidade da carga de treinamento produzirá adaptações específicas.

Na prática, cada atleta deverá treinar no mesmo ambiente de competição; o remador conseguirá as melhores adaptações para sua modalidade se treinar no ambiente em que ele compete, que é o aquático, e o mesmo ocorrerá com atletas de outras modalidades.

Vale frisar neste momento que não se deve confundir a especificidade do treinamento com a especialização precoce. Crianças e jovens devem treinar uma determinada modalidade esportiva com o objetivo de resultados em longo prazo, sempre levando em consideração a maturação biológica da criança, e com atividades compatíveis com sua idade biológica, não cronológica.

Atualmente, nos grandes centros de treinamento, essa maneira de prescrição de treinamento foi abolida do meio do esporte, priorizando realizar o treinamento do trabalho voltado para a qualidade física que se prioriza melhorar.

Então observa-se que o *princípio da especificidade* nada mais é do que a adequação do treinamento ao corpo, ao sistema energético e ao gesto esportivo.

Foss e Keteyian (2000) relatam que os sistemas energéticos dispõem de capacidades e potências diferentes.

Em razão dessas diferenças, a intensidade e a duração do exercício determinam o sistema energético predominante solicitado (estressado) durante qualquer exercício realizado.

O sistema aeróbico é caracterizado por exercícios de baixa intensidade e longa duração; e o sistema anaeróbico, por exercícios de alta intensidade e curta duração.

Quanto maior a solicitação de determinado sistema energético, maior será o potencial de aprimoramento na execução das atividades que dependem desse sistema.

Assim sendo, o *princípio da especificidade* nada mais é do que utilizar o tipo de exercício que solicita o sistema ou os sistemas energéticos primários utilizados durante a realização da atividade para a qual o atleta está treinado; dessa forma, o tempo de duração da atuação esportiva e de sua intensidade determinará com precisão qual será a via energética preponderante.

Conforme a via utilizada, o treinamento visará a uma ou outra qualidade física, como é mostrado na Tabela 3.

O sistema cardiorrespiratório utilizará predominantemente o sistema aeróbico e atuará sobre a base bioquímica da bioenergética.

O *princípio da especificidade* preconiza que o treino deverá ser realizado levando-se em consideração os parâmetros da prova que o atleta irá competir, além de treinar também os sistemas musculoesquelético e cardiorrespiratório.

Åstrand (1984) mostra que os testes de resistência aeróbica realizados, seja na bicicleta ou esteira ergométricas, não são indicadores estritos da atuação esportiva a ser realizada, embora todos dependam dos mesmos mecanismos biológicos e do mesmo sistema energético, pois os testes podem não ser específicos da modalidade de treinamento do atleta.

Pode-se pensar que um atleta, treinando aerobicamente na esteira ergométrica, estaria capacitado a competir em uma maratona, por realizar no treino a mesma atividade da competição. No entanto, as diferenças na energia dissipada por quilograma de peso corporal e a postura psicológica diversa fariam-no, certamente, fracassar.

Gergley et al. (1984), comparando nadadores que treinaram em piscina com nadadores que treinaram em banco com aparelho isocinético, mostram um ganho de $\dot{V}O_{2máx}$ dos primeiros sobre os últimos da ordem de 65% (0,21 $L.min^{-1}$).

Dessa forma, realizar atividades diferentes da modalidade esportiva, com a finalidade de preparação física, só é aceitável se estas forem realizadas para evitar a saturação de aprendizagem.

Na natação, por exemplo, pôde-se assistir a um progressivo afastamento do nadador das piscinas. Durante a preparação para as Olimpíadas de Montreal era muito comum observar equipes treinando a parte cardiopulmonar de seus atletas com corridas ou ciclismo e fazendo a preparação neuromuscular em máquinas de força, durante a fase básica do período preparatório.

No entanto, foi observado que a resistência aeróbica, desenvolvida por meio da corrida, era diferente da utilizada na natação, conforme se pode perceber pela análise da Figura 11.

Com a crescente importância do *princípio da especificidade*, o nadador foi trazido de volta à piscina e estimulado a fazer seu treinamento cardiopulmonar nadando.

A preparação neuromuscular também voltou a ser feita na piscina, com a utilização de elásticos cirúrgicos, baldes e coletes com bolsos.

A dosagem certa entre o treinamento específico e o não específico só poderá ser dada pelo *feeling* do treinador, que deverá fazer um balanceamento entre a necessidade de se realizar um trabalho idêntico ao da atuação esportiva pelo maior tempo possível e a saturação proveniente de fazer sempre a mesma atividade.

No atletismo, o *princípio da especificidade* também provocou a volta do treinamento com coletes lastrados, substituindo, em parte, os trabalhos executados nas máquinas de força.

Sob o ponto de vista dos aspectos neuromusculares do *princípio da especificidade*, também há dois componentes: o tipo de fibra muscular adequado à atuação esportiva e o padrão de recrutamento das unidades motoras para a realização do gesto esportivo.

Já foi visto que os dois tipos básicos de fibra muscular (I e II) têm características próprias que as tornam,

TABELA 3 Correlação entre as qualidades físicas e as vias energéticas

Qualidade física	Característica	Sistema de transferência energética	Via metabólica
Velocidade	Altíssima intensidade Curtíssima duração	Anaeróbico aláctico	Fosfagênio
Resistência anaeróbica	Alta intensidade Curta duração	Anaeróbico láctico	Glicogênio
Resistência aeróbica	Baixa intensidade Alta duração	Aeróbico	Oxigênio

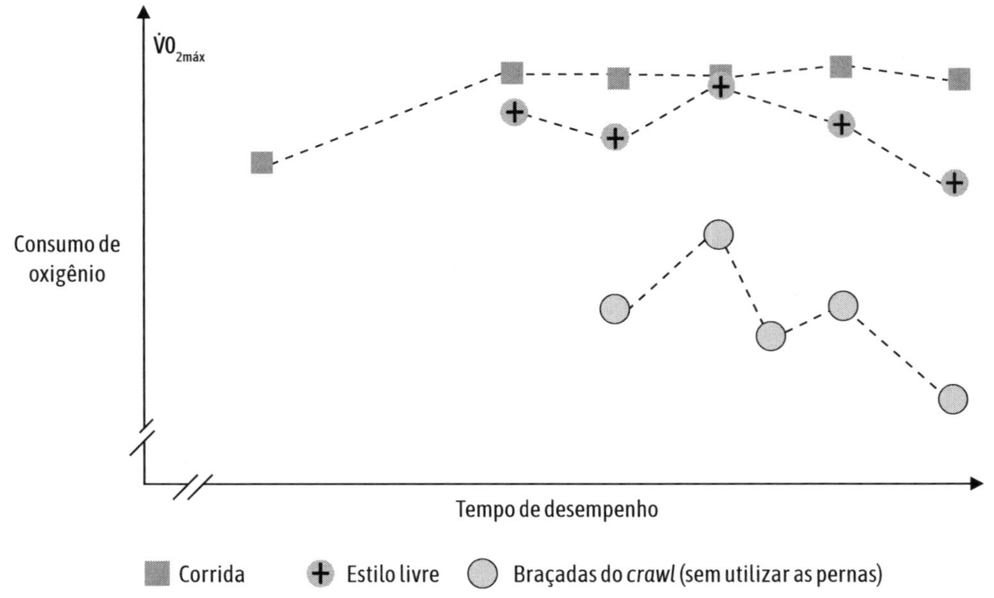

FIGURA 11 Consumo de oxigênio durante a natação e a corrida, e intensidades máximas por um nadador internacional.

de forma diferenciada, hábeis para a realização de esforços, preponderantemente aeróbicos ou anaeróbicos.

Assim, a fibra do tipo I, ou oxidativa, se presta a esforços aeróbicos por sua grande capacidade oxidativa e pequena capacidade glicolítica. Por outro lado, a fibra do tipo II, sobretudo a do subtipo IIb, que é a típica fibra glicolítica, atuará perfeitamente à vontade em intensos exercícios anaeróbicos em virtude de sua grande capacidade glicolítica.

Em relação a cada tipo de fibra, a genética poderá influenciar em determinados atletas. Já os aspectos neuromusculares, controlados pelo sistema nervoso central, pressupõem que os gestos realizados durante a prática da modalidade esportiva estejam bem aprendidos, para que não seja necessário o atleta criar coordenações neuromusculares novas, mas apenas realizar movimentos já aprendidos, assimilados, e assim executá-los.

Todo movimento, uma vez aprendido, é armazenado no neocórtex sob a forma de programas motores ou engramas, um comportamento motor influenciado por uma experiência física.

Quando um gesto esportivo é repetido sistematicamente, seu engrama ficará tão forte a ponto de possibilitar a execução do gesto de maneira voluntária, consciente e controlável.

Assim, a defesa de um cruzado do boxe, de uma cortada do vôlei ou de um ataque na linha de quarta na esgrima depende tão somente de um comando disparado pelo córtex. Se o movimento estiver bem treinado e repisado, seu desenvolvimento acontecerá de maneira rápida e perfeita, coordenado pelo cerebelo.

Portanto, durante o treinamento, devem-se solicitar os mesmos grupos musculares que serão executados na atuação esportiva, bem como estimular o máximo possível os padrões de movimento necessários durante a realização da competição. Foss e Keteyian (2000) sintetizaram os aspectos componentes da especificidade do treinamento em um interessante esquema, reproduzido na Figura 12.

PRINCÍPIO DA REVERSIBILIDADE

Neste *princípio* as adaptações e benefícios são transitórios, ou seja, as adaptações ocasionadas pelo treinamento podem ser perdidas se o indivíduo não mantiver a continuidade. Por isso, muitos autores relatam que o *princípio da reversibilidade* está ligado com o da *continuidade* (EVANGELISTA, BRUM, 1999).

O *princípio da reversibilidade* guarda a seguinte ideia: o uso desenvolve e o desuso atrofia. Barbanti (2010) afirma que todas as modificações corporais obtidas com o treinamento são de natureza transitória; dessa forma, todas as alterações adquiridas com o treinamento voltam aos níveis de início após a interrupção do treino.

Assim, o que se ganha rapidamente também é perdido com rapidez; em contrapartida, ganhos realizados de maneira lenta, durante um período prolongado, são mantidos com maior facilidade, mas também desaparecem mais lentamente.

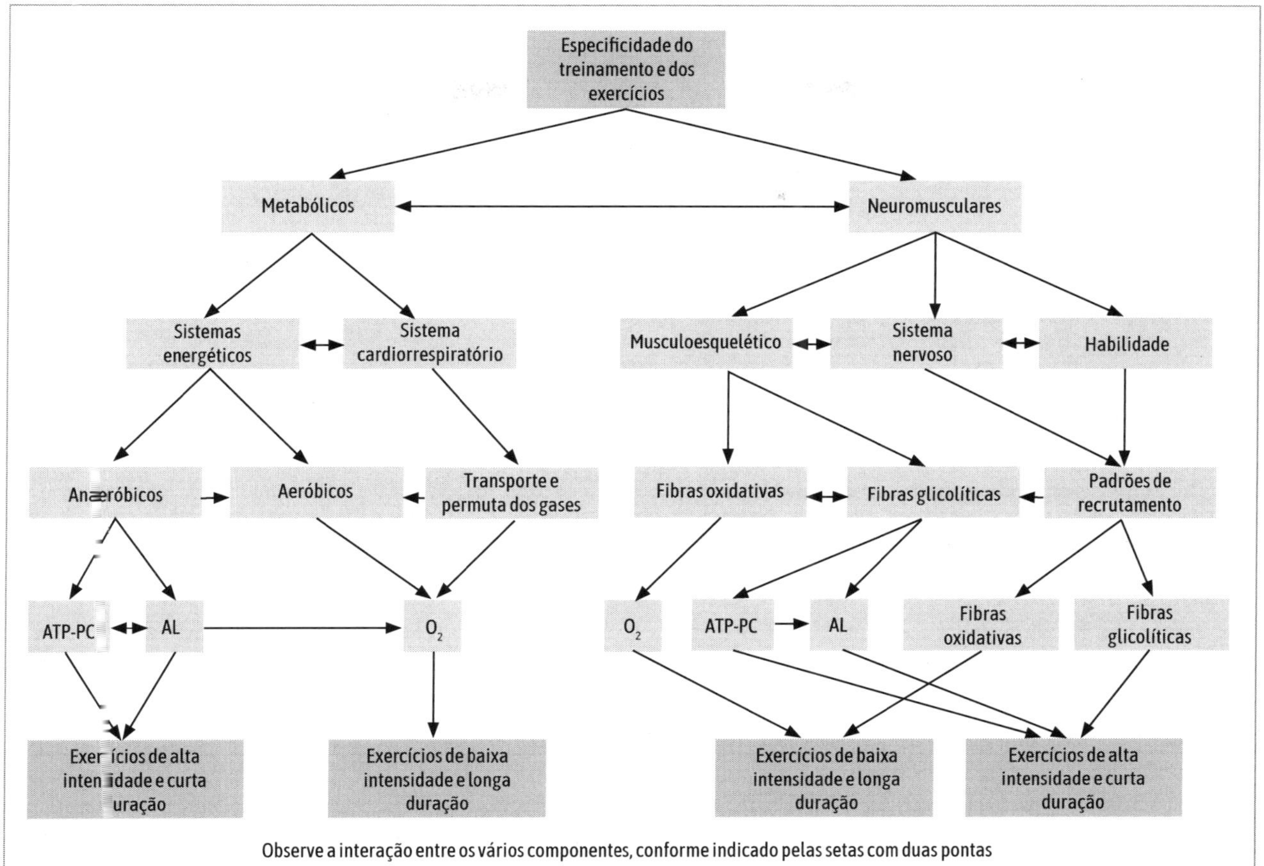

FIGURA 12 Aspectos componentes da especificidade do treinamento.
Fonte: Foss, Keteyian, 2000.

Se por ventura acontecer uma suspensão no treinamento, nota-se o destreinamento, quer dizer, a reversibilidade, em que os sistemas corporais se adéquam, reduzindo os níveis de condicionamento físico anteriormente adquiridos com as sessões de treinamento (GOBI, VILLAR, ZAGO, 2005; DRAGO, 2009). Esse cenário também se repete para a hipertrofia muscular, e os níveis de hipertrofia só melhorarão se não houver interrupção do treinamento.

O American College of Sports Medicine (ACSM, 1998) sugere que, para conservar o efeito do treinamento, o estímulo necessita de continuidade. Perceptíveis diminuições na aptidão cardiorrespiratória foram detectadas em alguns estudos, ao atleta interromper por duas semanas o treinamento; em outro estudo, após dez semanas de interrupção, alguns atletas estavam nos níveis iniciais antes do treinamento. Após interrupção do treinamento por um período entre 4 e 12 semanas das atividades aeróbicas ocorreu a redução de até 50% dos ganhos adquiridos inicialmente.

O ACSM (1998) relata que, com a interrupção do treinamento, há redução na capacidade aeróbica. Observa-se que, no entanto, com redução dos treinamentos durante 5 a 15 semanas houve pouca ou nenhuma redução desta variável. Esses dados vêm confirmar que durante a periodização do treinamento é imprescindível distribuir as cargas de treinamento para otimizar os componentes básicos da qualidade física relacionados à saúde.

Pereira (2005) afirma que frequentemente atletas interrompem treinamentos por inúmeros fatores, o que pode reduzir o nível de condicionamento físico.

A inexistência de esforço e de estímulos causados pela ausência do treinamento podem levar o atleta a uma atrofia muscular (WEINECK, 2003). Desse modo, com o destreinamento podem ocorrer algumas modificações fisiológicas, psicológicas, e até mesmo sociais e ambientais.

Dessa forma faz-se necessário que, após encerramento da carreira esportiva, se realize o destreinamento do atleta não somente para evitar a síndrome de retirada, mas também para a manutenção da saúde (PEREIRA, 2005).

AUTOAVALIAÇÃO

1. Quais são os *princípios científicos do treinamento desportivo*?
2. Qual a diferença entre genótipo e fenótipo?
3. Explique com suas palavras o *princípio da individualidade biológica*.
4. Qual o *princípio científico* que determina as adequações do treino ao tipo de atividade e as habilidades motoras e capacidades físicas?
5. Conceitue e explique a síndrome de adaptação geral.
6. Quais as consequências do *overtraining* para o atleta?
7. Quais as duas variáveis de treinamento mais importantes na determinação da sobrecarga?
8. Exemplifique como se deve manipular essas variáveis para que haja progresso na forma física.
9. Explique porquê a interrupção do treinamento é imprescindível para o sucesso do programa.
10. A premissa de que para se obter os primeiros resultados no desenvolvimento das qualidades físicas visadas é necessário um mínimo de persistência guarda relação com qual *princípio* do treinamento?

REFERÊNCIAS

1. ALVES, R.N.; COSTA, L.O.P.; SAMULSKI, D.M. Monitoramento e prevenção do supertreinamento em atletas. *Revista Brasileira de Medicina do Esporte*, v. 12, n. 5, p. 291-6, 2006.
2. AMERICAN COLLEGE OF SPORTS MEDICINE. The recommended quantity and quality of exercise for position stand on developing and maintaining cardiorespiratory and muscular fitness, and flexibility in healthy adults. *Medicine and Science in Sports and Exercise*, v. 30, n. 6, p. 975-91, 1998.
3. ÅSTRAND, P.O. Principles in ergometry and their implications in sports practice. *Sports Medicine*, v. 1, n. 1, p. 1-5, 1984.
4. ÅSTRAND, P.O.; RODAHL, K. *Tratado de fisiologia do exercício*. 2.ed. Rio de Janeiro, Guanabara Koogan, 1987.
5. BOMPA, T.O. *Periodização*: teoria e metodologia do treinamento. 4.ed. São Paulo, Phorte, 2002.
6. CALDAS, P.R.L.; ROCHA, P.S.O. *Treinamento desportivo*. Rio de Janeiro, Escola de Educação Física do Exército, 1977.
7. COSTILL, D.L.; BOWERS, R.; BRANAM, G.; SPARKS, K. Muscle glycogen utilization during prolonged exercise on successive days. *Journal of Applied Physiology*, 1971, v. 31, n. 6, p. 834-8.
8. COYLE, E.F. Destreinamento e retenção das adaptações induzidas pelo treinamento. In: *American College of Sport Medicine. Prova de esforço e prescrição de exercício*. Rio de Janeiro, Revinter, 1994.
9. DISHMAN, R.K. Increasing and Maintaining Exercise and Physical Activity. *Behavior Therapy*, 1991, v. 22, n. 3 (Verão), p. 345-78.
10. DISHMAN, R.K. Compliance/adherence in health-related exercise. *Health Psychology*, v. 1, n. 3, p. 237-67, 1982.
11. DISHMAN, R.K.; BUCKWORTH, J. Adherence to physical activity. In: MORGAN, W.P. (ed.). *Physical activity & mental health*. New York, Taylor & Francis, 1997.
12. DRAGO, D.C. *Fundamentos da musculação*. Florianópolis, [s.i.], 2009.
13. EÜLER, V.U.S. Efeitos do stress sobre a secreção de catecolaminas. *Revista Gazeta Sanitária*, 1969, v. 2, p. 145-50.
14. EVANGELISTA, F.S.A.; BRUM, P.C. Efeitos do destreinamento físico sobre a "performance" do atleta: Uma revisão das alterações cardiovasculares e músculo-esqueléticas. *Revista Paulista de Educação Física*. v. 13, n. 2, p. 239-49, 1999.
15. FATOUROS, I.G.; JAMURTAS, A.Z.; VILLIOTOU, V.; POULIOPOULOU, S. et al. Oxidative stress responses in older men during endurance training and detraining. *Medicine and Science in Sports and Exercise*, v. 36, n. 12, p. 2065-72, 2004.
16. FOSS, M.L.; KETEYIAN, S.J. *Bases fisiológicas do exercício e do esporte*. 6.ed. Rio de Janeiro, Guanabara Koogan, 2000.
17. GERGLEY, T.J.; McARDLE, W.D.; DEJESUS, P.; TONER M.M. et al. Specificity of arm training on aerobic power during swimming and running. *Medicine and Science in Sports and Exercise*, v. 16, n. 4, p. 349-54, 1984.
18. GOBBI, S.; VILLAR, R.; ZAGO, A.S. *Bases teórico-práticas do condicionamento físico*. Rio de Janeiro, Guanabara-Koogan, 2005.
19. GOLDENBERG, L.; TWIST, P. *Treinamento de força com bola*: estabilidade total e exercícios com *medicine ball*. 2.ed. Barueri, Manole, 2010.
20. GOMES DA COSTA, M. *Ginástica localizada*. Rio de Janeiro, Sprint, 1996.
21. GROSSER, M.; BRUGGEMANN, P.; ZINTIL, F. *Fundamentos generales y métodos de planificación y desarrollo del alto rendimiento deportivo*: alto rendimiento deportivo – planificación y desarrollo. Barcelona, Martinez Roca, 1989.
22. HAKKINEN, K.; ALÉN, M.; KOMI, P.V. Changes in isometric force-and relaxation – time characteristics of human skeletal muscle during strength training and detraining. *Acta Physiologica Scandinavica*, v. 125, n. 4, p. 573-85, 1985.
23. HALL, J.E.; GUYTON, A.C. *Tratado de fisiologia médica*. 13.ed. Rio de Janeiro, Elsevier, 2017.
24. HEGEDUS, J. Estrutura da supercompensação no treinamento desportivo. *Sprint*, v. 2, n. 6, p. 267-75, 1984.
25. HEGEDUS, J. *Entrenamiento de sobrecarga aplicado ao deporte*. Buenos Aires, Servicio Educativo Argentino, 1969.
26. HERNANDES Jr., B.D.O. *Treinamento desportivo*. Rio de Janeiro, Sprint, 2002.
27. LUSSAC, R.M.P. Os princípios do treinamento esportivo: conceitos, definições, aplicações e um possível novo olhar. *Efdeportes.com*, v. 13, n. 121, 2008.
28. MARQUES, M.C.; CASIMIRO, F.L.M.; MARINHO, A.M.; COSTA, A.F.M.M. Efeitos do treino e do destreino sobre indicadores de força em jovens voleibolistas: implicações da distribuição do volume. *Motriz*, Rio Claro, v. 17 n. 2, p. 235-43, abr./jun. 2011.
29. MARTIN, J.E.; DUBBERT, P.M. Exercise Applications and Promotion in Behavioral Medicine: Current Status and Future Directions. *Journal of Consulting and Clinical Psychology*, 1982, v. 50, n. 6 (Dez), p. 1004-17.
30. MARTIN, B.J.; ROBINSON, S.; WIEGMAN, D.L.; AULICK, L.H. Effect of warm-up on metabolic responses to strenuous exercise. *Medicine and Science in Sports*, v. 7, n. 2, p. 146-9, 1975.
31. MATVEEV, L.P. *O processo de treino desportivo*. Lisboa, Horizonte, 1981.

32. MUJIKA, I.; PADILLA, S. Detraining: loss of training-induced physiological and performance adaptations. Part I: short term insufficient training stimulus. *Sports Medicine*, v. 30, n. 2, p. 79-87, 2000.
33. NELSON, R. *An introduction to behavioral endocrinology*. 2.ed. Underland, MA, Sinauer Associates, 2000.
34. OLIVEIRA NETTO, Z.C. Estudo molecular dos genes alfa actinina 3 e ECA I/D em atletas de esportes de combate, artes marciais e lutas de alto rendimento – ênfase em luta de percussão. 2014. Dissertação (Mestrado em Engenharia Biomédica) – Universidade Tecnológica Federal do Paraná, Curitiba, 2014.
35. ORTIZ, M.J.; MACHADO, C.E.P.; COLANTONIO, E.; MELLO, M.T. Treinamento esportivo: prescrição geral do exercício físico. In: MOISÉS, C. *Medicina do esporte*. Barueri, Manole, 2008.
36. PEREIRA, C.R. Destreinamento físico: aspectos cardiorrespiratórios. *Efdeportes.com*, v. 10, n. 88, 2005.
37. POWERS, S.K.; HOWLEY, E.T. *Fisiologia do exercício*: teoria e aplicação ao condicionamento e ao desempenho. 3.ed. São Paulo, Manole, 2000.
38. RANDERS, M.B; ANDERSEN, J.L.; PETERSEN, J.; SUNDSTRUP, E. et al. Exercise performance and cardiovascular health variables in 70-year-old male soccer players compared to endurance-trained, strength-trained and untrained age-matched men. *Journal of Sports Sciences*, v. 32, n. 13, p. 1300-8, 2014.
39. RASO, V.; GREVE, J.M.A.; POLITO, M.D. *Pollock*: fisiologia clínica do exercício. Barueri, Manole, 2013.
40. ROBISON, J.; ROGERS, M.A. Adherence to exercise programmes. *Sports Medicine*, v. 17, n. 1, p. 39-52, 1994.
41. SELYE, H. The general adaptation syndrome and the diseases of adaptation. *Journal of Clinical Endocrinology & Metabolism*. v. 6, n. 2, p. 117-230, 1946.
42. SPOSITO-ARAUJO, C.A. Identificação dos fatores de aderência em programas de atividade física em academias utilizando inteligência computacional. 2010. 132 f. Dissertação (Mestrado em Engenharia Biomédica) – COPPE (Coordenação dos Programas de Pós-graduação em Engenharia), Universidade Federal do Rio de Janeiro, Rio de Janeiro. 2010.
43. TUBINO, M.J.G.; TUBINO, F.M.; GARRIDO, F.A.C. *Dicionário Enciclopédico Tubino do Esporte*. São Paulo, SENAC, 2007.
44. TUBINO. M.J.G.; MOREIRA, S.B. *Metodologia científica do treinamento desportivo*. 13.ed. Rio de Janeiro, Shape, 2003.
45. VIRU, A. *Adaptation in Sports Training*. Boca Raton, CRC Press, 1995
46. WANG, J.S.; JEN, C.J.; CHEN, H.I. Effects of chronic exercise and deconditioning on platelet function in women. *Journal of Applied Physiology*, v. 83, n. 6, p. 2080-5, 1997.
47. WEINECK, J. *Adaptação como pré-requisito básico do treinamento esportivo*. Biologia do Esporte. 2.ed. São Paulo, Manole, 2000.
48. WEINECK, J. *Treinamento ideal*. Barueri, Manole, 2003.
49. WILMORE, J.H.; COSTILL, D.L. *Fisiologia do esporte e do exercício*. 2.ed. Barueri, Manole, 2001.
50. ZIMPEL, R.R. *Aprendendo a lidar com o estresse*. São Leopoldo, Sinodal, 2005.

CAPÍTULO 4

Fundamentos do treinamento esportivo

Estélio Henrique Martin Dantas

OBJETIVOS DE ESTUDO

- Acompanhar a evolução do treinamento esportivo ao longo da história.
- Entender o esporte como um fenômeno social e midiático profundamente ligado ao desenvolvimento tecnológico.
- Entender a gênese da comissão técnica e conhecer o papel de seus integrantes.
- Compreender a formação, as prerrogativas e o campo de atuação de cada um dos membros da comissão técnica.

INTRODUÇÃO

Para entender a preparação física, é aconselhável que se conheça a evolução do treinamento esportivo através dos tempos e como essa evolução ocorreu – para atender a necessidade de levar o atleta à vitória esportiva –, sempre na direção de uma progressiva adaptação na maneira de conduzir o treinamento, tornando-o cada vez mais complexo e sofisticado.

Embora a ânsia de vitória seja a mesma desde a antiga Grécia até os dias de hoje, a tecnologia que foi sendo agregada aos processos de preparo do atleta fez com que o treinamento esportivo e a preparação física se transformassem totalmente ao longo das eras.

Do binômio treinador-atleta original evoluiu-se para uma comissão técnica plural, multiprofissional e altamente capacitada, com condições de enfrentar os desafios apresentados pela realidade do esporte de alto rendimento de nossos dias.

GÊNESE

O treinamento esportivo teve, através dos tempos, uma evolução intimamente ligada à história dos jogos olímpicos.

Costa (1972) escalonou esse desenvolvimento de maneira bastante coerente. Partindo da divisão em períodos, pode-se estabelecer a ordem cronológica da evolução do treinamento esportivo e correlacioná-la com os jogos olímpicos. Tal correspondência se ampara no fato de serem esses jogos, por excelência, a vitrine na qual os sucessos ou fracassos de cada método ou filosofia de treinamento são expostos ao mundo, caindo assim no conhecimento público.

Pode-se, pois, dividir a história do treinamento esportivo nas seguintes fases:

- *Período da arte*
  - início: I Olimpíada da Antiga Grécia (778 a.C.);
  - término: I Olimpíada da Era Moderna (1896 – Atenas).
- *Período da improvisação*
  - início: I Olimpíada da Era Moderna (1896 – Atenas);
  - término: VII Olimpíadas (1920 – Antuérpia).
- *Período do empirismo*
  - início: VII Olimpíadas (1920 – Antuérpia);
  - término: XV Olimpíadas (1952 – Helsinque).
- *Período pré-científico*
  - início: XV Olimpíadas (1952 – Helsinque);
  - término: XVIII Olimpíadas (1964 – Tóquio).
- *Período científico*
  - início: XVIII Olimpíadas (1964 – Tóquio);

- término: XXII Olimpíadas (1980 – Moscou).

- *Período tecnológico*
  - início: XXII Olimpíadas (1980 – Moscou);
  - término: XXV Olimpíadas (1992 – Barcelona).
- *Período do marketing*
  - a partir das XXV Olimpíadas (1992 – Barcelona).

Contribuições de cada período

Períodos da arte, da improvisação e do empirismo

Durante os períodos da arte e da improvisação, os vencedores das competições eram aqueles que dispunham de mais recursos pessoais inatos. Podemos compará-los aos artistas que têm dons de nascença para determinadas atividades.

É no período do empirismo que o enfoque sobre o sucesso esportivo começa a mudar. Passa-se a aceitar como indispensável para se alcançar a vitória, em uma competição de nível elevado, um correto planejamento do treinamento. É nessa fase que se começa a falar em "escolas de treinamento". É também nesse ponto que os treinadores e fisiologistas (como Lauri Pihkala e Krummel) começam a ser tão conhecidos quanto os atletas famosos.

Período pré-científico

No período pré-científico, o treino intervalado, que havia sido desenvolvido a partir de uma boa base fisiológica, passa a imperar absoluto. São criados métodos de musculação e sistemas de treinamento. Nesse período surgem algumas contribuições importantes que merecem ser ressaltadas:

- fisiologia do esforço;
- estabelecimento de objetivos de treinamento;
- proposição de tabelas de trabalho;
- organização e estruturação de temporadas;
- preponderância da intensidade sobre o volume de treinamento.

A partir das XVI Olimpíadas (Melbourne, 1956), os então países socialistas passaram a ver no esporte um eficaz meio de propaganda de seu sistema político. Investiram, por isso, fabulosas quantias no desenvolvimento esportivo de seus povos. E, a partir desse investimento, criaram o *know-how* da periodização do treinamento, baseando-se nos princípios científicos do treinamento esportivo, passando a obter sucessivas vitórias esportivas.

Os países ocidentais, por sua vez, aceitaram o desafio. Assim, os jogos olímpicos e os campeonatos mundiais passaram a ser um novo campo de confronto entre os dois blocos antagonistas enquanto durou a Guerra Fria.

O ideal do Barão Pierre de Coubertin, comprimido entre poderosos interesses políticos e econômicos, tornou-se seriamente comprometido. A sobrevivência desses "ideais de olimpismo" dependeu, durante esse período, da firmeza de alguns poucos idealistas mais esclarecidos. Toda essa determinação política, associada ao enorme volume de recursos postos à disposição do esporte competitivo de alto nível, provocou uma verdadeira revolução no treinamento esportivo.

Período científico

Raoul Mollet (1985), observando o panorama esportivo mundial, enuncia o conceito de treinamento total:

> É uma filosofia de apreciação da atividade esportiva em função de todas as suas componentes que, por intermédio de uma programação racional, procura desenvolver as técnicas, as táticas e as qualidades físicas, apoiando-as na alimentação apropriada, em uma atitude psicológica favorável, nos regramentos dos hábitos de vida, na adaptação social adequada e no planejamento das horas de lazer.

Embora cada vez mais tenha o apoio de laboratórios de fisiologia do esforço e biomecânica, além do desenvolvimento cada vez mais científico de materiais esportivos, pela primeira vez o atleta não mais é visto como um feixe de músculos, ossos e nervos, mas sim como um ser social inteligente, que interage com seus semelhantes.

O treinamento total de Raoul Mollet

Cada pessoa, ao nascer, traz uma bagagem genética – genótipo – que irá determinar suas potencialidades físicas e psicológicas para a prática de determinados tipos de esporte.

A cineantropometria e a psicologia já dispõem de um esboço do perfil desejável do atleta para cada modalidade esportiva. Um indivíduo extrovertido e ectomorfo, por exemplo, nunca será um campeão mundial de ginástica artística, por mais que insista no treinamento. É necessário que o atleta destinado ao esporte de alto rendimento tenha uma predisposição genética para tal. Além de ter corpo e mente adequados à prática do esporte visado, é imprescindível que disponha de características de superdotação psicomotora que o destaquem dos demais indivíduos, também dotados das mesmas adequações morfológicas, fisiológicas e psicológicas, mas que nem por isso serão campeões.

De qualquer modo, se não for dado ao indivíduo certo o treinamento perfeito, não será possível se "fazer" o recordista mundial.

Ao genótipo é preciso ser acrescido um conjunto de contribuições dos domínios afetivo, cognitivo e psicomotor – fenótipo –, que possibilitarão estabelecer diferenças entre o atleta hábil e o campeão.

Em um contexto de treinamento total, considera-se como objetivo alcançar o desempenho máximo por intermédio do treinamento mais completo, fornecido ao indivíduo mais adequado. A Figura 1 ilustra o funcionamento de um sistema de treinamento total.

É claro que não se pode considerar o ser humano como uma peça a ser produzida em série, mas se depreende da Figura 1 a ideia de que um perfeito sistema de treinamento, aplicado ao atleta certo do ponto de vista genético, necessariamente apresentará resultados positivos.

O enorme desenvolvimento tecnológico ocorrido tornou possível ao treinador ter acesso a uma série de informações e insumos que influenciaram, de maneira poderosa, o desempenho obtido por seus atletas. Diversos centros de pesquisa, trabalhando nas mais diferentes áreas, forneceram subsídios para o treinamento.

Algumas áreas de grande importância para o esporte competitivo:

- administração;
- anatomia;
- biomecânica;
- cinesiologia;
- direito;
- estatística;
- física;
- fisiologia;
- fisioterapia;
- medicina;
- nutrição;
- psicologia;
- química;
- sociologia.

Essas contribuições consolidaram algumas subáreas no treinamento esportivo como atividades perfeitamente distintas, definidas e hierarquizadas entre si. A Figura 2 apresenta um esquema dessa estrutura, com base em uma proposta de Tubino e Moreira (2003).

O treinamento esportivo passa a ser um conjunto bastante complexo de atividades:

- apreensão da tática;
- aquisição da técnica;
- atividades de medicina esportiva;
- atividades de medicina preventiva;
- desenvolvimento da capacidade cardiopulmonar;
- desenvolvimento da capacidade neuromuscular;
- intervenção social;
- mobilização das forças psíquicas;
- treinamento invisível (ou preparação complementar – alimentação, hábitos de vida e recuperação).

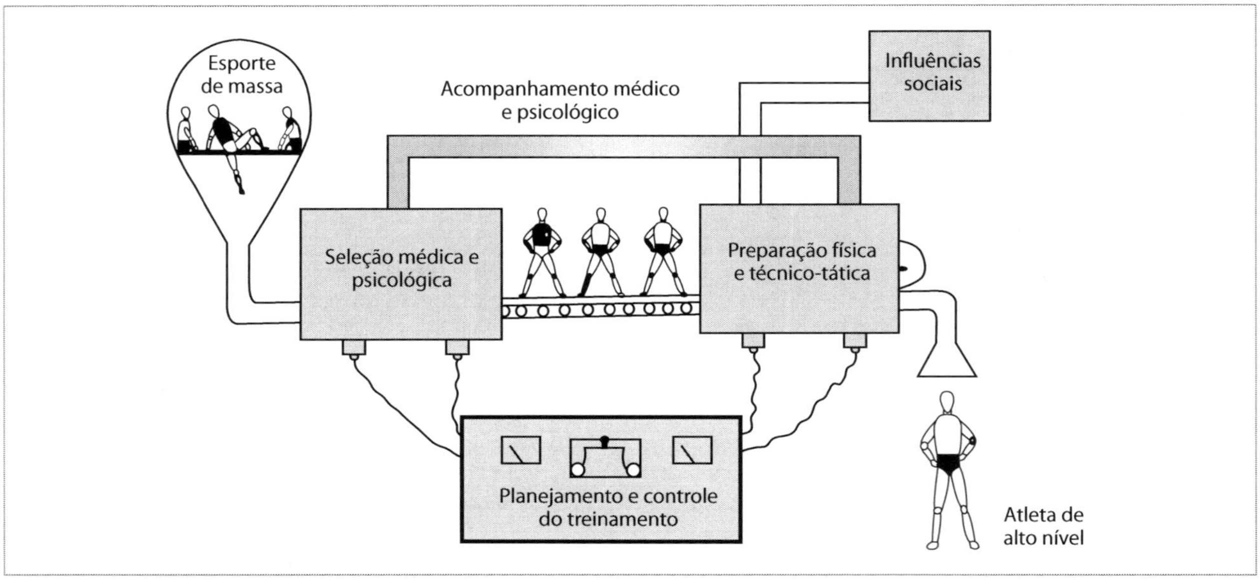

FIGURA 1 Esquema ilustrativo do funcionamento de um sistema de treinamento esportivo.

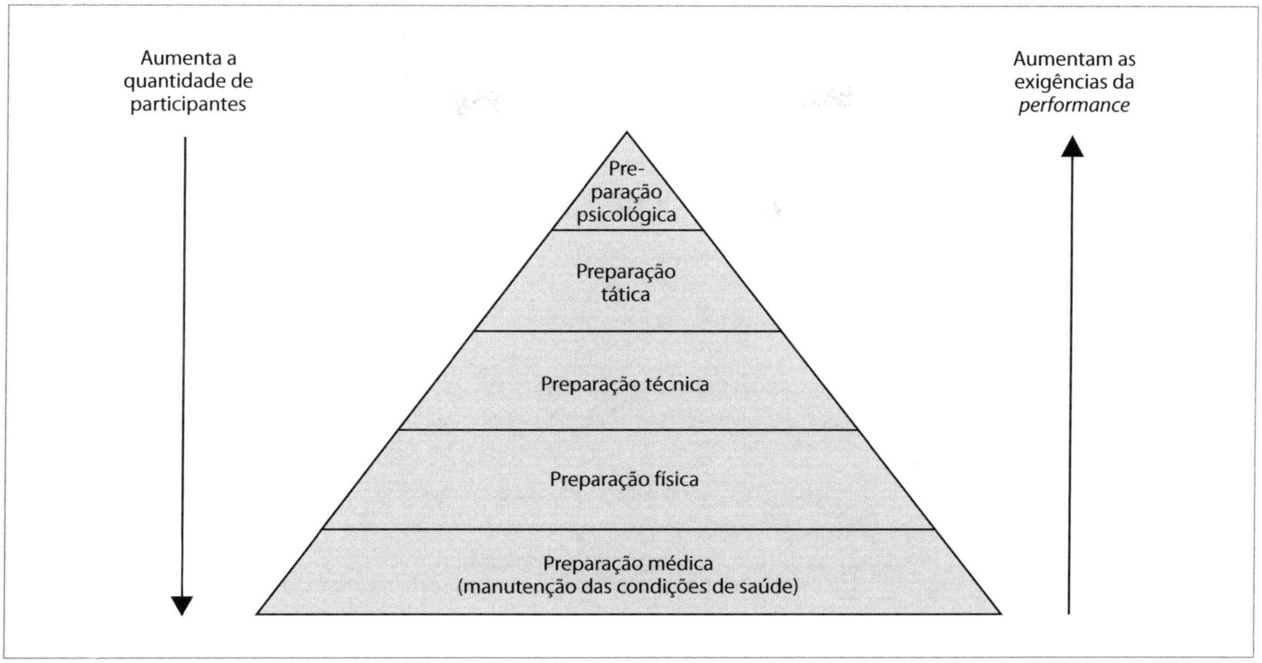

FIGURA 2 Estrutura do treinamento esportivo, com base na proposta de Tubino e Moreira (2003).

Esse panorama em constante aperfeiçoamento científico multidisciplinar soterra, definitivamente, a figura do técnico dos períodos empírico e científico, que, normalmente, era um ex-praticante do esporte com algum sucesso como atleta. Quando se via impossibilitado de continuar a competir, passava a ensinar. Seu limite era, obviamente, a sua própria capacidade, pois não tivera tempo, ou interesse, de absorver conhecimentos de outras fontes. Se havia sido um bom atleta, isso não significava, necessariamente, que seria também um líder e um professor. Ciente de suas limitações intelectuais, via com desconfiança e hostilidade a contribuição de especialistas em outras áreas, só aceitando, por motivos óbvios, a participação do médico esportivo.

Nos centros mais adiantados do mundo, ao mesmo tempo que se colocava em funcionamento um sistema de treinamento total, percebeu-se que, por melhor que fosse o técnico, ele nunca teria condições de executar todas as atividades, nem teria todos os conhecimentos necessários à consecução do treinamento.

A solução encontrada, fundamentada na teoria geral da administração, foi atribuir cada área de trabalho a um especialista. Surgia, dessa maneira, a comissão técnica.

Esse é um tema complexo e importante, razão pela qual merece ser abordado em detalhes. Para não quebrar a sequência da história da preparação física, o assunto será discutido mais adiante, na seção Comissão técnica.

Períodos tecnológicos e de marketing

A partir da base teórica e metodológica estabelecida no período científico, o treinamento esportivo experimentou um crescimento vertiginoso, ocupando crescentes espaços na mídia e provocando importantes modificações nos paradigmas do esporte competitivo.

Depois da Olimpíada de Moscou (1980), e especialmente após o colapso dos regimes socialistas da Europa Oriental, ocorreu uma brusca mudança da motivação do esporte de alto rendimento.

As expressivas quantias em dinheiro que passaram a circular entre atletas, dirigentes, organizadores, patrocinadores e demais envolvidos com o processo tornaram o esporte-espetáculo o ápice do processo, e o lucro que pode produzir, o principal motivo de preocupação.

Palavras e expressões como amadorismo, ideal olímpico e esporte-integração vão sendo substituídas por outras, como patrocínio, bolsa e *merchandising*, no jargão de atletas, técnicos e dirigentes. Tudo isso se consubstancia em importantes modificações que podem ser vistas na Tabela 1.

TABELA 1 Modificações ocorridas entre os períodos científico e tecnológico

Período	Esporte como instrumento de:	Tutorado por:	Olimpíadas e campeonatos mundiais como:	*Meeting* como:
Científico (Tóquio – 1964 até Moscou- 1980	Prestígio político	Órgãos diretivos	Objetivo final	Maneira de aferição do grau de treinamento
Tecnológico (a partir de 1980)	*Marketing*	Órgãos de imprensa e promoções	Meio de fixar a bolsa do atleta	Objetivo principal

Para atender às novas motivações do esporte, diversas modificações ocorreram no treinamento. Podem ser citadas, em especial:

- *Na periodização*: criação do macrociclo de meeting, que capacita o atleta a apresentar pico durante um período mais longo e que será estudado no Capítulo 6 ("Estrutura da periodização do treinamento").
- *Na preparação física*: utilização de procedimentos que facilitem o emprego do computador na prescrição, no controle e na avaliação do treino, que estudaremos no Capítulo 8 ("Treinamento cardiopulmonar"), Capítulo 9 ("Treinamento neuromuscular: *fundamentos fisiológicos*"), Capítulo 10 ("Treinamento neuromuscular: *qualidades físicas*") e Capítulo 11 ("Treinamento neuromuscular: *métodos de treinamento*").
- *Nas preparações técnica e psicológica*: viabilização da utilização prática dos conhecimentos oriundos da psicologia.
- *Na preparação médica*: uso extensivo, e até muitas vezes abusivo, dos recursos ergogênicos.

Outra modificação ocorrida foi o surgimento de profissionais não como assistentes, mas como membros da comissão técnica, caracterizados por terem prerrogativas, responsabilidades, áreas de atuação e auxiliares técnicos distintos dos demais.

É o caso do fisioterapeuta esportivo que foi agregado à comissão técnica após a Olimpíada de Los Angeles (1984), durante o período tecnológico, em virtude da necessidade de se contar com um especialista em biomecânica para contribuir com importantes conhecimentos específicos.

Situação similar se deu com o cargo de nutricionista, no mesmo período, quando foi notada a importância de se contar com um especialista em bioquímica, dando ao nutricionista esportivo a oportunidade de passar a integrar a comissão técnica.

Essas duas novas funções descaracterizaram-se da condição de auxiliares técnicos, passando a membros da comissão graças à existência de áreas de atuação específicas.

COMISSÃO TÉCNICA

O embrião da comissão técnica surgiu no período do empirismo, quando o técnico passou a necessitar da colaboração de um médico. Contudo, somente com o advento da filosofia do treinamento total a comissão técnica passou a atuar em áreas perfeitamente definidas. Se antes havia um técnico e diversos auxiliares, agora há profissionais que trabalham em conjunto para um mesmo objetivo.

Constituição da comissão técnica

A constituição da comissão técnica e do corpo de auxiliares está resumida na Tabela 2.

TABELA 2 Constituição da comissão técnica e de seus auxiliares

Comissão técnica	
Cargo	Responsabilidade
Supervisor	Treinamento invisível Auxiliares técnicos
Técnico ou treinador	Treinamento técnico-tático
Preparador físico	Treinamento físico
Médico	Atividades da medicina esportiva
Psicólogo	Preparação psicológica
Nutricionista	Preparação nutricional
Fisioterapeuta	Preparação fisioterapêutica
Auxiliares técnicos	
Em geral a comissão técnica conta com diversos auxiliares técnicos. A formação dessa equipe, que depende do esporte ao qual se dedica a comissão técnica à qual ela se subordina, pode contar com: *acompanhante, armeiro, artífice, coreógrafo, enfermeiro, massagista, pianista, roupeiro, servente, técnicos assistentes*	

Atribuições

A comissão técnica, de comum acordo, estabelece os objetivos a serem alcançados, mas o trabalho conjunto de tantas pessoas demanda perfeita coordenação.

O técnico ficava, em geral, com a função de coordenar o trabalho dos demais membros da comissão, quando não era criada a figura do técnico-chefe (*head coach*) ou do coordenador. Geralmente essa solução não é a melhor, pois, além de sobrecarregar o técnico, conduz a uma hipertrofia da função da preparação técnico-tática em detrimento das demais, tornando-se, portanto, perniciosa ao treinamento.

De acordo com a experiência de trabalho em uma comissão técnica, a melhor solução é desmembrar a função de coordenação em duas, atribuindo ao preparador físico o planejamento da periodização e o acompanhamento da evolução do treinamento, conferindo ao supervisor o controle formal do trabalho diário e a avaliação do desempenho dos profissionais da comissão técnica.

É importante ressaltar que o controle direto dos atletas cabe ao técnico, que deve assumir a liderança destes e mantê-los sob seu comando pessoal, contando para isso com a colaboração de todos os membros da comissão técnica, em especial com a do psicólogo.

A Tabela 3 expõe, de maneira simplificada, as atividades de uma comissão técnica.

Ressalte-se que a comissão técnica deve se preocupar com fatores externos ao treinamento que atuam sobre os atletas, tais como família, trabalho ou escola e meio ambiente.

A Figura 3 mostra a perspectiva da interação dos diversos componentes do treinamento total.

PREPARAÇÃO TÉCNICO-TÁTICA

Técnico ou treinador

Ao técnico – ou treinador – cabe a responsabilidade pela preparação técnico-tática. Sua maior responsa-

TABELA 3 Atividades de treinamento total distribuídas entre os membros da comissão técnica

Função	Atividade	Responsável
Preparação nutricional	Preparação nutricional e bioquímica	Nutricionista
Preparação fisioterapêutica	Preparação fisioterápica	Fisioterapeuta esportivo
Preparação física	Preparação neuromuscular Preparação orgânica (cardiovasculopulmonar)	Preparador físico
Preparação técnico-tática	Preparação técnica Preparação tática Controle direto dos atletas	Técnico ou treinador
Preparação médica	Planejamento e fiscalização da alimentação Profilaxia e recuperação de doenças e lesões Prevenção de acidentes por intermédio da inspeção de locais e materiais de treinamento Realização de testes, exames e controles Prevenção de aplicação de cargas de trabalho excessivas Outras atividades de medicina esportiva	Médico
Preparação psicológica	Psicodiagnóstico Sociabilização dos atletas Abordagens psicológicas individuais Regulagem e controle do estresse e de tensões psicológicas Correção de desvios ou deturpações de comportamento Orientação da comissão técnica quanto ao modo de agir com cada atleta	Psicólogo
Preparação complementar	Providência e gestão do alojamento, materiais e locais de treinamento, transporte, vestuário e concentração Confecção e atualização da caderneta de treinamento de cada atleta Providência de atividades para as horas de lazer Realização de intervenções sociais em proveito dos atletas e da comissão técnica Providência das solicitações da comissão técnica Verificação do correto cumprimento do quadro de trabalho semanal e do planejamento de trabalho diário Supervisão das atividades dos auxiliares	Supervisor

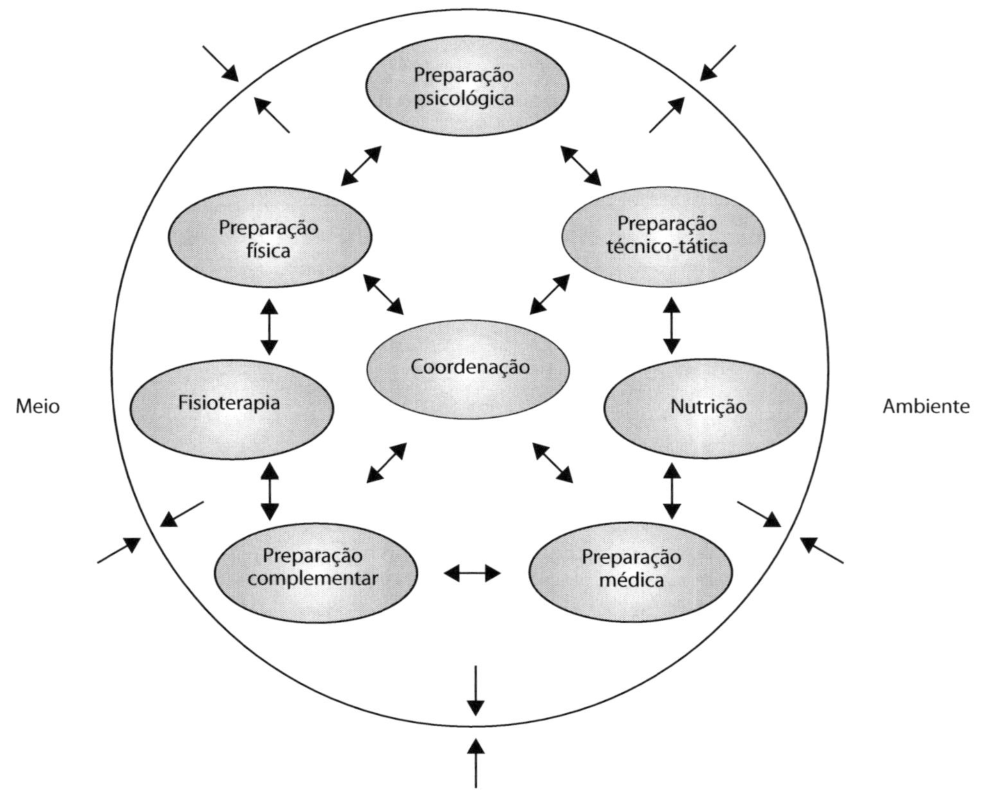

FIGURA 3 Esquema de interação no treinamento total.
Fonte: adaptada de Caldas e Rocha, 1977.

bilidade, no entanto, será a liderança dos atletas. De nada valerá um perfeito esquema de treinamento se não houver íntima interação entre técnico e atleta.

O treinador, antes de tudo, é um professor que ensinará determinada atividade esportiva. Para isso, é desejável que tenha sólidos conhecimentos de pedagogia e de psicologia. Deve, também, ter algumas características comportamentais e qualidades humanas que o indiquem para tal tarefa, relacionadas na Tabela 4.

A par das características apontadas na Tabela 4, o treinador deve ter um perfeito conhecimento do seu esporte, estando plenamente familiarizado com as minúcias dos gestos esportivos específicos. É desejável também que tenha conhecimento de biomecânica e cinesiologia.

O perfil do profissional que deverá ocupar a função de técnico é apresentado na Tabela 5. O treinador que dispuser das características estará satisfatoriamente habilitado a executar o seu trabalho de busca da excelência técnica.

A técnica ótima é obtida por intermédio da preparação técnica. Ao visar à perfeição do gesto esportivo e à obtenção do automatismo na sua execução, estão sendo fornecidos ao atleta fundamentos técnicos que possibilitarão que ele, futuramente, desenvolva seu estilo pessoal.

O caminho para se alcançar o automatismo do perfeito gesto esportivo passa por infindáveis repetições durante meses de treinamento, suportando crescentes exigências de correção de detalhes.

Durante o processo da preparação técnica, o treinador precisa ficar atento ao fato de que deve manter seu atleta em um nível de motivação adequado à complexidade da tarefa que está executando e também evitar exigi-lo além de seu limite natural, prevenindo, assim, o surgimento de uma "inibição reativa" de efeito contraproducente.

Com base nos preceitos psicológicos, o treinador deverá agir diferenciadamente com cada atleta. Atletas extrovertidos ou tendentes à extroversão reagirão bem a críticas, desafios e obstáculos. Já os introvertidos ou

TABELA 4 Características comportamentais e qualidades humanas do treinador

• Acessibilidade ao diálogo • Asseio • Atitudes respeitosas com seus atletas • Calma • Capacidade de julgamento de si mesmo e de seus atletas • Capacidade de liderar o grupo de atletas • Capacidade de manter seus atletas atentos, motivados e alegres • Energia • Entusiasmo	• Fácil utilização dos princípios pedagógicos da aprendizagem • Linguagem precisa • Persuasão • Ponderação • Pontualidade • Posicionamento sempre aberto à reflexão e à análise crítica • Vestuário adequado

TABELA 5 Perfil profissional do técnico ou treinador

Formação	Bacharelado em Educação Física Pós-graduação na modalidade específica
Área de atuação	Preparação técnico-tática
Prerrogativa	Controle direto dos atletas
Planejamento do treinamento esportivo	Seleção e convocação dos atletas Escolha das competições Familiaridade com alterações nas regras
Responsabilidades	Familiarização da comissão técnica com as peculiaridades do esporte Preparação técnica Condução da equipe em competições
Auxiliares técnicos	Coreógrafo, pianista, armeiro, treinadores assistentes

ambivertidos, tendendo à introversão, deverão ser elogiados, exaltados e enaltecidos, para que consigam melhorar seu desempenho.

Ausubel et al. (1980) ensinam que "um nível ótimo de motivação ou de envolvimento do ego (nem muito alto, nem muito baixo) existe, aparentemente, para os tipos complexos de aprendizagem (IVERSON, REUTER, 1956); estados motivacionais intensos podem romper a aprendizagem significativa genérica por enfatizar, excessivamente, a particularidade de conceitos recém-aprendidos, às tarefas recém-aprendidas". Ainda é relatado que: "em termos de uma hipótese-base fisiológica, para a motivação, poder-se-ia dizer que uma quantidade moderada de ativação ou *arousal* parece ter um efeito ótimo sobre a aprendizagem".

Essas constatações encontram respaldo na Lei de Yerkes-Dodson, ao dizer que "a motivação ótima de aprendizagem decresce com a crescente dificuldade da tarefa, determinando a existência de um nível ideal de motivação (nível de *arousal*) para determinada pessoa realizar uma tarefa".

Singer (1982) aponta que "os treinadores frequentemente levam seus esportistas a um extremo febril de excitação. Eles incitam, exortam, vociferam ou gritam incessantemente, usando termos entusiásticos e ignóbeis".

Já foi visto anteriormente que tal procedimento não é correto. E o mesmo autor continua: "se uma pessoa estiver participando de uma competição de natação ou de atletismo, provavelmente a motivação poderá ser máxima. O golfe requer uma quantidade de motivação mais comedida". Os conceitos estão sintetizados na Tabela 6.

TABELA 6 Níveis desejáveis de motivação e grau de complexidade da atividade

Nível de complexidade da atividade	Exemplo	Nível desejado da motivação
Simples	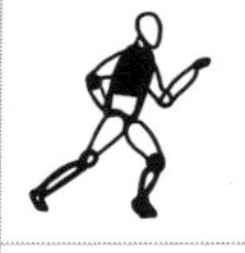	Alta
Média	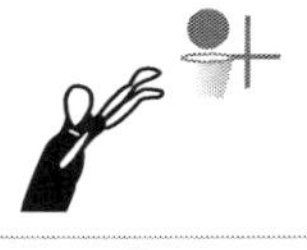	Moderada
Complexa	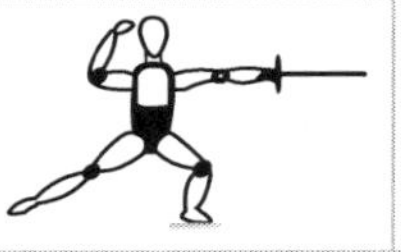	Baixa

Deve-se ressaltar, ainda, o papel motivador representado pelas competições, bem como pelo *feedback* consubstanciado no conhecimento da qualidade do seu desempenho, quer fornecido pelo treinador, quer pelos resultados de competições.

No tocante à motivação é importante desfazer um conceito errôneo do significado desse vocábulo. As motivações são impulsos subconscientes e, como tal, vêm de dentro para fora, ao contrário do que crê a maioria. Expressões como "vou motivar este atleta" carecem de senso de realidade, pois, no tocante a esse fenômeno, o máximo que se pode fazer é incentivar a motivação.

Além de liderar o grupo de atletas, mantendo-os convenientemente participantes e atentos, e realizar a preparação técnica, cabe ao treinador se ocupar da parte tática.

Para isso, é importante ter perfeito conhecimento das características e peculiaridades do adversário. Fazendo uma analogia entre a competição e a guerra, pode-se evocar a sapiência de Sun Tzu que, em seu livro A Arte da Guerra, escrito há cerca de 2.500 anos, dizia: "Se conheceis o inimigo e a vós mesmos, não deveis temer o resultado de cem batalhas; se vós vos conheceis, mas não ao inimigo, para cada vitória alcançada sofrereis uma derrota. Se não conheceis nem a um, nem a outro, sereis sempre derrotados".

A proficiência tática é obtida por intermédio da preparação tática, que deve ser realizada paralelamente à preparação técnica.

Como finalidades para o preparo tático, Matveev (1981) estabelece os seguintes itens:

- Assimilação dos fundamentos teóricos da tática esportiva (aquisição dos conhecimentos relativos ao arsenal de recursos táticos e acerca de como e em que condições devem ser aplicados).
- Estudo das possibilidades dos adversários e das condições das competições que irão ocorrer.
- Assimilação dos recursos táticos, das suas combinações e variantes, até se chegar ao domínio de destreza e aos hábitos táticos perfeitos.
- Desenvolvimento da racionalização tática e de outras condições necessárias ao domínio completo da tática.

Dependendo do tipo do esporte, a preparação física terá maior ou menor importância. A diferença entre um jogo de futebol e uma competição de ginástica artística, no tocante à influência de tática, é óbvia. No entanto, em todos os esportes, haverá obrigatoriamente uma componente tática que não deve ser descuidada.

O técnico, enquanto integrante de uma equipe multidisciplinar, deve planejar o seu trabalho dentro da periodização da temporada estabelecida pelo preparador físico, a partir das decisões da comissão técnica sobre as competições das quais se irá participar, dos atletas selecionados e das características táticas que predominarão.

Nesse planejamento ele enfatizará o treinamento dos fundamentos técnicos no início da fase básica, progressivamente aumentando a complexidade técnica de suas exigências, até chegar à preparação tática.

Na Tabela 7 apresenta-se a periodização do treinamento técnico-tático para uma equipe de ginástica artística.

Encerrando essa parte, será transcrito, no que tange ao treinador, o "Manifesto sobre o Fair Play", elaborado pelo Comitê Internacional para o Fair Play (CIFP) da Unesco.

> Sobre os treinadores recaem pesadas responsabilidades porque o espírito e o comportamento do competidor são, amiúde, o fiel reflexo do grau de convicção do treinador a respeito do *fair play*.

O treinador influi poderosamente na formação do caráter do competidor, especialmente do jovem competidor, em geral impressionável. É fatal, portanto, que o participante, cuja necessidade de aprendizagem técnica o une diretamente a seu treinador, seja por ele influenciado em seu comportamento e em seus valores éticos.

Normalmente, tem-se a ideia de que o treinador só deve preocupar-se com a habilidade e a condição física do competidor; este é um ponto de vista totalmente errôneo. Tanto no esporte profissional como no amador, sua atitude deve estar presidida pelo *fair play*, devendo esforçar-se, sem descanso, para demonstrar ao competidor como, para ele, o *fair play* é sinônimo de integridade e dignidade.

O treinador, mesmo com risco de perder uma partida ou talvez um campeonato, deve tomar medidas contra qualquer competidor que deliberadamente ten-

TABELA 7 Periodização do treinamento técnico-tático para uma equipe de ginástica artística

Preparação tática		–	–	X	XX	XXXX	XXX
Preparação técnica	Séries	–	–	XX	XXXX	XXXX	XXXX
	Combinações	–	XX	XXXX	XX	X	–
	Elementos	XXXX	XXX	XX	X	–	–
Meses		jan	fev	mar	abr	mai	jun
Fase		Básica		Específica		–	
Período		Preparação				Competição	

X: pouca importância; XX: média importância; XXX: importância normal; XXXX: grande importância

te burlar o *fair play*. Deve, por outra parte, fazer o que esteja ao seu alcance para proteger o competidor das influências que poderiam incitá-lo a violar as regras ou trair, de alguma maneira, o *fair play*. Ele deve, também, observar todas as normas que regem o esporte, como aquelas que proíbem o uso de estimulantes e as que se referem à contratação dos jovens competidores.

PREPARAÇÃO PSICOLÓGICA

Ao encarar o ser humano como um ente total percebe-se que, somente por submetê-lo à melhor preparação física e técnico-tática, não se estará necessariamente conduzindo-o ao máximo de suas possibilidades. Há que considerá-lo como um indivíduo diverso dos demais, com seus próprios motivos e emoções, sujeito às exigências do meio e tendo que se relacionar com outros homens na sociedade. Surge a necessidade de se propiciar ao atleta uma perfeita preparação psicológica.

A preparação psicológica é a área de atuação da psicologia esportiva que contribui para que o psicólogo esportivo e o técnico programem, de maneira científica, as atividades do preparo psicológico.

Como as demais ciências, a psicologia comporta diversas subdivisões, das quais se abordarão as esquematizadas na Figura 4, por serem componentes da preparação psicológica.

Psicólogo esportivo

É indispensável ao psicólogo que se propõe a trabalhar em esportes, além do conhecimento das subdisciplinas mencionadas na Figura 4, interaja com o meio esportivo e entenda a mentalidade dos atletas. O treinamento exaustivo, a limitação das horas de lazer, o controle dos hábitos – em razão da constante autossuperação quanto à concorrência acirrada e à ânsia pela vitória – conferem aos atletas linhas de comportamento semelhantes, com as quais é imprescindível estar familiarizado. O psicólogo esportivo tem o perfil e atua dentro da comissão técnica, conforme a Tabela 8.

As atividades de preparação psicológica podem ser, em um enfoque puramente metodológico, demonstradas na Tabela 9. Sem pretensão de esgotar o assunto, são feitas indicações sucintas dos componentes dessa preparação.

Obviamente, as subdisciplinas não são estanques em cada fase; interpenetram-se e interagem do início ao fim do processo, por intermédio de um sistema contínuo de acompanhamento, observação, aconselhamento e reavaliação.

A Tabela 9 associa cada fase de treinamento à subdisciplina que mais a caracteriza. Fica evidenciado, porém, que é impossível ao leigo realizar toda a gama de atividades prescritas para um perfeito acompanhamento psicológico do treinamento. No entanto, os grandes

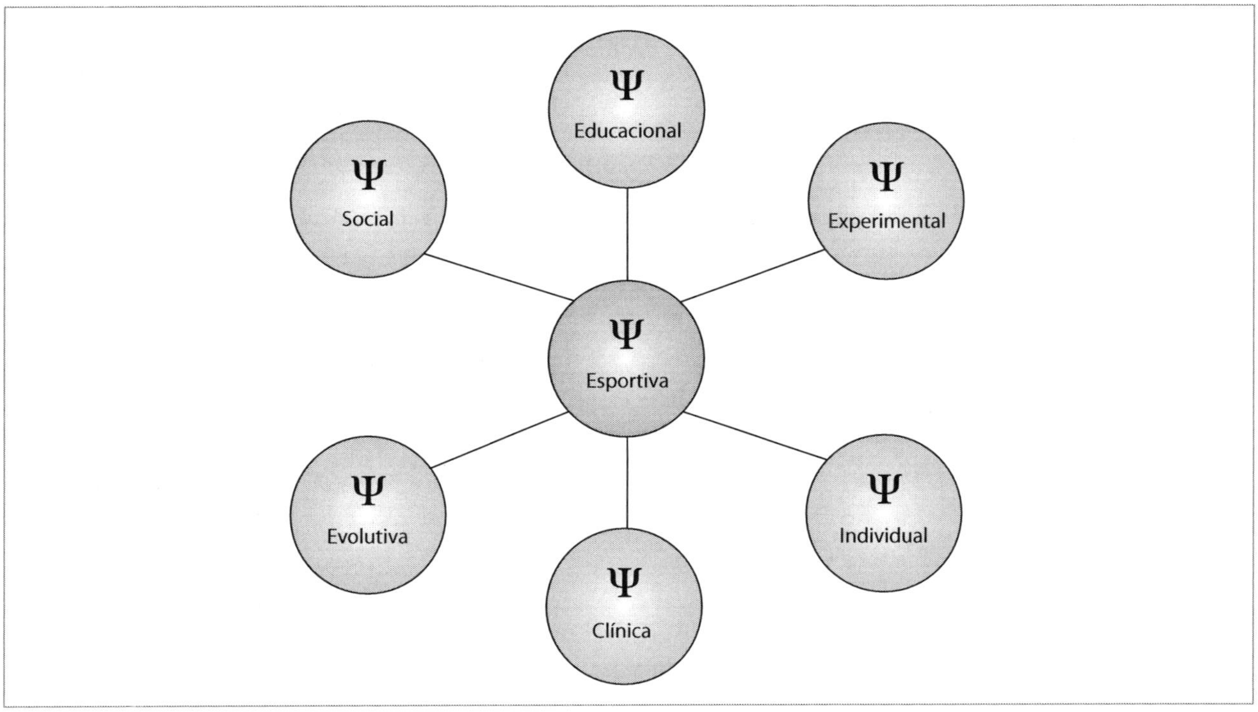

FIGURA 4 Ramos da psicologia utilizados na preparação psicológica de atletas.
Fonte: adaptado de Singer, 1982.

TABELA 8 Perfil profissional do psicólogo esportivo

Formação	Bacharelado em Psicologia Especialização em Psicologia Esportiva (pós-graduação *lato sensu*)
Área de atuação	Preparação psicológica
Prerrogativas	Controle dos procedimentos dos membros da comissão técnica Planejamento do treinamento esportivo Levantamento do perfil psicológico do atleta Estabelecimento do potencial de sociabilização do atleta Levantamento do perfil psicológico ideal para a modalidade
Responsabilidades	Harmonização da comissão técnica Sociabilização da equipe Preparação psicológica dos atletas para suportar o treino e enfrentar as competições Preparação do atleta para se comportar convenientemente face à torcida Orientação da comissão técnica a respeito de como incentivar e punir os atletas
Auxiliares técnicos	Assistentes

treinadores, de maneira empírica ou por premeditado cuidado, não deixam de atentar para os pontos-chave da preparação psicológica do atleta.

Para o treinador, dois aspectos assumem importância primordial: o conhecimento sobre o seu atleta e como conduzi-lo face ao treinamento e à competição. No primeiro item, a observação pessoal deve ser complementada pelo psicólogo esportivo, por intermédio do levantamento do perfil psicológico. Para levantar um perfil psicológico médio do atleta de alto nível, antes de tudo, há que se entender a personalidade como um dos componentes a ser considerado no estudo do comportamento humano. As demais variáveis seriam a aprendizagem e a motivação. Sobre a personalidade do atleta, Ogilvie e Tutko (1966) concluíram que "o competidor do sexo masculino é, basicamente, uma pessoa emocionalmente saudável que tende à extroversão. Ele é mentalmente forte, autoassertivo, autoconfiante, com uma enorme capacidade de resistir ao estresse provocado pelas competições de alto nível".

TABELA 9 Atividades nas diversas fases da preparação psicológica

Fase	Subdisciplina	Atividades
Psicodiagnóstico	Psicologia evolutiva	Identificação das primeiras experiências de vida e suas influências na atividade esportiva Hereditariedade e influências ambientais no desempenho Idade ideal para aprendizagem de uma habilidade Diferenças de sexo e idade nas expectativas do desempenho
	Psicologia social	Identificar e estudar o meio social do atleta Identificar e ajustar as inter-relações sociais no ambiente Estimular o surgimento de lideranças convenientes
	Psicologia individual	Distinguir: • O atleta campeão do médio • Os atletas dos não atletas • A predisposição psíquica para modalidades esportivas específicas ou posições dos jogadores Prever a reação do atleta diante da torcida Representar os perfis psicológicos dos atletas por intermédio da identificação dos traços de caráter
Preparo psicológico de treinamento	Psicologia experimental	Distribuição do tempo entre trabalho e lazer Reforço e uso de recompensas e repreensões Utilização de incentivos à motivação
	Psicologia educacional	Retenção do que deve ser aprendido Transferência de uma habilidade para outra Utilização de filmes, DVD e outras tecnologias para instrução Ordem sequencial de aprendizagem de habilidades Emprego de técnicas programadas Emprego de métodos subliminares
Preparo psicológico de competição	Psicologia clínica	Minimização de síndromes comportamentais, como: • O atleta que perde competições importantes, mesmo quando tem maiores chances de ganhar • O atleta está constantemente contundido, possivelmente em decorrência de fatores psicológicos • Inadaptação ao sistema • Síndrome pré- agonística • O atleta se acovarda face à manifestação da torcida
Preparo psicológico de pós-competição	–	Reavaliação do processo

Georges Rioux, na introdução da obra *Les Determinants Psychologiques de la Performance* (Rioux e Thill, 1980), afirma que quatro exigências fundamentais são básicas para os atletas de alto nível:

- Personalidade sã e equilibrada, ávida para aprender.
- Grande potencial energético, com ponderável necessidade de afirmação de si mesmo.
- Resistência excepcional às frustrações multiformes.
- Grande estabilidade, capaz de adaptações às modulações situacionais quando necessário.

Barreto (1981), Rioux e Thill (1980), Salmela (1976), Suinn (1980) e outros consideram que os atletas de alto nível devem ter características elevadas de ambição, organização mental, resistência, agressividade, maturidade emocional, autocontrole, autoconfiança, rigidez, segurança, inteligência, alto nível de consciência, baixos níveis de tensão, introversão para esportes individuais e extroversão para os esportes coletivos ou de equipe.

Sobre a vaidade e a ambição, ensina Adler (1967):

> Desde que o esforço para a conquista da fama começa a preponderar, produz-se um estado de maior tensão na vida psíquica, e o objetivo de supremacia e vitória se torna cada vez mais patente ao indivíduo, que procura alcançá-lo com atos de grande intensidade e violência. A sua vida se transforma na expectativa permanente de seu grande triunfo pessoal. Este estilo de vida torna a vaidade o traço de caráter mais saliente.

É provável que todos os seres humanos sejam vaidosos em certo grau, mas fazer exibição da sua vaidade não é considerado prova de bom gosto. Por isso, com frequência, a vaidade é tão disfarçada e dissimulada, apresentando-se sob as mais diversas transformações. Há, por exemplo, uma espécie de modéstia que é, em essência, vaidade.

Muitas pessoas procuram uma justificativa, substituindo a palavra vaidade pela melhor soante, ambição. Geralmente, as expressões hábil, enérgico e ativo servem apenas para disfarçar um grau excepcional de vaidade.

João Alberto Barreto, citado por Dantas (1980), em trabalho efetuado no Projeto Medalha de Ouro, estabeleceu o perfil psicológico ideal do atleta de ginástica artística:

> Um tipo de personalidade ambivertida, tendendo para introversão, ou introvertida, nível de emocionalidade situado em uma faixa média superior, inteligência superior, alto poder de afirmatividade, percepção espacial e motora em nível superior, atenção e concentração em nível superior, alto nível de motivação e tolerância à dor, fluência verbal em nível médio-superior, criatividade e persistência em nível superior, sendo desejado até um traço obsessivo-compulsivo, dentro dos parâmetros psicológicos considerados normais.

Além disso, ele também propõe um perfil psicológico adequado à ginástica artística feminina, conforme apresentado na Figura 5.

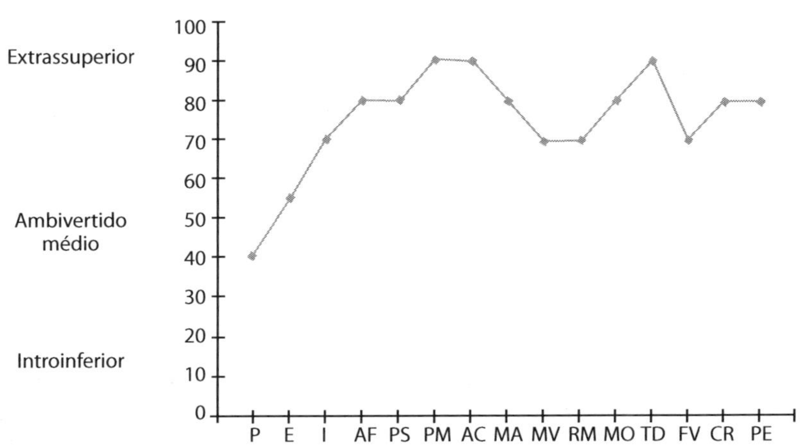

FIGURA 5 Perfil psicológico ideal da ginástica artística feminina.

P: personalidade; E: emocionalidade; I: inteligência; AF: afirmatividade; PS: percepção espacial; PM: coordenação psicomotora; AC: atenção e concentração; MA: memória auditiva; MV: memória visual; RM: raciocínio mecânico; MO: motivação; TD: tolerância à dor; FV: fluência verbal; CR: criatividade; PE: persistência.

Já de posse de um diagnóstico psicológico do atleta (realizado na fase do psicodiagnóstico), e com base nas suas características psicológicas ideais, o psicólogo preparará toda uma estratégia de trabalho, considerando quatro aspectos básicos fundamentais para o seu desenvolvimento técnico: os processos cognitivos, emocionais, psicomotores e sociais. Esses processos serão integrados nos quatro períodos de preparação psicológica, conforme a Tabela 10.

TABELA 10 Períodos de preparação psicológica

Períodos de tensão inicial	Período (de início de tensão) em longo prazo	Preparo psicológico de treinamento
	Período (de início de tensão) pré-competitivo	Preparo psicológico de competição
	Período (de início de tensão) competitivo	
	Período (de início de tensão) pós-competitivo	Preparo psicológico de pós-competição

Durante o período do preparo psicológico de treinamento, o psicólogo e o treinador serão sensíveis e cuidadosos na maneira de conduzir a equipe em uma dinâmica de grupo. O treinador tentará obter maior coesão na nova estrutura social formada.

Durante esse período, aparece com sensível evidência um estado de "medo de perder", visto que o atleta ainda não passou pelo processo de adaptação aos estresses competitivos. Isso é normal, e o treinador percebe que a superconfiança ainda não prevalece entre os membros do grupo.

Para sintetizar, as considerações durante esse primeiro período incluem:

- Avaliação dos níveis motivacionais dos atletas.
- Avaliação e acomodação à dinâmica social da nova equipe.
- Desenvolvimento das habilidades básicas (aprendizagem da técnica).
- Manutenção da sanidade física e psicológica do atleta.

Antes da competição, durante o período de tensão pré-competitivo, deverão ser desenvolvidos treinamentos específicos de concentração e controle mental, normalmente a cargo do psicólogo. Nessa fase, a presença do treinador no local da competição, apoiando e incentivando seu atleta, é fundamental.

Esse período ocorre de 1 a 2 dias antes da competição. Cuidados especiais devem ser tomados para que a curva de tensão do atleta não chegue ao pico máximo precocemente ou que este seja ultrapassado.

Toda a atenção deve estar voltada para os objetivos de acalmar o atleta e preencher seu tempo livre, tirando-lhe a preocupação com a competição iminente, sua dieta ou o seu sono. Níveis altos de ansiedade ou tensão podem ser controlados por técnicas de relaxamento ou mesmo por certos calmantes de ação curta. O treinador deve fazer referências positivas aos esforços do atleta nas sessões de treinamento ou mesmo dos recentes sucessos competitivos.

Logo após a competição surge o período de tensão pós-competitivo, sobre o qual Barreto (1981) ensina que "vários tipos de manifestações emocionais ocorrem com os atletas após a competição. Entre elas, podemos citar: euforia, depressão, agressão. As duas últimas são, necessariamente, respostas de frustração pelo mau desempenho".

A agressão pode tomar duas formas: extrapunitiva ou intrapunitiva. A agressão extrapunitiva é deslocada para diversos alvos, indiscriminadamente, como maneira de alívio às frustrações. A agressão intrapunitiva toma uma forma de autossonegação, complexo de culpa, podendo causar graves problemas para as futuras competições. A depressão pode também ser uma resposta intrapunitiva, mas normalmente é uma consequência natural do condicionamento do indivíduo e é adaptativamente manipulada pelos atletas superiores, que procurarão colocá-la dentro de uma perspectiva realista, descarregando-a em seguida, durante seus árduos treinamentos.

Os atletas superiores devem ser treinados para saber controlar e manipular todas as suas respostas emocionais como um meio de fortalecer a sua estrutura psicológica que, atualmente, é a fonte principal dos fatores limitantes de todos os atletas olímpicos.

É importante que o treinador defina o significado da vitória ou derrota para os seus atletas. Todo cuidado deve ser tomado na tentativa de entender os níveis individuais de frustração, depressão, euforia e agressão, experimentados pelos vários atletas que perderam ou ganharam. Cada atleta interpretará seu papel e responsabilidade na vitória ou na derrota de diferentes modos. É necessário que o treinador pense e aja corretamente sobre o fato. Assim, é importante que o técnico fale a seus atletas individualmente, a fim de ajudá-los a interpretar de forma adequada seus próprios esforços, assinalando os motivos pelos quais o sucesso ou a derrota estiveram, ou não, relacionados com o fato de ganhar ou perder.

Geralmente, o atleta mais experimentado vê na derrota uma experiência necessária hoje, para obter vitórias no futuro.

Existem, às vezes, algumas diferenças entre os dois sexos na maneira de interpretar a vitória ou a derrota. Frequentemente, a mulher atleta tem menos tolerância para perder, engajando-se em comportamentos intrapunitivos (vergonha, culpa) após a derrota, indo até reações paradoxais: quando ganham, choram; quando perdem, riem. Mas isso não é regra geral, sendo meros capítulos da história esportiva.

PREPARAÇÃO MÉDICA

A preparação médica será executada pelo médico esportivo, caracterizado na Tabela 11.

TABELA 11 Perfil profissional do médico esportivo

Formação	Graduação em Medicina Especialização em Medicina Esportiva
Área de atuação	Preparação médica
Prerrogativas	Liberação ou veto dos atletas para as competições Planejamento do treinamento esportivo Convênios com clínicas especializadas Testes, exames e controles necessários para a quantificação do treinamento Avaliação do estado de saúde dos atletas convocados
Responsabilidades	Fiscalização da alimentação dos atletas Profilaxia e recuperação de doenças e lesões Inspeção de locais e materiais de treinamento Prevenção de aplicação de cargas excessivas Revisão médica diária antes do treino
Auxiliares técnicos	Enfermeiro Nutricionista

Ao médico esportivo, como componente da comissão técnica, caberá:

- Planejamento e fiscalização da alimentação dos atletas, contando para isso com a assessoria de um nutricionista.
- Profilaxia e recuperação de doenças e lesões, provocadas ou não pela prática esportiva.
- Prevenção de acidentes esportivos por intermédio da inspeção de locais e materiais de treinamento.
- Realização de testes, exames e controles necessários para a quantificação do treinamento, contando para isso com a participação de laboratórios especializados (análises clínicas, fisiologia do esforço etc.).
- Acompanhamento dos atletas, visando a prevenir a aplicação de cargas excessivas de trabalho que os conduzam à estafa.
- Estabelecimento de convênios com clínicas especializadas para atendimento aos atletas.
- Supervisão técnica dos auxiliares de sua área (fisioterapeuta, massagista, enfermeiro etc.).
- Realização de uma revisão médica, diariamente, antes do treinamento.
- Outras tarefas de medicina esportiva.

A presença do médico no dia a dia do treinamento aumenta a segurança e a interação dos membros da equipe. O médico esportivo deve ser de trato fácil e ter um passado atlético, que lhe possibilite sentir de perto as dificuldades e ansiedades por que passa um atleta durante um treinamento de alto nível.

De nada adiantará um médico que trabalhe dissociado das necessidades do técnico e do preparador físico. Por mais de uma vez, pôde-se observar equipes submetidas aos mais diversos testes em laboratórios de fisiologia do esforço, sem que os resultados pudessem exercer qualquer influência positiva no planejamento do treinamento.

O preparador físico e o técnico solicitam ao médico os dados necessários para quantificar o treinamento. Desse modo, evita-se o despropósito, observado atualmente, de se obter um pseudocientificismo do treinamento por intermédio da coleta de inúmeras medidas antropométricas e parâmetros fisiológicos, muitas vezes desnecessários.

PREPARAÇÃO COMPLEMENTAR

Chamada por Mollet de "treinamento invisível", a preparação complementar é o conjunto de medidas administrativas que possibilita que o treinamento total se desenvolva sem solução de continuidade nem quebra do ritmo. Normalmente fica a cargo do supervisor, o qual deve ter o perfil descrito na Tabela 12.

TABELA 12 Perfil profissional do supervisor de preparação complementar

Formação	Profissional de Educação Física, administrador de empresas ou outro profissional de nível superior, com pós-graduação *lato sensu* em Administração Esportiva
Área de atuação	Preparação complementar
Prerrogativas	Controle administrativo do processo de treino, da comissão técnica e dos atletas Planejamento do treinamento esportivo Seleção e obtenção dos insumos de treinamento Seleção e obtenção dos locais de treino Planejamento administrativo-financeiro
Responsabilidades	Providenciar e administrar viagens, alojamento, transporte, alimentação e insumos de treinamento Evitar que problemas externos interfiram no processo de treinamento Confeccionar e atualizar a caderneta de treinamento de cada atleta
Auxiliares técnicos	Acompanhante Artífices Servente

O controle do atleta é feito por intermédio das cadernetas de treinamento. Há uma caderneta para cada atleta e, em cada uma dessas, uma parte para cada preparação (física, técnica, psicológica, médica etc.). Essas cadernetas são de grande utilidade para a reavaliação do trabalho realizado durante um determinado período. Para que possam cumprir sua finalidade, as cadernetas deverão ser mantidas sempre atualizadas, devendo o supervisor solicitar a cada membro da comissão técnica que complete a sua parte ao final do treinamento.

O supervisor será também o responsável pela coordenação dos membros da comissão técnica, estabelecendo funções definidas e interfaces entre cada uma das áreas, além de executar as tarefas da preparação complementar, a saber:

- Confeccionar e atualizar a caderneta de treinamento de cada atleta.
- Providenciar as solicitações da comissão técnica.
- Providenciar atividades para as horas de lazer.
- Providenciar e gerir o alojamento, material e local de treinamento, transporte, vestuário e concentração.
- Realizar intervenções sociais em proveito dos atletas e da comissão técnica.
- Supervisionar as atividades dos auxiliares técnicos.
- Verificar o correto cumprimento do quadro de trabalho semanal e do planejamento de trabalho diário.

Em um trabalho de dois anos com ginástica artística feminina, realizando um treinamento total dentro dos ditames do treinamento esportivo científico, estabeleceu-se o fluxo de informações mostrado na Tabela 13, com excelentes resultados.

TABELA 13 Fluxo de informações entre os membros da comissão técnica em um treinamento de ginástica artística feminina

Comissão técnica	Técnico	Médico	Psicólogo	Coreógrafo	Preparador físico
Técnico	–	Controle fisiológico Recuperação traumatológica Manutenção da saúde Orientação alimentar	Conhecimento doas atletas Adaptação ao estresse Relacionamento interpessoal Assistência individual	Desenvolvimento postural Criatividade rítmica Coreografia das séries	Formação corporal Resistência ao treinamento Capacitação para novos exercícios Conhecimento das potencialidades físicas
Médico	Zelo pelas condições de segurança Interação diária nos treinamentos	–	Complementação da sintomatologia Apoio às doentes e contundidas	Correção postural Prevenção de traumas	Trabalho ativo de recuperação pós-traumática Prevenção de traumas
Psicólogo	Informações sobre as atletas Ação de catalisação da equipe	Indicadores fisiológicos Histórico médico	–	Informações sobre as atletas em treino *Feedback* das informações prestadas	Informações sobre as atletas em treino *Feedback* das informações prestadas Aquecimento adequado à personalidade de cada atleta

(continua)

TABELA 13 Fluxo de informações entre os membros da comissão técnica em um treinamento de ginástica artística feminina *(continuação)*

Comissão técnica	Técnico	Médico	Psicólogo	Coreógrafo	Preparador físico
Coreógrafo	Séries a serem executadas Competições-alvo Pontos fracos e fortes	Orientação postural Deficiências físicas Prevenção de traumas	Conhecimento das atletas Suporte à criatividade Desenvolvimento da disciplina e determinação	–	Formação corporal Dosagem do trabalho Flexibilidade
Preparador físico	Séries a serem executadas Competições-alvo Pontos fracos	Pesquisa médico-esportiva Controle fisiológico Orientação de correção postural	Conhecimento das atletas Autoposicionamento	Flexibilidade Aquecimento Coordenação e ritmo	–

PREPARAÇÃO FÍSICA

Embora este livro vá ocupar-se quase exclusivamente da preparação física e o tema vá ser discutido exaustivamente, é importante apresentar desde já as características básicas desse componente do treinamento total.

Preparador físico

O responsável por executar essa atividade é o preparador físico, cujo perfil está descrito na Tabela 14.

TABELA 14 Perfil profissional do preparador físico

Área de atuação	Preparação física
Prerrogativas	Avaliação da condição física dos atletas Detecção das qualidades físicas intervenientes Periodização do treinamento Planejamento do treinamento esportivo Planejamento do treino das qualidades físicas
Responsabilidades	Aquecimento dos atletas antes das competições e dos treinos Auxílio tático ao técnico durante as competições, pela observação da equipe adversária e *scouts* Preparação cardiopulmonar
Auxiliares técnicos	Estatísticos Assistentes

SIOTERAPIA

sioterapeuta esportivo

O fisioterapeuta esportivo deve ser um profissional ue, além da formação em Fisioterapia, tenha cursado pós-graduação *lato sensu* (especialização) em Fisioterapia Esportiva. Suas características estão na Tabela 15.

TABELA 15 Perfil profissional do fisioterapeuta esportivo

Área de atuação	Preparação fisioterápica
Prerrogativas	Orientação quanto ao gesto esportivo ótimo Planejamento do treinamento esportivo Análise biomecânica do gesto esportivo Avaliação postural Avaliação osteomusculoligamentar
Responsabilidades	Acompanhamento direto do atleta lesionado Coparticipação nos processos de liberação e veto do atleta lesionado Orientação do atleta e comissão técnica no tocante à prevenção de lesões Realização dos procedimentos de fisioterapia preventiva Realização dos procedimentos terapêuticos
Auxiliares técnicos	Fisioterapeuta assistente Técnico auxiliar em fisioterapia Massagista

NUTRIÇÃO

Nutricionista

Por sua vez, o nutricionista esportivo que, além da graduação em Nutrição, deve ter cursado pós-graduação *lato sensu* (especialização) em Nutrição Esportiva. Seu perfil está descrito na Tabela 16.

TABELA 16 Perfil profissional do nutricionista esportivo

Área de atuação	Preparação nutricional e bioquímica
Prerrogativas	Orientação nutricional da equipe Análise da composição corporal Avaliação bioquímica Avaliação nutricional
Responsabilidades	Avaliação e controle da composição corporal, do gasto energético e do estado nutricional Prescrição da dieta de treinamento, da pré e pós-agonística, bem como da de competição Orientação do atleta e comissão técnica no tocante à alimentação e à suplementação

AUTOAVALIAÇÃO

- Quais as fases históricas pelas quais atravessou o treinamento esportivo?
- Qual a principal característica do período da arte?
- Qual fato político deu origem ao período pré-científico?
- O que é treinamento total?
- Defina comissão técnica.
- O que é a preparação complementar?
- Quais são as prerrogativas, a formação requerida e as atribuições do supervisor?
- Quais são as prerrogativas, a formação requerida e as atribuições do fisioterapeuta?
- Quais são as prerrogativas, a formação requerida e as atribuições do nutricionista?
- Quais são as prerrogativas, a formação requerida e as atribuições do preparador físico?

REFERÊNCIAS

1. ADLER, A. *A ciência da natureza humana*. 6.ed. São Paulo, Nacional, 1967.
2. AUSUBEL, D.P.; NOVAK, J.D.; HANESIAN, H. *Psicologia educacional*. 2.ed. Rio de Janeiro, Interamericana, 1980.
3. BARRETO, J.A. *Psicologia aplicada e ginástica olímpica*. Rio de Janeiro, FGERJ, 1981.
4. CALDAS, P.R.L.; ROCHA, P.S.O. *Treinamento desportivo*. Rio de Janeiro, Escola de Educação Física do Exército, 1977.
5. COSTA, L. P. Fundamentos do treinamento desportivo. *Caderno Didático, Departamento de Educação Física e Desportos, Ministério da Educação e Cultura*, n. 7, p. 7-24, 1972.
6. DANTAS, E.H.M. Plateia: sua influência no treinamento e na competição. *Revista de Educação Física – EsEFEx*, n. 108, p. 28-34, 1980.
7. IVERSON, M.A., REUTER, M.E. Ego involvement as an experimental variable. *Psychological Reports*, v. 2, Mono Suppl 4, p. 147-81, 1956.
8. MATVEEV, L.P. *O processo de treino desportivo*. Lisboa, Horizonte, 1981.
9. MOLLET, R. *Treinamento de força*. Rio de Janeiro, Interamericana, 1985.
10. OGILVIE, B.C.; TUTKO, T.A. *Problem athletes and how to handle them*. Los Angeles, Pelham, 1966.
11. RIOUX, G.; THILL, E. (org.). *Les determinants psychologiques de la performance*. Paris, Vrin, 1980.
12. SALMELA, J.H. *The advanced study of gymnastics*: papers. Springfield, Charles C Thomas, 1976.
13. SINGER, R.N. *Psicologia dos esportes*: mitos e verdades. 2.ed. São Paulo, Harper & Row, 1982.
14. SUINN, M.R. *Quelques aspects psycologiques de la performance sportif*. Paris, Philosophique, 1980.
15. TUBINO, M.J.G.; MOREIRA, S.B. *Metodologia científica do treinamento desportivo*. 13.ed. Rio de Janeiro, Shape, 2003.

CAPÍTULO 5

Modelos de periodização

Estélio Henrique Martin Dantas
Cristiane Kelly Aquino dos Santos
Erik Salum de Godoy
Gabriel Gastélum Cuadras
Juan Cristóbal Barrón Luján
Maria de Nazaré Dias Bello
Michael Douglas Celestino Bispo
Carlos Alberto Sposito de Araujo

OBJETIVOS DE ESTUDO

- Criar critérios de identificação dos modelos de periodização do treinamento desportivo.
- Propor uma classificação e indicações de aplicabilidade para os modelos mais citados na literatura.

INTRODUÇÃO

A atividade física é inerente ao homem desde o período primitivo, quando ele corria para fugir de uma situação de perigo ou arremessava pedras como meio de defesa.

Há milênios, o ser humano já se utilizava de jogos como forma de aferir as suas habilidades. Alguns deles de forma comemorativa, outros como rituais religiosos. *A priori*, os jogos buscavam reproduzir as atividades usadas para a própria sobrevivência, como a caça e habilidades guerreiras. Surgia, desde essa época, uma necessidade de organizar modelos de treinamento. (HERNANDES JR., 2000).

Um modelo implica um esquema teórico do sistema ou da realidade que se elabora com o objetivo de facilitar sua compreensão, seu estudo e sua organização. A origem de um trabalho orientado no sentido de aumentar as capacidades de rendimento na atividade física é tão antiga como o desporto, bem como a sua importância. (AUGUSTSSON et al., 2011).

A periodização é o planejamento geral e detalhado do tempo disponível para treinamento, de acordo com objetivos intermediários perfeitamente estabelecidos, respeitando-se os princípios científicos do treinamento esportivo (Capítulo 3, "Princípios científicos do treinamento desportivo").

Segundo Gomes (2002), no século XX, mais precisamente nos últimos cinquenta anos, a periodização do treinamento desportivo passou por conceitos que se modificaram frequentemente com a evolução e as transformações ocorridas nos mais diversos desportos.

Stone et al. (1999) propõem que programas bem planejados de periodização podem permitir um controle mais rigoroso das variáveis de treinamento, uma redução no potencial de sobretreinamento, adaptações superiores de *performance* e o desempenho geralmente superior no tempo apropriado, tal como fases de *peaks*.

Para De la Rosa (2017), periodização do treinamento desportivo pode ser entendida como uma divisão organizada do treinamento anual ou semestral dos atletas, na busca de prepará-los para alcançar certas metas estabelecidas previamente e obter grande resultado em determinado ponto culminante da temporada competitiva, exigindo que a forma obtida seja o ajuste da dinâmica das cargas em seu ponto máximo para o momento competitivo.

Reunindo algumas citações, poderíamos sugerir como definição de periodização um sistema metodológico de distribuição dos conteúdos do treinamento, em função da disponibilidade de recursos e fundamentado no conhecimento das leis e princípios do treinamento esportivo, proporcionando a possibilidade de atingir determinadas metas intermediárias e culminando com a melhor forma esportiva possível em competições anteriormente escolhidas.

Pode-se dizer que, historicamente, registros dos primeiros ciclos de treinamento são da Antiguidade grega. Relatos do treinamento hípico do povo hitita, descrevem o uso de ciclos com três dias de estímulos para um de repouso, sendo assim chamados de tetras.

Esse fato caracterizou o início da utilização da periodização do treinamento.

O fenômeno desportivo nos dias de hoje tem um crescimento cada vez mais explosivo por conta de sua mercantilização e, consequentemente, da difusão que a mídia está dando ao esporte. As discussões sobre o esporte não são mais restritas a um grupo de cientistas, mas são discussões que se espalham por todos os países, debatidas por diferentes classes da sociedade, grupos etários, treinadores e atletas.

E, com a evolução da ciência, começaram a surgir especialistas que se aprofundavam nos estudos de uma metodologia mais eficaz para treinamento. Kiely (2018) comenta que, para o desenvolvimento dos modelos de periodização, foi particularmente importante a compreensão, e devida transferência para a área esportiva, da fundamentação proporcionada pelo trabalho de Hans Seyle, a teoria sobre o estresse e a *síndrome de adaptação geral*.

Surge, a partir da década de 1950 do século XX, o modelo da periodização clássica de Matveev, uma metodologia de treinamento com a proclamação de atender a todos os desportos, visando a resultados excelentes em Olimpíadas — na ocasião o maior e mais expressivo evento esportivo, que ocorre a cada quatro anos e tem uma duração relativamente curta. Essa periodização foi amplamente difundida e tornou-se o fundamento para o desenvolvimento dos demais modelos.

Com a evolução do esporte, tornando-se altamente profissionalizado, capitalizado e mercantilizado, diversos megaeventos expressivos foram criados, gerando a necessidade de apresentar um maior número de *performances* igualmente expressivas. Sendo assim, para atender tais demandas nos dias atuais, foram desenvolvidos vários modelos de periodização. Pode-se considerar que, a partir do conhecimento da periodização clássica de Matveev, foram desenvolvidos outros modelos, como a periodização em blocos de Verkhoshansky, a modular de Vorobiev, o modelo pendular proposto por Arosjev, o de altas cargas de Tschiene, a periodização ATR de Valdivielso, a multicíclica de Platonov, o modelo prioritário de Bompa, entre outros.

Tais modelos, ainda que fortemente fundamentados nos paradigmas de dimensão biológica estabelecidos pelas teorias de Hans Selye (1984), resultam das interações desse paradigma com a intuição, crença e experiência de treinadores, e com dimensões socioeconômicas e tecnológicas (CUNANAN, 2018; KIELY, 2018).

A grande quantidade de modelos, e até mesmo de variações desses modelos, vem dificultando uma classificação e, por consequência, a decisão sobre qual periodização utilizar. Observa-se uma tendência, na escolha do método a ser usado, por meio de critérios muito subjetivos, muitas vezes buscando o resultado ao acaso, sem saber ao certo qual modelo mais se adequaria para atingir os objetivos esperados.

PRINCIPAIS MODELOS E SUAS CARACTERÍSTICAS

Como vimos, diversos modelos de periodização do treinamento foram propostos com o intuito de solucionar problemas na aplicação e controle do treinamento, da administração das variáveis e recursos relacionados, bem como da obtenção da melhor forma atlética possível nas competições, em momentos previamente escolhidos. Seguem as características mais significativas dos principais modelos de periodização encontrados na literatura.

Periodização clássica (Matveev)

Segundo Granell e Cervera (2003), a primeira proposta metodológica cientificamente desenvolvida para organizar os conteúdos de treinamento foi a estrutura do planejamento anual de L. P. Matveev ou periodização clássica (1958). Criado em um contexto de forte conotação política, esse modelo foi desenvolvido com o propósito de racionalizar e dosificar a aplicação das cargas de treinamento. Visava a alcançar e manter a forma desportiva para aplicá-la na obtenção da excelência esportiva.

Baseado no ciclo olímpico, a periodização clássica fundamentou o desenvolvimento dos modelos aplicados atualmente no cenário desportivo de alto rendimento, com a divisão do ciclo de treinamento em períodos de preparação, por sua vez subdivididos em fases básica e específica, competição e transição (OLIVEIRA et al., 2004).

O período de preparação é relativamente mais longo e com predomínio no volume das cargas. O período de competição, relativamente mais curto e concentrado, no qual se observa a mudança da orientação das cargas e dos meios utilizados; e o período de transição, destinado ao descanso e à recuperação do atleta (BLACK et al., 2017).

A dinâmica de manipulação das cargas de treinamento ocorre de forma ondulatória, existindo uma alternância entre o volume e a intensidade das cargas de treino a cada fase do processo de treinamento (ENOKSEN, TJELTA, TJELTA, 2011).

A estruturação é organizada em forma de ciclos (microciclos, mesociclos e macrociclos) elaborados com características bem definidas na utilização dos meios, métodos e da manipulação das cargas de treinamento, sendo as cargas de treinamento mais bem compreendidas a partir das novas tecnologias que colaboraram para a elaboração de planos de treinamento mais específicos e adequados ao esporte contemporâneo (OWEN et al., 2017).

A periodização clássica ainda se demonstra aplicável, principalmente nas fases iniciais do plano de expectativas desportivo, como as categorias de base (LACORDIA et al., 2011), e em situações que proporcionem um período relativamente longo de treinamento para obter *performance* em uma competição de curta duração. Santos, Castelo e Silva (2011) citam a aplicação desse modelo no futebol, pois associaram a descrição de estruturas do planejamento com períodos de preparação divididos em fase básica e específica, período de competição e período de transição, obtidas com o resultado do estudo por eles conduzido.

Na Figura 1 observamos a estrutura de um planejamento anual de Matveev.

Godoy et al. (2004) concluíram que "A periodização clássica foi eficiente ao promover resultados significativos em Olimpíadas". É considerado um modelo fácil de compreender, pela marcação das fases conforme a distribuição de cargas, sendo usado em diversos esportes (MARQUES JR., 2019b).

Periodização em blocos (Verkhoshansky)

A estruturação do treinamento em blocos, apresentada pelo professor doutor Iuri V. Verkhoshansky no início dos anos 1980, propõe grandes alterações na periodização do treinamento desportivo. Segundo De la Rosa (2017), ela foi proposta principalmente para esportes com características de força.

Verkhoshansky apresentou suas ideias no livro *Planificação e organização do treinamento desportivo*, publicado em Moscou em 1985. Segundo Marques Júnior (2019a), esse modelo passou a ser notado e divulgado após o sucesso obtido nos Jogos Olímpicos de 1980 por atletas de modalidades fundamentadas na força explosiva, passando a ser utilizado por outros atletas. A partir de então, surge a ideia da periodização contemporânea, como alternativa ao modelo de Matveev.

O modelo de blocos, representado na Figura 2, é formado por uma concentração de cargas de treinamento direcionadas à melhoria da força, potência e velocidade, qualidades diretamente relacionadas à intensidade em dois ou mais blocos de treinamento a cada período de dois meses e meio (GRANELL, CERVERA, 2003).

Verkhoshansky não admite a etapa de transição, pois sua inserção reduziria a curva de *performance* do atleta em decorrência da menor disponibilidade de tempo para o treinamento. Além disso, também discordou da separação entre as etapas básica e específica,

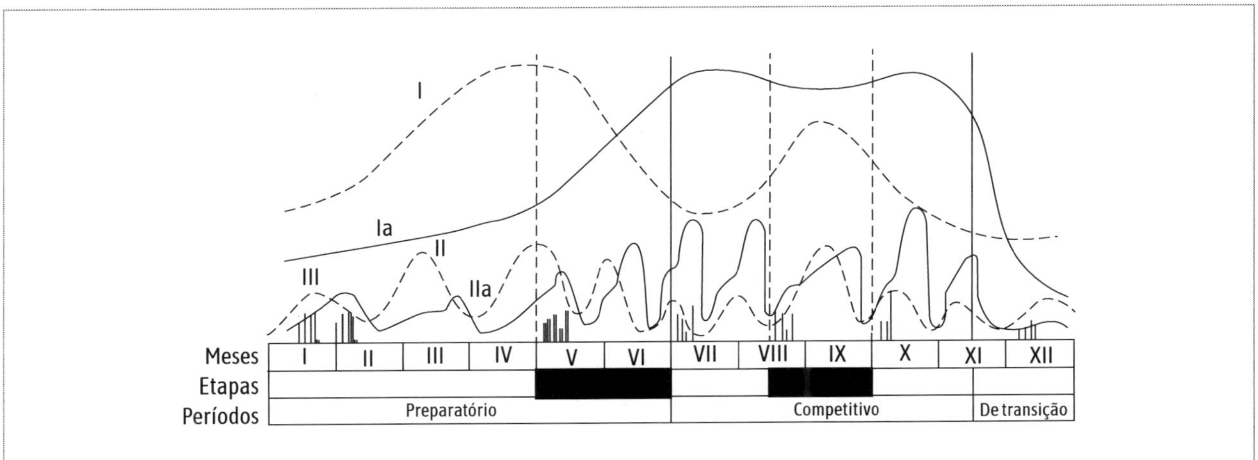

FIGURA 1 Modelo de periodização clássica de Matveev.
Fonte: De la Rosa, 2017.

otimizando o tempo disponível para o treinamento com a sobreposição das duas etapas em blocos de treinamento específicos ao esporte, proporcionando a obtenção de vários *peaks* significativos nas diversas competições ao longo da temporada (OLIVEIRA et al., 2004).

O modelo de blocos não propicia a mesma *performance* alcançada no modelo de periodização de Matveev, que possibilita um *peak* mais acentuado no ciclo, mas permite obter diversos *peaks* significativos nos diversos eventos do calendário esportivo de algumas modalidades na atualidade.

Periodização ATR (Valdivielso)

Modelo criado em 1986 por Issurin e Kaverin, recebeu esse nome por utilizar três tipos de mesociclos: acumulação, transformação e realização (ATR). Esses mesociclos são períodos curtos nos quais as cargas aplicadas ficam concentradas, possibilitando obter vários *peaks* no decorrer da temporada (MANSO, VALDIVIELSO, CABALLERO, 2002; AZEVEDO, GODOY, 2004).

Analisando a Figura 3, podemos perceber que não existe uma fase de transição e que sua aplicação permite elaborar vários macrociclos durante o ano.

O modelo ATR é bastante aplicado atualmente por proporcionar facilidade na manipulação do planejamento, da prescrição, da aplicação e do controle do treinamento. Não sobrepõe ou suprime uma fase básica, aqui denominada *acumulação*. Esse modelo é ideal para situações em que as competições sejam de curta duração e com estrutura de *meeting*, tendo obtido bastante sucesso na natação espanhola, porém também é viável em desportos coletivos se a organização das competições seguir o formato exposto anteriormente (AZEVEDO, GODOY, 2004).

Os macrociclos são bastante curtos com esse tipo de organização do modelo. Dessa forma, conforme vemos na Figura 4, é utilizado o princípio das cargas concentradas para obter a otimização da *performance* em diversas competições, ao longo da temporada. Esse modelo está sendo bastante aplicado atualmente.

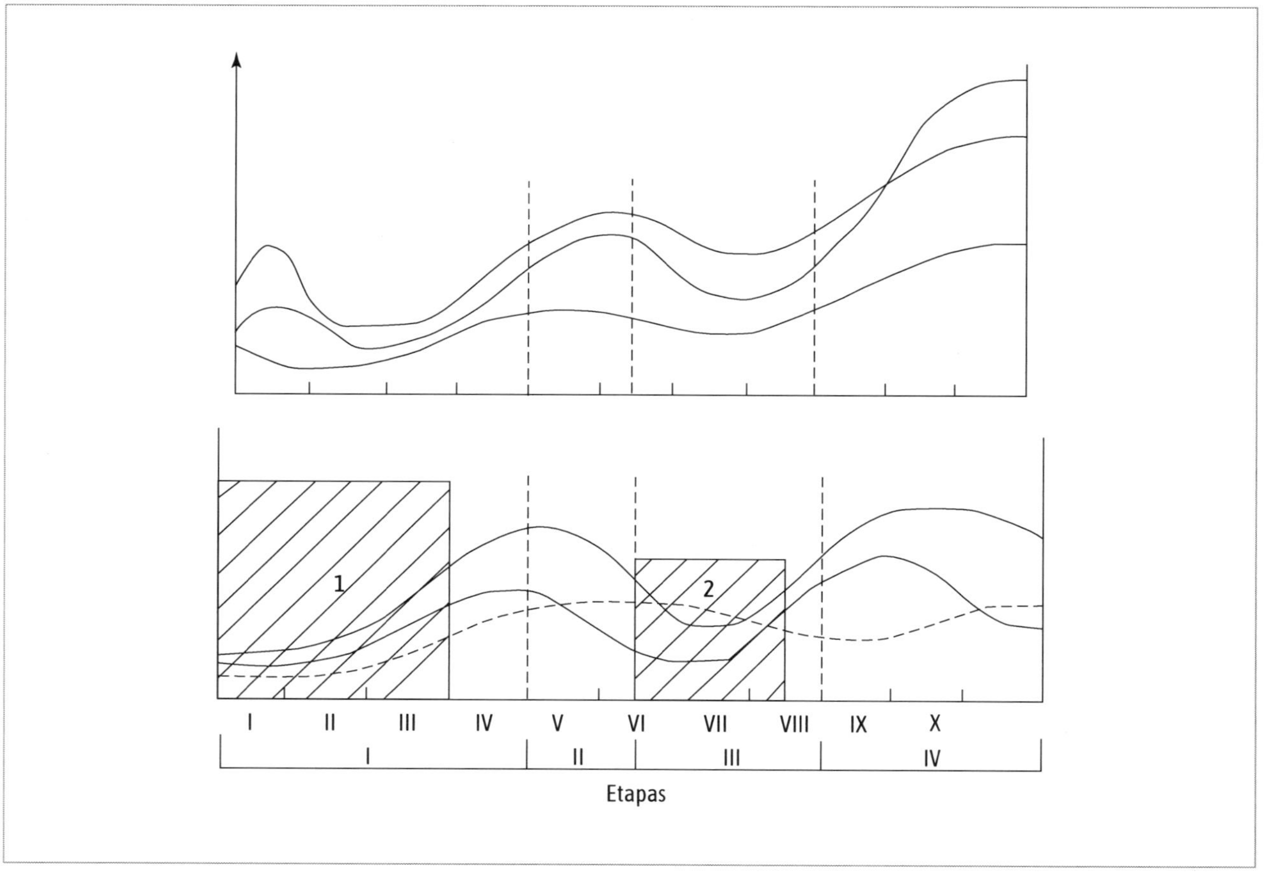

FIGURA 2 Modelo de periodização em blocos de Verkhoshansky.
Fonte: De la Rosa, 2017.

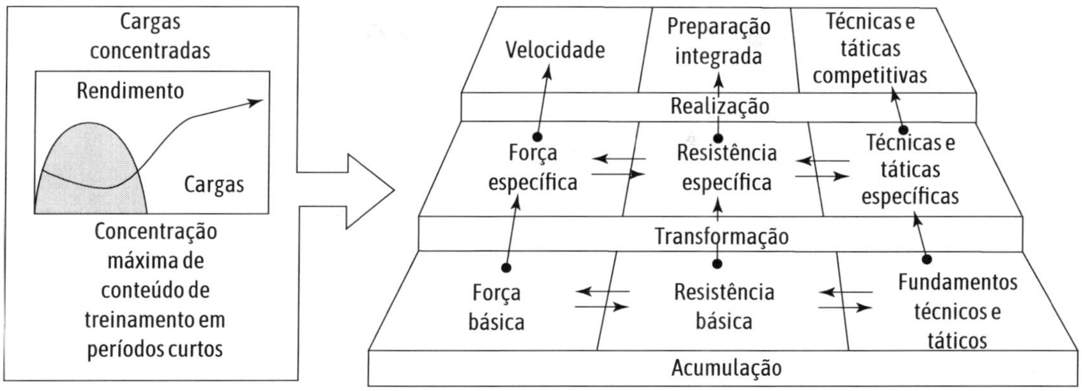

FIGURA 3 Descrição das qualidades físicas desenvolvidas em cada mesociclo.
Fonte: Manso et al., 2002.

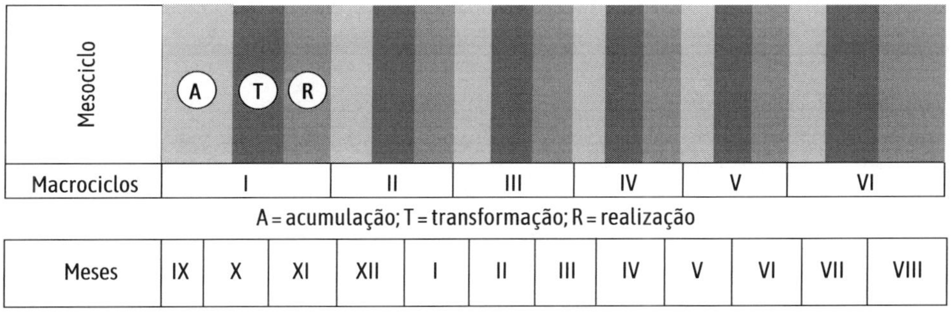

FIGURA 4 Modelo da periodização ATR de Valdivielso.
Fonte: Manso et al., 2002.

Periodização modular (Vorobiev)

Vorobiev, medalhista olímpico na década de 1960 em levantamento de peso, tornou-se técnico da mesma modalidade ao parar de competir, criando então a periodização modular.

As cargas oscilam e, na maior parte do tempo, posicionam-se acima de 80% na sua aplicação. O volume, apesar de não predominar, também oscila bastante. Essa grande variação é utilizada como recurso para obter adaptações crescentes e elevadas, uma vez que, diante de um estímulo uniforme, o organismo responde de forma uniforme (AZEVEDO et al., 2004).

A fase básica não é considerada, por acreditar que sua aplicação não promove rápido desenvolvimento do atleta. Assim, é dada ênfase à utilização da preparação específica. Dessa forma, segundo Azevedo et al. (2004), a condição de priorizar a parte específica é utilizada para criar a adaptação do organismo de acordo com as exigências do desporto escolhido.

Cabe ressaltar que esse modelo (Figura 5) foi originalmente criado para o levantamento olímpico, um desporto individual, com *performances* intensas, sem variações de componentes técnicos e de curtíssima duração, tornando-se adequado para esportes com características semelhantes. Fica evidente, pela especificidade da preparação e pela utilização de cargas muito elevadas, principalmente as de intensidade, que esse modelo de periodização se destina ao treinamento de atletas com total domínio da técnica, geralmente os de alto rendimento (AZEVEDO et al., 2004).

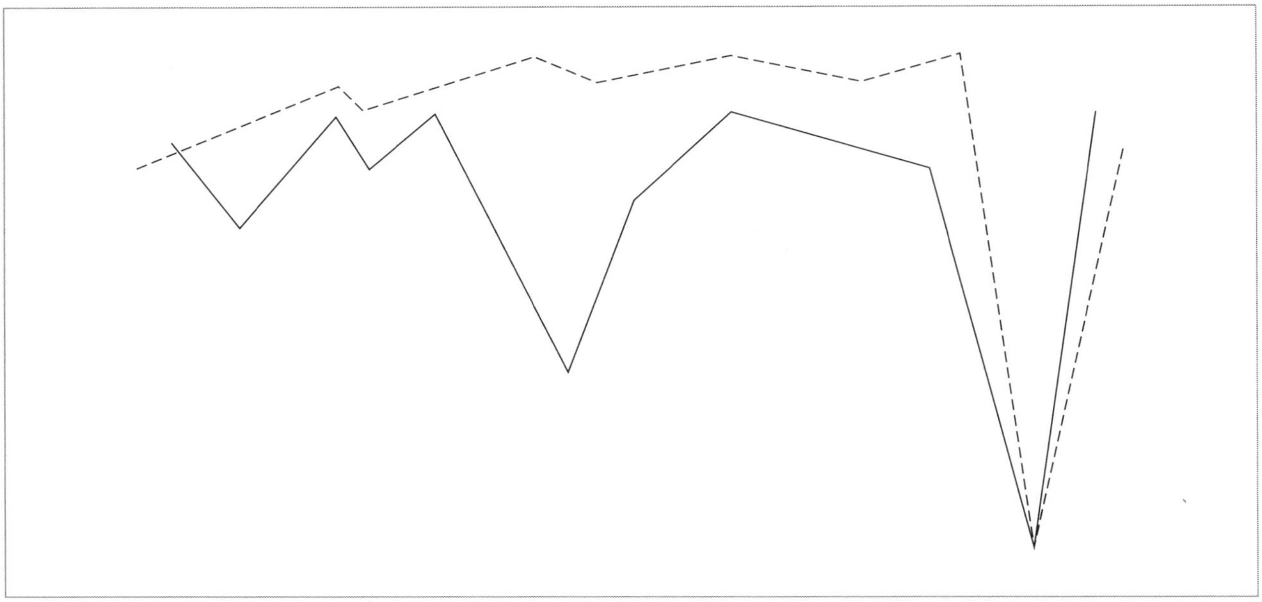

FIGURA 5 Modelo de periodização modular de Vorobiev.
Fonte: Manso et al., 2002.

Periodização multicíclica (Platonov)

Em uma rápida apresentação, pode ser dito que esse modelo constitui uma aplicação prolongada do modelo clássico de Matveev, visando a proporcionar ao atleta a obtenção de resultados por toda sua carreira atlética. O modelo multicíclico requer uma melhor organização e controle dos conteúdos, levando ao aumento gradual da especificidade – incorrendo na diminuição da fase básica – e conduzindo o desportista à realização máxima de suas possibilidades individuais.

Ao longo do tempo, na periodização do treinamento de atletas de elite, o período preparatório é gradativamente reduzido e o período competitivo passa a ocupar a maior parte do tempo no calendário esportivo, ao contrário da demanda de atletas iniciantes. Essa preocupação com os iniciantes demonstra a abrangência do modelo, caracterizando sua adequação ao plano de expectativa individual.

A escolha do sistema de preparação é feita com base nos fatores que determinam a duração dos períodos e etapas de preparação (Portal et al., 2004), lembrando que, entre esses fatores, podem ser citadas a estrutura do calendário, as demandas do esporte e a etapa no plano de expectativas.

O calendário de competições é o fator principal que rege toda a organização dos períodos no treinamento, adequando toda a preparação básica e específica com as competições-alvo escolhidas.

Outro fator a ser considerado são as demandas do esporte, determinando a manipulação e adequação das cargas específicas. E, por fim, a etapa no plano de expectativas, a considerar o longo prazo adotado (CHEVRIES et al., 2016). Os atletas em formação, nas categorias de base, precisam maior atenção na assimilação das capacidades técnicas e na aquisição de níveis de aptidão básica para suportar, posteriormente, as demandas específicas do esporte.

Esse modelo proporciona a possibilidade de participação em dois a quatro ciclos olímpicos. O aumento da duração da vida esportiva ajuda na organização da estrutura de preparação em quatro ciclos olímpicos. Para promover essa longevidade desportiva todo o planejamento da preparação deve ser feito em longos prazos, evitando um esgotamento antecipado dos recursos adaptativos dos jovens atletas (PORTAL et al., 2004), e a mais adequada assimilação de todos os componentes da preparação atlética. Ou seja, os componentes físico, técnico, tático, psicológico, cognitivo e social (KONARSKI et al., 2012).

A Figura 6 sintetiza o modelo multicíclico de Platonov.

Modelo de periodização de altas cargas (Tschiene)

Diante da necessidade de o atleta manter um nível de rendimento elevado por várias competições, ou em competições de duração prolongada, por toda a temporada, Peter Tschiene organizou o esquema estrutural de treinamento de altos rendimentos (De la Rosa, 2017). Sua estruturação alterna volume e intensidade, sem abaixar os níveis de 80% dos potenciais máximos (Figura 7).

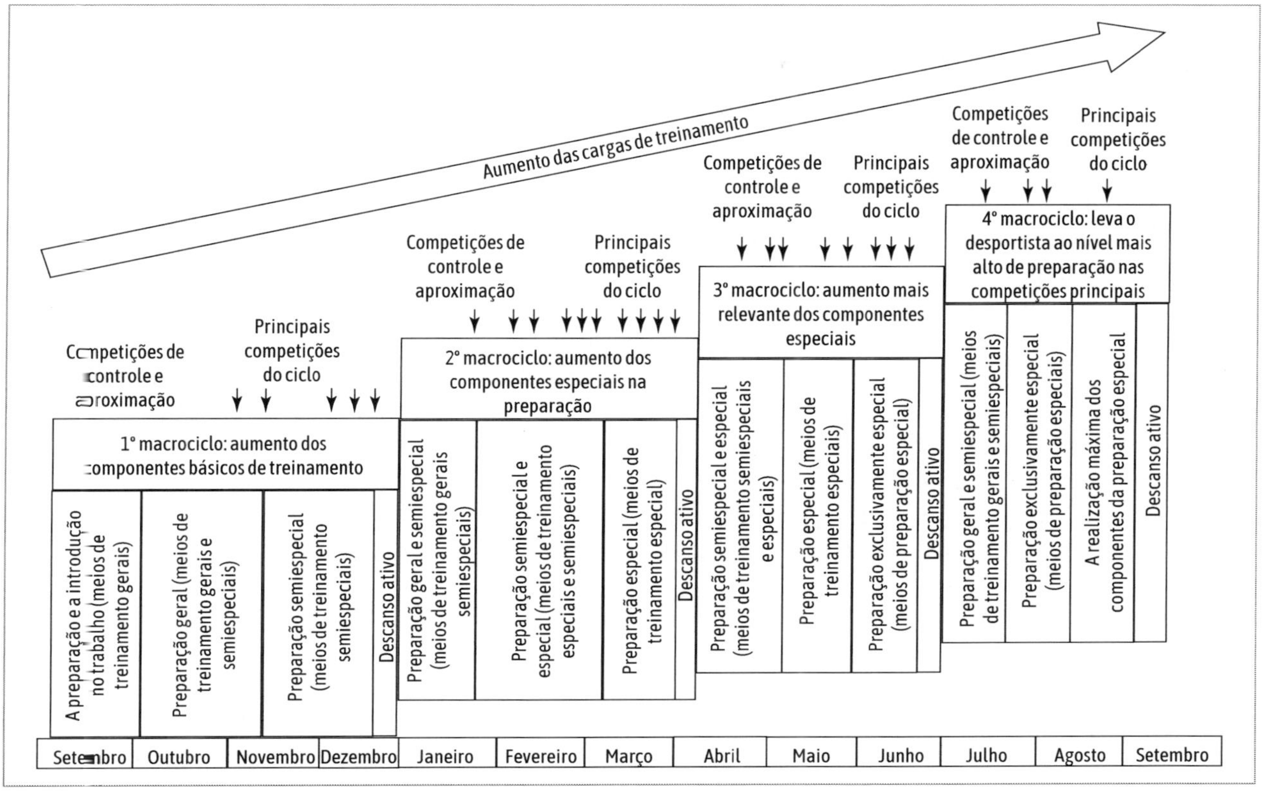

FIGURA 6 Modelo de periodização multicíclico de Platonov.
Fonte: Platonov, 2004.

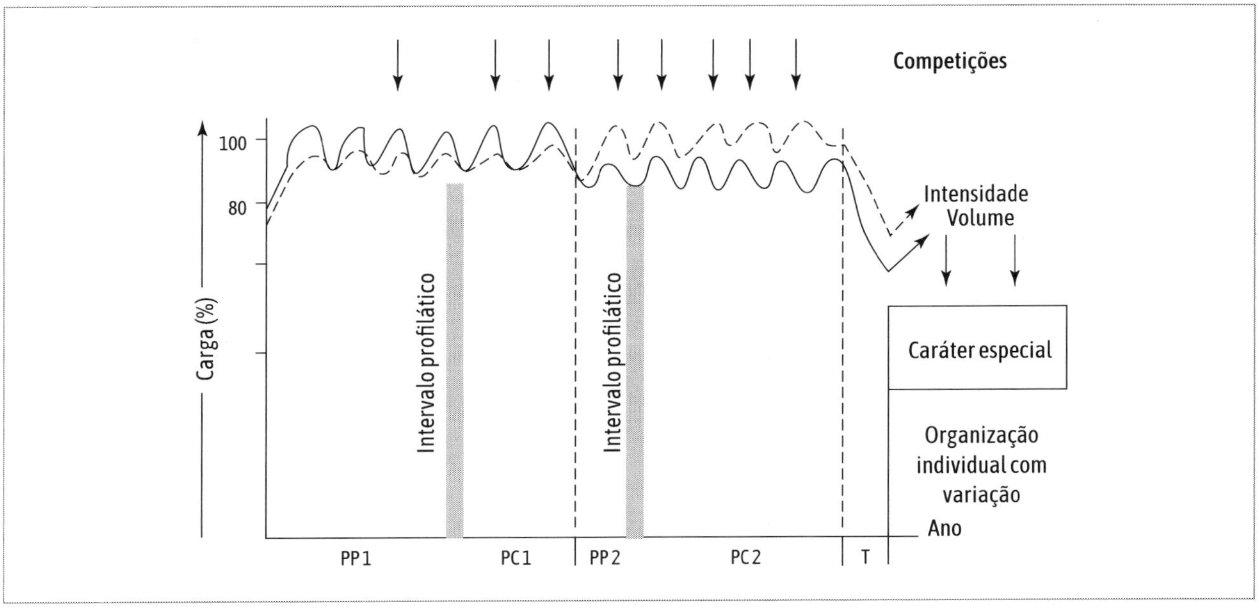

FIGURA 7 Modelo de periodização de altas cargas de Tschiene.
Fonte: De la Rosa, 2017.
PP1: período preparatório 1; PP2: período preparatório 2; PC1: período de competição 1; PC2: período de competição 2; T: período transitório.

O modelo de altas cargas é uma forma de organização em que o treinamento é bastante desgastante, gerando a necessidade de alternar ciclos de alta intensidade de trabalho com ciclos de recuperação ativa, na estratégia de manter as capacidades de rendimento em desenvolvimento por toda a temporada (PORTAL et al., 2004).

A demanda por *performances* consideráveis em várias competições, ou em uma competição longa, impõe a utilização predominante do trabalho específico, incluindo o de competição (MANSO, VALDIVIELSO, CABALLERO, 2002; DRIGGERS SATO, 2017). Por isso, nesse modelo, a própria competição é utilizada como elemento de treino para o desenvolvimento da melhor forma desportiva possível, no momento mais desejado na temporada.

Todas as características, desde as cargas utilizadas até a especificidade do treinamento, deixam clara a indicação de aplicação do modelo para atletas de alto nível que participam de diversas competições muito próximas umas das outras, ou que ocorram simultaneamente, ou ainda em competições com longos períodos de duração – mais de 2 meses –, requerendo *performances* consideráveis em toda a temporada.

Modelo pendular (Arosiev)

Idealizado pelo russo Arosiev, em 1971, o modelo pendular é considerado uma adaptação ao modelo de Matveev, porém com macrociclos de menor duração. Sua criação visou a atender a demanda do esporte contemporâneo, em que os atletas necessitam apresentar a melhor forma competitiva possível, várias vezes durante o calendário desportivo (Figura 8).

A alternância de cargas básicas e específicas para conduzir a uma melhor capacidade competitiva já foi preconizada no modelo de Matveev. Nesse modelo, essa alternância é chamada de pêndulo do treinamento porque as cargas específicas crescem a cada ciclo do treinamento, ao contrário das cargas básicas, que vão decrescendo até se tornarem significativamente menores (COSTA et al., 2004), com base na premissa dos *princípios da adaptação* e da *continuidade* (Capítulo 3, "Princípios científicos do treinamento esportivo"), em que o indivíduo, constantemente submetido ao treinamento, reage adaptando-se aos estímulos, formando um lastro que permite a manipulação da alternância de cargas com maior ênfase nas cargas de intensidade.

Quanto menores forem os períodos de duração dos pêndulos, maior será o número de vezes que o atleta estará em condições de competir. Se os pêndulos forem maiores, a forma desportiva será sustentada por mais tempo.

Esse é um dos modelos que solucionou o problema atual de obtenção de *peaks* em várias competições. Porém, deve ser compreendido que a aplicação desse modelo se

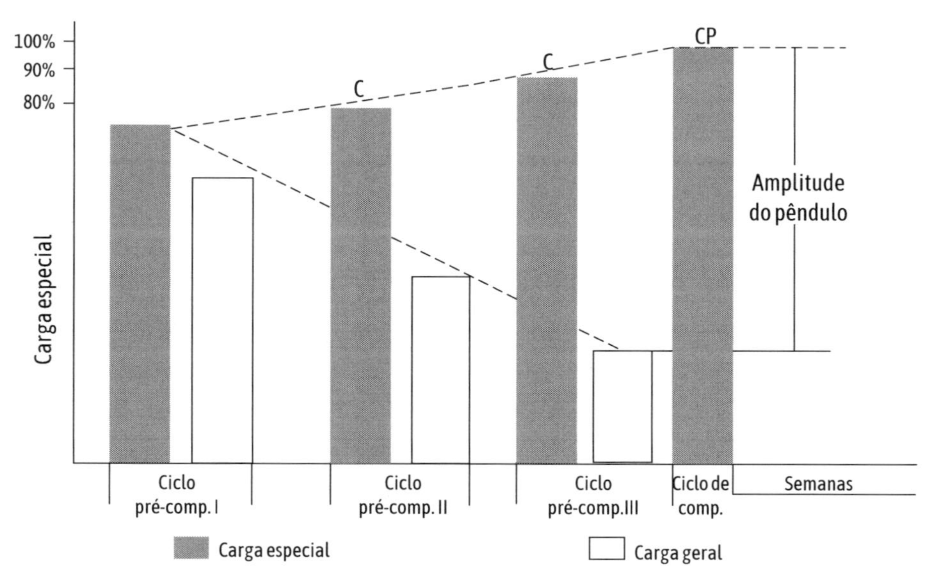

FIGURA 8 Modelo de periodização pendular de Arosiev.
Fonte: Granell e Cervera, 2003.
C: competição; CP: competição principal.

restringe à situação de necessidade de o atleta atingir vários *peaks* na temporada. Pelo contrário, se a situação permitir um considerável período de preparação para uma competição, com um período de realização muito menor que o de preparação, a *performance* alcançada na periodização clássica de Matveev apresentará um rendimento muito mais significativo (DE LA ROSA, 2000).

É razoável supor que a estrutura pendular possa ser aplicada com sucesso em variados desportos individuais ou coletivos, de natureza cíclica, acíclica ou acíclica combinada.

Prioritário (Bompa)

Este modelo de periodização busca solucionar um grande problema atual, que é a necessidade da obtenção de vários *peaks* distribuídos nas diversas competições ao longo de toda a temporada (Figura 9).

Originariamente, sua aplicação se destinou a modalidades esportivas com predominância de potência e velocidade, cujas competições são tipicamente caracterizadas por uma curta duração. Portanto, tal modelo pode não servir, sem as devidas precauções, de parâmetro para desportos com situações distintas, como as competições longas e/ou com predominância de resistência (SEQUEIROS et al., 2004).

Bompa também procura solucionar esse problema com ciclos simples, duplos, triplos e múltiplos de treinamento, como encontrado na Figura 10 (SEQUEIROS et al., 2004), que apresenta uma periodização anual para tenistas com vários picos de desempenho (quatro picos principais).

Mesmo na periodização múltipla, Bompa mantém a utilização da estruturação tradicional, mas não determina como se aplica a variação das cargas.

"A periodização simples é reservada para atletas iniciantes e de categorias de base. A periodização dupla é adequada a atletas experientes, os quais podem se qualificar para campeonatos nacionais. As periodizações tripla e múltipla são recomendadas somente para atletas avançados ou internacionais" (BOMPA, 2018).

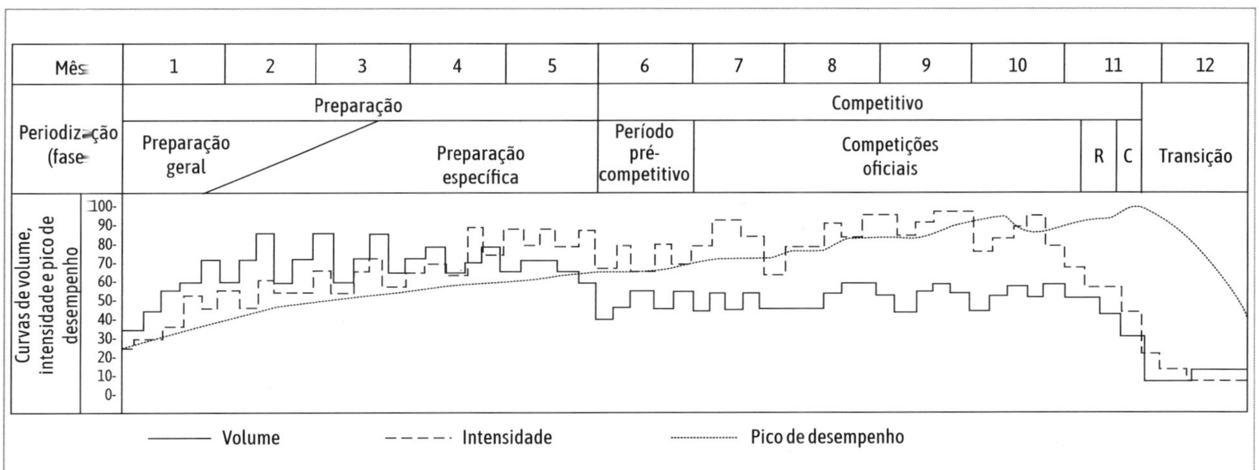

FIGURA 9 Modelo de periodização prioritário de Bompa.
Fonte: Bompa, 2018.

Mês	1	2	3	4	5	6	7	8	9	10	11	12

Tipo de treinamento	1	2	3	4	1	2	3	4	1	2	3	4	1	2	3	4

FIGURA 10 Modelo de periodização prioritário de Bompa para tenistas.
Fonte: Bompa, 2018.

CARACTERÍSTICAS COMUNS AOS MODELOS CONTEMPORÂNEOS

Apesar de algumas diferenças conceituais, a maioria dos modelos contemporâneos de periodização do treinamento deriva do modelo de Matveev, buscando atender as demandas impostas atualmente pelo esporte, apresentando as seguintes características comuns:

- Redução do tempo dedicado à preparação básica, ou geral, para aumentar o período destinado à preparação específica.
- Especialização por modalidade, ou por características de demandas esportivas.
- Preponderância da intensidade sobre o volume.
- Adequação dos processos de recuperação com a estrutura temporal dos calendários esportivos.
- Maior flexibilização estrutural, com sistemas cada vez mais individualizados.
- Obtenção de maior número de *peaks* por temporada.

Além desses aspectos, Konarski et al. (2012) e Marques Júnior (2020) também apontam uma integração de treinos físicos, técnicos e táticos, além de um maior controle sobre ocorrência e prevenção de lesões.

Na literatura do treinamento desportivo, Gomes (2002) propõe uma divisão dos modelos em tradicionais e contemporâneos, baseada numa classificação histórica.

Um ensaio realizado por Barbosa et al. (2004) levantou os aspectos relevantes a serem adotados como critérios metodológicos na classificação. Alguns aspectos são:

- ser específico quanto à estrutura;
- ser direcionado a um tipo de atividade;
- atender ao calendário;
- atentar à distribuição de cargas;
- possuir formato de macrociclos, mesociclos e microciclos;
- atender ao nível de exigência;
- ser condizente com o nível de excelência do atleta;
- contemplar os objetivos;
- corresponder ao momento do plano de expectativa.

Assim, propôs-se uma definição de critérios de identificação e classificação dos modelos de periodização, conforme Tabela 1.

TABELA 1 Critérios para classificação dos modelos de periodização

Estrutura da periodização	Tradicional	Adaptada	Indefinida
Variação da carga no ciclo	Ênfase no volume	Ênfase na intensidade	Variação
Nível desportivo	Alto rendimento	Amador	Iniciante
Duração da *performance*	Curta	Múltipla	Longa
N. de *peaks* por temporada	Até 3 *peaks*	Acima de 3 *peaks*	
Aplicabilidade do modelo	Monástico	Eclético	

PRINCIPAIS CARACTERÍSTICAS DOS MODELOS DE PERIODIZAÇÃO

As características dos principais modelos de periodização são apresentadas na Tabela 2.

TABELA 2 Principais características dos modelos de periodização

Modelos	Estrutura	Variação da carga	*Peaks*	Nível	Aplicabilidade
Clássica (Matveev)	tradicional	variação volume X intensidade	até três	todos	eclético *performance* curta
Blocos (Verkhoshansky)	adaptada	variação volume X intensidade	até três	alto rendimento	monástico *performance* múltipla
ATR (Valdivielso)	adaptada	variação volume X intensidade	mais de três	alto rendimento	eclético *performance* múltipla
Modular (Vorobiev)	indefinida	predomínio de intensidade	mais de três	alto rendimento	monástico *performance* múltipla
Multicíclico (Platonov)	tradicional	variação volume X intensidade	ambos	todos	eclético *performance* curta, longa ou múltipla

(continua)

TABELA 2 Principais características dos modelos de periodização *(continuação)*

Modelos	Estrutura	Variação da carga	*Peaks*	Nível	Aplicabilidade
Altas cargas (Tschiene)	tradicional	variação volume X intensidade	mais de três	alto rendimento	eclético *performance* longa ou múltipla
Pendular (Arosiev)	adaptada	predomínio de intensidade	mais de três	alto rendimento	eclético *performance* múltipla
Prioritária (Bompa)	tradicional	predomínio de volume alta variação volume X intensidade	ambos	todos	eclético *performance* curta, longa ou múltipla

Analisando os modelos investigados, percebe-se que, apesar da variedade de modelos de periodização, algumas características são comuns e ajudam a distinguir cada um deles, como a estrutura, a variação das cargas, a quantidade de *peaks*, o nível desportivo e a aplicabilidade:

- Estrutura
  - tradicional – quando forem identificados os períodos de preparação, competição e transição;
  - adaptada – quando suprimir algum dos períodos da estrutura tradicional;
  - indefinida – quando não mencionada pelo autor.
- *Variação da carga no decorrer da periodização* (volume X intensidade)
  - predominância de volume – quando este se sobrepor à intensidade durante todo o treinamento;
  - predominância de intensidade – quando esta se sobrepor ao volume durante todo o treinamento;
  - variação de predominância – quando ocorrer modificação do tipo de carga predominante durante o treinamento.
- Número de peaks
  - até 3 *peaks*;
  - acima de 3 *peaks*.
- Nível desportivo
  - alto rendimento;
  - amador;
  - iniciante.
- Aplicabilidade do modelo
  - monástica – quando visa a desenvolver a capacidade competitiva em modalidades com demandas relativamente mais simples e/ou com predomínio de uma qualidade física;
  - eclética – quando visa a desenvolver a capacidade competitiva em modalidades com demandas complexas, requerendo diversas qualidades físicas ao mesmo tempo;
  - *performance* curta – situações em que se tem um período longo de treinamento para competição de curta duração;
  - *performance* longa ou múltipla – para situações em que não se dispõe de um longo período de preparação, em decorrência da exigência de um longo período de competição ou de múltiplas competições ocorrendo em sequências com curtos intervalos entre si, ou mesmo simultaneamente.

AUTOAVALIAÇÃO

Disserte sobre cada um dos modelos de periodização apresentados e simule situações esportivas para utilização de cada um deles.

REFERÊNCIAS

1. AFONSO, J.; NIKOLAIDIS, P.T.; SOUSA, P.; MESQUITA, I. Is Empirical Research on Periodization Trustworthy? A Comprehensive Review of Conceptual and Methodological Issues. *Journal of Sports Science and Medicine*, v. 16, n. 1, p. 27-34, 2017.
2. AUGUSTSSON, S.R.; JESPER, A.; THOMEÉ, R.; et al. Performance Enhancement Following a Strength and Injury Prevention Program: A 26-Week Individualized and Supervised Intervention in Adolescent Female Volleyball Players. *International Journal of Sports Science & Coaching*, v. 6, n. 3, p. 399-417, 2011.
3. AZEVEDO, R.C.; GODOY, E.S. Proposed Adaptation of the ATR periodization model for use in team and acyclic sports. *Fitness & Performance Journal*, v. 3, n. 6, p. 393, 2004.
4. AZEVEDO, R.C.; RABELO, A.S.; SILVA, M.J.S.; GODOY, E.S.; DANTAS, E.H.M. The use of Modular training according to Vorobiev. *Fitness & Performance Journal*, v. 3, n. 6, p. 365, 2004.
5. BARBOSA, L.O.; RABELO, A.S.; OLIVEIRA, A.L.B.; SEQUEIROS, J.L.S. et al. Fundamentals of elaboration of classification criteria for sports training periodization models. *Fitness & Performance Journal*, Rio de Janeiro, v. 3, n. 6, p. 384, 2004.
6. BLACK, C.J.; TILL, K.; O'HARA, J.P.; DAVIDSON, J.; JONES, B. Top secret training data? External training loads of a cup winning English Super League rugby league team. *International Journal of Sports Science & Coaching*, v. 13, n. 2, p. 236-42, 2017.

7. BOMPA, T.O.; BUZZICHELLI, C. *Periodization*: theory and methodology of training. New York, Human kinetics, 2018.
8. BRASIL. Ministério do Exército. *Manual do Instrutor*: T 21-250. 3.ed. Brasília, Estado-Maior do Exército, 1997.
9. CHEVRIER, J.; ROY, M.; TURCOTTE, S.; CULVER, D.M.; CYBULSKI, S. Skills trained by coaches of Canadian male volleyball teams: A comparison with long-term athlete development guidelines. *Int J Sports Sci Coach*, v. 11, n. 3, p. 1-12, 2016.
10. COSTA, L.E.A.M.; NÓBREGA, L.F.M.; GODOY, E.S.; DANTAS, E.H.M. Study on the basis of training periodization models: the Pendular structure. *Fitness & Performance Journal*, v. 3, n. 6, p. 388, 2004.
11. CUNANAN, A.; DEWEESE, B.H.; WAGLE, J.P.; CARROLL, K.M. et al. The general adaptation syndrome: a foundation for the concept of periodization. *Sports Medicine*, v. 48, n. 4, p. 787-97, 2018.
12. DANTAS, E.H.M. Multicyclic periodization according to Platonov. *Fitness & Performance Journal*, v. 3, n. 6, p. 367, 2004.
13. DE LA ROSA, A.F. Metodologia del entrenamiento deportivo: las campanas estructurales de Forteza. *Educación **Física y Deportes***, v. 5, n. 28, 2000.
14. DE LA ROSA, A.F.; FARTO, E.R. *Teoría, metodología y planificación del entrenamiento*: de lo ortodoxo a lo contemporáneo. Sevilla, Wanceulen, 2017.
15. DRIGGERS, A.R.; SATO, K. The effects of vertically oriented resistance training on golf drive performance in collegiate golfers. *International Journal of Sports Science & Coaching*, v. 13, n. 4, p. 598-606, 2017.
16. ENOKSEN, E.; TJELTA, A.R.; TJELTA, L.I. Distribution of training volume and intensity of elite male and female track and marathon runners. *International Journal of Sports Science & Coaching*, v. 6, n. 2, p. 273-93, 2011.
17. GODOY, E.S.; RABELO, A.S.; OLIVEIRA, A.L.B.; ARAÚJO, C.A.S. et al. Verificação da consistência das críticas à periodização clássica. In: *8. Congresso Paulista de Educação Física*. 2004. Jundiaí. *Pesquisa em educação física*: especialização esportiva precoce – dilema do esporte nacional. Jundiaí, Fontoura, 2004.
18. GOMES, A.C. *Treinamento desportivo*: estruturação e periodização. Porto Alegre, Artmed, 2002.
19. GRANELL, J.C.; CERVERA, V.R. *Teoria e planejamento do treinamento desportivo*. Porto Alegre, Artmed, 2003.
20. HEGEDUS, J. *Teoria General y Especial del Entrenamiento Deportivo*. Buenos Aires, Stadium, 1973.
21. HERNANDES JUNIOR, B.D.O. *Treinamento Desportivo*. Rio de Janeiro, Sprint, 2000.
22. KIELY, J. Periodization Theory: Confronting an Inconvenient Truth. *Sports Medicine*, v. 48, n. 4, p. 753-64, 2018.
23. KONARSKI, J.; KRZYKALA, M.; PODGÓRSKI, T.; PAWLAK, M. et al. Variations in functional and morphological characteristics of elite polish field hockey players in a complete macrocycle. *International Journal of Sports Science & Coaching*, v. 7, n. 3, p. 527-42, 2012.
24. LACORDIA, R.C., GODOY, E.S., VALE, R.G.S., SPOSITO-ARAUJO, C.A.; DANTAS, E.H.M. *Periodized Training programme and technical performance of age-group gymnasts. International Journal of Sports Science & Coaching*, v. 6, n. 3, p. 387-98, 2011.
25. MANSO, J.M.G.; VALDIVIELSO, M.N.; CABALLERO, J.A.R. *Planificación del Entrenamiento y su Control*. Madrid, Cultiva, 2002.
26. MARQUES JUNIOR, N.K; ARRUDA, D.G.; API, G.H. Periodização tradicional no voleibol (parte 1). *Revista Con-Ciencias del Deporte*, v. 1, n. 2, p. 31-55, 2019.
27. MARQUES JUNIOR, N. K. Treino de força da antiga União Soviética. *Rev Peruana Ci Activ Fís Dep*, v. 6, n. 4, p. 832-41, 2019.
28. MARQUES JUNIOR, N. K. Periodization models used in the current sport. *MOJ Sports Medicine*, v. 4, n. 2, p. 27-34, 2020.
29. MATVEEV, L. *Fundamentos do treino desportivo*. Lisboa, Horizonte, 1986.
30. MUJIKA, I.; HALSON, S.; BURKE, L.M.; BALAGUÉ, G.; et al. An integrated, multifactorial approach to periodization for optimal performance in individual and team sports. *International Journal of Sports Physiology and Performance*, v. 13, n. 5, p. 538-61, 2018.
31. OLIVEIRA, A.L.B.; SEQUEIROS, J.L.S.; GODOY, E.S.; DANTAS, E.H.M. Comparative study on the basis of training periodization models: Verkhoshansky x Matveev. *Fitness & Performance Journal*, v. 3, n. 6, p. 366, 2004.
32. OWEN, A.; LAGOPEÑAS, C.; GOMEZ, M.A.; MENDES, B.; DELLAL, A. Analysis of a training mesocycle and positional quantification in elite European soccer players. *International Journal of Sports Science & Coaching*, v. 12, n. 5, p. 665-76, 2017.
33. PLATONOV, V.N. *Teoria geral do treinamento desportivo olímpico*. Porto Alegre, Artmed, 2004.
34. PLATONOV, V.N.; BOLSHAKOVA, I.V. Long-term preparation of athletes and youth Olympic Games. *Наука и спорт: современные тенденции*, v. 1, n. 1, p. 1, 2013.
35. PORTAL, M.N.D.; BARBOSA, L.O.; GODOY, E.S.; DANTAS, E.H.M. Intensive loading model according to Tschiene. *Fitness & Performance Journal*, v. 3, n. 6, p. 388, 2004.
36. SANTOS, P.; CASTELO, J.; SILVA, P.M. O processo de planejamento e periodização do treino em futebol nos clubes da principal liga portuguesa profissional de futebol na época 2004/2005. *Revista Brasileira de Educação Física e Esportes*, v. 25, n. 3, p. 455-72, 2011.
37. SELYE, H. *The Stress of Life*. 2.ed. New York, McGraw-Hill, 1984.
38. SEQUEIROS, J.L.S.; OLIVEIRA, A.L.B.; GODOY, E.S.; DANTAS, E.H.M. Study on the basis of the Bompa periodization model in sports training. *Fitness & Performance Journal*, v. 3, n. 6, p. 378, 2004.
39. STONE M.H.; O'BRYANT, H.S.; SCHILLING, B.K.; JOHNSON, R.L. et al. Periodization: effects of manipulating volume and intensity. Part 1. *Strength and Conditioning Journal*, v. 21, n. 2, p. 56, 1999.
40. VERKHOSHANSKY, Y.V. Theory and methodology of sports training block system of training high-class athletes. *Theory and practice of physical culture*, v. 4, p. 2-14, 2005.

CAPÍTULO 6

Estrutura da periodização do treinamento

Estélio Henrique Martin Dantas
Artur Bessa
Erik Salum de Godoy
Carlos Alberto Sposito de Araujo

OBJETIVOS DE ESTUDO

- Compreender os planos de expectativa individual e esportivo.
- Montar a *periodização* adequada.
- Calcular as curvas de treinamento de volume e intensidade.

INTRODUÇÃO

O estabelecimento dos princípios do treinamento total e da *periodização* do treinamento, além da criação do treinamento intervalado por Reidell e Gerschller, são marcos que determinam o início do período científico.

A partir do período científico o treinamento esportivo começa a ser pensado levando em consideração as relações de antecedência, interdependência e consequência que permitem, por meio de uma análise da situação inicial, optar pelos procedimentos que conduzirão a uma situação final estimada.

O treinamento intervalado, que começa a ser criado ainda no período do empirismo, demonstra a possibilidade de maior assertividade na produção da *performance*.

O conceito do treinamento total, em que o atleta passa a ser encarado como um ser sistêmico, biopsicossocial, necessitando de uma equipe multiprofissional de especialistas para o seu treinamento, destaca a necessidade da interação de conhecimentos e ações no intuito de promover a otimização do desempenho esportivo.

Para que isso ocorra se faz necessária a perfeita organização do tempo disponível para treinamento, por intermédio do estabelecimento de objetivos a serem alcançados em curto, médio e longo prazos, sendo assim possível obter eficácia no treinamento, inimaginável nos períodos anteriores. A *periodização* do treinamento pode ser definida como um "sistema metodológico de distribuição dos conteúdos do treinamento, em função da disponibilidade de recursos e fundamentado no conhecimento das leis e princípios do treinamento esportivo, proporcionando a possibilidade de atingir determinadas metas intermediárias e culminando com a melhor forma esportiva possível nas competições anteriormente escolhidas" (GODOY et al., 2004).

Esse sistema tem por objetivo "promover a melhor *performance* possível, no momento desejado e previamente estabelecido e, concomitantemente, preservar a integridade do atleta, evitando a ocorrência dos efeitos negativos decorrentes das estimulações dos treinos, por meio da coerente distribuição dos conteúdos e adequada manipulação das cargas de treinamento por etapas específicas, ao longo de toda a carreira do atleta" (GODOY et al., 2004).

A ideia de distribuir conteúdo e cargas de treinamento não é nova. Registros arqueológicos demonstram que hititas e gregos, desde o século 8 a.C. (Período da Arte), utilizavam ciclos de treinamento de três dias de trabalho por um de repouso, os quais chamavam de tetras.

Em meados do século XX, coincidindo com o Período Pré-científico, vivia-se um momento histórico conflituoso, conhecido como Guerra Fria, em que dois blocos políticos socioeconomicamente antagônicos, o capitalismo e o comunismo/socialismo, disputavam acirradamente a primazia em diversas áreas, incluindo a esportiva, em que o sucesso nos Jogos Olímpicos expressava uma supremacia.

Nesse contexto, pesquisadores soviéticos, como Diachkoc, Prokov, Shaposhnikov e outros, citados por Matveev (1981), restabeleceram o caráter cíclico do treinamento, agora com a fundamentação científica proporcionada pelos estudos sobre a relação da síndrome de adaptação geral (SAG) e o estresse (Capítulo 3, "Princípios científicos do treinamento desportivo"), cientes de que a aplicação de uma nova carga de trabalho deve ser feita durante o período de supercompensação do organismo (Capítulo 3) e que, após dois ou três dias de cargas crescentes, deve-se intercalar um dia de trabalho menos intenso que possibilitará a correta recuperação metabólica, respeitando-se as variações decorrentes do *princípio da individualidade* (Capítulo 3).

Matveev (1981) somou a essa contribuição da fisiologia uma prática corrente em administração, referente ao planejamento da utilização do tempo. Partindo de uma visão geral e chegando a uma minuciosa especificação das atividades diárias, gerou as bases do sistema metodológico que visava ao sucesso nas Olimpíadas, sendo denominado *Periodização Clássica* ou *Periodização* de Matveev.

Um detalhe pouco observado ou comentado diz respeito ao fato de que a *Periodização Clássica* foi elaborada e desenvolvida para proporcionar sucesso numa situação em que se dispõe de um longo período para treinar e uma competição relativamente curta. Essa é a estrutura de um ciclo olímpico. Com a mercantilização e profissionalização do esporte, a estrutura modificou-se por inteiro. Atualmente, em pleno Período do *Marketing*, a situação impõe que ocorra um maior número de eventos de grande importância ou competições relativamente longas em cada temporada, exigindo uma maior frequência de *performances* excelentes de uma equipe ou atleta.

Portanto, foram necessárias adequações na forma de periodizar o treinamento, surgindo os modelos contemporâneos de *periodização*. Alguns críticos chegam a afirmar que, na atualidade, a *Periodização Clássica* tornou-se obsoleta. Porém, se o calendário de uma determinada modalidade esportiva proporcionar um período relativamente longo de preparação, 5 a 6 meses, e uma competição relativamente curta, 3 a 4 dias, a *Periodização Clássica* ainda é a melhor opção.

A experiência de um dos autores, como membro da comissão técnica de uma equipe de polo aquático, resultou na conquista de um bicampeonato nacional invicto, em que a equipe não perdeu sequer um quarto das partidas que disputou em dois anos, com a aplicação da *Periodização Clássica* nos tempos atuais.

Recomenda-se também a aplicação do modelo da *Periodização Clássica* para as categorias de base, pois confere maior segurança, preservando a integridade orgânica de indivíduos ainda em formação.

Será feita uma descrição detalhada do modelo de *Periodização Clássica*, incluindo orientações para a montagem de um plano de treinamento de um *macrociclo* com essa metodologia. Por ter sido o primeiro modelo de *periodização* adotado, seu conhecimento é indispensável para a compreensão dos modelos contemporâneos de *periodização*.

PLANOS DE EXPECTATIVA

Os padrões internacionais de desempenho esportivo impõem a obrigatoriedade de um planejamento plurianual do treinamento, conhecido como "plano de expectativa", que engloba diversas temporadas e tem um objetivo definido em longo prazo.

Pode se apresentar de duas maneiras:

- Individual
  - Acompanha toda a vida do atleta, antes, durante e depois da sua etapa de atuação esportiva; objetiva desenvolver as potencialidades dos talentos esportivos de um país.
- Esportivo
  - Planeja o treinamento de uma modalidade esportiva específica, visando a escalonar, no tempo, os objetivos a serem alcançados por uma massa crítica de atletas que foi criada por intermédio do plano de expectativa individual.

Plano de expectativa individual

A experiência de maior êxito de massificação do esporte, bem como a descoberta sistemática de talentos esportivos, certamente ocorreu na antiga União Soviética (URSS) e nos então países socialistas, nas décadas de 1950 a 1980.

Os resultados alcançados encorajam a tentativa de obter alguns ensinamentos aplicáveis à realidade atual.

Matveev (1977) e Schmolinsky (1992), citados por Barbanti (1997), inspiradores do modelo do plano de expectativa individual soviético, subdividem-no em quatro etapas que, após sofrerem algumas adaptações, tornaram possível sua aplicação em nossa realidade: etapa de formação básica, etapa de especialização, etapa de atuação esportiva máxima e etapa de manutenção.

Convém ressaltar que o plano de expectativa individual é uma política de governo que engloba todas as manifestações da educação física e dos esportes de um país. Assim, as duas primeiras etapas ocorreriam na escola (dentro dos paradigmas da Educação Física); a terceira, nas instituições voltadas para o esporte de alto rendimento (desempenho); e a quarta, a etapa de manutenção, nas instalações destinadas à atividade física comunitária (lazer).

A Tabela 1 esquematiza como funcionava, na antiga URSS, o plano de expectativa individual.

TABELA 1 Plano de expectativa individual na antiga União Soviética (URSS)

Idade	Participantes	Local
35 a 40	Manutenção	Clubes, sindicatos etc.
19 a 34	Atuação esportiva	Centros olímpicos de treinamento
13 a 16 (meninas) 14 a 17 (meninos)	Especialização	Centros de excelência do distrito educacional
10 a 12	Etapa de formação básica	Escolas de bairro

Etapa de formação básica

A etapa de formação básica visa a propiciar uma preparação geral às crianças em idade escolar e pré-escolar, enfatizando o treinamento da coordenação motora, da flexibilidade, da resistência muscular localizada e da capacidade aeróbica. Nessa etapa, procura-se oferecer uma ampla gama de atividades esportivas para que a criança, sob a observação do professor, descubra o objeto de sua especialização futura.

Essa fase presta-se ainda para:

- correção de dismorfias e vícios posturais;
- estimulação psicomotora;
- familiarização com técnicas e regras esportivas;
- criação de hábitos higiênicos de vida;
- iniciação da criança em competições etc.

A formação básica deve ser realizada em um contexto de educação física escolar e irá prolongar-se até os 10 a 12 anos de idade.

Etapa de especialização

Na segunda etapa, que se desenrola na terceira infância e na adolescência, o jovem deve ser direcionado para uma área de atuação e não para uma modalidade esportiva.

Inicia-se, então, a *periodização* mais minuciosa do treinamento, com um lento e gradual processo de aumento do trabalho aplicado, evitando-se sobrecarregar o organismo, já envolvido no difícil processo do crescimento. Por essa razão, não se deve fazer um treinamento demasiadamente específico, visando a atuações esportivas precoces, que serão fatais para o desenvolvimento futuro.

O mais importante nessa etapa não é alcançar resultados, mas assegurar um perfeito e harmonioso desenvolvimento orgânico e psicológico, quando está assegurada a base para a futura obtenção de desempenho máximo por intermédio da elevação do nível geral das possibilidades orgânicas funcionais, do enriquecimento do conjunto dos diversos hábitos motores e da destreza e assimilação dos fundamentos do aperfeiçoamento esportivo (MATVEEV, 1981).

Dependendo do esporte considerado, essa fase será encerrada entre os 13 e 16 anos de idade para a mulher, e 14 a 17 anos para o homem.

Etapa de atuação esportiva máxima

Abrange o período produtivo da vida do atleta. Nessa fase ele se torna especialista em uma posição, em uma distância ou em um estilo. Embora a preparação generalizada seja grandemente suplantada pela preparação específica nessa fase, ela continuará a existir.

A proporção entre preparação geral e específica ao longo das fases, ou seja, a relação existente entre a preparação básica e a preparação específica ao longo do tempo, está apresentada na Figura 1.

Ao comentar essa etapa, Matveev (1981) afirma:

> Todas as leis específicas do treino esportivo se manifestam plenamente nesta etapa. O processo de treino adquire traços muito marcados de profunda especialização. Aumenta, consideravelmente, a parte de preparação específica de caracteres físico, técnico, tático e psicológico. Sem dúvida, isto acontece geralmente em consequência do aumento do tempo dedicado à preparação específica, e não em função da redução da preparação geral. Os volumes e a intensidade globais das cargas totais de treino, que crescem a um ritmo maior que antes, alcançam o seu máximo absoluto nos limites da etapa. Aumentam também, de maneira significativa, a prática competitiva e sua influência na estrutura e conteúdo do treinamento.

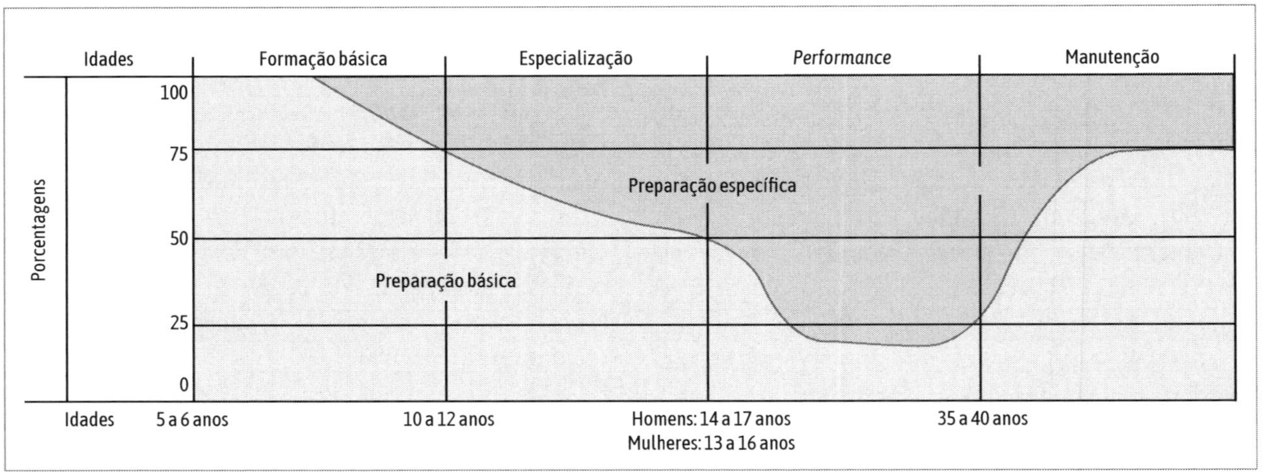

FIGURA 1 Relação existente entre a preparação básica e a preparação específica ao longo do tempo.

Nessa fase, a prática competitiva assume importância primordial. O atleta é levado aos seus limites extremos em termos técnicos, físicos e psicológicos, procurando alcançar sempre desempenhos crescentes.

Obviamente, o atleta que se destina ao esporte de alto rendimento terá sua vida condicionada ao esquema de treinamento, relegando a um plano secundário sua vida particular, os relacionamentos afetivos e o lazer. Não se pretende, com isso, robotizar o atleta; no entanto, é indispensável, respeitando-o como ser humano, deixar clara a opção pelo desempenho e pela vitória.

Etapa de manutenção

A última etapa caracteriza-se pela perda da capacidade competitiva do atleta e possui um caráter eminentemente higiênico. Embora ele seja, paulatinamente, afastado das competições, um programa de preparação geral entra em atividade, visando a preservar, para a terceira idade que se avizinha, a saúde de seu organismo, submetido a tantas agressões durante o treinamento.

Essa ótica do treinamento esportivo, acompanhando toda a vida de uma pessoa, insere-se em uma filosofia de educação física permanente, procurando valorizar o atleta como pessoa, não como um meio para obter resultados esportivos em um determinado período de tempo.

Infelizmente, em nosso panorama esportivo, e em especial no futebol, é comum constatarmos a existência de "atletas descartáveis", que só recebem atenção e cuidados enquanto são produtivos, tornando-se totalmente desamparados técnica, física, psicológica e financeiramente quando se encerra sua etapa de atuação esportiva.

Existe a certeza de que essa distorção desapareceria se a estrutura esportiva estivesse nas mãos de professores conscientes de suas responsabilidades pedagógicas, e não de homens de negócios preocupados com o retorno dos insumos investidos.

A preocupação com o destreinamento, no entanto, deve existir em todos os esportes.

Durante anos, o organismo foi forçado a um desequilíbrio, buscando-se obter níveis mais elevados de homeostase que propiciassem desempenhos máximos. Não se pode, de uma hora para outra, interromper o treinamento e esperar que o organismo, por si só, consiga se reequilibrar.

Além do aspecto biológico, é também muito importante cuidar do aspecto psicológico do atleta. De um momento para outro ele é apeado do pódio e da glória e passa a ser tratado como uma pessoa comum. Se essa transição não for bem acompanhada poderá dar origem a traumas, frustrações ou inadaptações capazes de comprometer a qualidade de vida ou até mesmo a saúde mental do ex-atleta.

É importante observar que os avanços na medicina e demais áreas da saúde, que proporcionam a longevidade com o estilo de vida ativo, têm alterado alguns aspectos culturais que também se refletem no âmbito esportivo.

Ultimamente, as categorias *master*, de atletas com mais de 35 anos de idade, têm aumentado em quase todas as modalidades esportivas, seja com a perpetuação da carreira de atletas já formados, seja com a adesão de indivíduos que iniciam a participação em competições nessa fase.

Essa mudança de comportamento determinará ajustes no plano de expectativa individual, inserindo uma nova etapa, entre as etapas de atuação esportiva e manutenção, pois tem sido considerável o crescimento desse segmento.

Plano de expectativa esportivo

Este plano de expectativa tem por objetivo planificar o treinamento de uma massa crítica de atletas, de uma determinada modalidade, visando a alcançar vitórias esportivas.

Normalmente, o plano de expectativa esportivo abrange o período compreendido entre duas olimpíadas (quatro anos). No entanto, períodos maiores são comuns.

No Canadá, por exemplo, a partir de 1969, foi desenvolvido um plano de expectativa de sete anos em ginástica artística, que possibilitou ao país passar de colocações insignificantes a importantes resultados obtidos na Olimpíada de Montreal (1976). Podem ser citados ainda os planos postos em execução pela antiga URSS a partir de 1952, por Cuba e pela antiga República Democrática Alemã (Alemanha Oriental) a partir de 1964, e o que atualmente está em curso na China, que apresentou admiráveis resultados na Olimpíada de Pequim (2008).

Infelizmente, no Brasil pode-se observar que, afora raras exceções de alguns esportes – quase todos eles graças à iniciativa de seus dirigentes –, não existe uma política pública de detecção e formação de atletas de alto rendimento. Os megaeventos esportivos, como os Jogos Pan-Americanos de 2007, a Copa do Mundo de 2014 e as Olimpíadas de 2016, deixaram como legado apenas algumas instalações, desperdiçando-se uma oportunidade de ouro para criar a universalização da utilização do plano de expectativa esportivo.

Depois de toda olimpíada, a justificativa é a mesma: "somos um país pobre, nossa população é malnutrida e com a saúde debilitada; por isso, não conseguimos melhores classificações".

No entanto, se considerarmos apenas a parcela da população com uma faixa de renda que torne possível nutrir-se adequadamente e ter acesso a um plano de saúde, teremos uma quantidade de pessoas muito superior à população de países como Cuba, Bulgária, Canadá e outros que, historicamente, sempre obtêm uma quantidade de medalhas olímpicas superior à nossa.

A fome e a falta de assistência médica são problemas que devemos atacar urgentemente como cidadãos, mas elas não são mais responsáveis do que a incompetência e a falta de uma política esportiva consistente pelo nosso insucesso no esporte internacional, principalmente nas modalidades individuais.

O plano de expectativa esportivo irá abranger diversas temporadas, cada uma delas constituídas de um, dois ou três *macrociclos*.

A progressiva mercantilização do esporte vem impondo ao macrociclo duas finalidades principais:

- Macrociclo tradicional
  - Utilizado nas situações em que se dispõe de um *período de preparação* relativamente mais longo que o *período de competição* e em que se almeja priorizar a *performance* numa determinada competição, como os Jogos Olímpicos, campeonatos mundiais ou tentativas de recorde. Foi o *macrociclo básico* que originou a proposta da *periodização*.
- Macrociclo de *meeting*
  - Na teoria da *Periodização Clássica*, este macrociclo é um prenúncio dos modelos de *periodização* contemporânea, pois visa a propiciar ao atleta a manutenção do nível competitivo por um maior período de tempo, capacitando-o a participar de diversos *meetings* em condições de realizar bons desempenhos, podendo assim atender a uma maior quantidade de objetivos numa temporada.

Macrociclos tradicional e de *meeting*

O macrociclo tradicional será utilizado pelos atletas iniciantes, juvenis, e mesmo pelos de alto rendimento, quando a estrutura do calendário proporciona um *período de preparação* relativamente muito mais longo que o *período de competição*. Na prática, a competição-alvo não deverá exceder 15 dias.

Sua constituição será definida: pela quantidade de ciclos por temporada (um, dois ou três ciclos); pela existência ou não de transições intermediárias; pela faixa etária dos atletas; pelo tipo de esporte; e, principalmente, pelas qualidades físicas intervenientes.

O tipo de qualidade física dominante em um determinado esporte indicará a quantidade de picos que se pode obter por ano e, em consequência, a duração ideal do macrociclo. Por conta disso, os macrociclos podem ser anuais, semestrais ou quadrimestrais.

O macrociclo anual é recomendado para o grupo de esportes que requer a resistência aeróbica como qualidade física dominante, pois só será possível a obtenção de um único pico por ano de treinamento. Como exemplos, têm-se a maratona, as corridas de esqui, as provas longas de ciclismo etc.

Se as qualidades físicas preponderantes forem a resistência anaeróbica e a força máxima, poderão ser obtidos dois picos por ano, fazendo uso, portanto, do macrociclo semestral.

Em virtude da má organização dos calendários, esse é também o tipo de *periodização* empregada no futebol, embora não sendo respeitado o tempo de preparação necessário.

Por último, existem os macrociclos de periodização quadrimestral (três ciclos anuais), que são utilizados por atletas iniciantes. Estes, para a sua formação, necessitam de uma quantidade maior de competições, sem, contudo, existir uma imposição para realizarem atuações máximas. Além disso, normalmente eles dispõem de menos tempo contínuo para treinar, em decorrência de problemas com períodos letivos e férias.

Esses macrociclos terão uma estrutura bastante flexível, atendendo às necessidades do treinador. As Tabelas 2, 3 e 4 e a Figura 2 resumem esses pontos.

Convém ainda esclarecer que a *periodização* poderá ser simples ou múltipla (dupla ou tripla, neste caso) em função da existência ou não de transição no meio de uma temporada, como pode ser observado nos exemplos de estrutura das temporadas de treinamento.

TABELA 2 Características dos diversos tipos de macrociclos

Variante	Macrociclo	Periodização	Características
1	Quadrimestral	Simples	Três picos de desempenho discreto
		Tripla	Três picos de desempenho importante
2	Semestral	Simples	Esportes com predominância de volume Dois picos extensos
		Dupla	Esportes com preponderância de intensidade Dois picos acentuados
3	Anual	Simples	Esportes coletivos (futebol) e ênfase na resistência aeróbica e força dinâmica

TABELA 3 Macrociclo quadrimestral

Periodização simples												
Duração	1º mês	2º mês	3º mês	4º mês	5º mês	6º mês	7º mês	8º mês	9º mês	10º mês	11º mês	12º mês
Período	Preparação			C	Preparação			C	Preparação		C	T
Macrociclo	1				2				3			
Periodização tripla												
Duração	1º mês	2º mês	3º mês	4º mês	5º mês	6º mês	7º mês	8º mês	9º mês	10º mês	11º mês	12º mês
Período	Preparação			C	T	Preparação		C	T	Preparação	C	T
Macrociclo	1					2				3		

C: competição; T: transição.

TABELA 4 Macrociclo semestral

Periodização simples												
Duração	1º mês	2º mês	3º mês	4º mês	5º mês	6º mês	7º mês	8º mês	9º mês	10º mês	11º mês	12º mês
Período	Preparação				Competição		Preparação			Competição		T
Macrociclo	1						2					
Periodização dupla												
Duração	1º mês	2º mês	3º mês	4º mês	5º mês	6º mês	7º mês	8º mês	9º mês	10º mês	11º mês	12º mês
Período	Preparação					Competição		T	Preparação		C	T
Macrociclo	1								2			

C: competição; T: transição.

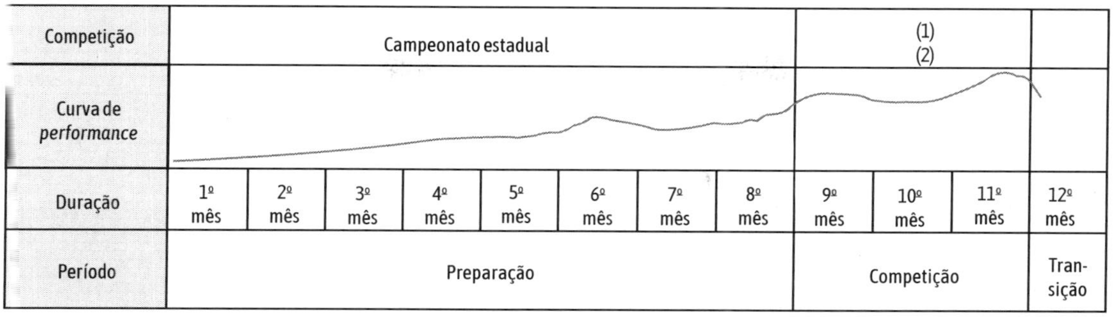

FIGURA 2 Macrociclo anual | Periodização simples.
(1) Campeonato nacional ou eliminatória; (2) Campeonato mundial ou olimpíada

Como já mencionado, a escolha de uma ou outra variante dependerá de diversos fatores, entre os quais se destaca a qualidade física predominante no esporte. No entanto, alguns são mais bem treinados se houver, em cada temporada, uma alternância dos tipos de macrociclos empregados.

A utilização de temporadas com macrociclos variados, que consiste na alternância de ciclos anuais e semestrais, será usada na *periodização* em dois casos distintos: nos esportes fundamentados na velocidade e na força explosiva; e naqueles esportes em que se renova, periodicamente, o objetivo da especialização.

Os esportes nos quais se utilizam basicamente a força explosiva e a velocidade tornam possível a obtenção de três ou mais picos por ano, e, na *periodização* do seu treinamento, podem ser alternados os ciclos anuais e semestrais. Nos anuais, será dada ênfase na assimilação de grandes volumes de carga e na renovação da técnica utilizada, ao passo que nos ciclos semestrais o destaque recairá sobre a intensidade do treinamento e o aperfeiçoamento da técnica utilizada.

O mesmo ocorrerá nos esportes em que se renova periodicamente o objetivo da especialização, tais como a ginástica artística, a ginástica rítmica e o salto ornamental. Nesses esportes, o ciclo anual possibilita assimilar as novas séries ou os novos movimentos, e o ciclo semestral propicia o aperfeiçoamento da atuação esportiva para a competição (Tabela 5).

Na Figura 3 aparecem esportes de alta complexidade técnica (100 metros rasos, salto em distância, salto em altura, lançamentos), que podem alcançar até quatro picos por ano, embora haja relatos na literatura especializada apontando atletas que obtiveram seis picos por ano em virtude da relativa pequena necessidade de recuperação após alcançarem um desempenho máximo (aproximadamente duas semanas).

Matveev (1977), em sua obra *Periodización del Entrenamiento Deportivo*, compara os resultados obtidos em algumas provas de atletismo nas quais os atletas foram submetidos a um treinamento que obedecia a uma *periodização* anual ou semestral (Figura 3).

TABELA 5 Correlação entre o tipo de periodização e a quantidade de picos obtidos anualmente

Características do esporte	Quantidade de picos por ano	Quantidade de macrociclos por temporada
Resistência aeróbica	1	1
Força dinâmica	2	2
Velocidade/alta complexidade técnica	1 ou de 3 a 4	Variável
Força explosiva/tecnicamente simples	1 ou 3	
Alta complexidade técnica	–	
Coordenação motora acurada	1 ou de 2 a 3	
Renovação periódica do objetivo de especialização	–	
Iniciação esportiva	3	3

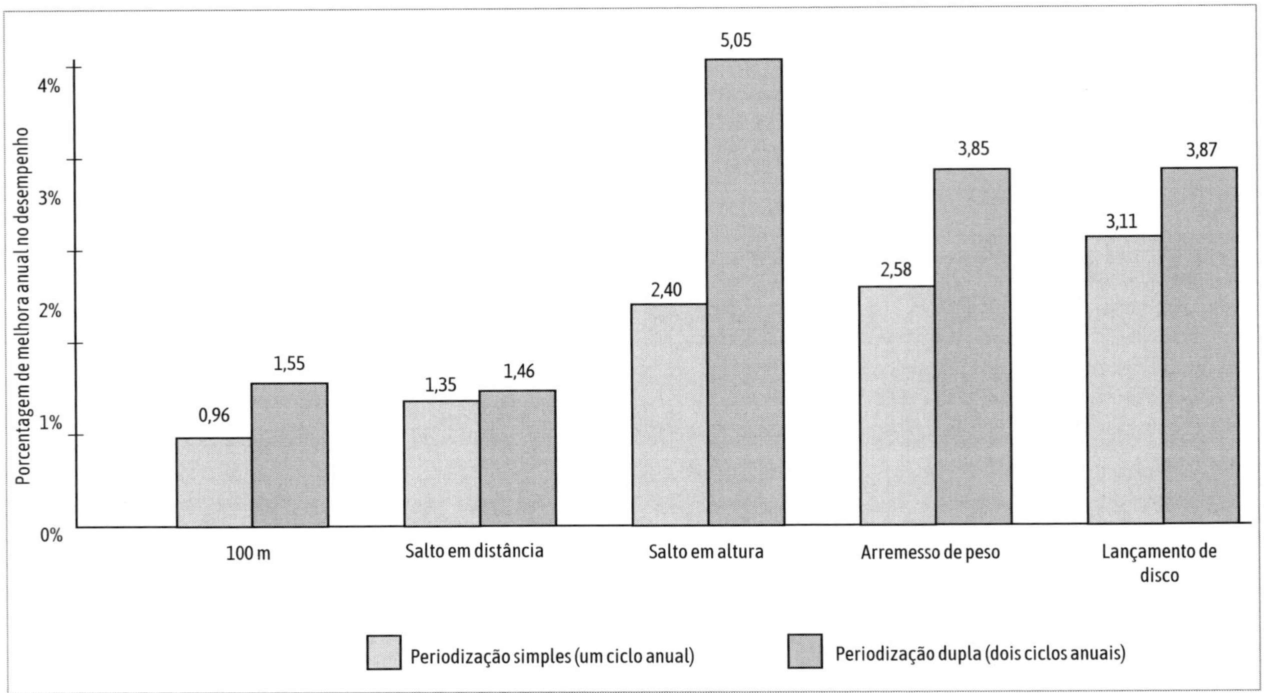

FIGURA 3 Comparação entre a eficácia de utilização de macrociclos anuais e semestrais de atletismo.
Fonte: dados de Matveev, 1977.

Como se pode verificar pela análise dessa figura, há melhora tanto nas modalidades de baixa complexidade técnica (100 metros e arremesso de peso) quanto naquelas de alta complexidade (saltos e lançamentos), quando se passa de um macrociclo anual para um semestral. Esses números demonstram cabalmente, para essas modalidades, a superioridade da *periodização* dupla sobre a simples.

Os atletas do esporte de alto rendimento, nas temporadas em que não houver nenhuma competição importante para estabelecer seu futuro esportivo (olimpíadas, campeonatos mundiais, jogos pan-americanos etc.), utilizarão o macrociclo de *meeting* (Figura 4).

Pode-se perceber que esse macrociclo dispõe de um curto *período de preparação* e que, por esse motivo, não terá uma *fase básica*, ficando assim todo o tempo de treino disponível para o trabalho específico.

Esse tipo de trabalho não pode ser mantido por mais de três ou quatro temporadas seguidas, pois compromete a capacidade física, técnica e psicológica do atleta, como foi observado na equipe brasileira de voleibol masculino durante a temporada de 1994.

Divisão do macrociclo

Dependendo do objetivo intermediário a ser alcançado, o macrociclo será dividido em períodos homogêneos,

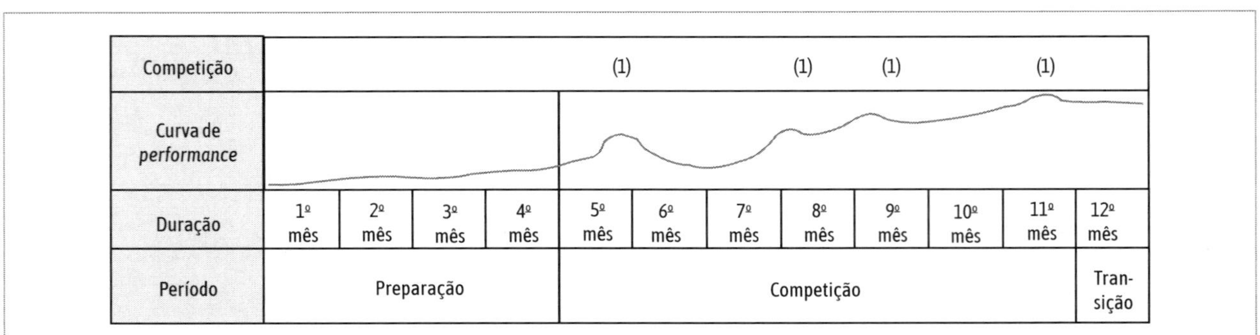

FIGURA 4 Macrociclo de *meeting*. (1) – *Meetings*

durante os quais serão realizadas tarefas e aplicadas cargas da mesma natureza.

O macrociclo de um treinamento de alto nível terá três períodos: *preparação, competição* e *transição.*

Tubino e Moreira (2003), tendo em vista a realidade esportiva brasileira, preconizam mais um período, o de *pré-preparação.*

Assim, o macrociclo seria subdividido nos *períodos* e *fases* descritos a seguir.

Período de pré-preparação

Não se encontram referências a este período na literatura internacional. Por haver continuidade no processo de treinamento ao longo dos anos, são mantidas sob controle todas as variáveis do treinamento e do atleta.

O *período de pré-preparação* serve para iniciar-se corretamente um programa plurianual de treinamento, por intermédio do levantamento dos fatores influenciadores: recursos disponíveis, avaliação dos atletas, mobilização de recursos etc.

Esse período é subdividido em três fases:

- Anteprojeto de treinamento
  - Nesta fase inicia-se o contato com a realidade da tarefa a ser executada e com os objetivos a serem alcançados. É aqui também que serão reunidas todas as informações necessárias à montagem do plano de treinamento.
- Diagnóstico
  - Quando são realizados os testes técnicos, físicos, psicológicos e clínicos com os atletas.
- Planejamento
  - Nesta fase será feita a montagem do plano de treinamento.

Período de preparação

É a época em que o atleta será elevado à condição competitiva na temporada considerada. Segue a fase de planejamento do período de pré-preparação e visa a incrementar os níveis de proficiência técnico-tática, física e psicológica para possibilitar a realização de atuações máximas nas competições programadas.

Esse período é divido em duas fases:

- *Fase básica*: preparação geral.
- *Fase específica*: preparação específica.

A duração dessas fases variará de acordo com o tipo de *periodização* escolhida, com as peculiaridades da modalidade e do calendário esportivo considerado. No entanto, deve-se ter em mente que, por mais exíguo que seja o tempo para treinamento, é necessário manter um *período preparatório* e outro *competitivo*. Porém, não adiantará subdividir um período de preparação inferior a três meses em *fases básica* e *específica.*

Como base para raciocínio, estão apresentadas na Tabela 6 as durações médias de cada fase.

Durante a *fase básica*, o esforço primordial do treinamento é a criação de uma boa base física e técnica. Nessa fase são trabalhadas as qualidades físicas ligadas ao esporte em treinamento, complementada a formação corporal e aumentado o lastro fisiológico do atleta.

Juntamente com esse alicerce físico são construídas as bases do desenvolvimento técnico-tático e psicológico, coadjuvadas por um constante acompanhamento médico-esportivo.

O *princípio da sobrecarga* (Capítulo 3, "Princípios científicos do treinamento desportivo") é aplicado com ênfase sobre o volume do treinamento, embora não se deva esquecer do incremento da intensidade.

De forma geral, não haverá competições para os atletas ao longo dessa fase. Deve-se ter sempre em vista um objetivo pedagógico caso se queira participar de alguma disputa, encarando-a como um meio auxiliar na preparação. Não se deve modificar o treinamento com o fim de preparar o atleta para apresentar resultados nessa fase.

Inicialmente, as qualidades físicas, técnicas e psicológicas adquiridas deverão ser transferidas para as necessidades específicas do esporte em treinamento. Em seguida, essas especificidades serão aperfeiçoadas e incrementadas, enquanto o volume de treinamento será reduzido e a intensidade sofrerá aumento considerável. No geral, o atleta passa a ser submetido a uma carga total de trabalho superior à aplicada no *período básico.*

TABELA 6 Duração das fases do período de preparação

Fase	Ciclo anual	Ciclo semestral	Ciclo quadrimestral
Básica	4 a 5 meses	2 a 2½ meses	1½ a 2½ meses
Específica	2 meses	1½ mês	–

Essa alternância da predominância entre volume e intensidade é explicada pela necessidade de se preservar o atleta do risco de um estado de sobretreinamento, que certamente adviria se fosse aumentada a intensidade enquanto o volume se mantivesse em níveis elevados. Dessa maneira, pode-se buscar o ponto exato de equilíbrio entre essas duas variáveis, fazendo sempre com que a carga total de trabalho à qual o atleta está submetido seja crescente.

Como explanado no Capítulo 3 ("Princípios científicos do treinamento desportivo"), o *princípio da especificidade* restringe a capacidade de transferência que o organismo é capaz de realizar de um nível de condicionamento geral para um nível de condicionamento específico. Por esse motivo, torna-se forçoso o maior volume de treinamento específico possível para que se possam obter atuações esportivas consideráveis.

As características das duas fases do *período de preparação* estão esquematizadas na Tabela 7.

Ao se dosar as fases básica e específica, duas necessidades antagônicas surgirão:

- Aumentar a *fase básica* para obter um pico mais prolongado, reduzir o risco de lesões e aumentar a capacidade de suportar maiores cargas de trabalho.
- Aumentar a *fase específica* para possibilitar melhores desempenhos.

Da interação das duas necessidades será possível definir o quanto se investirá, em termos de tempo, em cada fase.

Na *fase específica* pode-se (e deve-se) providenciar algumas competições com o objetivo de familiarizar o atleta com estas e fazer uma avaliação do treinamento. Compondo-se a sobrecarga provocada pela competição com as necessidades do treinamento pode-se criar ciclos perfeitamente harmônicos e adequados às imposições da fase.

É, no entanto, imprescindível lembrar-se que a ênfase nesse período não se apoia na competição, e sim no treinamento. Por isso, deve-se subordinar as necessidades da competição às imposições do treino, nunca o contrário. Ao final do *período de preparação* pode-se, paulatinamente, dar maior realce às competições em detrimento do treinamento.

As atividades executadas ao longo do *período de preparação* irão variar, dependendo do esporte e dos atletas em treinamento. Na Tabela 8 é apresentada uma proposta de esquematização dessas atividades.

TABELA 7 Características das duas fases do período de preparação

Fase	Características
Básica	Predomina o volume sobre a intensidade Ênfase sobre a preparação física Componente geral do treinamento Visa a preparar para o treino Atleta não apresenta condição competitiva Dura aproximadamente o dobro da fase específica
Específica	Predomina a intensidade sobre o volume Ênfase sobre a preparação técnico-tática Trabalho com alto grau de especialização Visa a preparar para a competição Atleta apresenta condição competitiva incipiente

Período de competição

Desde a *fase específica* do período preparatório, as competições já fazem parte integrante do calendário do treinamento. Nesse período, no entanto, elas perdem a característica de meros auxiliares para passarem a ser o objetivo.

É nesse período que os atletas, alcançando o pico, realizarão na competição-alvo a sua atuação esportiva máxima.

A carga de trabalho aplicada é reduzida de 20 a 30%, sendo incrementada a preparação técnica em detrimento da preparação física. No trabalho técnico-tático visar-se-á o aperfeiçoamento tático, almejando a manutenção dos níveis obtidos no período anterior.

Nessa fase, nenhuma alteração pode ser introduzida na atuação. As preparações técnico-tática, psicológica e física deverão estar completas. Qualquer tentativa de mudança, além de não ser aproveitável em virtude da exiguidade de tempo, comprometerá as estruturas anteriores.

A ênfase do treinamento recairá sobre a formação específica, que terá uma abordagem quase absoluta, complementada por discreta participação da preparação geral. Na Figura 5 adaptou-se uma distribuição que Matveev (1981) fez do assunto.

Uma periodização adequada assegurará ao atleta manter-se no ápice de sua forma esportiva até o final do *período competitivo*, passando, após este, para um período prolongado de recuperação.

Período de transição

O *período de transição* destina-se a proporcionar ao atleta uma recuperação física e mental após os extremos esforços a que se submeteu nas competições que ocorreram no período anterior.

TABELA 8 Atividades executadas ao longo do período de preparação

Tipo de preparação	Fase básica	Fase específica
Física	Desenvolvimento das qualidades físicas de base: • Resistência aeróbica • Resistência muscular localizada • Flexibilidade • Forças estática e dinâmica Formação corporal geral (hipertrofia muscular)	Desenvolvimento das qualidades físicas requeridas especificamente para a prática do esporte considerado: • Força explosiva • Resistência anaeróbica • Velocidade de deslocamento Manutenção das qualidades físicas de base
Técnico-tática	Assimilação e ampliação da base teórica da atividade esportiva Reestruturação e aperfeiçoamento das destrezas e gestos esportivos Correção e sedimentação da "bagagem" técnica do atleta	Assimilação de novos procedimentos táticos
Psicológica	Diagnóstico e terapia de problemas individuais ou entre o grupo Aumento da capacidade de suportar uma crescente carga de trabalho Correções das possíveis distorções do relacionamento entre a comissão técnica e o atleta Elevação do nível geral das possibilidades volitivas	Desenvolvimento da capacidade competitiva Aplicação de técnicas de treinamento mental e relaxamento Aplicação de técnicas de dessensibilização Utilização do treinamento em condições estressantes (ruído, torcida etc.)
Médica e complementar	Profilaxia de lesões e doenças Acompanhamento médico diário Tratamento de problemas de saúde manifestos e prevenção de vulnerabilidades Correção no planejamento logístico	Prevenção de estafa Recuperação de atletas doentes e machucados

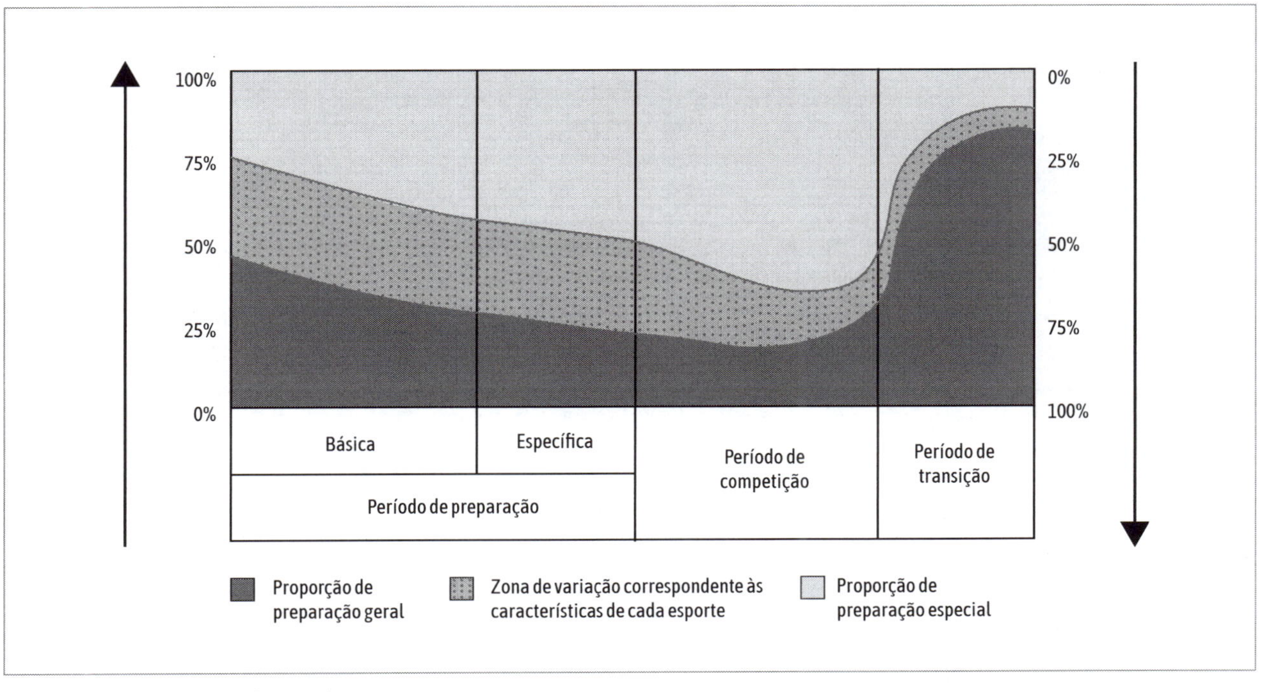

FIGURA 5 Adequada periodização dos treinos.

Sua duração será em torno de um mês. A duração deste e dos demais períodos ao longo dos macrociclos está detalhada na Tabela 9.

O *período de transição* é peça fundamental para o caráter plurianual do plano de expectativas. Se, ao término de cada macrociclo, os atletas ficassem em um período de férias, no início do macrociclo seguinte teria de ser retomado o treinamento em níveis extremamente mais baixos que os alcançados no ápice do ciclo anterior.

A manutenção de um nível adequado de preparação se faz não só na parte física como também nas áreas técnica e psicológica, embora essa manutenção seja obtida por meio de trabalhos executados, na quase totalidade, com utilização de atividades generalizadas em detrimento das específicas.

Fisiologicamente, explica-se com facilidade a necessidade, durante o *período de transição*, de utilizar intensidade bastante baixa de trabalho físico para que o atleta desfrute de uma recuperação metabólica bem mais completa do que a desfrutada nos períodos anteriores.

Quando se fala no *princípio da sobrecarga*, mostram-se as vantagens da aplicação de um novo estímulo antes da total recuperação metabólica do esforço anterior. Com base nesse princípio, durante todo o *período preparatório* e o *período competitivo*, deve-se fazer a carga de trabalho oscilar dentro de um processo cíclico de alternância, de estímulos e repousos, que possibilite ao atleta a obtenção de um rendimento crescente.

Em contrapartida, apesar de haver dias e mesmo microciclos estressantes, o atleta de alto nível será mantido sob um discreto estado de permanente desgaste psíquico e fisiológico.

Se não fosse dado um repouso ativo prolongado ocorreria a conversão do efeito cumulativo do treino em sobretreinamento, e o atleta entraria em um processo de fadiga ao reiniciar o treinamento.

Além disso, o enorme volume de atividades específicas realizadas na *fase específica* do *período preparatório* e no *período de competição* faz com que o atleta passe a maior parte de seu tempo executando as mesmas tarefas e aperfeiçoando os mesmos movimentos por muito tempo. Se, durante o *período de transição*, não for alterado o tipo de atividade executada, surgirá um quadro de inibição reativa, ou seja, o atleta desenvolverá uma saturação psicológica em relação ao esporte, com graves prejuízos para sua capacidade de aprendizagem e motivação. Para prevenir o surgimento desse fenômeno é que, durante o período de transição, deve-se orientar o atleta a realizar outro tipo de esporte, diferente daquele que normalmente treina.

Para auxiliar no relaxamento do nível de prontidão do Sistema Nervoso Central, também é importante que o ambiente do atleta seja variado. Assim, se o trabalho durante o ano é executado dentro de um ginásio, pode passar a ser feito em uma praia ou um bosque e vice-versa. Há excelentes resultados obtidos em períodos de transição passados em regiões montanhosas com altitude elevada.

Um *período de transição* bem conduzido tornará possível a expressiva aceleração do ritmo de treinamento no reinício de um novo macrociclo.

Matveev (1977) apresenta o gráfico da Figura 5 como exemplo desse fenômeno.

Embora não haja uma interrupção do treinamento, mas sim a quebra do sistema de treino a que o atleta se submetia, os efeitos desse repouso ativo, tanto sobre a parte fisiológica quanto sobre a parte psicológica, propiciarão um comportamento da curva de resistência ao treinamento, como apresentada na Figura 6.

TABELA 9 Duração dos períodos e das fases

Período	Fase	Duração		
		Ciclo anual	Ciclo semestral	Ciclo quadrimestral
Pré-preparação	Anteprojeto de treinamento	Variável	Variável	Variável
	Diagnóstico			
	Planejamento			
Preparação	Básica	4 a 5 meses	2 a 2½ meses	1½ a 2½ meses
	Específica	2 meses	1½ mês	
Competição	–	3 a 5 meses	1½ a 2 meses	1 mês
Transição	–	4 a 6 semanas	2 a 3 semanas	2 semanas

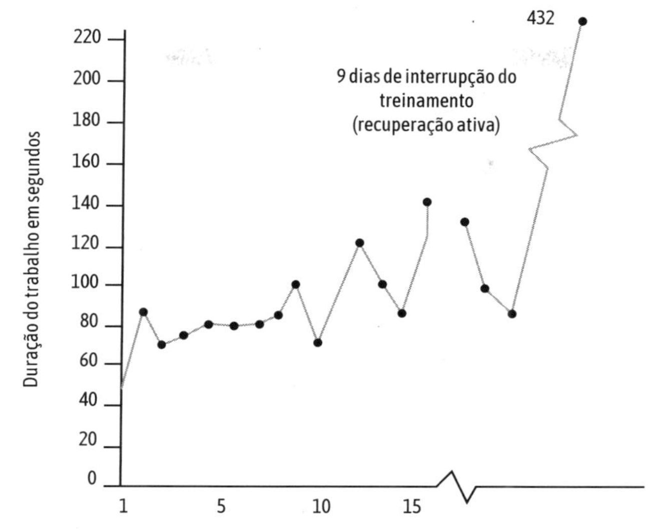

FIGURA 6 Expressiva elevação dos valores da resistência ao trabalho depois de uma interrupção do treinamento.

Subdivisão das fases e períodos de treinamento

A *periodização* do treinamento fundamenta-se nos *princípios da sobrecarga* e da *interdependência volume-intensidade*, conforme explicado no Capítulo 3 ("Princípios científicos do treinamento desportivo").

Normalmente, o atleta de alto nível treinará duas vezes por dia, durante seis dias na semana. Zakharov e Gomes (2003) relatam que na Rússia e em alguns outros países treinam-se 18 sessões por microciclo (três vezes por dia) e, em esportes como ginástica artística, natação, basquete e ciclismo, esse valor chegou à impressionante marca de quatro sessões por dia, distribuídas da seguinte maneira:

- Das 7 h às 8 h: treino físico.
- Das 10 h às 13 h: treino técnico.
- Das 16 h às 18 h: treino técnico-tático.
- Das 20 h às 21 h: treino técnico-físico.

Para suportar essa enorme carga de trabalho, aproveitando sempre o fenômeno da supercompensação do estímulo aplicado, o treinamento tem, necessariamente, um caráter ondulatório de alternância de estímulos fortes e estímulos moderados.

Matveev (1981) ressalta que existem três níveis de ondas que podem se relacionar com os ciclos do seguinte modo:

- Ondas pequenas
  - Caracterizam a dinâmica de carga dos microciclos (de 4 a 12 dias).
- Ondas médias
  - Exprimem a tendência geral do comportamento de carga nos *mesociclos* (3 a 5 microciclos).
- Ondas grandes
  - Representam a ondulação geral da carga ao longo das fases e períodos.

Microciclo

O *microciclo* é a menor fração do processo de treinamento. Combinando fases de estímulo e de recuperação, cria as condições necessárias para que ocorra o fenômeno da supercompensação, melhorando o nível de condicionamento do atleta.

Atendendo a imposições puramente fisiológicas, seria possível fazer um microciclo que conjugasse três dias de estímulo para um de recuperação ativa. Dessa maneira, o microciclo teria 4, 8 ou 12 dias. No entanto, em virtude de influências psicológica e social do meio sobre o atleta, o microciclo coincidirá com a semana civil (sete dias).

O microciclo é, portanto, uma fração única, indivisível, do plano de treinamento. Não se deve mudar, no seu transcurso, as qualidades físicas que estão sendo trabalhadas, nem a ênfase sobre o volume ou a intensidade de treinamento.

Um erro comumente cometido é a ocorrência de dois ciclos distintos de trabalho em um único microciclo (um, nas segundas, quartas e sextas-feiras; o outro, nas terças, quintas-feiras e sábados), visando cada um deles a qualidades físicas distintas e, muitas vezes, com efeitos de treinamento conflitantes, como resistência aeróbica X resistência anaeróbica, resistência muscular localizada (RML) X força etc.

Como vimos, o atleta de alto rendimento treinará de seis a sete dias por semana. No entanto, nem sempre trabalharemos com atletas de alto rendimento, e os de categorias inferiores quase nunca dispõem de tanto tempo. Nesse caso, deve-se procurar treinar de três a cinco dias por semana, em razão dos fatores apresentados adiante.

Experiências práticas mostram o comportamento da treinabilidade, conforme apresentado na Figura 7.

Pode-se observar que, com menos de três dias de treinamento semanal, embora o risco de lesões seja muito pequeno, o ganho obtido na forma física é desprezível. De 3 a 5 dias há uma faixa de suficiente treinabilidade das qualidades físicas consideradas, ao mesmo tempo que o risco de lesões se mantém em uma faixa aceitável. A frequência de 3 a 5 vezes por semana é, portanto, a recomendável para programas de treinamento de sedentários e para a manutenção das condições de saúde.

A partir de cinco dias de treino por semana, o risco de lesões sofre um brusco aumento, ao passo que o ganho do treinamento cresce muito pouco. Para atletas de alto rendimento compensa o risco de lesão em um regime de seis dias de treino por semana, objetivando obter o discreto ganho observado na forma física. Em uma atuação esportiva de alto nível o atleta é tão exigido no limite de suas capacidades que não pode se dar ao luxo de desperdiçar qualquer chance de melhorar sua forma física, por menor que seja esse aumento.

Outra situação em que se recomenda uma frequência de seis, ou mesmo sete dias, de treino por semana é na obtenção de perda de peso. Nesse caso, deve-se atentar para o volume e para a intensidade do trabalho realizado, visando a prevenir o surgimento de um estado de sobretreinamento ou aumento do risco de lesões musculoarticulares.

A frequência mínima de três vezes por semana encontra respaldo, inclusive, na necessidade de se submeter o organismo a um novo estímulo enquanto ele estiver no *período ampliado de recuperação*. Se o intervalo entre dois treinos for superior a 48 horas o novo estímulo estará sendo aplicado no ramo descendente da curva de recuperação ampliada, estando, portanto, em condições inferiores às ideais.

O treino executado nas segundas, quartas e sextas-feiras, ou nas terças, quintas e sábados, possibilita que atletas de níveis inferiores usufruam alguma melhora de sua condição física sem sobrecarregar a quantidade de horas de treino.

Os ciclos de 3, 4, 5 ou 6 dias deverão ser adaptados aos microciclos desenvolvidos para utilização no esporte de alto rendimento.

Zakharov e Gomes (2003) relataram a existência de seis tipos de microciclos utilizados no esporte de alto rendimento: *incorporação, ordinário, choque, recuperação, pré-competitivo* e *competitivo*.

A Tabela 10 mostra como esses microciclos se distribuem pelas *fases* e *períodos*.

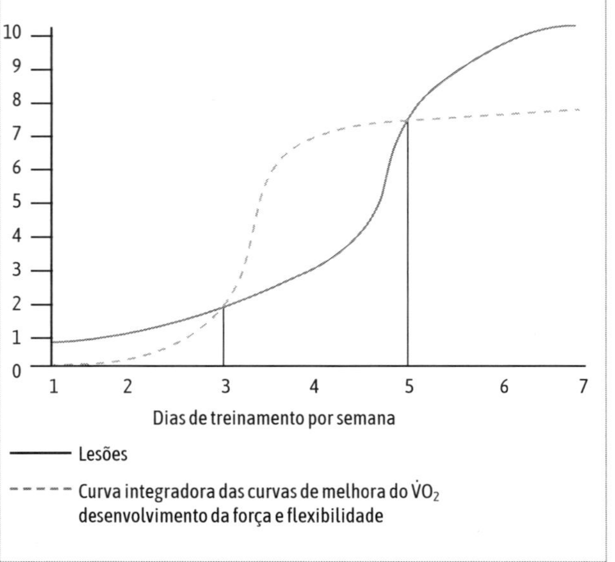

FIGURA 7 Riscos de lesões *versus* desenvolvimento físico em um microciclo.

TABELA 10 Microciclos distribuídos nas fases e nos períodos

Periodização	Tipo de microciclo
Fase básica	Preparação geral • Incorporação • Ordinário • Choque • Recuperação
Fase específica	Preparação específica • Ordinário • Choque • Recuperação
Período de competição	• Pré-competitivo • Choque • Competitivo • Recuperação
Período de transição	• Recuperação • Ordinário

Microciclo de incorporação

Tem como objetivo o atleta passar, gradualmente, de uma situação de transição para uma realidade de treino. Caracteriza-se por apresentar estímulos não muito fortes. Sua estrutura está representada na Figura 8.

Microciclo ordinário

É o mais comumente encontrado no treinamento. Visa a provocar as adaptações orgânicas desejáveis, capazes de incrementar o nível de condicionamento do atleta.

Caracteriza-se por apresentar, na fase de estímulo, aplicação de cargas moderadas homogêneas durante os seus três dias de duração, buscando obter o efeito de treinamento pela sucessão acumulada de esforços (Figura 9).

Microciclo de choque

Este tipo de microciclo caracteriza o ápice da aplicação da carga em um mesociclo. Esse ápice pode ser de volume, se o mesociclo for da *fase básica*; ou de intensidade, no caso de estar localizado na *fase específica*.

Por representar uma incrível sobrecarga para o atleta, só deve ser aplicado em perfeita harmonia com a *periodização*, para encontrá-lo convenientemente preparado e possibilitar que a carga utilizada se harmonize com o nível de assimilação obtido.

O *microciclo de choque* divide-se em duas estruturas distintas: para utilização no *período de preparação* (Figura 10); e para emprego no *período de competição* (Figura 11).

Microciclo de recuperação

É o microciclo no qual ocorre a restauração ampliada da homeostase do atleta, acumulando reservas para fazer frente às futuras exigências do treinamento.

Caracteriza-se por apresentar estímulos reduzidos e uma quantidade maior de dias de repouso, possibilitando adequada recuperação metabólica ativa (Figura 12).

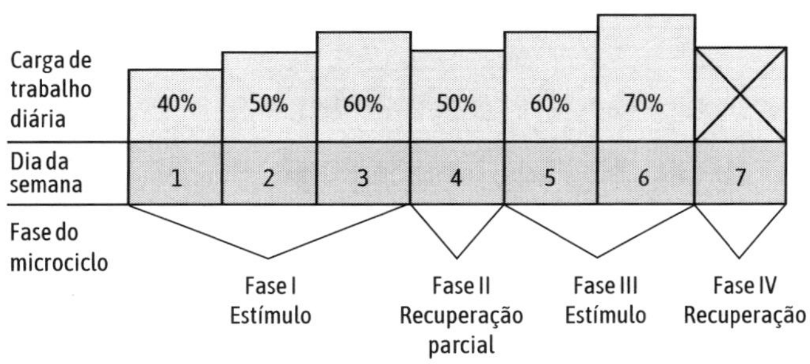

FIGURA 8 Microciclo de incorporação.

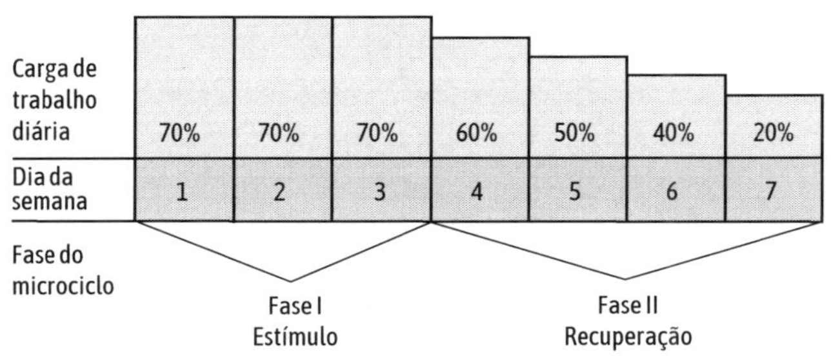

FIGURA 9 Microciclo ordinário.

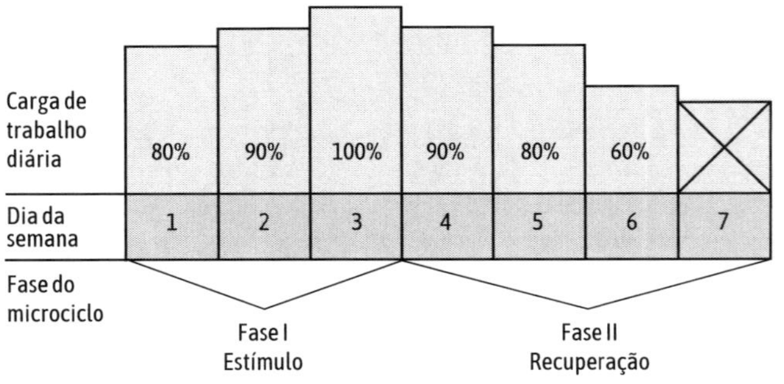

FIGURA 10 Microciclo de choque | Período de preparação.

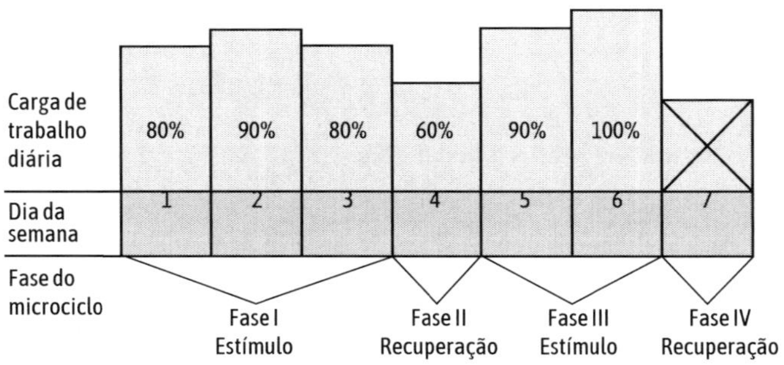

FIGURA 11 Microciclo de choque | Período de competição.

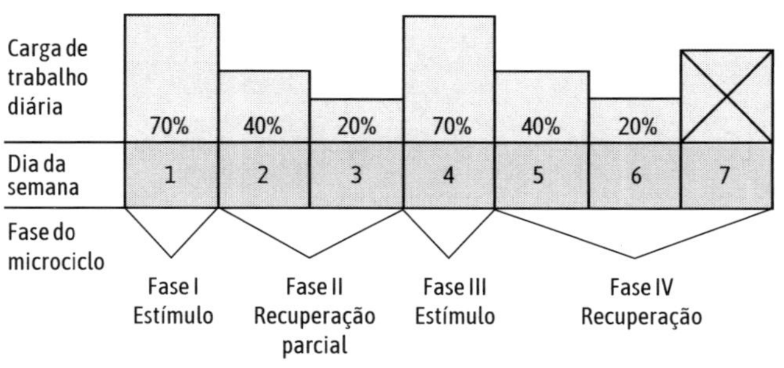

FIGURA 12 Microciclo de recuperação.

Microciclo pré-competitivo

Tem por objetivo fazer a transferência, em situação ideal, das valências obtidas com o treinamento para as necessidades de desempenho da competição. Procura adaptar e ambientar o atleta às condições climáticas, geográficas e horárias da competição e, por isso, terá sua estrutura determinada pelo tipo desta.

Como sugestão, apresentam-se modelos de microciclo para serem utilizados em competições curtas ou duradouras, embora se enfatize a preferência por formular uma estrutura de microciclo baseada no modo da competição: microciclo pré-competitivo para competição duradoura (Figura 13); e microciclo pré-competitivo para competição curta (Figura 14).

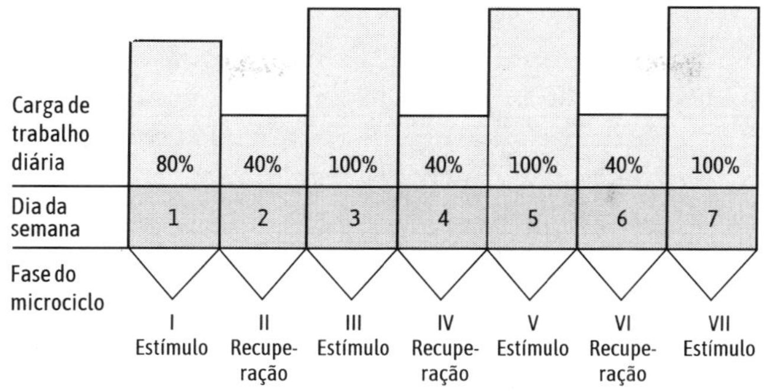

FIGURA 13 Microciclo pré-competitivo para competição duradoura.

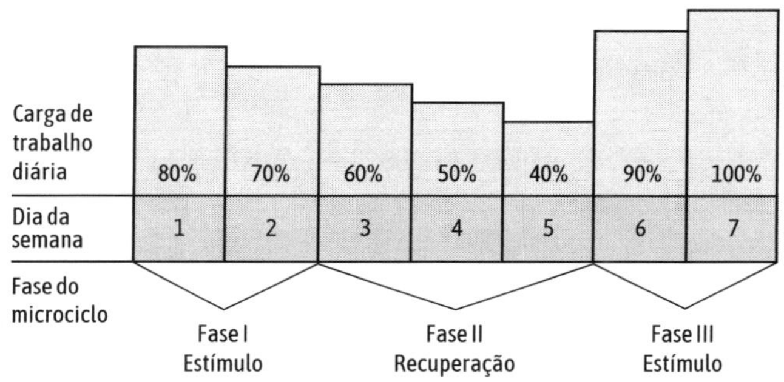

FIGURA 14 Microciclo pré-competitivo para competição curta.

Microciclo competitivo

Não dispõe de estrutura predeterminada. O regulamento e o modo da competição é que estipularão como serão ordenadas as atividades do ciclo.

A atuação esportiva passa a ter prioridade absoluta e todas as ações serão realizadas visando à eficácia máxima.

Mesociclo

É o elemento estrutural da *periodização* que possibilita a homogeneização do trabalho executado.

O *mesociclo* não existe por sofisticação desnecessária, mas para dar a característica preponderante de um determinado período de treinamento. Assim, a *fase básica* do *período de preparação* pode ser, por exemplo, de três mesociclos voltados para o treino da RML e de um quarto mesociclo voltado para o desenvolvimento da força.

O mesociclo poderá caracterizar-se por:

- Parâmetro preponderante na aplicação da sobrecarga
  - mesociclo com preponderância no volume;
  - mesociclo com preponderância na intensidade.
- Qualidade física visada
  - como no exemplo apresentado, em que três mesociclos objetivam o treinamento de RML e um mesociclo de força.
- Alguma outra característica marcante
  - treino de séries diferentes das do macrociclo para alguma competição secundária (no treinamento da ginástica artística);
  - participação em corridas rústicas de rua (para os fundistas).

Mesociclos bem estruturados promoverão melhor definição dos objetivos parciais, maior homogeneidade no trabalho executado e oscilação da carga mais conveniente.

Esse fator é de extrema importância se for levado em conta que, no esporte de alto rendimento, a variação da carga é relativamente reduzida nos microciclos. Por isso, é no mesociclo que essa variação ocorrerá de maneira mais acentuada, possibilitando a obtenção de um resultado cumulativo das cargas utilizadas em cada microciclo, adequando-as à reação que o organismo do atleta é capaz de oferecer no transcurso do tempo, conforme apresentado na Figura 15.

Por esse motivo, o mesociclo terá de 21 a 35 dias em média (ou seja, 3 a 5 microciclos), possibilitando a exploração da viabilidade de se melhorar o nível de treinamento ao longo do tempo por meio da aplicação correta da carga em todos os graus de reação do organismo do atleta.

Assim, nos primeiros dias do mesociclo, quando ocorre a reação ativa, utilizam-se dois *microciclos ordinários*; durante a estabilização, para evitar a estagnação do treinamento, emprega-se um *microciclo de choque*; e, por fim, durante a reação residual, um *microciclo de recuperação*.

Segundo Zakharov e Gomes (2003), existem sete tipos de mesociclos: *incorporação*, *básico*, *estabilizador*, *controle*, *pré-competitivo*, *competitivo* e *recuperativo*.

Mesociclo de incorporação

É utilizado no início do *período de preparação*, visando a possibilitar a passagem do atleta da situação de repouso ativo para a de treinamento. A Figura 16 mostra a participação percentual ideal de cada microciclo no total de carga utilizada no mesociclo de incorporação.

Convém esclarecer que as porcentagens dos dias da semana do microciclo são efetivamente utilizadas para prescrever a carga de trabalho do atleta. Por outro lado, as porcentagens de participação de cada microciclo no total de carga utilizada no mesociclo são, exclusivamente, um parâmetro de controle.

Por exemplo, considere um atleta que tenha realizado no primeiro microciclo (*incorporação*):

- Três sessões de corrida de 12.000 metros, 14.500 metros e 16.000 metros.
- Três sessões de musculação com:
  - supino: 3 × 17 com 65 kg = 3,32 t;
  - agachamento: 3 × 23 com 150 kg = 10,35 t;
  - desenvolvimento: 3 × 20 com 90 kg = 5,40 t.

No total do microciclo ele terá feito:

- corrida: 42,5 km;
- musculação: 19,07 t.

No segundo microciclo (*ordinário*) terá totalizado:

- corrida: 47,2 km;
- musculação: 20,0 t.

No terceiro microciclo (*ordinário*) observaram-se:

- corrida: 47,6 km;
- musculação: 22,54 t.

No quarto microciclo (recuperação):

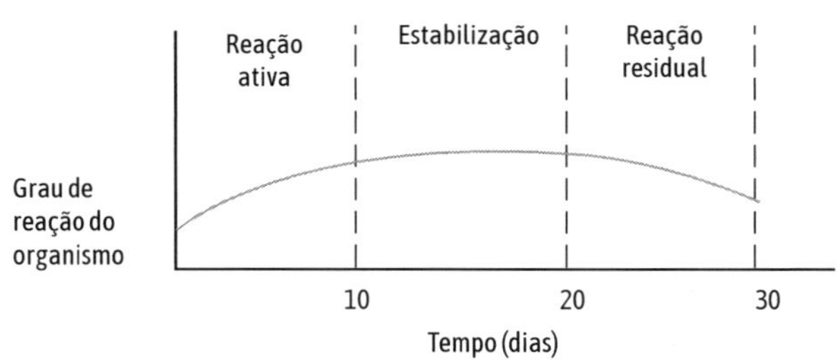

FIGURA 15 Grau de reação do organismo durante um mesociclo.

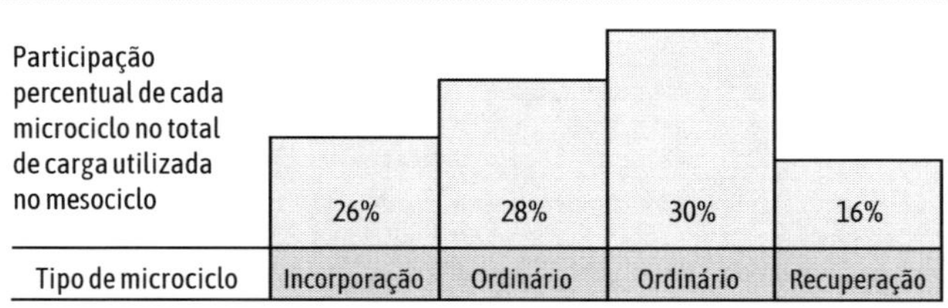

FIGURA 16 Mesociclo de incorporação.

- corrida: 26,2 km;
- musculação: 11,73 t.

Ao final do mesociclo, teremos, portanto, um total (100 %) de:

- corrida: 163,5 km;
- musculação: 73,34 t.

A Tabela 11 mostra o que cada microciclo representou no total do mesociclo, comparando-se com o perfil indicado como ideal para este tipo de mesociclo. Pode-se observar que a carga empregada foi compatível com o ideal preconizado.

Mesociclo básico

É o empregado no miolo das fases básica e específica. Devem ser feitos tantos *mesociclos básicos* quantos forem possíveis, visando a propiciar a adaptação fisiológica do organismo à carga aplicada.

Divide-se em duas variantes:

- mesociclo básico da *fase básica* (Figura 17);
- mesociclo básico da *fase específica* (Figura 18).

Mesociclo estabilizador

Este mesociclo, por ser composto de dois *microciclos ordinários* de mesmo grau de aplicação de carga, é apto a consolidar, estabilizar e fixar as adaptações orgânicas que foram obtidas nos mesociclos anteriores. Por esse motivo, é utilizado no final das fases básica e específica (Figura 19).

Mesociclo de controle

É sempre colocado após o *mesociclo estabilizador* visando a indicar o grau de treinamento alcançado e possibilitar a transferência do condicionamento obtido para o desempenho competitivo.

Convém ressaltar que o primeiro *microciclo de choque* deve objetivar a passagem do treinamento para níveis mais elevados de intensidade, ao passo que o segundo não será tão utilizado com a finalidade de desenvolvimento, mas sim de controle. Para isso, deve-se colocar o atleta ou a equipe para competir (Figura 20).

Os problemas detectados deverão ser prontamente atacados, de modo a não prejudicar as atuações futuras esperadas.

TABELA 11 Exemplo de mesociclo de incorporação

Parâmetro	Mesociclo	Microciclo 1 Incorporação	Microciclo 2 Ordinário	Microciclo 3 Ordinário	Microciclo 4 Recuperação
Musculação	73,34 t	19,07 t	20,00 t	22,54 t	11,73 t
Porcentagem	100,0%	26,0%	27,3%	30,7%	16,0%
Corrida	163,5 km	42,5 km	47,2 km	47,6 km	26,2 km
Porcentagem	100,0%	26,0%	28,9%	29,1%	16,0%
Média das porcentagens	100,0%	26,0%	28,1%	29,9%	16,0%
Porcentagens indicadas como ideais para distribuição de cargas no mesociclo de incorporação		26%	28%	30%	16%
Diferença		0,0%	+0,1%	-0,1%	0%

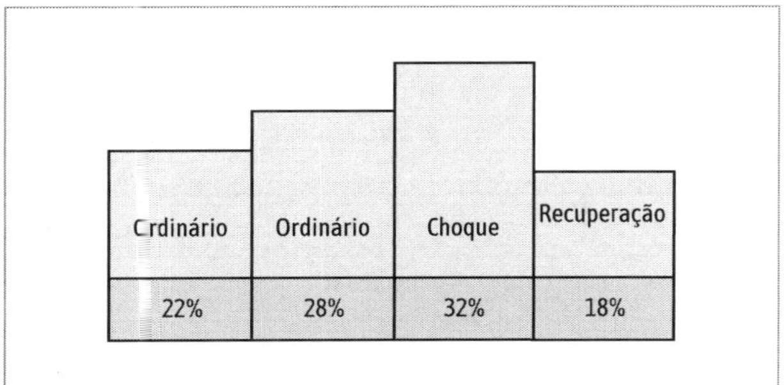

FIGURA 17 Mesociclo básico | Fase básica.

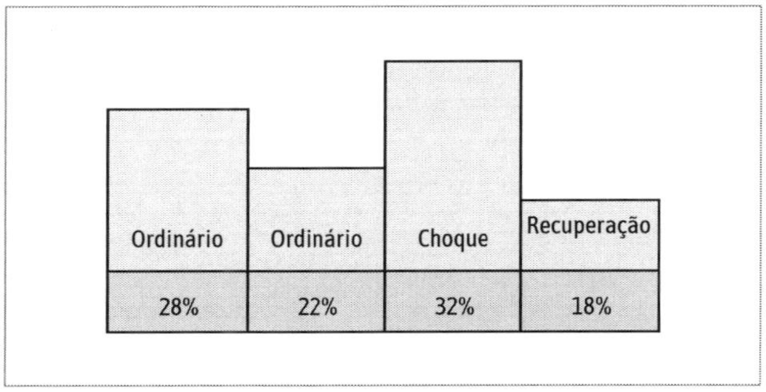

FIGURA 18 Mesociclo básico | Fase específica.

Mesociclo pré-competitivo

É empregado antes de competições muito importantes e apenas para atletas de alta qualificação. Procura, por intermédio da aplicação massiva de cargas importantes e períodos relativamente amplos de recuperação, provocar uma quebra na razão de crescimento do condicionamento do atleta, conduzindo-o a patamares mais elevados de desempenho (Figura 21).

Atletas de nível competitivo mais baixo poderão fazer o *mesociclo pré-competitivo*, porém sem realizar os dois *microciclos de choque* juntos. Nesse caso, a estrutura do mesociclo seria dada pela da competição.

Mesociclo competitivo

Não dispõe de estrutura preestabelecida, pois as exigências da *periodização* se subordinam às necessidades de desempenho.

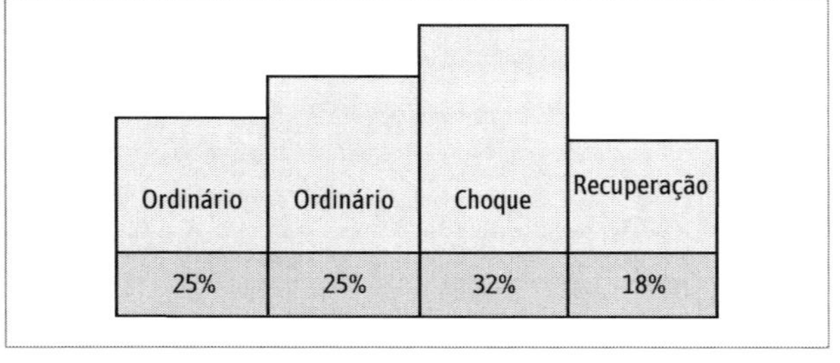

FIGURA 19 Mesociclo estabilizador.

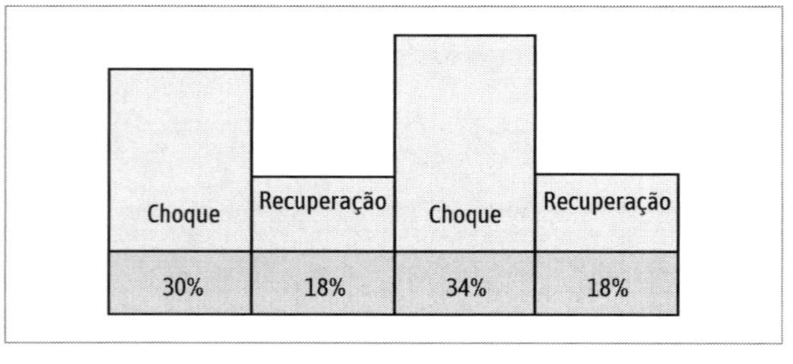

FIGURA 20 Mesociclo de controle.

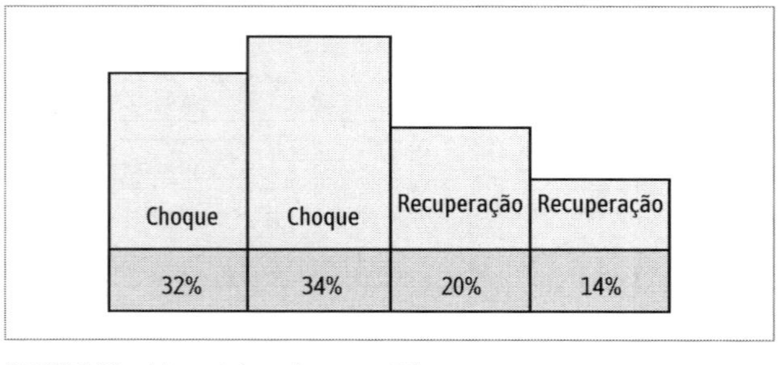

FIGURA 21 Mesociclo pré-competitivo.

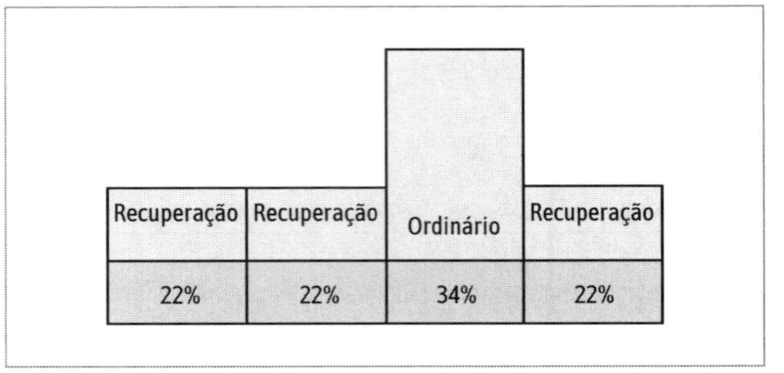

FIGURA 22 Mesociclo recuperativo.

Mesociclo recuperativo

É utilizado no *período de transição*, visando a propiciar a recuperação metabólica e psicológica adequadas por meio de uma recuperação ativa.

Especial atenção deve ser dada para não provocar diminuição demasiada e acentuada da carga de treinamento utilizada, de maneira a não comprometer o grau de preparação do atleta (Figura 22).

É importante ressaltar que, em todos esses mesociclos, se houver necessidade de suprimir (passar para três) ou acrescentar (passar para cinco) um microciclo, a alteração deve ser feita com o microciclo de maior frequência (por exemplo, o *ordinário* no *mesociclo básico*).

Mesociclo adaptado ao ciclo menstrual

Zakharov e Gomes (2003) relatam a utilização de um mesociclo para as atletas de esportes cíclicos (ciclismo, natação e corrida) em substituição aos *mesociclos básicos* do *período de preparação*, que levam em conta as variações hormonais que ocorrem com a mulher ao longo de seu ciclo menstrual, conforme apresentado na Tabela 12.

Montagem do macrociclo

Cada preparador físico ou treinador cria a sua própria lógica de montagem do macrociclo.

Sem pretender estabelecer regras, mas apresentando uma sugestão, certamente de utilidade para o iniciante, propõe-se a seguinte metodologia:

Inicia-se com uma folha de trabalho, traçada em papel milimetrado, como a apresentada na Tabela 13.

Em seguida, executam-se os cinco passos descritos a seguir.

Primeiro passo: preenchimento do calendário

Na linha "semana" inicia-se o preenchimento das semanas da temporada. No canto superior esquerdo

TABELA 12 Mesociclo para as atletas de esportes cíclicos, considerando as variações hormonais do ciclo menstrual

Etapas	Duração do ciclo					Volume	Intensidade
	21 a 22 dias	23 a 26 dias	27 a 28 dias	29 a 30 dias	31 a 36 dias		
Menstrual	1 a 4	1 a 4	1 a 5	1 a 5	1 a 5	8 a 9%	Média
Pós-menstrual	5 a 9	5 a 11	6 a 12	6 a 13	6 a 16	37 a 38%	Alta
Ovulatório	10 a 12	12 a 14	13 a 15	14 a 16	17 a 19	6 a 7%	Média
Pós-ovulatório	13 a 18	15 a 22	16 a 24	17 a 26	20 a 31	39 a 40%	Alta
Pré-menstrual	19 a 22	23 a 26	25 a 28	27 a 30	32 a 36	7 a 8%	Baixa

Fonte: adaptada de Zakharov e Gomes, 2003.

TABELA 13 Folha de trabalho

Evento		
Percentual de aplicação da carga	100	
	90	
	80	
	70	
	60	
	50	
	40	
Microciclo		
Mesociclo		
Semana		
Mês		
Fase		
Período		
Macrociclo		

marca-se o dia do mês correspondente à segunda-feira, e no canto inferior direito o dia do mês correspondente ao domingo (Tabela 14).

Em seguida, traçam-se os limites dos meses na linha "mês", proporcionalmente ao dia da semana em que se encerram e se iniciam. Note-se que o limite do mês somente coincidirá com o limite da semana quando o último dia do mês cair em um domingo, como mostra a Tabela 14.

Segundo passo: lançamento das datas relevantes ao treinamento

Na linha "evento" procura-se corresponder, da maneira mais precisa possível, à semana e ao mês adequados às datas de apresentação dos atletas e das competições.

Se o treinador não dispuser das datas das competições quando estiver planejando o macrociclo – o que não é muito raro –, deverá utilizar as datas da temporada anterior, tal qual o exemplo da Tabela 15.

TABELA 14 Exemplo das linhas "semana" e "mês" na montagem de um macrociclo

Semana	28	4	11	18	25	1	8	15	22	...
	3	10	17	24	31	7	14	21	28	...
Mês		Janeiro				Fevereiro				Março

TABELA 15 Exemplo da linha "evento" na montagem de um macrociclo

Evento		Apresentação 10 ↓				Campeonato Carioca 9 ↓	17 ↓			
Semana	28	4	11	18	25	1	8	15	22	...
	3	10	17	24	31	7	14	21	28	...
Mês		Janeiro				Fevereiro				Março

Terceiro passo: escolha das competições e determinação do grau de importância

Nesse momento, a comissão técnica deve fazer uma importante e decisiva opção a respeito das competições das quais irá participar e qual o grau de importância relativa entre elas.

Dependendo do nível dos atletas de que se dispõe, da qualidade dos adversários, dos recursos disponíveis e da adequabilidade aos objetivos pretendidos para o período, escolhe-se a competição-alvo de uma temporada e, em grau de importância, a segunda, a terceira etc.

Pode ser que ocorram, na temporada, duas competições com grau de importância muito grande. Nesse caso, se o período de tempo existente entre ambas for de cerca de seis meses, deve-se optar por uma das periodizações da variante II (macrociclos semestrais). É possível ainda que a temporada não disponha de uma única competição-alvo, mas diversas competições com graus de importância semelhantes. Nesse caso, é conveniente adotar um macrociclo de *meeting*.

No Capítulo 7 ("O planejamento da preparação física"), foi apresentado e discutido o processo de tomada de decisão, método que indica como optar pelo tipo de *periodização* mais adequado à situação.

A determinação do grau de importância das competições de que se irá participar deve ser assinalada, também, na linha evento, como mostra o exemplo da Tabela 16.

Quarto passo: montagem do macrociclo, divisão em períodos e fases

Se o calendário esportivo da modalidade estiver bem confeccionado para o nível considerado e a comissão técnica tiver realizado uma escolha adequada das competições, poder-se-á segui-las em ordem crescente de importância (3º grau, 2º grau, competição-alvo) e tê-las adequadamente espaçadas.

Consideram-se as competições adequadamente espaçadas se:

- entre a apresentação dos atletas e a competição de 3º grau de importância houver um intervalo mínimo de dois meses e máximo de cinco meses;
- o período de tempo disponível entre as competições de 2º e 3º grau de importância for cerca de 50% do intervalo anterior; e
- a competição-alvo não ficar mais distante da competição de 2º grau do que esta da apresentação dos atletas.

Deve-se atentar, também, para que as demais competições (4º, 5º e outros graus de importância) estejam entre a de 3º grau de importância e a competição-alvo.

Se essas condições não ocorrerem significará que a situação existente não é a ideal para a obtenção do desempenho na temporada. Nesse caso, deve-se subdividir o macrociclo em *períodos* e *fases* conforme as durações preconizadas na Tabela 9 (seção "Divisão do macrociclo", "Período de transição").

No caso de o calendário esportivo ser adequado, a subdivisão do macrociclo será realizada da seguinte maneira:

- Entre cinco e sete dias, antes da apresentação dos atletas, dependendo do tempo disponível e da conveniência da comissão técnica, iniciar-se-á o período de pré-preparação e o macrociclo.
- Na linha "fase" devem-se lançar as fases constituintes do *período de pré-preparação* (anteprojeto de treinamento, diagnóstico e planejamento), conforme a Tabela 17.
- Três a cinco dias depois da apresentação finda o *período de pré-preparação.*
- No último dia da competição-alvo finda o *período de competição* e inicia-se o *período de transição*, que terá a duração de:
    - duas a três semanas, no caso de macrociclo semestral;
    - quatro a seis semanas, no caso de macrociclo anual.

Oito a doze dias antes da competição de 2º grau inicia-se o *período de competição*; o espaço na coluna período, que ficou entre o *período de pré-preparação* e o de *competição*, ambos já definidos, é o *período de preparação.*

TABELA 16 Exemplo de determinação do grau de importância das competições na montagem de um macrociclo

Evento	Campeonato Carioca (3º)		Campeonato Brasileiro (2º)		Campeonato Sul-Americano (Competição-alvo)	
	9 ↓	17 ↓	16 ↓	29 ↓	4 ↓	12 ↓

TABELA 17 Exemplo da linha "fase" no período de pré-preparação, na montagem de um macrociclo

Evento	Apresentação 10 ↓	
Fase	Anteprojeto de treinamento	
	Diagnóstico	
	Planejamento	
Período	Pré-preparação	
Macrociclo	Macrociclo 1	

O macrociclo termina após o período de transição, como mostra o exemplo da Tabela 18.

Por fim, estabelece-se a divisão entre a *fase básica* e a *fase específica*, que se situa entre 14 e 18 dias (dois microciclos) antes da competição de 3º grau (Tabela 19).

Quinto passo | divisão das fases e períodos em mesociclos

O primeiro mesociclo começará após o *período de pré-preparação*, quando se inicia a *fase básica*.

A precaução inicial que se deve ter é fazer o primeiro microciclo (que começou no primeiro dia da *fase básica*) terminar em um domingo. Isso é possível, pois, como já foi dito, o microciclo pode variar de 4 a 12 dias.

Em seguida, marcam-se os três próximos microciclos, coincidindo-os com a semana, determinando assim o *mesociclo de incorporação*. Observe que os microciclos constituintes são identificados, dentro do mesociclo, por sua inicial (Tabela 20).

TABELA 18 Exemplo de término de um macrociclo

Evento	Campeonato Sul-Americano 4 ↓ 12 ↓		
Fase	–	–	Básica
Período	Competição	Transição	Preparação
Macrociclo	Macrociclo 1		Macrociclo 2

TABELA 19 Exemplo de divisão entre as fases básica e específica

Evento		<14 a 18 dias>	Campeonato Carioca (3º) 9 ↓ 17 ↓
Fase	Básica	Específica	
Período	Preparação		
Macrociclo	Macrociclo 1		

TABELA 20 Exemplo de identificação dos microciclos pelas suas iniciais, dentro de um mesociclo

Microciclo			I	O	O	R			
Mesociclo			Incorporação						
Semana	28	4	11	18	25	1	8	15	22
	3	10	17	24	31	7	14	21	28
Mês		Janeiro				Fevereiro			
Fase	Anteprojeto		Básica						
	Diagnóstico								
	Planejamento								
Período	Pré-preparação		Preparação						
Macrociclo	Macrociclo 1								

Deve-se ir, em seguida, para o final da *fase básica*. O último microciclo, que termina no último dia da *fase básica*, deve iniciar em uma segunda-feira. Mais uma vez, utiliza-se a propriedade do microciclo poder variar entre 4 e 12 dias, harmonizando a *periodização* com a semana civil.

Marcam-se agora os três microciclos que antecedem o último, fazendo-os sempre coincidir com a semana civil.

Esses quatro microciclos constituem o último mesociclo da *fase básica*: o *mesociclo estabilizador*.

O período que restou entre o *mesociclo de incorporação* e o *estabilizador* será dividido em microciclos, coincidindo com as semanas, que deverão ser agrupados em quantos *mesociclos básicos* forem possíveis (lembre-se que o mesociclo pode variar de 3 a 5 microciclos).

Na *fase específica*, o problema complica-se mais um pouco pela existência de competições.

A primeira precaução deve ser assinalar, na coluna dos microciclos, o início e o final de todas as competições que existem nessa fase. Em seguida, respeitando a duração máxima possível do microciclo, cria-se um ou mais *microciclos de choque* para cada uma delas. Em seguida, deve-se harmonizar com a semana civil, como foi visto na *fase básica*, o primeiro e o último microciclos da *fase específica* e os microciclos existentes antes e depois das competições.

O restante da *fase* será dividido em microciclos, coincidindo-os com a semana civil.

Todo o empenho deve ser feito para manter, pelo menos, dois microciclos antes da primeira competição da *fase* (que deve ser a competição de 3º grau de importância).

Se forem obtidos com essa divisão pelo menos oito microciclos, eles serão separados em um *mesociclo de controle* e outro *estabilizador*.

Havendo mais tempo disponível, serão feitos quantos *mesociclos básicos* forem possíveis. No *período de competição*, o raciocínio a ser seguido é o mesmo, só que agora deverá ser feito um mesociclo de controle, em seguida um *pré-competitivo* e, por fim, um *competitivo*.

Outras estruturas podem ser utilizadas, mas são importantes dois pontos: as competições devem estar destacadas em microciclos exclusivos delas e o último mesociclo deve ser competitivo.

No *período de transição*, procurando fazer os microciclos coincidirem o máximo possível com as semanas, em processo análogo ao que foi explanado antes, deve-se incluir um *mesociclo recuperativo*.

Como exemplo completo, temos a *periodização* da Tabela 21.

TABELA 21 Exemplo de periodização

Evento	Microciclo	Mesociclo	Semana	Mês	Fase	Período	Macrociclo
	I	Incorporação	01 / 07	março	Básica	Preparação	Macrociclo 2
	O		08 / 14				
	O		15 / 21				
	R		22 / 28				
	O	Básico 1	29 / 04	abril			
	O		05 / 11				
	C		12 / 18				
	R		19 / 25				
	O	Básico 2	26 / 02	maio			
	O		03 / 09				
	C		10 / 16				
	R		17 / 23				
	O		24 / 30				
	O	Estabilizador	31 / 06	junho			
	O		07 / 13				
	C		14 / 20				
	R		21 / 27				
	C	Controle	28 / 04	julho	Específica		
	R		05 / 11				
	C		12 / 18				
	R		19 / 25				
	O	Básico 3	26 / 01	agosto			
	O		02 / 08				
	C		09 / 15				
	R		16 / 22				
	O	Estabilizador	23 / 29				
	O		30 / 05	setembro			
	C		06 / 12				
	R		13 / 19				
	C	Controle	20 / 26				
	R		27 / 03	outubro			
	C		04 / 10				
	R		11 / 17				
	C	Pré-competitivo	18 / 24		–	Competição	
	C		25 / 31	novembro			
	R		01 / 07				
	R		08 / 14				
	C	Competitivo	15 / 21				
	R		22 / 28				
	C		29 / 05	dezembro			
	R		06 / 12				
	C		13 / 19				
	R	Re	20 / 26		–	T	

I: microciclo de incorporação; O: microciclo ordinário; C: microciclo de choque; R: microciclo de recuperação; T: período de transição; Re: mesociclo recuperativo.

Cálculo das curvas de treinamento

Dispor de curvas de treinamento é fator essencial para a obtenção do sucesso esportivo no Brasil.

Em países mais bem estruturados esportivamente, basta uma orientação genérica da carga a ser aplicada em cada microciclo (médio, forte, muito forte etc.), para que o treinador, a partir dos registros do treinamento prévio do atleta, possa prescrever o trabalho a ser executado. O controle pode ser feito, por exemplo, pela dosagem de 17-α-esteroides na urina, verificando-se se a carga aplicada ficou dentro do esperado, possibilitando correções para os próximos microciclos.

Os aparelhos de dosagem do lactato sanguíneo e os equipamentos computadorizados de musculação possibilitam avaliação, prescrição e controle de alguns métodos de treinamento com extrema eficácia.

Mas será essa a realidade em nosso país? Não cremos que nenhum treinador, por mais experiente que seja, consiga quantificar o treinamento de seus atletas a partir das informações disponíveis na literatura de treinamento esportivo existente. Não temos calendários regulares, atletas que treinam continuamente e de maneira encadeada por muitos anos, cadernos de treinamento que relatem a vida esportiva pregressa de um atleta que chega à equipe, curvas de treinamento já testadas e aprovadas em todos os esportes, e, principalmente, não contamos com muitos recursos. Por isso, é necessário que recorramos à "tecnologia do miserável", ou seja, conseguir uma precisão técnica equivalente à observada nos grandes centros, sem, contudo, utilizarmos equipamentos sofisticados. A chave para isso é o cálculo de curvas de treinamento adequadas à nossa realidade, muitas vezes totalmente diversas do esporte de alto rendimento que a literatura internacional apresenta.

O cálculo das curvas de treinamento deve iniciar-se pela determinação das *curvas-guia de volume* e de *intensidade* por intermédio dos passos descritos a seguir.

Curva-guia de volume

O esquema de localização dos eixos de referência dos pontos-base é:

- *1º ponto (P_{v1})*: início da *fase básica*;
- *2º ponto (P_{v2})*: um microciclo antes da *fase específica*;
- *3º ponto (P_{v3})*: no início da competição de 3º grau de importância (ou no início do 3º microciclo da *fase específica*);
- *4º ponto (P_{v4})*: nove microciclos antes da competição-alvo;
- *5º ponto (P_{v5})*: no início da competição-alvo;
- *6º ponto (P_{v6})*: início do *período de transição.*

Trace, em cada um dos locais indicados acima, segmentos verticais que se prolonguem em toda a extensão da faixa de percentuais de carga. Os pontos calculados abaixo farão interseção com esses segmentos de reta.

Cálculo do valor do 1º ponto (P_{v1})

Este ponto representa o estágio de desenvolvimento do atleta em função do vencedor da competição equivalente à competição-alvo na temporada anterior, considerando-se apenas o aspecto volume (RML, resistência aeróbica e flexibilidade na preparação física; fundamentos técnicos na preparação técnica).

Deve ser determinado, no início da temporada, de maneira estimativa e a partir do consenso da comissão técnica, se o atleta está a 40%, 45% ou 50% do que deverá alcançar na competição-alvo para igualar ou sobrepujar os vencedores da temporada passada, em termos de volume.

Se os dados das avaliações físicas realizadas nos campeões da temporada anterior, realizadas após suas vitórias, estiverem disponíveis, pode-se calcular também o valor desse ponto. Para esse cálculo consideram-se as qualidades físicas treinadas à base de volume (RML, resistência aeróbica, flexibilidade) e os fundamentos técnicos (arremessos, chutes, cortadas, passes etc.).

Como padrão de comparação (100%), serão utilizados os parâmetros dos vencedores da última competição-alvo ou os disponíveis na literatura para grupos de mesmo nível.

A quantificação dos níveis obtidos pelos atletas será feita a partir dos resultados alcançados nos testes realizados no *período de pré-preparação* (*fase de diagnóstico*).

O cálculo pode ser feito somando-se os três valores e encontrando-se a média:

RML	60%
Resistência aeróbica	50%
Fundamentos técnicos	40%
	150% ÷ 3 = 50% (valor do P_{v1})

Caso não seja possível calcular ou estimar o valor de P_{v1}, ele terá um valor 10% acima do P_{n1} da *curva de intensidade* (calculado em seguida, na seção "Curva-guia de intensidade").

Cálculo do valor do 2º ponto (P_{v2})

É o ponto máximo de aplicação de volume no treinamento. Os dados mostram que, no treinamento de volume, um período de 30 microciclos possibilita o ganho máximo de 50%. O ponto P_{v2}, portanto, será calculado por meio de uma regra de três (Capítulo 22, "Ciências exatas na preparação física"): se 30 microciclos de treino são capazes de provocar melhora de 50% no volume, então a quantidade de microciclos existentes até o 2º ponto possibilitará y% de melhora, ou seja, P_{v2} será o valor de P_{v1} somado a y%.

Traduzindo em linguagem matemática o explanado anteriormente, teríamos:

$$P_{v2} = P_{v1} + y$$

$$\begin{array}{lcl} 30 & - & 50\,\% \\ N_{1\text{-}2} & - & y\,\% \end{array}$$

$$y\% = \frac{N_{1\text{-}2} \times 50\%}{30} = N_{1\text{-}2} \times 1{,}67$$

Em que

y = percentual de melhoria

$N_{1\text{-}2}$ = número de microciclos entre P_{v1} e P_{v2}

1,67 = constante obtida na regra de três (50/30)

Se tivéssemos, por exemplo, $P_{v1} = 45\,\%$ e $N_{1\text{-}2} = 17$ microciclos, teríamos:

$$y = 17 \times 1{,}67 = 28{,}39 \approx 28{,}4\,\%$$

$$P_{v2} = 45 + 28{,}4 = 73{,}4\,\%$$

Além disso, a curva do P_{v1} ao P_{v2} cresce parametrizada pelos *microciclos de choque*.

Divida o valor de y (28,4% no exemplo) pela quantidade de microciclos de choque que existem entre P_{v1} e P_{v2}. O valor encontrado é o incremento percentual que a curva sofre em cada microciclo de choque.

Cálculo do valor do 3º ponto (P_{v3})

É a média aritmética entre os valores do 1º e 2º pontos da curva (P_{v1} e P_{v2}).

$$P_{v3} = \frac{P_{v1} + P_{v2}}{2}$$

Cálculo do valor do 4º ponto (P_{v4})

É a média aritmética entre os valores do 2º e 3º pontos da curva (P_{v2} e P_{v3}).

$$P_{v4} = \frac{P_{v2} + P_{v3}}{2}$$

Cálculo do valor do 5º ponto (P_{v5})

É a média aritmética entre os valores do 1º e 4º pontos da curva (P_{v1} e P_{v4}).

$$P_{v5} = \frac{P_{v1} + P_{v4}}{2}$$

Cálculo do valor do 6º ponto (P_{v6})

Após o final da competição-alvo, o volume decresce para entrar no *período de transição*, pouco acima do ponto inicial (P_{v1}).

Se o macrociclo for semestral, soma-se 5% ao valor de P_{v1}; se for anual, soma-se 10%.

Para o traçado da *curva-guia de volume* basta ligar os pontos determinados, a lápis, por meio de uma curva "adocicada" (Capítulo 22, "Ciências exatas na preparação física").

Curva-guia de intensidade

Em seguida, passa-se ao traçado da *curva-guia de intensidade*. Para isso, devem ser seguidos alguns passos, tal qual para o desenho da *curva-guia de volume*.

O esquema de localização dos eixos de referência dos pontos-base é:

- *1º ponto (P_{n1})*: no início da *fase básica* (idêntico ao ponto-base do P_{v1} da *curva de volume*);
- *2º ponto (P_{n2})*: no início do 5º microciclo antes da *fase específica;*
- *3º ponto (P_{n3})*: no início da *fase específica;*
- *4º ponto (P_{n4})*: dois microciclos após a competição de 3º grau (ou meio da *fase específica*);
- *5º ponto (P_{n5})*: dois microciclos antes da competição de 2º grau (ou um microciclo antes do *período de competição*);
- *6º ponto (P_{n6})*: dois microciclos antes da competição-alvo;
- *7º ponto (P_{n7})*: no início do *período de transição* (coincidindo com o P_{v6} da *curva de volume*).

Assim como no desenho da curva-guia de volume, trace, em cada um dos locais indicados acima, segmentos verticais que se prolonguem em toda a extensão da faixa de percentuais de carga. Os pontos calculados abaixo farão interseção com esses segmentos de reta.

Cálculo do 1º ponto (P_{n1})

Tal qual na determinação do valor de P_{v1} na *curva de volume*, o P_{n1} da *curva de intensidade* será calculado se estiverem disponíveis os dados das avaliações de rendimento referentes às qualidades físicas que dependem da intensidade, dos vencedores da competição-alvo da temporada anterior em que houver sido disputada uma competição do mesmo gênero da competição-alvo da atual temporada.

Caso contrário, o P_{n1} será estimado, tomando-se sempre o cuidado para que tenha valor inferior ao do ponto inicial da *curva de volume*.

No entanto, se os dados estiverem disponíveis, faz-se o mesmo raciocínio utilizado para achar o ponto inicial da *curva de volume*.

Por exemplo:

- Resistência anaeróbica: 45%
- Força explosiva: 45%
- Velocidade: 50%
- Fundamentos táticos: 40%

180% ÷ 4 = 45% (valor do P_{n1})

É importante observar que:

- Fundamentos táticos são valores estimados.
- Por definição, na *fase básica* o volume prepondera sobre a intensidade; caso ocorra inversão, faz-se uma adaptação elevando o volume e abaixando a intensidade.
- Do primeiro ao segundo ponto (P_{n1} ao P_{n2}), a curva permanece 10 a 15% menor que a *curva de volume*.
- Se P_{n1} não puder ser calculado nem estimado, ele será determinado em 30% para sedentários e 45% para atletas de alto rendimento (SWAIN, FRANKLIN, 2002).

Cálculo do valor do 2º ponto (P_{n2})

Aqui ocorre a inflexão da curva. Até este ponto a curva cresce cerca de 3% por cada *microciclo de recuperação* existente em cada mesociclo. Assim, o valor da *curva de intensidade* é obtido multiplicando-se 3% pela quantidade de microciclos de recuperação contabilizados. Esse resultado é somado ao valor de P_{n1} para representar o valor de P_{n2}.

$$P_{n2} = P_{n1} + 3N_{mr}$$

Em que

N_{mr} = número de microciclos de recuperação

Cálculo do valor do 3º ponto (P_{n3})

Neste ponto ocorre o cruzamento das duas curvas, ou seja, quando as *curvas de volume* e de *intensidade* têm o mesmo valor.

O valor de P_{n3} é encontrado determinando-se o ponto no qual a *curva de volume* (já desenhada anteriormente) corta o segmento de reta que contém esse ponto (início da *fase específica*, como dito acima).

Cálculo do valor do 4º ponto (P_{n4})

Este ponto é calculado por meio de uma regra de três (Capítulo 22, "Ciências exatas na preparação física") na qual considera-se que 60 microciclos de treino são capazes de provocar melhora de 50% na intensidade.

Para encontrar o valor de P_{n4} deve-se contar a quantidade de microciclos existentes entre o início da *fase específica* (P_{n3}) e o P_{n4}.

Em linguagem matemática:

$$P_{n4} = P_{n3} + y$$

60 microciclos – 50%

$N_{3\text{-}4}$ – y%

$$y\% = \frac{N_{3-4} \times 50\%}{60} = N_{3-4} \times 0{,}83$$

Em que

y = porcentagem de melhoria

$N_{3\text{-}4}$ = número de microciclos entre P_{n3} e P_{n4}

0,83 = proporção obtida da citada regra de três (50/60).

Cálculo do valor do 5º ponto (P_{n5})

O mesmo cálculo do P_{n4}, considerando a quantidade de microciclos existentes entre o P_{n4} e o P_{n5}.

$$P_{n5} = P_{n4} + w$$

60 microciclos – 50%

$N_{4\text{-}5}$ – w%

$$w\% = \frac{N_{4-5} \times 50\%}{60} = N_{4-5} \times 0{,}83$$

Em que

w = porcentagem de melhoria

$N_{4\text{-}5}$ = número de microciclos entre P_{n4} e P_{n5}

0,83 = proporção obtida da citada regra de três (50/60).

Cálculo do valor do 6º ponto (P_{n6})

A partir do P_{n5}, a *curva de intensidade* passa a sofrer um incremento mais radical, em virtude do fato de os últimos ajustes de desempenho do atleta possibilitarem 4,5% de melhora a cada mesociclo (quatro semanas). Assim, calcular-se-ia:

$$P_{n6} = P_{n5} + z$$

$$\begin{array}{lcl} \text{4 semanas} & - & 4{,}5\% \\ N_{5\text{-}6} & - & z\% \end{array}$$

$$z\% = \frac{N_{5-6} \times 4{,}5\%}{4} = N_{5-6} \times 1{,}13$$

Em que

z = porcentagem de melhoria

$N_{5\text{-}6}$ = número de microciclos entre P_{n5} e P_{n6}

1,13 = constante obtida a partir da regra de três (4,5/4)

Esse valor permanecerá constante até o último dia da competição-alvo.

Cálculo do valor do 7º ponto (P_{n7})

O P_{n7} ficará 10% abaixo do P_{v6} da *curva de volume*. Do mesmo modo como foi feito na *curva de volume*, o traçado da *curva-guia de intensidade* será feito ligando os pontos determinados, por meio de uma curva "adocicada", suave, sem inflexões bruscas (Capítulo 22, "Ciências exatas na preparação física").

Traçado das curvas de treinamento

Fase básica

Toma-se a *curva-guia de volume* na *fase básica*. Para cada *microciclo de choque* desenhamos uma elevação de 2%, e, para cada *microciclo de recuperação*, uma queda de 1%.

Segundo o *princípio da interdependência volume--intensidade* (Capítulo 3, "Princípios científicos do treinamento desportivo"), o inverso é feito com a *curva de intensidade*, ou seja, desenhamos uma queda de 2% em cada *microciclo de choque* e uma elevação de 1% em cada *microciclo de recuperação*.

Fase específica

Na *fase específica* faz-se o mesmo trabalho da *fase básica*. Porém, agora a *curva de intensidade* é que será aumentada nos *microciclos de choque* em 2% e reduzida em 1% nos *microciclos de recuperação*.

Ainda seguindo o *princípio da interdependência volume-intensidade*, a *curva de volume* será modificada inversamente, isto é, queda de 2% nos *microciclos de choque* e elevação de 1% nos *microciclos de recuperação*.

Gráfico de desempenho

É um gráfico de barras traçado nos microciclos de choque:

- Do penúltimo mesociclo da *fase básica*: 55% do desempenho alcançado no macrociclo anterior, sendo estimada em função da proporção que se conseguiu alcançar no objetivo do macrociclo.
- Do primeiro mesociclo da *fase específica*: 20% acima do valor anterior.
- Do último mesociclo da *fase específica*: 15% acima do valor anterior.
- Na competição de 2ª ordem: 10% acima do valor anterior.
- Na competição-alvo: 10% acima do valor anterior.
- Um exemplo dessas curvas pode ser visto na Figura 32 (Capítulo 7, "O planejamento da preparação física").

Obtenção do pico

Um dos conceitos advindos ao treinamento esportivo com a introdução da filosofia do treinamento total foi o caráter episódico do ápice da forma física.

Nos períodos anteriores ao pré-científico, como o volume e a intensidade de trabalho a que os atletas estavam submetidos não eram suficientemente quantificados, e como não havia ainda uma percepção do caráter ondulatório da aplicação da carga, não se conseguia conduzi-los ao máximo de suas potencialidades.

Quando o treinamento passou a alcançar os limites da capacidade humana, percebeu-se que era possível "empurrar" as formas física e técnica de um atleta até um nível – o pico – no qual ele se manteria por algum tempo, devendo em seguida ocorrer um refluxo desse estágio, sob pena de provocar sobretreinamento. Assim, o treinamento perdia sua concepção contínua para ganhar uma perspectiva ondulatória, conforme apresentado na Figura 23.

O pico se baseia na criação de uma "expectativa de esforço" no organismo que, por não se realizar, deixa disponível uma superdose de capacidade técnico-física que pode ser lançada na competição.

A quantidade de picos possível de ser obtida em um ano (1 a 4 picos) e a duração de cada um dependerão de diversos fatores:

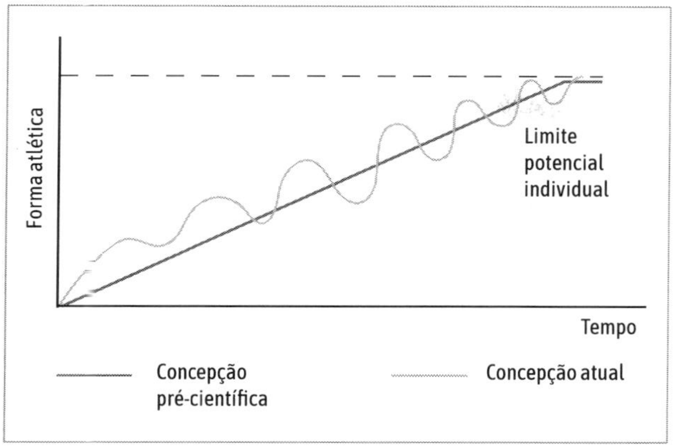

FIGURA 3 Concepções sobre as maneiras de melhorar o nível de proficiência física, técnica e psicológica.

- esporte considerado e qualidades físicas intervenientes;
- experiência esportiva (lastro fisiológico);
- duração da *fase básica* do *período preparatório*;
- idade;
- individualidade biológica etc.

A Tabela 5 apresenta apresenta-se uma relação entre as qualidades físicas intervenientes nos esportes e a quantidade possível de picos por ano. Por outro lado, um bom lastro fisiológico e a maior duração da *fase básica* propiciarão um pico mais prolongado. No entanto, é a individualidade biológica que será o fator determinante, tanto na duração quanto na quantidade de picos que o atleta obterá.

Os instrumentos para a obtenção do pico, que estão ao alcance de qualquer treinador, são: a correta aplicação do princípio oscilatório da carga, que possibilitará o total aproveitamento do fenômeno da supercompensação (recuperação ampliada); e a variação de preponderância do volume ou da intensidade do treinamento.

A correta *periodização* do treinamento tornará possível conduzir o atleta ao pico nas proximidades da competição-alvo, por intermédio do preciso emprego dos *princípios científicos do treinamento esportivo* (Capítulo 3, "Princípios científicos do treinamento desportivo") e da observância do planejamento feito. No entanto, a ocorrência de um pico na plenitude das potencialidades do atleta e sua coincidência com a época das competições-alvo dependerão basicamente do *feeling* do treinador.

Para o sucesso esportivo é imprescindível um perfeito conhecimento do atleta por parte do treinador e de toda a comissão técnica. Fatores como o limite de resistência ao treinamento, necessidade de repouso, tempo mínimo de recuperação, sintomas prévios de exaustão, duração do pico e tempo de recuperação entre dois picos só são obtidos por meio da observação prática e deverão constar dos registros de treinamento.

O processo de obtenção final do pico foge, portanto, ao cientificismo do treinamento esportivo, assumindo características de arte que, em vez de diminuir a beleza do esporte de alto nível, dão-lhe uma dimensão maior, em virtude da imprescindibilidade do fator humano.

O ajuste final do treinamento – o "polimento" da forma atlética e a "sintonia fina" do pico com a competição-alvo – continuará dependendo por muito tempo da sensibilidade do treinador e da comissão técnica.

AUTOAVALIAÇÃO

1. O planejamento que acompanha toda a vida do atleta, visando a desenvolver as potencialidades dos talentos esportivos de um país, é o:
   ( ) Plano de expectativa individual
   ( ) Periodização
   ( ) Plano de expectativa esportivo
   ( ) Plano anual de treinamento
2. A etapa em que se observa a perda da capacidade competitiva do atleta e que tem um caráter eminentemente higiênico é a:
   ( ) Etapa de formação básica
   ( ) Etapa de especialização
   ( ) Etapa de *performance*
   ( ) Etapa de manutenção
3. A etapa na qual o treinamento enfatiza a RML, a flexibilidade, a capacidade aeróbica e a coordenação motora é a:
   ( ) Etapa de formação básica
   ( ) Etapa de especialização
   ( ) Etapa de *performance*
   ( ) Etapa de manutenção
4. A parte do plano de expectativa esportivo, executada visando a levar o atleta ou equipe a um nível de condicionamento que os capacite a realizar as *performances* desejadas nas competições escolhidas, é chamada de:
   ( ) Temporada
   ( ) Macrociclo
   ( ) Calendário
   ( ) Periodização

5. O tipo de periodização adequado para ser utilizado em esportes com predomínio da resistência aeróbica é a:
   ( ) Periodização anual
   ( ) Periodização semestral
   ( ) Periodização trimestral
   ( ) Periodização quadrimestral
6. O período no qual o atleta fará uma recuperação ativa e que visa a encadear os macrociclos chama-se:
   ( ) Período de pré-preparação
   ( ) Período de preparação
   ( ) Período de competição
   ( ) Período de transição
7. A menor parte em que se pode dividir o treinamento chama-se:
   ( ) Fase
   ( ) Mesociclo
   ( ) Período
   ( ) Microciclo
8. O microciclo que tem por objetivo possibilitar a passagem gradual do atleta de uma situação de transição para uma realidade de treino é o:
   ( ) Ordinário
   ( ) Choque
   ( ) Incorporação
   ( ) Recuperação
9. O mesociclo que tem por objetivos indicar o grau de treinamento alcançado e possibilitar a transferência do condicionamento obtido é o:
   ( ) Estabilizador
   ( ) Básico
   ( ) Incorporação
   ( ) De controle
10. Parte do treinamento que visa a fatigar o atleta, depletando suas reservas biológicas:
   ( ) Microciclo
   ( ) Fase de estímulo
   ( ) Mesociclo
   ( ) Fase de recuperação

REFERÊNCIAS

1. BARBANTI, V.J. *Teoria e prática do treinamento desportivo*. 2.ed. São Paulo, Edgard Blucher, 1997.
2. GODOY, E.S.; DANTAS, E.H.M.; RABELO, A.S.; OLIVEIRA, A.L.B.; ARAUJO, C.A.S.; SIQUEIROS, J.L.S.; SILVA, M.J.S.; BARBOSA, L.O.; PORTAL, M.N.D.; AZEVEDO, R.C.; COSTA, L.E.A.M.; NÓBREGA, L.F.M. Fundamentos da elaboração de critérios de classificação dos modelos de periodização do treinamento esportivo. In: I Congresso Internacional de Atividade Física, Saúde e Esporte, 2004, Rio de Janeiro. *Fitness & Performance Journal* (Impresso). Rio de Janeiro, Shape, 2004. v. 3. p. 384.
3. MATVEEV, L.P. *Periodización del entrenamiento deportivo*. Madrid, INEF, 1977.
4. MATVEEV, L.P. *O processo de treino desportivo*. Lisboa, Horizonte, 1981.
5. SCHMOLINSKY, G. *Atletismo*. 3.ed. Lisboa, Estampa, 1992.
6. SWAIN, D.P.; FRANKLIN, B.A. $\dot{V}O_2$ reserve and the minimal intensity for improving cardiorespiratory fitness. *Medicine and Science in Sports and Exercise*, v. 34, n. 1, p. 152-7, 2002.
7. TUBINO, M.J.G.; MOREIRA, S.B. *Metodologia científica do treinamento desportivo*. 13.ed. Rio de Janeiro, Shape, 2003.
8. ZAKHAROV, A.; GOMES, A.C. *Ciência do treinamento desportivo*. 2.ed. Rio de Janeiro, Palestra, 2003.

PARTE 2

A teoria da prática

CAPÍTULO 7

O planejamento da preparação física

Estélio Henrique Martin Dantas
Júlio César Camargo Alves
Carlos Alberto Sposito de Araujo

OBJETIVOS DE ESTUDO

- Compreender o papel de cada membro da comissão técnica durante a fase de planejamento do treinamento.
- Estruturar o plano de treinamento de cada preparação.
- Montar o plano de preparação física.
- Quantificar a carga de trabalho semanal.

INTRODUÇÃO

Uma revisão de toda a metodologia do treinamento esportivo e do embasamento científico, necessários ao preparador físico que se propõe a executar um programa de treinamento, foi executada no Capítulo 3 ("Princípios científicos do treinamento desportivo"), Capítulo 4 ("Fundamentos do treinamento esportivo"), Capítulo 5 ("Modelos de periodização") e Capítulo 6 ("Estrutura da periodização do treinamento").

Neste capítulo será analisada a estrutura organizacional necessária à confecção de um plano de preparação física. Partindo-se do planejamento, serão definidas as metas a alcançar e os caminhos utilizados para isso. Um programa de treinamento executado sem planejamento é uma tentativa aleatória que, na maioria das vezes, será desperdiçada. Só se terá garantia mínima de sucesso por intermédio de um projeto bem elaborado que se traduzirá em um plano definido e perfeitamente cumprido. Além disso, deverão ser planejadas aferições periódicas que avaliarão se os objetivos intermediários estão sendo alcançados.

O planejamento do treinamento é realizado no *período pré-preparatório* do *macrociclo I* ou durante o *período de transição* em todos os demais macrociclos. É importante ressaltar que, em ambos os casos, a metodologia a ser seguida é a mesma e inicia-se antes da chegada dos atletas no dia da apresentação. É claro que, para os macrociclos seguintes ao macrociclo I, o trabalho torna-se muito mais fácil por contar com uma experiência prévia, sobre a qual se pode embasar o trabalho. É fundamental que todas as informações sejam registradas, para que o passado auxilie o presente.

ATIVIDADES REALIZADAS NA FASE DE ANTEPROJETO DE TREINAMENTO

Relembrando o que foi visto no Capítulo 6 ("Estrutura da periodização do treinamento"), a comissão técnica deve reunir-se cinco a sete dias antes da data marcada para a apresentação dos atletas, dando início ao *período de pré-preparação* (*fase de anteprojeto de treinamento*) e ao macrociclo I.

Deve-se considerar que nem todos os membros da comissão técnica, necessariamente, dispõem de vivência no esporte que vai ser treinado.

O fator fundamental para a execução de um plano de treinamento esportivo é o conhecimento detalhado do esporte, que não significa necessariamente vivência. A imposição do fato de o treinador haver sido anteriormente um praticante do esporte só existe em uma ótica distorcida ou uma perspectiva bastante restrita. Um médico, para realizar corretamente uma cirurgia, não necessita ter sido operado da mesma maneira anteriormente. Assim sendo, o importante não é a prática prévia do esporte, mas sim o perfeito conhecimento dele.

Portanto, o primeiro passo do planejamento do treinamento deve ser a familiarização de todos os membros da comissão técnica com o esporte.

Familiarização com o esporte

O passo inicial e fundamental para o planejamento da preparação física é a familiarização com o esporte, que carrega em si um conceito de atualização. Mesmo que o treinador ou o preparador físico tenham sido eméritos praticantes do esporte em questão, é possível que o esporte haja sofrido um processo de evolução ou de adaptação capaz de provocar uma radical mudança de características no presente estágio. É importante, portanto, que se alie o perfeito conhecimento da técnica e da tática do esporte a uma convivência completa com a sua fase atual. Essa familiarização se baseia em dois aspectos:

- *Físico*: prende-se à qualidade física necessária para a prática daquele esporte.
- *Técnico-tático*: refere-se às peculiaridades técnicas e aos esquemas táticos mais em voga.

Normalmente, a familiarização com o esporte é conduzida pelo técnico que, por meio de gravação de imagens, revistas técnicas e explanações, apresenta para os demais membros da comissão técnica o *estado da arte* do esporte que irão treinar. O ponto de vista do treinador sobre o esquema tático mais adequado a ser utilizado na temporada determinará a seleção dos atletas que serão convocados e o trabalho a ser desenvolvido pelos demais membros da comissão técnica.

Se, por exemplo, um técnico de futebol escolhe um esquema tático no qual haja necessidade de os jogadores estarem constantemente se movimentando para criar espaços e fazer com que todo o time ataque ou defenda junto, o preparador físico necessitará montar um esquema que priorize a resistência aeróbica. Outro técnico, que prefira conferir a seu time grande eficácia nos contra-ataques, indicará ao preparador físico a necessidade de priorizar a velocidade de deslocamento e a resistência anaeróbica. Para completar os exemplos, pode-se citar o caso do técnico que deseja explorar ao máximo um único jogador talentoso. Assim, deve-se conferir ao time resistência aeróbica para se manter em constantes deslocamentos e força explosiva para efetuar passes fortes e precisos a distância.

Informações necessárias

Uma vez familiarizada com o esporte, a comissão técnica passa a reunir as informações sobre os insumos (bolas, plintos, halteres, *medicine balls*, cordas, elásticos, bancos, entre muitos outros) com os quais poderá vir a contar para realizar o treinamento.

Para isso, deverá preencher uma folha de coleta de informações (Tabela 1), com os dados coligidos a partir de um *checklist* que deverá conter:

- *Competições*: junto aos órgãos diretivos do esporte (federação, confederação etc.) e da entidade que conduz o treinamento devem-se obter dados sobre as competições que ocorrerão na temporada. Em especial:
  - datas;
  - locais;
  - condições geográficas (clima, fuso horário, altitude etc.); a síndrome da mudança de fuso horário pode provocar fadiga, náusea, vômito, perda de apetite, desidratação, dor de cabeça, insônia e desorientação, além de outros efeitos totalmente indesejáveis para atletas em competição;
  - regulamentos das competições;
  - materiais que serão utilizados;
  - principais adversários;

TABELA 1 Modelo de folha para coleta de informações

Item do *checklist*	Fonte	Informação	Observações

- aspectos logísticos (viagens, deslocamentos, hospedagem, alimentação etc.).
- *Rol de atletas convocáveis*: procurar reunir a maior quantidade possível de informações sobre os atletas que estarão disponíveis para treinar, principalmente:
  - características físicas, técnicas, táticas e psicológicas;
  - atuações esportivas anteriores;
  - passado médico;
  - estado atual.
- *Insumos de treinamento*: nesse ponto, junto à entidade que conduz o treinamento, a comissão técnica deverá procurar reunir as informações sobre os meios disponíveis para treinamento, tais como:
  - locais disponíveis;
  - recursos financeiros e materiais;
  - horários viáveis etc.

Cada item do *checklist* deverá ser anotado na primeira coluna da ficha de coleta de informações. Na segunda coluna entrará a indicação de quem forneceu a informação (confederação, federação, entidade, técnico etc.), possibilitando verificação posterior. Em seguida, na terceira coluna, lança-se a informação coletada propriamente dita e, na quarta coluna, quaisquer observações pertinentes.

Nessa fase também é importante conhecer os itinerários para os locais de treinamento (campos de atletismo, piscinas, saunas, salas de musculação), além dos restaurantes aparelhados para oferecer refeições aos atletas. Eles deverão ser escolhidos nessa fase tendo-se também uma ideia do tempo de deslocamento entre um ponto e outro. Nesses casos, utilizando um aplicativo de deslocamento (Waze®, Google Maps® etc.), será importante prever os tempos médios de trânsito que serão esperados nos deslocamentos.

A grande vantagem dos centros de treinamento olímpico e dos centros de treinamento esportivo – disponíveis em diversos países para treinamento de seus atletas das equipes nacionais – é o fato de agruparem todas as funções necessárias à vida do atleta, eliminando a necessidade de deslocamentos, provendo economia de tempo que será destinado principalmente ao treinamento.

O último item do levantamento é a verificação dos implementos disponíveis para o treinamento, ou seja, os equipamentos que poderão ser utilizados nas sessões de treino. Hoje em dia é praticamente impossível pensar em trabalho de força sem o apoio de um equipamento de musculação. Por isso, é importante saber em que local se encontra esse equipamento e em quais períodos estará disponível para utilização no treinamento. A existência de cronômetros, medidores de pulso (frequencímetros cardíacos), *medicine balls*, elásticos cirúrgicos, medidores de lactato sanguíneo, enfim, todos os equipamentos e implementos imprescindíveis à realização de um trabalho perfeito deverão ser computados. Sua inexistência será um fator de restrição.

Caso não haja disponibilidade de uma pista de atletismo, por exemplo, não será possível realizar o treino intervalado. Também não se pode prever a execução de um *fartlek* (Capítulo 8, "Treinamento cardiopulmonar") caso não haja disponibilidade de um local apropriado para sua execução. O perfeito levantamento dos implementos dos locais de treinamento será, portanto, o fator que assegurará à comissão técnica a certeza de executar um planejamento exequível.

Decisões preliminares

Na posse dessas informações, a comissão técnica estará apta a tomar decisões cruciais para o planejamento do treinamento, como:

- Em quais competições os atletas irão participar?
- Qual o grau de importância relativa entre elas (competição-alvo, de segundo grau de importância, de terceiro grau etc.)?
- Quais atletas serão convocados?
- Quantas horas por dia e em quantos dias por semana haverá treinamento?
- Quais serão os horários diários de treinamento?

Se estivermos treinando atletas profissionais, ou atletas convocados para curtos períodos de treinamento, será possível selecionar as horas de treino com base em critérios puramente técnicos. Porém, se não for esse o caso, deve-se procurar contato com os atletas, verificando os horários de estudo e/ou de trabalho, o tempo de deslocamento entre os locais em que ocorrem os compromissos citados e o local de treinamento, além de todas as demais influências externas sobre o processo de treino. Cada atleta deverá apresentar a distribuição semanal dos horários de suas obrigações e de outras atividades fixas.

Terminado o levantamento das necessidades horárias diárias de cada atleta e o cômputo de imposições como sono, refeições etc., ter-se-á a materialização de "janelas", que serão os períodos disponíveis para treinamento.

Obviamente, o ideal seria primeiro escolher os horários de treino e, posteriormente, dedicar os horários restantes às demais atividades, mas isso nem sempre é possível.

No caso de um treinamento de alto nível, visando a resultados internacionais, o objetivo só será possível com uma média de seis a sete horas de treino por dia, sete dias por semana, 52 semanas por ano.

Identificação das qualidades físicas intervenientes

A próxima atividade da comissão técnica é conduzida pelo preparador físico, que verificará as qualidades físicas que serão focalizadas no processo de treinamento. Embora toda a comissão técnica deva participar da determinação das qualidades físicas intervenientes e do estabelecimento da prioridade de treinamento, cabe ao preparador físico a responsabilidade pela definição final.

Um importante aspecto a ser considerado na determinação das prioridades de importância das qualidades físicas é o esquema tático que o preparador técnico irá utilizar. Por exemplo, um técnico de corrida de fundo pode optar entre duas estratégias para orientar seu atleta (ou equipe) para:

1. manter um ritmo forte ao longo de toda a prova; ou
2. realizar a prova num ritmo submáximo, resguardando-se para um *sprint* final.

Certamente, cada um desses esquemas táticos será determinante na preparação física.

Sobre as qualidades físicas, convém ressaltar que há diversas classificações, cada uma delas atendendo a este ou aquele critério metodológico ou preferência. Cada autor fará sua escolha por critérios absolutamente subjetivos, uma vez que não existe consenso ou evidências científicas que apoiem uma ou outra classificação. Nos últimos cinquenta anos, muitas modas surgiram em relação à nomenclatura. Periodicamente surge uma classificação moderna, atualizada ou mais aceita, que, porém, em cinco ou dez anos é substituída por outra. Em nosso ponto de vista, o ideal é sermos clássicos nesse aspecto, utilizando uma classificação que se baseie na fisiologia (que não muda desde que o homem é homem) e que já tenha sido testada e comprovada em muitos anos de utilização, sem problemas.

No Brasil, a mais conhecida foi apresentada por Tubino e Moreira (2003) a partir de uma concepção da Escola de Educação Física do Exército. Os autores, aliando essa proposta a outra apresentada pelo Prof. Cláudio Coutinho, creem que o melhor seria a apreciação das qualidades físicas sobre dois aspectos:

- Qualidades físicas preponderantemente desenvolvidas ou obtidas por meio de treinamento, as chamadas *qualidades da forma física*.
- Qualidades inatas e que seriam tão somente aperfeiçoadas pelo treinamento, as denominadas *qualidades das habilidades motoras*.

Os parâmetros da *forma física* seriam, portanto: as forças dinâmica, estática e explosiva; as resistências aeróbica, anaeróbica e muscular localizada; e a flexibilidade.

Os parâmetros das *habilidades motoras* seriam: a coordenação; as descontrações total e diferencial; a agilidade; as velocidades de reação e de movimento; e os equilíbrios dinâmico, estático e recuperado (Tabela 2).

TABELA 2 Parâmetros da forma física e da habilidade motora

Forma física	Habilidade motora
Força • Dinâmica • Estática • Explosiva Resistência • Aeróbica • Anaeróbica • Muscular localizada Flexibilidade	Descontração • Total • Diferencial Velocidade • Reação • Movimento Equilíbrio • Estático • Dinâmico • Recuperado Coordenação Agilidade

Parâmetros da forma física e da habilidade motora

As qualidades físicas oriundas da combinação de mais de uma das qualidades anteriormente apresentadas são denominadas qualidades físicas derivadas. Muitas qualidades físicas utilizadas em esportes são derivadas e, por isso, necessitam de atenção para o treinamento das qualidades físicas primárias que as compõem.

Essas qualidades seriam, por exemplo:

Velocidade de deslocamento (amplitude de passada) = velocidade de movimento + flexibilidade
Resistência de velocidade = velocidade + resistência
Resistência de força = força + resistência

Para identificar as qualidades físicas intervenientes em um esporte é necessário conhecer o significado exato de cada uma delas:

- *Força*: qualidade que torna possível a um músculo ou grupo muscular opor-se a uma resistência. Divide-se em três tipos distintos:

- *força dinâmica*: qualidade na qual a força muscular se diferencia da resistência, produzindo movimento;
- *força estática*: ocorre quando a força muscular se iguala à resistência, não havendo movimento;
- *força explosiva* (ou *potência*): conjugação da força com a velocidade. Pode se apresentar com predominância de força (levantamentos olímpicos, por exemplo) ou com preponderância de velocidade (arremesso do dardo, por exemplo).

■ *Resistência*: é a qualidade física que possibilita ao corpo suportar um esforço de determinada intensidade durante certo tempo. A resistência apresenta-se de três maneiras:
- *resistência aeróbica*: sua principal característica é apresentar intensidade pequena e volume grande, ou seja, um longo tempo de execução da atividade; é importante notar que se manifesta globalmente no organismo;
- *resistência anaeróbica*: é aquela observada na realização de exercícios de alta intensidade e, por consequência, de pequena duração; também ocorre de maneira sistêmica;
- *resistência muscular localizada* (*RML*): observa-se em nível muscular ou de grupo muscular e refere-se à capacidade desse grupo ou músculo suportar repetidas contrações.

■ *Flexibilidade*: qualidade física expressa pela maior amplitude possível do movimento voluntário de uma articulação, ou combinação de articulações, em um determinado sentido, dentro dos limites morfológicos, sem provocar lesão. A flexibilidade mais utilizada nos esportes é a dinâmica, em que a amplitude obtida pelos músculos motores é totalmente voluntária e executada de maneira rápida.

■ *Coordenação*: capacidade de realizar movimentos de modo ótimo, com o máximo de eficácia e economia de esforço. Mente e corpo propiciam a combinação motora necessária.

■ *Descontração*: qualidade física eminentemente neuromuscular, oriunda da redução da tonicidade da musculatura esquelética. Apresenta-se sob duas maneiras:
- *descontração total*: quando o relaxamento da musculatura esquelética acontece em nível global;
- *descontração diferencial*: quando o relaxamento da musculatura ocorre durante o movimento. Nessa situação pode-se observar o músculo agonista realizando um trabalho, ao passo que o antagônico se encontra descontraído. Essa qualidade física é, basicamente, fruto de conscientização motora, a consequência natural de muitas repetições do movimento em questão.

■ *Agilidade*: valência física que possibilita a mudança de posição do corpo ou a direção do movimento no menor tempo possível.

■ *Velocidade*: qualidade física que possibilita a realização da ação no menor tempo possível. Apresenta-se de duas maneiras:
- *velocidade de reação*: observada entre um estímulo e a resposta correspondente (exemplo: tiro e partida);
- *velocidade de movimento*: expressa pela rapidez de execução de uma contração muscular.

■ *Equilíbrio*: consiste na manutenção da projeção do centro de gravidade dentro da área da superfície de apoio. Apresenta-se de três modos:
- *equilíbrio dinâmico*: aquele mantido durante o movimento;
- *equilíbrio estático*: observado em repouso;
- *equilíbrio recuperado*: o que se situa no ponto em que ocorre a transição entre o repouso e o movimento, ou entre o movimento e o repouso.

Qualidades físicas na preparação

Cada uma das qualidades físicas discutidas anteriormente será exercitada ao longo do programa de treinamento, quer durante o treinamento físico, quer na preparação técnica ou psicológica (Tabela 3).

A descontração total é uma qualidade física basicamente trabalhada na preparação psicológica. Por sua vez, na preparação técnica serão trabalhadas qualidades físicas como coordenação, descontração diferencial, agilidade, velocidade de reação e os equilíbrios dinâmico, estático e recuperado. Na preparação física o preparador treinará as qualidades físicas sob sua responsabilidade, divididas em dois contextos: preparação cardiopulmonar e preparação neuromuscular.

É imprescindível que o treinador utilize todos os recursos disponíveis para observar presencialmente a atuação esportiva. É importante que ele assista a competições da modalidade; agora, não mais como expectador ou torcedor, mas como profissional. Deve procurar se cercar de outras formas de acesso a informações sobre o esporte, como conversas com técnicos e atletas, além de análise de gravações em vídeo, que possibilitam o congelamento da imagem e o retorno às cenas para serem vistas quantas vezes forem necessárias.

TABELA 3 Divisão das qualidades físicas pelo contexto das preparações

Parâmetro	Preparação física		Preparação técnica	Preparação psicológica	Qualidades não treináveis
	Cardiopulmonar	Neuromuscular			
Forma física	Resistência aeróbica Resistência anaeróbica	Resistência muscular localizada Força estática Força dinâmica Força explosiva Flexibilidade	–	–	–
Habilidade motora	–	Velocidade de movimento Agilidade	Velocidade de movimento Coordenação Agilidade Descontração diferencial Equilíbrio recuperado Equilíbrio dinâmico	Descontração total Equilíbrio dinâmico	Equilíbrio estático Velocidade de reação

Uma vez familiarizado com o esporte com o qual vai trabalhar, e sendo um perfeito conhecedor das qualidades físicas, suas definições e seus conceitos, o preparador físico consegue identificar com precisão as qualidades necessárias durante a realização da atuação esportiva. Nesse momento, o preparador estará habilitado a passar à próxima etapa, que consiste na particularização dessas qualidades intervenientes no esporte, especificando em que segmentos corporais elas irão se expressar. Para isso, além de observar a atuação esportiva, deverá trocar informações com os demais membros da comissão técnica, em especial com o técnico. Dessa maneira, por intermédio de minuciosa observação, repassando pacientemente os pontos em que surgirem dúvidas, o treinador, dotado de uma folha de *scout* (Tabela 4), deverá assinalar as qualidades físicas conforme forem sendo observadas.

Para que o treinamento possa ser o mais específico possível é imprescindível determinar a localização exata do principal gesto esportivo no esporte considerado. O preparador físico deverá se preocupar em identificar não somente a qualidade física necessária à realização do gesto esportivo e em que segmento corporal ela se manifesta, mas também o seu grau de importância na atuação esportiva, lançando na folha de *scout*: XXX (imprescindível); XX (importante); X (secundária); ou 0 (não participa). Pela conjugação dessas observações poder-se-á ter uma ideia do grau de importância relativa das qualidades físicas na atuação esportiva. Em um estudo minucioso do *scout* realizado, deve-se procurar ainda, em uma segunda fase, separar as qualidades que serão trabalhadas diretamente pela preparação física e as que serão trabalhadas por outro tipo de preparação. Dessa maneira, pode-se estabelecer para cada qualidade um acurado grau de importância, definindo o percentual total de treinamento que deverá ser dedicado a cada uma delas. É claro que, de acordo com a fase ou com o período de treinamento, será enfatizado o treino de uma ou outra qualidade, mas no geral as porcentagens serão aproximadamente as estabelecidas anteriormente.

Uma vez determinadas com precisão as qualidades físicas que serão intervenientes naquele esporte, quais dessas serão treinadas na preparação física e em que proporção isso será feito, passa-se para o estágio seguinte, determinando a localização da aplicação do treinamento, ou seja, quais grupos musculares ou segmentos corporais serão trabalhados durante o treino. Se o treino for para um atleta de salto em altura, por exemplo, haverá necessidade de se incrementar a força explosiva nos membros inferiores. Por outro lado, se o treinamento for para um atleta de arremesso de dardo, a força explosiva a ser treinada deverá ser a dos membros superiores. Além disso, dependendo do tipo de movimento utilizado na atuação, a qualidade física se localizará não mais no segmento corporal, mas no grupo muscular. Um exemplo disso é o arremesso do disco, realizado em cima da força explosiva da musculatura flexora do braço, o bíceps e o braquial. Já o arremesso do dardo é executado a partir da contração da musculatura extensora do braço.

Na Figura 1 são apresentados os principais grupos musculares e os movimentos que eles produzem.

TABELA 4 Folha de *scout* para identificação de qualidades físicas intervenientes

Qualidades físicas			Não treináveis	Treináveis						Importância
				Preparação psicológica	Preparação técnica	Preparação física				
						Membros superiores	Membros inferiores	Tronco	Generalizada	
Forma física	Preparação neuromuscular	Flexibilidade	–	–	–					
		Força dinâmica	–	–	–					
		Força estática	–	–	–					
		Força explosiva	–	–	–					
		Resistência muscular localizada	–	–	–					
	Preparação cardiopulmonar	Resistência anaeróbica	–	–	–	–	–	–		
		Resistência aeróbica	–	–	–	–	–	–		
Habilidade motora		Velocidade de movimento	–	–						
		Velocidade de reação		–	–	–	–	–	–	
		Agilidade	–	–		–	–	–	–	
		Equilíbrio estático		–	–	–	–	–	–	
		Equilíbrio dinâmico	–		–	–	–	–	–	
		Equilíbrio recuperado	–	–		–	–	–	–	
		Descontração diferencial	–	–		–	–	–	–	
		Desconstrução total	–		–	–	–	–	–	
		Coordenação	–	–		–	–	–	–	

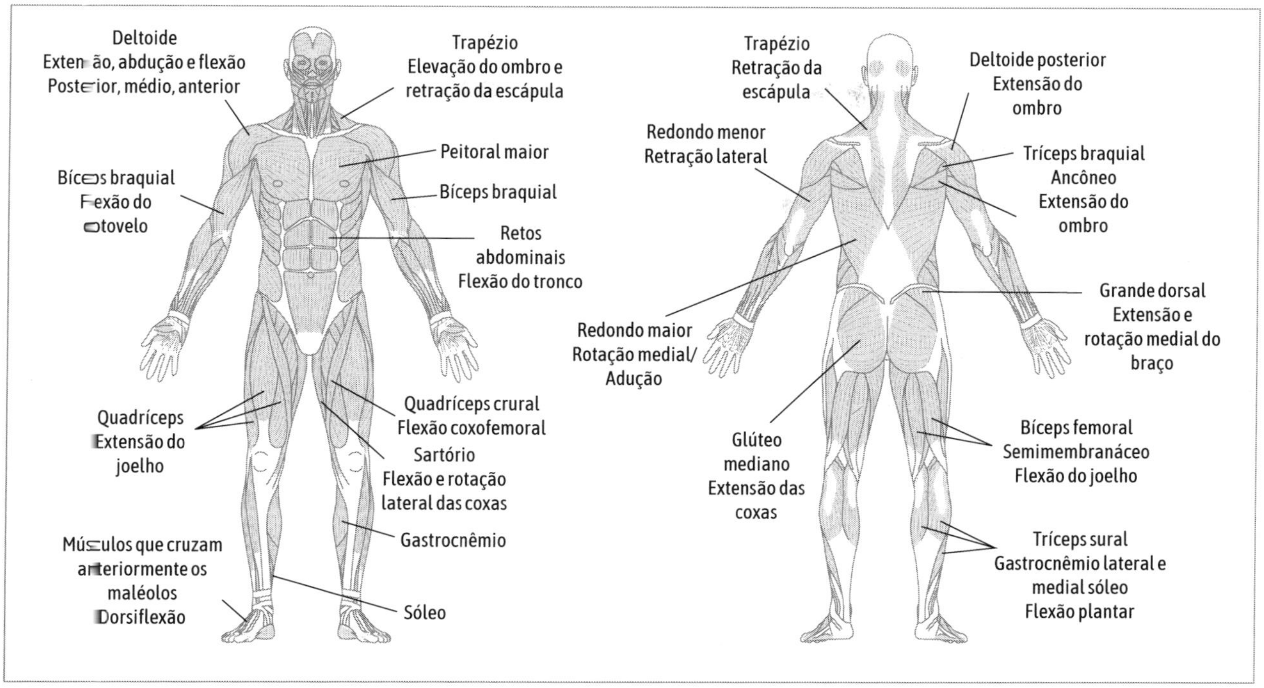

FIGURA 1 Distribuição dos principais grupos musculares e seus movimentos.

Durante o estudo detalhado de determinado esporte deve-se levar em conta suas particularidades técnicas e táticas.

Visando à vitória, novos procedimentos estão sempre sendo testados, o que provoca tanto a constante evolução da tática quanto o correto emprego de novas técnicas, sempre levando em consideração os diversos tipos de oponente que se poderá encontrar.

Com esses dois fatores em mente deve-se planejar a preparação física, fazendo com que ela se torne bem harmônica com a realidade encontrada na competição. Para isso, é imprescindível um intenso contato entre o preparador físico e o treinador durante o planejamento da preparação física. Nessa fase inicial, em que se estuda detalhadamente o esporte considerado, somente um técnico atualizado pode alertar para as peculiaridades técnicas e para as facetas táticas daquela atuação. Enfim, para todas as minúcias imprescindíveis ao perfeito conhecimento do esporte.

Dificilmente o preparador físico que não tenha conhecimento prévio do esporte poderá aquilatar essas dificuldades, essas peculiaridades, sem o auxílio do técnico. O perfeito conhecimento do esporte garantirá ao preparador físico a base indispensável para estruturar todo o seu trabalho. Havendo falhas nessa fase inicial, todo o processo subsequente será comprometido. Por isso, a participação do técnico especializado no esporte é de fundamental importância para que o preparador físico defina e planeje seu programa de preparação. Se não forem determinadas com muita precisão as qualidades físicas que vão intervir no esporte, em quais segmentos corporais elas se expressarão e em que grupos musculares deve-se localizá-las (no caso das integrantes da preparação neuromuscular), o treinamento já terá iniciado de modo falho por desrespeitar um dos princípios básicos do treinamento esportivo, o *princípio da especificidade* (Capítulo 3, "Princípios científicos do treinamento desportivo").

Na Figura 2 apresenta-se esquematicamente a importância do estudo detalhado do esporte no planejamento da preparação física.

Seleção dos procedimentos de avaliação

Uma vez determinadas as qualidades físicas que serão utilizadas no treinamento esportivo e os segmentos corporais em que serão expressas essas qualidades, ter-se-á que fazer uma avaliação do estágio inicial do treinamento do atleta para que, com isso, seja respeitado o *princípio da individualidade biológica* (Capítulo 3, "Princípios científicos do treinamento desportivo").

Na verdade, o estudo detalhado do esporte é o mesmo em todo o mundo. As qualidades físicas necessárias para um corredor de 100 metros ou para um jogador

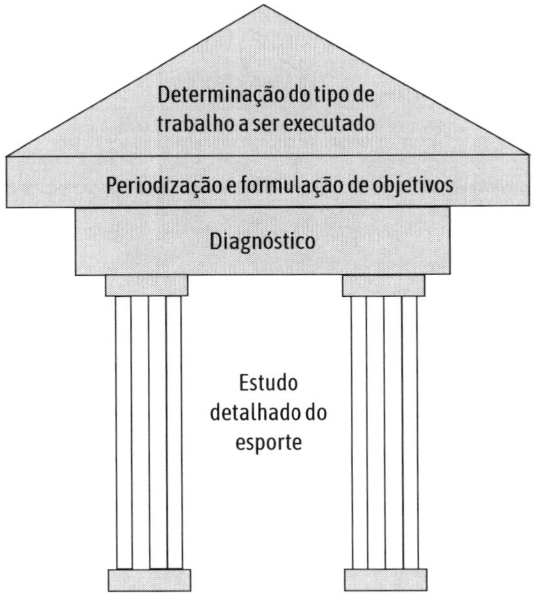
Determinação do tipo de
trabalho a ser executado
Periodização e formulação de objetivos
Diagnóstico
Estudo
detalhado do
esporte

FIGURA 2 O estudo detalhado do esporte é a base do planejamento da preparação física.

de basquete são as mesmas no Brasil, na China ou na França. Com um bom livro que contenha o levantamento das qualidades físicas necessárias em cada modalidade, indicando em que segmento corporal deve-se enfatizar o treino desta ou daquela qualidade, só restará ao treinador fazer pequenos ajustes para adequar o treinamento às novidades técnico-táticas.

É durante a fase de diagnóstico que o planejamento começa a se particularizar, pois, de acordo com o nível de condicionamento físico inicial dos atletas, haverá uma gama maior ou menor de opções para o treinamento. Esse diagnóstico será feito tanto com base em análises de laboratório quanto em exames médicos e testes físicos. Porém, nesse momento, não serão considerados em detalhes os testes médicos, os quais ficarão a cargo da preparação médica. Em nosso país é comum, mesmo em atletas consagrados, constatarem-se verminoses, focos dentários, anemia e outros problemas, os quais, se não forem tratados previamente, comprometerão de forma irremediável o sucesso do treinamento.

Além do estado de saúde, os testes médicos informarão à comissão técnica os dados antropométricos (massa corporal, estatura, perímetros, diâmetros, composição corporal etc.), os parâmetros fisiológicos (frequência cardíaca basal, frequência cardíaca máxima etc.) e informações diversas, como a existência de defeitos morfológicos ou posturais, atrofias, dismorfias, ou ainda, pela dermatoglifia em jovens atletas, para direcionar o treino mais adequado (Capítulo 2 "Detecção do talento esportivo").

Os testes de laboratório, principalmente os de interesse da preparação física, por sua precisão e confiabilidade, devem ser empregados sempre que possível. No entanto, como o usual é não se poder contar com esse tipo de teste, serão enfatizados neste capítulo os testes de campo.

Nessa fase, o psicólogo esportivo também deverá selecionar os testes psicológicos mais adequados, capazes de possibilitar o levantamento detalhado do perfil psicológico, bem como indicar qual a reação posterior do atleta aos métodos de treinamento. Complementarmente, o psicólogo deverá se organizar para realizar um sociograma.

Por sua vez, o técnico deverá incluir em seu planejamento o modo de avaliar as qualidades físicas que estarão sob sua responsabilidade durante o período de preparação, em especial a coordenação, que se materializará nos fundamentos técnicos do esporte.

Nas obras dedicadas ao treino técnico das diversas modalidades, portanto, com objetivo distinto desta, encontram-se sugestões de como avaliar os fundamentos técnicos dos atletas.

Como o objetivo principal deste trabalho é a metodologia da preparação física, será sobre essa atividade que os esforços de esclarecimentos serão concentrados.

Avaliação da preparação física

Nesse ponto, em que cada membro da comissão técnica isoladamente, planeja a avaliação que utilizará na fase de diagnóstico, o preparador físico terá diante de si a importante tarefa de selecionar a maneira mais acurada de avaliar as qualidades físicas intervenientes, respeitadas as restrições materiais a que estiver submetido. Muitas são as possibilidades de avaliação das qualidades físicas que influenciam o esporte específico, mas, na realidade, são poucas as opções viáveis, seja por motivos financeiros, disponibilidade de equipamentos ou escassez de tempo.

Para se ter uma ideia geral das possibilidades de avaliação das diversas qualidades físicas, a Tabela 5 apresenta um resumo dessas opções e seus principais testes de campo, visto que, como foi dito anteriormente, a dificuldade material forçará a realização desse tipo de teste.

Avaliação da resistência aeróbica

O teste recomendado para a avaliação da resistência aeróbica é o de corrida de 12 minutos ou teste de Cooper (COOPER, 1979). Um erro comum a ser evitado é a velocidade excessiva no início da prova, bem como a arrancada final realizada com o intuito de melhorar a marca a ser obtida, o que irá distorcer a fidedignidade do teste.

- *Finalidade*: Avaliar a resistência aeróbica em homens e mulheres a partir de 10 anos de idade.
- *Material necessário*: Cronômetro, apito, folha para anotação de resultados, numerais para serem fixados nas camisetas dos avaliados, pista de atletismo ou local plano demarcado de 50 metros em 50 metros, a partir dos 1.600 metros.
- *Procedimento*: Medir a maior distância percorrida pelo avaliado durante os 12 minutos de duração do teste.
- *Providências prévias*: Orientar o avaliado a respeito dos objetivos do teste e da necessidade de se empenhar em sua realização.
- *Execução*: A turma de avaliados deverá ser dividida em dois grupos; o primeiro fará o teste, enquanto o segundo monitorará os resultados anotando a distância percorrida. Em uma segunda fase, os dois grupos trocam de função: quem estava sendo avaliado passa a monitorar e quem estava monitorando passa a ser avaliado. O teste tem início com a voz de comando "Atenção! Já!", ao mesmo tempo que o coordenador do teste aciona o cronômetro. Em seguida, de cinco em cinco minutos, ele informa aos participantes o tempo transcorrido desde o início. Aos 11 minutos deverá soar um apito longo, avisando que falta somente um minuto para o término do teste.

Desde o início, os avaliados devem procurar manter velocidade homogênea por intermédio da estabilização do ritmo da corrida.

Se o teste for aplicado em atletas jovens ou não atletas, podem-se intercalar caminhadas entre os períodos de corrida, se necessário. Ao chegar aos 12 minutos será dado um silvo breve e os avaliados imediatamente deixarão de correr e iniciarão uma caminhada, perpendicularmente ao sentido da corrida, possibilitando, desse modo, que os monitores tenham a medida da distância percorrida. Após o término do teste os avaliados deverão continuar andando, fazendo o correto retorno à calma.

De acordo com os resultados obtidos, os avaliados serão qualificados em cinco categorias diferentes, conforme mostra a Tabela 6.

- *Precauções*: Alguns cuidados a serem tomados:
  - Deverá ser feito um exame médico prévio, verificando se o avaliado está em condições físicas de realizar um esforço máximo.
  - Deve ser verificada, cuidadosamente, a metragem do local de execução do teste.
  - O teste não deverá ser realizado se a temperatura estiver muito alta ou muito baixa; a temperatura ideal para execução do teste situa-se entre 18°C e 25°C, sendo as primeiras horas da manhã e as últimas da tarde os horários mais indicados.
  - Antes da realização do teste deve ser feito um aquecimento de 5 a 10 minutos, visando às preparações neuromuscular e cardiopulmonar para a execução do esforço.

Os resultados do teste de Cooper possibilitam o cálculo do consumo máximo de oxigênio ($\dot{V}O_{2máx}$) e a posterior categorização do nível de aptidão física, conforme a Tabela 7.

TABELA 5 Alguns testes utilizados para a avaliação das qualidades físicas

Preparação	Parâmetro	Qualidade física	Treinabilidade	Testes de laboratório	Testes de campo
Cardiopulmonar	Forma física	Resistência aeróbica	Preparação física	Teste do banco de Balke e Astrand Testes ergométricos com bicicletas, esteiras etc. (Balke; Astrand – Rythming – Cureton; Falkner; PWC-170)	Teste de corrida de 12 min (Cooper, 1979)
		Resistência anaeróbica	Preparação física	Teste de curva de fadiga de Carison Teste de Foster (Foster, 1983) Teste de Banco de Harvard Testes ergométricos (Margaria; Bruyn – Previst; Georgesco; Jonjson – Brouha – Darling) Lactacidemia	Teste de corrida de 40 segundos (Matsudo, 2005)
Neuromuscular	Forma física	Resistência muscular localizada	Preparação física	—	Teste de repetições máximas
		Força dinâmica	Preparação física	Tensiômetro ou toniciômetro	
		Força estática	Preparação física	Teste de força tensora de cabo (Clarke) Dinamômetro	Teste de tempo máximo de concentração Suspensão na barra (resistência de força isométrica)
		Força explosiva	Preparação física	Teste de potência de Margaria-Kalamen Plataforma de força	Teste de lançamento de *medicine ball* (potência de braços) Teste de saltos (potência de pernas)
		Flexibilidade	Preparação física	Flexiômetro, goniômetro, eletrogoniômetro	Flexiteste (Pável e Araújo, 1980) Teste de saltar e alcançar de Wells
	Habilidade motora	Velocidade de movimento	Preparação física	Crono-opto Aparelhos medidores de velocidade	Teste de corrida de 50 metros Teste máximo de repetições em 30 s (TMR 30)
		Velocidade de reação	Não treinável	Teste de tempo de reação (Cureston)	Teste de tempo de reação
		Coordenação	Preparação técnica	Teste de coordenação motora	Testes esportivos específicos
		Descontração total	Preparação psicológica	Eletromiograma Psicogalvanômetro	–
		Descontração diferencial	Preparação técnica	Eletromiograma	–
		Agilidade	Preparação técnica	–	*Burpee test* *Shutle run* *Sudestep test*
		Equilíbrio estático	Não treinável	Estabilômetro	Teste de equilíbrio estático
		Equilíbrio dinâmico	Preparação técnica	–	Teste de caminhar sobre a barra
		Equilíbrio recuperado	Preparação técnica	–	Teste de recuperação

TABELA [illegible] Teste de Cooper (distância em metros percorrida em 12 minutos)

Mulheres				
Categorias de aptidão	**Abaixo de 30 anos**	**30 a 39 anos**	**40 a 49 anos**	**Acima de 50 anos**
Muito fraca	Até 1.500 m	Até 1.350 m	Até 1.300 m	Até 1.000 m
Fraca	1.501 a 1.800 m	1.351 a 1.650 m	1.301 a 1.600 m	1.001 a 1.350 m
Razoável	1.801 a 2.200 m	1.651 a 2.100 m	1.601 a 2.000 m	1.351 a 1.650 m
Boa	2.201 a 2.650 m	2.101 a 2.500 m	2.001 a 2.400 m	1.651 a 2.150 m
Excelente	Mais de 2.650 m	Mais de 2.500 m	Mais de 2.400 m	Mais de 2.150 m
Homens				
Categorias de aptidão	**Abaixo de 30 anos**	**30 a 39 anos**	**40 a 49 anos**	**Acima de 50 anos**
Muito fraca	Até 1.600 m	Até 1.500 m	Até 1.350 m	Até 1.300 m
Fraca	1.601 a 2.000 m	1.501 a 1.800 m	1.351 a 1.650 m	1.301 a 1.600 m
Razoável	2.001 a 2.400 m	1.801 a 2.200 m	1.651 a 2.100 m	1.601 a 2.000 m
Boa	2.401 a 2.800 m	2.201 a 2.650 m	2.101 a 2.500 m	2.001 a 2.400 m
Excelente	Mais de 2.800 m	Mais de 2.650 m	Mais de 2.500 m	Mais de 2.400 m

TABELA 7 Categorias de aptidão física a partir dos valores de $\dot{V}O_{2máx}$ (mL.kg^{-1}.min^{-1})

Mulheres					
Categoria de aptidão	20 a 29 anos	30 a 39 anos	40 a 49 anos	50 a 59 anos	60 a 69 anos
Muito fraca	Menos de 24	Menos de 20	Menos de 17	Menos de 15	Menos de 13
Fraca	24 a 30	20 a 27	17 a 23	15 a 20	13 a 17
Razoável	31 a 37	28 a 33	24 a 30	21 a 27	18 a 23
Boa	38 a 48	34 a 44	31 a 41	28 a 37	24 a 34
Excelente	Mais de 48	Mais de 44	Mais de 41	Mais de 37	Mais de 34
Homens					
Categoria de aptidão	20 a 29 anos	30 a 39 anos	40 a 49 anos	50 a 59 anos	60 a 69 anos
Muito fraca	Menos de 25	Menos de 23	Menos de 20	Menos de 18	Menos de 16
Fraca	25 a 33	23 a 30	20 a 26	18 a 24	16 a 22
Razoável	34 a 42	31 a 38	27 a 35	25 a 33	23 a 30
Boa	43 a 52	39 a 48	36 a 44	34 a 42	31 a 40
Excelente	Mais de 52	Mais de 48	Mais de 44	Mais de 42	Mais de 40

Avaliação da resistência anaeróbica

Para essa avaliação será analisado o teste de corrida de 40 segundos (MATSUDO, 2005).

- *Finalidade*: Avaliar a resistência anaeróbica total oriunda das vias energéticas anaeróbicas alática e lática, em homens e mulheres de qualquer faixa etária.
- *Material necessário*: Pista de atletismo demarcada metro a metro ou, pelo menos, de dez em dez metros (na falta da pista demarcada pode-se utilizar a pista e uma trena), dois cronômetros, folha de protocolo, prancheta e apito.
- *Procedimento*: O avaliado deverá percorrer a maior distância possível dentro dos 40 segundos de duração do teste.
- *Providências prévias*: Basicamente, as mesmas do teste de Cooper.
- *Execução*: O teste será orientado por um avaliador principal, conforme mostrado na Figura 3. Esse avaliador (ponto A na figura) dará início ao teste com o comando de "Atenção! Já!", acionando concomitantemente o cronômetro. Após dar a partida no cronômetro, ele vai andando em direção ao avaliador auxiliar "B", que estará posicionado em um ponto médio, lo-

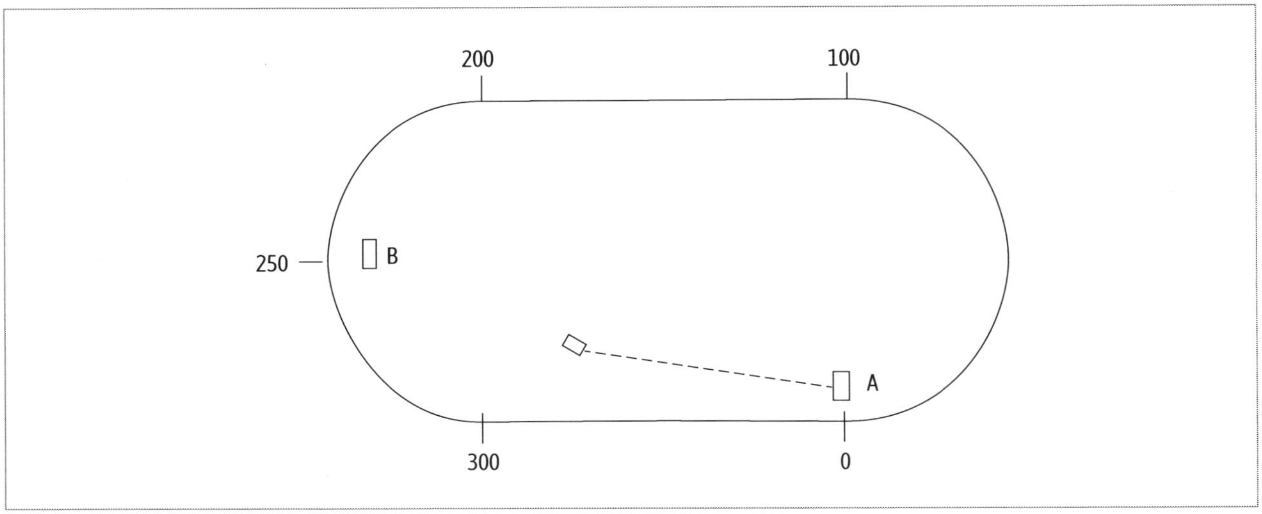

FIGURA 3 Teste de corrida de 40 segundos.
Fonte: Matsudo, 2005.

calizado entre 200 metros e 300 metros e, também, munido de um cronômetro. Esse procedimento possibilitará ao avaliador "B" estar o mais próximo possível do avaliado no momento dos 40 segundos, que serão anunciados pelo avaliador principal com um silvo de apito. Nesse instante, o avaliador "B" deverá observar o último pé que estiver em contato com o solo e marcar esse ponto preciso. Com o auxílio de uma trena (quando a pista não estiver demarcada), ou apenas pela visualização direta (quando a pista for marcada de metro a metro), determinará a distância percorrida com precisão para o último metro.

- *Precauções*. Nessa avaliação, há cuidados que devem ser tomados:
  - Deve ser feito um aquecimento prévio dos avaliados; no entanto, é importante que haja dois minutos de intervalo entre o término do aquecimento e o início do teste.
  - O teste deve ser realizado com temperatura ambiente entre 15°C e 25°C.
  - Devem ser evitados ventos longitudinais em relação à pista, com velocidade superior a 5 m/s.
  - O teste deve ser realizado individualmente.
  - A exemplo dos outros testes, deve ser feito exame médico prévio.
  - Após o teste, deve-se promover a volta à calma por intermédio de uma corrida de intensidade média para fraca.

Avaliação da resistência muscular localizada

A avaliação da resistência muscular localizada (RML) será perfeitamente realizada se a carga aplicada for de pequena intensidade e utilizado o teste de repetições máximas (TRM), que determina o maior peso com que o atleta consegue realizar uma quantidade determinada de contrações isotônicas concêntricas em toda a amplitude do arco articular. Ela deve ser realizada nos segmentos corporais que interessam ao esporte em questão.

- *Finalidade*: Avaliar a RML em um determinado segmento corporal.
- *Material necessário*: Colchonete (apenas para o abdominal) e cronômetro.
- *Procedimento*: Verificar a maior quantidade executada de repetições corretas de um determinado movimento.
- *Providências prévias*: Certificar-se de que o avaliado tenha consciência de que o movimento deve ser realizado em toda a sua amplitude e que o teste deve ser executado até o ponto em que a fadiga impeça a sua continuação.
- *Execução*: Para a avaliação da RML deve-se, inicialmente, identificar que tipo de movimento está sendo avaliado. Em cada segmento corporal ter-se-ão basicamente os movimentos de flexão ou de extensão como os mais necessários a serem avaliados. Dessa maneira, a escolha do exercício que comporá o teste será baseada no tipo de movimento considerado. Uma vez determinado qual o tipo de movimento a ser feito, deve-se levar o avaliado a executar esse movimento, sustentando o peso do próprio corpo a maior quantidade possível de vezes, desde que mantenha a execução em

toda sua amplitude. São três os movimentos mais comuns:

- *Flexão de braços (com o TRM)*: o atleta deve iniciar a flexão de braços em decúbito ventral com os cotovelos em extensão, as mãos voltadas para a frente, na linha dos ombros, e o olhar direcionado para o espaço entre elas. A flexão de cotovelos será feita até que o tórax toque o chão levemente, mantendo os cotovelos abduzidos e o tronco paralelo. Retomar a posição inicial e repetir o movimento continuamente. O teste, com atletas do sexo feminino, será realizado do mesmo modo, porém utilizando-se o apoio dos joelhos no chão. Registra-se, então, a quantidade de repetições corretas realizadas. A Tabela 8 mostra os padrões do teste de flexão de braços para mulheres e homens.
- *Abdominal (com o TRM1 – em 1 min)*: o atleta inicia o teste em decúbito dorsal, com os joelhos flexionados, mantendo os pés afastados cerca de 30 cm entre eles, apoiados e fixados no chão pelo avaliador com os calcanhares a uma distância entre 30 cm e 46 cm dos glúteos. As mãos devem estar cruzadas atrás da nuca. Com a força do abdome, o atleta elevará o tronco até que os cotovelos toquem os joelhos. Retomará a posição inicial e repetirá o movimento continuamente. Registra-se, então, a quantidade de repetições corretas realizadas em um minuto. A Tabela 9 mostra os padrões de teste de abdominal em um minuto para mulheres e homens.
- *Agachamento (com o TRM1 – em 1 min)*: o atleta deve se posicionar em pé, com os pés paralelos e afastados com a mesma distância entre os ombros, mãos na cintura e olhando fixamente para um determinado ponto à sua frente. O agachamento será feito até que a coxa faça um ângulo de 90° com a perna. Os calcanhares não devem deixar o chão. Retornar à posição inicial e repetir o movimento continuadamente durante um minuto. Registra-se, então, a quantidade de repetições corretas realizadas (Tabela 10).

Avaliação da força dinâmica

Será feita por meio do teste de peso máximo (TPM), quando se determina a máxima carga com que o atleta consegue realizar uma, e apenas uma, contração isotônica concêntrica em toda a amplitude do movimento.

- *Finalidade*: Verificar a força dinâmica máxima de um determinado movimento.
- *Material necessário*: Máquina de musculação com pesos fracionados ou barra e anilhas.
- *Procedimento*: O avaliado deverá realizar o movimento considerado, em toda a sua amplitude, contra a maior resistência que puder vencer.
- *Providências prévias*: Deverá ser realizado um minucioso exame médico para verificar se o avaliado possui condições de fazer o teste. É necessário passar por um período prévio de familiarização ao exercício de musculação.
- *Execução*: Inicialmente, utilizando a máquina livre de pesos, será realizado um aquecimento com 10 repetições, dois minutos de descanso, mais uma série de três repetições a 80% do 1RM estimado,

TABELA 8 Padrão de teste de flexão de braços

Mulheres					
Idade	**Excelente**	**Bom**	**Regular**	**Fraco**	**Deficiente**
20 a 29	Acima de 37	27 a 37	16 a 26	7 a 15	Até 6
30 a 39	Acima de 34	24 a 34	13 a 23	5 a 12	Até 4
40 a 49	Acima de 31	21 a 31	10 a 20	4 a 9	Até 3
50 a 59	Acima de 28	18 a 28	8 a 17	3 a 7	Até 2
60 a 69	Acima de 19	13 a 19	6 a 12	2 a 5	Até 1
Homens					
Idade	**Excelente**	**Bom**	**Regular**	**Fraco**	**Deficiente**
20 a 29	Acima de 49	40 a 49	30 a 39	17 a 29	Até 16
30 a 39	Acima de 39	31 a 39	22 a 30	14 a 21	Até 13
40 a 49	Acima de 34	27 a 34	18 a 26	11 a 17	Até 10
50 a 59	Acima de 29	24 a 29	15 a 23	8 a 14	Até 7
60 a 69	Acima de 24	17 a 24	10 a 16	5 a 9	Até 4

TABELA 9 Padrão de teste de abdominal em um minuto

Mulheres					
Idade	Excelente	Bom	Regular	Fraco	Deficiente
20 a 29	Acima de 39	35 a 39	30 a 34	26 a 29	Até 25
30 a 39	Acima de 34	30 a 34	25 a 29	21 a 24	Até 20
40 a 49	Acima de 29	25 a 29	20 a 24	16 a 19	Até 15
50 a 59	Acima de 24	20 a 24	15 a 19	11 a 14	Até 10
60 a 69	Acima de 19	15 a 19	10 a 14	6 a 9	Até 5
Homens					
Idade	Excelente	Bom	Regular	Fraco	Deficiente
20 a 29	Acima de 44	40 a 44	35 a 39	30 a 34	Até 29
30 a 39	Acima de 36	32 a 36	27 a 31	22 a 26	Até 21
40 a 49	Acima de 31	26 a 31	21 a 25	17 a 20	Até 16
50 a 59	Acima de 28	23 a 28	17 a 22	12 a 16	Até 11
60 a 69	Acima de 24	19 a 24	13 a 18	9 a 12	Até 8

TABELA 10 Padrão de teste de agachamento em um minuto

Mulheres							
Idade	Excelente	Bom	Acima da média	Média	Abaixo da média	Ruim	Muito ruim
18-25	>43	37-43	33-36	29-32	25-28	18-24	<18
26-35	>39	33-39	29-32	25-28	21-24	13-20	<13
36-45	>33	27-33	23-26	19-22	15-18	7-14	<7
46-55	>27	22-27	18-21	14-17	10-13	5-9	<5
56-65	>24	18-24	13-17	10-12	7-9	3-6	<3
>65	>23	17-23	14-16	11-13	5-10	2-4	<2
Homens							
Idade	Excelente	Bom	Acima da média	Média	Abaixo da média	Ruim	Muito ruim
18-25	>49	44-49	39-43	35-38	31-34	25-30	<25
26-35	>45	40-45	35-39	31-34	29-30	22-28	<22
36-45	>41	35-41	30-34	27-29	23-26	17-22	<17
46-55	>35	29-35	25-28	22-24	18-21	13-17	<13
56-65	>31	25-31	21-24	17-20	13-16	9-12	<9
>65	>28	22-28	19-21	15-18	11-14	7-10	<7

Fonte: Pollock, Wilmore, 1993.

três minutos de descanso e, em seguida, o teste propriamente dito com três a cinco tentativas, marcando intervalos de três a cinco minutos entre elas. Todos os testes deverão iniciar na fase excêntrica do movimento, sendo caracterizado 1RM o valor em quilogramas da tentativa anterior à falha concêntrica. Encorajamento verbal dever ser realizado em todas as tentativas.

- *Precauções*: Manter a integralidade do movimento biomecânico correto. Caso haja movimentos de compensação para vencer a resistência, essa tentativa não deve ser aceita. Deve-se controlar a amplitude de movimento.

Utilizando o TPM e o peso corporal de quem realizou o teste, é possível identificar o índice de força máxima relativa (IFMR). Basta dividir o valor em kg atingido no TPM pelo peso corporal também em kg:

$$\text{IFMR} = \text{1RM (kg)} / \text{Peso corporal (kg)}$$

Com esse resultado é possível identificar o nível de força relativo ao peso corporal. A Tabela 11 apresenta os valores para homens e mulheres de alguns exercícios e pontos que se obtém de acordo com o IFMR alcançado, com a soma dos pontos pode-se analisar a classificação da condição de força da seguinte maneira:

- Excelente = 48 a 60 pontos.
- Boa = 37 a 47 pontos.
- Média = 25 a 36 pontos.
- Satisfatória = 13 a 24 pontos.
- Fraca = 0 a 12 pontos.

Avaliação da força explosiva

Dependendo de qual segmento corporal se deseja avaliar a força explosiva, pode-se ter diferentes tipos de teste: teste de potência de braços e teste de potência de membros inferiores.

Teste de potência de braços

- *Finalidade*: Avaliar a força explosiva dos membros superiores.
- *Material necessário*: *Medicine ball* e trena.
- *Procedimento*: Por intermédio da observação da impulsão imposta à *medicine ball*, verifica-se a intensidade da força explosiva aplicada a esta.
- *Providências prévias*: Para a execução desse teste a pessoa deve estar bem ambientada com o gesto esportivo que irá ser realizado.
- *Execução*: Dependendo do gesto esportivo que utilizará a força explosiva, ter-se-á um movimento de flexão ou de extensão do antebraço em relação ao braço, a partir de uma posição estática com os pés paralelos na origem da medida.

É importante aproximar o teste da especificidade do esporte, inclusive determinando se o gesto será rea-

TABELA 11 Valores para mulheres e homens de acordo com o IFMR alcançado

Mulheres						
Supino	Rosca direta	Puxada pela frente	*Leg press*	Extensão de joelhos	Flexão de joelhos	Pontos
0,90	0,50	0,85	2,70	0,70	0,60	10
0,85	0,45	0,80	2,50	0,65	0,55	9
0,80	0,42	0,75	2,30	0,60	0,52	8
0,70	0,38	0,73	2,10	0,55	0,50	7
0,65	0,35	0,70	2,00	0,52	0,45	6
0,60	0,32	0,65	1,80	0,50	0,40	5
0,55	0,28	0,63	1,60	0,45	0,35	4
0,50	0,25	0,60	1,40	0,40	0,30	3
0,45	0,21	0,55	1,20	0,35	0,25	2
0,35	0,18	0,50	1,00	0,30	0,20	1
Homens						
Supino	Rosca direta	Puxada pela frente	*Leg press*	Extensão de joelhos	Flexão de joelhos	Pontos
1,50	0,70	1,20	3,00	0,80	0,70	10
1,40	0,65	1,15	2,80	0,75	0,65	9
1,30	0,60	1,10	2,60	0,70	0,60	8
1,20	0,55	1,05	2,40	0,65	0,55	7
1,10	0,50	1,00	2,20	0,60	0,50	6
1,00	0,45	0,95	2,00	0,55	0,45	5
0,90	0,40	0,90	1,80	0,50	0,40	4
0,80	0,35	0,85	1,60	0,45	0,35	3
0,70	0,30	0,80	1,40	0,40	0,30	2
0,60	0,25	0,75	1,20	0,35	0,25	1

Fonte: adaptada de Heyward, 1991.

lizado com uma ou com as duas mãos. Por exemplo, para o handebol deve-se utilizar o lançamento com apenas uma das mãos.

O objetivo é verificar qual a distância alcançada pelo implemento, a partir da origem. Devem ser feitas três tentativas, sendo considerada a de melhor desempenho.

Teste de potência de membros inferiores

Será feito nos moldes do anterior, no que diz respeito à especificidade do esporte. Torna-se importante ressaltar que a impulsão vertical, necessária ao vôlei, é diversa da empregada no basquete ou no salto em altura. Além disso, a potência pode ser empregada em impulsão horizontal.

Como parâmetro, serão apresentados um teste de impulsão horizontal e outro de impulsão vertical.

Teste de impulsão horizontal

- *Objetivo*: Avaliar a capacidade de impulsão horizontal dos membros inferiores.
- *Material*: Solo marcado em centímetros.
- *Procedimento*: Com os pés paralelos, o atleta coloca-se no ponto de origem da escala métrica gravada no solo. Sem tirar os pés do chão, pode realizar qualquer movimento preparatório ao salto com braços e pernas. Em seguida deverá saltar no sentido horizontal, com impulso simultâneo de ambas as pernas, como mostra a Figura 4.
- *Precaução*: Deverá ser colocado um tatame um pouco mais à frente do local de execução do teste, evitando que o avaliado se machuque em caso de queda.

São realizadas três tentativas, sendo selecionada aquela na qual a ponta do pé mais se afastar do ponto de partida. Só serão computadas as tentativas que não terminarem em queda.

Teste de impulsão vertical

Como exemplo desse tipo de teste será apresentado o *Sargent jump test* (SARGENT, 1921).

- *Objetivo*: Avaliar a capacidade de impulsão vertical dos membros inferiores.
- *Material necessário*: Tábua de 0,3 m de largura por 1,50 m de comprimento, graduada em centímetros e milímetros e fixada a partir de 2 m de altura; magnésio ou talco.
- *Procedimento*: O atleta, com os pés juntos, se posiciona atrás de uma linha traçada a trinta centímetros da tábua. Com magnésio ou talco nas pontas de seus dedos e mantendo os calcanhares no chão, o atleta procura alcançar o ponto mais alto possível na placa, deixando nela a impressão de seus dedos. Em seguida, são executados três saltos partindo da posição agachada, buscando em todos eles fazer uma marca na placa o mais alto possível. Então, mede-se a distância entre a marca feita com os pés no chão (a marca inicial) e a mais alta conseguida nas três tentativas de salto.

O resultado é avaliado por meio do índice de eficiência (IE):

$$IE = \frac{\text{peso (kg)} \times \text{altura alcançada (cm)} \times 2{,}2046229}{\text{estatura (cm)}}$$

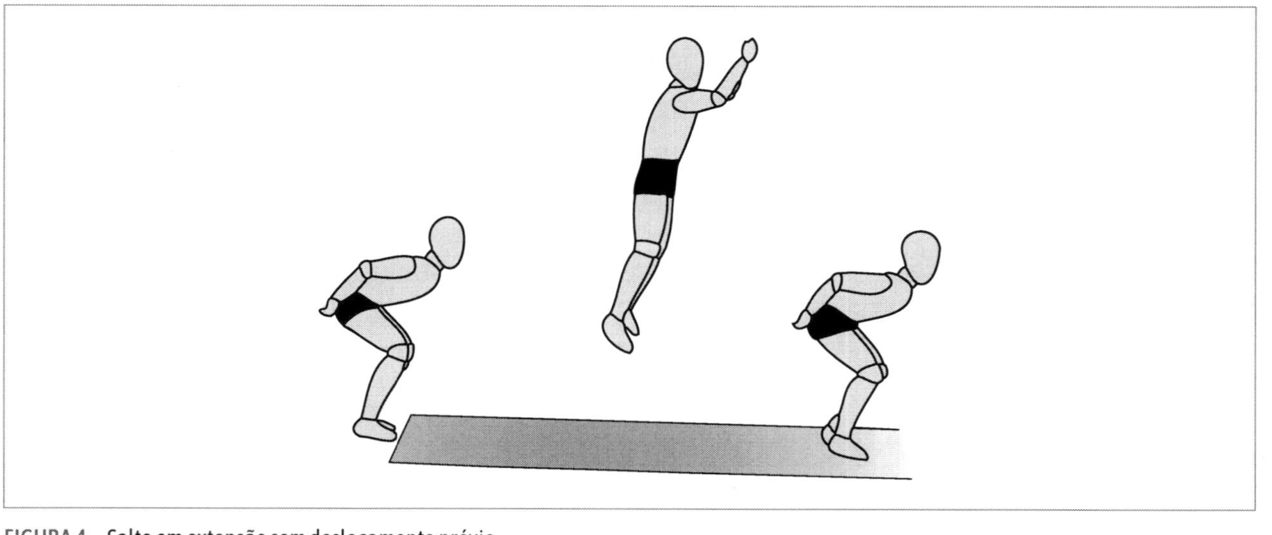

FIGURA 4 Salto em extensão sem deslocamento prévio.

- *Precauções*: O teste de força explosiva, em virtude do grande risco de provocar lesões osteomusculoarticulares, deve ser feito após um perfeito aquecimento.

A Tabela 12 apresenta valores do *sargent jump test* conduzido com atletas de nível internacional.

Avaliação da flexibilidade

A melhor maneira de avaliar corretamente a flexibilidade é medindo, por meio de um goniômetro, o arco articular máximo alcançado pelas principais articulações por meio de forçamento passivo.

No Laboratório de Biometria e Fisiologia do Esforço da UFRRJ, avalia-se essa qualidade física por intermédio da medida do arco articular máximo dos seguintes movimentos:

- *Ombro*: pronação, retração, elevação da escápula;
- *Coluna*: flexão anterior, flexão posterior;
- *Quadril*: extensão, flexão, abdução;
- *Joelhos*: flexão;
- *Tibiotársica*: flexão plantar, flexão dorsal.

Em contrapartida, para quem não dispõe de goniômetro ou flexômetro, a solução é utilizar o Flexiteste de Pável e Araújo (1980).

- *Execução*: Este teste avalia a flexibilidade passiva máxima em vinte movimentos, que são comparados um a um com mapas de avaliação, nos quais são apresentadas cinco diferentes gradações de possíveis arcos máximos (0 a 4), conforme as Figuras 5 a 24.

O teste foi padronizado para ser feito com o lado direito.

Para se realizar o teste, coloca-se o atleta na posição "zero" de cada mapa; o aplicador força, lentamente, o arco articular, procurando se aproximar ao máximo da posição "quatro".

Ao chegar ao ponto extremo do forçamento, compara-se a amplitude do arco articular obtido com o gabarito de avaliação, atribuindo ao movimento o conceito que mais se aproximar do caso. Na ficha de avaliação (Tabela 13) deverão ser lançados os diversos conceitos obtidos.

- *Objetivo*: Pela mobilização passiva dos diversos segmentos corporais alcança-se o maior grau de flexibilidade possível em cada um dos movimentos.
- *Providências prévias*: A pessoa que será submetida ao teste não deve realizar esforços extenuantes nas três horas que o precedem. Também não deve ter sido aquecida para que tais fatores não distorçam a realidade do teste.
- *Precauções*: O teste deverá ser aplicado por pessoa capacitada, evitando-se lesionar o avaliado por intermédio de um forçamento excessivo ou falsear o teste em consequência de forçamento insuficiente.

TABELA 12 Resultados do *sargent jump test* com atletas de nível internacional

Ranking (%)	Mulheres (cm)	Homens (cm)
91 a 100	76,20 a 81,30	86,35 a 91,45
81 a 90	71,11 a 76,19	81,30 a 86,34
71 a 80	66,05 a 71,10	76,20 a 81,29
61 a 70	60,95 a 66,04	71,10 a 76,19
51 a 60	55,90 a 60,94	66,05 a 71,09
41 a 50	50,80 a 55,89	60,95 a 66,04
31 a 40	45,71 a 50,79	55,90 a 60,94
21 a 30	40,65 a 45,70	50,80 a 55,89
11 a 20	35,55 a 40,64	45,70 a 50,79
1 a 10	30,50 a 35,54	40,65 a 45,69

Fonte: Chu, 1996.

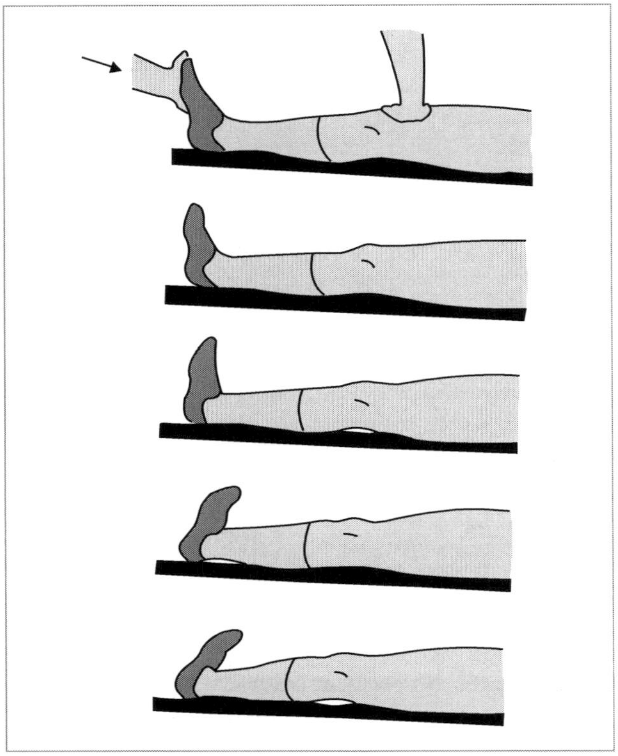

FIGURA 5 Movimento 1 – flexão dorsal do tornozelo.

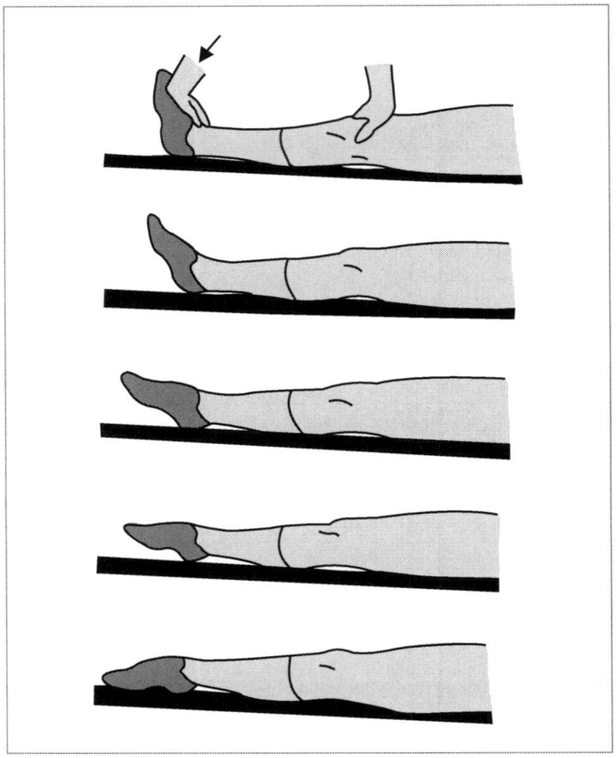

FIGURA 6 Movimento 2 – flexão plantar do tornozelo.

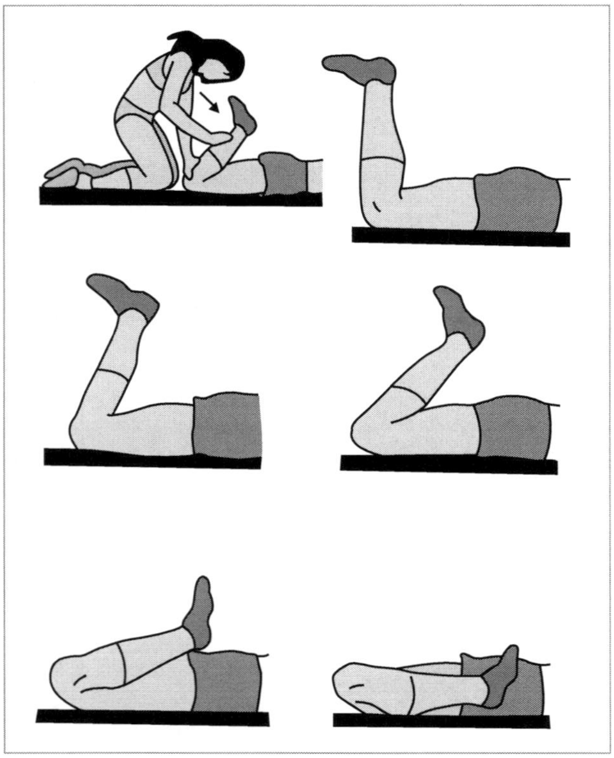

FIGURA 7 Movimento 3 – flexão do joelho.

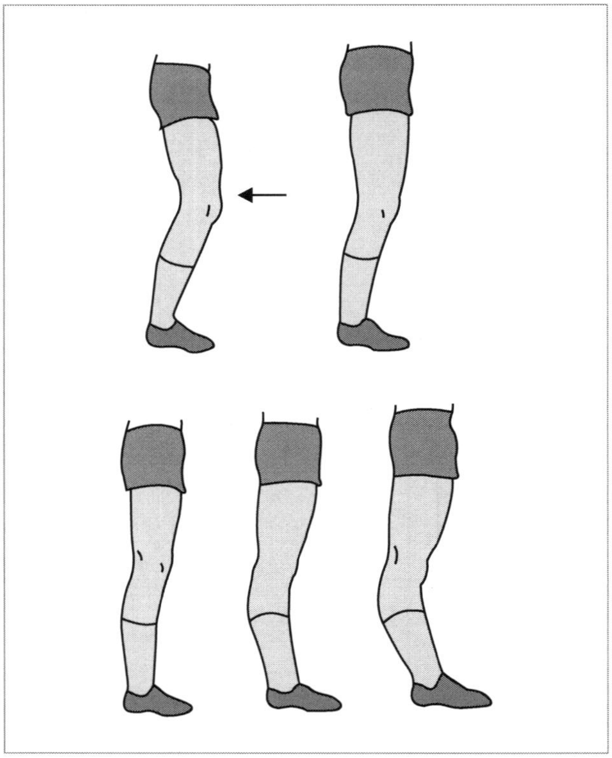

FIGURA 8 Movimento 4 – extensão do joelho.

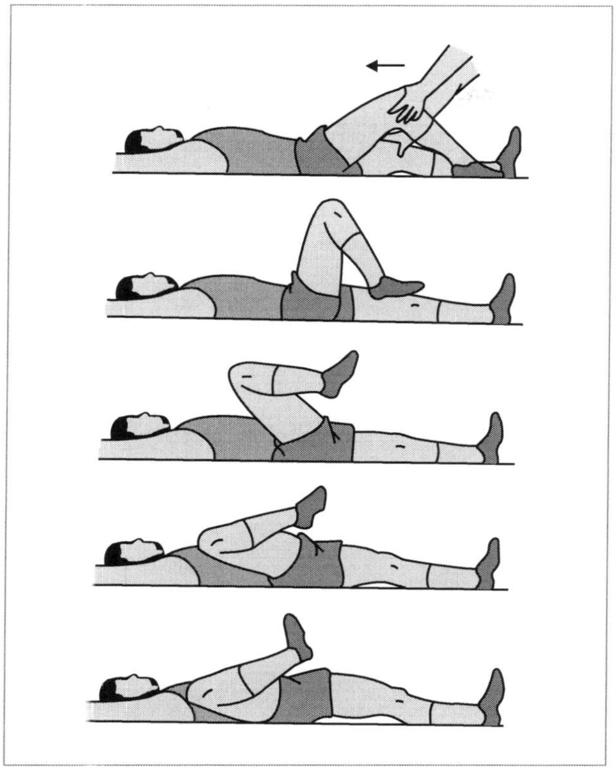

FIGURA 9 Movimento 5 – flexão do quadril.

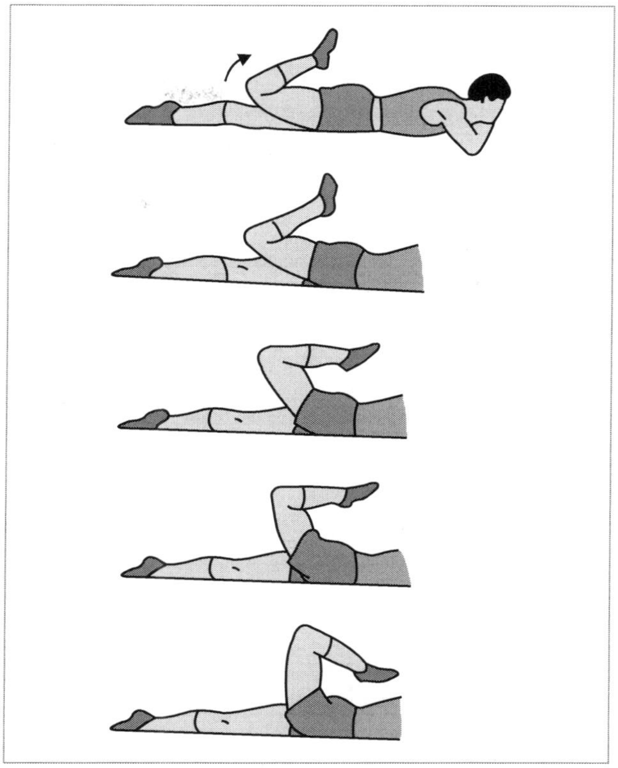

FIGURA 10 Movimento 6 – extensão do quadril.

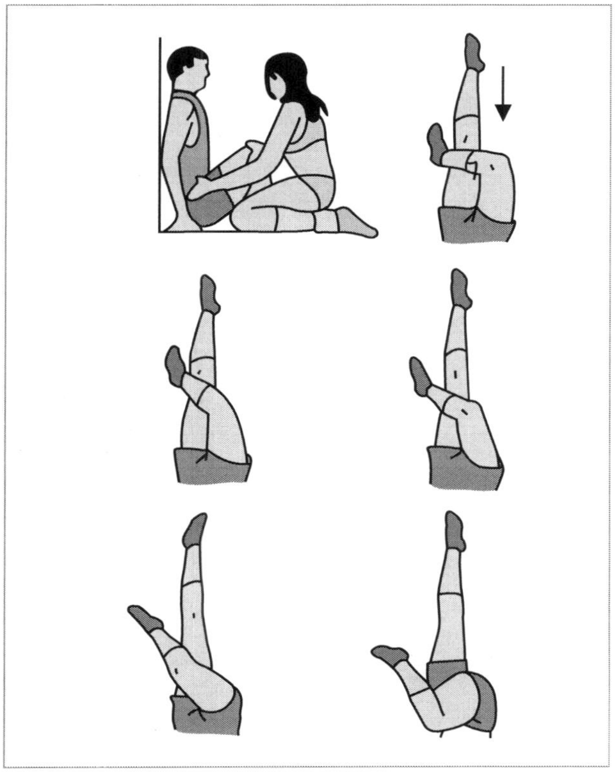

FIGURA 11 Movimento 7 – adução do quadril.

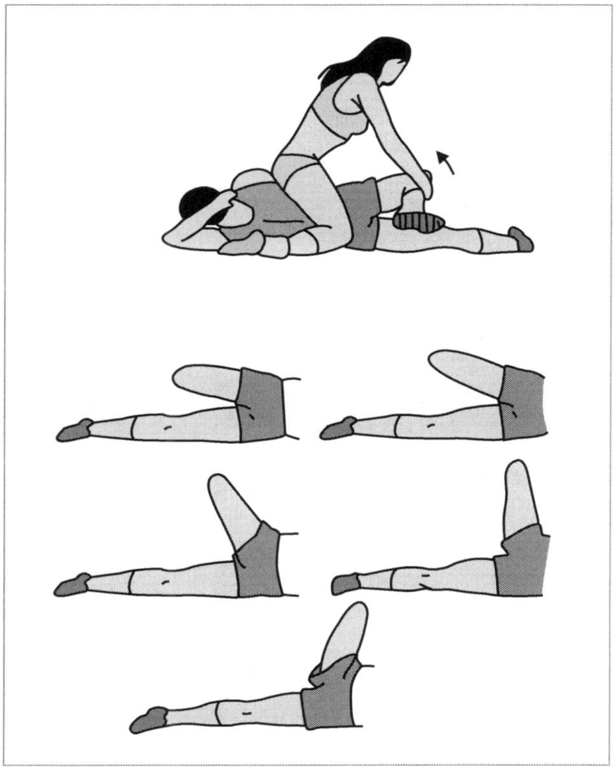

FIGURA 12 Movimento 8 – abdução do quadril.

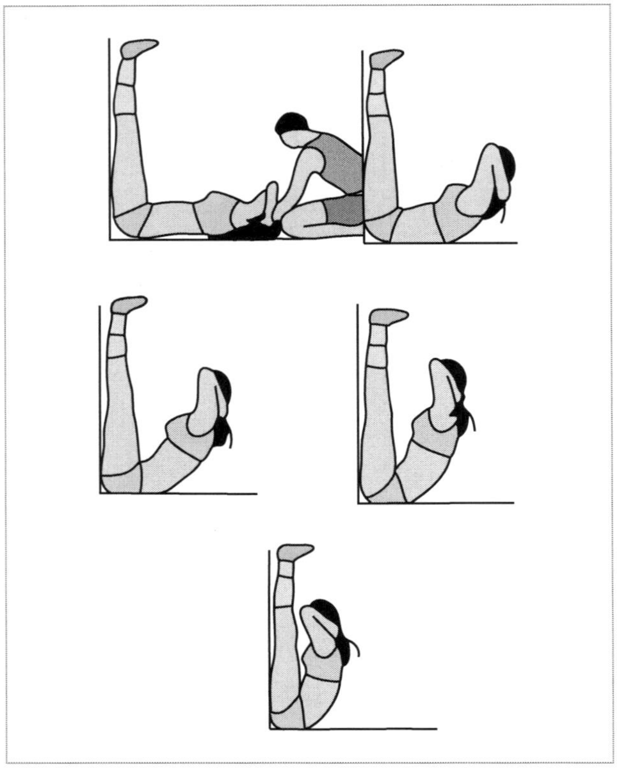

FIGURA 13 Movimento 9 – flexão do tronco.

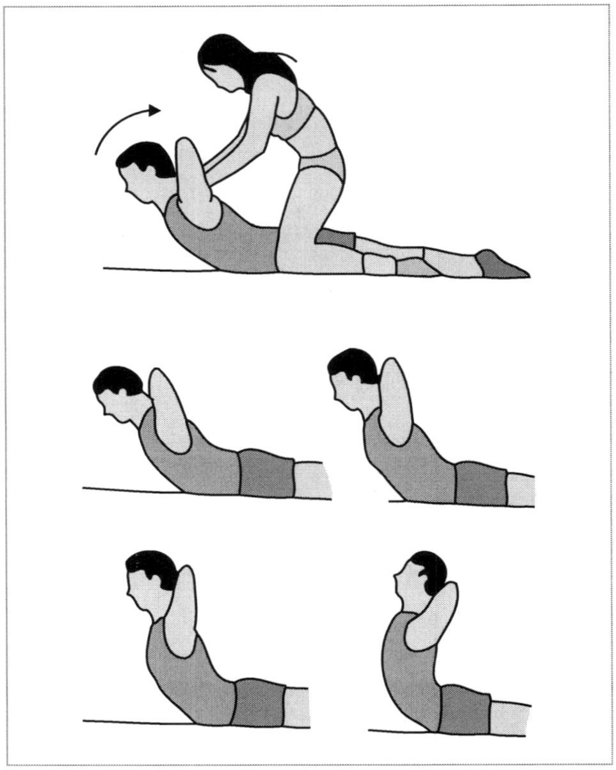

FIGURA 14 Movimento 10 – extensão do tronco.

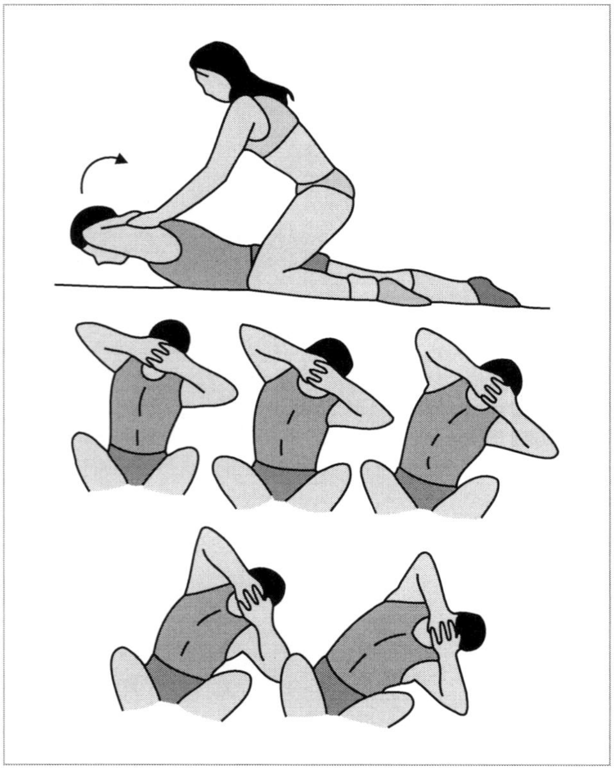

FIGURA 15 Movimento 11 – flexão lateral do tronco.

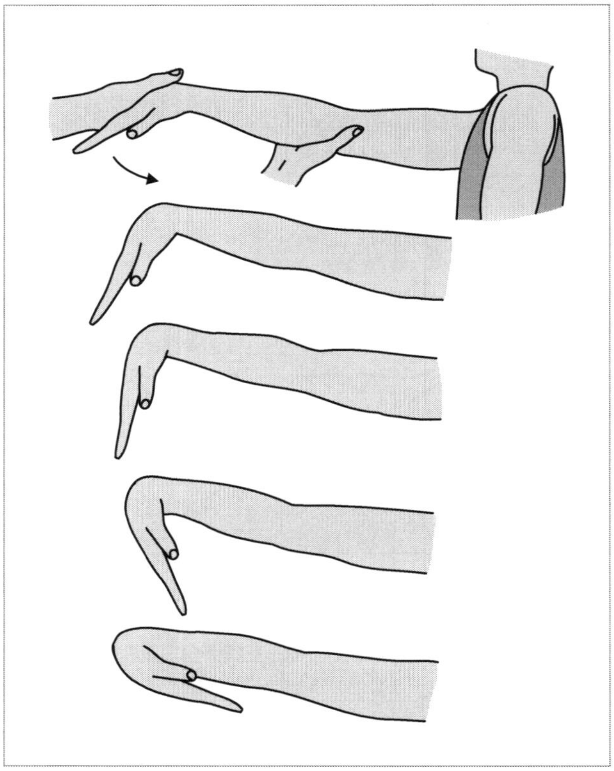

FIGURA 16 Movimento 12 – flexão do punho.

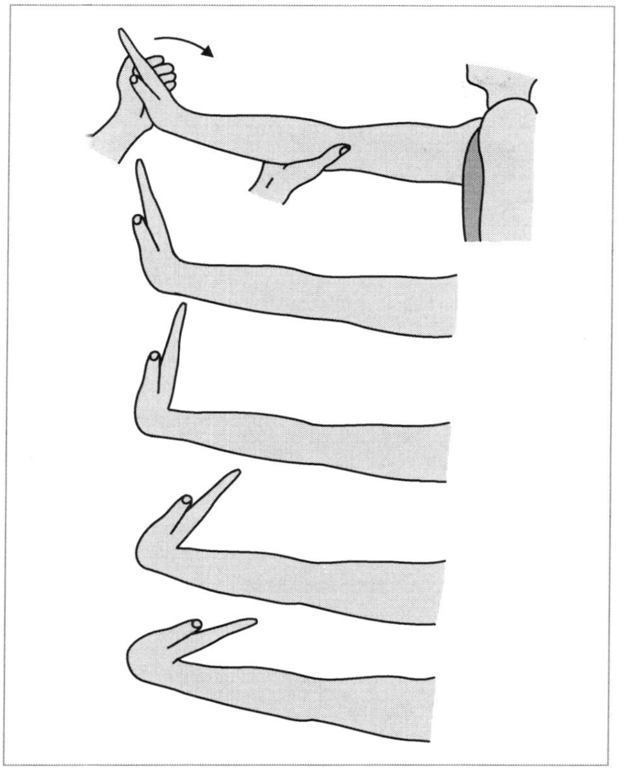

FIGURA 17 Movimento 13 – extensão do punho.

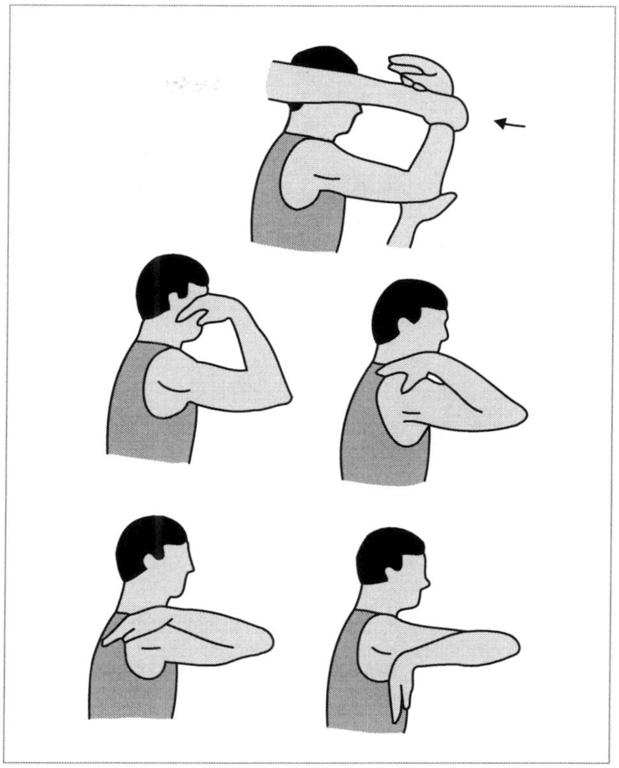

FIGURA 18 Movimento 14 – flexão do cotovelo.

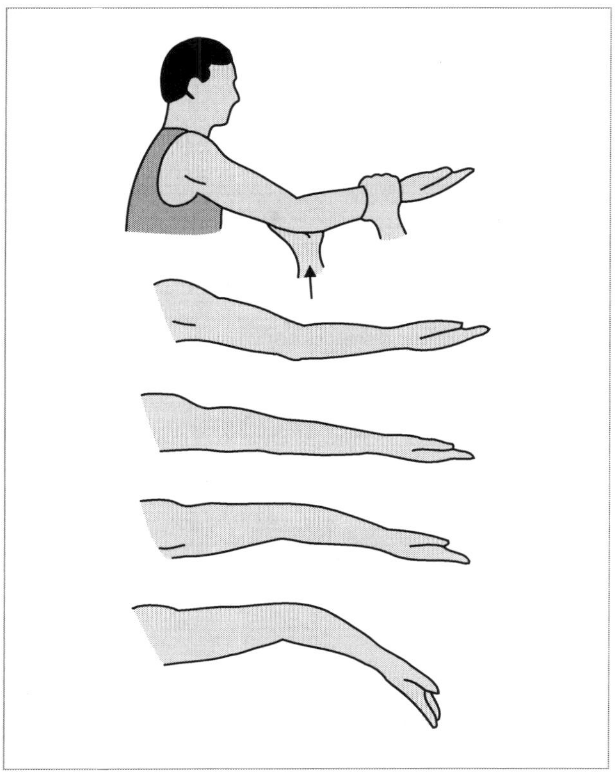

FIGURA 19 Movimento 15 – extensão do cotovelo.

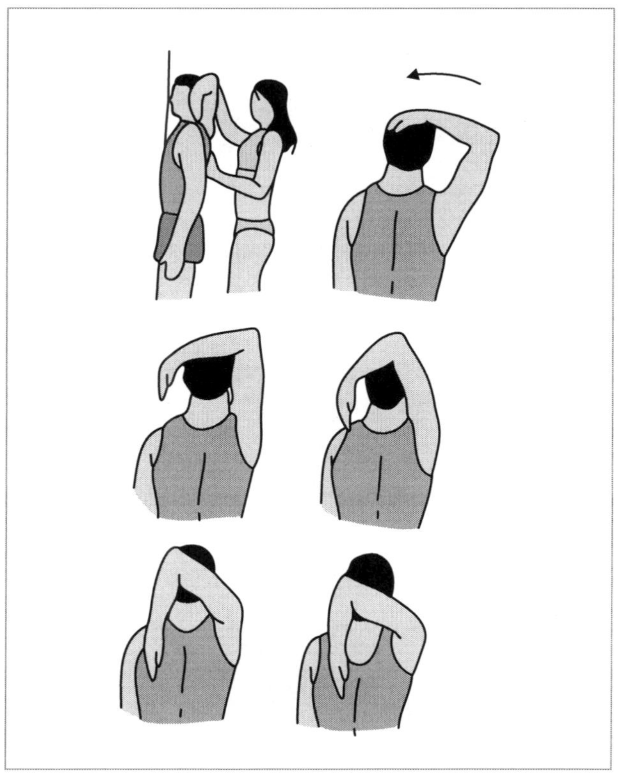

FIGURA 20 Movimento 16 – adução posterior a partir da abdução de 180° no ombro.

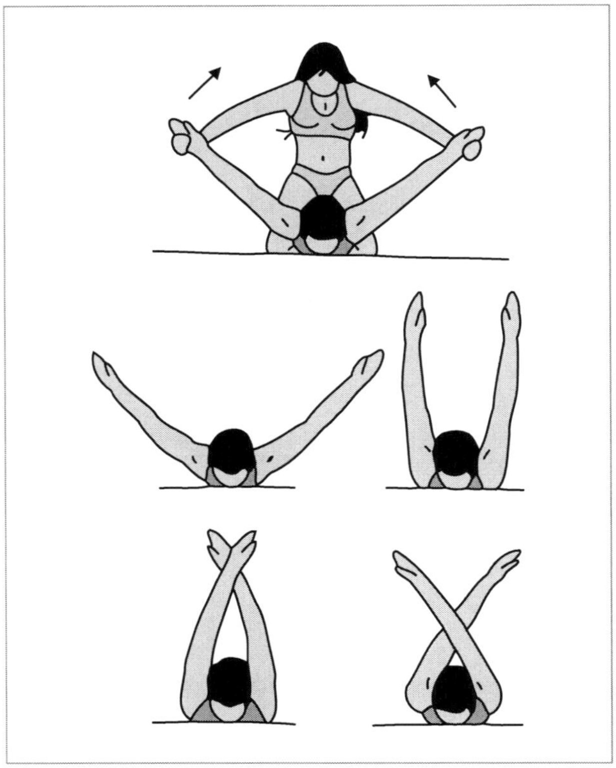

FIGURA 21 Movimento 17 – extensão e adução posterior do ombro.

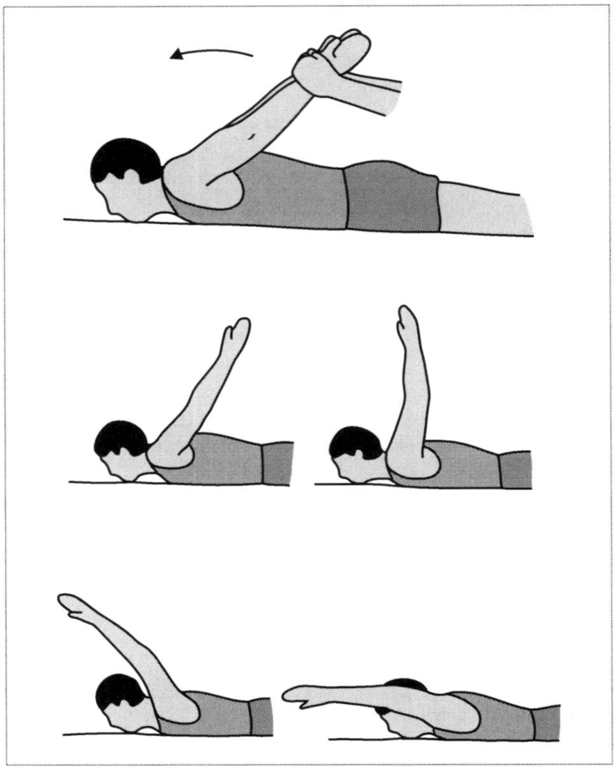

FIGURA 22 Movimento 18 – extensão posterior do ombro.

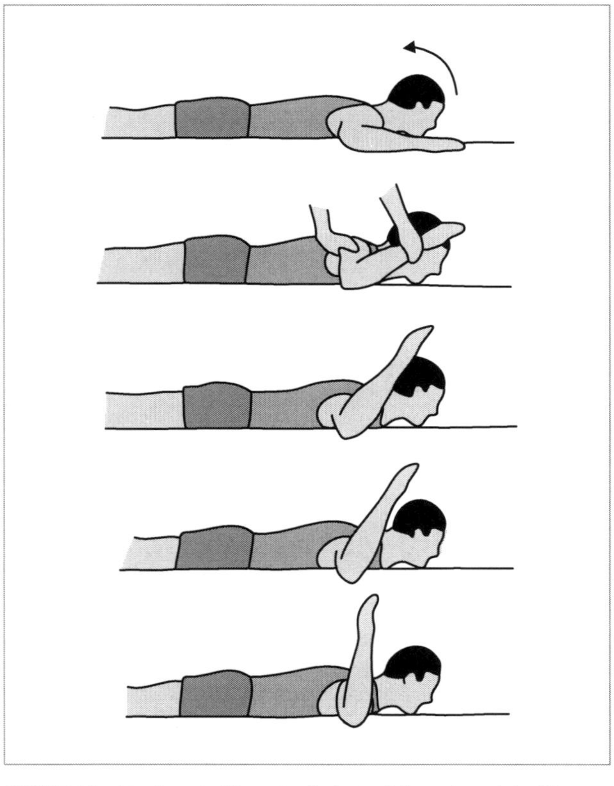

FIGURA 23 Movimento 19 – rotação lateral do ombro abduzido a 90° e cotovelo fletido a 90°.

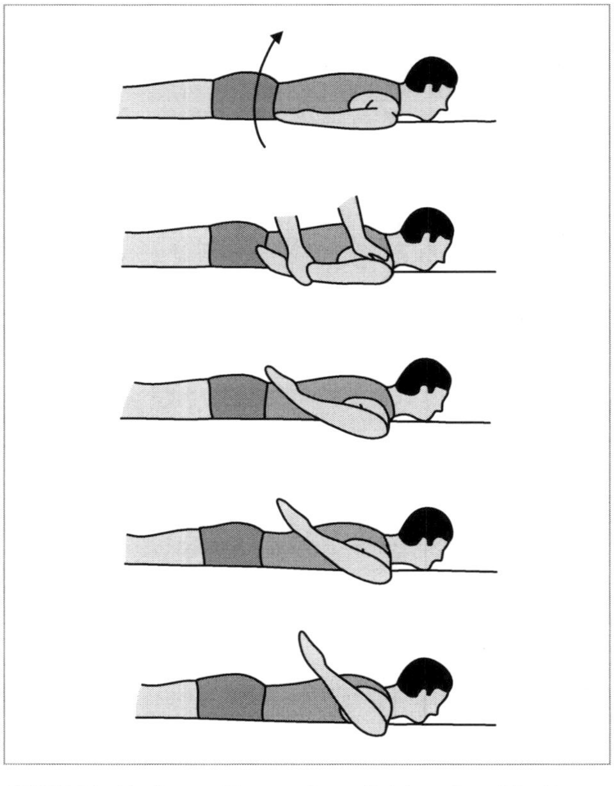

FIGURA 24 Movimento 20 – rotação medial do ombro abduzido a 90° e cotovelo fletido a 90°.

TABELA 13 Ficha de avaliação do Flexiteste

Movimento		Graus de flexibilidade 0	1	2	3	4
Tornozelo	1					
	2					
Joelho	3					
	4					
Quadril	5					
	6					
	7					
	8					
Subtotal - membros inferiores						
Tronco	9					
	10					
	11					
Subtotal - tronco						
Punho	12					
	13					
Cotovelo	14					
	15					
Ombro	16					
	17					
	18					
	19					
	20					
Subtotal - membros superiores						
Total						

Avaliação da velocidade de movimento

Os testes de campo só conseguem avaliar a velocidade de movimento expressa sob a forma de velocidade de deslocamento (velocidade de movimento + amplitude de passada). No entanto, aproveitando movimentos técnicos da atuação esportiva, pode-se criar testes para as demais maneiras de expressão da velocidade de movimento.

Nesse estudo será utilizado o teste de corrida de 50 metros que, em razão de sua alta exigência de força, necessita de aquecimento prévio.

- *Finalidade*: Avaliar a velocidade de movimentos de uma pessoa, bem como, indiretamente, a sua potência anaeróbica alática. O teste é aplicado em homens e mulheres.
- *Material necessário*: Cronômetro, folha de anotação, pista de 100 metros marcada previamente em 50 metros.
- *Providências prévias*: Esclarecer ao avaliado que ele deverá executar a sua velocidade máxima nos 50 metros a serem percorridos. O avaliado deverá ter sido liberado pelo médico, bem como ter realizado um aquecimento correto.
- *Execução*: O avaliado será colocado na posição de saída, ficando semiflexionado e com o afastamento anteroposterior das pernas. Ao comando de "Atenção! Já!", o avaliado deverá iniciar o teste. O avaliado percorrerá os 50 metros e cruzará a linha de chegada em sua velocidade máxima. No momento em que o avaliado cruzar a linha, o avaliador travará o cronômetro e anotará na folha de protocolo o tempo da corrida.
- *Precauções*: Explicar o teste com calma, reforçando a ideia de que deverá ser realizado na velocidade máxima e mantida até o momento em que cruzar a faixa final.

Não acionar o cronômetro antes de o atleta iniciar o movimento; se o fizer, o teste pode ser distorcido pela velocidade de reação.

Evitar o uso de sinais de braço ou de bandeira, porque isso pode falsear o resultado.

O aquecimento deverá ser feito com perfeição, sendo interrompido dois minutos antes do começo do teste.

A American Alliance for Health, Physical Education, Recreation and Dance (AAHPERD) elaborou tabelas para avaliação do rendimento de jovens no teste de velocidade de movimento (Tabela 14).

Avaliação de velocidade de reação

Chamada também de teste de tempo de reação (TTR).

- *Finalidade*: Avaliar a velocidade de reação oculomanual de um atleta.
- *Material necessário*: Barra metálica de 60 cm, graduada em centímetros.
- *Procedimento*: Verificar o tempo que uma pessoa leva para segurar uma barra após esta ter sido largada próximo às suas mãos.
- *Providências prévias*: Explicar ao avaliado qual o movimento a ser executado e realizar dois ou três movimentos do teste.
- *Execução*: O avaliado deverá ficar sentado, com o braço apoiado e a mão espalmada com o dedo polegar fazendo um ângulo de 90° em relação aos demais dedos. A parte inferior da barra será colocada na altura da primeira falange do polegar. Então, o avaliador comandará "Atenção! Já!", largando a barra. O avaliado deverá procurar segurar a barra no menor tempo possível. A distância que a barra percorreu, entre o momento em que foi solta e o momento em que ela foi segura, será medida em centímetros e milímetros. Isso deve ser feito tomando como referência a parte superior do dedo indicador.
- *Precauções*: Deve-se evitar que o avaliado comece o movimento antes de ser dado início ao teste, que deverá ser executado com três tentativas. A média das três medidas será o valor considerado.

A Figura 25 apresenta a maneira de execução do teste.

TABELA 14 Rendimento no teste de velocidade de movimento – idade entre 10 e 17 anos (50 metros) (*American Alliance for Health, Physical Education, Recreation and Dance*)

Mulheres						
Idade	**Excelente**	**Muito bom**	**Bom**	**Razoável**	**Fraco**	**Muito fraco**
10	7,9	8,4	8,8	9,3	9,5	10,4
11	7,9	8,3	8,5	8,8	9,3	10,1
12	7,6	8,0	8,4	8,6	8,9	9,9
13	7,4	7,9	8,1	8,4	8,7	9,7
14	7,4	7,7	8,0	8,3	8,6	9,5
15	7,4	7,9	8,0	8,3	8,5	9,3
16	7,5	7,9	8,1	8,4	8,6	9,3
17	7,4	7,9	8,0	8,4	8,6	9,5
Homens						
Idade	**Excelente**	**Muito bom**	**Bom**	**Razoável**	**Fraco**	**Muito fraco**
10	7,9	8,2	8,4	8,8	9,3	10,0
11	7,6	8,0	8,3	8,6	8,9	9,6
12	7,4	7,9	8,0	8,3	8,6	9,5
13	7,1	7,4	7,7	7,9	8,3	9,2
14	6,7	7,2	7,4	7,7	8,0	8,6
15	6,5	6,8	7,2	7,3	7,6	8,0
16	6,5	6,8	7,0	7,2	7,4	7,9
17	6,3	6,6	6,8	7,1	7,4	7,9

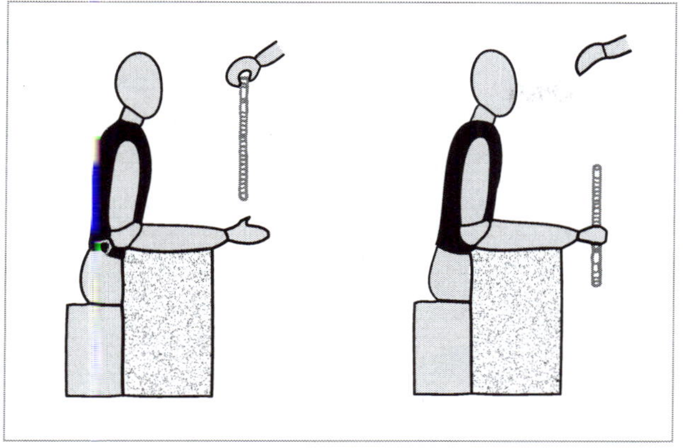

FIGURA 25 O objetivo do TTR é segurar uma barra metálica caindo, no mais curto espaço de tempo.

O teste pode ser em atenção a estímulos visuais, como foi apresentado, ou auditivos, quando o teste é executado com os olhos vendados e iniciado com um silvo de apito.

A avaliação do resultado desse teste é feita levando-se em consideração que a aceleração da gravidade ao nível do mar é 9,8 $m \cdot s^{-2}$.

Assim, o tempo de reação (TR) poderá ser calculado pela fórmula:

$$TR = d \times 0{,}0313$$

Em que *TR* está em segundos e *d* é a distância em metros que a barra percorreu, entre ser solta pelo avaliador e segura pelo avaliado.

Avaliação da agilidade

Será por meio do teste conhecido como *shuttle run* (Figura 26).

- *Finalidade*: Avaliar a agilidade do indivíduo.
- *Material necessário*. Dois blocos de madeira (5 cm × 5 cm × 10 cm); cronômetro; espaço de 15 metros, livre de obstáculos; folha de protocolo.
- *Procedimento*. Trazer para trás da linha de partida os dois blocos colocados após a linha de referência.
- *Providências prévias*. Explicar ao avaliado todos os detalhes do teste, pois este apresenta certa complexidade na execução.
- *Execução*: Fazer duas marcas no solo, separadas uma da outra por 9,14 metros. A linha mais próxima do avaliado será a linha de partida e a outra, a linha de referência, depois da qual os dois blocos serão colocados. O avaliado coloca-se em posição semiflexionada com um afastamento anteroposterior das pernas (com o pé anterior o mais próximo possível da linha de partida). Para iniciar o teste, o avaliador dará a voz de comando "Atenção! Já!", acionando concomitantemente o cronômetro. O avaliado, em ação simultânea, corre na sua maior velocidade possível até os blocos, pega um deles, retorna ao ponto de onde partiu e o deposita atrás da linha de partida. Sem interromper a corrida, ele volta em busca do segundo bloco, procedendo do mesmo modo. O teste estará terminado e o cronômetro será parado quando o avaliado colocar o segundo bloco no solo e ultrapassar, com pelo menos um dos pés, a linha de partida. O bloco não deve ser jogado, mas colocado no solo. Sempre que houver erros na execução, o teste será interrompido e repetido.

Cada avaliado deverá realizar duas tentativas com intervalo mínimo de dois minutos, possibili-

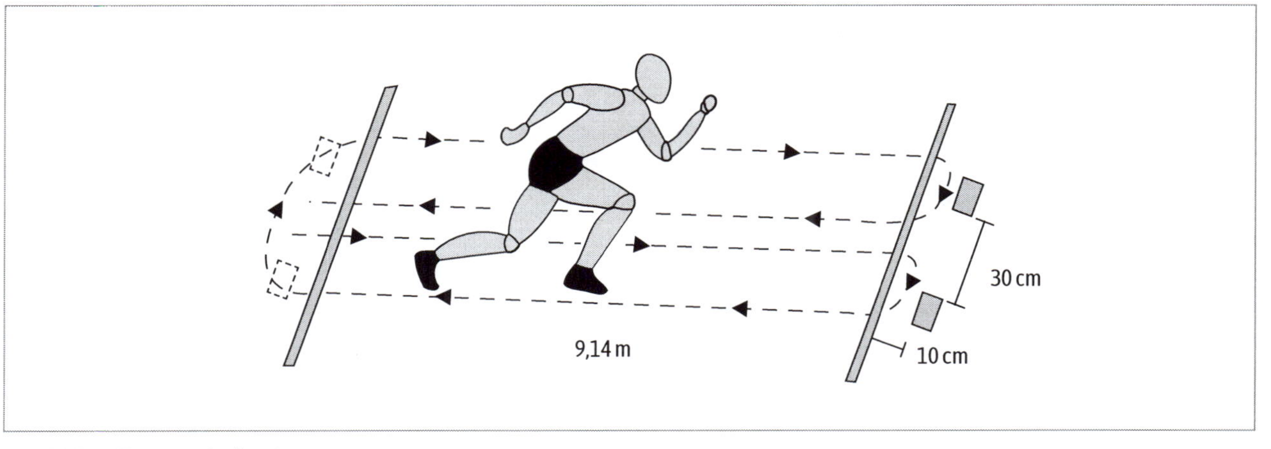

FIGURA 26 Esquema do *shuttle run*.

tando a recomposição do sistema anaeróbico alático. O resultado será o melhor tempo de percurso entre as duas tentativas.

- *Precauções*: As linhas demarcadas estão incluídas na distância de 9,14 m. O avaliado deverá colocar, e não jogar, o bloco no solo, variando, assim, a altura do seu centro de gravidade. O cronômetro só é parado quando o segundo bloco e o primeiro pé ultrapassarem a linha de partida. O avaliado deve ser instruído que o *shuttle run* é um teste máximo, devendo ser realizado com todo o empenho possível.

Para comparação de resultados em dois momentos diferentes, faça o teste *shuttle run* no mesmo local, com as mesmas demarcações e os mesmos objetos.

Avaliação do equilíbrio estático

Realizada por intermédio do teste de equilíbrio estático (TEE) (Figura 27).

- *Finalidade*: Avaliar o equilíbrio estático.
- *Material necessário*: Nenhum.
- *Procedimento*: Verificar o maior tempo em que uma pessoa consegue ficar em uma posição, possibilitando a observação do equilíbrio estático.
- *Providências prévias*: Não há.
- *Execução*. O avaliado é instado a tomar a posição de parada de mãos ou a posição do avião da ginástica artística, marcando-se o tempo em que ele consegue mantê-la.
- *Precauções*: Não há.
- *Observação*: Apesar de o equilíbrio estático ser uma valência pouco utilizada em esportes, sua avaliação é importante, pois pode, inclusive, sinalizar necessidade de atenção em outras áreas (médica, psicológica).

Avaliação do equilíbrio dinâmico

Será feita utilizando-se o teste de caminhar sobre a barra.

- *Finalidade*: Avaliar o equilíbrio dinâmico.
- *Material necessário*: Barra de 10 cm de espessura e 9 m de comprimento, dividida em três segmentos de 3 m, que são posicionados em zigue-zague, com ângulos de 60° entre elas (Figura 28).
- *Procedimento*: Percorrer as barras no menor tempo possível.
- *Providências prévias*: Explicar ao avaliado, em detalhes, a execução do teste. Possibilitar que ele reconheça o implemento.
- *Execução*: Partindo da posição em pé, em um dos extremos da barra, o avaliado recebe o comando de "Atenção! Já!", sendo iniciada a contagem do tempo. O avaliado deverá se deslocar, o mais rapidamente possível, procurando chegar ao outro extremo, momento em que o cronômetro é travado. Serão feitas três tentativas.

Com conhecimento e bom senso é possível criar variações do teste de equilíbrio dinâmico que se adaptem ao local de treinamento.

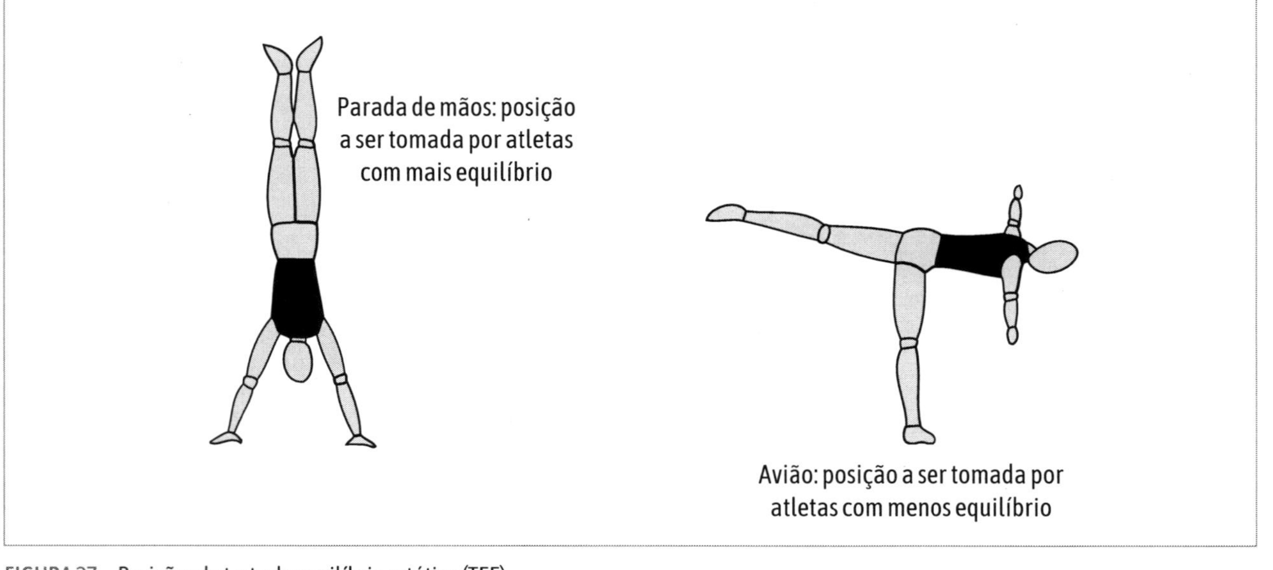
Parada de mãos: posição a ser tomada por atletas com mais equilíbrio
Avião: posição a ser tomada por atletas com menos equilíbrio

FIGURA 27 Posições do teste de equilíbrio estático (TEE).

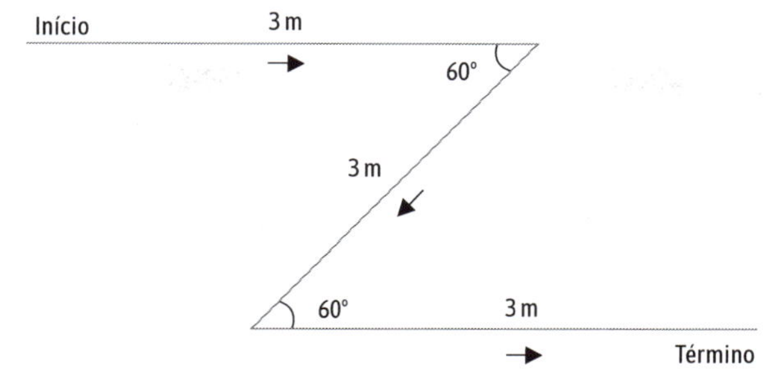

FIGURA 23 Esquema de colocação dos implementos para o teste de caminhar sobre a barra.

Avaliação do equilíbrio recuperado

Pode ser feito por intermédio do teste de recuperação.

- *Finalidade*: Avaliar o equilíbrio recuperado.
- *Material necessário*: Trampolim, plintos e tatames.
- *Procedimento*: Verificar a quantidade de vezes que uma pessoa consegue permanecer em pé, após ter saltado sobre um plinto com um trampolim, em dez tentativas.
- *Providências prévias*: Explicar em detalhes a execução do teste e aquecer previamente o avaliado.
- *Execução*: O avaliado será instado a realizar uma corrida de 50 m e pular (utilizando o impulso do trampolim) sobre um plinto com três caixas (90 cm), caindo em pé no tatame colocado após este implemento. Terá dez tentativas para isso, sendo consideradas tentativas de escore aquelas em que ele não movimentar o pé para adiante na hora da queda, ou depois. A queda deverá ser realizada com os dois pés juntos.

ATIVIDADES REALIZADAS NA FASE DE DIAGNÓSTICO

Como visto no Capítulo 6 ("Estrutura da periodização do treinamento"), a fase de diagnóstico do período de pré-preparação se inicia no dia da apresentação da equipe.

Enquanto os atletas são submetidos às avaliações que foram planejadas na fase anterior, a comissão técnica continua a planejar o treino, realizando as atividades a seguir.

Estabelecimento do objetivo de treinamento

O objetivo da temporada será o norteador de todo o processo de treinamento. Por isso deverá ser estabelecido pelo técnico com o máximo de critério e exequibilidade, explicitando um comportamento desejável dos atletas, discriminando:

- *Comportamento*: o que será aceito como prova de que o objetivo foi alcançado.
- *Condições*: descrição das exigências que terão que ser atendidas para que ocorra o comportamento desejado.
- *Critérios*: especificação dos parâmetros desejáveis de desempenho.

Deve ser expresso em termos do desempenho esperado dos atletas, de maneira facilmente observável e mensurável, bastante explícito quanto ao que se deseja, realista, alcançável e claro (sem alternativas, palavras inúteis ou ininteligíveis).

Ao se apresentar o objetivo operacionalizado, discriminando comportamentos, condições e critérios, ficará bem mais fácil para os atletas e a comissão técnica perceberem-no como uma meta a ser alcançada.

Montagem das possibilidades de periodização

Enquanto o técnico estabelece o objetivo da temporada, o preparador físico, levando em conta as competições selecionadas pela comissão técnica para participação, elabora as possibilidades de periodização. Ele deverá levar em conta o tempo disponível para o treinamento, a ordem de prioridades estabelecida (grau de importância relativa das competições) e necessidade de treinamento dos atletas.

Caso não haja competições em datas adequadas para balizar o início das fases ou períodos, será marcado um período de testes com objetivos intermediários. Estes podem ser estabelecidos em termos de resultado de desempenho esportivo ou em termos de testes específicos que avaliarão o desenvolvimento de determinadas qualidades físicas. Os objetivos intermediários da preparação física, em geral, são avaliados no contexto de uma verificação colocada ao final de cada fase ou de cada período, ou ainda ao final de cada mesociclo. A preparação psicológica e a preparação física serão realizadas, basicamente, por meio dos mesmos testes que foram realizados na fase do diagnóstico.

Se o tempo disponível for curto, não será possível estabelecer diversas prioridades de periodização e a próxima atividade de planejamento ficará prejudicada.

Assim que o objetivo da temporada ficar pronto, o preparador físico deverá verificar se as opções que criou viabilizam sua conquista, ou se alguma das possibilidades de periodização deverá ser retificada ou até mesmo abandonada. A meta a ser alcançada não pode ser entendida como um sonho irrealizável.

Estabelecimento das linhas de ação

A próxima atividade da comissão técnica consiste em estabelecer as possíveis linhas de ação que possibilitem alcançar o objetivo final, estabelecendo os objetivos intermediários que tornarão possível a avaliação no decorrer do processo.

Essas linhas de ação serão estabelecidas conforme determinados critérios:

- *Periodização*: quantidade de microciclos da fase básica e da fase específica em cada opção.
- *Métodos de treinamento*: verificar, em função do tempo disponível, quando se poderão empregar métodos univalentes (que treinam uma única qualidade física por sessão de treino) ou polivalentes (trabalham mais de uma qualidade física por sessão de treino).
- *Volume e intensidade*: equilíbrio entre estas variáveis.
- *Competições*: como cada linha de ação se comporta em função das competições previstas.
- *Tática*: os esquemas táticos mais bem utilizados em cada linha de ação (por exemplo, que tipo de série obrigatória será treinada por uma equipe de ginástica artística? Será que todos os atletas dessa equipe alcançarão o pico em uma mesma época?).

Deve-se procurar estabelecer uma linha de ação para cada possibilidade de periodização criada no formulário apresentado na Tabela 15.

Processo de tomada de decisão

Após terem sido estabelecidas duas ou mais linhas de ação, será feita uma comparação entre elas, levantando vantagens e desvantagens de cada uma, nos seguintes aspectos:

- *Competição-alvo:* como será o desempenho esperado da equipe ou do atleta na competição-alvo, se seguirmos a linha de ação A (ou a B; ou a C)?
- *Campanha anual:* como os adversários reagirão à utilização de cada linha de ação?
- *Regulamentos*: as influências sobre cada linha de ação de fatores como regras, imposições das confederações, eliminatórias, necessidade de índices prévios eliminatórios etc.
- *Insumos de treinamento*: como cada linha de ação será influenciada pela disponibilidade de locais, meios, recursos, técnicos, atletas etc.?

Em cada um desses aspectos as linhas de ação serão hierarquizadas entre si, de acordo com o julgamento que se faça sobre as qualidades de cada uma delas. Na realidade, em um determinado aspecto, em virtude de limitações de tempo, insumos materiais ou recursos humanos, todas as linhas de ação podem ser extremamente inconvenientes para se alcançar o objetivo final. Mesmo assim, elas deverão ser hierarquizadas, ficando a menos inconveniente como melhor linha de ação.

TABELA 15 Modelo de folha de estabelecimento de linhas de ação

Critérios	Linha de ação A	Linha de ação B	Linha de ação C
Periodização			
Métodos de treinamento			
Volume e intensidade			
Competições			
Considerações táticas			

Nesse caso, caberá a reavaliação do objetivo final estabelecido para adequá-lo à realidade do treinamento ou à busca de novos recursos, para que as metas possam ser alcançadas.

Portanto, o processo de tomada de decisão servirá para avaliar a linha de ação mais adequada, assim como possibilitar um teste prévio do sistema no tocante à adequação entre os objetivos finais e os insumos disponíveis. Isso irá propiciar uma vultosa economia de recursos em planos de treinamento que não teriam quaisquer chances de sucesso, possibilitando sua utilização nos planos de treinamento exequíveis.

Não se deve, no entanto, superestimar a importância desses processos, pois eles se baseiam em critérios puramente pessoais e, portanto, estão sujeitos a serem distorcidos pelas paixões humanas.

Como conclusão desse processo de tomada de decisão, será verificada a linha de ação que foi vitoriosa no processo de comparação com as demais. Para isso, pode ser utilizado o quadro da Tabela 16.

Depois de concluído o processo de tomada de decisão, a linha de ação vitoriosa deverá ser aperfeiçoada, se possível com os pontos mais fortes das demais, e reajustada para atender à distorção detectada.

Uma vez montado o calendário de treinamento, este deve ser do conhecimento de cada um dos atletas e membros da comissão técnica, devendo todos se esforçarem para que seja respeitado.

Embora todos os membros da comissão técnica devam se guiar pela periodização escolhida, é a preparação física que assume a maior responsabilidade na condução da periodização e na obtenção do pico. É por intermédio da ondulação do volume e da intensidade de treinamento (basicamente obtida na preparação física por sua facilidade de quantificação) que se terá a facilidade de dosar o pico do atleta. Se o treinador sente, por exemplo, que um atleta está tendo ou ameaçando ter um pico precoce (antes da competição principal), deve-se então diminuir a intensidade e aumentar o volume de trabalho. Dessa maneira, o seu período de pico será "empurrado" para mais adiante; o inverso servirá para "puxar" o pico. Além disso, a fadiga, ou o *strain*, serão basicamente evitados por um trabalho de redução da preparação física, tendo em vista que a preparação técnica será de quantificação um pouco mais difícil.

Seleção das qualidades físicas que serão treinadas em cada mesociclo

A partir da escolha, pela comissão técnica, da periodização que melhor se ajuste à conquista do objetivo estabelecido, cada um de seus membros passa a se dedicar ao planejamento das atividades que serão desempenhadas em cada fase.

O preparador físico, para se desincumbir dessa tarefa, deverá, inicialmente, colocar as qualidades físicas intervenientes na ordem mais adequada para tornar possíveis as adaptações anatomomorfofisiológicas induzidas pelo treinamento, como especificam a Figura 29 (treinamento cardiopulmonar), a Figura 30 (treinamento neuromuscular) e a Figura 31 (flexibilidade).

Como primeiro exemplo (Figura 29), vemos na primeira linha que o treinamento da *resistência anaeróbica alática* (que necessita 16 microciclos) exige condicionamento prévio de *resistência aeróbica* (10 microciclos) seguido do condicionamento de *resistência anaeróbica lática* (7 microciclos). Pela linha indicada, constatamos essa dependência e o tempo total necessário de 33 microciclos.

Como segundo exemplo (ainda na Figura 29), percebe-se que a *resistência anaeróbica alática* (16 microciclos), diferentemente do primeiro exemplo, também pode ser treinada diretamente após o condicionamento da *resistência aeróbica* (10 microciclos), ao seguirmos o segundo caminho da figura. Por esta opção de treinamento (descendo da *resistência aeróbica* para a *resistência anaeróbica alática*), o tempo total será de 26 microciclos, não 33 microciclos como no primeiro exemplo, que necessitou do condicionamento prévio da *resistência anaeróbica lática*.

Como terceiro exemplo (Figura 30), consideremos o treinamento da *força explosiva*. Vê-se que, como o

TABELA 16 Modelo de formulário para tomada de decisão

Aspecto	Linha de ação A	Linha de ação B	Linha de ação C	Melhor linha de ação
Competição-alvo				
Campanha anual				
Regulamentos				
Insumos				

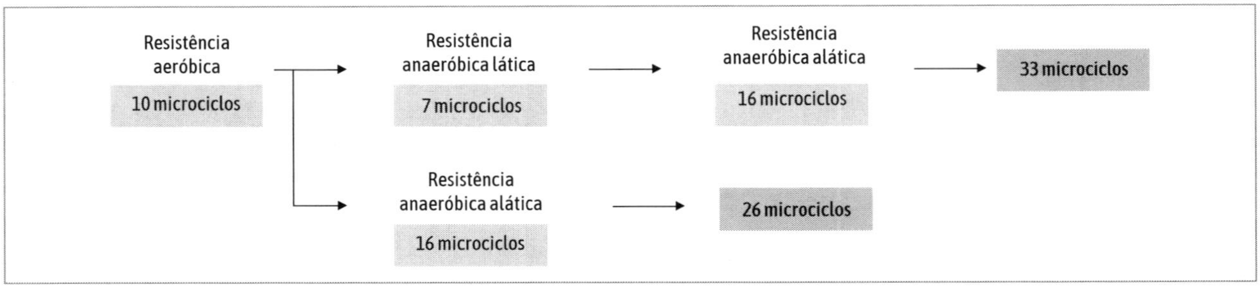

FIGURA 29 Condicionamento cardiopulmonar – tempo necessário para as adaptações induzidas pelo treinamento.

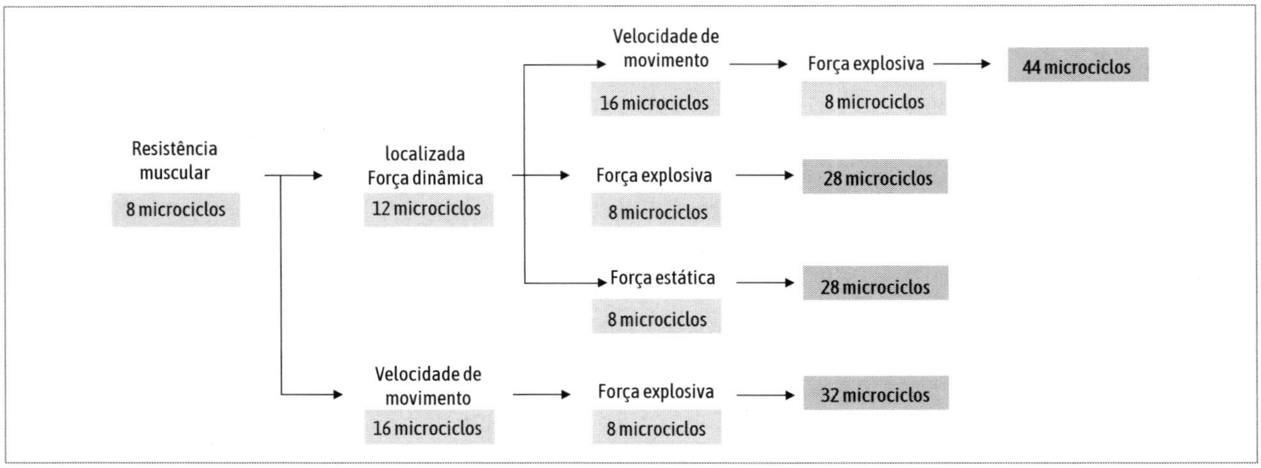

FIGURA 30 Condicionamento neuromuscular – tempo necessário para as adaptações induzidas pelo treinamento.

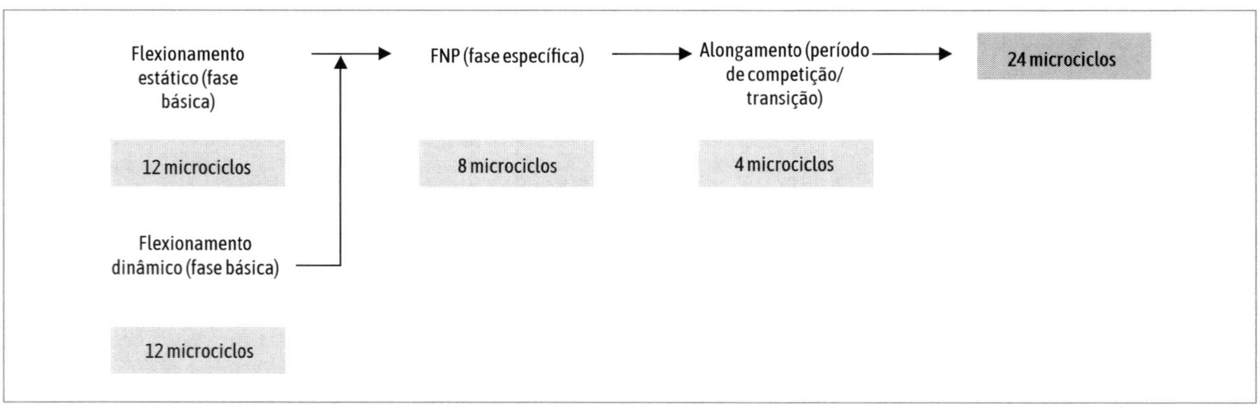

FIGURA 31 Flexibilidade – tempo necessário para as adaptações induzidas pelo treinamento.

caso anterior da *resistência anaeróbica alática*, poderemos treiná-la de maneiras diferentes. Na primeira opção, iniciamos com o condicionamento prévio da *resistência muscular localizada* (8 microciclos), seguida pelo treinamento da *força dinâmica* (12 microciclos), passando pelo treino de *velocidade de movimento* (16 microciclos), e finalmente chegando à pretendida *força explosiva* (8 microciclos). No gasto total de tempo, conforme indica a figura (ou somando-se o tempo necessário de treinamento de cada qualidade física), teremos 44 microciclos.

O segundo caminho possível para o condicionamento da *força explosiva* inicia pela *resistência muscular localizada* (8 microciclos), passando em seguida pela *força dinâmica* (12 microciclos), chegando à *força explosiva* (8 microciclos). O total de tempo por esse caminho é de 28 microciclos, conforme indica a figura.

Ainda pela Figura 30, vemos que existe outra maneira de treinar a *força explosiva*: *resistência muscular localizada* (8 microciclos), *velocidade de movimento* (16 microciclos) e *força explosiva* (8 microciclos). Esse caminho demanda um total de 32 microciclos.

A Figura 31 apresenta as possibilidades de treinamento de *flexibilidade*. Diferentemente do condicionamento cardiopulmonar (Figura 29) e do condicionamento neuromuscular (Figura 30), a *flexibilidade* não possui muitas opções de escolha, apenas podendo variar o início pelo flexionamento estático ou flexionamento dinâmico, ambos na fase básica.

Em todas as opções, é importante considerar o tempo de treinamento que o *princípio da continuidade* (Capítulo 3 "Princípios científicos do treinamento desportivo") estabelece como essencial para o desenvolvimento de cada qualidade física.

Se for preciso obter a qualidade e não somente aperfeiçoar uma já existente, podem-se indicar como prazos médios de aquisição os seguintes:

- *Flexibilidade*: 16 microciclos.
- *Resistência muscular localizada*: 8 microciclos.
- *Força dinâmica*: 12 microciclos.
- *Resistência aeróbica*: 10 microciclos.
- *Força estática*: 8 microciclos.
- *Resistência anaeróbica*: 7 microciclos.
- *Força explosiva*: 8 microciclos.
- *Velocidade de movimento*: 16 microciclos.

O maior problema para a realização do procedimento fisiologicamente ideal é o prazo que ele demanda. Como vimos nos exemplos citados, a obtenção de força explosiva demandaria 28, 32 ou 44 microciclos, dependendo da escolha das qualidades físicas a serem treinadas previamente.

Se o tempo não for suficiente, é mais adequado considerar que o atleta já tem as qualidades físicas de base e passar diretamente para o treinamento das subsequentes, do que treinar todas elas com um prazo inferior ao necessário.

Realizada a seleção, o preparador físico monta um quadro de ordenação de treinamento de qualidades físicas, conforme o exemplo da Tabela 17.

Deve-se observar, em especial: o encadeamento das qualidades físicas; a duração do treinamento de cada uma delas, ressaltando-se o fato de que, no final do período de preparação, todas as qualidades físicas estão com o seu treinamento concluído, restando apenas o seu polimento para o período de competição; e a facilidade de visualização das qualidades físicas que deverão ser treinadas ao longo de cada mesociclo.

As opções de escolha das qualidades físicas intervenientes e da ordem mais adequada para seu treinamento colocam a criatividade e o conhecimento do preparador físico em evidência.

Verificação da quantidade de horas destinadas a cada tipo de preparação em cada fase e período

Novamente, toda a comissão técnica se reúne e, com os dados do *checklist*, verifica a quantidade de horas disponíveis para treinamento por semana.

Essas horas devem ser lançadas na coluna *horário* do quadro-guia de trabalho semanal (Tabela 18).

Em seguida, somam-se o total de horas semanais dedicadas ao treino e os membros da comissão técnica decidem que percentual será destinado a cada tipo de preparação, em cada fase ou período. Essa porcentagem será multiplicada pela quantidade total de horas disponíveis, encontrando-se o total de horas dedicadas a cada preparação.

Na Tabela 19 são apresentadas sugestões de proporção para os tempos destinados a cada preparação.

Dosagem de horas de treinamento

Finalmente, determina-se em quais dias da semana e em que horário será realizado o treinamento de cada tipo de preparação. Os princípios básicos dessa distribuição são os seguintes:

- Cada tipo de preparação (física, técnica, tática etc.) deverá ter, pelo menos, três sessões por semana.
- A distribuição deve ser a mais simétrica e harmônica possível (evitar concentrar a preparação física ou a técnica no início ou no fim da semana, por exemplo).

Se houver duas sessões diárias, é melhor colocar o treino físico pela manhã e o técnico à tarde ou à noite. Porém, em uma única sessão diária, o treino técnico-tático deverá acontecer antes do treino físico.

Decidida essa atividade, deve-se preencher o quadro-guia de trabalho semanal (Tabela 18) com as horas destinadas a cada tipo de preparação. Deverá ser feito um quadro-guia para a fase básica, um para a fase específica e um para o período de competição.

TABELA 17 Quadro de ordenação de treinamento de qualidades físicas

		Período de preparação							Período de competição			Período de transição
		Fase básica				Fase específica						
Qualidades físicas		Incorporação	Básico I	Básico II	Estabilizador	Controle	Básico III	Estabilizador	Controle	Pré-competitivo	Competitivo	Recuperação
Preparação cardiopulmonar	Resistência aeróbica (XX)	←	—	—	→							↔
	Resistência anaeróbica (XXX)					←	—	→	←	—	→	
Preparação neuromuscular	Flexibilidade (XX)	←	—	—	→	←	—	→	←	—	→	↔
	Resistência muscular localizada (XX)	←	→									↔
	Força dinâmica (XX)			←	—	→						
	Força explosiva (XXX)						←	→	←	—	→	
	Velocidade de movimento (XX)			←	—	—	—	→	←	—	→	
	Descontração total (X)	←	→									↔

X: grau de importância secundária; XX: importante; XXX: imprescindível.

TABELA 18 Quadro-guia de trabalho semanal

Horário	2ª feira	3ª feira	4ª feira	5ª feira	6ª feira	Sábado
Manhã						
Tarde						
Noite						

TABELA 19 Sugestão de proporção entre os tempos destinados a cada preparação em esportes coletivos

Esportes coletivos			
	Período preparatório		
Tipo de preparação	Fase básica	Fase específica	Período de competição
Física	60%	40%	20%
Técnica	40%	40%	40%
Tática	–	20%	40%
Esportes individuais cíclicos			
	Período preparatório		
Tipo de preparação	Fase básica	Fase específica	Período de competição
Física	80%	70%	50%
Técnica	20%	30%	40%
Tática	–	–	10%
Esportes individuais acíclicos			
	Período preparatório		
Tipo de preparação	Fase básica	Fase específica	Período de competição
Física	50%	30%	20%
Técnica	50%	60%	40%
Tática	–	10%	40%

ATIVIDADES REALIZADAS NA FASE DE PLANEJAMENTO

Ainda no período de pré-preparação, encerrando-se a fase de diagnóstico, inicia-se a fase de planejamento.

Após concluírem as avaliações, os atletas são liberados para organizar suas vidas e, em seguida, serem submetidos à rotina de treinamento.

A comissão técnica, de posse dos dados colhidos nas fases anteriores, se dedicará às tarefas a seguir.

Montagem do plano de treinamento

O plano de treinamento consiste em:

- Uma parte inicial comum com o calendário de treinamento, contendo a periodização (divisão dos macrociclos em períodos, mesociclos e microciclos), a descrição do objetivo final e outras informações julgadas necessárias.
- Resultado das avaliações realizadas (fase de diagnóstico).
- Uma parte específica para cada preparação (técnico-tática, médica, física e psicológica), detalhando o trabalho que será executado ao longo do programa de treinamento, seus respectivos horários, locais e profissionais responsáveis.
- Uma parte referente às verificações que serão realizadas, normalmente ao término de cada fase ou período, para possibilitar a reavaliação do trabalho. Devem-se operacionalizar os objetivos intermediários de cada uma das preparações a serem alcançadas, em cada verificação, com uma competição secundária ou mesmo com a competição-alvo.
- Uma parte referente a cada atleta (o caderno de treinamento), com os resultados obtidos na fase

de diagnóstico, anamnese, perfil psicológico, histórico esportivo, programa de treinamento diário até o fim do macrociclo, resultado das verificações etc. As informações armazenadas serão de suma importância nas temporadas seguintes.

Seleção dos métodos e processos de treinamento

Depois de montada a parte comum do plano de treinamento, cada membro da comissão técnica deverá se dedicar ao detalhamento da parte específica de sua preparação.

No caso da preparação física, esse detalhamento consiste na seleção dos métodos e processos de treino que serão utilizados.

O problema consiste em combinar, por microciclo, a necessidade de treinar as qualidades físicas determinadas na fase anterior no quadro de ordenação de treinamento de qualidades físicas (Tabela 17), com a quantidade de horas disponíveis para a preparação física, registradas no quadro-guia de trabalho semanal (QTS) (Tabela 18).

Os métodos de preparação física podem ser classificados em:

- *Univalentes*: métodos que treinam uma única qualidade física por sessão.
  - *Monásticos*: aptos a trabalharem apenas uma qualidade física (pliometria, por exemplo).
  - *Ecléticos*: podem ser calibrados para treinar qualidades físicas distintas em sessões diversas (musculação, por exemplo).
- *Polivalentes*: os que trabalham mais de uma qualidade física por sessão.

Métodos e processos de treinamento

Os métodos e processos de treinamento são os seguintes:

- *Preparação cardiopulmonar* (Tabela 20)
  - *métodos contínuos*: cargas constantes;
  - *métodos fracionados*: cargas modulares;
  - *métodos intervalados*: cargas intermitentes;
  - *métodos adaptativos*: fator estressante.
- Preparação neuromuscular (univalentes)
  - *Métodos monásticos*: somente se aplicam a uma qualidade física
    - *power training;*
    - pliometria;
    - isometria: força isométrica;
    - isocinesia: força dinâmica;
    - flexionamento: flexibilidade;
    - relaxamento: descontração;
    - calistenia: resistência muscular localizada.
  - *Método eclético*: aplicável a diversas qualidades físicas
    - musculação: RML, força dinâmica e força explosiva.
- Preparação mista (polivalentes)
  - *circuit training.*

Os métodos e processos de preparação física serão apresentados detalhadamente no Capítulo 8 ("Treinamento cardiopulmonar"), Capítulo 9 ("Treinamento neuromuscular: fundamentos fisiológicos"), Capítulo 10 ("Treinamento neuromuscular: qualidades físicas"), Capítulo 11 ("Treinamento neuromuscular: métodos de treinamento") e Capítulo 12 ("Aprofundamento em treinamento de força").

TABELA 20 Métodos e processos de treinamento para preparação cardiopulmonar

Tipos de método	Classificação	Treinamento	Característica
Métodos contínuos Cargas constantes	Univalentes	*Cerruty*, *marathon training*, aeróbico (Cooper), corrida contínua lenta, zona-alvo	Resistência aeróbica
		Corrida contínua rápida	Resistência anaeróbica
	Polivalentes	*Cross promanade*, *fartlek*	–
Métodos fracionados Cargas modulares	Univalentes	Corridas repetidas	Resistência aeróbica
		Sprints repetidos	Resistência anaeróbica
Métodos intervalados Cargas intermitentes	Univalentes	Treino intervalado lento, tempo *training*	Resistência anaeróbica
		Treino intervalado rápido, *hollow sprint*, *interval sprint*, *acceleration sprint*	Velocidade
Métodos adaptativos Fator estressante	Univalentes	*Altitude training*	Resistência aeróbica
		Hipoxi training	Resistência anaeróbica

Se a quantidade de horas disponíveis para a preparação física for suficiente para abrigar as três sessões semanais que cada qualidade física necessita, serão escolhidos métodos univalentes. Caso contrário, a opção cairá nos métodos polivalentes (Tabela 21). No entanto, ainda que com insuficiência de tempo, as qualidades físicas imprescindíveis devem ser trabalhadas por intermédio de métodos univalentes, sempre que possível, em razão da maior especificidade da sessão de treinamento.

Com a escolha já feita, o preparador físico anota o método escolhido sobre as setas indicadoras da duração do treinamento de cada qualidade física, no quadro de ordenação de treinamento de qualidades físicas (Tabela 17).

Se o tempo estipulado para o treinamento de uma qualidade física ultrapassar o mínimo recomendado pelo *princípio da especificidade* (Capítulo 3, "Princípios científicos do treinamento desportivo"), por exemplo, dez microciclos para resistência aeróbica (Figura 29), deve-se, após terminar o citado prazo mínimo, trocar o método selecionado (mantendo-se a mesma qualidade) para tornar o treino mais motivador.

A última parte do planejamento é a determinação das atividades que serão realizadas nas rotinas semanais dos microciclos, procurando torná-lo o mais adequado às imposições de cada período e fase do treinamento.

O esquema do microciclo será particularizado para cada semana de trabalho no quadro-guia de trabalho semanal (Tabela 18), em que deverá constar, minuciosamente, todo o treinamento a que o atleta será submetido em cada dia daquele microciclo (semana). Esse quadro deverá ser respeitado com o maior rigor possível. Assim, o treinamento estará completamente adequado aos princípios da periodização, bem como a preparação física, trabalhando harmonicamente com as demais preparações dentro de um contexto sistêmico que possibilitará aos atletas alcançarem seus objetivos de uma maneira muito mais precisa e fácil.

Quantificação da carga inicial de trabalho

Escolhidos os métodos que serão empregados, passa-se à quantificação do treinamento, que consiste no estabelecimento do volume da intensidade inicial de treinamento com base nos índices individuais que cada atleta obteve durante os seus testes de avaliação. Esses níveis iniciais são muito importantes porque representam uma calibragem do treinamento para o indivíduo. Convém ressaltar que, até esse ponto, o planejamento é comum para todos os atletas da equipe. Apesar de respeitar os mesmos microciclos, utilizar os mesmos métodos de treinamento e ter a mesma rotina de trabalho, é imprescindível que, quando se vai quantificar o treinamento, o trabalho a ser executado seja individualizado. Desse modo, cada atleta terá um volume e uma intensidade diferentes, adequados à sua realidade e às suas necessidades. A calibragem individual deve prevalecer. Realmente, não há segredos na consecução de um plano de treinamento esportivo. Existe sim muito cuidado e atenção para que os princípios científicos sejam todos atendidos. O preparador físico e o treinador que se propuserem a realizar o treinamento, seguindo todos os passos que foram apresentados até aqui, certamente obterão sucesso.

A quantificação da carga de trabalho semanal é feita da seguinte maneira:

- *1º passo*: determinação dos valores da curva de treinamento para microciclo. Com uma régua, no início do microciclo, traça-se uma linha vertical que, cruzando a curva de volume e a curva de intensidade, determinará os valores destes dois parâmetros de treinamento, possibilitando a leitura da escala existente na esquerda, conforme a Figura 32. Por exemplo, se for necessário estabelecer a carga de treinamento do 11º microciclo, ao ser traçado o segmento de reta citado anteriormente, ter-se-á o ponto (1) sobre a curva de volume e o ponto (2) sobre a curva de intensidade. Lendo os valores desses pontos sobre a escala, obtém-se 68% para (1) e 52% para (2).
- *2º passo*: determinação da carga de trabalho do microciclo. Na fase básica, o valor da intensidade é o obtido diretamente da curva, ao passo que na fase específica e no período de competição será o valor do volume que será obtido diretamente.

TABELA 21 Preparação mista – métodos polivalentes

Preparação cardiopulmonar	Preparação neuromuscular
Resistência aeróbica	Resistência muscular localizada, flexibilidade, coordenação, agilidade
Resistência anaeróbica	Força explosiva, força dinâmica, velocidade de movimento, flexibilidade, coordenação, agilidade

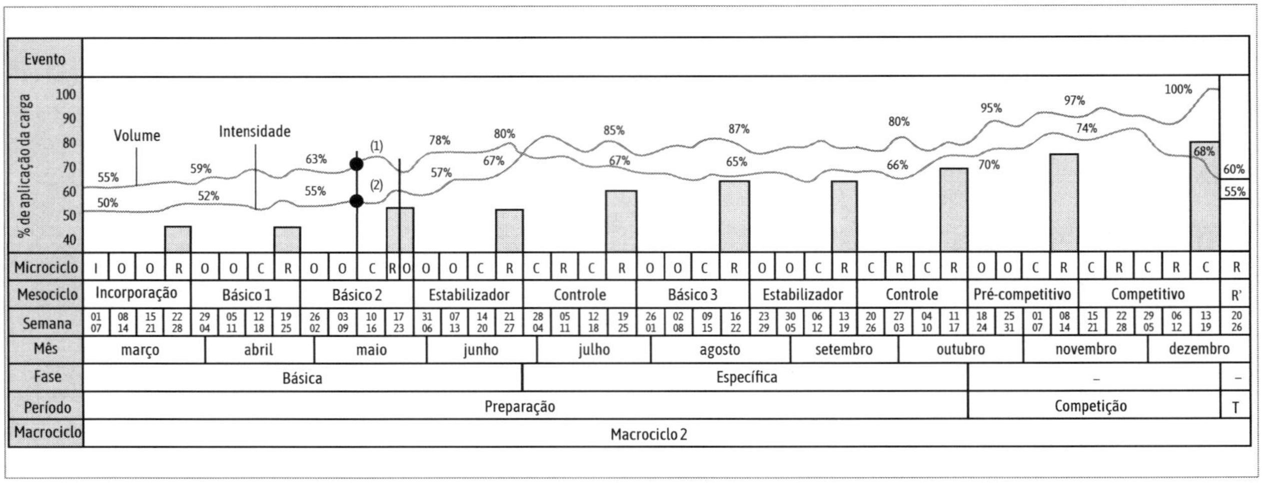

FIGURA 32 Exemplo de periodização.
R': recuperativo.

Cronograma de trabalho e quadro de periodização

O outro parâmetro variará diariamente, na mesma proporção da dinâmica de carga do microciclo. Quem prepondera na fase básica é o volume; portanto, ele será mais detalhado e variará diariamente conforme o microciclo utilizado. Na fase específica, a predominância é da intensidade, sendo esta a que será calculada diariamente.

No exemplo trabalhado teremos o valor da intensidade igual ao obtido da curva (52%); e valor do volume para segunda-feira igual ao obtido da curva (68%).

Para os demais dias do microciclo deve-se seguir a dinâmica preconizada no tipo de microciclo indicado na periodização.

No caso do exemplo em pauta, o microciclo é o de choque e o raciocínio que se deve fazer é apresentado na Tabela 22.

Na quarta-feira, por exemplo, o treinamento será feito com 85% de volume e 52% de intensidade.

Se o objetivo for calcular a carga de trabalho para um microciclo da fase específica, deve-se levar em conta que nesta fase, ao contrário da básica, o volume fica fixo e igual ao valor indicado pela curva; e a intensidade varia proporcionalmente à variação da carga do tipo de microciclo escolhido (Capítulo 22, "Ciências exatas na preparação física").

Cálculos:

$$80\% - 68$$
$$90\% - x \quad \therefore \quad x = \frac{90 \times 68}{80} = 76{,}5$$

$$80\% - 68$$
$$100\% - y \quad \therefore \quad y = \frac{100 \times 68}{80} = 85$$

$$80\% - 68$$
$$90\% - z \quad \therefore \quad z = \frac{90 \times 68}{80} = 76{,}5$$

$$80\% - 68$$
$$80\% - w \quad \therefore \quad w = \frac{80 \times 68}{80} = 68$$

$$80\% - 68$$
$$60\% - k \quad \therefore \quad k = \frac{60 \times 68}{80} = 51$$

TABELA 22 Exemplo de cálculo da carga de trabalho em um microciclo da fase básica

Dia da semana	% Intensidade	Indicação do microciclo	Volume diário
2ª feira	52%	80%	68%
3ª feira		90%	x = 76,5%
4ª feira		100%	y = 85%
5ª feira		90%	z = 76,5%
6ª feira		80%	w = 68%
Sábado		60%	k = 51%
Domingo		–	–

AUTOAVALIAÇÃO

1. Qual a importância da familiarização da comissão técnica com o esporte?
2. Quais informações devem ser coletadas pela comissão técnica no período de pré-preparação?
3. O que diferencia as qualidades físicas da forma física das pertencentes à categoria da habilidade motora?
4. Cite as qualidades físicas da forma física.
5. Cite as qualidades físicas da habilidade motora.
6. Qual o princípio básico para a determinação da prioridade que deve ser atribuída a cada qualidade física interveniente no plano de treinamento?
7. O que constitui o plano de treinamento?
8. Quais as partes integrantes do plano de preparação física?
9. O que são os métodos monásticos de preparação física? Quais são eles?
10. E os ecléticos? Quais são eles?

REFERÊNCIAS

1. ALVES, J.C.C; SCRIVANTE, B.F.; SILVA, N.S.; ROBERT-PIRES, C.M. et al. Análise da diferença no teste de 1RM no exercício agachamento paralelo (90°) e completo na barra guiada. *Revista Brasileira de Prescrição e Fisiologia do Exercício*, v. 6, n. 36, p. 631-5, 2012.
2. AMERICAN COLLEGE OF SPORTS MEDICINE. *Diretrizes do ACSM para os Testes de Esforço e sua Prescrição*. 9.ed. Rio de Janeiro, Guanabara Koogan, 2014.
3. CHU, D.A. *Explosive power and strength*. Champaign, Human Kinetics, 1996.
4. COOPER, K.H. *Capacidade aeróbica*. Rio de Janeiro, Entrelivros Cultural, 1979.
5. FOSTER, C. $\dot{V}O_{2max}$ and training indices as determinants of competitive running performance. *Journal of Sports Sciences*, v. 1, n. 1, p. 13-22, 1983.
6. HALL, S.J. *Biomecânica Básica*. 7.ed. Rio de Janeiro, Guanabara Koogan, 2016.
7. HEYWARD, V.H. *Advanced fitness assessment and exercise prescription*. Champaign, Human Kinetic, 1991.
8. MATSUDO V.K.R. *Testes em ciências do esporte*. 7.ed. São Caetano do Sul, CELAFISCS, 2005.
9. PÁVEL, R.C.; ARAÚJO, C.G.S. Flexiteste: nova proposição para avaliação da flexibilidade. In: *Congresso Regional de Ciências do Esporte*. Volta Redonda, 1980.
10. POLLOCK, M.L.; WILMORE, J.H. *Exercícios na saúde e na doença*: avaliação e prescrição para prevenção e reabilitação. 2.ed. Rio de Janeiro, Guanabara Koogan, 1993.
11. POWERS, S.K.; HOWLEY, E.T. *Fisiologia do exercício*: teoria e aplicação ao condicionamento e ao desempenho. 8.ed. Barueri, Manole, 2014.
12. SARGENT, D.A. The physical test of a man. *American Physical Education Review*, v. 26, n. 4, p. 188-94, 1921.
13. TUBINO, M.J.G.; MOREIRA, S.B. *Metodologia científica do treinamento desportivo*. 13.ed. Rio de Janeiro, Shape, 2003.

CAPÍTULO 8

Treinamento cardiopulmonar

Estélio Henrique Martin Dantas
João Rafael Valentim-Silva
Carlos Alberto Sposito de Araujo

OBJETIVOS DE ESTUDO

- Conhecer os sistemas de transferência de energia.
- Entender as adaptações orgânicas ao treinamento.
- Compreender os métodos de treinamento cardiopulmonar.
- Saber quantificar a carga de trabalho.

INTRODUÇÃO

Inicialmente, analisaremos a conveniência de utilizar a expressão *treinamento cardiopulmonar* em vez de treinamento ou condicionamento orgânico, como preferem alguns autores.

Embora o exercício físico realizado com objetivo de treinamento generalizado tenha efeito sobre quase todos os grandes sistemas do organismo, é sobre os sistemas cardiocirculatório e respiratório que incidirão tanto as maiores atenções quanto os efeitos mais bem observáveis.

No treinamento esportivo a preocupação essencial refere-se à melhora do desempenho e, em termos de condicionamento orgânico, irá basear-se fundamentalmente nos dois sistemas citados.

O treinamento do organismo para o desempenho consiste, basicamente, no treinamento cardiopulmonar; e é por esta denominação que se deve referir a ele, embora não se deva descuidar de apreciar e estudar o efeito sobre os demais sistemas, pois essa expressão não tem caráter restritivo ou simplista, mas sim objetivo, visando a lembrar ao preparador físico qual a finalidade principal do treinamento.

FINALIDADES DO TREINAMENTO CARDIOPULMONAR

As finalidades do treinamento cardiopulmonar são:

- *Profilática*: quando realizado por não atleta, saudável, por necessidade higiênica, visando a prevenir o surgimento de hipocinesia (*jogging*, por exemplo).
- *Terapêutica*: se o treinamento é feito por sedentário, visando à cura ou coadjuvação no tratamento de alguma patologia (reabilitação de cardíacos, por exemplo).
- *Estabilizadora*: realizado por pessoas doentes, como fator de controle de suas afecções ou disfunções (controle de diabetes, por exemplo).
- *Estética*: quando o treinamento é realizado visando a obter diminuição da gordura corporal (programas de emagrecimento, por exemplo).
- *De treinamento*: quando executado durante a preparação de atletas, com finalidade competitiva e obedecendo aos princípios científicos do treinamento esportivo. O treinamento feito com esta última finalidade subdivide-se ainda em duas categorias, conforme o seu objetivo:
  - direto: quando o tipo de atuação esportiva se confunde com a atividade realizada na preparação cardiopulmonar (400 metros rasos ou maratona, por exemplo);
  - indireto: quando o treinamento cardiopulmonar serve como base para a preparação de outros tipos de atuação esportiva (voleibol ou futebol, por exemplo).

Nesse tipo de preparação serão trabalhadas duas qualidades físicas: a resistência aeróbica e a resistência anaeróbica. Nas quatro finalidades citadas inicialmente (profilática, terapêutica, estabilizadora e estética), o treinamento incidirá somente sobre a resistência aeróbica. Por outro lado, a finalidade de treinamento incidirá sobre ambas as qualidades físicas mencionadas, conforme o tipo de esporte considerado.

Sabe-se que o organismo é capaz de suportar, em competições, as sobrecargas que lhe foram especificamente impostas durante o treinamento, com margem de transferência adaptativa bastante restrita. Assim, deve-se considerar que, na preparação cardiopulmonar, o *princípio da especificidade* (Capítulo 3, "Princípios científicos do treinamento desportivo") irá impor que o treinador, sabedor do tempo da atuação e de sua intensidade, determine com precisão a via energética preponderante. Para tal deverá guiar-se pela Tabela 1.

Para os técnicos e preparadores físicos que trabalham com preparação cardiovascular, o conhecimento de fisiologia é indispensável, pois todo o seu esquema de treinamento terá por base a identificação da via energética preponderante.

Com base no *princípio da interdependência volume-intensidade* (Capítulo 3), sabe-se que a duração da atividade será inversamente proporcional à intensidade (qualidade), ou seja, atividades de menor intensidade poderão ser mais longas e vice-versa. Dessa maneira, o sistema energético preponderante não dependerá exclusivamente da intensidade da atuação esportiva, mas, basicamente, de sua duração, respeitados os limites de variação ditados pelo *princípio da individualidade* (Capítulo 3).

As Figuras 1 e 2 apresentam duas maneiras de visualizar as vias energéticas que preponderarão no trabalho físico, dentro da ótica apresentada anteriormente.

SISTEMAS DE TRANSFERÊNCIA ENERGÉTICA

A manutenção dos mecanismos biológicos que sustentam a vida do ser humano e sua capacidade de movimento depende de um contínuo e ponderável suprimento de energia.

A energia total de um sistema constitui-se de um componente potencial, que é a energia latente, e de um componente cinético, que é a energia expressa. No cor-

TABELA 1 Correlação entre as qualidades físicas e as vias energéticas

Qualidade física	Sistema de transferência energética	Via energética
Velocidade	Anaeróbico alático	Fosfagênio
Resistência anaeróbica	Anaeróbico alático	Glicogênio
Resistência aeróbica	Aeróbico	Oxigênio

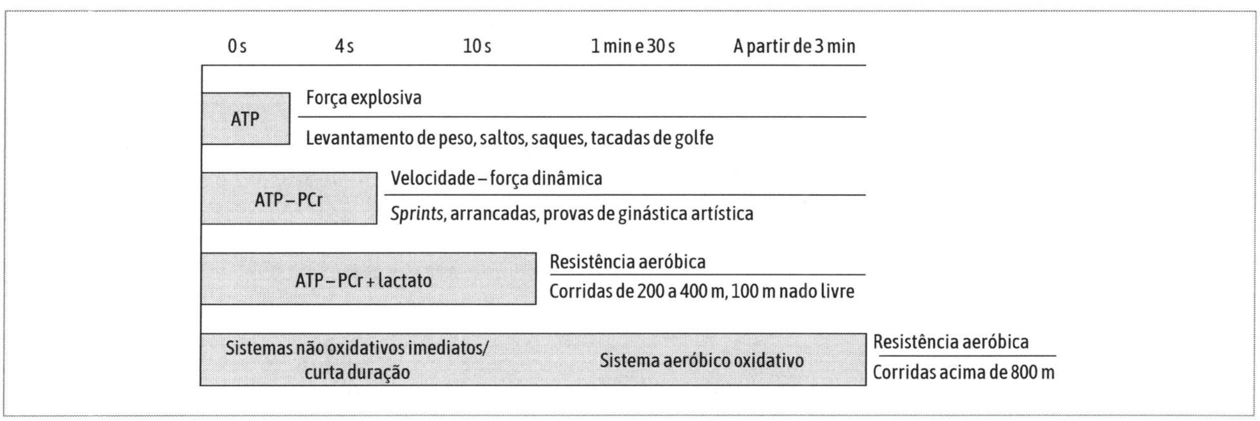

FIGURA 1 Classificação das vias energéticas conforme o tempo de duração da atividade.
ATP: trifosfato de adenosina; PCr: fosfocreatina.

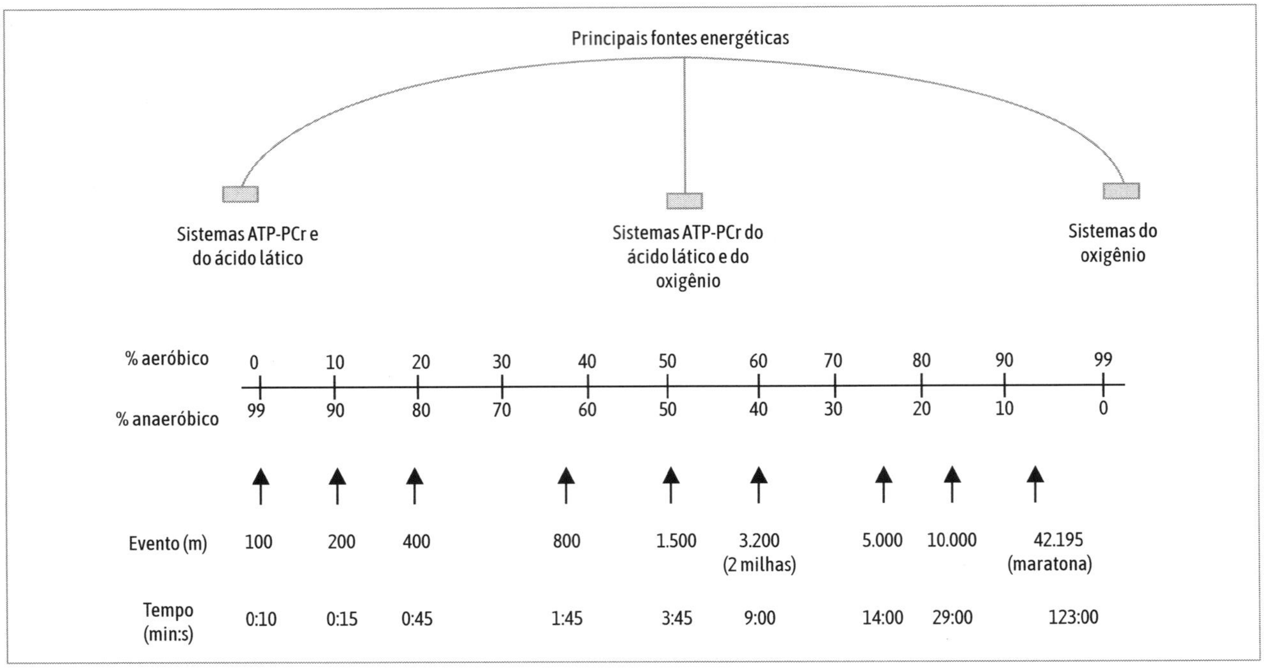

FIGURA 2 Classificação das corridas com base no tempo de duração das atuações esportivas.

po humano a energia potencial pode ser materializada, por exemplo, nas reservas localizadas nos depósitos subcutâneos de gordura. O componente cinético seria, por exemplo, o utilizado na absorção de gordura no lúmen intestinal (o espaço interno das paredes do intestino) ou o cedido para que o filamento de miosina se envergue, produzindo a contração muscular.

Na natureza, a energia pode ser encontrada de seis modos:

- *Nuclear*: obtida pela transformação da matéria, representada pela famosa fórmula de Einstein: $E = mc^2$ (energia = massa × quadrado da velocidade da luz).
- *Elétrica*: materializada pela transferência de elétrons entre átomos.
- *Luminosa*: manifesta-se sob a forma de luz.
- *Térmica*: observável como calor.
- *Mecânica*: manifesta-se pelo movimento, produzindo trabalho.
- *Química*: o mais importante tipo de energia para a biologia.

Todos os tipos de energia são interconversíveis e imprescindíveis para o ciclo biológico (Figura 3). A fonte de energia do organismo humano é a alimentação. Os alimentos ingeridos são oxidados de maneira controlada e complexa por meio de reações químicas controladas enzimaticamente.

Caso a oxidação dos alimentos fosse feita de maneira brusca, como ocorre na combustão de alguma matéria orgânica, isso não seria de utilidade, pois, além de o corpo não ser uma máquina a vapor que pode aproveitar o calor, a elevação da temperatura provocaria a ebulição dos fluidos orgânicos e a ignição dos tecidos.

Portanto, é no meio aquoso e relativamente frio das células que ocorrem as reações químicas que tornam possível a transformação dos alimentos energéticos ingeridos – lipídios, glicídios e protídeos – em trifosfato de adenosina (ATP – *adenosin triphosphate*), sem excessiva perda de energia sob a forma de calor, graças às enzimas que intervêm no processo.

Há moléculas como a uridina trifosfato, guanosina trifosfato, ionosina trifosfato que são combustíveis para alguns processos celulares e que não dependem de ATP. Contudo, o ATP é a principal dessas moléculas, possuindo o papel de doar energia para os processos celulares (Figura 4).

A fonte direta de energia do organismo é fornecida pela "quebra" da molécula de ATP (Figura 5).

Sistema anaeróbico alático (sistema do fosfagênio)

Quando essa molécula, sob a ação da miosina ATPase, em contato com magnésio, combina-se com água em um processo chamado hidrólise, o último radical fosfato se parte, dando origem a uma nova substância com somente dois radicais fosfato. Nesse momento, passa a ser chamada de difosfato de adenosina (ADP – *adenosin diphosphate*). Esquematicamente, essa reação pode ser visualizada na Figura 6.

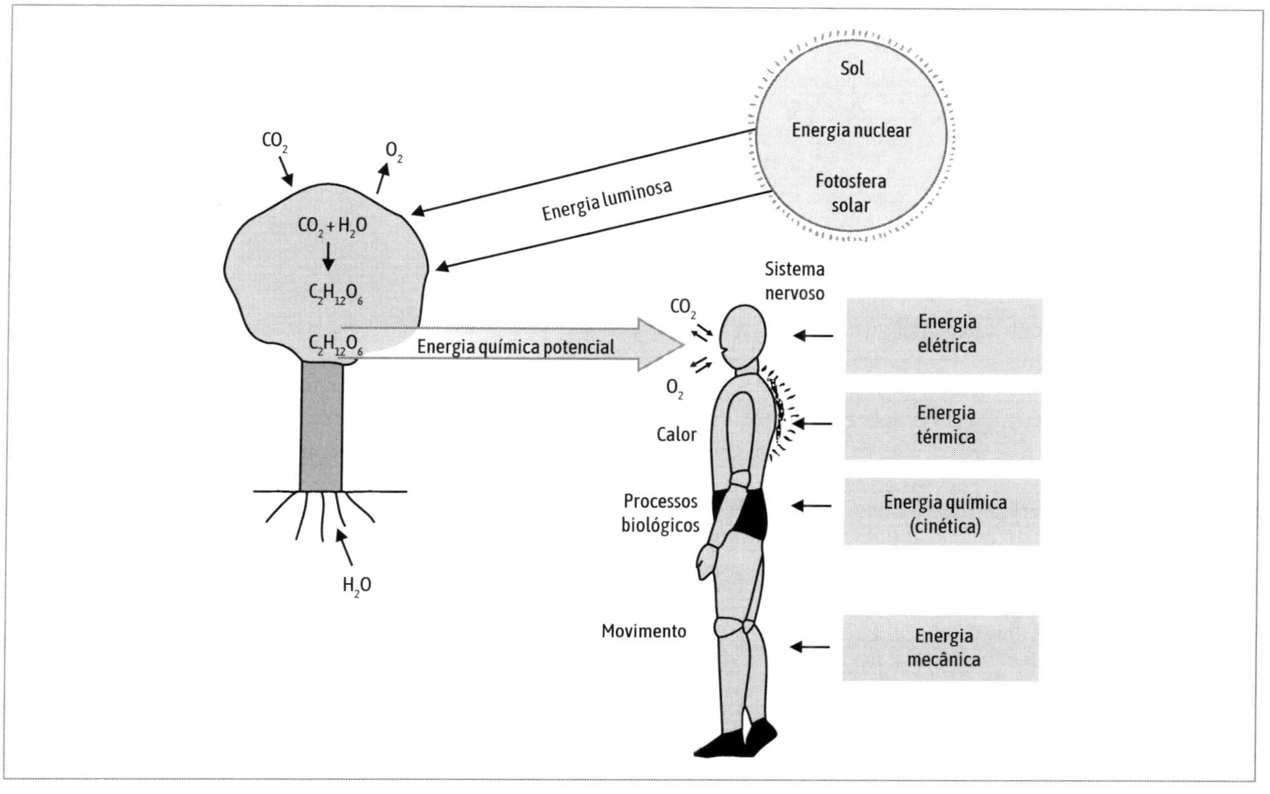

FIGURA 3 Interconversões energéticas no ciclo biológico.

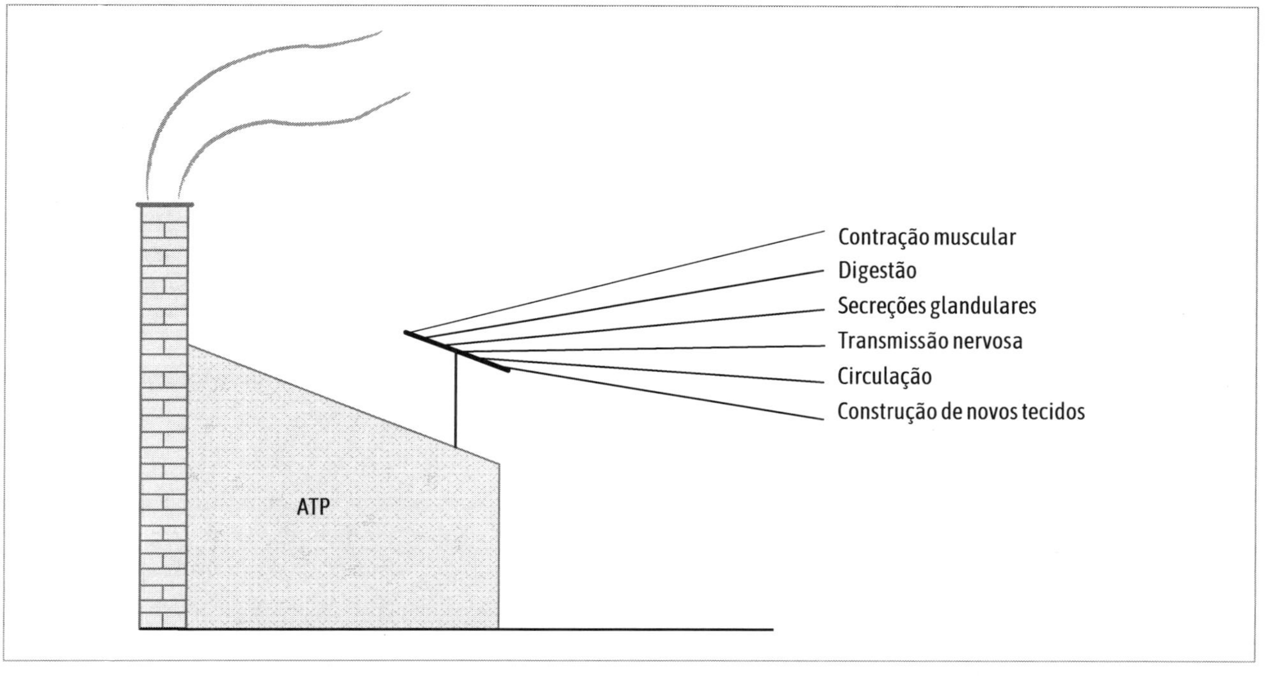

FIGURA 4 O ATP libera a energia que movimenta todos os processos orgânicos.

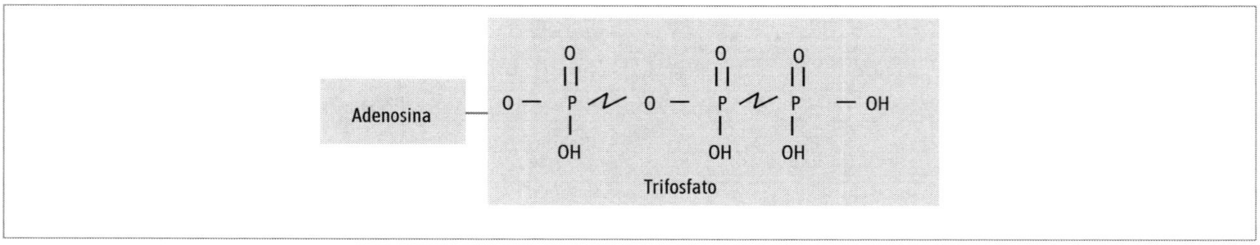

FIGURA 5 Estrutura simplificada do ATP (os símbolos ~ indicam as ligações de fosfato de alta energia).

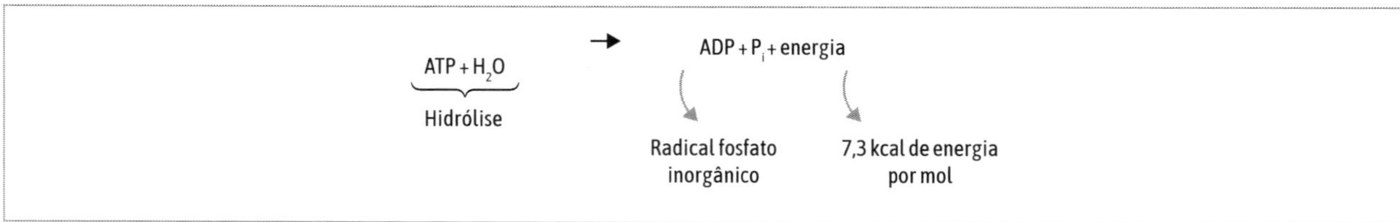

FIGURA 6 Esquema simplificado da hidrólise do ATP.

Essa energia liberada é aplicada diretamente no processo orgânico considerado e na região na qual foi produzida, não podendo ser transportada para outros locais do organismo.

A quantidade de ATP disponível em cada célula é muito pequena. Estima-se que, em média, a quantidade total de ATP no organismo de uma pessoa de 70 kg seja de apenas 93 g, o que só poderia suportar uma diminuta demanda energética.

Na célula muscular, as reservas de ATP representam cerca de 5 mmol/g, capazes de sustentar apenas 3 a 7 contrações máximas, ou seja, manter o músculo em funcionamento por apenas 2 a 3 segundos (lembrando que *mol* significa *massa molecular* ou *molécula-grama*).

A energia liberada pela degradação da molécula de ATP não pode ser transferida de um tecido para outro, assim como a própria molécula também não pode ser transportada pela corrente sanguínea. Como as reservas intracelulares de ATP são muito reduzidas, o funcionamento da célula, mesmo durante um curto espaço de tempo, exige a existência de mecanismos biológicos de repotencialização das moléculas de ATP no próprio local em que serão utilizadas.

O primeiro desses mecanismos, ou vias energéticas, é conhecido como primeira via, fonte anaeróbica alática de ATP ou sistema anaeróbico alático, que não exige oxigênio nem provoca o surgimento de lactato.

Nessa via energética, a repotencialização do ATP é feita em curto espaço de tempo para atender a altas demandas de energia. Isso obriga o organismo a lançar mão da transferência de energia química de outro composto fosforado de alta energia chamado fosfocreatina (PCr), catalisado pela enzima fosfocreatinoquinase (PCr quinase). Além disso, o excesso de ADP pode reconstituir o ATP, graças à influência da enzima mioquinase.

A energia oriunda do sistema anaeróbico alático está mais prontamente disponível por se basear, exclusivamente, em dois compostos armazenados na célula, não dependendo do transporte de oxigênio e por não ser decorrente de uma longa série de reações químicas, como os demais sistemas.

A fosfocreatina, assim como o ADP, ao se partir, divide-se em creatina e fósforo inorgânico, liberando energia. É essa energia que irá reciclar o ATP (Figura 7).

Na Figura 7, vê-se que a energia necessária para a ressíntese da PCr é a mesma produzida pela degradação do ATP, porém é obtida a partir de moléculas de ATP produzidas pelo sistema seguinte, o anaeróbico lático. Isso ocorre porque as moléculas de ATP e PCr, participantes das reações da primeira via, encontram-se dentro da miosina e da actina, como será ensinado no Capítulo 9 ("Treinamento neuromuscular: *fundamentos fisiológicos*"), ao passo que o ATP oriundo da segunda via (abordada em seguida, na seção "Sistema anaeróbico lático"), tal como a creatina, encontra-se no citoplasma da célula.

É a maior quantidade de PCr estocada na célula que possibilita a esse sistema ter uma utilização um pouco mais longa. Exercícios de intensidade máxima, que por sua demanda de energia impõem a utilização desse sistema energético, o esgotarão em aproximadamente 10 segundos, tornando possível um máximo de 50 a 100 contrações musculares. Até cerca de 7 segundos, o fornecimento de energia é feito exclusivamente por esse sistema. A partir do oitavo segundo, inicia-se a participação do sistema seguinte. E, se o trabalho não for muito intenso, o sistema anaeróbico alático pode prolongar sua participação até o vigésimo segundo de atividade.

Sistema anaeróbico lático (sistema do glicogênio)

Quando, apesar de alta, a intensidade do trabalho não é máxima – ou há necessidade de realizar a atuação durante mais algum tempo –, o organismo pode reciclar o ATP por intermédio desse sistema anaeróbico lático, denominado assim por funcionar sem oxigênio e por ter o lactato como produto final.

Esse sistema, também conhecido como segunda via, é quimicamente mais complexo que o anterior, pois requer 12 reações químicas independentes e sequenciais para sua concretização. Essa cadeia de reações foi descoberta por Gustav Embden e Otto Meyerhof, e, por isso, esse sistema é também chamado de ciclo Embden-Meyerhof. O seu terceiro nome é glicólise anaeróbica, que significa a desintegração do açúcar sem oxigênio.

Como o próprio nome indica, a glicólise anaeróbica funciona à base de açúcar, ou seja, carboidrato. No organismo, os carboidratos ingeridos na comida são transformados em frutose, galactose e, principalmente, no açúcar simples glicose (ou glucose). Este pode ser utilizado imediatamente sob essa forma, ou, por intermédio da glicogênese, pode transformar-se em glicogênio, ficando armazenado nos músculos e no fígado para posterior utilização.

A glicogênese ocorre imediatamente à entrada da molécula de glicose no músculo ou no fígado e consiste em sua captura por um processo chamado fosforilação, que representa a adição de um radical fosfato ao açúcar (hexose). O açúcar fosforilado não pode ser devolvido à circulação sanguínea, tendo de ficar armazenado. Em seguida, as moléculas de glicose são encadeadas ou polimerizadas com outras moléculas de glicose para formar o glicogênio.

Para ser utilizado no ciclo de Embden-Meyerhof o glicogênio deve se desfosforilar, transformando-se em glicose-6-fosfato, possibilitando assim o ganho de mais um mol de ATP (Figura 8).

No momento em que o esforço físico diminui os níveis de glicose no músculo, duas enzimas – a fosforilase e a fosfofrutoquinase – provocam a saída da molécula de glicose do glicogênio e a lançam nas reações do ciclo da glicólise anaeróbica (Figura 9). A ressíntese do ATP pode ser esquematizada quimicamente conforme a Figura 10.

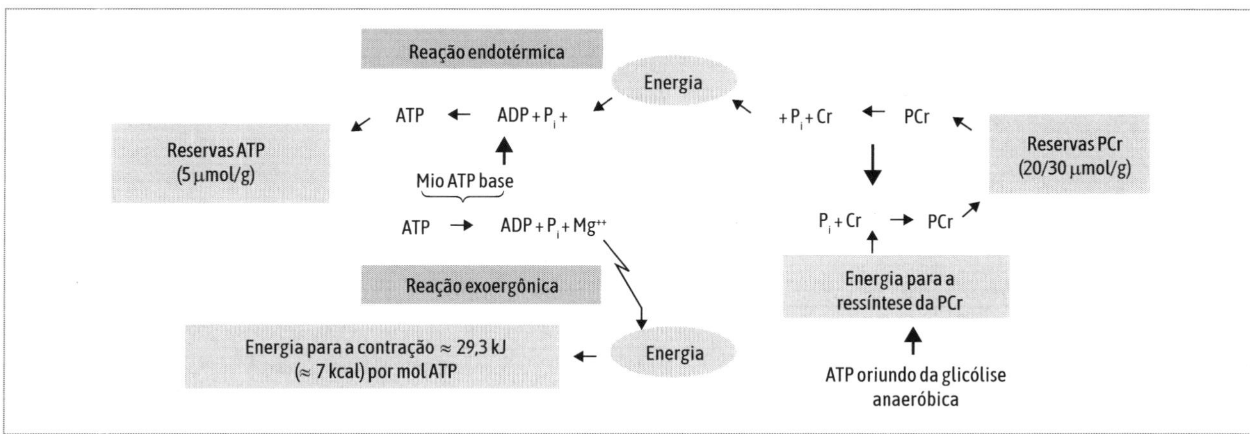

FIGURA 7 Esquema de funcionamento do sistema anaeróbico alático.

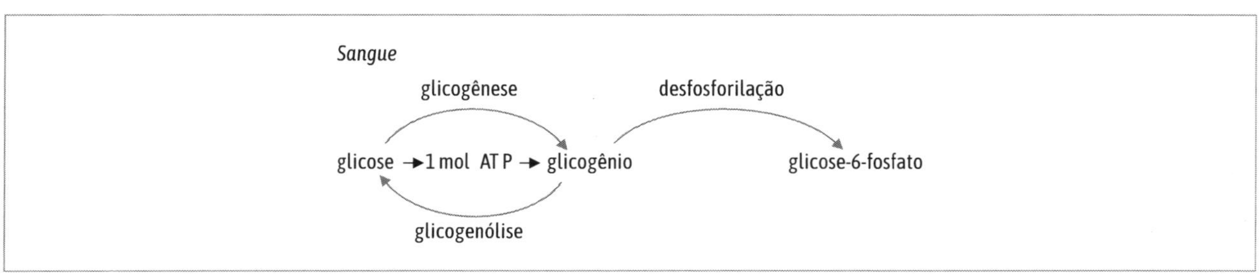

FIGURA 8 Desfosforilação do glicogênio.

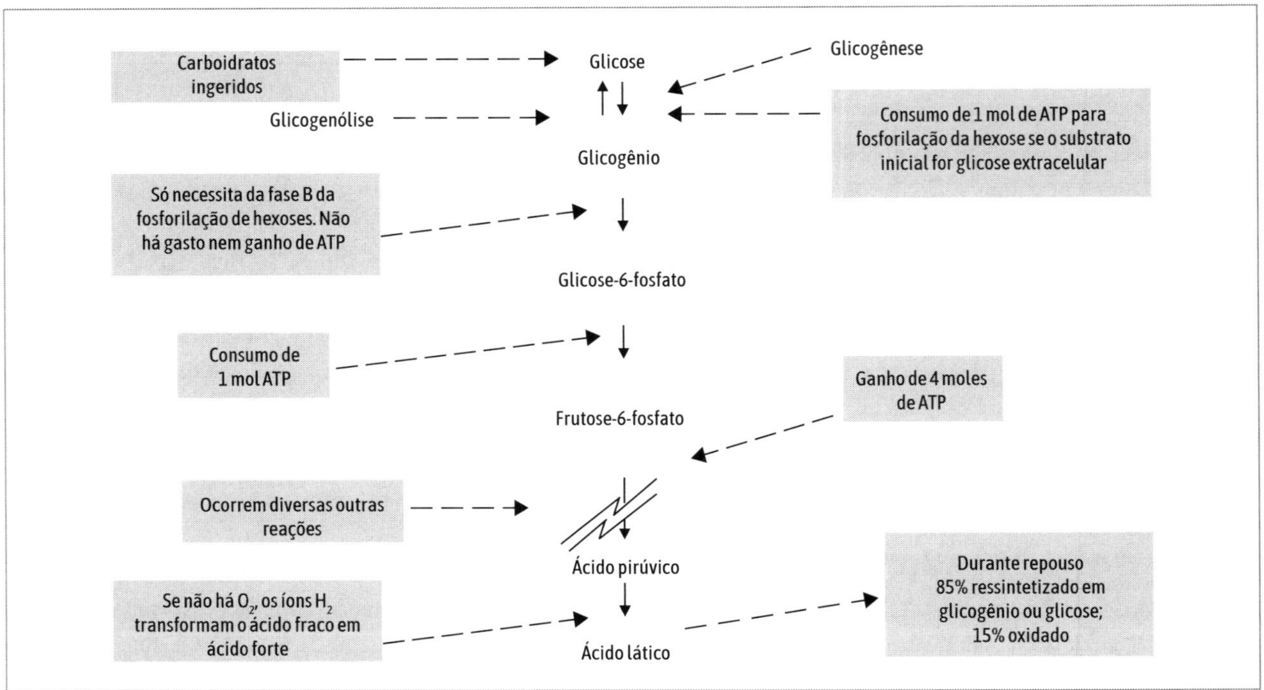

FIGURA 9 Glicólise anaeróbica. Há um ganho líquido de 3 moles de ATP se o substrato inicial for o glicogênio; e 2 moles de ATP se for a glicose.

$$\underset{\text{(glicogênio)}}{(C_6H_{10}O_5)n} \rightarrow \underset{\text{(glicose)}}{(C_6H_{12}O_6)} + \text{Energia} \rightarrow \underset{\text{(ácido lático)}}{2\ (C_3H_6O_3)n}$$

$$\text{Energia} + 3\ \text{ADP} + 3\ P_i \rightarrow 3\ \text{ATP}$$

FIGURA 10 Ressíntese do ATP.

Essas reações ocorrem no hialoplasma, meio aquoso da célula (LIC – líquido intracelular) sem considerar as organelas. Segundo Mcardle, Katch e Katch (2011), representam a mais primitiva maneira de transferência de energia, estando bem desenvolvida em anfíbios, répteis, peixes e mamíferos aquáticos.

Ao contrário do sistema anaeróbico alático, a limitação de produção de energia nesse sistema não será a depleção dos substratos (no caso, glicogênio), mas sim a acidose do sangue e dos músculos provocada pelo hidrogênio.

A experiência mostra que a maior acidificação ocorre durante exercícios que só podem ser mantidos entre 60 e 180 segundos, quando esse sistema é exigido ao máximo.

Além das reações mostradas durante a glicólise anaeróbica, dois pares de átomos de hidrogênio são alijados do ciclo, passando seus elétrons para o carreador nicotinamida adenina dinucleotídeo (NAD), formando o NADH, e este passa os dois átomos de hidrogênio para o piruvato, transformando-o em lactato (que quase imediatamente transforma-se em piruvato) se não houver oxigênio disponível, na reação mostrada na Figura 11.

Caso haja oxigênio disponível, o ácido pirúvico e o NADH passam para o próximo sistema, o aeróbico. Caso contrário, o ácido lático imediatamente se transforma em lactato de cálcio ou de potássio.

Em média, esse sistema irá funcionar em plena carga durante 45 segundos e, de maneira submáxima, será a fonte predominante de energia até o terceiro minuto de atividade.

Durante muitos anos, o ácido lático foi injustamente acusado de "vilão" desse sistema, sendo responsabilizado tanto pela fadiga quanto pelas dores musculares

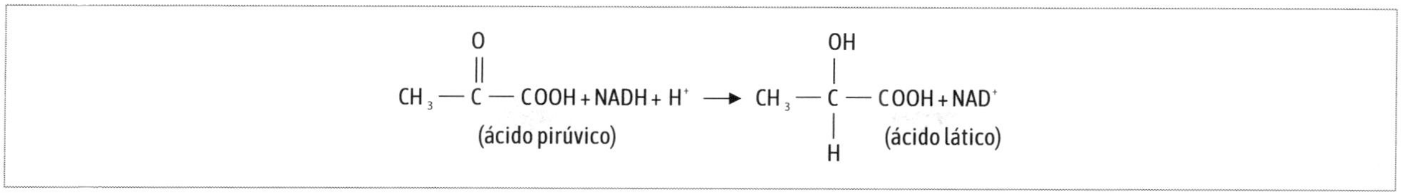

FIGURA 1 Produção do ácido lático a partir do ácido pirúvico.

tardias. Isso, porém, não é verdade, como esclarecem Santos e Herrera (2009):

> Segundo Ernesto et al. (2003), por vários anos, por intermédio de pesquisas fundamentadas realizadas por estudiosos de alto reconhecimento na área da fisiologia, entendeu-se que o ácido lático teria a mesma denominação que lactato, e que, por sua vez, seria o responsável direto (vilão) pela acidose ocorrida nos músculos quando expostos a atividades de grande intensidade.
>
> Desde a descoberta do ácido lático em 1780, um ácido carboxílico, quando o mesmo foi isolado do soro do leite azedo, daí o nome lático do latim *lac* = leite, o associaram à fadiga muscular. Tal associação foi feita em virtude de sua presença estar supostamente aumentada durante a realização de exercícios de alta intensidade ou exercícios anaeróbicos, ou seja, em condição de hipóxia ou isquemia.
>
> Muitos estudiosos, desde 1807, quando Berzelius começou a estudar a contração muscular e observou a presença de "ácido lático", relatam em suas pesquisas que o mesmo estaria presente na glicólise como uma substância oriunda do ácido pirúvico (MCARDLE et al., 2011; POWERS; HOWLEY, 2009), mas tal fato também não procede e, além disso, utilizam indiscriminadamente os termos lactato e ácido lático como sendo a mesma substância.
>
> Possivelmente, os principais responsáveis pela sedimentação do mito da produção de ácido lático em função do metabolismo anaeróbico foram Archibald V. Hill e Otto F. Meyerhof. Em 1922, foi concedido a esta dupla o prêmio Nobel de Fisiologia ou Medicina, pelos estudos referentes à descoberta da produção de calor no músculo entregue a Hill e pela descoberta do consumo de oxigênio e a produção de ácido lático no músculo concedido a Meyerhof, porém não existiam evidências de que a forma ácida do lactato, conhecida como ácido lático, era produzida, ou que os prótons liberados pelo ácido lático causariam a acidose (ROBERGS, 2001), isto porque, à época, não se tinha conhecimento sobre como ocorria a interação química ácido-base (ERNESTO et al., 2003).

Sobre a produção de ácido lático, os autores acrescentam:

> O processo de formação do ácido lático foi chamado de fermentação lática e, até hoje, os livros de bioquímica se referem a esse processo deste modo, bem como fermentação anaeróbica, associando, então, a provável acidose muscular com a formação do ácido lático.
>
> A demanda energética é que determina a necessidade de energia para a realização da contração muscular. Em exercícios de alta intensidade a necessidade de energia aumenta, incrementando assim a velocidade da glicólise, logo, é formada grande quantidade de piruvato como produto final. Dependendo da capacidade mitocondrial de sustentar a demanda exigida, o piruvato segue para a mitocôndria, local em que é oxidado. A outra alternativa de destino do piruvato é a formação de lactato. Durante o exercício, o lactato é o combustível predominante para o coração (BROOKS, 2001). Acreditava-se que o ácido lático era o culpado pela interrupção do exercício (BROOKS, 1991), mas o que veremos a seguir é que o mesmo não tem culpa por não ser produzido em grandes quantidades.
>
> Porém, quando se trata de detalhar o processo glicolítico com ênfase na via anaeróbica, o produto final é o lactato e não o ácido lático. Isso passou a provocar certa confusão entre o lactato e o ácido lático, sendo que muitos acreditam que as duas substâncias sejam a mesma coisa (BROOKS et al., 2004), mesmo sabendo que lactato e piruvato são sais dos ácidos, mas lactato e ácido lático são substâncias parecidas, porém diferentes (VOET et al., 1999; ROBERGS, 2001).

Santos e Herrera (2009) citam também Marzzoco e Torres (2007), discorrendo sobre o ácido:

> Segundo Marzzoco e Torres (2007), ácidos são substâncias capazes de doar prótons, e bases são substâncias capazes de recebê-los. Conforme a classificação bioquímica, para que se forme um ácido, a substância deve necessariamente conter na sua estrutura COO +

OH, o que não é observado na molécula do lactato, porém podemos observar a veracidade da regra na estrutura do ácido lático (ERNESTO et al., 2003).

O ácido perde prótons, ficando com a carga negativa, ligando-se a um íon de carga positiva (Na ou K), sal do ácido. Adiciona-se então o sufixo "ato" (ROBERGS, 2001), ou seja, inicialmente temos o ácido lático, que logo se associa ao íon formando o lactato. Observando o resultado obtido pela equação de Henderson-Hasselbalch, encontramos a proporção entre ácido lático e lactato no pH de 7,0. Para cada molécula de ácido lático produzida, temos 1.380 moléculas de lactato.

Em um pH como o do corpo humano, mesmo que o ácido lático fosse produzido, o que não é verdade, seria quase que instantaneamente dissociado em lactato (ERNESTO et al., 2003).

Assim sendo, o ácido lático não é o responsável pela fadiga (BROOKS, 2004) nem pela acidose, tampouco o lactato. Então quem seria o responsável pela acidose?

Observando a glicólise percebemos que, em momento algum, ocorre a presença do ácido lático, mas, sim, do lactato.

Por fim, os autores discorrem sobre o piruvato, relacionando-o com a formação do lactato:

> O produto final da glicólise é o piruvato, sal do ácido ou base conjugada, e não o ácido pirúvico, assim como a sua redução pelas isoenzimas lactato desidrogenase (LDH) levam à formação do lactato e não do ácido lático.
>
> O piruvato, após ser reduzido a lactato, é transportado para a corrente sanguínea por intermédio de transportadores, que por sua vez transportam concomitantemente um íon H^+, inibindo a acidose no músculo, que durante o exercício pode chegar a valores entre 6,0 a 6,4 (MADDEN et al., 1991; ROBERGS, 2001). Contudo, a acidose é transferida para o sangue ou outros tecidos, locais em que poderá ser tamponada ou metabolizada (MAUGHAN et al., 2000).
>
> O lactato é formado a partir da molécula de piruvato associado ao íon H^+ carreado pela NADH + H^+, ou seja, a formação do lactato faz com que a acidose seja adiada, atuando então como forma de tamponador (ERNESTO et al., 2003).
>
> A acidose que é encontrada durante o exercício não pode estar relacionada com o ácido lático e tampouco ao lactato, porém podemos observar que, quando uma molécula de ATP é convertida a ADP + Pi, o grupo fosfato oriundo do ATP, para se transformar em fosfato inorgânico, se associa ao grupo hidroxila proveniente da molécula de H_2O, ocorrendo então a liberação de um íon H^+, que por sua vez acidifica o meio.

Ainda de acordo com o mesmo autor, assim como o ácido lático, o ácido pirúvico é formado em quantidades reduzidas. O pKa do ácido pirúvico é de 2,5, mas, caso fosse formado a ponto de acidificar o meio, deveríamos então responsabilizá-lo pela acidose e não o ácido lático.

Para cada molécula de ácido pirúvico com o valor do pH sanguíneo de 7,0, necessariamente encontraríamos 31.623 moléculas de piruvato. Pensando como pesquisadores e difusores do conhecimento da ciência, e não pelo bom senso que nos foi imposto, desde 1922, pelos estudos de Hill e Meyerhof, culpando o ácido lático pela acidose e possível fadiga a ponto de interrupção do exercício, atualmente não podemos mais nos curvar a tais definições sem termos provas concretas referentes à questão mencionada.

Sistema aeróbico (sistema do oxigênio)

A terceira via de transferência energética, a aeróbica, é também chamada de sistema oxidativo. Em contato com oxigênio, um mol de glicose pode produzir 39 moles de ATP e se decompor em água e dióxido de carbono, na reação mostrada na Figura 12.

Essa reação, se realizada em tubo de ensaio no laboratório, produzirá temperaturas elevadíssimas e a energia será totalmente dissipada sob a forma de calor.

$$(C_6H_{12}O_6) + 6\ O_2 \rightarrow 6(O_2H_2O) + \text{Energia}^{\nearrow}$$

$$^{\nearrow}\text{Energia}^{\nearrow} + 39\ \text{ADP} + 39\ P_i = 39\ \text{ATP}$$

FIGURA 12 Transformação de glicose em ATP no sistema oxidativo.

É a ação das enzimas que controla a reação, fazendo-a aproveitável biologicamente.

As reações químicas do sistema oxidativo acontecem nas mitocôndrias e ocorrem a partir do NADH, do ácido pirúvico e da acetilcoenzima A (acetil-CoA), oriundos da glicólise anaeróbica (os dois primeiros) e dos lipídios e protídeos ingeridos na alimentação (o último substrato).

O sistema aeróbico constitui-se de diversas reações químicas que podem ser agrupadas em três séries principais:

- *Oxidação beta*: reações que preparam a gordura para penetrar no sistema.
- *Ciclo de Krebs*: recebe os substratos da oxidação beta, da glicólise e dos protídeos, oxidando-os.
- *Sistema de transporte de elétrons*: opera a partir do NADH oriundo da glicólise e da flavina adenosina dinucleotídeo (FAD).

O sistema aeróbico pode ser esquematizado como mostra a Figura 13.

O NADH, que entra na cadeia respiratória, é um carreador eletrônico que já foi estudado no sistema anterior. Sua função é transportar os íons hidrogênio e os elétrons até o oxigênio, em uma série de reações enzimáticas (controladas pelas desidrogenases). Nessa função ele é aliviado pela FAD, um composto derivado da vitamina B – a riboflavina, que recebe os elétrons da oxidação dos substratos alimentares. Ao contrário do NAD, a FAD recebe duas moléculas de hidrogênio, tornando-se $FADH_2$.

Os elétrons transportados pelo NAD e pela FAD passam por uma série de proteínas, os citocromos, que se ligam aos seus átomos de ferro. Estes unem o íon H^+ aos elétrons e ao oxigênio, formando H_2O.

É preciso lembrar que a mais importante reserva energética do organismo é constituída de lipídios. Enquanto as reservas de carboidrato resumem-se a menos de 2.000 kcal (1.500 kcal como glicogênio muscular, 400 kcal como glicogênio hepático e 80 kcal de glicose), as gorduras armazenadas no ser humano médio, apenas dentro das células musculares, representam 90.000 kcal a 110.000 kcal.

As gorduras só podem ser utilizadas no ciclo energético por intermédio do sistema aeróbico. Elas podem aportar na célula como ácidos graxos livres (AGL) ou triglicerídeos. Os AGL entram diretamente na oxidação beta. As moléculas de triglicerídeos, antes de serem aproveitadas no processo, devem ser hidrolisadas, conforme a Figura 14.

O aporte energético de gordura seria ilimitado se esta não "queimasse em uma chama de carboidrato" como relatam McArdle et al. (2011), e explicam:

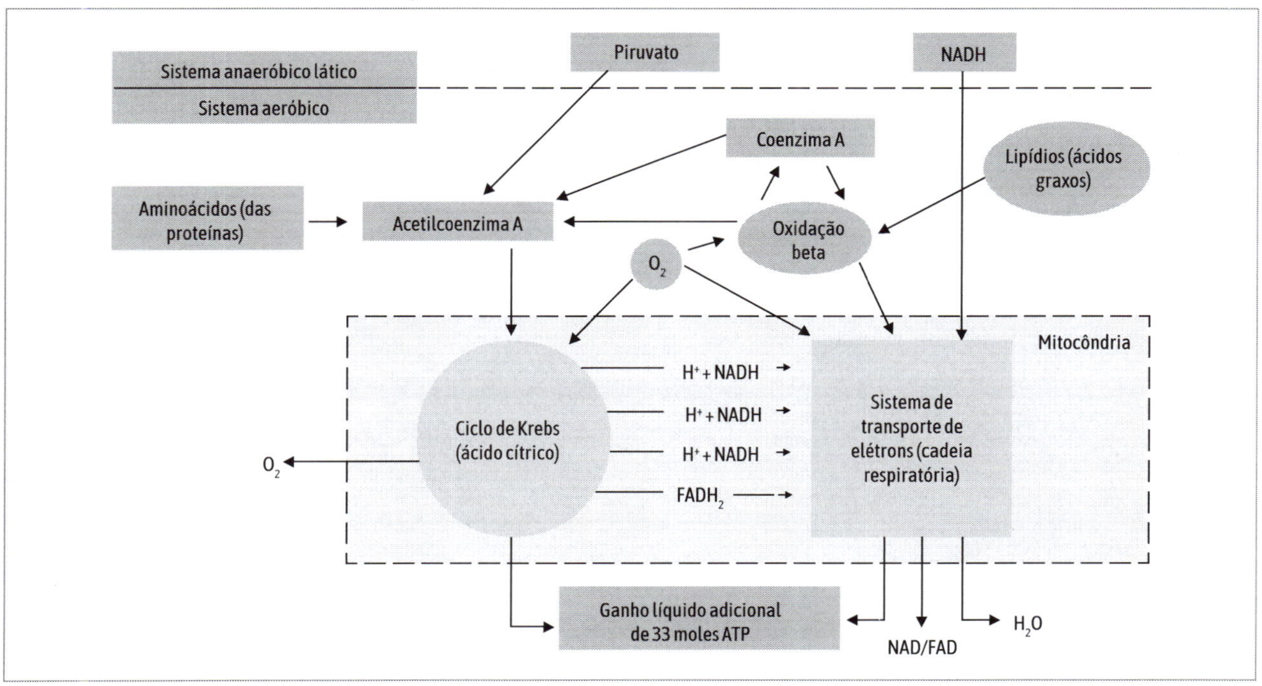

FIGURA 13 Sistema aeróbico.

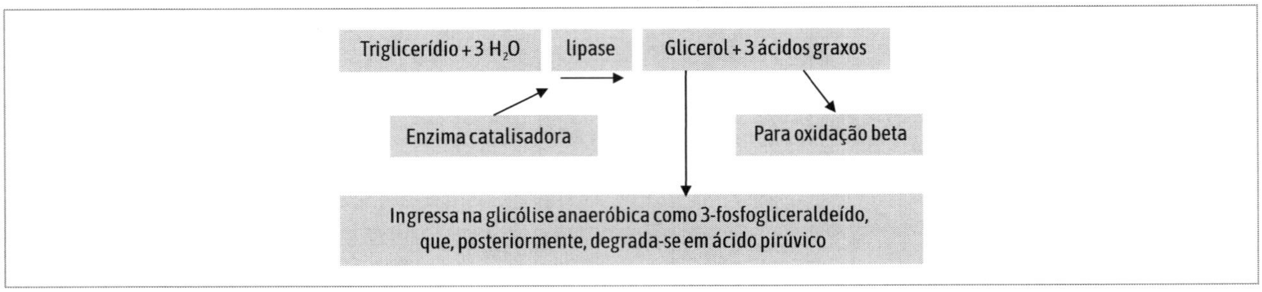

FIGURA 14 Hidrólise do triglicerídeo.

A acetil-CoA entra no ciclo de Krebs combinando-se com o oxaloacetato em geral, principalmente pelo catabolismo dos carboidratos, para formar o ácido cítrico. A degradação dos ácidos graxos por intermédio do ciclo de Krebs só continua quando existe oxaloacetato suficiente para combinar com a acetil-CoA formada durante a oxidação beta. O piruvato formado durante o metabolismo da glicose pode desempenhar um papel importante no fornecimento desse intermediário oxalacético. Uma redução apreciável no catabolismo dos carboidratos, que poderia ocorrer no exercício prolongado tipo corrida de maratona, na inanição e na eliminação dietética de carboidratos (conforme advogadas) nas "dietas cetônicas", ricas em gorduras e pobres em carboidratos ou no diabetes, também limitará seriamente a capacidade para a transferência de energia. Isto ocorre apesar do fato de existirem grandes quantidades de substrato de ácidos graxos na circulação.

Na verdade, se não houver glicídios disponíveis, os radicais acetato produzidos pela oxidação beta, que não podem ser aproveitados no ciclo de Krebs, são lançados no líquido extracelular (LEC) e prontamente se transformam em radicais cetoses, alguns dos quais excretados na urina. Os que não são eliminados irão intoxicar perigosamente o organismo.

Os aminoácidos darão ainda uma pequena contribuição ao aporte energético durante o processo aeróbico, mas sempre de maneira a complementar as participações dos glicídios e lipídios.

CORRELAÇÃO ENTRE OS SISTEMAS DE TRANSFERÊNCIA ENERGÉTICA

A duração do exercício deve ser inversamente proporcional à sua intensidade. Quando estamos em repouso, nosso organismo só necessita produzir energia para atender às exigências do metabolismo basal.

A demanda de energia do organismo em repouso é, no ser humano médio, de 1 MET (*multiples of the resting energy requeriments*), equivalente a 3,5 ml $O_2.kg^{-1}.min^{-1}$ ou 1 $kcal.kg^{-1}.h^{-1}$.

Suas necessidades de ressíntese do ATP são atendidas, basicamente, por meio do sistema aeróbico.

Ao se iniciar um esforço físico o consumo energético aumenta, podendo então ocorrer uma das três situações:

- *Esforço extenuante* (> 100% $\dot{V}O_{2máx}$): portanto, a demanda energética só poderá ser atendida pelo sistema anaeróbico alático; quando as reservas de PCr se depletarem, a atividade não poderá mais ser realizada.
- *Esforço intenso* (entre 85% e 100% $\dot{V}O_{2máx}$): a quantidade de energia necessária à consecução do exercício pode ser fornecida pelo sistema anaeróbico lático; este ressintetiza o ATP indispensável ao esforço; a intoxicação do meio pelo ADP e pelo H^+ aumentará a acidose (baixando o pH) e impossibilitará a continuação da atividade além de, aproximadamente, um minuto e meio (Figura 15).
- *Esforço leve* (< 85% $\dot{V}O_{2máx}$): apesar de a demanda extra inicial de energia ser atendida pelos sistemas anaeróbicos, o aumento do aporte de oxigênio às células musculares, após algum tempo, possibilita que o sistema aeróbico ressintetize o ATP necessário (Figura 16).

Quanto mais energia um sistema é capaz de transferir, menor a sua duração. Na Tabela 2 podemos observar essa afirmativa em termos numéricos.

Mesmo os exercícios de baixa intensidade apresentarão um tempo de adaptação no qual os mecanismos anaeróbicos serão utilizados. Por exemplo, se um atleta iniciar um exercício que requeira a produção de 0,9 mol de ATP por minuto, nos primeiros minutos haverá hipóxia tecidual que o obrigará a se socorrer dos sistemas

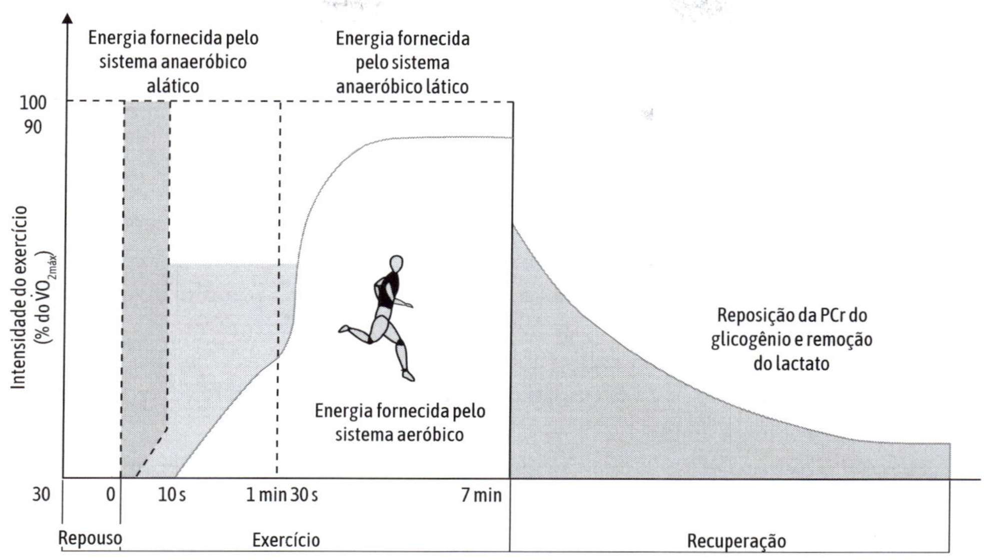

FIGURA 15 Perfil do consumo energético de exercícios intensos.

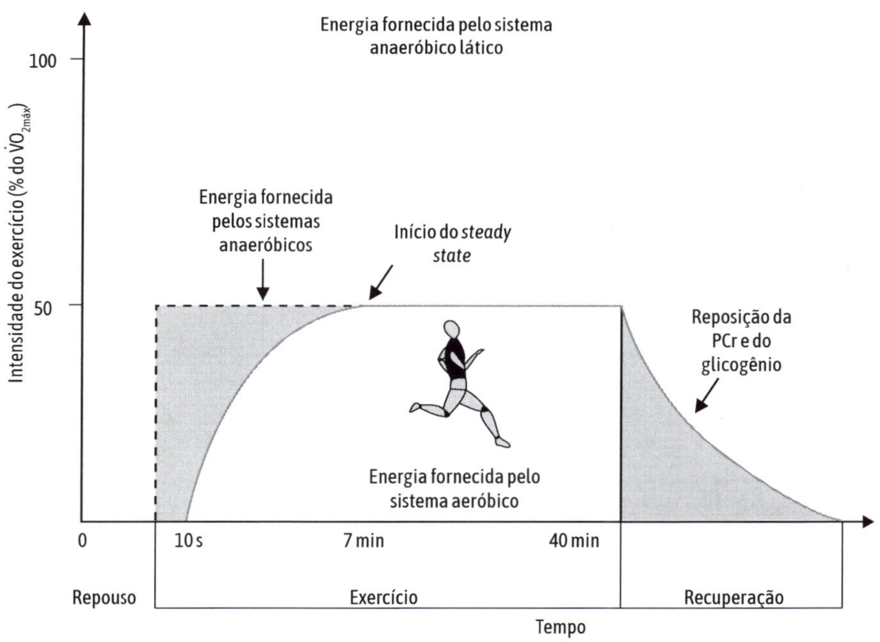

FIGURA 16 Consumo energético de exercícios submáximos.

TABELA 2 Correlação dos sistemas energéticos

Sistema	Potência máxima (moles ATP . min^{-1})	Capacidade máxima (moles totais ATP)
Anaeróbico alático	3,6	0,7
Anaeróbico lático	1,6	1,2
Aeróbico (apenas a partir do glicogênio)	1,0	90,0

anaeróbicos para atender à demanda energética. Após dois ou três minutos, o consumo de oxigênio estaria em um nível capaz de fornecer à célula o O_2 necessário. Então, todo o 0,9 mol seria produzido pelo sistema oxidativo, em uma situação chamada *steady state*, apresentada na Figura 16.

Por outro lado, se a intensidade fosse maior, por exemplo, uma que exigisse 1,4 mol de ATP por minuto, após o período inicial de adaptação, mesmo quando o consumo de oxigênio fosse o maior possível ($\dot{V}O_{2máx}$), o sistema aeróbico só teria capacidade de produzir 1 mol de ATP, ficando o 0,4 mol de ATP restante a cargo dos sistemas anaeróbicos, conforme mostrado na Figura 15.

O $\dot{V}O_{2máx}$, chamado de *consumo máximo de oxigênio* ou *potência aeróbica máxima*, representa a maior quantidade de ATP que uma pessoa pode ressintetizar aerobicamente, e é definido como a velocidade em que o oxigênio é consumido.

Quando a necessidade de oxigênio no tecido ultrapassa a quantidade disponível, este desenvolve um débito de O_2 que deverá ser pago posteriormente, quando cessar o esforço.

Durante o exercício todas as vias de transferência energética contribuem com uma parcela, de acordo com a intensidade deste. Na realidade, será a intensidade que determinará a participação de cada sistema no fornecimento total de ATP, conforme mostrado na Figura 17. Pode-se resumir o que foi dito até aqui na Tabela 3.

EFEITOS FISIOLÓGICOS DO TREINAMENTO

O treinamento cardiopulmonar irá acarretar uma série de adaptações em diversos níveis no organismo. A compreensão dessas adaptações propiciará melhor percepção do treinador sobre os objetivos a alcançar com a preparação física.

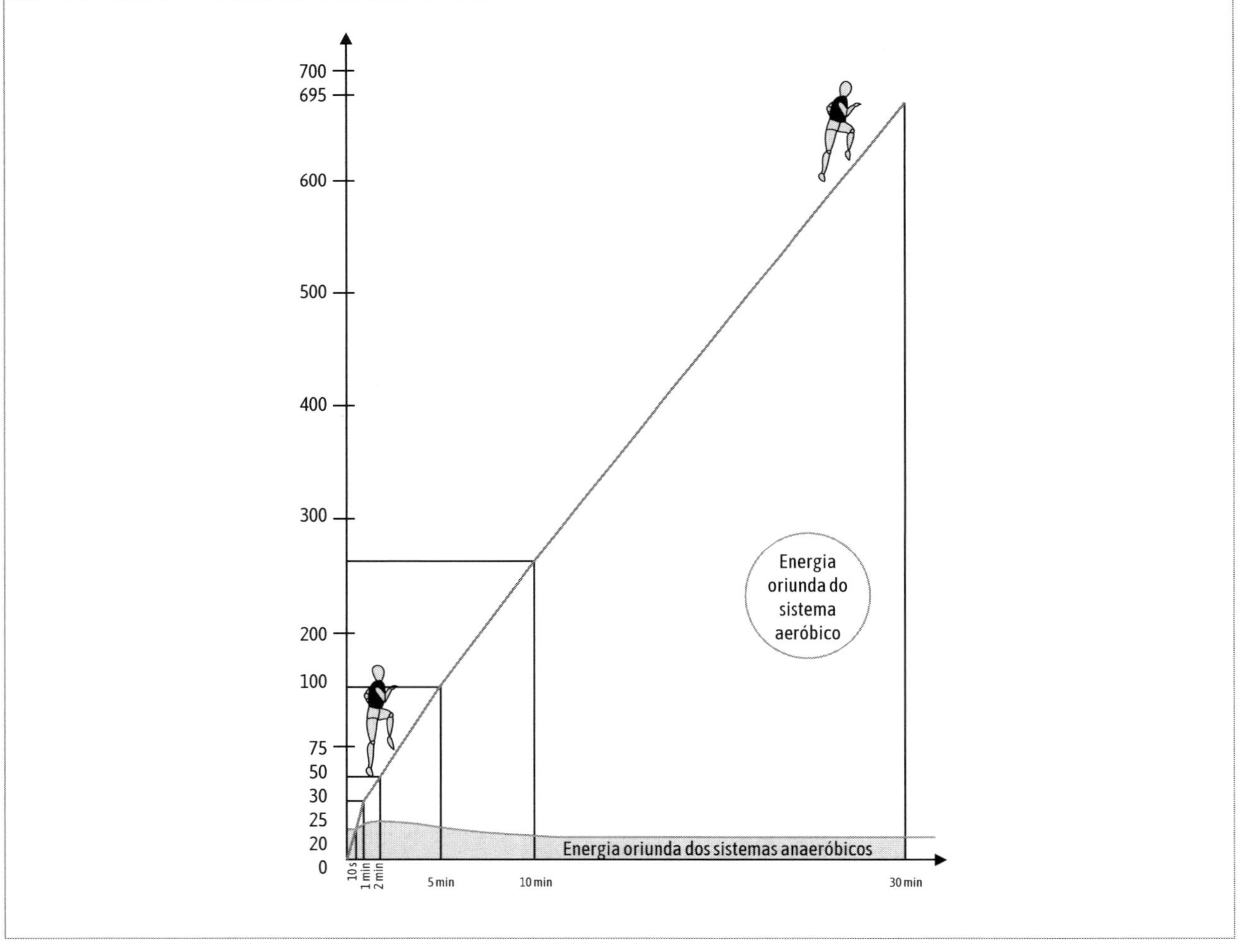

FIGURA 17 Tempo máximo em que o exercício pode ser mantido.

TABELA 3 Características dos sistemas de transferência energética

Característica	Sistema anaeróbico alático	Sistema anaeróbico lático	Sistema aeróbico
Substratos participantes	ATP PCr	Glicídios (glicose ou glicogênio)	Ácido pirúvico (oriundo dos glicídios) Ácidos graxos (oriundos dos lipídios) Aminoácidos (oriundos dos protídeos)
Prazo de intervenção	Imediato	7 segundos	2 a 3 min
Tempo de produção máxima	10 segundos	1 min	3 a 4 min
Tempo de predomínio	0 a 10 segundos	10 a 180 segundos	A partir de 180 segundos
Potência máxima	60 cal . min^{-1}/ 4.185 watts/ 25.620 kgm . min^{-1}/ 5,7 HP/ 3,6 moles ATP . min^{-1}	30 cal . min^{-1}/ 2.093 watts/ 12.818 kgm . min^{-1}/ 2,9 HP/ 1,6 mol ATP . min^{-1}	60 cal . min^{-1}/ 4.185 watts/ 25.620 kgm . min^{-1}/ 5,7 HP/ 3,6 moles ATP . min^{-1}
Pagamento do débito de O_2	50% são pagos em 45 segundos	50% são pagos em 15 segundos	Não há débito
Qualidades físicas correspondentes	Força Velocidade	Resistência anaeróbica	Resistência aeróbica

Fonte: adaptada de Pérronet e Ferguson, 1977, citados por Tubino e Moreira, 2003.

Alterações bioquímicas

Aeróbicas

Uma das alterações introduzidas pelo treinamento aeróbico é o aumento de aproximadamente 80% do conteúdo de mioglobina das fibras, por intermédio de duas adaptações:

- Aumento da quantidade em até 120%, do tamanho em aproximadamente 40%, e da área da superfície da membrana da mitocôndria dos músculos esqueléticos.
- Aumento no nível de atividade ou concentração das enzimas implicadas no ciclo de Krebs e no sistema de transporte de elétrons.

Graças a essas mudanças, pode-se tirar proveito do incremento nas reservas de glicogênio existentes no nível muscular, acarretado pelo treinamento, e possibilitar o aumento da geração de ATP aerobicamente nas mitocôndrias pela fosforilação oxidativa. No entanto, a principal fonte energética do sistema aeróbico não é o glicogênio, mas sim a gordura, que tem o seu aproveitamento enormemente aumentado, provocando, inclusive, aumento percentual da quantidade de gordura oxidada pelo atleta em comparação ao indivíduo destreinado, considerando-se o total das fontes energéticas. Isso vai propiciar menor depleção de glicogênio e menor acidificação do líquido intracelular, acarretando menos fadiga muscular para o mesmo esforço.

A oxidação aumentada de gorduras é acompanhada do aumento das reservas intramusculares de triglicerídeos, da capacidade de liberação de ácidos graxos livres, dos adipócitos e da atividade das enzimas mobilizadoras. Essas alterações podem ser visualizadas na Figura 18.

Anaeróbicas

Após cinco meses de treinamento específico, consegue-se aumento das concentrações em repouso de ATP (25%), PCr (60%), creatina (35%) e glicogênio (32%), bem como da atividade das enzimas-chave que, após oito semanas de trabalho, apresentam as alterações mostradas na Tabela 4.

Além dessas, todas as demais enzimas têm sua atividade aumentada, propiciando melhora da capacidade de ressíntese dos lactatos que, juntamente com o aumento das reservas alcalinas, torna o organismo capaz de suportar níveis mais elevados de esforço.

As alterações anaeróbicas no nível bioquímico podem ser visualizadas na Figura 19. Os substratos que participam do processo anaeróbico também sofrem alterações, como se pode ver na Tabela 5.

Alterações sistêmicas

Sistema cardiocirculatório

O treinamento provoca diversas alterações no coração. Se houver predominância aeróbica será observado maior aumento do ventrículo esquerdo, ao passo que o trabalho eminentemente anaeróbico irá causar hipertrofia do miocárdio. Essas alterações provocam aumento do volume cardíaco que é acompanhado de maior densidade capilar, principalmente se o trabalho aeróbico for preponderante. Além disso, provocarão aumento

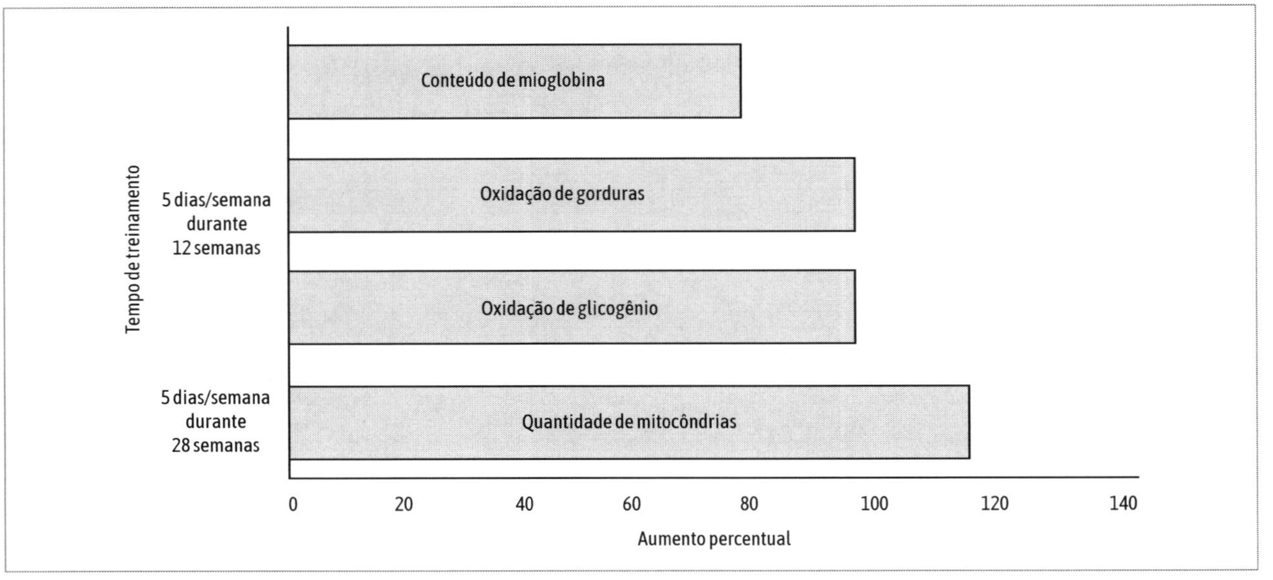

FIGURA 18 Treinamento do sistema aeróbico.

TABELA 4 Alterações anaeróbicas de enzimas após oito semanas de trabalho

Enzima	Presença	Aumento
ATPase	Desintegração do ATP	30%
Mioquinase (MK)	Ressíntese do ADP	20%
Creatinoquinase (CPK)	Ressíntese da PCr	36%
Fosfofrutoquinase (PFK)	Reações iniciais da glicólise	50 a 83%

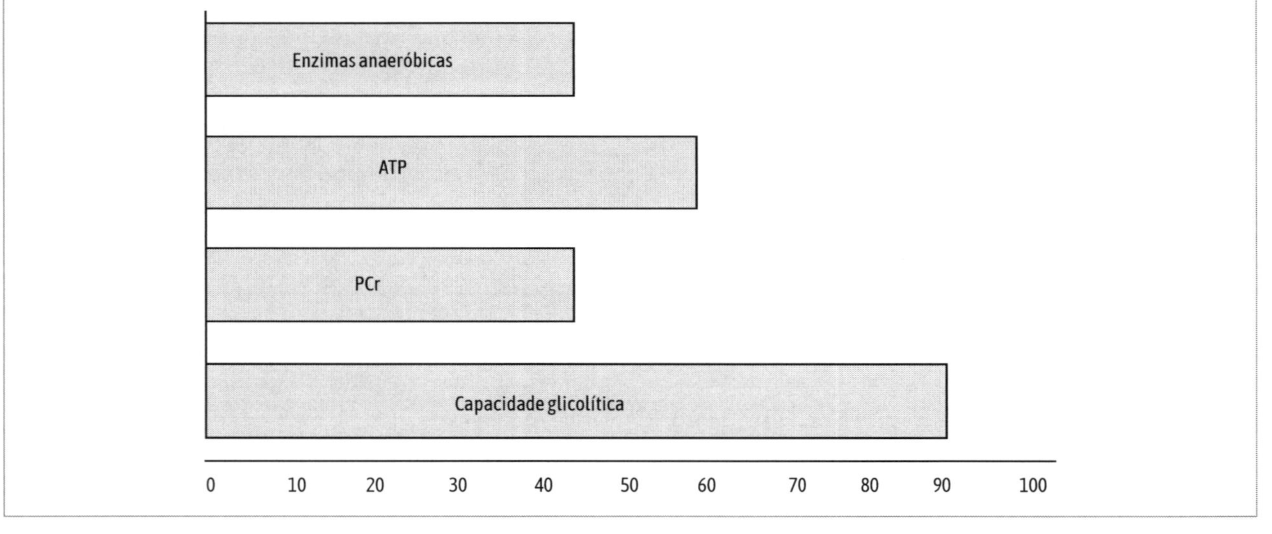

FIGURA 19 Percentual de aumento com o treinamento anaeróbico.

TABELA 5 Mudanças nas concentrações em repouso após cinco meses de treinamento de alta intensidade

Variável	Controle	Após treinamento	Diferença
PCr	17,07	17,94	+ 5,1%
Creatina	10,74	14,52	+ 35,2%
ATP	5,07	5,97	+ 17,8%
Glicogênio	86,28	113,90	+ 32,0%

do volume de ejeção. Como o volume/min em repouso permanece o mesmo e este pode ser obtido pela fórmula $V_{min} = V_{ejeção} \times FC$, pode-se verificar que o aumento do volume de ejeção, ou volume sistólico, torna possível a redução da frequência cardíaca de repouso.

A bradicardia de repouso, que realmente acontece, será causada pela redução do ritmo intrínseco do marca-passo auricular (ou nódulo S-A) e por aumento da predominância parassimpática (vagal).

Além dessas alterações, observa-se, com o treinamento, aumento do volume sanguíneo (25%), da hemoglobina total (24%), da quantidade total de eritrócitos, e redução da tensão sistólica (em maior grau) e diastólica, além de aumento da densidade capilar dos músculos esqueléticos.

Sistema respiratório

Com o treinamento cardiopulmonar, preponderantemente de caráter aeróbico, nota-se aumento da ventilação/min máxima, do $\dot{V}O_{2máx}$, do equivalente respiratório de oxigênio ($VE/\dot{V}O_2$) e da eficiência respiratória E%, calculada por:

$$E\% = \frac{\text{trabalho útil} \times 100}{\text{energia total gasta}}$$

Nota-se também melhor rendimento na capacidade de difusão em repouso e maiores volumes pulmonares, medidos também em repouso.

Outras alterações

Composição corporal

O percentual de gordura e o peso total são reduzidos por um programa de exercícios aeróbicos acompanhado de controle alimentar. Ao mesmo tempo, observa-se aumento da massa corporal magra.

Níveis de colesterol e triglicerídeos

Ambos são reduzidos, com ênfase na mudança de perfil do tipo de colesterol existente, pois se observam reduções dos perigosos tipos de lipoproteína de muito baixa densidade (VLDL) e de baixa densidade (LDL), ao passo que, percentualmente, aumentam as lipoproteínas de alta densidade (HDL). Isso provocará queda no risco de coronariopatia.

Tecido conjuntivo

O treinamento, principalmente o anaeróbico, provoca: aumento da atividade enzimática óssea e hipertrofia óssea; aumento da força de ruptura de ligamentos e tendões; e aumento da espessura de articulações e cartilagens.

Aclimatação ao calor

Programas de treinamento provocam maior adaptação do organismo a temperaturas elevadas, bem como capacidade de dissipação do calor mais rápida e fácil.

Capacidade de tamponamento

O treinamento aumentará a capacidade dos tampões bicarbonato e proteína de manterem estável o pH do meio orgânico, evitando a acidose prematura nos exercícios anaeróbicos.

Existe aumento de 64% dos bicarbonatos, 29% de hemoglobina e 6% das proteínas do plasma.

Sistema neurovegetativo

O treinamento com cargas de grandes volumes provoca parassimpaticotomia (predominância vagal) que propiciará a bradicardia, a bradipneia, a linfocitose relativa e a eosinofilia moderada.

Sistema endócrino

Observa-se, após um trabalho de longa duração, hipertrofia do córtex adrenal, o que propiciará aumento da produção e armazenamento de corticoides. Além disso, há indícios de adaptação da hipófise e da tireoide.

Sangue

Um ser humano adulto tem cerca de 5 L de sangue, constituídos de 55% de plasma e 45% de substâncias sólidas (glóbulos vermelhos – os eritrócitos; glóbulos brancos – os leucócitos; e plaquetas – os trombócitos).

Os eritrócitos, cerca de 5 milhões por mililitro, são constituídos de 65% de água, 3,5% de uma substância de suporte e de 31,5% de hemoglobina.

Por sua vez, os leucócitos, cerca de um milhão por mililitro, podem ser: linfócitos (de 20 a 40% do total), responsáveis pela formação de anticorpos; granulócitos (50 a 70% do total); e monócitos (4 a 6% do total), responsáveis pela defesa local contra bactérias ou sujeira.

Em decorrência do treinamento cardiopulmonar, observam-se as seguintes alterações:

- Aumento do volume sanguíneo, de um a dois litros (25%); esse volume aumentado é decorrente do aumento de 1/3 de eritrócitos e 2/3 de plasma.
- Diminuição da viscosidade sanguínea.

- Modificação do perfil leucocitário; o treinamento aeróbico provoca aumento da quantidade de linfócitos, ao passo que o anaeróbico incrementa a anabolização dos granulócitos.

FATORES INFLUENCIADORES DO TREINAMENTO

Nível inicial

O fator básico para se dosar perfeitamente um programa de trabalho é a correta avaliação da qualidade física que será trabalhada. Para isso, é necessário que se identifique com precisão a valência física necessária.

Nas Tabelas 6 a 8 foram listadas algumas modalidades esportivas correlacionadas com as qualidades físicas da preparação cardiopulmonar.

Uma vez determinadas com exatidão a qualidade ou as qualidades físicas intervenientes, o treinador deve escolher um teste que lhe possibilite aferir com precisão o estado de treinamento de seu atleta nessa qualidade.

Esse item garante o respeito do *princípio da individualidade biológica* (Capítulo 3, "Princípios científicos do treinamento desportivo"), pois, em geral, a intensidade do treinamento será controlada por meio de um percentual da capacidade máxima encontrada.

Intensidade

O *princípio da adaptação* (Capítulo 3) ensina que há um limiar mínimo para que um exercício produza efeito de treinamento, bem como um limite máximo que, se for ultrapassado, causará danos reversíveis ou mesmo permanentes ao organismo.

Como o trabalho aeróbico é de intensidade menor que o anaeróbico, para se treinar a resistência aeróbica ter-se-ão faixas de trabalho mais baixas. Normalmente, essa faixa é determinada pelos seguintes valores:

- *Limite inferior*: 60% $FC_{máx}$ ou 50% $\dot{V}O_{2máx.}$
- *Limite superior*: 90% $FC_{máx}$ ou 85% $\dot{V}O_{2máx.}$

TABELA 6 Percentual de participação da velocidade (via metabólica do fosfagênio), da resistência anaeróbica (via metabólica do glicogênio) e da resistência aeróbica (via metabólica do oxigênio)

Evento	Tempo de atuação esportiva	Velocidade (%)	Resistência anaeróbica (%)	Resistência aeróbica (%)
Maratona	123 a 180 min	–	5	95
10 km	26 a 50 min	5	15	80
5 km	12 a 25 min	10	20	70
3 km	7 a 14 min	20	40	40
1.500 m	3,5 a 6 min	20	55	25
800 m	1,5 a 3 min	30	65	5
400 m	43 s a 1,5 min	80	15	5
200 m	19 a 35 s	97	3	–
100 m	9,5 a 15 s	98	2	–

Fonte: adaptada de Jensen e Fisher, 1990.

TABELA 7 Predominância das vias de transferência energética em diversas modalidades

Sistema energético preponderante	Qualidade física	Modalidades esportivas
Sistema anaeróbico alático	Força	Halterofilismo, lançamentos, arremessos, saltos (atletismo), saltos acrobáticos da ginástica artística, saltos ornamentais, beisebol
	Velocidade	Provas de velocidade de natação, ciclismo e patinação no gelo
Sistema anaeróbico lático	Resistência anaeróbica	Esportes de confronto (combate), remo, ginástica artística, basquetebol, esgrima
Sistema aeróbico	Resistência aeróbica	Ciclismo (provas longas), orientação, esqui de fundo, marchas atléticas, voleibol, tênis, polo aquático

TABELA 8 Sistemas energéticos predominantes em diversos esportes

Esportes ou atividades esportivas	Ênfase conforme as vias metabólicas (%)		
	Via do fosfagênio	Via do glicogênio	Via do oxigênio
Basquetebol	85	15	–
Esgrima	90	10	–
Hóquei de campo	60	20	20
Golfe	95	5	–
Ginástica	90	10	–
Hóquei no gelo			
Atacantes, defesa	80	20	–
Goleiro	95	5	–
Remo	20	30	50
Esqui			
Deslizar, pular e descer elevações	80	20	–
Longa distância	–	5	95
Esquiar por prazer	34	33	33
Futebol			
Goleiro, extremas e armador	80	20	–
Zagueiros ou meias de ligação	60	20	20
Natação			
50 metros	98	2	–
100 metros	80	15	5
200 metros	30	65	5
400 e 500 metros	20	40	40
1.500 metros e 1 milha	10	20	70
Tênis	70	20	10
Atletismo			
100 e 200 metros	98	2	–
Provas de campo	90	10	–
400 metros	80	15	5
800 jardas	30	65	5
1.500 metros	20	55	25
3.000 metros	20	40	40
5.000 metros	10	20	70
10 km (*cross country*)	5	15	80
Maratona	–	5	95
Voleibol	90	10	–
Lutas	90	10	–

Essa faixa determina uma zona-alvo na qual se deverá manter a intensidade do treinamento por um período adequado.

O efeito de treinamento anaeróbico é obtido em níveis mais elevados, a partir do limiar anaeróbico determinado pelos níveis de lactato sanguíneo e pela ventilação minuto, ou estimado sobre a Tabela 9.

TABELA 9 Percentual de pessoas que passaram ou encontram-se no limiar anaeróbico em relação ao percentual da capacidade máxima

Percentual de $FC_{máx}$	50	60	70	80	90	100
Percentual de $\dot{V}O_{2máx}$	28	42	56	70	83	100
Percentual de pessoas no limiar anaeróbico	0	0	3	55	100	100

Como foi visto anteriormente, quando a intensidade do trabalho cria uma demanda energética superior à que o sistema aeróbico consegue atender, os sistemas anaeróbicos são recrutados para atender essa exigência, e inicia-se o acúmulo de lactato. O limiar anaeróbico é justamente a intensidade de trabalho na qual a acidose começa a aumentar, ou seja, quando se inicia um esforço em anaerobiose.

No treinamento de alto nível, após a determinação inicial da intensidade, esta será aumentada em atendimento ao *princípio da sobrecarga* (Capítulo 3). O treinador, que sempre tem em mente que se deve procurar treinar nas maiores intensidades possíveis, deve também ter muito cuidado para não ultrapassar seu limite superior, sob pena de provocar fadiga orgânica ou mesmo criar riscos para a saúde cardiovascular, caso a FC extrapole os limites de segurança.

Volume

O tempo de exposição ao exercício cardiopulmonar será, em geral, superior ao neuromuscular, dependendo em grande parte da qualidade física a ser trabalhada e do método de treinamento escolhido.

Estudos mostram que exercícios de alta intensidade que acumulem, no mínimo, três minutos por semana divididos em três sessões de exercício de um minuto, são capazes de melhorar a capacidade oxidativa do músculo (GILLEN et al., 2014). Todavia, outro estudo demonstrou que exercícios intermitentes de alta intensidade e curtíssima duração com apenas três estímulos de 20 segundos a 130% da frequência cardíaca, intercalados com recuperações de 120 segundos, totalizando dez minutos de atividade total, três vezes por semana, são capazes de melhorar a capacidade cardiopulmonar de maneira semelhante a exercícios contínuos de intensidade moderada (70% da $FC_{máx}$) realizados por 50 minutos, três vezes por semana (TJØNNA et al., 2013).

Frequência semanal

Já foi visto no Capítulo 3 ("Princípios científicos do treinamento desportivo") que o atleta de alto nível deve treinar seis dias por semana, duas vezes por dia. Obviamente, esse tempo não estará totalmente dedicado ao condicionamento cardiopulmonar. Para que ele apresente resultados satisfatórios devem ser respeitados os limites máximos de frequência semanal.

A experiência tem mostrado que esse limite máximo seria:

- *Velocidade e/ou resistência anaeróbica*: três vezes por semana.
- *Resistência aeróbica*: três a cinco vezes por semana.
- *Programas de emagrecimento*: seis vezes por semana.

Modo de trabalho

A escolha do modo de trabalho a ser empregado no treinamento irá basear-se na qualidade física a ser trabalhada. O importante é o respeito ao *princípio da especificidade* (Capítulo 3).

Esse procedimento será válido para todas as modalidades esportivas, mas a precisão na escolha do modo de trabalho será indispensável para o treinamento de esportes baseados na preparação cardiopulmonar.

Sob essa ótica, Jensen e Fisher (1990), com o auxílio de computadores, decompuseram as diversas corridas em suas qualidades físicas intervenientes, como pode ser visto na Tabela 6.

Em seguida, fizeram o mesmo para todos os métodos de treinamento cardiopulmonar, obtendo o que se observa na Tabela 10. Assim, o preparador físico, sabendo da prova em que seu atleta irá competir, verificará a composição percentual desta na Tabela 6 e, em seguida, encontrará na Tabela 10 o método de treinamento que apresenta a configuração mais semelhante.

Exemplificando, para se treinar um atleta que irá correr 3 km, verifica-se na Tabela 6 que ele utilizará 20% de velocidade (sistema anaeróbico alático), 40% de resistência anaeróbica (sistema anaeróbico lático) e 40% de resistência aeróbica (sistema aeróbico). Comparando-se esses dados com a Tabela 10, conclui-se que o *fartlek* é o método com o mesmo perfil de utilização de fontes energéticas.

TABELA 10 Os diversos métodos de trabalho e sua capacidade de treinamento das qualidades físicas cardiovasculares

Vias metabólicas	Métodos contínuos			Métodos fracionados		Métodos intervalados				
	Corrida lenta	Corrida rápida	*Fartlek*	*Sprints* repetidos	Corridas repetidas	*Acceleration sprint*	*Interval sprint*	*Hollow sprint*	Treino intervalado rápido	Treino intervalado lento
Fosfagênio (5)	2	2	20	90	10	90	85	30	20	10
Glicogênio (%)	5	8	40	6	50	5	10	50	40	40
Oxigênio (%)	93	90	40	4	40	5	5	20	40	50

MÉTODOS DE TREINAMENTO

Os programas de treinamento cardiopulmonar, orientados pelas qualidades físicas visadas, podem compreender diversos métodos de trabalho, que são os seguintes:

- *Contínuos*: nos quais há aplicação de cargas contínuas.
- *Intervalados*: são os que compreendem as cargas intervaladas.
- *Fracionados*: nos quais as cargas são divididas em módulos.
- *De circuito*: surtem efeito pela aplicação de cargas.
- *Adaptativos*: quando se utiliza outro fator estressante, além do exercício.

Os métodos serão escolhidos também em função da periodização do treinamento. Durante a fase básica do período de preparação, quando a ênfase é sobre o volume do trabalho, a preferência será dada à utilização tanto dos métodos contínuos quanto dos fracionados. Por outro lado, durante a fase específica, o treinamento deverá enfatizar a intensidade, quando os métodos escolhidos serão os intervalados e os circuitos.

Métodos contínuos

São aqueles que envolvem a aplicação de cargas contínuas, caracterizadas pelo predomínio do volume sobre a intensidade. Propiciam, basicamente, o desenvolvimento da resistência aeróbica.

Existe uma quantidade bastante ponderável de métodos de treinamento contínuo, entre os quais devem ser conhecidos os sete mais importantes: *Cerutty*, *marathon training*, *cross promenade*, aeróbico, zona-alvo, *fartlek* e corrida contínua.

A seguir, veremos as características mais importantes de cada um.

Método *Cerutty*

- *Origem*: surgiu em 1952, na cidade australiana de Portsea, criado por Percy Wells Cerutty, influenciado pela escola sueca de treinamento. Tem base na experiência pessoal de Cerutty como atleta e treinador.
- *Finalidade*: treinamento para corrida de meio-fundo e fundo.
- *Peculiaridades*: realização de treinamentos longe das pistas e em contato com a natureza. Soma-se uma grande intensidade a um grande volume, o que determina a necessidade de constante intervenção da vontade do atleta.
- *Volume*: a sessão durará de 40 a 120 minutos. Na fase básica deverão ser percorridos 150 km/semana e na fase específica 100 km/semana. Em seis meses de período preparatório, o atleta deve ter percorrido cerca de 3.000 km.
- *Esquema de trabalho*: três sessões diárias (uma, antes do desjejum; a seguinte, antes do almoço; e a última, ao anoitecer). O método é dividido em quatro componentes principais:
  - *Fortalecimento*: são utilizadas subidas em dunas de areia (50 repetições em dunas de 30 metros), corridas contra o vento e subida de morros em velocidade máxima.
  - *Condicionamento*: busca-se o máximo da quilometragem semanal, até alcançar 30 quilômetros por sessão.
  - *Ritmo*: utiliza-se treinamento fracionado. Cerutty procurava adequar o ritmo do atleta à sua prova, preconizando a realização de piques de 800 metros a 1.500 metros em cadência submáxima para os fundistas, e de piques de 100 metros a 600 metros em cadência submáxima para os meio-fundistas; este componente é aplicado no final da utilização do método.
  - *Intensidade*: a intensidade preconizada é a maior possível que consiga cumprir o volume predeterminado.

A sobrecarga é aplicada tanto no volume quanto na intensidade.

Método *Marathon training*

- *Origem*: criado em meados da década de 1950 por Arthur Lydiad, em Auckland, Nova Zelândia. Baseia-se nos métodos Cerutty e treino intervalado.
- *Finalidade*: treinamento de fundistas e maratonistas.
- *Peculiaridades*. exige volumes maiores que os preconizados por Cerutty e com intensidades ainda mais fortes.
- *Volume*: duração da sessão, de 60 minutos a 150 minutos; o atleta deve treinar 365 dias por ano, ininterruptamente.
- *Esquema de trabalho*: o método preconizava seis etapas sucessivas (Tabela 11).
- *Considerações técnicas*: aproveitamento de subidas, após períodos de trabalho em aerobiose.
  - *Na subida*: elevar joelhos, movimentar os braços e manter o corpo ereto, visando a aumentar a ação de impulso das pernas.
  - *Na descida*: descontração diferencial (dar passadas largas e soltas para não forçar calcanhares e tendões).

Método *Cross Promenade*

- *Origem*: proposto pelo belga Raoul Mollet, em 1963, a partir da doutrina do *fartlek*, do *power training* e do treino intervalado.
- *Finalidade*: por propiciar uma quebra da rotina de trabalho, é excelente para o período de transição e para os microciclos de recuperação da fase básica, principalmente em esportes acíclicos (futebol, voleibol etc.).
- *Peculiaridades*: incorpora exercícios de flexibilidade, resistência muscular localizada e força explosiva, realizados em deslocamento sempre que for possível;

TABELA 11 Etapas do método *Marathon training*

Etapas	Duração aproximada	Características
Cross-country	12 semanas	• Inicia correndo 20 km por semana e aumenta até 100 km • Treinamento em terreno variado (terra, areia, barro, grama etc.) • Trotes prolongados aos domingos
Longas distâncias	14 semanas	• Meta semanal de 160 km • Período-chave (segundo Lydiard) · 2ª feira – 16 km, subida, 1 h · 3ª feira – 24 km, plano, 1 h 30 · 4ª feira – 19 km, *fartlek*, 1 h 30 · 5ª feira – 29 km, plano, 2 h · 6ª feira – 16 km, subida, 1 h · Sábado – 32 a 42 km, plano, 3 h · Domingo – 24 km, trote, 2 h
Terreno ondulado	8 semanas	• 20 km por sessão • Soltura nas descidas • Velocidade nas subidas · Corrida até o morro, 1,5 km · Duas subidas e duas descidas, 6 km · Plano 3 km · Duas subidas e duas descidas, 6 km · Plano, 1,5 km
Aumento de velocidade	4 semanas	• 12 km a 15 km por dia • Intercala corridas de duração, tempo e velocidade
Trabalho intervalado	12 semanas	• 2ª feira – 5 km com piques de 50 m • 3ª feira – 1.500 m ¾ de esforço • 4ª feira – 6 x 400 m ¾ de esforço • 5ª feira – 5 km ¾ de esforço • 6ª feira – 3 x 200 m ¾ de esforço • Sábado – 3 x 200 m ¾ de esforço • Domingo – 5 km trote
Competição e pós-competição	2 a 4 semanas	• Trote suave 5 vezes/semana • Uma ou duas sessões de treinamento intervalado por semana

transição entre dois estímulos diferentes feitos por meio de trote ou marcha ligeira; propicia grande motivação por conta do local de realização (bosques, praias etc.) e do tipo de atividade, podendo coadjuvar na preparação psicológica.

- *Volume*: Percurso com 3 km de comprimento, no mínimo; sessões com duração de 40 a 90 minutos.
- *Esquema de trabalho*: compreende quatro tipos de atividades executadas sequencialmente.
  - *Aquecimento*: duração aproximada de 20 minutos, consistindo em exercícios de alongamento e trote em zigue-zague.
  - *Desenvolvimento muscular*: no total, representa 15 minutos de trabalho localizado, principalmente flexão e extensão de braços, flexão e extensão de pernas, abdominais e dorsais.
  - *Trabalho contínuo variado*: consome 30 minutos de trabalho, consistindo em piques em aceleração, subidas e saltos.
  - *Trabalho intervalado*: consome 30 minutos de piques de 100 metros ou 200 metros, com quantidade de repetições, intervalo e velocidade adaptados a cada atleta.

Na Figura 20 apresenta-se um esquema de *cross promenade* visando à preparação física generalizada de um atleta de esporte terrestre coletivo.

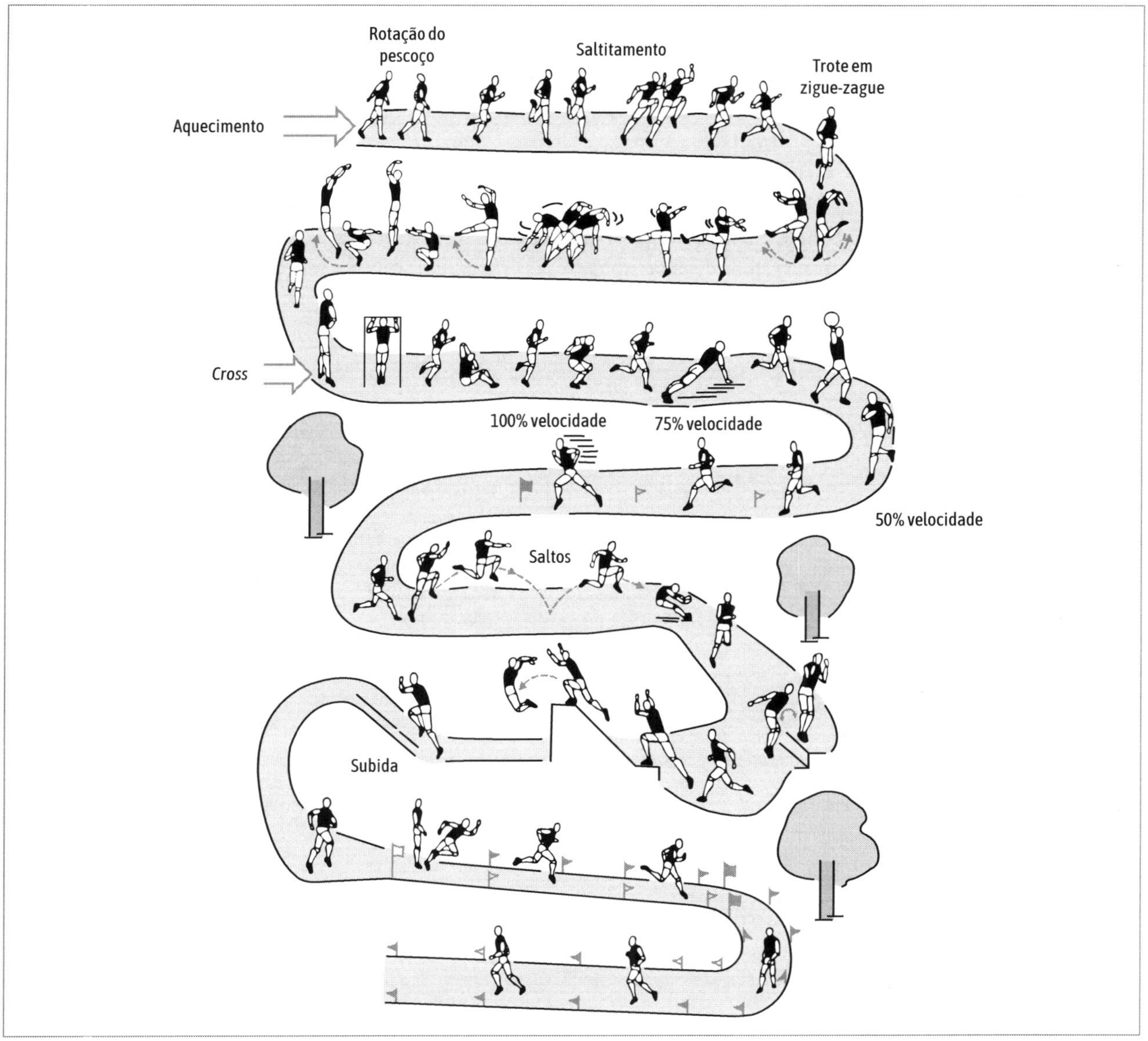

FIGURA 20 *Cross promenade* para um atleta de esporte terrestre coletivo.

Método aeróbico

- *Origem*: criado por Kenneth Cooper, foi lançado em 1967 visando inicialmente ao condicionamento físico de não atletas. Cláudio Coutinho adaptou-o ao treinamento de atletas de alto nível, utilizando-o na preparação da equipe brasileira de futebol para a Copa do Mundo de 1970.
- *Finalidade*: treinamento cardiopulmonar de atletas de esportes terrestres coletivos e não atletas.
- *Peculiaridades*: a partir de um teste de avaliação do condicionamento cardiopulmonar, idade e sexo, estabelecem-se categorias de aptidão (Tabela 12). De acordo com a categoria de aptidão, há um sistema progressivo de condicionamento baseado na quantidade de pontos obtidos. Os pontos são dados por uma tabela de atividades, volume e intensidade do trabalho.
- *Esquema de trabalho*: para não atletas, o objetivo é obter 30 pontos semanais, ao passo que para atletas o alvo passa a ser 100 pontos por semana; o programa consiste em exercícios principais (corrida, corrida estacionária, natação, ciclismo, marcha) e exercícios complementares (basquetebol, voleibol, futebol, tênis, pular corda, remo etc.); um exemplo da tabela de pontos é dado na Tabela 13.

Método da zona-alvo

- *Origem*: programas de reabilitação de cardíacos e condicionamento de sedentários, preconizados pelo American College of Sports Medicine (POLLOCK, WILMORE, 1993).
- *Finalidade*: treinamento da resistência aeróbica de atletas de esportes terrestres acíclicos e não atletas.
- *Peculiaridades*: Como o método aeróbico, pode ser realizado por meio de diversos tipos de atividades físicas, pois o importante é a manutenção da frequência cardíaca dentro de uma faixa preestabelecida.
- *Volume*: O trabalho deve consistir em 30 a 60 minutos de atividade dentro da zona-alvo (AMERICAN COLLEGE OF SPORTS MEDICINE, 1984, 1994).
- *Esquema de trabalho*: Para a determinação da zona-alvo são seguidos os quatro passos seguintes.
  - *Primeiro passo* | determinação da frequência cardíaca basal (FC_{basal})

    Tomada durante três dias ao se acordar, ainda na cama, antes de realizar qualquer movimento. Devem-se somar os três valores obtidos dividir o total por três, calculando a FC_{basal} média.
  - *Segundo passo* | determinação da frequência cardíaca máxima ($FC_{máx}$)

    A $FC_{máx}$ representa o limite máximo de segurança, até o qual se pode trabalhar sem correr riscos cardíacos. Pode ser calculada utilizando-se, entre outras, as seguintes fórmulas:

$FC_{máx} = 208 - (0,7 \times \text{idade})$ (TANAKA et al., 2001)
$FC_{máx} = 210 - (0,65 \times \text{idade})$ (JONES, 1997)

A idade será colocada em anos e os meses transformados em décimos. Por exemplo: para uma pessoa de 25 anos e 8 meses de idade, calcular-se-ia a correspondência decimal da quantidade de meses por meio de uma regra de três:

12 meses – 1 ano
8 meses – x

$$x = \frac{8 \times 1}{12} = 0,67 \text{ ano}$$

E ter-se-ia 25,67 anos para utilizar na fórmula.

  - *Terceiro passo* | determinação do limite inferior de trabalho (L_{inf})

    É calculado a partir da FC_{basal} e da $FC_{máx}$:

$$L_{inf} = FC_{basal} + 0,6\ (FC_{máx} - FC_{basal}).$$

  - *Quarto passo* | determinação do limite superior de trabalho (L_{sup})

TABELA 12 Categorias de aptidão

Categoria de aptidão	Consumo de O_2 ($mL.kg^{-1}.min^{-1}$)
I – Muito fraca	28,0 ou menos
II – Fraca	28,1 a 34,0
III – Aceitável	34,1 a 42,0
IV – Boa	42,1 a 52,0
V – Excelente	52,1 ou mais

TABELA 13 Tabela de pontos no método aeróbico (Cooper)

Distância	Tempo	Pontos
8.000 m	15 a 19 min 59 s	5
9.600 m	20 a 23 min 59 s	6
12.800 m	24 a 29 min 59 s	8
16.000 m	30 a 39 min 59 s	10

O limite superior, que normalmente vai se confundir com o limiar anaeróbico, é calculado pela fórmula:

$$L_{sup} = L_{inf} + 0{,}675\ (FC_{máx} - L_{inf})$$

- *Exemplo*. Tomando-se um atleta masculino de 25,67 anos e que, em três tomadas de seu pulso basal, apresentou 56 bpm (batimentos por minuto), 62 bpm e 58 bpm, ter-se-ia:
  - *Primeiro passo* | determinação da FC_{basal}

$$FC_{basal} = \frac{56 + 62 + 58}{3} = 58{,}67 \text{ bpm}$$

  - *Segundo passo* | determinação da $FC_{máx}$ por Jones (1997)

$$FC_{máx} = 210 - (0{,}65 \times 25{,}67) = 210 - 16{,}69$$
$$FC_{máx} = 193{,}31 \approx 193 \text{ bpm}$$

  - Terceiro passo | determinação do L_{inf}

$$L_{inf} = 58{,}67 + 0{,}6 \times (193 - 58{,}67) = 58{,}67 + 0{,}6 \times (134{,}33)$$
$$L_{inf} = 58{,}67 + 80{,}60 = 139{,}27 \approx 139 \text{ bpm}$$

  - *Quarto passo* | determinação do L_{sup}

$$L_{sup} = 139 + 0{,}675 \times (193 - 139) = 139 + 0{,}675 \times (54)$$
$$L_{sup} = 139 + 36{,}45 = 175{,}45 \approx 175 \text{ bpm}$$

Com esses dados em mãos, determinam-se os limites superior e inferior em batimentos por 15 segundos (bp15s) para tornar mais prática a medida:

$$L_{inf} = \frac{139}{4} = 34{,}75 \approx 35 \text{ bp15s}$$
$$L_{sup} = \frac{175}{4} = 43{,}75 \approx 44 \text{ bp15s}$$
$$FC_{máx} = \frac{193}{4} = 48{,}25 \approx 48 \text{ bp15s}$$

Para manter a intensidade correta do exercício, basta realizar controles periódicos da FC, corrigindo as distorções encontradas de maneira a manter a frequência cardíaca de trabalho dentro da zona-alvo como desejado. Na Figura 21 é mostrado o transcorrer do treinamento.

Método *Fartlek*

- *Origem*: O *fartlek* é o mais antigo método contínuo, tendo sido criado na década de 1930 por Gosse

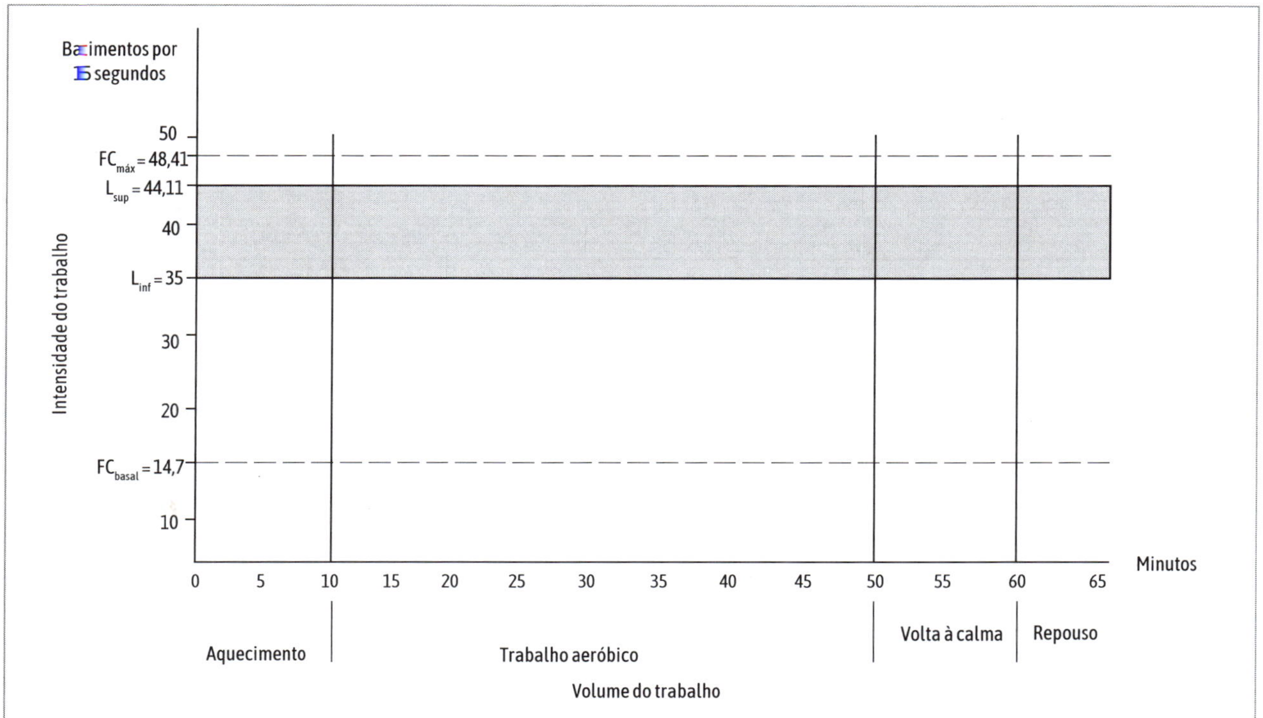

FIGURA 21 Exemplo do método zona-alvo.

Holmer, na cidade sueca de Bossom. Por sua grande eficiência, o *fartlek* é bastante usado até os dias de hoje por atletas de alto nível.

- *Finalidade*: Concebido inicialmente para o treinamento de fundistas e meio-fundistas, hoje em dia pode ser aplicado no treino de todos os esportes que necessitem de resistência aeróbica.
- *Peculiaridades*: Tal como o método *Cerutty*, o *marathon training* e o *cross promenade*, o *fartlek* é um programa de treinamento informal, no qual não há um controle fisiológico preciso. O termo *fartlek* vem das palavras suecas "*fart löpning*" (correr) e "*lek*" (brincar) e significa brincar de correr, ou, em outras palavras, variar de velocidade. O *fartlek* consiste em corridas em diversos ritmos, em terrenos variados, sendo o próprio atleta quem estipula a intensidade do treinamento.
- *Volume*: É determinado pelo treinador, e a sessão dura de 40 a 120 minutos.
- *Esquema de trabalho*: Modernamente, o *fartlek* é utilizado em combinação com outros métodos, em obediência às exigências de periodização. Exemplos de *fartlek* podem ser vistos na Tabela 14.

Método de corrida contínua

- *Origem*: O método de corrida contínua foi desenvolvido nos laboratórios de fisiologia dos EUA, após as Olimpíadas de 1964. Foi enunciado pela primeira vez por F. Wilt em 1968, tendo sido grandemente aplicado no treinamento para as Olimpíadas de 1984. Apesar de o método se chamar corrida contínua, pode consistir em natação, ciclismo, remo etc.
- *Finalidade*: Treinar a resistência aeróbica de atletas de esportes cíclicos (natação, corrida, ciclismo, remo, orientação etc.).
- *Peculiaridades*: Baseia-se em um estrito controle fisiológico, estabelecendo percentuais de trabalho baseados nos limites superiores de consumo energético. Há dois tipos principais de trabalho: a corrida contínua lenta, de 45% a 70% do $\dot{V}O_{2máx}$ e a corrida contínua rápida de intensidade superior a 71% do $\dot{V}O_{2máx}$.
- *Esquema de trabalho*: Montagem de um programa utilizando a corrida como estímulo escolhido.
  - *Primeiro passo* | determinação do $\dot{V}O_{2máx}$

    Para isso, pode-se fazer a determinação por meio de testes de laboratório ou utilizando o teste de Cooper (Capítulo 7, "O Planejamento da preparação física"), aplicando a fórmula:

$$\dot{V}O_{2máx}\,(m\ell{\cdot}kg^{-1}{\cdot}min^{-1}) = \frac{D\,(\text{distância em metros}) - 504{,}1}{44{,}8}$$

  - *Segundo passo* | determinação da intensidade do trabalho ($\dot{V}O_{2máx}$).

Para se calcular o $\dot{V}O_{2máx}$ deve-se partir da porcentagem de intensidade preconizada para a sessão de treinamento a partir da curva de intensidade e/ou da dinâmica de carga do microciclo (Capítulo 6, "Estrutura da periodização do treinamento"). Esse percentual de intensidade (%I) é colocado na fór-

TABELA 14 Exemplos de *fartlek*

Etapas	Corrida de fundo	Natação	Remo	Esqui
1	Calistenia animada (aquecimento) 5 min	Calistenia 5 min	Calistenia 5 min	Exercícios de flexibilidade
2	Trote lento (aquecimento) 10 min	Nado descontraído 500 m	50 remadas lentas	Descida com flexões
3	Correr 2.000 m de maneira rápida	400 m em velocidade	5 remadas lentas em cada 20 remadas (durante 60 remadas)	5 tiros de curtas acelerações em subida
4	Piques de 50 m intercalados por trote (até normalizar a respiração)	400 m usando os braços	3 repetições de 30 remadas	Saltos em ângulo
5	Arranques de 3 a 4 m	500 m moderados	3 repetições de 40 remadas 3 repetições de 50 remadas	Descidas com flexões (zigue-zague) Puxada de braço
6	Subidas de 150 m	400 m com tábua (usando somente os pés)	50 remadas lentas	Volta à calma em descida suave
7	Trote para voltar à calma	500 m (um tiro de 20 m a cada 100 m)	Volta à calma caminhando	Descontração e flexibilidade

mula em formato de números decimais. Por exemplo: 65% = 0,65.

- *Terceiro passo* | determinação do tempo de duração do exercício (T).

Inicialmente, seleciona-se a faixa de volume que corresponde à intensidade indicada na Tabela 15. Se a sessão de treino tiver uma intensidade de 0,65, por exemplo, a faixa selecionada será a segunda (de 0,51 a 0,70), indicando que o volume poderá variar entre 41 minutos e 60 minutos. Continuando o raciocínio, ter-se-ia:

- Limite superior de trabalho (L_{sup}) = 60 minutos.
- Limite inferior de trabalho (L_{inf}) = 41 minutos.
- Variância total possível (V_{ar}) = 60 – 41 = 19 minutos.

Portanto, 19 minutos são toda a variância possível do volume para surtir efeito de treinamento com intensidade de 65%. Em seguida, busca-se o volume indicado para a sessão (Capítulo 7, "O Planejamento da preparação física", seção "Cronograma de trabalho e quadro de periodização"). A partir desse valor, calcula-se o T somando a variância proporcional (V_P) ao L_{inf}.

Por exemplo, se tiver um volume indicado para a sessão de 74%, ter-se-ia:

19 minutos – 100%
V_P – 74%

$$V_P = \frac{19 \times 74}{100} = 14{,}06 \approx 14 \text{ min}$$

Finalmente:

$$T = L_{inf} + V_P = 41 + 14 = 55 \text{ minutos}$$

- *Quarto passo* | cálculo da distância a ser percorrida (D).

É realizado por meio da fórmula:

$$D \text{ (metros)} = \frac{\dot{V}O_{2t} - 3{,}5}{0{,}2} \times T \text{ (minutos)}$$

TABELA 15 Faixas de volume correspondentes às faixas de intensidade

Intensidade (% $\dot{V}O_{2máx}$)	Volume (min)
0,45 a 0,50	61 a 90
0,51 a 0,70	41 a 60
0,71 a 0,85	24 a 40
0,86 a 1,00	15 a 23

Se o método for executado por meio da natação, divida o resultado obtido por 4.

Caso o treinamento seja para provas de fundo e se deseje estimar a distância a ser percorrida, é possível utilizar a variante da fórmula citada anteriormente:

$$T \text{ (minutos)} = \frac{D \text{ (metros)}}{5\,(\dot{V}O_{2t} - 3{,}5)}$$

Métodos intervalados

Tiveram origem na cidade alemã de Freiburg em 1939, propostos por Woldemar Gerschler. Em 1952, o fisiologista alemão Herbert Reidell deu ao treino intervalado seu formato atual, acoplando ao método uma boa base fisiológica. O treino intervalado (*interval training* em inglês – IT), tal como outros métodos, surgiu para o treinamento de corridas de meio-fundo. Contudo, graças aos aperfeiçoamentos que sofreu, foi utilizado para treinar fundo (com o tcheco Emil Zátopek, a "locomotiva humana"). Com o passar dos anos, inspirados no treino intervalado, surgiram diversos métodos intervalados que constituem hoje o principal instrumento para o treinamento da velocidade e da resistência anaeróbica para atletas de todas as modalidades.

Por definição, os métodos intervalados consistem em uma série de estímulos (esforços submáximos) entremeados de intervalos que propiciem a recuperação parcial (incompleta).

Parâmetros dos métodos intervalados

Os métodos intervalados apresentam alguns parâmetros comuns, que podem ser lembrados pelo acrônimo ETRIA:

- *Estímulo* (E): no IT original, este parâmetro era distância (d). Porém, com treinamento fazendo uso de bicicleta ou esteira ergométrica, ou outro tipo de esforço, esta denominação ficou mais adequada. Na proposta original o estímulo não deveria ultrapassar um minuto.
- *Tempo* (T): é fruto da velocidade desenvolvida; representa o tempo gasto para perfazer o estímulo.
- *Repetições* (R): quantidade de vezes em que se repetirá o estímulo.
- *Intervalo* (I): período de tempo entre dois estímulos subsequentes. Deve possibilitar que a frequência cardíaca diminua até a frequência de recuperação, que pode ser calculada pela fórmula descrita a seguir, visando a recuperar o organismo em cerca de 70% de sua capacidade máxima:

$$FC_{recuperação} = FC_{repouso} + 0,56\ (FC_{máx} - FC_{repouso}).$$

- *Ação no intervalo* (A): o atleta, durante o intervalo, não deve parar, mas sim manter-se em atividade, de acordo com o sistema energético que se irá trabalhar. Há dois tipos de ação no intervalo:
  - *intervalo recuperador*: para o treinamento dos sistemas anaeróbico alático ou aeróbico, consiste em andar lentamente ou movimentar braços e pernas;
  - *intervalo ativador*: visando ao sistema anaeróbico lático, o atleta deve andar rapidamente ou trotar.

Tipos de métodos intervalados

Variando esses parâmetros pode haver diversos tipos de treinamento intervalado, dos quais os principais são os seguintes:

- *Short Intermitent Training*: consiste em estímulos de curtíssima duração (entre 20 segundos e 40 segundos), com intensidades supramáximas (de 100% a 130% da $FC_{máx}$), intercalando recuperações ativas com intensidades baixas (de 40% a 50% da $FC_{máx}$) por tempos de seis a oito vezes o tempo de estímulo (GILLEN et al., 2016; MACINNIS, GIBALA, 2017). O intervalo deve ser do tipo recuperador, devendo ser calculado para que a FC chegue a níveis abaixo da zona-alvo de treinamento e se mantenha 10% abaixo da $FC_{mín}$ por, pelo menos, 1/6 do tempo de recuperação, antes que novo estímulo seja aplicado. Por exemplo, se a recuperação for de três minutos e a $FC_{mín}$ calculada para a zona-alvo for de 130 bpm, o ideal é que, por um mínimo de 30 segundos, ela se mantenha a 117 bpm antes que se possa aplicar novo estímulo.
- *Treino intervalado lento*: fiel às tradições do IT, prescreve 15 a 30 repetições com intensidade de 60% a 80%. É o IT tradicional proposto por Gerschler e Reidell. Por enfatizar o volume, deve ser o primeiro intervalado prescrito durante a periodização do treinamento.
- *Treino intervalado rápido*: localiza os esforços em uma faixa de demanda energética que solicita, preponderantemente, a via anaeróbica lática. Sua ênfase é sobre a intensidade. Aplicável a atletas que já tenham boa base fisiológica e que necessitem, fundamentalmente, de resistência anaeróbica.
- *Interval sprint*: é usado por atletas que procuram desenvolver a resistência anaeróbica alática. Por causa da fadiga que surge após os primeiros piques, o atleta não será capaz de sustentar a velocidade máxima da execução dos piques subsequentes. Por causa disso, também diminuirá progressivamente o ritmo do trote executado entre os dois tiros de cada repetição.
- *Acceleration sprint*: também chamado *sprint training*, é usado por velocistas que procuram desenvolver a velocidade pura (ATP). Consiste em aumento gradual na velocidade, indo do trote para a corrida de passadas lentas e, finalmente, o pique. É muito aplicável em climas frios, situação em que sua gradualidade auxilia a evitar lesões musculares.
- *Hollow sprint*: consiste em dois tiros intercalados por um "período de calma", trotando, sendo esse conjunto uma repetição. Cada repetição é separada da subsequente por um período de recuperação, no qual o atleta irá andar a mesma distância dos tiros e do trote.

Na Tabela 16 pode ser vista a comparação entre os métodos intervalados.

Esquema de trabalho

O primeiro problema com que se depara ao montar o esquema de trabalho é a determinação da carga.

Primeiro passo | escolha do método e da distância dos piques (D)

A partir do tipo de esforço desenvolvido na prova e da qualidade física visada, ou seja, os sistemas energéticos intervenientes, escolhem-se esses dois parâmetros.

Segundo passo | teste de carga máxima

Solicita-se que o atleta percorra, na maior velocidade possível, a distância escolhida. O tempo será considerado como o tempo mínimo (TM): TM (segundos/metro) = T (tempo consumido) D (distância percorrida) O tempo consumido (T) deve ser medido em décimos de segundo.

Terceiro passo | determinação da intensidade de trabalho (T)

O tempo de execução de cada tiro deverá ser determinado em função do percentual de intensidade para o microciclo (fase básica) ou para o dia de treinamento (fase específica), aplicado na fórmula:

$$T\ (\text{segundos}) = TM \times [1 + (1 - \%I)] \times D$$

O percentual de trabalho (%I) deve ser introduzido na fórmula em formato de números decimais. Por exemplo: não utilizar 75%, mas, sim, 0,75.

Quarto passo | determinação da quantidade de repetições (R)

A quantidade de repetições é o principal regulador do volume nos métodos intervalados. Ela é calculada

TABELA 16 Comparação entre os métodos intervalados

Métodos	Estímulos	Tempo	Repetições	Intervalos	Objetivos
Short Intermitent Training	Séries de três a seis estímulos	20 a 40 segundos	Até atingir um mínimo de 10 minutos e um máximo de 20 minutos	Recuperador De seis a oito vezes o tempo de estímulo	Resistências anaeróbica alática e lática e resistência cardiopulmonar
IT lento	300 m a 600 m	60% a 80%	15 a 30	Ativador	Resistências aeróbica e anaeróbica
IT rápido	100 m a 300 m	80% a 95%	30 a 45	Recuperador	Resistência anaeróbica lática
Interval sprint	50 m	95% a 100%	30 a 60	25 m lentos	Resistência anaeróbica alática
Accelaration sprint	25 m	95% a 100%	30 a 60	50 m andando 25 m lento 25 m acelerando	Velocidade pura (ATP)
Hollow sprint	Série de duas arrancadas de 50 m separadas por 50 m de corrida (até 150 m)	Até o tempo de o primeiro *sprint* da série ultrapassar 5% do tempo do *sprint* inicial	Até o tempo do segundo *sprint* da série ultrapassar em 20% o tempo do primeiro *sprint* da série	Recuperador	Resistência de velocidade

em função da distância percorrida nos tiros, conforme apresentado na Tabela 17.

A partir da distância de estímulo escolhida no primeiro passo, verifique o limite superior de volume, o limite inferior e a variância, segundo o mesmo raciocínio desenvolvido para a corrida contínua. Se o atleta estiver utilizando estímulos de 400 metros, por exemplo, teríamos:

$L_{sup} = 5 \times 9 = 45$ repetições
$L_{inf} = 4 \times 7 = 28$ repetições
Variância $= 45 - 28 = 17$ repetições

Logo, 17 repetições são toda a amplitude possível de variação na quantidade de tiros para uma distância de 400 m.

Em seguida, verifica-se o volume indicado para a semana (fase específica) ou para o dia (fase básica), conforme explanado no Capítulo 7 ("O Planejamento da preparação física", seção "Cronograma de trabalho e quadro de periodização").

Se a porcentagem de volume for de 64%, por exemplo, ter-se-ia:

17 repetições – 100%
y – 64%

$$y = \frac{17 \times 64}{100} = 10{,}88 \approx 11 \text{ repetições}$$

Continuando, far-se-ia:

Quantidade de repetições $= L_{inf} + y = 39$ repetições

TABELA 17 Relação entre a quantidade de repetições e as distâncias dos tiros

Estímulos		Repetições	
Natação	Corrida	Mínimo	Máximo
15 m	50 m	5 x 6	6 x 10
25 m	100 m	5 x 5	6 x 9
50 m	200 m	4 x 6	6 x 8
100 m	400 m	4 x 7	5 x 9
150 m	600 m	3 x 5	3 x 6
200 m	800 m	2 x 5	2 x 6
250 m	1.000 m	1 x 6	2 x 5
300 m	1.200 m	1 x 4	1 x 6
375 m	1.500 m	1 x 3	1 x 5

Tentando "encaixar" o total de repetições dentro dos limites da Tabela 17, poderíamos ter, entre outras possibilidades:

- 5 séries de 7 repetições e 1 série de 4 repetições, ou
- 4 séries de 9 repetições e 1 série de 3 repetições, ou ainda
- 4 séries de 8 repetições e 1 série de 7 repetições.

Quinto passo | determinação da duração do intervalo (I)

O intervalo entre as repetições deve ser variável e corresponde ao tempo que o organismo necessita para alcançar a FC de recuperação (tópico *Intervalo*, item *Parâmetros dos métodos intervalados*):

$$FC_{recuperação} = FC_{repouso} + 0{,}56\ (FC_{máx} - FC_{repouso})$$

Após o tiro, o treinador deverá monitorar a frequência cardíaca do atleta até que esta chegue ao valor da FC_{rec}, quando será iniciado o próximo tiro.

Ao final de cada série, depois que o atleta chegar à FC_{rec}, ele não deverá iniciar uma nova série, mas sim fazer o intervalo entre as séries, calculado a partir do "T" da série na seguinte proporção:

- De 50 a 100 m: relação 1:3
- De 200 a 400 m: relação 1:2
- De 600 a 800 m: relação 1:1

Se um atleta estiver fazendo tiros de 100 m em 11,50 segundos, no intervalo entre as séries deverá fazer, além do tempo necessário para chegar à FC_{rec}, um intervalo de mais 34,50 segundos (11,50 × 3).

Sexto passo | determinação da ação no intervalo (A)

Escolhido de acordo com o sistema energético objetivado, seguindo a Tabela 18.

Uma vez determinados esses parâmetros (ETRIA), deve-se fazer uma ou duas sessões de "calibragem", verificando-se a FC: na primeira, a exequibilidade da aplicação da carga planejada; e na segunda, os tempos necessários para cada intervalo.

Após a "calibragem" da sessão pode-se iniciar o treinamento, acompanhando-o por uma ficha de trabalho, como a mostrada na Tabela 19. Repare que os campos Identificação e Característica do trabalho e as três primeiras colunas do campo Controle do treinamento (tiro, série e intervalo) são preenchidos previamente.

No campo Controle do treinamento há algumas observações quanto ao preenchimento:

- Nos campos [1] devem ser registrados os dias do microciclo em que serão realizadas as sessões de trabalho intervalado.
- A coluna Série deverá ser preenchida fazendo-se uma linha horizontal abaixo da última repetição de cada série, escrevendo no espaço correspondente à quantidade de cada uma (Tabela 20).
- Na coluna Intervalo deverá ser registrado o tempo. Pode ser apenas o intervalo entre as repetições ou o previsto para cada série.
- Nas colunas Tempo deverão ser registrados os tempos em que as distâncias dos estímulos foram percorridas.
- Nas colunas $FC_{esforço}$ serão registradas as frequências cardíacas após os estímulos.

Aplicação da sobrecarga

No método intervalado, a aplicação da sobrecarga, em função do crescimento das curvas de volume e intensidade, se faz por intermédio de:

Volume

- Aumento da quantidade de séries (R).
- Aumento da quantidade de repetições por série (R).
- Aumento do estímulo (E) (não é muito recomendado pelos aspectos técnicos e fisiológicos já explanados).

TABELA 18 Ações a serem realizadas nos intervalos

Sistema de transferência energética	Ações a serem realizadas	Tipo de intervalo
Anaeróbico alático	Caminhadas Alongamento por soltura	Intervalo recuperador (IR)
Anaeróbico lático	Trote a 44% do $\dot{V}O_{2máx}$ (menor intensidade para a remoção do *lactato*)	
Anaeróbico	Trote a 50% do $\dot{V}O_{2máx}$ (menor intensidade para manter o estímulo do treinamento aeróbico)	Intervalo ativador (IA)

TABELA 19 Ficha de treinamento intervalado

Identificação			
Atleta ______________		Modalidade ______________	
Sexo ______	Idade ______ anos	$FC_{máx}$ ______ bpm	FC_{rec} ______ bpm
Período ____________	Fase ____________	Mesociclo ____________	Microciclo ____________
Característica do trabalho			
Processo ______________		Estímulo ______________	
TM ________ s	Determinado em ___/___/___	T ________ s	
Volume ______ séries de ______ repetições		______ séries de ______ repetições	
Intervalo entre as séries ______ s		Ação nos intervalos ______________	

Controle do treinamento								
Tiro	Série	Intervalo	[1]		[1]		[1]	
			Tempo	FC Esforço	Tempo	FC Esforço	Tempo	FC Esforço
1								
2								
3								
4								
5								
6								
7								
8								
9								
10								
11								
.								
.								
.								
55								
56								
57								
58								
59								
60								

TABELA 20 Exemplo de preenchimento da ficha de treinamento intervalado (coluna Série)

Tiro	Série
1	1ª
2	
3	
4	
5	
6	

(continua)

TABELA 20 Exemplo de preenchimento da ficha de treinamento intervalado (coluna Série) *(continuação)*

Tiro	Série
7	2ª
8	
9	
10	
11	
12	
13	3ª
14	

Intensidade

- Diminuição no tempo do estímulo (T) (aumento da velocidade).
- Diminuição no intervalo entre as séries (I).
- Diminuição no intervalo entre as repetições (I).
- Aumento da intensidade da ação no intervalo (A).

Os itens *Diminuição no intervalo entre as repetições* (I) e *Aumento da intensidade da ação no intervalo* (A) não são muito recomendados, por afetarem os parâmetros fisiológicos visados.

Isso forçará o preparador físico a recalcular os parâmetros utilizados, principalmente o "T" e o "R", a cada microciclo.

Após 21 sessões já há efeitos observáveis no treinamento, o que força o técnico a fazer outra reavaliação (teste de carga máxima).

Métodos fracionados

Constituem um recurso a mais que a moderna ciência do treinamento esportivo oferece ao preparador físico. Estes métodos, aplicados experimentalmente em alguns centros de treinamento de universidades americanas, têm como princípio a aplicação de um segundo estímulo somente após a neutralização quase total dos efeitos do primeiro, em um tempo de recuperação compatível.

Foi observado que, quando o substrato energético consumido foi o ATP, a reposição deste se faz prontamente.

Se o esforço foi de maior duração e depletou também a fosfocreatina, a recuperação acontecerá de maneira exponencial, fazendo com que 70% da PCr seja restaurada em 30 segundos, ao passo que a reposição total demandará de três a cinco minutos.

O sistema anaeróbico lático, ao ser empregado "a todo vapor", produz a depleção do glicogênio, a acidose e o acúmulo de lactato. O glicogênio muscular, uma vez depletado, necessitará de cinco a 24 horas para ser reposto, se essa depleção foi fruto de exercícios curtos ou intensos, ou 24 a 48 horas, se tiver decorrido de exercícios prolongados. O lactato acumulado no músculo, por outro lado, exige um tempo consideravelmente menor, sobretudo se durante a recuperação for mantido um nível de atividade correspondente a 45% do $\dot{V}O_{2máx}$ (valor válido para atletas). Nesse caso, o lactato é removido entre 30 minutos e uma hora.

Como, no entanto, não se chega a esses níveis de depleção de glicogênio e aumento da acidose com um pequeno estímulo apenas, os intervalos podem ser menores. Na Tabela 21 apresentam-se os tempos de estímulo e recuperação.

Tipos de métodos fracionados

Há dois tipos básicos de métodos fracionados: *sprints* repetidos e corridas repetidas.

Método de sprints *repetidos*

Corridas curtas de 100 a 400 metros, seguidas de um intervalo quatro vezes superior ao tempo da atuação (relação 1:4). Deverão ser feitas de 12 a 24 repetições, sendo a quantidade calculada em função do volume do treinamento, conforme ensinado para se calcular a quantidade de tiros do método intervalado. A intensidade do trabalho é dada pela velocidade dos tiros, determinada pelo tempo (T) que o atleta deve percorrer a distância de estímulo (D). Esse tempo é obtido por meio da fórmula:

$$T \text{ (segundos)} = TM \times [1 + (1 - \%I)] \times D$$

Em que o TM é obtido conforme ensinado na quantificação dos métodos intervalados. Esse processo possibilita o treinamento do atleta por meio da utilização

TABELA 21 Tempos de estímulo e recuperação nos métodos fracionados

Via energética	Parâmetro	Tempo de estímulo	Tempo de recuperação
Anaeróbica alática	Restauração (ATP-PC)	Até 10 segundos	2 a 5 min
	Débito alático		3 a 5 min
Anaeróbica lática	Glicogênio muscular	1 h 30 min	10 a 48 h (exercício contínuo) 4 a 24 h (exercício intervalado
	Glicogênio hepático		12 a 24 h
	Lactato (remoção)		30 min a 1 h (repouso ativo) 1 a 2 h (repouso estático)
	Paramento débito O_2		30 min a 1 h

de 90% do sistema anaeróbico alático, 6% do sistema anaeróbico lático e 4% do sistema oxidativo.

Método de corridas repetidas

Corridas de 800 a 3.000 metros, seguidas de um tempo de recuperação três vezes superior ao tempo de estímulo (relação 1:3). Esse processo será quantificado por meio da fórmula:

$$T\ (\text{minutos}) = \frac{D\ (\text{metros})}{5\ (\dot{V}O_{2t} - 3{,}5)}$$

Ele produz estímulos que atuarão 10% sobre o sistema anaeróbico alático, 50% sobre o sistema anaeróbico lático e 40% sobre o sistema aeróbico. Serão executadas entre 3 e 10 repetições.

Método em circuito

O treinamento em circuito, ou *circuit training*, é um método misto, tanto se prestando para o condicionamento cardiopulmonar quanto para o neuromuscular.

Pode ser dosado para trabalhar qualquer um dos sistemas energéticos pela correta utilização de estímulos e intervalos. Assim, um circuito anaeróbico se caracterizará por estações de alta intensidade e curta duração, separadas por estações de baixa intensidade que propiciem a diminuição da acidose.

Por outro lado, o circuito aeróbico será caracterizado por estações menos intensas, de maior duração e maior homogeneidade no esforço executado.

Do ponto de vista do treinamento cardiopulmonar, pode-se esquematizar o treinamento em circuito como o apresentado na Figura 22.

A montagem e utilização do *circuit training* serão vistos em detalhes no Capítulo 11 ("Treinamento neuromuscular: *métodos de treinamento*").

Métodos adaptativos

Em todos os métodos anteriores, buscava-se a adaptação do organismo (supercompensação) por intermédio da estimulação provocada por estresse físico. Nos métodos adaptativos, no entanto, juntamente com o exercício, associa-se outro fator: a diminuição da oxigenação.

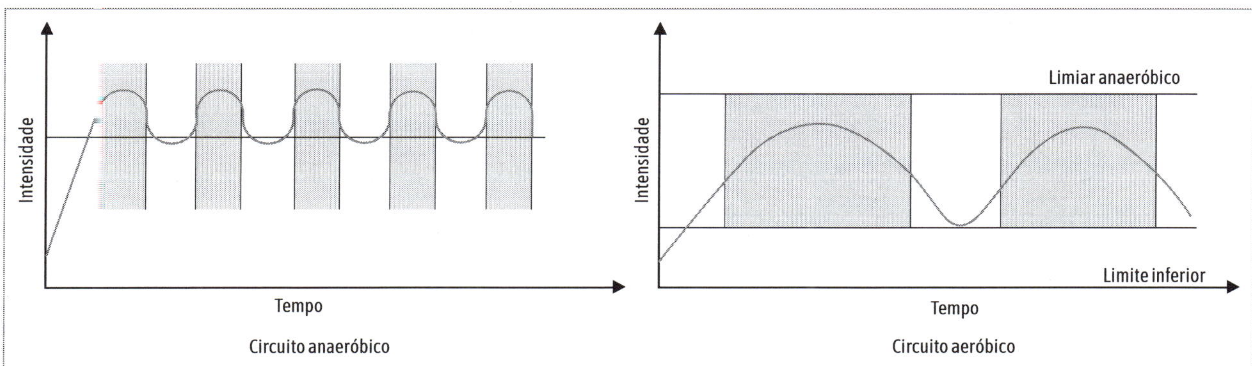

FIGURA 22 Consumo energético do *circuit training*.

Tipos de métodos adaptativos

Há dois tipos principais de métodos adaptativos: o *hypoxic training* e o *altitude training*.

Método *hypoxic training*

Muito utilizado na natação, consiste em reduzir a oxigenação por meio do aumento da quantidade de braçadas dadas entre duas inspirações. Há indicações de que esse treinamento aumentaria a difusão de O_2 nos alvéolos pulmonares e sua captação em nível tecidual, não reduzindo os níveis de oxigênio circulante e não produzindo, dessa maneira, hipoxemia, além de melhorar a capacidade aeróbica.

Por outro lado, realizar esforço sem expirar aumenta os níveis de CO_2 (hipercapnia), possibilitando o treinamento da resistência anaeróbica. Segundo Novaes (1984), esse treinamento, além do desconforto, "produz cefaleias, desmaios, náuseas etc., sendo desaconselhado, portanto, para iniciantes".

Método *altitude training*

Método desenvolvido por Lamartine Pereira da Costa, após as Olimpíadas do México (1968). Visa a desenvolver as resistências aeróbica e anaeróbica. Sobre o assunto, Caldas e Rocha (1977) fornecem estas observações:

> Neste método, a altitude atuará como "carga" de um exercício, caracterizada por dois aspectos: carga principal (queda da pressão parcial de O_2) e carga suplementar (esforço de subir correndo uma elevação). Fundamentalmente, a exploração da altitude para este método de preparação física não se resume em treinar nas alturas, mas, sim, passar de um nível para o outro, de modo a encontrar uma progressiva queda na pressão parcial de O_2. A progressividade da carga ocorrerá pela maior quantidade e intensidade de trabalho, junto com a assimilação dos diferentes níveis de altitude. A assimilação dos níveis é fator importante. Implicará nas adaptações fisiológicas que ocorrerão no organismo em cada estágio proposto. Sabe-se perfeitamente que, quanto maior for a altitude a ser cumprida, menor será a capacidade de trabalho, notadamente para atletas cuja modalidade esportiva incida em um esforço acima de três minutos, particularmente para os de movimentos cíclicos (esforços em aerobiose).

Os autores continuam:

> No *altitude training* o trabalho a ser realizado pelo atleta é inversamente proporcional à altura a ser vencida. Logicamente, atletas que terão de competir em altitude procurarão sucessivamente galgar estágios progressivos até que alcancem um mais alto do que o local da competição. Depois, descerão para aquele onde será realizado o evento. Com isto, obtém-se um "efeito estressante" decrescente e o organismo se encontrará adaptado ao meio ambiente. Constata-se que, de acordo com a quantidade de trabalho exigida durante os treinamentos, o maior rendimento deve ser produzido pelo esforço executado entre 500 e 1.500 metros acima do nível do mar, percorrendo-se uma distância de 20 a 40 quilômetros, levando-se em consideração subida e descida. O melhor esquema de trabalho será a alternância entre as cargas aplicadas em altitude e as de intensidade de corrida.
>
> O trabalho em altitude deve ser iniciado com marcha alternada, incluindo pequenas corridas, procurando melhorar sempre a cada treinamento. O treinador não deve solicitar o máximo do atleta nas primeiras sessões, tendo em vista as cargas naturais (altitude e o esforço da subida) que podem causar um estresse a curto prazo. Cita-se, como exemplo, a programação de um microciclo da fase básica para um atleta que suporta uma carga de 1.500 metros de altitude e um volume semanal de 160 quilômetros. A subida deve ser executada com alternância da velocidade – maior nos planos e menor nos aclives –, saindo o atleta de 500 metros e chegando a 1.500 metros de altitude. A descida será executada em uma cadência suave, não devendo ser aplicada nas primeiras sessões, a fim de eliminar os efeitos negativos nas articulações dos joelhos e nos tendões.

Um esquema de trabalho com o método adaptativo é demonstrado na Tabela 22.

TABELA 22 Esquema de trabalho do método adaptativo

2ª feira	3ª feira	4ª feira	5ª feira	6ª feira	Sábado	Domingo
20 km de subida 20 km de descida	Treino intervalado Exercícios com peso	Tempo *training*	20 km de subida 20 km de descida	Treino intervalado Exercícios com peso	20 km de subida 20 km de descida	Tempo *training*

AUTOAVALIAÇÃO

1. A fonte energética final, responsável por todos os processos biológicos dos animais é o:
   ( ) Glicogênio
   ( ) ATP
   ( ) Alimento
   ( ) ADP
2. O tempo máximo que o ATP pode ser o substrato exclusivo do sistema anaeróbico aláctico, quando utilizado a plena carga, é de:
   ( ) Dois a três segundos
   ( ) Três a cinco segundos
   ( ) Cinco a sete segundos
   ( ) Cerca de dez segundos
3. O processo de transformação da glicose em glicogênio se chama:
   ( ) Desfosforilação
   ( ) Fosforilação
   ( ) Glicogenólise
   ( ) Glicogênese
4. O sistema do oxigênio se caracteriza por começar a produção de energia:
   ( ) Em um minuto e alcançar a carga máxima em três minutos
   ( ) Imediatamente
   ( ) Em sete segundos e chegar à carga máxima em 20 segundos
   ( ) Em dez segundos
5. Já o sistema anaeróbico alático se caracteriza por começar a produção de energia:
   ( ) Em um minuto e alcançar a carga máxima em três minutos
   ( ) Imediatamente
   ( ) Em sete segundos e chegar à carga máxima em 20 segundos
   ( ) Em dez segundos
6. No sistema anaeróbico lático o carreador que manipula os átomos de hidrogênio é o:
   ( ) Fosfogliceraldeído
   ( ) Flavina adenosina nucleotídeo (FAD)
   ( ) Nicotinamida adenina nucleotídeo (NAD)
   ( ) Acetilcoenzima A (acetil-CoA)
7. Qual o substrato, utilizado pelo sistema anaeróbico lático, que não pode ser transportado pela corrente sanguínea?
   ( ) ATP
   ( ) Glicogênio
   ( ) Glicose
   ( ) Triglicerídeos
8. Qual a enzima utilizada pelo sistema anaeróbico lático para controlar os níveis intracelulares de glicose-6-fosfato?
   ( ) ATPase
   ( ) Fosfofrutoquinase
   ( ) Mioquinase
   ( ) Creatinoquinase
9. Qual a enzima utilizada pelo sistema do fosfagênio para realizar a hidrólise do ATP?
   ( ) ATPase
   ( ) Fosfofrutoquinase
   ( ) Mioquinase
   ( ) Creatinoquinase
10. Qual a enzima utilizada pelo sistema do fosfagênio para realizar quebra da fosfocreatina?
   ( ) ATPase
   ( ) Fosfofrutoquinase
   ( ) Mioquinase
   ( ) Creatinoquinase

REFERÊNCIAS

1. AMERICAN COLLEGE OF SPORTS MEDICINE (ACSM). *Guidelines for graded exercise testing and exercise prescription.* 2.ed. Philadelphia, Lippincott, Williams & Wilkins, 1984.
2. AMERICAN COLLEGE OF SPORTS MEDICINE (ACSM). *Prova de esforço e prescrição de exercício.* Rio de Janeiro, Revinter, 1994.
3. BROOKS, G.A. Current concepts in lactate exchange. *Medicine and Science in Sports and Exercise,* v. 23, n. 8, p. 895-906, 1991.
4. BROOKS, G.A. Lactate doesn't necessarily cause fatigue: why are we surprised? *Journal of Physiology,* v. 536, n. 1, p. 1, 2001.
5. BROOKS, G.; FAHEY, T.; BALDWIN, K. *Exercise physiology*: human bioenergetics and its application. 4.ed. New York, McGraw-Hill, 2004.
6. CALDAS, P.R.L.; ROCHA, P.S.O. *Treinamento desportivo.* Rio de Janeiro, Escola de Educação Física do Exército, 1977.
7. ERNESTO, C.; MATHIAS, A.P.; SIQUEIRA, T.T.S.; SOUSA, W.L.S. Ácido Lático: Fato ou Ficção? *Revista Digital Vida & Saúde,* v. 02, n. 5, p. 10, 2003.
8. GILLEN, J.B.; PERCIVAL, M.E.; SKELLY, L.E.; MARTIN, B.J. et al. Three minutes of all-out intermittent exercise per week increases skeletal muscle oxidative capacity and improves cardiometabolic health. *PLoS ONE,* v. 9, n. 11, e111489, 2014.
9. GILLEN, J.B.; MARTIN, B.J.; MACINNIS, M.J.; SKELLY, L.E. et al. Twelve weeks of sprint interval training improves indices of cardiometabolic health similar to traditional endurance training despite a five-fold lower exercise volume and time commitment. *PLoS ONE,* v. 11, n. 4, e0154075, 2016.
10. JENSEN, C.R.; FISHER A.G. *Scientific basis of athletic conditioning.* 3.ed. Philadelphia, Lea & Febiger, 1990.
11. JONES, N.L. *Clinical exercise testing.* 4.ed. Philadelphia, Saunders, 1997.
12. MACINNIS, M.J.; GIBALA, M.J. Physiological adaptations to interval training and the role of exercise intensity. *The Journal of Physiology,* v. 595, n. 9, p. 2915-30, 2017.
13. MADDEN, A.; LEACH, M.O.; SHARP, J.C. et al. A quantitative analysis of the accuracy of in vivo pH measurements with 31p

NMR spectroscopy: assessment of pH measurement methodology. *NMR in Biomedicine*, v. 4, n. 1, p. 1-11, 1991.

14. MARZZOCO, A.; TORRES B.B. *Bioquímica básica*. 3.ed. Rio de Janeiro, Guanabara Koogan, 2007.
15. MAUGHAN, R.; GLEESON, M.; GREENHAFF, P.L. *Bioquímica do exercício e do treinamento.* São Paulo, Manole, 2000.
16. MCARDLE, W.D.; KATCH, F.I.; KATCH, V.I. *Fisiologia do exercício*: nutrição, energia e desempenho humano. 7.ed. Rio de Janeiro, Guanabara Koogan, 2011.
17. NOVAES, E.V. Aspectos fisiológicos do treinamento de natação. *Sprint*, v. 2, n. 5, p. 208-12, 1984.
18. PÉRRONET, F.; FERGUSON, R.J. L'entraînement par intervalle. *Revue Education Physique et Sport*, v. 147, p. 67-70, 1977.
19. POLLOCK, M.L.; WILMORE, J.H. *Exercícios na saúde e na doença*: avaliação e prescrição para prevenção e reabilitação. 2.ed. Rio de Janeiro, Guanabara Koogan, 1993.
20. POWERS, S.K.; HOWLEY, E.T. *Fisiologia do exercício*: teoria e aplicação ao condicionamento e ao desempenho. 6.ed. São Paulo, Manole, 2009.
21. ROBERGS, R.A. Exercise-induced metabolic acidosis: Where do the protons come from? *SportScience*, v. 5, n. 2, 2001.
22. SANTOS, E.; HERRERA, J.B. Fisiologia da fadiga muscular: quebrando paradigmas. *Educação Física em Revista*, v. 3, n. 3, 2009.
23. TANAKA, H.; MONAHAN, K.D.; SEALS, D.R. Age-predicted maximal heart rate revisited. *Journal of the American College of Cardiology*, v. 37, n. 1, p. 153-6, 2001.
24. TJØNNA, A.E.; LEINAN, I.M.; BARTNES, A.T.; JENSSEN, B.M. et al. Low- and high-volume of intensive endurance training significantly improves maximal oxygen uptake after 10-weeks of training in healthy men. *PLoS ONE*, v. 8, n. 5, e65382, 2013.
25. TUBINO, M.J.G.; MOREIRA, S.B. *Metodologia científica do treinamento desportivo*. 13.ed. Rio de Janeiro, Shape, 2003.
26. VOET, D.; VOET, J.G.; PRATT, C.W. *Fundamentals of biochemistry*: with biochemical strategies and take note! New Jersey, John Wiley & Sons, 1999.

CAPÍTULO 9

Treinamento neuromuscular: fundamentos fisiológicos

Estélio Henrique Martin Dantas
Eder Benício Ramos Lima
Mario Cezar de Souza Costa Conceição
Renato Ramos Coelho
Carlos Alberto Sposito de Araujo

OBJETIVOS DE ESTUDO

- Entender os fundamentos fisiológicos da ação muscular.

INTRODUÇÃO

O treinamento, ou condicionamento neuromuscular, engloba o conjunto de métodos e procedimentos que visam a treinar o aparelho locomotor do atleta e a interação neuromuscular, de modo a provocar adaptações no músculo ou grupo muscular e, dessa maneira, possibilitar melhor atuação esportiva. Ao contrário do treinamento cardiopulmonar, o neuromuscular se baseia na aplicação de cargas localizadas, objetivando efeitos também localizados. Por esse motivo, cresce de importância o respeito ao *princípio da especificidade* (Capítulo 3, "Princípios científicos do treinamento desportivo").

A preparação neuromuscular pode ser feita para alcançar as seguintes finalidades:

- *Profilática*: quando se objetiva a prevenção de hipocinesias, em especial o aumento da excreção de cálcio, que leva à osteoporose (desmineralização óssea), diminuição do volume e quantidade de mitocôndrias e alteração do metabolismo glicolítico, principalmente em músculos posturais (DEOGENOV et al., 2010).
- *Terapêutica*: na reabilitação de algum segmento corporal.
- *Psicológica*: na redução de níveis de ansiedade e agressividade.
- *Estética*: na mudança de *status* de peso.
- *Treinamento*: como fator integrante da preparação física ou como fator básico, em provas como os levantamentos olímpicos.

Para a perfeita compreensão dos métodos de condicionamento será necessário conhecer os princípios fisiológicos pertinentes.

FUNDAMENTOS FISIOLÓGICOS

Os fundamentos fisiológicos do treinamento neuromuscular são os princípios anatomofisiológicos dos sistemas ósseo, muscular e nervoso.

O sistema ósseo funcionará como suporte aos outros dois e só irá interessar diretamente ao treinamento quando da reunião de duas ou mais peças que formam as articulações e influenciam na flexibilidade.

O sistema muscular é constituído por dois tipos básicos de fibra: as fibras lisas, encontradas basicamente nas vísceras e vasos sanguíneos, de contração involuntária e ligadas à vida vegetativa; e as fibras estriadas, também chamadas volitivas ou musculoesqueléticas, que podem ser de ativação involuntária (encontradas no miocárdio) ou de ativação voluntária (subordinadas à vontade, realizam os movimentos exteriores).

Basicamente, no treinamento esportivo se procura causar adaptações nos músculos estriados. O miocárdio é treinado na preparação cardiopulmonar; os músculos esqueléticos, no condicionamento neuromuscular.

Estrutura do músculo esquelético

O músculo esquelético (Figura 1) constitui-se de milhares de fibras contráteis, individuais e cilíndricas, chamadas fibras musculares. Essas fibras são células longas, finas e multinucleadas, com uma membrana chamada sarcolema. Recobrindo o sarcolema há uma bainha de tecido conjuntivo que se chama endomísio, que dá à fibra muscular consistência e proteção. Dentro do sarcolema existe um protoplasma aquoso especializado, denominado sarcoplasma, que contém proteínas contráteis, enzimas, substratos alimentares, núcleos e organelas especializadas. Há ainda uma rede de túbulos entrelaçados e vesículas, denominada retículo sarcoplasmático.

As fibras musculares se agrupam em conjuntos de até 150 unidades, formando feixes ou fascículos, mantidas juntas por outro envoltório de tecido conjuntivo conhecido como perimísio. Os fascículos se reúnem, formando cada um dos 430 músculos esqueléticos voluntários do corpo humano, que são recobertos por uma fáscia de tecido conjuntivo chamada epimísio.

Nas extremidades proximais e distais do músculo, progressivamente, essa rede intramuscular de tecido conjuntivo vai envolvendo cada vez menos o músculo, afunilando-se até se fundir no tecido dos tendões, os quais vão se inserir no invólucro externo do osso, o periósteo. Myers (2017), baseando-se nas relações entre as estruturas conjuntivas que circundam músculos e a sua organização para originar tendões, estabeleceu a teoria miofascial. Nela, os músculos contidos dentro de uma trama de tecido conjuntivo se organizam em meridianos miofasciais, ajudando na garantia da estabilidade e no controle de compensações posturais.

Paralelamente à fibra muscular, correm artérias e veias que, ao redor ou dentro do endomísio, garantem a irrigação sanguínea. Sedentários apresentam três a cinco capilares por fibra muscular, ao passo que nos atletas essa proporção sobe para cinco a sete.

Quando o músculo age além de 60% de sua capacidade máxima, o fluxo sanguíneo é diminuído em virtude da pressão intramuscular. Se a ação é estática máxima, ele é totalmente ocluído.

As fibras musculares são constituídas de miofibrilas ou fibrilas, que se encontram no sarcoplasma juntamente com os outros constituintes citados.

As miofibrilas são formadas por miofilamentos ou filamentos, constituídos por proteínas, basicamente actina e miosina, além de tropomiosina e troponina. Na Figura 2 pode-se observar a ultraestrutura do músculo esquelético.

As miofibrilas são divididas pelas linhas Z em sarcômeros, que são as unidades contráteis do músculo. As linhas Z aderem ao sarcolema, proporcionando estabilidade ao conjunto e mantendo os filamentos de actina alinhados. Como o sarcolema se prende ao envoltório conjuntivo do músculo (endomísio, perimísio e epimísio), o encurtamento do sarcômero provoca tração nas extremidades do músculo.

A banda I, que se prende à estrutura anterior, aparece no microscópio como uma região clara, e é formada exclusivamente de actina. Já a faixa A, mais escura, engloba a região do sarcômero, local em que estão os filamentos espessos de miosina, troponina e tropomiosina em combinação com a actina ou não (conforme se observa na zona H).

A estrutura do sarcômero pode ser resumida no esquema da Figura 3, em que: banda I são filamentos de actina, troponina e tropomiosina; faixa A são filamentos de miosina, englobando ou não actina, troponina e tropomiosina; e zona H são apenas filamentos de miosina.

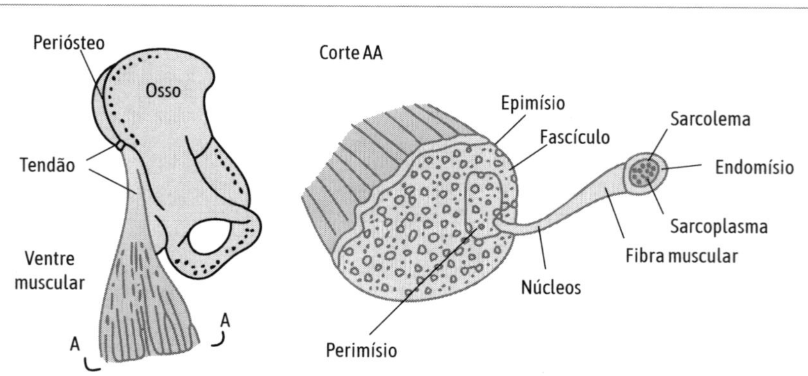

FIGURA 1 Estrutura do músculo esquelético.

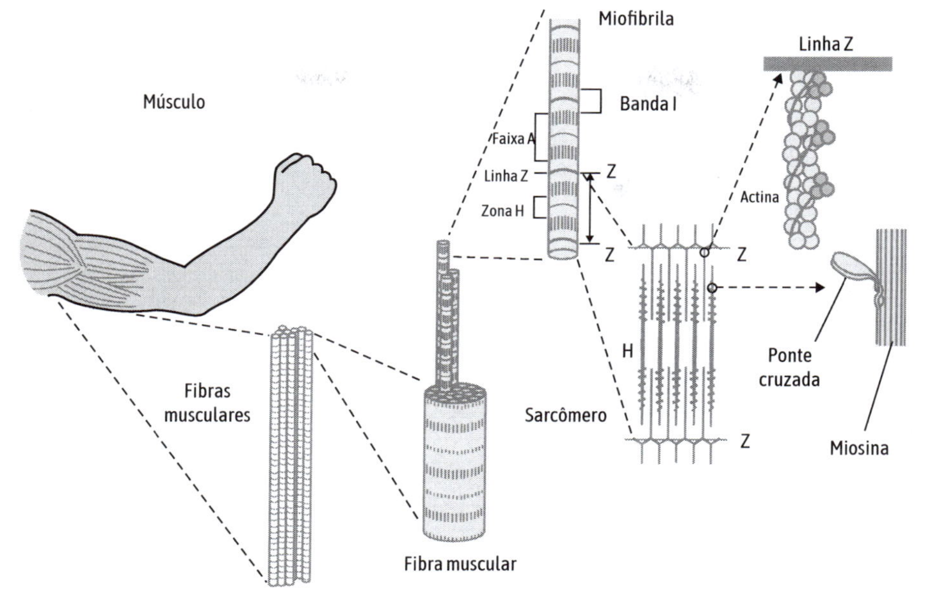

FIGURA 2 Estrutura muscular.

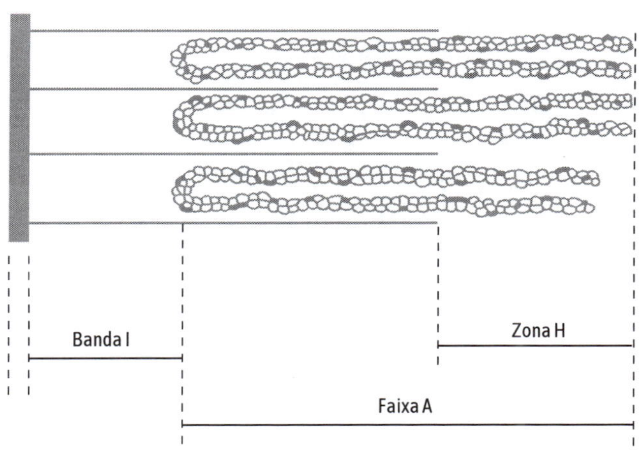

FIGURA 3 Estrutura do sarcômero.

Circundando as miofibrilas há o retículo sarcoplasmático. Partes desse retículo, os túbulos transversos (ou túbulos T), são anatomicamente separados dele, pois representam invaginações do sarcolema. Associadas aos túbulos T (que se dispõem sobre a linha Z) estão as vesículas externas, ou cisternas de cálcio, que formam as tríades.

Ligando duas tríades, com suas extremidades dentro das cisternas, estão os túbulos longitudinais. A estrutura do retículo sarcoplasmático pode ser vista na Figura 4.

O retículo sarcoplasmático terá destacada participação no mecanismo da contração muscular, que ocorrerá com a chegada do estímulo nervoso ao músculo.

No ser humano existem cerca de 250 milhões de fibras musculares e apenas 420 mil nervos motores. Essa desproporção exige que cada nervo se ramifique, possibilitando, assim, que cada fibra estriada receba sua inervação (Figura 5).

De acordo com o tipo de movimento de cada músculo, um neurônio inerva aproximadamente três mil fibras, ao passo que nos delicados músculos oculares essa proporção cai para dez.

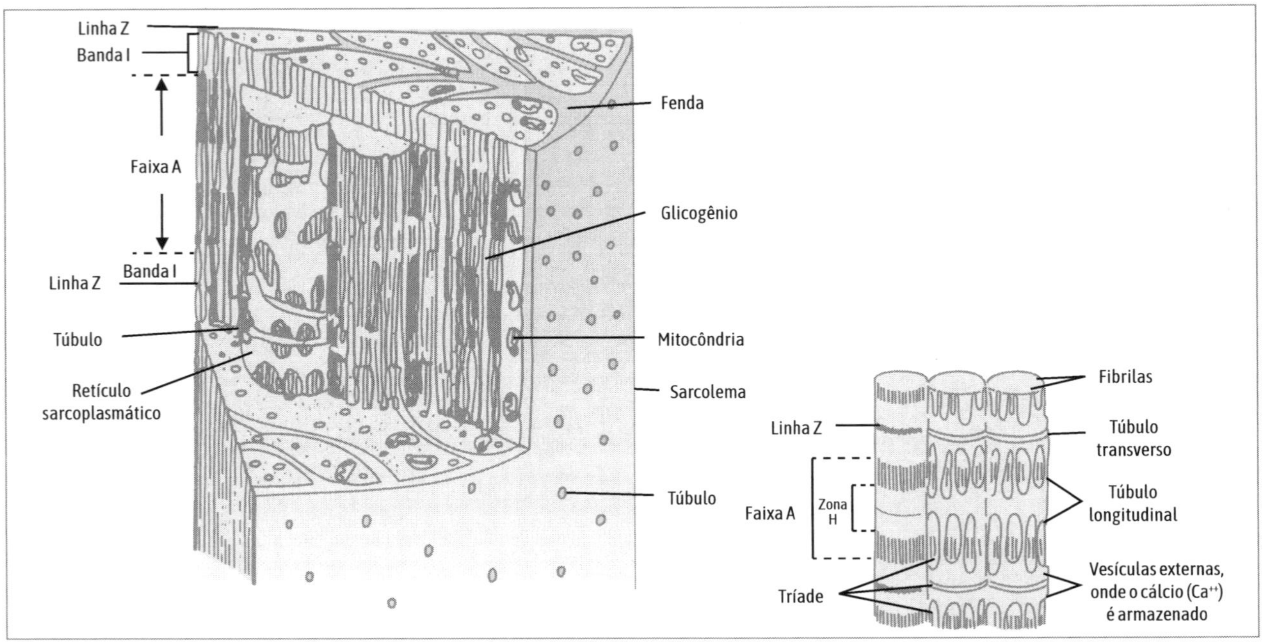

FIGURA 4 O retículo sarcoplasmático e os túbulos transversos formam um sistema reticular de túbulos e vesículas que circundam as miofibrilas.

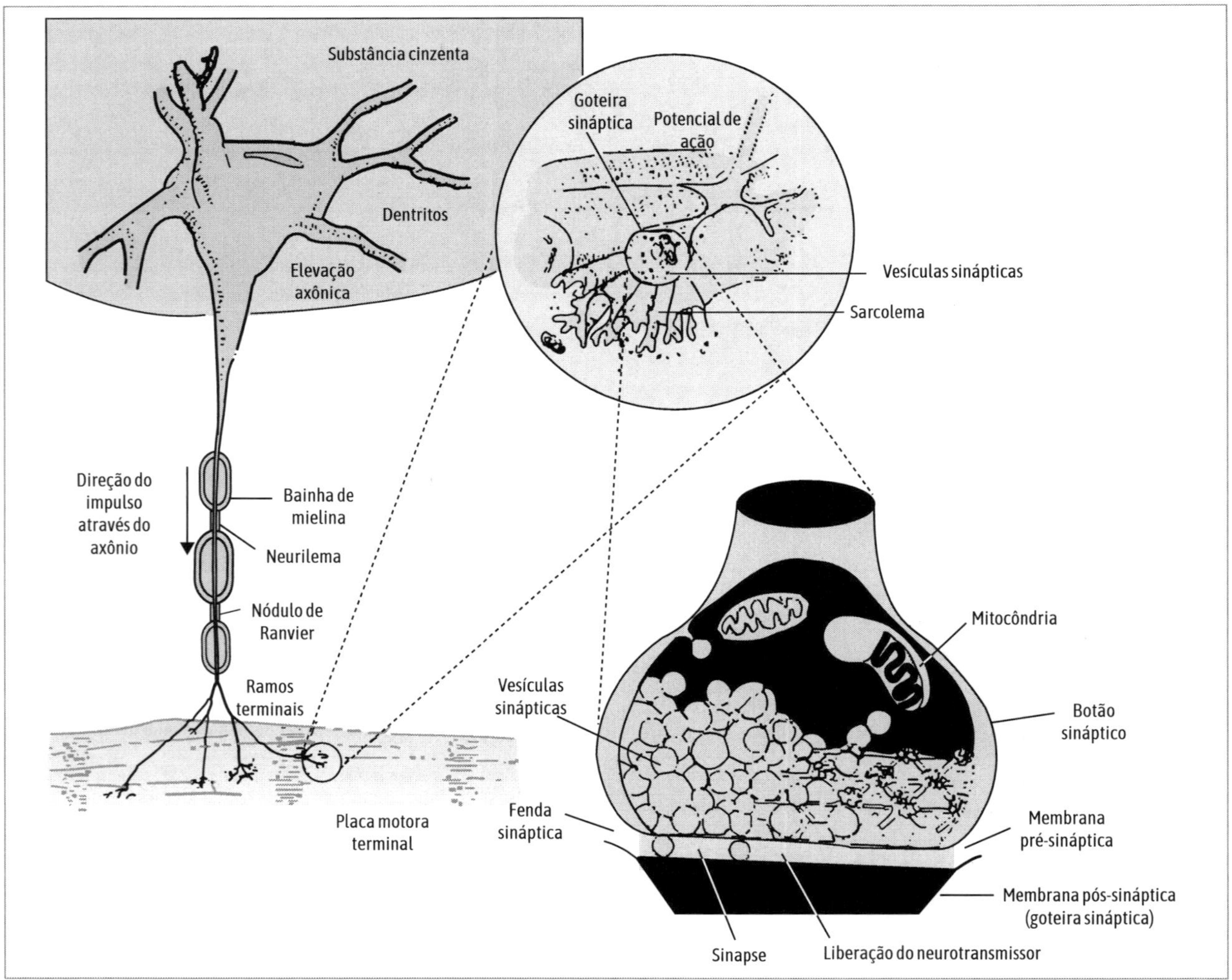

FIGURA 5 Estrutura da função neuromuscular a partir de um motoneurônio anterior (ou fibra nervosa alfa).

Mecanismo da ativação muscular

Na célula muscular em repouso existe um mecanismo de transporte ativo de íons que retira sódio (Na+) do líquido intracelular (LIC), colocando-o para fora da fibra muscular e, em contrapartida, carreando potássio (K+) do líquido extracelular (LEC) para dentro do sarcoplasma.

Esse mecanismo, chamado bomba de sódio-potássio, e os demais processos de equilíbrio eletrolítico mantêm uma diferença de potencial de 15 mV (milivolts) entre a parte interna (negativa) e a externa (positiva) do sarcolema.

A polarização positiva da parte externa do sarcolema faz com que os íons cálcio (Ca++) armazenados no retículo sarcoplasmático por sua polaridade, também positiva, sejam repelidos e permaneçam estocados nas vesículas externas ou cisternas de cálcio. Nessa situação, as pontes cruzadas dos filamentos de miosina se estendem na direção dos filamentos de actina, porém não interagem com estes (Figura 6). Existe uma molécula de trifosfato de adenosina (ATP) em cada extremidade das pontes cruzadas (de miosina). A troponina do filamento e a actina inibem a ligação entre a actina e a miosina.

A chegada do estímulo nervoso (elétrico) na placa motora provoca a segregação do transmissor excitatório acetilcolina (ACh). Essa substância, em contato com o sarcolema, torna-o permeável aos cátions Na+ que, em decorrência do gradiente de pressão osmótica criado pela bomba de sódio-potássio, invade violentamente a fibra muscular, modificando o potencial da membrana. O estímulo nervoso é transmitido para toda a fibra muscular pelo retículo sarcoplasmático.

A mudança da polaridade da membrana da fibra muscular provoca a liberação do Ca++ das cisternas do retículo sarcoplasmático. Esse cátion é imediatamente captado pelas moléculas de troponina existentes sobre os filamentos de actina, saturando-as. Ao desaparecer a ação inibitória da troponina surgem os locais ativos do filamento de actina (locais que contêm moléculas de difosfato de adenosina [ADP]), graças às alterações provocadas pelo cálcio nas estruturas da troponina e da tropomiosina.

Somando-se a isso, a ativação da ponte cruzada – ATP, há a junção da actina com a miosina, formando o complexo actomiosina (Figura 7).

A formação da actomiosina ativa um componente enzimático da miosina conhecido como miosina ATPase. Conforme foi estudado no Capítulo 8 ("Treinamento cardiopulmonar"), essa enzima torna possível a desintegração do ATP em ADP e P_i (fósforo inorgânico), liberando uma ponderável quantidade de energia.

A energia liberada pela desintegração do ATP possibilita que a ponte cruzada se desloque para um novo ângulo, "puxando" o filamento de actina para o centro do sarcômero (Figura 8).

A ação sequenciada das pontes cruzadas, como se fossem as pernas de uma centopeia, provoca a ação muscular. Cada ponte pode ligar e desligar-se centenas de vezes no transcurso de uma ação de poucos segundos. Sempre que uma nova molécula de ATP é fornecida a ela, a ponte de miosina se desliga da parte na qual estava acoplada e procura a próxima área ativada do filamento de actina.

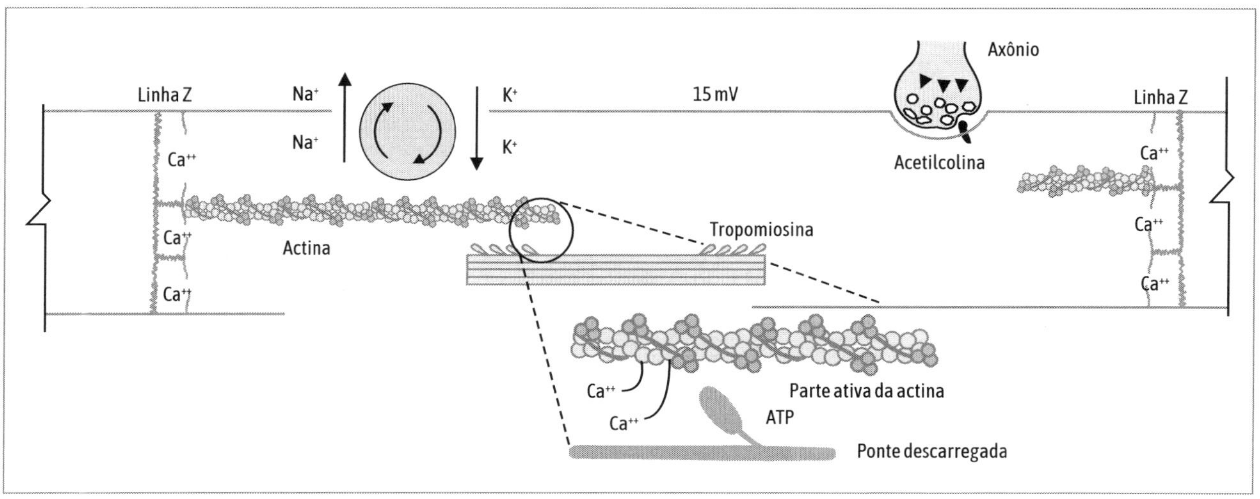

FIGURA 6 Esquema da fibra muscular em repouso.

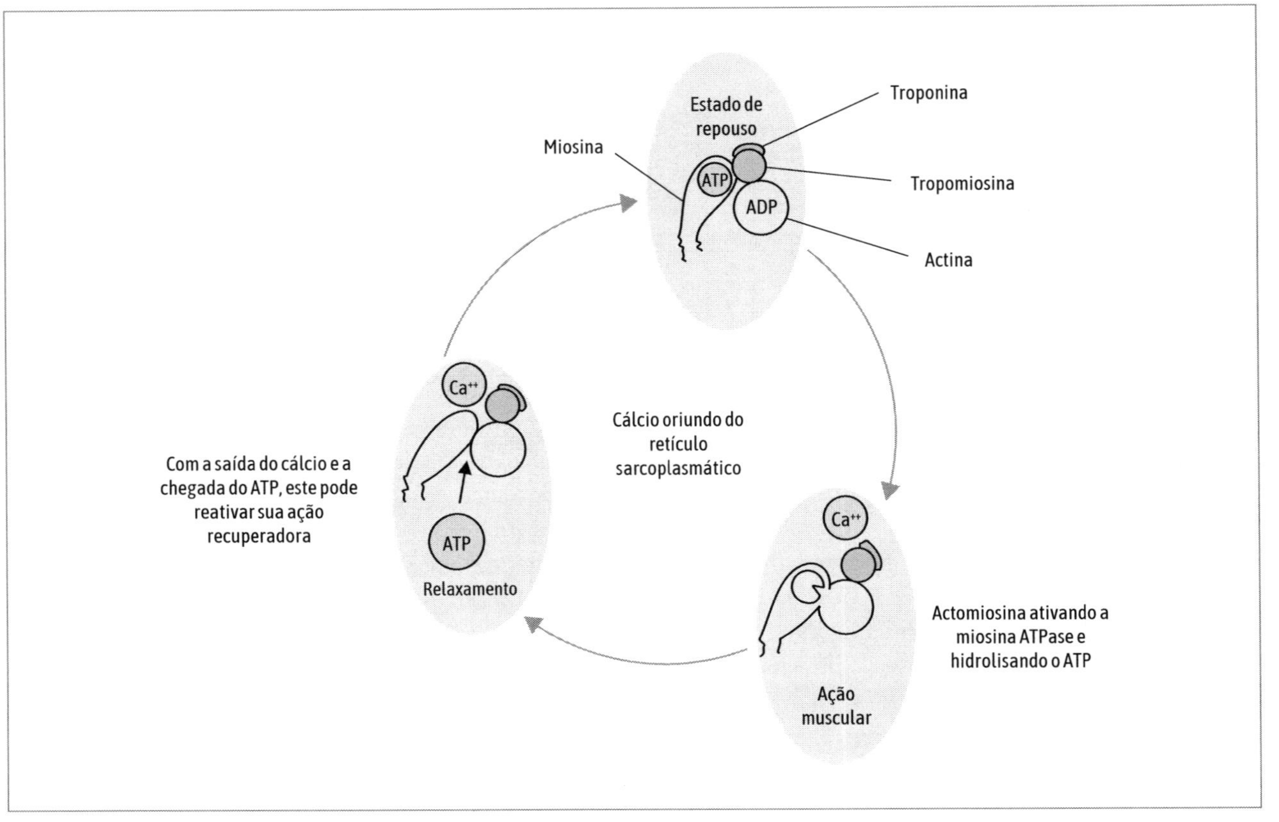

FIGURA 7 Alterações provocadas pela chegada do estímulo nervoso às proteínas contráteis.

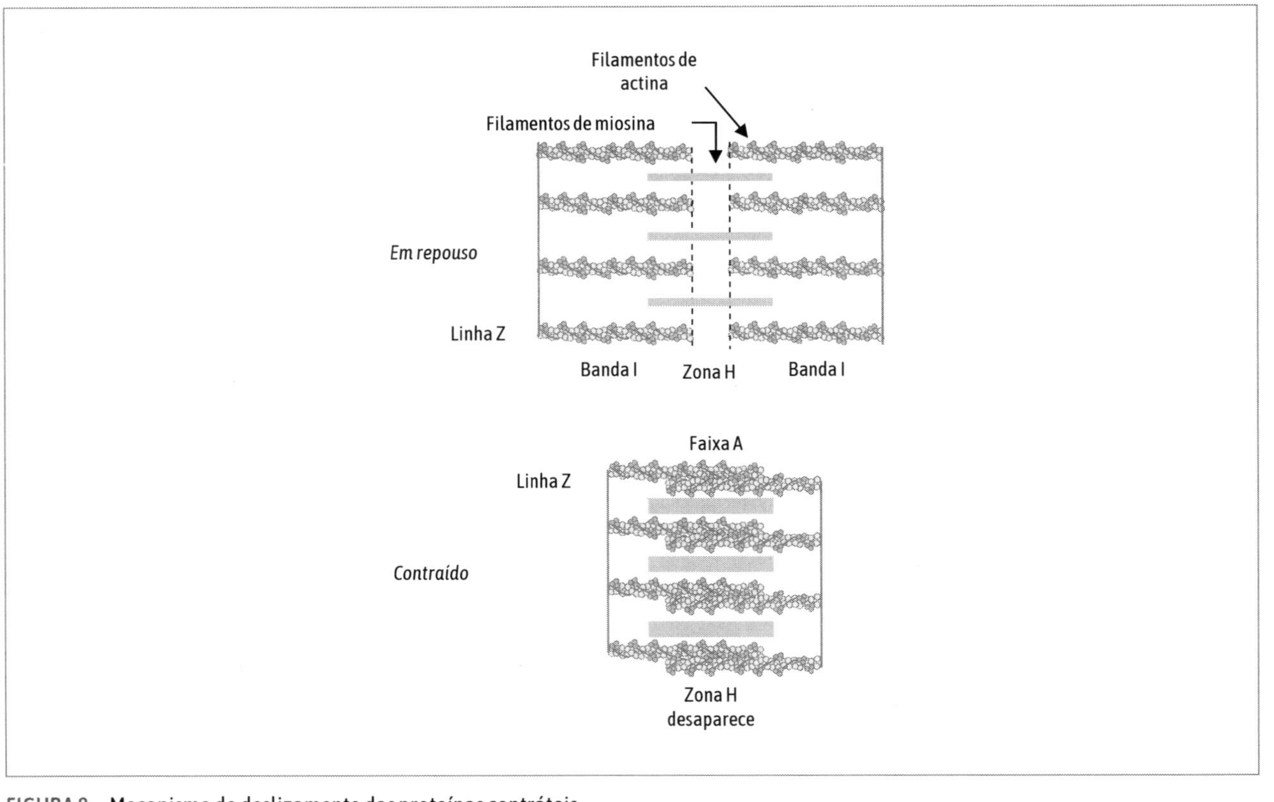

FIGURA 8 Mecanismo do deslizamento das proteínas contráteis.

Cinco milissegundos após a liberação da acetilcolina, a colinesterase, que estava localizada nas bordas da fenda sináptica, desintegra-a em ácido acético e colina.

A desintegração da acetilcolina possibilita que o sarcolema volte a ser impermeável aos cátions sódio. A bomba de sódio-potássio, progredindo em seu trabalho, expulsa o Na+ do LIC para o LEC, restabelecendo o potencial da membrana.

A partir desse ponto, o Ca++ é reposto nas cisternas do retículo sarcoplasmático por meios ativos. A saída do cálcio dessensibiliza a troponina, fazendo desaparecer as áreas ativadas da actina. Dessa maneira, conforme o ATP for progressivamente se repondo nas pontes cruzadas, e as ligações de actomiosina forem sendo desmanchadas, os filamentos de actina e miosina irão retornando à sua posição primitiva, provocando o relaxamento muscular (Figura 7).

Após um exercício muito intenso, com grande espoliação do ATP, e consequente diminuição da capacidade regeneradora desse substrato, pode-se observar que a musculatura trabalhada se torna contraída pela dificuldade de as pontes cruzadas serem recarregadas com ATP e, com isso, as ligações de actomiosina se desfazerem. O exemplo extremo desse fenômeno é observado em cadáveres que, por não terem mais o ATP, desenvolvem o *rigor mortis*, que é causado por uma ligação permanente das proteínas actina e miosina.

Unidades motoras

Como foi dito anteriormente, cada fibra muscular recebe uma terminação nervosa de motoneurônio, formando a estrutura chamada unidade motora.

Ao se comandar uma ação muscular via ativação de um neurônio, sendo o potencial excitatório adequado, todas as fibras musculares ligadas a ele se contrairão em obediência à lei do tudo ou nada.

Em contrapartida, a intensidade da ativação pode ser controlada de duas maneiras: pela variação da quantidade de unidades motoras de um mesmo músculo que são recrutadas para a realização do movimento e pela variação da frequência da descarga excitatória nervosa.

É a junção desses dois fatores que torna possível uma grande variabilidade da intensidade das ativações.

O primeiro caso terá óbvias influências sobre a intensidade da ação. Quanto mais unidades motoras se ativarem, maior será a tensão exercida pelo músculo. No segundo caso, o aumento da tensão é obtido pela chegada de um novo estímulo nervoso à fibra muscular, antes da extinção do anterior, que ocorreria em 15 milissegundos (Figura 9).

Como pode ser visto na Figura 9, se os estímulos nervosos continuarem a chegar com um intervalo inferior a 15 ms (milissegundos), surge uma intensidade bastante alta de geração de tensão que irá se transformar em tetania do músculo.

As unidades não são todas do mesmo tipo. Graças a diferentes tipos de neurônio e fibra muscular, elas apresentam diferentes características.

Os motoneurônios podem ser de dois tipos:

- *Motoneurônios fásicos*: disparam em rápidas rajadas curtas; são calibrosos e têm alta velocidade de condução; exigem uma grande diferença de potencial excitativo para entrarem em ação.
- *Motoneurônios tônicos*: aqueles que disparam lenta e continuamente; são finos e com menores velocidades de ação.

As fibras musculares também podem receber diferentes denominações conforme o tipo de referencial que se considere (Tabela 1).

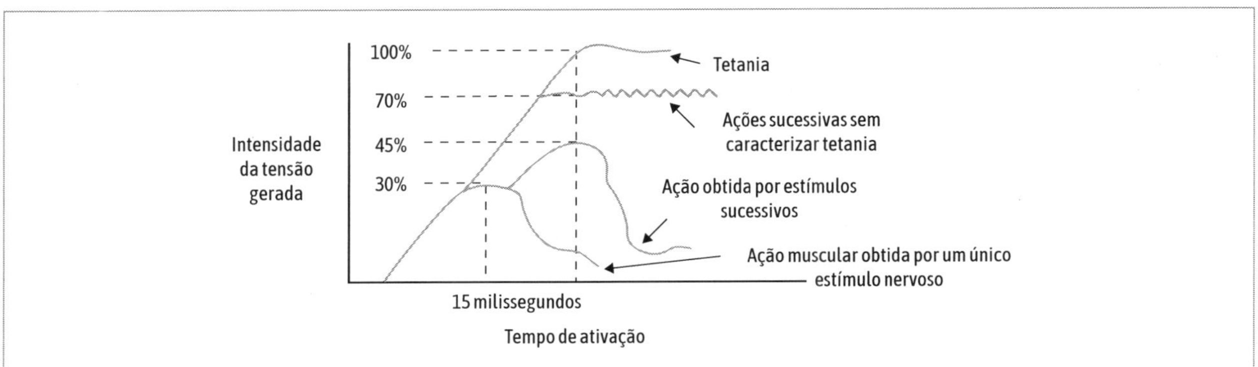

FIGURA 9 Alterações na tensão produzidas por descargas sucessivas.

TABELA 1 Tipos de fibras musculares

Unidade motora	Funcional	Fisiológica	Anatômica	Histológica
A	Contração rápida	Glicolítica rápida	Branca	II-X
B	Contração rápida	Glicolítica lenta		II-A
C	Contração lenta	Oxidativa	Vermelha	I

As fibras glicolíticas são caracterizadas por um alto nível de atividade da miosina ATP, desenvolvem ações rápidas e vigorosas e dependem, basicamente, das vias de transferência anaeróbicas para a ressíntese do ATP; são também chamadas de fibras do tipo II-X, brancas, de ação rápida, ou fásicas. As fibras oxidativas são altamente resistentes à fadiga, e seu potencial de ATP é reposto a partir da transferência de energia obtida em aerobiose; também são chamadas de fibras do tipo I, vermelhas, de ação lenta, ou tônicas.

Existe um subtipo de fibra glicolítica conhecido por glicolítica lenta, tipo II-A ou glicolítica oxidativa, que contém características intermediárias peculiares.

As propriedades fisiológicas dos distintos tipos de fibra podem ser vistas na Tabela 2, em que H e M são polímeros de desidrogenase lática dos tipos *heart* (H) e *muscle* (M).

Desses tipos de componentes, surgem três tipos básicos de unidades motoras, conforme pode ser visto no esquema da Tabela 3.

Em um mesmo músculo existirão unidades motoras dos três tipos, e suas porcentagens irão variar de acordo com a localização do músculo no corpo, hereditariedade, estado e tipo de treinamento. Como foi mostrado no Capítulo 8 ("Treinamento cardiopulmonar"), o treinamento, graças às suas características aeróbicas ou anaeróbicas, provocará hipertrofia seletiva neste ou naquele tipo de fibra, além de, hoje em dia, haver fortes evidências da adaptação de fibras glicolíticas lentas para características próximas às das fibras

TABELA 2 Características das fibras musculares

Tipo	Tempo de ativação (milissegundos)	Índice de fadiga	Tensão máxima	Velocidade de condução da membrana (milissegundos)	Desidrogenase lática	Atividade da ATPase por mg de miosina
Oxidativa	99 a 140 ms	0,8 a 1,2	4,6 a 15 g $\bar{x}$ = 12 g	2,5	H4 M0	4 nmol · min^{-1}
Glicolítica	40 a 88 ms	0,0 a 0,8	4,6 a 203,5 g $\bar{x}$ = 25 g	5,4	H0 M4	9 nmol · min^{-1}

TABELA 3 Comparação entre os três tipos de unidades motoras

Unidade motora	Característica	Motoneurônio invervador	Fibra muscular	Contração	Fadiga
A	Ativação muito rápida Muita tensão Alta fadigabilidade	Fásico	Glicolítica rápida	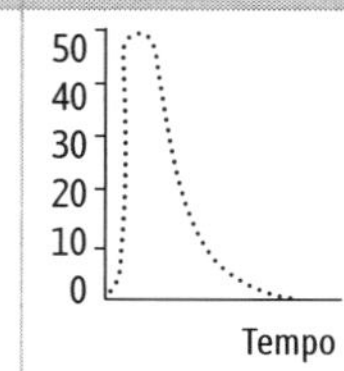	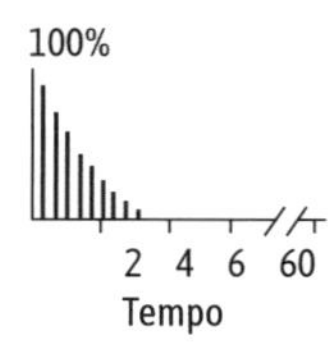
B	Ativação rápida Tensão moderada Resistente à fadiga	Fásico	Glicolítica lenta	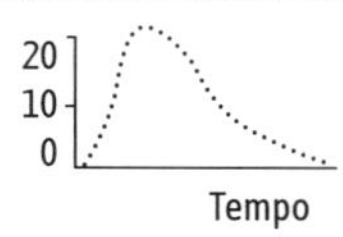	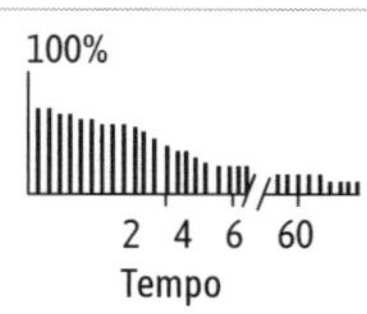
C	Ativação lenta Baixa tensão Resistente à fadiga	Tônico	Oxidativa	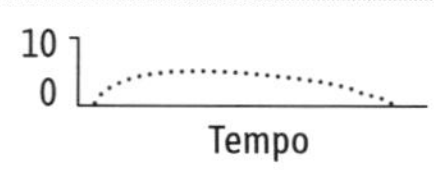	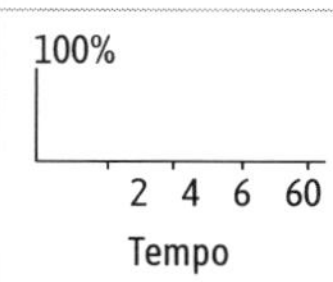

oxidativas, em virtude do treinamento aeróbico. A transformação de uma fibra em outra só é possível em experiências de laboratório, quando se troca o tipo de inervação que estimulava a célula, e o efeito neurotrófico que adequava a fibra muscular ao tipo de funcionamento do novo neurônio (tônico ou fásico).

Tipos de ação muscular

Fisicamente, força é um termo que reflete a interação entre dois ou mais corpos ou campos de força (a gravidade é exemplo de campo de força). A Primeira Lei de Newton afirma que se o somatório das forças que agem sobre um corpo for igual a zero, o corpo permanece no estado em que se encontra. A Segunda Lei de Newton, por sua vez, define que, em um corpo sujeito a inúmeras forças de forma que haja uma única resultante, essa força resultante será proporcional à massa do corpo e à aceleração neste observada. Por fim, a Terceira Lei estabelece que, para cada ação, existe uma reação de igual intensidade e sentido contrário; como tais forças agem sobre corpos diferentes, elas não se anulam (YOUNG, FREEDMAN, 2015). Assim, da relação entre a capacidade de gerar tensão muscular e a força de resistência ao movimento provocada pela carga, tem-se a força muscular e dois tipos básicos de ação muscular.

A primeira é a isométrica, caracterizada por ser realizada sem alteração do comprimento do músculo, pois a força exercida pela resistência é igual à força máxima que o músculo consegue gerar. Nesse caso, o somatório das forças é igual a zero. Então, pela primeira lei de Newton, a resistência permanece imóvel ou, caso esteja em movimento, manterá esse movimento em velocidade constante.

Essa ação provoca aumento da tensão da musculatura e a energia gasta é dissipada sob a forma de calor. Também chamada ação estática, seu nome significa *comprimento* (métrico) *constante* (iso). Na Figura 10 está demonstrado o surgimento da ativação isométrica.

O segundo tipo de ação muscular é a dinâmica, que envolve alteração do comprimento do músculo durante sua execução.

Dependendo da relação existente entre a força muscular e a resistência a ser vencida, as ações dinâmicas podem ser agrupadas em dois subtipos:

- *Concêntrica*: quando há encurtamento dos sarcômeros do músculo agonista em virtude de a força dele ser maior que a força exercida pela resistência.
- *Excêntrica*: se a força exercida pelo músculo for menor que a exercida pela resistência haverá este tipo de ação caracterizada pelo aumento do comprimento do sarcômero durante a ação. Neste caso,

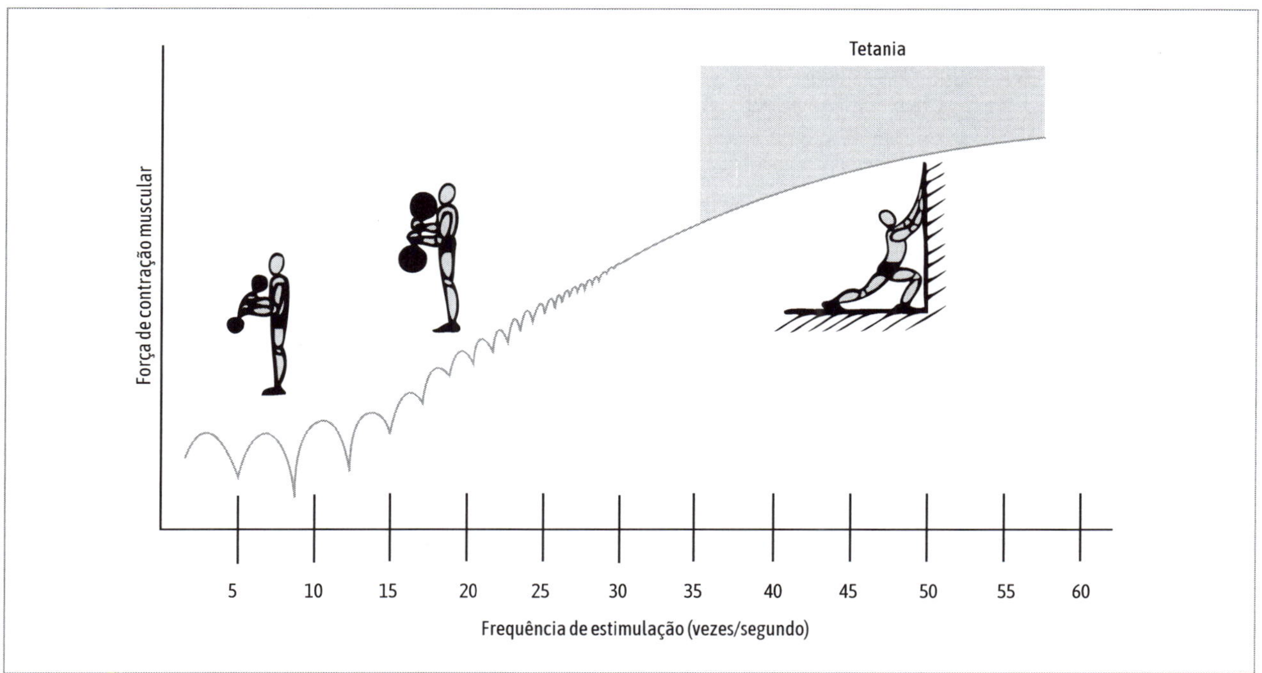

FIGURA 10 A tensão isométrica é obtida por uma tetania no músculo, que ocorre a partir de 35 estimulações por segundo.

a força muscular gerada atua como um freio para o deslocamento da força exercida pela carga.

Nos dois subtipos há ação muscular. Portanto, a fase passiva de uma ação concêntrica não é considerada uma ação excêntrica. Esta fase pode ser observada quando a musculatura se alonga ao relaxar em decorrência da ação da gravidade sobre a carga aplicada. A ação excêntrica se caracteriza por uma reação ativa a uma resistência, maior que a força máxima possível do músculo (e, nesse caso, se caracteriza uma ação excêntrica absoluta), ou quando se realiza o alongamento controlado de um músculo que sofre a aplicação de uma carga. A força da resistência, embora possa ser menor que a força máxima, é inferior à força desenvolvida no momento (ação excêntrica relativa) (Tabela 4).

Em algumas modalidades esportivas, como na natação, observa-se uma ação concêntrica peculiar, caracterizada por tensão máxima do músculo em toda a amplitude do movimento, com a resistência aumentando proporcionalmente à tentativa de incremento da sua velocidade. Em virtude desse fenômeno, a velocidade do movimento se estabiliza e a aceleração é nula, o que mantém a velocidade do movimento constante (uma vez que o somatório das forças envolvidas é igual a zero). Esses movimentos ou exercícios são chamados de isocinéticos, ou seja, movimento (cinético) constante (iso).

Para o treinamento dos movimentos isocinéticos existem máquinas que possibilitam a predeterminação da velocidade máxima angular, controlando a velocidade de execução, aumentando a resistência oferecida ao movimento se houver tentativa de aumentar a força empregada para se obter mais velocidade.

TABELA 4 Relação entre carga aplicada e tipo de contração desenvolvida

Força exercida pela carga	Movimento	Fenômeno observado	Contração muscular
Igual à força máxima gerada pelo músculo	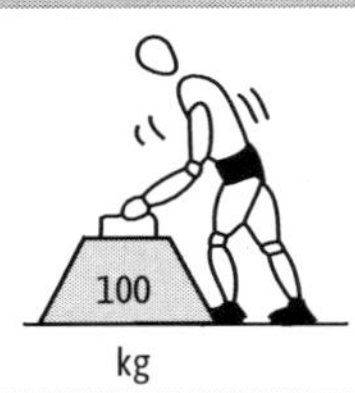	Somatório das forças é igual a zero Se o corpo estiver estático, assim permanecerá, caracterizando uma ação isométrica	Máxima
Ligeiramente inferior à força máxima gerada pelo músculo	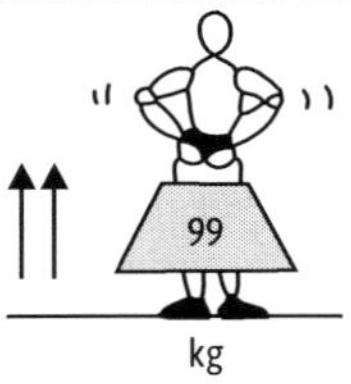	O somatório das forças é maior que zero, com a força muscular maior que a exercida pela carga Assim, ocorre uma ação concêntrica na fase ativa	Submáxima
A carga é abandonada à ação da gravidade; então, sua força é igual ao seu peso (massa x gravidade) e alonga passivamente a musculatura	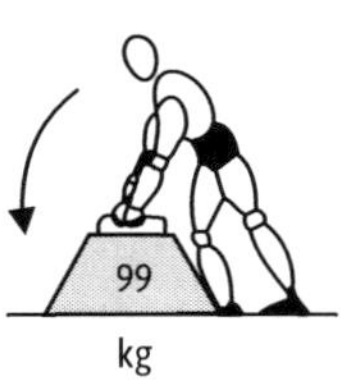	Fase passiva de ação concêntrica	Não há
Ligeiramente inferior à força muscular máxima, mas superior à força desenvolvida no movimento	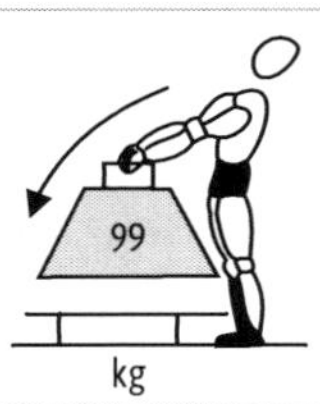	Somatório das forças é maior que zero, com a força exercida pela carga sendo maior que a força muscular. Como a força muscular está desacelerando a carga, tem-se ação excêntrica relativa	Submáxima
Superior à força máxima que o músculo consegue exercer	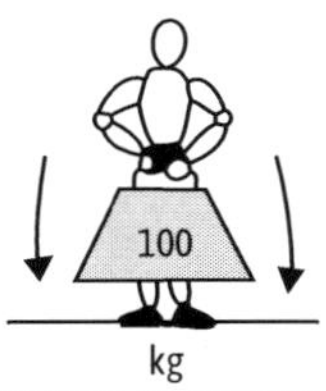	Tal qual ocorre na ação excêntrica relativa, o músculo consegue, no máximo, desacelerar a queda da carga, caracterizando ação excêntrica absoluta	Máxima

Componentes mecânicos do músculo

Ao se estudar as propriedades mecânicas dos músculos e das articulações, pode-se separar três tipos de componentes perfeitamente distintos.

Componentes elásticos

Retomam a sua forma original após o relaxamento da musculatura, sem influência de cargas externas. São, basicamente, os miofilamentos e o tecido conjuntivo.

O tecido conjuntivo é disposto, tanto em série como em paralelo, com as fibras musculares.

Durante a ação muscular, isso provoca a participação de três componentes elásticos:

- *Miofilamentos*: são os elementos contráteis fundamentais.
- *Componente elástico paralelo (CEP)*: em virtude dos tecidos conjuntivos que envolvem tanto o sarcolema (endomísio) quanto os fascículos (perimísio) ou o músculo (epimísio), como se fossem tubos de borracha.
- *Componente elástico em série (CES)*: em razão da ação do tecido conjuntivo disposto em série com as miofibrilas que, segundo Silbernagl e Despopoulos (2015), respondem por 3% do comprimento do músculo esquelético em tensão máxima e até 65% em estiramento passivo.

A inter-relação desses três componentes pode ser mais bem visualizada na Figura 11.

Ao se submeter o músculo a uma tração, esta repercutirá inicialmente sobre os CES, deformando-os quase totalmente para, somente depois, fazer-se sentir nos CEP e nos elementos contráteis. A repetição desse procedimento seguidas vezes terá um efeito de treinamento sobre os CES, tornando-os mais elásticos e com maior capacidade de estirabilidade. Esse tipo de procedimento fará com que os CES passem a atuar, cada vez mais, como amortecedores das cargas externas sobre os elementos contráteis ou da força exercida por esses elementos sobre o meio ambiente. Trabalhos de flexionamento que priorizem a aquisição da elasticidade produzirão o efeito descrito.

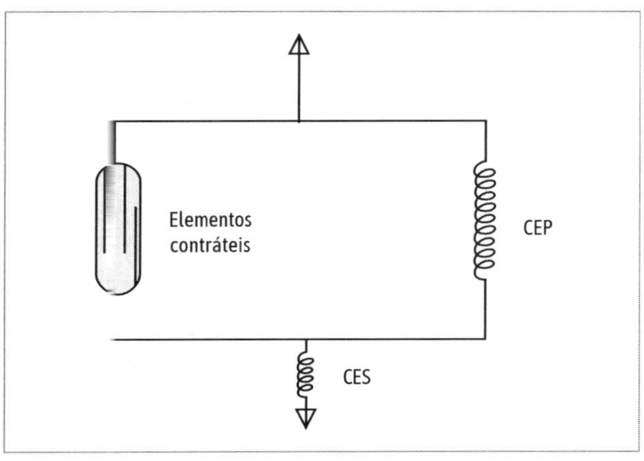

FIGURA 11 Modelo mecânico do músculo.
Fonte: adaptada de Silbernagl e Despopoulos, 2015.

Pode-se ilustrar esse fenômeno ao observar um atleta que realiza atuações esportivas baseadas na força explosiva e na flexibilidade. Considere que, para treinar esta última qualidade física, inadvertidamente seu treinador escolha um método de flexionamento que atue prioritariamente sobre a elasticidade muscular, como o método ativo, por exemplo. Em função do treinamento desenvolvido, os CES desse atleta ficarão cada vez mais elásticos; portanto, com maior capacidade de estirabilidade (propriedade de um músculo alongar-se).

Na hora da atuação, quando a musculatura agir explosivamente para realizar o gesto esportivo específico da modalidade, a força exercida não atuará de forma direta sobre o implemento (disco, peso, dardo) ou sobre o apoio (para um salto, uma partida de bloco), mas sim sobre os CES. Assim, tal força será transferida para o implemento ou para o apoio somente quando os CES estiverem quase totalmente estirados. Contudo, agora, não mais de maneira explosiva, mas elástica, comprometendo sobremaneira a eficácia do movimento.

Componentes plásticos

São aqueles que não retomam a forma original depois de cessada a ação, se não houver influência de carga externa. Dividem-se basicamente em:

- mitocôndrias (30% a 35% de volume muscular);
- retículo e sistema tubular (5% do volume muscular);
- ligamentos (tecido conjuntivo existente nas articulações);
- disco intervertebral.

Ao se realizar o estiramento de um músculo com a consequente mobilização da articulação anexa, provoca-se uma deformação dos componentes plásticos opostos ao movimento que permanece mesmo quando cessa a aplicação da carga.

De manhã cedo, quando se espreguiça, na verdade o que se está fazendo é uma deformação dos componentes plásticos, conduzindo-os à sua forma original pela ação da gravidade, atuando em outro sentido diferente do observado durante o dia quando a pessoa está em pé. Essa deformação dos componentes plásticos é que irá possibilitar a realização dos movimentos corriqueiros sem o risco de distensões.

Aliás, esse espreguiçamento ao acordar deve ser enfatizado e bem realizado em razão de sua ação preventiva sobre as lesões.

Deve-se ressaltar que, quando houver necessidade de realização de uma ação muscular em toda a amplitude do arco articular e/ou em velocidade, convém que, previamente, execute-se o mesmo movimento de maneira lenta e gradual para possibilitar a desejável deformação dos componentes plásticos envolvidos. Dessa maneira, evita-se que durante a ação se despenda energia para provocar essa deformação além da que está sendo consumida na execução do movimento.

Outro fator a ser considerado é que os componentes plásticos têm um tempo de reação maior do que os componentes elásticos e, se submetidos a tensões bruscas e violentas, poderão se lesionar, caso não estejam com a forma conveniente à ação da carga.

Componentes inextensíveis

Esses componentes são aqueles que não trabalham quando submetidos à ação de forças longitudinais. Por mais intensas que estas sejam, não provocam deformações.

Estruturalmente, são os ossos e os tendões. Os primeiros, estruturas rígidas, não trabalham sob a influência de tensões ou trações longitudinais e somente apresentam um pequeno momento flexor se submetidos a forças transversais. Níveis de força mais intensos provocarão fraturas ósseas.

Já os tendões, embora sejam estruturas parcialmente resistentes às trações em virtude do alinhamento dos fascículos colágenos uns com os outros e com a linha de tração, modificam sua posição se submetidos a pressões ou forças transversais, fato que lhes confere maior grau de resistência às lesões.

Por sua parcial inextensibilidade, os tendões não são passíveis de treinamento que vise a melhorar a flexibilidade. Esse tipo de trabalho terá efeito sobre os componentes plásticos e elásticos, inclusive o tecido conjuntivo que existe entre o tendão e o músculo (os CES).

Assim, tem-se que os tendões não são passíveis de alongamento, os ligamentos adaptam-se a ele, não retornando ao formato original (componente plástico) (DANTAS, 2018). A fáscia muscular é um tecido conjuntivo viscoelástico que envolve as fibras musculares. Ela pode ser alongada e retornar ao seu comprimento normal após um período de latência, sendo capaz de, com o treinamento, tornar-se mais flexível que as próprias fibras musculares (GONZALEZ et al., 2018).

AUTOAVALIAÇÃO

1. A unidade motora mais rápida é caracterizada por ter motoneurônio e fibra muscular, respectivamente:
   ( ) Fásico/oxidativa
   ( ) Fásico/glicolítica rápida
   ( ) Tônico/oxidativa
   ( ) Fásico/glicolítica lenta
2. A unidade motora mais resistente é caracterizada por ter motoneurônio e fibra muscular, respectivamente:
   ( ) Fásico/oxidativa
   ( ) Fásico/glicolítica rápida
   ( ) Tônico/oxidativa
   ( ) Fásico/glicolítica lenta
3. No sarcômero, a linha "Z" pode ser caracterizada como uma estrutura que:
   ( ) É constituída de filamentos de miosina
   ( ) É a faixa "A" na qual existem exclusivamente filamentos de miosina
   ( ) Prende-se ao sistema tubular e ao envoltório conjuntivo do músculo e a ela se prendem as proteínas contráteis
   ( ) É composta apenas de filamentos de actina, troponina e tropomiosina
4. No sarcômero, a faixa "A" pode ser caracterizada como uma estrutura que:
   ( ) É constituída de filamentos de miosina
   ( ) É a linha "Z" na qual existem exclusivamente filamentos de miosina
   ( ) Prende-se ao sistema tubular e ao envoltório conjuntivo do músculo e a ela se prendem as proteínas contráteis
   ( ) É composta de filamentos de miosina, actina, troponina e tropomiosina
5. A fibra muscular tipo "I" também pode ser chamada de:
   ( ) Glicolítica rápida
   ( ) Glicolítica lenta
   ( ) Oxidativa
   ( ) Intermediária
6. Numere na ordem de ocorrência os fenômenos desencadeadores da ativação muscular:
   ( ) A acetilcolina modifica a permeabilidade dos poros da membrana da célula muscular

( ) Há segregação da acetilcolina pelo botão terminal da placa motora
( ) A energia liberada provoca a curvatura da meromiosina pesada
( ) O estímulo nervoso efetor chega na junção neuromuscular (placa motora)
( ) Em razão do novo equilíbrio LIC\LEC, a membrana da célula muscular se despolariza, tornando-se eletropositiva na face interna
( ) O Ca se liga à troponina
( ) A miosina ATPase, em contato com íons Mg, hidrolisa o ATP
( ) A modificação de posição da tropomiosina revela locais da actina que contêm moléculas de ADP (os locais ativos)
( ) Há uma brusca invasão de átomos de Na no LIC
( ) A dobradiça da miosina, ao se curvar, arrasta a molécula de actina que está presa a ela
( ) A miosina se liga à actina, formando a actomiosina
( ) O Ca é expulso das cisternas de cálcio (do retículo sarcoplasmático) pelo novo potencial da membrana
( ) O ATP, ao ser hidrolisado, decompõe-se em ADP, P_i e libera cerca de 7 kJ de energia
( ) Em virtude da chegada do Ca, a troponina gira o complexo troponina-actina-tropomiosina
( ) O ATP que existe na extremidade da miosina é atraído pelo local ativo da actina A

REFERÊNCIAS

1. DANTAS, E.H.M. *Alongamento e flexionamento*. 6.ed. Barueri, Manole, 2018.
2. DEOGENOV, V.A.; LUZHKOV, A.G.; KAKURIS, K.K.; FEDERENKO, Y.F. Muscle calcium metabolic effects of hypokinesia in physically healthy subjects. *Biological Trace Element Research*, v. 138, n. 1-3, p. 116-24, 2010.
3. GONZALEZ C.A.A.; DRISCOLL, M.; SCHLEIP, R.; WEARING, S. et al. Frontiers in fascia research. *Journal of Bodywork and Movement Therapies*, v. 22, n. 4, p. 873-80, 2018.
4. MYERS, T.W. *Trilhos anatômicos*. 3.ed. Barueri, Manole, 2017.
5. SILBERNAGL, S.; DESPOPOULOS, A. *Color Atlas of Physiology*. 7.ed. New York, Thieme, 2015.
6. YOUNG, H.D. FREEDMAN, R.A. *Sears & Zemansky: Física I – Mecânica*. 14.ed. São Paulo, Addison Wesley, 2015.

CAPÍTULO 10

Treinamento neuromuscular: qualidades físicas

Estélio Henrique Martin Dantas
Eder Benício Ramos Lima
Mario Cezar de Souza Costa Conceição
Renato Ramos Coelho
Carlos Alberto Sposito de Araujo

OBJETIVOS DE ESTUDO

- Conhecer as qualidades físicas treináveis.

INTRODUÇÃO

O trabalho de preparação neuromuscular terá, sobre as fibras musculares, os seguintes efeitos: aumento nas concentrações de creatina muscular (39%), PCr (22%), ATP (18%) e glicogênio (66%); aumento nas atividades glicolíticas (fosfofrutoquinase ou PFK, lactato desidrogenase ou LDH, fosforilase muscular e hexoquinase); redução no volume relativo de mitocôndrias, em virtude do aumento no tamanho das miofibrilas e no volume sarcoplasmático; hipertrofia seletiva das fibras brancas (II-A e II-X); e adaptações no sistema nervoso, incluindo modificações no padrão de recrutamento e na sincronização das unidades motoras (FOSS, KETEYIAN, 2000).

A especificidade do treinamento, baseado na escolha das qualidades físicas treináveis, influenciará a intensidade destas e de outras adaptações nas fibras musculares, adequando-as ao tipo de atuação esportiva.

VELOCIDADE DE MOVIMENTO

A velocidade de movimento é uma habilidade motora e, como tal, preponderantemente dependente do determinismo genético (Figura 1).

Pode-se considerar a velocidade de movimento dependente de três fatores:

- amplitude do movimento;
- força do grupo muscular empregado;
- eficiência do sistema neuromotor.

Cada um desses fatores, ao preponderar sobre os demais, fará com que essa qualidade física se expresse de maneira própria na prática esportiva.

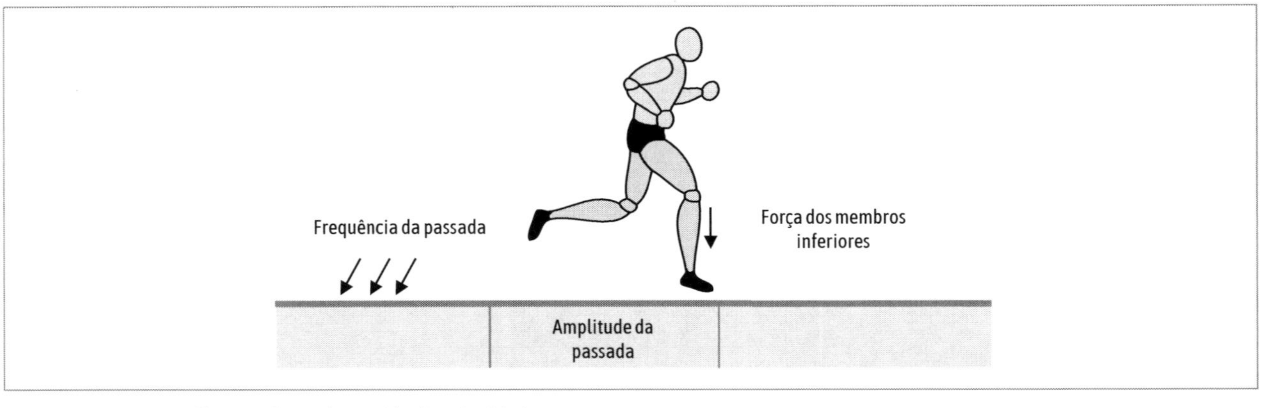

FIGURA 1 Fatores influenciadores da corrida de velocidade.

Ao preponderar a amplitude do movimento, ter-se-á a velocidade produzindo deslocamento por intermédio da repetição de movimentos cíclicos de membros, como observado na natação ou nas corridas.

O predomínio do aspecto força do grupo muscular poderá ser observado nas atuações esportivas que exigem força explosiva, como chutes do futebol, socos do boxe, cortadas do vôlei, movimentos de ginástica olímpica e levantamento de pesos, entre outros exemplos.

Por fim, o sistema sensoriomotor será mais importante nas expressões da velocidade em que se observa previamente a velocidade de reação e nas quais os outros aspectos são secundários em relação à rapidez de execução. Isso pode ser observado nas paradas de esgrima, nas defesas do caratê ou na colocação das mãos para a recepção de um saque de vôlei.

A eficiência do sistema sensoriomotor, desde a velocidade de condução do motoneurônio, passando por sua preponderância fásica, até a existência de um alto percentual de fibras glicolíticas rápidas, dependerá, fundamentalmente, da predisposição genética da pessoa, o que torna muito difícil conferir velocidade a quem não a apresente de maneira inata. No entanto, como foi visto anteriormente, há hipertrofia seletiva das fibras musculares em razão da especificidade do treinamento. Ela também provoca aumento da frequência da descarga neuronal, bem como adaptação das fibras glicolíticas lentas, tornando-as de comportamento semelhante às rápidas.

Grosser et al. (1989) caracterizam a treinabilidade da velocidade em função de: velocidade do estímulo no sistema nervoso; coordenação intramuscular, intermuscular e automatização do movimento; relação entre as fibras musculares rápidas (FT) e lentas (ST); viscosidade do músculo; reservas de ATP, PCr e ação das enzimas; e características antropométricas.

- *Velocidade do estímulo no sistema nervoso*: está fixada geneticamente (fibras nervosas motoras de via eferente: 30 m/s a 120 m/s; fibras nervosas sensoriais das vias aferentes, 1 m/s a 120 m/s) e determina, por isso, o tempo mínimo de reação. Exis em várias pesquisas sobre a velocidade e também sobre os tempos de reação a partir de sinais acústicos e ópticos. O treinamento consegue melhora de 10% a 15% para as reações acústicas simples e de 30% a 40% para as reações discriminadas, porém mais no sentido de maior estabilidade nas repetições do rendimento óptico do que de melhora da velocidade.
- *Coordenação intramuscular, intermuscular e automatização do movimento*: todos eles são fatores de influência nervosa, que alcançam e mantêm suas propriedades, apenas quando os tempos destinados à atividade e ao repouso são ótimos.
- *Relação entre as FT e ST*: é relevante para o rendimento e determinada geneticamente. O treinamento da condição física não pode converter as fibras ST em FT.
- *Viscosidade do músculo*: influi em sua velocidade de ativação. A viscosidade, por sua vez, depende de sua reserva de ATP (função ressintetizadora do ATP), da hiperacidez e do calor. Assim se entendem os enrijecimentos do músculo depois de grandes esforços de velocidade e a temperatura muscular baixa.
- *Reservas de ATP, PCr e ação das enzimas*: encarregadas da degradação e ressintetização do fosfato, têm importância decisiva para a velocidade. O rendimento máximo da velocidade é devido, nos primeiros segundos, à degradação do fosfato. Em seguida, recorre-se à glicólise anaeróbica como maneira de aporte energético até alcançar seu teto a 18 segundos, por efeito do freio do lactato acumulado. A regeneração do fosfato requer de um e meio a dois minutos. Para eliminar aproximadamente 50% do lactato, necessita-se de 15 minutos. Desse processo energético podem-se derivar os tempos específicos para cargas e descansos no treinamento da velocidade.
- *Características antropométricas*: exercem influência não pouco importante para a amplitude e a frequência do movimento. Apesar de o treinamento não poder modificá-las, necessitaremos delas nos diagnósticos biomecânicos.

Antes de realizar o treinamento da velocidade propriamente dito, o treinador deve preocupar-se com o treino de quatro componentes: sistema de transferência energética anaeróbica alática, como foi visto na preparação cardiopulmonar; amplitude do movimento; diminuição da resistência mecânica por meio de exercícios de alongamento; e capacidade de gerar tensão muscular, por meio de procedimentos da preparação neuromuscular.

Após a melhora dos fatores coadjuvantes deverá se iniciar o treinamento da velocidade propriamente dito. Consiste na execução do movimento considerado com o máximo de rapidez possível, alternado com pausas que possibilitem a recuperação metabólica. A mobilização psíquica é de grande importância nesse momento, podendo o atleta ser auxiliado por influências externas, visando a "aprender" a realizar o gesto com mais velocidade. Por exemplo, um corredor pode correr a favor do vento ou em uma pista em ligeiro declive para ver se aumenta a frequência de suas passadas; um ginasta pode receber o impulso extra de um trampolim para facilitar a execução de um movimento da ginástica de solo.

A aprendizagem motora se dá a partir da execução repetida de movimentos voluntários com origem no córtex motor. À medida que o movimento é aprendido e automatizado, e dependendo de sua complexidade, sua imagem motora é armazenada em núcleos da base e no cerebelo e o controle da sua execução passa para níveis mais baixos de controle motor (tronco cerebral e medula espinal), cabendo ao córtex apenas iniciar o movimento (RIEMANN, LEPHART, 2002). Assim, o aperfeiçoamento da imagem motora e seu reforço em relação aos diferentes níveis de controle motor propiciará a melhoria da transmissão dos impulsos nervosos aos músculos objetivos e deverá ser sempre perseguido, visando-se a obter melhor coordenação motora e absoluto automatismo do gesto específico. O treino técnico é, portanto, bastante importante para o desenvolvimento da velocidade.

O gesto esportivo deve ser repetido exaustivamente, procurando-se obter o máximo de precisão e coordenação, consumindo o menor tempo possível.

Outro fator que auxilia no desenvolvimento da velocidade é o treinamento com colete lastrado. Por sobrecarregar o atleta durante os treinamentos, possibilita que ele tenha melhor resultado ao retirá-lo durante as atuações esportivas. No entanto, sempre que o uso do colete interferir nas características técnicas do esporte, convém que seu uso seja evitado, pois poderá tornar-se contraproducente.

FORÇA DINÂMICA

Chamam-se utilizações da força dinâmica aquelas em que, durante o movimento, a intensidade da força resistência a ser vencida é o fator determinante, não a velocidade de execução.

A força dinâmica manifesta-se de duas maneiras:

- *força absoluta*: valor máximo de força realizada em determinada interação;
- *força relativa*: quociente entre a força absoluta e a massa corporal de uma pessoa.

A força absoluta não corresponde à força máxima (que seria o limite máximo de interação em função da produção de tensão de um músculo) por haver uma reserva de força não mobilizável volitivamente, conforme mostra a Figura 2.

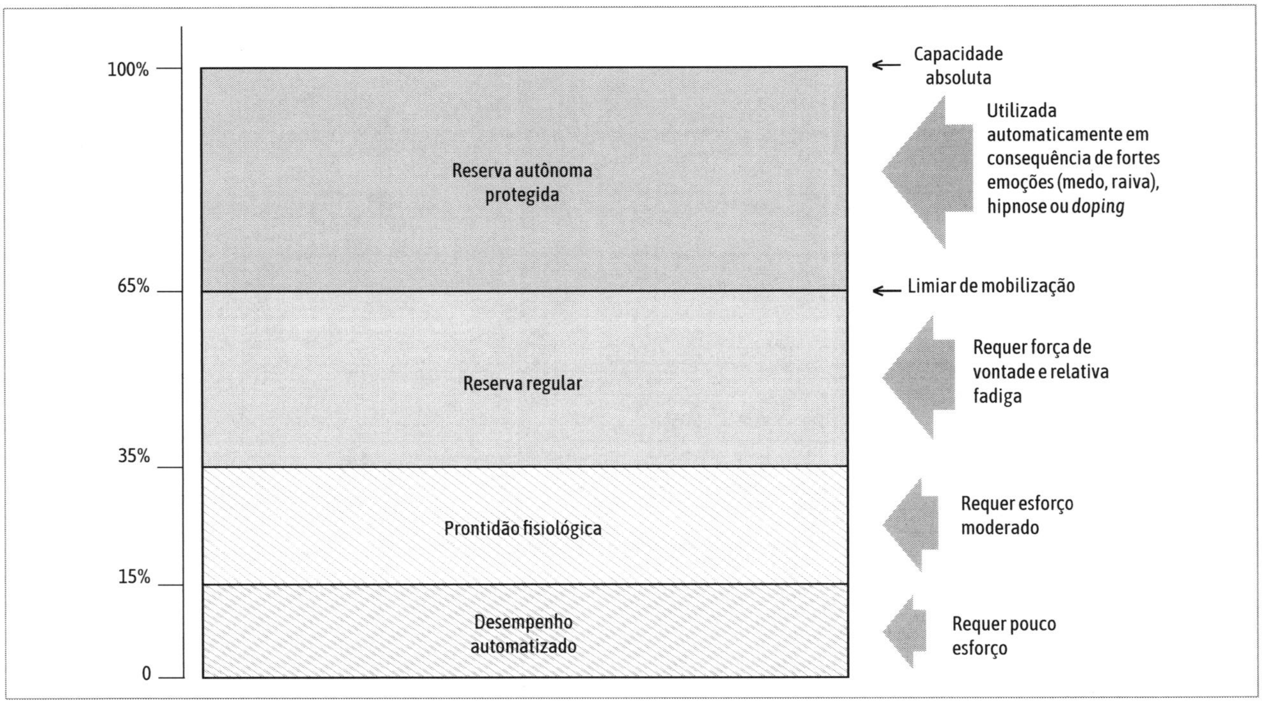

FIGURA 2 Utilização das reservas de força.
Fonte: adaptada de Weineck, 2003.

A tensão gerada por um músculo será proporcional à sua seção transversa, além de influenciada pelo sexo e pela idade. Por cada cm^2 de seção transversa, o homem e a mulher têm aproximadamente a mesma capacidade de exercer tensão (homem: 6,7 kg ± 1,0 kg; mulher: 6,3 kg ± 0,9 kg). No entanto, o homem, por apresentar maior volume muscular, terá em média 20% mais capacidade de gerar tensão que a mulher (Figura 3).

A diferença a favor dos homens é devida à ação dos hormônios androgênicos que exercem importante papel no metabolismo das proteínas, tornando possível a obtenção de maiores massas musculares.

Assim, o aumento da capacidade de gerar tensão será obtido, fundamentalmente, por meio do aumento da seção transversa do músculo: a hipertrofia muscular. No entanto, no início do trabalho, o ganho ocorrerá graças às adaptações neuromusculares que possibilitarão melhor sincronização da atividade das fibras musculares e sua mobilização.

Sobre esse assunto, Weineck apud Zaciorskij e Kraemer (1995) ensina:

> Os aspectos coordenativos desempenham um importante papel para gerar tensão e interagir, via força máxima, a ser desenvolvida. Para a tensão em ações estáticas é decisiva, principalmente, a coordenação intramuscular – ela se refere à coordenação e à capacidade de inervação dentro de um músculo. A graduação de tensão é variável por meio da quantidade de unidades motoras ativadas, assim como pela frequência e sincronização dos impulsos nervosos que ativam as unidades motoras. Em repouso, sua frequência por segundo é de cerca de 5 a 6 Hz (Hertz; ciclos por segundo); sob tensão máxima, 35 a 40 Hz. Na região entre 20% e 80% da tensão máxima, a regulação tem o maior significado, por intermédio da inclusão de uma quantidade diferente de unidades motoras. Nas tensões musculares máximas, a sincronização da atividade das unidades motoras também desempenha um importante papel: nas pessoas não treinadas, geralmente são sincronizados cerca de 80% dos impulsos que chegam; enquanto, nos esportistas treinados, este índice pode alcançar quase 90%.

Weineck diz ainda que:

> No decorrer de um treinamento com cargas, pelo fenômeno da sincronização, podem ser empregadas cada vez mais fibras musculares de uma mesma unidade motora para o desenvolvimento da tensão máxima

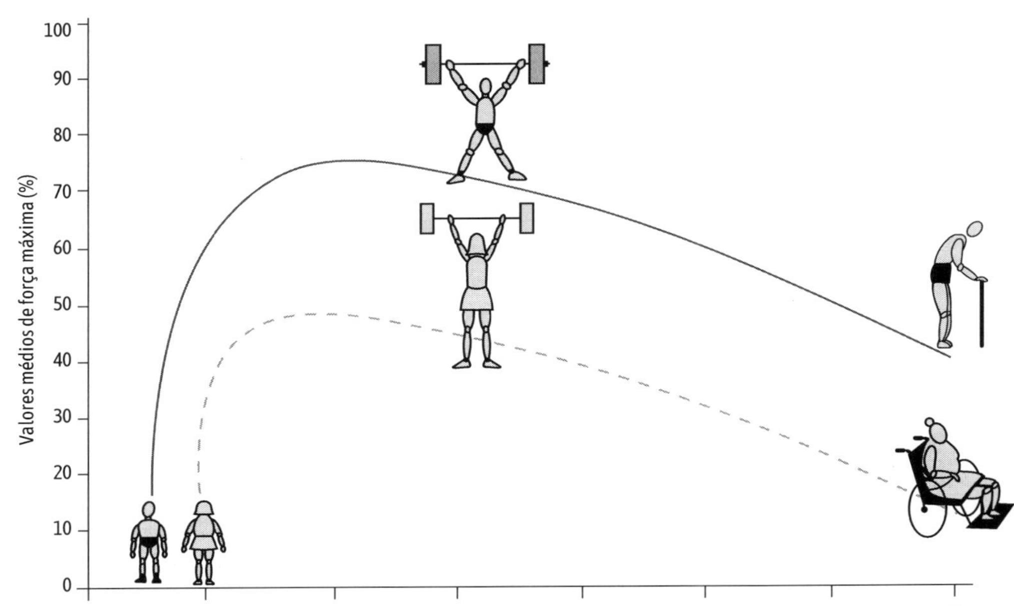

FIGURA 3 Comparação entre a tensão gerada por homens e mulheres com o passar dos anos.
Fonte: adaptada de Hollmann e Hettinger, 2005.

isométrica. No primeiro estágio do treinamento, o aumento deve ser atribuído à melhora da inervação intramuscular, isto é, em uma ação máxima mais fibras musculares podem ser recrutadas.

Na sequência do treinamento ocorre, então, aumento da capacidade de gerar tensão pelo aumento da seção transversal da fibra muscular e, assim também, no músculo todo.

Um trabalho de condicionamento neuromuscular em atletas treinados possibilita a sincronização de 90% dos impulsos motores, ao passo que nos destreinados não se alcançam nem 80% dos impulsos.

Se o objetivo é obter melhor recrutamento das unidades motoras, deve-se trabalhar de modo a provocar uma grande exigência sobre elas. Dessa maneira, o treinamento com cargas deve ser de grande intensidade e, consequentemente, de pouco volume.

Os trabalhos realizados utilizando as ações excêntricas absolutas, por seu alto grau de exigência sobre a musculatura, são os mais eficazes para o desenvolvimento da tensão. Essa afirmativa pode ser corroborada pela Figura 4.

O treinamento com utilização de ações excêntricas absolutas não deve empregar cargas muito superiores às utilizadas nas concêntricas máximas. Recomenda-se a utilização de cargas 10% maiores, por serem capazes de suplantar a diferença na geração de força entre esses dois tipos de ação, sem chegar a representar um estímulo capaz de lesionar o sistema osteomusculoarticular.

O outro fator básico de aumento da capacidade de gerar tensão, além do aumento da frequência e sincronização dos impulsos nervosos, é a hipertrofia muscular, que se divide em:

- *Aguda*: ocorre imediatamente após o exercício e tem pequena duração, consistindo no edemaciamento do músculo por acúmulo de catabólitos e exsudatos da ativação muscular.
- *Crônica*: surge em função da continuidade do treinamento, em decorrência da anabolização de proteínas contráteis ou aumento das organelas da fibra muscular (mitocôndrias, ribossomos etc.).
- *Actomiosínica*: devida à anabolização das proteínas, em especial da actina e da miosina.

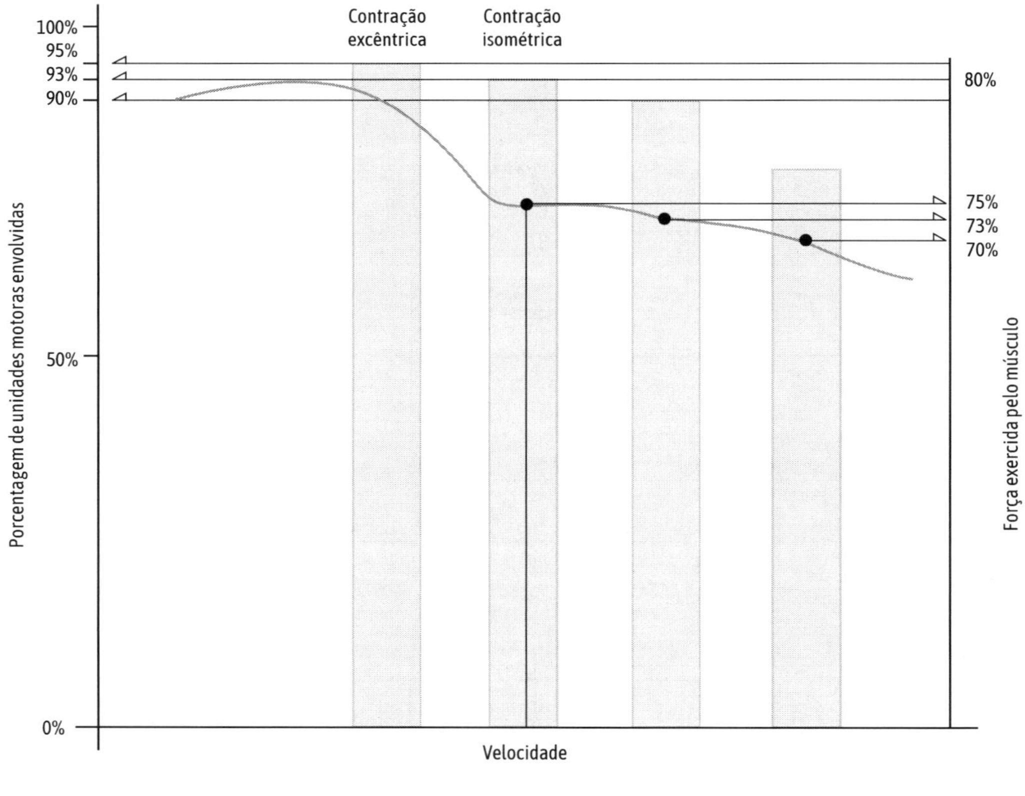

FIGURA 4 Influência da velocidade de execução de ações musculares máximas na quantidade total de tensão gerada, na quantidade de fibras musculares recrutadas e na frequência de estimulação nervosa (quantidade de unidades motoras envolvidas).

- *Sarcoplasmática*: surge em função do aumento das substâncias existentes dentro do sarcoplasma, tais como organelas, glicogênio, triglicerídeos etc.

A hipertrofia aguda relaciona-se com a sarcoplasmática; a hipertrofia crônica com a actomiosínica e a sarcoplasmática.

Para efeito de treinamento, irá interessar a hipertrofia crônica. Se o objetivo for o aumento da capacidade de gerar tensão muscular, será buscada a hipertrofia actomiosínica, que é obtida com cargas mais intensas e maiores velocidades de execução; a hipertrofia sarcoplasmática será maior quanto mais duração tiverem os exercícios realizados.

A hipertrofia actomiosínica ocorre em função do ácido desoxirribonucleico (DNA), como no esquema apresentado na Figura 5.

Convém ressaltar que, em função do treinamento, a existência de núcleos dentro da célula muscular cresce cerca de 50%.

Experimentos realizados por Worobjex, citado por Wazny (1975), relatam melhoria acentuada da força em atletas submetidos à radiação ultravioleta. Em comparação com atletas que não recebiam a exposição adequada a essa radiação, após seis macrociclos de trabalho os primeiros apresentaram superioridade aproximada de 15% em ganho de capacidade de gerar força, utilizando o mesmo treinamento.

Em nosso país existe uma boa dosagem de raios ultravioletas na luz solar até as 11h da manhã. Para usufruir desse benefício basta expor o atleta ao ar livre. No entanto, em cidades perto do nível do mar e com ar poluído nos meses de inverno e outono, a radiação ultravioleta que chega à Terra pode diminuir em até 40%, exigindo o uso de lâmpadas dessa radiação para fornecer ao atleta a quantidade mínima necessária.

Concluindo o estudo da força dinâmica, pode-se visualizar a influência da hipertrofia e da melhora da adaptação neural na Figura 6, além do uso de esteroides anabolizantes.

FORÇA EXPLOSIVA

Talvez sejam a força explosiva, juntamente com as resistências aeróbica e anaeróbica, as qualidades físicas mais importantes para a prática esportiva.

Esse parâmetro, que tem relação com a potência (P) durante uma interação, está em função da velocidade (V) de execução do movimento e da força (F) exercida pelo músculo considerado contra uma resistência. Alternativamente, a potência também pode ser calculada na relação do trabalho (W) realizado em função do tempo (t) necessário.

$$P = F\ .\ V;\ W = F\ .\ d;\ P = W/t$$

A força explosiva pode caracterizar-se pelo predomínio da força exercida, como nos levantamentos olímpicos; por equilíbrio entre essas duas componentes, como observado no arremesso de peso; ou pela prevalência da velocidade constatada em diversos gestos esportivos, como a cortada do vôlei.

O desenvolvimento da força explosiva pode ser feito de duas maneiras:

- *Método direto*: por meio do trabalho com a maior carga possível capaz de ser manipulada sem provocar perda da velocidade.
- *Método indireto*: quando se treina inicialmente a força dinâmica e em seguida a velocidade de movimento.

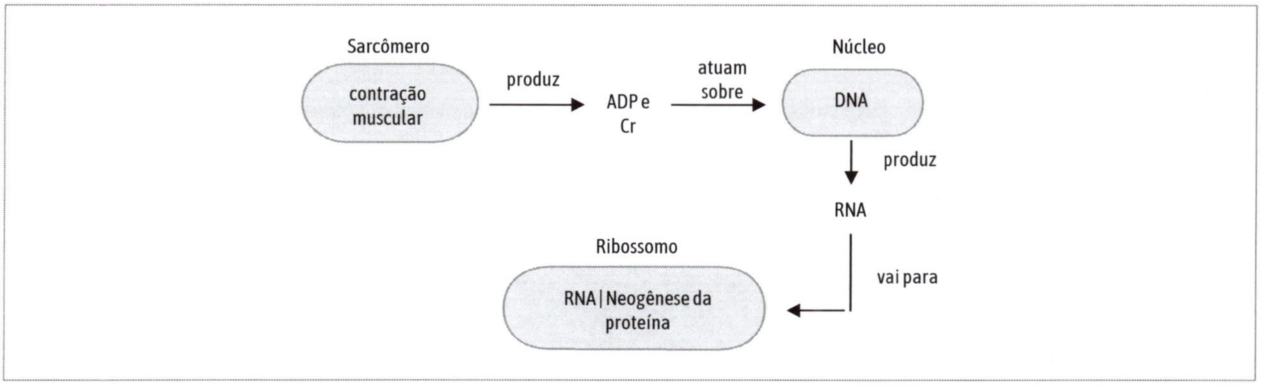

FIGURA 5 Hipertrofia actomiosínica em função do ácido desoxirribonucleico (DNA).
ADP: difosfato de adenosina; Cr: creatinina.

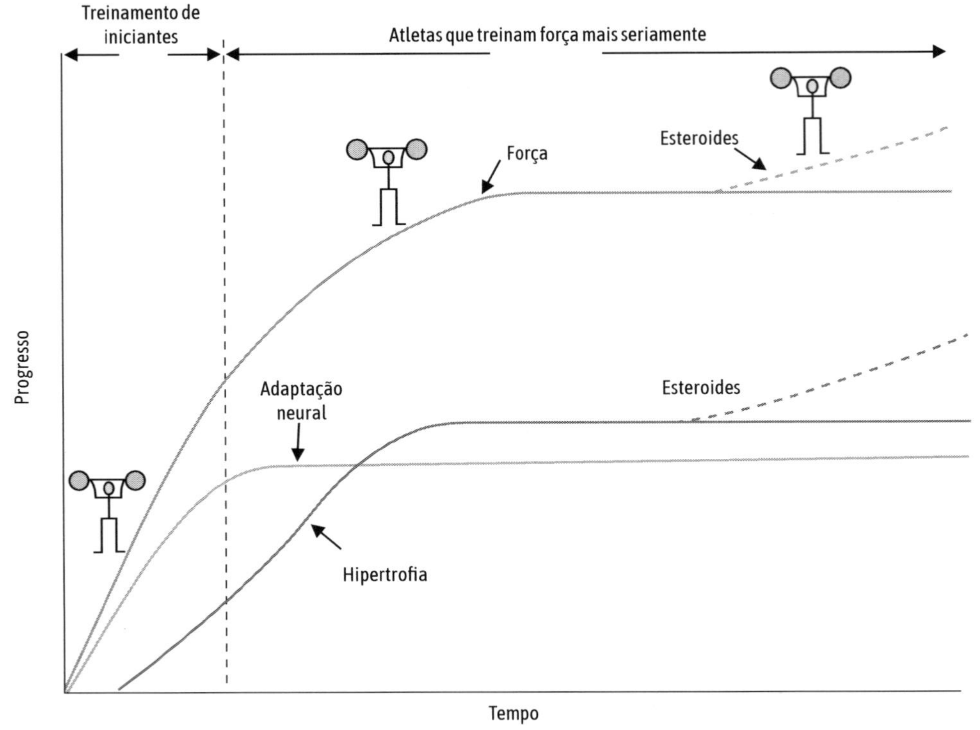

FIGURA 6 Comparação entre a contribuição da hipertrofia, da adaptação neural e do uso de esteroides em iniciantes e atletas de alto rendimento.
Fonte: adaptada de Komi, 1993.

O método direto possibilita a aquisição de força explosiva mais rapidamente, ao passo que o indireto propicia a obtenção de níveis superiores dessa qualidade física.

O esquema ideal de treinamento seria, portanto, conferir ao atleta um patamar ótimo de condicionamento por meio de métodos indiretos e, posteriormente, aperfeiçoar a força explosiva por intermédio de treinamento direto.

A realização de exercícios com relativamente pouca carga e muita rapidez de execução é recomendável para o desenvolvimento da velocidade, por dois motivos: a grande quantidade de repetições que a pouca quilagem possibilita; e o fato de a grande aceleração no início do movimento tornar disponível, durante sua fase de maior esforço, um momento de inércia que possibilite suplantá-la sem maiores esforços.

Na Figura 7 é apresentado um exemplo da variação de possibilidades de aplicação de força ao longo de um arco articular para fazer frente a imposições biomecânicas do movimento.

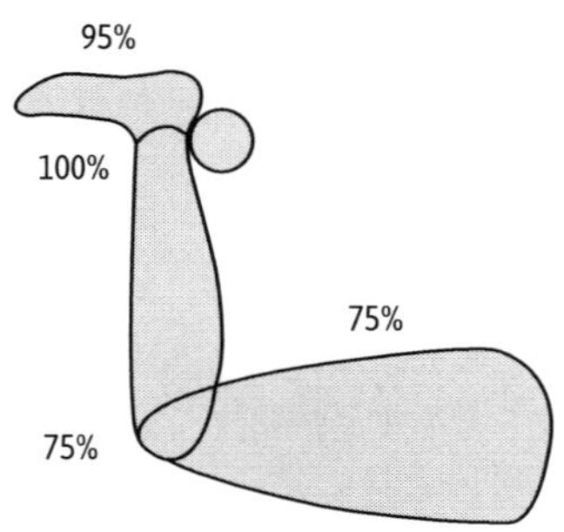

FIGURA 7 Porcentagem aproximada de força máxima em diferentes ângulos da flexão de joelho.

FORÇA ESTÁTICA

Embora não receba a mesma atenção que no passado, a força estática é importantíssima em esportes como a ginástica artística e outros nos quais há relevância do componente isométrico das ações dinâmicas e a ação de estabilização dos grupos musculares, como o judô e o iatismo.

Como foi dito anteriormente, a ação isométrica caracteriza-se por um somatório de forças igual a zero, ocorrendo sem que se produza movimento. O que torna isso possível é a deformação dos CES, que absorve a força gerada durante a ativação das miofibrilas (Figura 8).

Os trabalhos de força isométrica têm vantagens e desvantagens sobre os trabalhos dinâmicos:

- Vantagens
  - não necessitam de material específico, podendo ser realizados utilizando-se uma toalha ou uma parede;
  - oferecem execução simples;
  - os erros de execução acarretam menos risco de lesões musculares;
  - pode-se trabalhar grupos musculares específicos, inclusive em ângulos escolhidos;
  - requerem pouco tempo para o treinamento.
- Desvantagens
  - colaboram para o surgimento precoce da fadiga, pela continuidade da solicitação da junção neuromuscular;
  - não melhoram a velocidade do movimento ou a coordenação;
  - não provocam aumento da capilaridade do músculo por não propiciarem tensões e descontrações alternadas e repetidas;
  - recrutam poucos grupos musculares em cada vez;
  - não possibilitam o recrutamento em diversos ângulos;
  - provocam aumento da pressão arterial (Figura 9).

RESISTÊNCIA MUSCULAR LOCALIZADA

É a qualidade física de um músculo, dotando-o de capacidade para realizar uma grande quantidade de ativações sem diminuir a amplitude do movimento, a frequência, a velocidade e a tensão gerada durante a execução.

Resistência muscular localizada (RML) é, em última análise, a capacidade de resistir ao surgimento da fadiga muscular localizada. Por meio do conhecimento das causas da fadiga, pode-se depreender como maximizar a RML.

A fadiga muscular localizada pode ocorrer:

- *Na junção neuromuscular*: mais comum nas unidades motoras glicolíticas rápidas; deve-se à espoliação continuada da acetilcolina, o que provoca menor liberação desse transmissor químico.
- *No mecanismo contrátil*: em razão de:

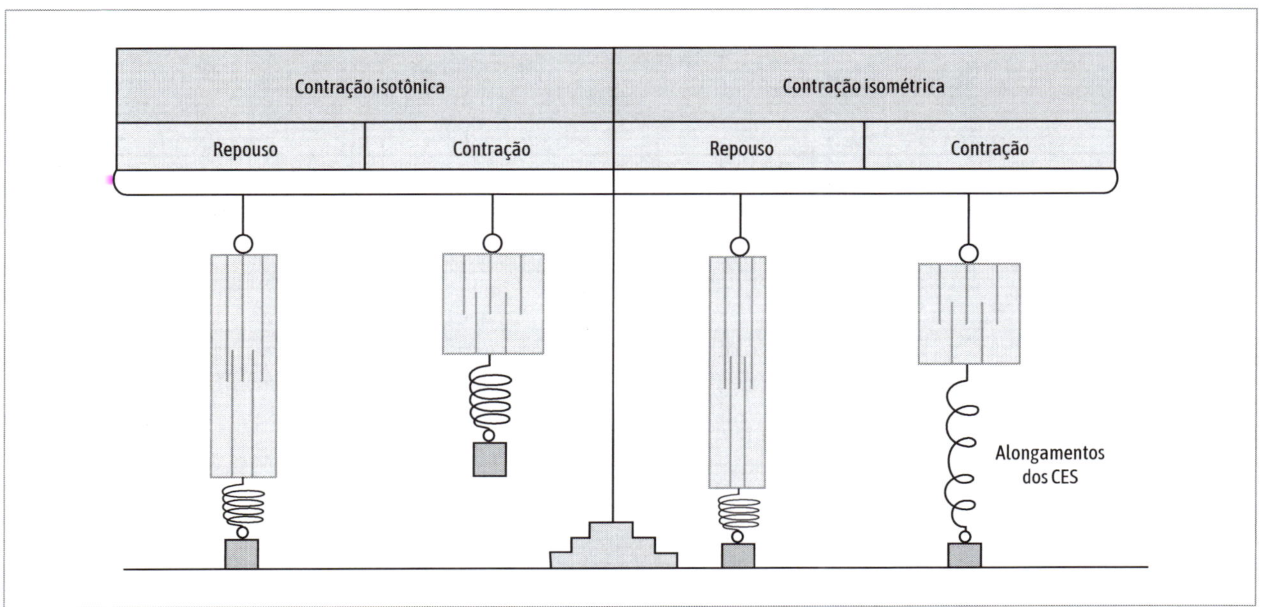

FIGURA 8 Efeitos sobre o sarcômero e os componentes elásticos em série (CES) nas ações concêntricas e isométricas.
Fonte: adaptada de Silbernagl e Despopoulos, 2015.

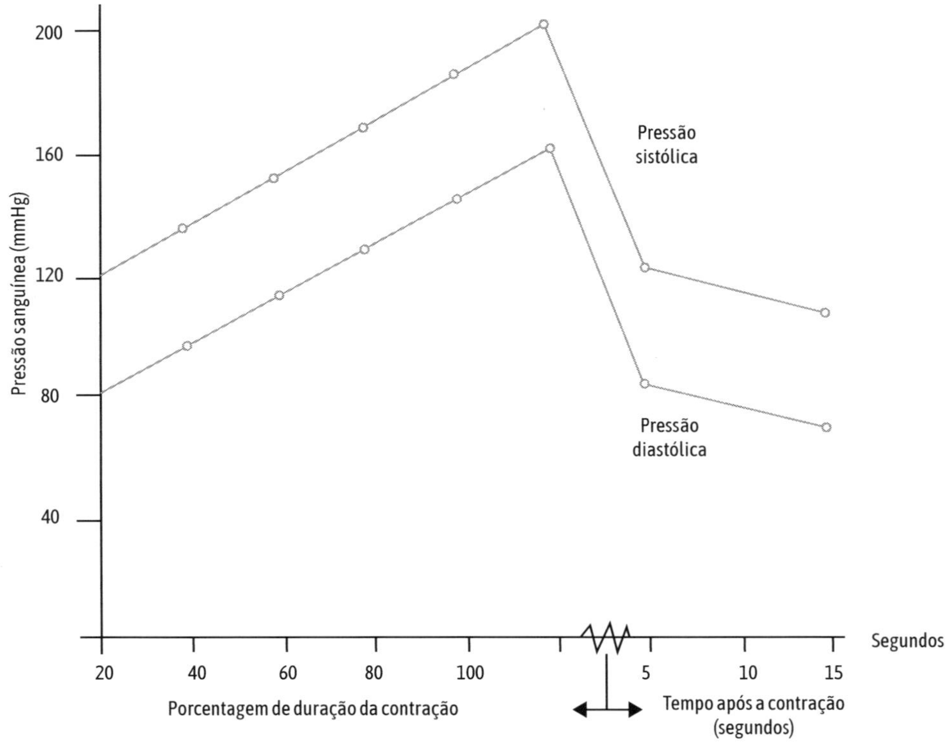

FIGURA 9 Pressão do sangue durante uma ação isométrica de membros superiores, com intensidade de 40% da força máxima voluntária.

- acúmulo de lactato, provocando maior concentração de H+ e ADP, reduzindo a capacidade de ligação Ca++–troponina;
- depleção das reservas de ATP-PCr e/ou menor rendimento energético por mol de ATP ressintetizado;
- falta de oxigênio;
- intoxicação do músculo por CO_2 e H_2O;
- depleção do glicogênio muscular;
- menor liberação de Ca++ pelo retículo sarcoplasmático.

■ *No Sistema Nervoso Central*: estimulação do cérebro pelo fenômeno da fadiga contrátil, provocando o envio de sinais inibitórios para o músculo ativo.

Seu modo de treinamento é a execução de diversas repetições (30 no mínimo, segundo Wazny, 1975) com a maior carga que se possa utilizar sem diminuir o volume. Portanto, se o atleta gera mais força, poderá realizar um treinamento de resistência com maior intensidade, o que possibilita deduzir que a resistência muscular localizada é dependente, em parte, da força máxima voluntária (FMV).

Se o treino da força se baseia na tentativa de trabalhar com maiores quilagens ou outros parâmetros de intensidade, o treinamento da resistência se caracteriza pela busca de maiores quantidades de repetições ou outros parâmetros de volume (Figura 10).

FLEXIBILIDADE

Certamente, a flexibilidade é a qualidade física utilizada pela maioria dos esportes. Dantas (2017), vale-se da necessidade da execução voluntária elencada por Hollmann e Hettinger (2005) para afirmar que a flexibilidade é a qualidade física responsável pela execução voluntária de um movimento em máxima amplitude angular, por uma articulação ou complexo articular, dentro dos limites morfológicos, sem o risco de lesão.

Por essa definição, também se verifica que os movimentos quase sempre serão influenciados pelos músculos e pelas articulações circunvizinhas. Por exemplo, a flexão do tronco sobre os membros inferiores poderá ser feita com a participação ou não das articulações intervertebrais e será poderosamente influenciada pelo fato de a articulação do joelho estar flexionada ou em extensão e, até mesmo, no caso de a articulação tibiotársica se apresentar em dorsiflexão ou flexão plantar. Magee (2010) complementa essa percepção de inter-relação ao dizer que estruturas hipomóveis (com

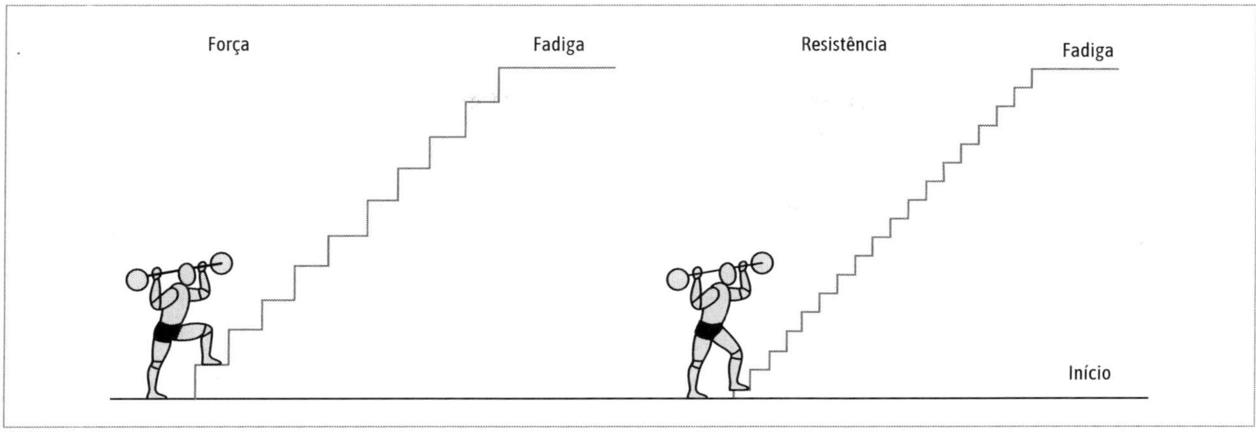

FIGURA 10 Correlação entre as dimensionais Volume (quantidade de degraus) e Intensidade (altura dos degraus) nos treinamentos de força e RML.

diminuição de sua flexibilidade) sempre estarão próximas de estruturas hipermóveis (com aumento da flexibilidade) compensatórias. Por fim, o fato de ela ter de acontecer dentro dos limites morfológicos, sem o risco de provocar lesões, ressalta o fato de que posições assumidas em decorrência de traumatismos ou trações violentas não são consideradas como indício de flexibilidade.

Componentes da flexibilidade

Ao se observar o grau de flexibilidade de uma articulação, verifica-se que diversos fatores estão concorrendo para ele:

- *Mobilidade*: dependente do grau de liberdade de movimento da articulação.
- *Elasticidade*: referindo-se ao estiramento elástico de componentes musculares.
- *Plasticidade*: grau de deformação temporária que estruturas musculares e articulações deverão sofrer para possibilitar o movimento; existe um grau residual de deformação que se mantém depois de cessada a força aplicada, conhecida como histerese.
- *Maleabilidade*: modificação das tensões parciais da pele, fruto das acomodações necessárias no segmento considerado.

É claro que esses componentes também serão fatores restritivos da flexibilidade.

Foss e Keteyian (2000), citando Johns e Wright (1962), apresentam como fatores relativos para a limitação da flexibilidade os que constam na Tabela 1. Cada um desses fatores representa um grau de influência na limitação da amplitude máxima de movimento.

Fatores influenciadores da flexibilidade

A flexibilidade, e sobretudo os itens maleabilidade da pele e elasticidade muscular, são poderosamente influenciados por alguns fatores, como:

- *Idade*: quanto mais velha a pessoa, menor sua flexibilidade. As fáscias são particularmente suscetíveis de espessarem-se em virtude da diminuição de seus componentes elásticos, em virtude da idade e da falta de exercício (GONZALEZ et al., 2018).
- *Sexo*: em geral, a mulher é mais flexível do que o homem (MANGUEIRA et al., 2018).
- *Hora do dia*: a flexibilidade varia durante o dia, alcançando o seu ápice por volta das 13h.
- *Temperatura ambiente*: o frio reduz e o calor aumenta a elasticidade muscular, com óbvios reflexos sobre a flexibilidade.

TABELA 1 Contribuição relativa das estruturas dos tecidos moles para a flexibilidade

Estrutura	Resistência à flexibilidade
Cápsula articular	47%
Músculo	41%
Tendão	10%
Pele	2%

- *Estado de treinamento*: por influenciar diretamente os componentes plásticos e elásticos do sistema locomotor, irá modificar o potencial de flexibilidade do indivíduo.
- *Situação do atleta*: após uma sessão de aquecimento a flexibilidade aumenta, ao passo que diminui após um treinamento no qual o reflexo miotático de estiramento seja repetidamente acionado.

As influências listadas podem ser bem comprovadas por uma experiência realizada por Ozolin, citada por Oliveira (1980), que consistiu no teste de fletir e alcançar no banco de Wells (Figura 11).

Os dados foram coletados em diversas situações, explorando-se os fatores influenciadores da flexibilidade. Os resultados comprovam a influência da hora do dia, da temperatura ambiente e das situações pré-treinamento e pós-treinamento (Tabela 2).

Tipos de flexibilidade

Os movimentos, por meio dos quais a flexibilidade se manifesta, podem ser estudados sob dois diferentes enfoques:

- Agente
  - movimento induzido, realizado por outra pessoa ou outro grupo muscular da mesma pessoa;
  - movimento autônomo, realizado pelos grupos musculares agonistas.
- Velocidade de execução
  - movimento rápido, executado com grande aceleração inicial e exploração posterior da inércia;
  - movimento lento, executado ao longo de todo o arco articular.

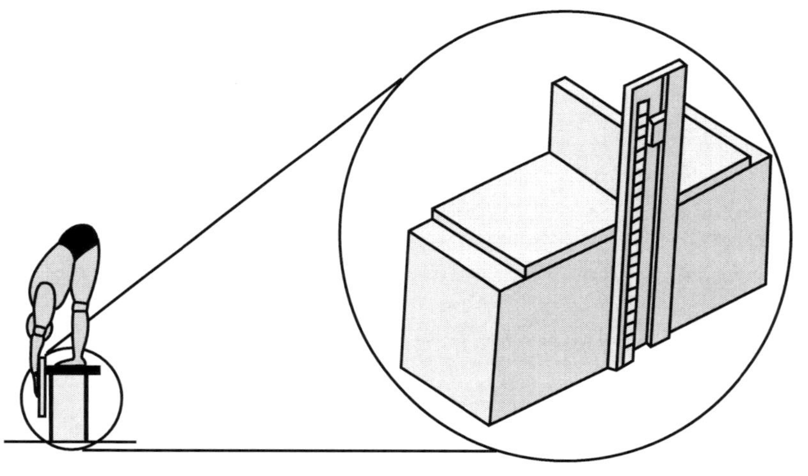

FIGURA 11 Posição de tomada da medida da flexibilidade de flexão de tronco no banco de Wells.

TABELA 2 Médias das medidas obtidas por Ozolin

Fator	Especificação	Medida
Hora do dia (medidas tomadas em temperatura constante)	8 h	-14mm
	13 h	+35 mm
Temperatura (medidas tomadas às 13 h)	Despido a uma temperatura de 10°C	-36 mm
	Despido após passar 10 min na banheira com água a + 40°C	+ 78 mm
Situação (medidas tomadas às 12 h em temperatura constante)	Após 20 min de aquecimento	+ 89 mm
	Após treino forte	-35 mm

Fonte: Ozolin citado por Oliveira (1980).

Da combinação dessas duas maneiras de se enfocarem os movimentos obtém-se os dados que compõem a Tabela 3.

Os quatro tipos de flexibilidade obtidos terão características totalmente diversas, como demonstrado a seguir.

Flexibilidade balística

Esse tipo de flexibilidade só tem interesse teórico, pois não apresenta existência prática no dia a dia. Poderia ser observado em um movimento tal que toda a musculatura circundante à articulação empregada ficaria em estado de relaxamento total e o segmento corporal seria mobilizado por agente externo (outro grupo muscular ou outra pessoa) de maneira rápida e explosiva (Figura 12).

Uma ação com essas características provocaria poderosa influência sobre o fuso muscular, desencadeando o reflexo miotático, com grande possibilidade de causar uma lesão muscular em virtude do desequilíbrio provocado no mecanismo de propriocepção. Esse tipo de flexibilidade, quando observado na prática esportiva ou na academia, em decorrência de um acidente, queda ou gesto involuntário, provoca lesão em tendões, ligamentos ou tecido muscular.

Flexibilidade estática

É o tipo de flexibilidade mais facilmente mensurável. Isso pode ser realizado por meio do relaxamento de toda a musculatura ao redor da articulação que participará do movimento, e a consequente mobilização do segmento de maneira lenta e gradual por agente externo, buscando alcançar o limite máximo (Figura 13).

TABELA 3 Tipos de flexibilidade quanto à velocidade de execução e ao agente

Agente	Rápido	Lento
Induzido	Flexibilidade balística	Flexibilidade estática
Autônomo	Flexibilidade dinâmica	Flexibilidade controlada

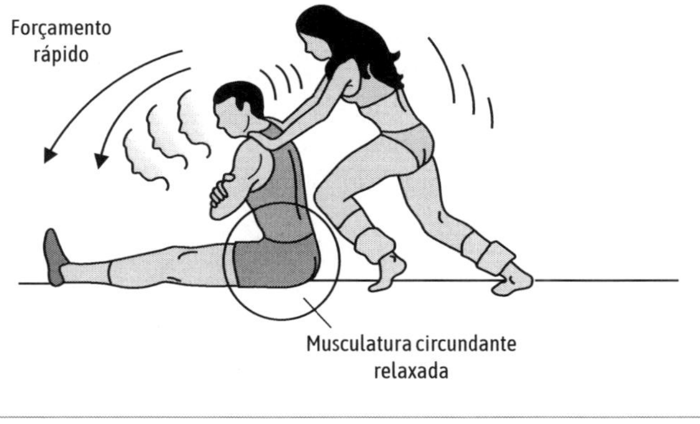

FIGURA 12 Aplicação da flexibilidade balística na flexão do tronco sobre os membros inferiores.

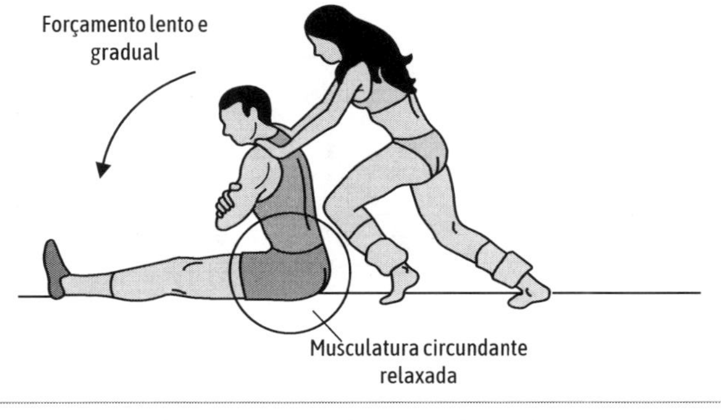

FIGURA 13 Aplicação da flexibilidade estática na flexão do tronco sobre os membros inferiores.

Quando se chega ao máximo da amplitude do movimento, cessando qualquer atividade articular, pode-se medir a flexibilidade estática com um goniômetro, um flexômetro (Figura 14), ou ainda pelo Flexiteste de Pável e Araújo (1980).

Um grande cuidado ao analisar a flexibilidade é certificar-se de que não se está falseando as medidas obtidas, quer pela realização de aquecimento antecedendo o teste, quer pela variação dos fatores influenciadores exógenos (temperatura, hora do dia etc.), ou ainda em virtude da tomada de mais de uma medida para cada movimento, fator que distorceria o segundo resultado. Caso esses cuidados sejam tomados no estudo desse tipo de flexibilidade, ter-se-ão em mãos os dados mais exequíveis para qualquer extrapolação necessária.

Todos os testes de flexibilidade conhecidos (Flexiteste, teste de sentar e alcançar no banco de Wells etc.) mensuram esse tipo de flexibilidade que, no entanto, tem pouca ou nenhuma influência na prática esportiva ou atividade física, por não ser observável no dia a dia.

Flexibilidade dinâmica

A flexibilidade dinâmica é expressa pela amplitude máxima de movimentos obtida pelos músculos motores, voluntariamente, de maneira rápida. É, sem dúvida, o tipo de flexibilidade mais utilizado na educação física e normalmente observável na prática esportiva. No entanto, em razão do pequeno lapso de tempo em que a máxima amplitude do movimento é mantida, sua avaliação restringe-se à captada por equipamentos de avaliação biofotogramétrica, inerciais ou eletrogoniômetros, que permitem medições em tempo real (COELHO et al., 2019).

Assim, defrontamo-nos com o paradoxo no qual o tipo de flexibilidade observável na prática esportiva e nas atividades físicas cotidianas é a dinâmica, porém a que é mensurada facilmente é a estática. Não existem, ainda, estudos que apresentem correlações entre os dois tipos de flexibilidade.

Hollmann e Hettinger (2005) ressaltam que "geralmente, a flexibilidade dinâmica é maior do que a estática".

Flexibilidade controlada

Observável quando se realiza um movimento sob a ação do músculo agonista, de modo lento, até chegar à maior amplitude na qual seja possível realizar uma ação isométrica.

É de importância capital para ginastas, dançarinos e fisiculturistas, sendo observável com frequência nas respectivas práticas.

Esse tipo de flexibilidade é o que possibilita ao praticante de uma atividade sustentar um segmento corporal, em ação estática, realizada em amplo arco articular.

Dependerá não somente da elasticidade dos antagonistas e mobilidade da articulação envolvida, mas também da força isométrica do agonista.

Assim, uma pessoa com alto grau de flexibilidade dinâmica ou estática pode apresentar desempenho ruim na flexibilidade controlada se não for dotada de força isométrica nos grupos musculares fixadores do movimento considerado.

Importância da flexibilidade

Uma boa flexibilidade possibilitará o aperfeiçoamento motor, a eficiência mecânica e a profilaxia de lesões.

Para a realização de determinados gestos esportivos e movimentos que, de outra maneira, seriam impossíveis de serem executados, o nível de flexibilidade é fundamental. Um *afundo* da esgrima, um *stalder* da ginástica ou um *salto canivete* seriam totalmente impossíveis a um atleta sem

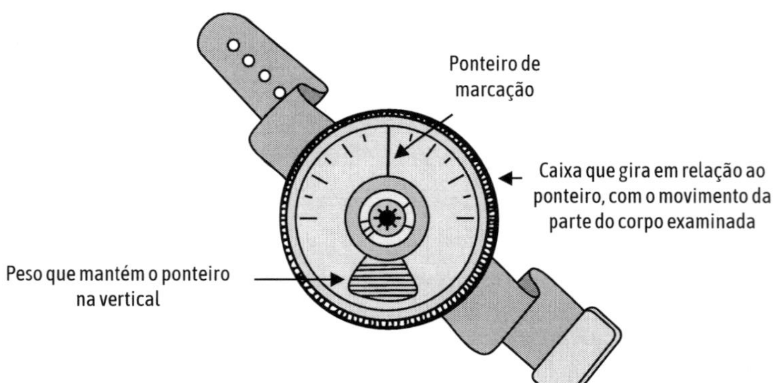

FIGURA 14 Flexômetro.

flexibilidade. Além disso, essa qualidade física aumenta a eficiência mecânica do atleta, por possibilitar a realização dos gestos esportivos em faixas muito aquém do limite máximo do movimento (quando a resistência é maior).

A profilaxia de lesões é ainda um assunto muito controvertido, qual seja, a diminuição do risco de lesões.

Apesar de as pessoas envolvidas na atividade física, em geral, afirmarem que o aumento da flexibilidade reduz o risco de lesões musculoarticulares, isso ainda não foi confirmado experimentalmente, como verificado pela metanálise conduzida por Freckleton e Pizzari (2013), que analisou as evidências associadas à distensão de posteriores da coxa.

Relatos sobre esse assunto remontam a 1980, quando Darden (1980) declarou:

> Pode ser meramente "ouvir dizer", ou talvez um efeito placebo, que faz com que a maior parte das pessoas envolvidas com esporte acredite que o aumento da flexibilidade diminui as lesões. Talvez seja um pouco de ambos, mais um sincero desejo de acreditar em alguma coisa que faça sentido. Porém, deve ser reiterado que não existem estudos controlados que comprovem a prevenção de lesões por intermédio do aumento da flexibilidade.

A flexibilidade excessiva, por outro lado, pode comprometer a estabilidade de articulação, indicando propensão a lesões, principalmente nos esportes de contato (FOSS, KETEYIAN, 2000). Moghadam et al. (2018) verificaram associação entre a hipermobilidade e a discinesia escapular em função da diminuição da capacidade de estabilização muscular nessa região.

Contrariando essa postura, a experiência pessoal do autor no treinamento de sedentários e atletas mostra que, com o aumento da flexibilidade e da resistência muscular localizada, os riscos de lesões em algumas articulações diminuem consideravelmente, apesar do aumento da carga de trabalho a que aquelas pessoas são submetidas em função do progresso do treinamento.

Outros autores, como Berger (1982) e Oliveira (1980), defendem a tese de ser a flexibilidade um fator preventivo de lesões.

Basicamente, o que se pode depreender dessas posturas discordantes é que os autores que partiram de experiências de laboratório desposam o primeiro ponto de vista, ao passo que os autores que puderam contar com a vivência prática são árduos defensores do segundo.

Tubino (1979), além dos três efeitos da flexibilidade citados anteriormente – facilitação do aperfeiçoamento nas técnicas dos esportes; aumento da capacidade mecânica dos músculos e articulações, possibilitando um aproveitamento mais econômico de energia; e fator preventivo contra acidentes esportivos –, menciona ainda um quarto efeito, que é "propiciar condições para melhoria na agilidade, velocidade e força".

Shakey (1984) posiciona-se assim sobre o tema: "As lesões ocorrem quando um membro é forçado além de sua angulação de utilização normal. Assim, um aumento da flexibilidade reduzirá este risco".

O cerne do problema é a articulação necessitar, ao mesmo tempo, de duas qualidades opostas: mobilidade e estabilidade.

Watson (1986) coloca com muita propriedade:

> As articulações devem ser suficientemente móveis para tornar possível ao atleta a movimentação necessária, porém não devem ter mobilidade tão ampla que diminua a estabilidade ou que coloque um membro em condições de maior vulnerabilidade e lesões. Uma excessiva mobilidade é mais comumente um problema do ombro ou do joelho. Isto ocorre porque, tendo importantes ligamentos, demasiadamente longos, estas articulações tornam-se suscetíveis a lesões, principalmente nos esportes de contato. O'Donoghul, em 1970, estudando o problema, concluiu que uma mobilidade excessiva nos joelhos ou ombros é razão para vetar a prática de esporte de contato. Nas articulações em que o fator limitante não é a amplitude de movimento do músculo, demasiada flexibilidade não provoca a instabilidade, mas sim a elasticidade, pelo contrário, evita o risco de lesões musculares.

Da relação dialética entre estabilidade e mobilidade articular surge a síntese de se procurar analisar, com cuidado, em cada articulação, em cada movimento, se a preocupação deve ser com a estabilidade da articulação (que impõe menor flexibilidade) ou com a mobilidade.

Um jogador de futebol que não tenha boa flexibilidade nos movimentos da articulação coxofemoral, em especial abdução, flexão e extensão, é um candidato certo a lesões musculoarticulares. Por esse motivo, deve ser realizado um trabalho de flexionamento sobre a sua articulação. Por outro lado, se for realizado um treinamento da flexão do joelho – movimento que o citado jogador nunca irá utilizar em sua amplitude máxima durante o jogo –, provocar-se-á a diminuição da estabilidade do joelho com aumento do risco de lesão.

Conclui-se, portanto, que o treino da flexibilidade não pode ser realizado de maneira global em todo o corpo, mas sim avaliando judiciosamente a conveniência ou não de se aumentar a amplitude de cada um dos movimentos considerados.

Aspectos fisiológicos da flexibilidade

Além da participação mecânica dos componentes plásticos, elásticos e inextensíveis da junção osteomuscular, a flexibilidade é grandemente influenciada pelo mecanismo de propriocepção. O mecanismo de propriocepção do sistema muscular esquelético é composto de dois tipos especiais de receptores: fuso muscular e órgão tendinoso de Golgi.

Fuso muscular

Os fusos são constituídos de diversas fibras intrafusais, envolvidas por um invólucro de tecido conjuntivo, apresentando-se visíveis a olho nu. Observam-se mais fusos nos músculos que exercem ação antigravitacional, nos quais predominam as fibras oxidativas, do que nos músculos com preponderância de fibras glicolíticas.

As células intrafusais dispõem de uma área de fibras nucleares tipo bolsa, profusamente nucleada, mas incapaz de se contrair. Quando o músculo é estirado, essas fibras são repuxadas e excitam os terminais nervosos, chamados terminações anuloespiraladas, que se encontram emaranhados nelas. Desses terminais nervosos partem calibrosos nervos Ia (aferentes) que conduzem a informação do estiramento do músculo para o corno posterior da medula espinal, responsável pelo estímulo de impulsos sensoriais ascendentes.

De cada lado da terminação anuloespiralada existem receptores, chamados raminhos de flor, que se ligam a fibras nervosas menores do que as alfa, mas que realizam o mesmo trabalho das citadas terminações, exceto o fato de que, para serem estimuladas, requerem estiramento maior do músculo (Figura 15).

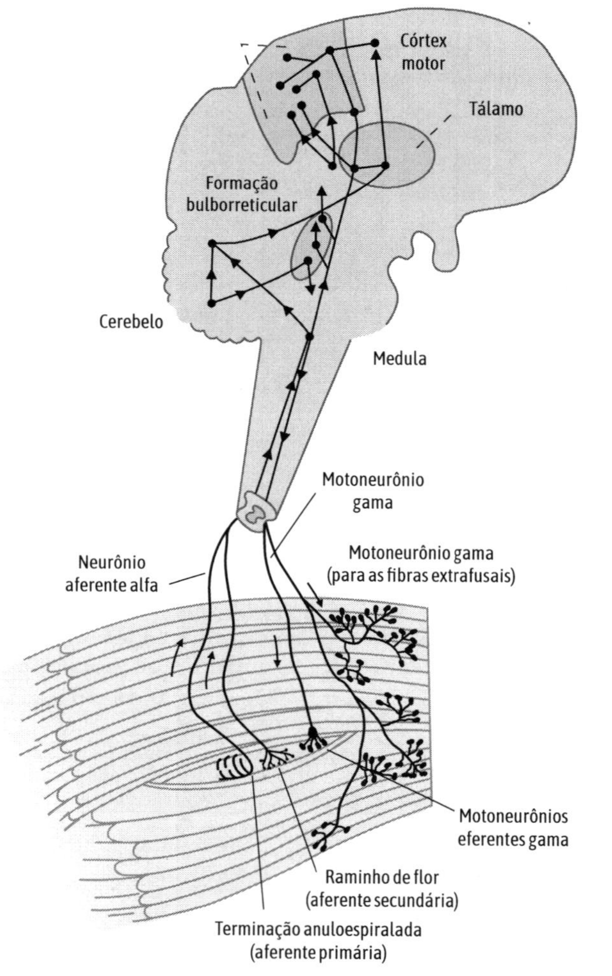

FIGURA 15 Fuso muscular.

Quando o músculo é estirado com rapidez, a frequência da mensagem neural fica aumentada na fibra Ia aferente, e isso é comunicado pela sequência: corno posterior – sinapse medular – via efetora alfa (para as fibras extrafusais).

A sequência apresentada caracteriza um reflexo monossináptico, ou seja, aquele que caminha sobre um arco reflexo composto de receptor – condutor aferente – sinapse – condutor eferente – efetor. Segundo Stegemann (1978), esse reflexo monossináptico é a resposta característica dos "circuitos reguladores".

O estímulo nervoso, ao chegar às fibras extrafusais, provoca a ativação destas, acarretando o encurtamento do fuso muscular. Quando o comprimento original é restabelecido, as fibras nucleares tipo bolsa não são mais tensionadas e as terminações anuloespiraladas ficam em repouso.

As fibras do fuso poderão, além do papel de fornecer informações, realizar movimentos por meio do sistema sensoriomotor e suas relações com os motoneurônios gama.

Inicialmente, os motoneurônios gama são ativados pelas áreas superiores do Sistema Nervoso Central, localizando-se no corno anterior da medula espinal. Esses motoneurônios terminam na porção contrátil das fibras intrafusais. Quando essas fibras são estimuladas e se ativam, as fibras nucleares tipo bolsa se distendem, provocando o envio de maior quantidade de potenciais de ação aos motoneurônios alfa por meio do arco reflexo.

Esse "servomecanismo" é o responsável pela regulação da força aplicada para vencer uma resistência durante o movimento de um membro, garantindo que não se gere tensão maior ou menor do que a necessária.

A ação proprioceptiva do fuso muscular pode ser resumida como: o estiramento do músculo age sobre o fuso muscular, provocando reflexo miotático.

Órgão tendinoso de Golgi

Esses importantes sensores proprioceptivos estão localizados na junção miotendinosa entre as fibras do tendão e são excitados pelas altas tensões desta estrutura. Estão ligados aos motoneurônios alfa, inibindo a ativação das fibras extrafusais quando existe o risco de lesão do músculo provocada por um estiramento excessivo.

O estímulo inicial, inibido, pode atuar novamente sobre o músculo por intermédio de um interneurônio de inibição (célula de Renshaw), ajustando-se às condições reais de ação muscular e proporcionando um efeito amortecedor (Figura 16).

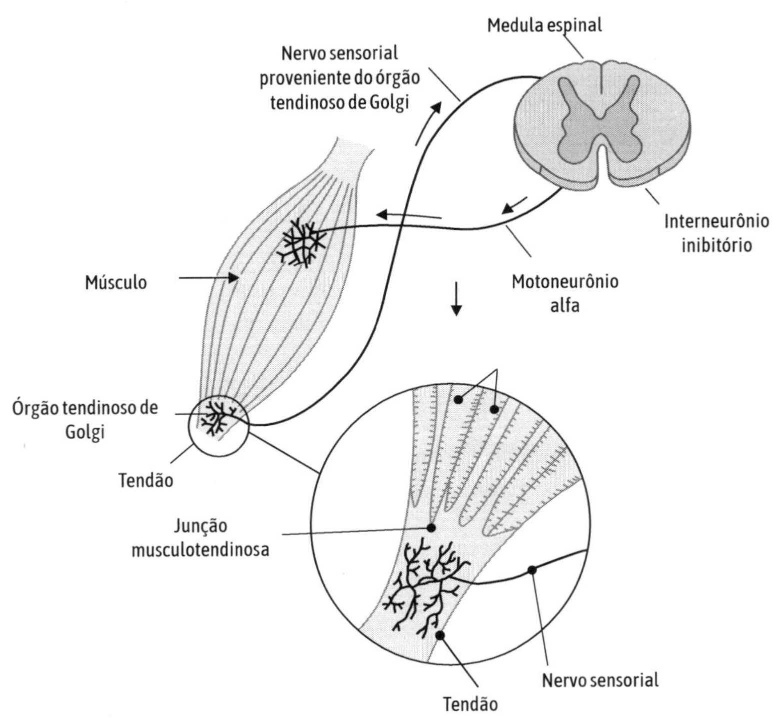

FIGURA 16 Funcionamento do órgão tendinoso de Golgi.

Como foi visto, os órgãos tendinosos de Golgi reagem à tensão extrema sobre o tendão, provocando o relaxamento da musculatura.

As ações isométricas irão, portanto, estimular os órgãos tendinosos, causando inibição da ativação muscular. Um jeito de memorizar a ação dos órgãos tendinosos é: a tensão do músculo age sobre o órgão tendinoso de Golgi, provocando relaxamento da musculatura.

Interação dos mecanismos de propriocepção

Os mecanismos de propriocepção interagem por meio de vias de *feedback*, influindo um sobre o outro, ambos sobre as fibras musculares, e provocando retardo em sua ativação.

A ação de um sensor proprioceptivo sobre o outro terá alguns reflexos interessantes para a prática esportiva. Por exemplo, exercícios de flexibilidade muito fortes provocarão, subsequentemente, um reflexo miotático na musculatura exercitada, a diminuição da elasticidade muscular e, em consequência, da flexibilidade. Em outro caso, após uma série de musculação, os órgãos tendinosos de Golgi foram tão estimulados e tiveram seu funcionamento inibido tantas vezes que, ao se submeter o indivíduo a um trabalho de flexibilidade, pôde-se forçar a musculatura além do ponto de segurança, provocando micro e mesmo macrotraumas.

A influência recíproca existente entre os motoneurônios alfa e gama, que também se observa nos músculos agonistas e antagonistas, evita que haja choques de assincronia contínuos entre esses dois músculos. Na Figura 17 pode-se observar esquematicamente essa influência.

Quando se estuda o treinamento da flexibilidade verifica-se que, dependendo do grau de amplitude utilizado, há dois resultados absolutamente distintos. Traçando um paralelo com o treinamento de corrida, verifica-se que, dependendo da intensidade do treino, será trabalhada a resistência anaeróbica ou a aeróbica.

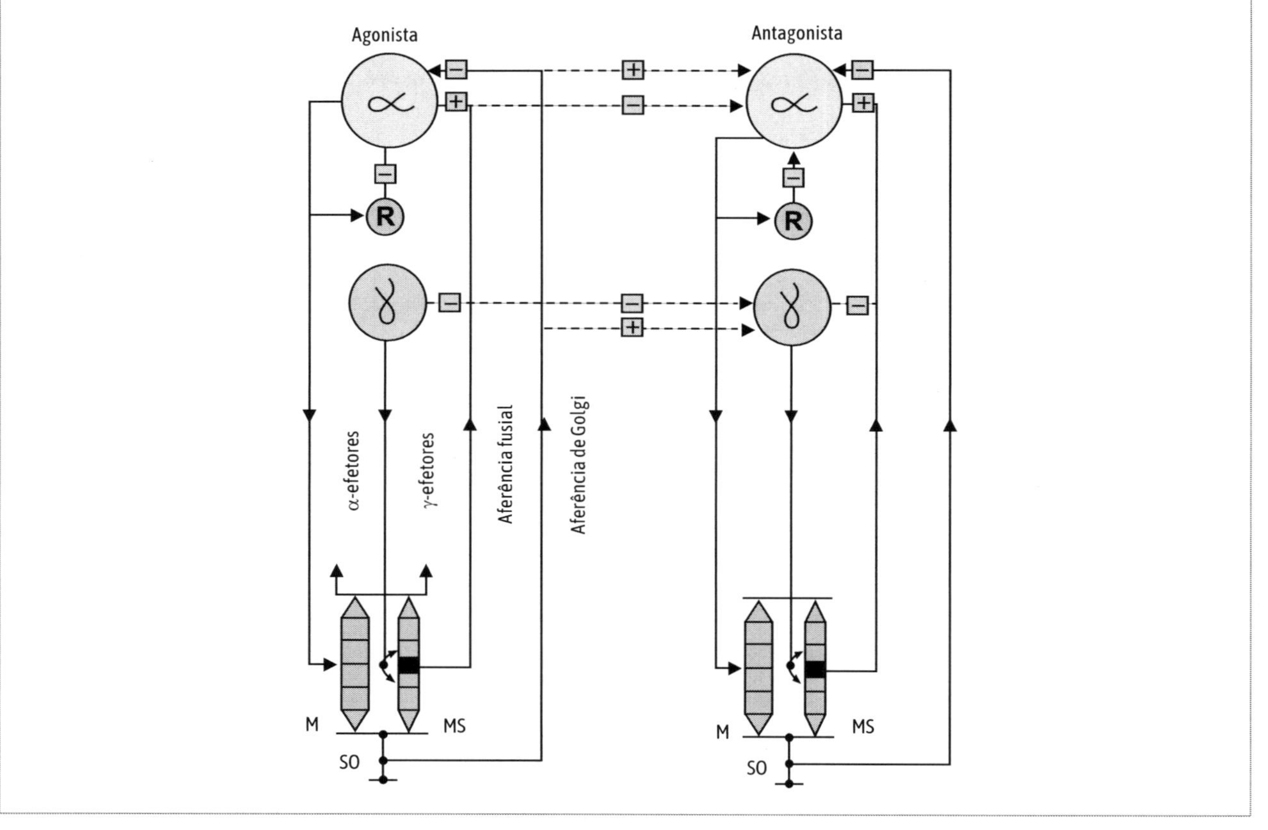

FIGURA 17 Esquema de reflexo proprioceptivo.

M: musculatura em ação; MS: fuso muscular; R: célula de Renshaw; SO: órgão tendíneo. Os processos de propagação e bloqueio nos motoneurônios alfa e gama de agonistas e antagonistas, que ocorrem após distensão do músculo examinado, encontram-se indicados por sinais de + (propagação) e de – (bloqueio).

Fonte: adaptada de Stegemann, 1978.

Na Tabela 4 apresenta-se um resumo de como a exigência máxima ou submáxima determina tipos diferentes de treinamento para que se obtenham os resultados desejáveis.

Os trabalhos submáximo e máximo, no tocante à amplitude de movimento, diferem entre si em níveis conceitual, metodológico e fisiológico, caracterizando ampla e profunda diferença entre os dois. Além disso, cada um deles é, em si, um conjunto harmônico e completo de ideias. Esses dois fatos criam a necessidade de serem denominados de maneira diversa.

O autor, trabalhando sobre essa problemática, em artigo de 1984 e em livro de 1985, visando à qualidade física flexibilidade, denominou os trabalhos submáximos e máximos, respectivamente, de alongamento e flexibilidade. Como o tema teve ampla divulgação, o assunto conseguiu chegar ao conhecimento de significativa parcela do segmento da Educação Física nacional, além de pessoas da área de outros países.

Esses fatores provocaram um grande questionamento sobre o tema, sendo o mais frequente e mais procedente o que aponta a incongruência existente no fato de se atribuir um novo sentido ao vocábulo "flexibilidade" (enquanto qualidade física). Esse fato compromete a imprescindível precisão da relação semântica existente entre signo e significado, fazendo com que o termo "flexibilidade" passe a ter agora dois sentidos.

Consultando especialistas nas áreas de filologia e semântica, verifica-se que um dos pressupostos evolucionários de uma língua preconiza que sempre que um novo conceito, objeto, ação ou ideia surgir, haverá a criação de um neologismo para nomeá-lo ou a designação de um novo significado para alguma palavra já existente. Como a atribuição de duplo sentido à palavra "flexibilidade" foi questionada pela área de Educação Física, tomou-se o outro caminho.

Criar um neologismo não é tão somente inventar uma nova palavra. Ele deve ter uma origem na cultura popular bastante forte (gíria) ou uma poderosa correlação com as raízes formadoras da língua.

Pesquisando-se no latim e no grego uma palavra que pudesse ser ressuscitada para atender à necessidade, depara-se com as mesmas utilizadas para indicar algum componente da flexibilidade (elasticidade, maleabilidade, mobilidade etc.) quando se vasculha o latim, ou palavras totalmente esdrúxulas (*eutrofis*, *merkatos* etc.) ao se pesquisar no grego.

Em contrapartida, ao se analisar os termos "alongamento" e "flexibilidade", ambos substantivos derivados, verifica-se que o sufixo "dade" denota qualidade e indica que a palavra se originou de um adjetivo, ao passo que o sufixo "mento" existe nos substantivos oriundos de um verbo, significando o resultado de uma ação (CUNHA, CINTRA, 2017).

Portanto, se flexibilidade é perfeita para designar a qualidade física, é um vocábulo inadequado para representar o resultado da ação de flexionar.

Com base nos pressupostos expostos, optou-se por manter o vocábulo alongamento para designar o trabalho submáximo e, ao se referir ao trabalho máximo, utilizar-se o neologismo flexionamento (Figura 18).

TABELA 4 Trabalhos específicos de flexibilidade em função do nível de exigência

Parâmetro	Submáximo	Máximo
Sistema de transporte de energia	Treinamento aeróbico	Treinamento anaeróbico
Contraposição à resistência ao movimento	Treinamento de resistência muscular localizada	Treinamento de força dinâmica
Rapidez de execução de gestos esportivos	Coordenação motora	Velocidade de movimento
Amplitude de movimento	Manutenção de amplitude alcançada (alongamento)	Amplitude do arco máximo alcançado

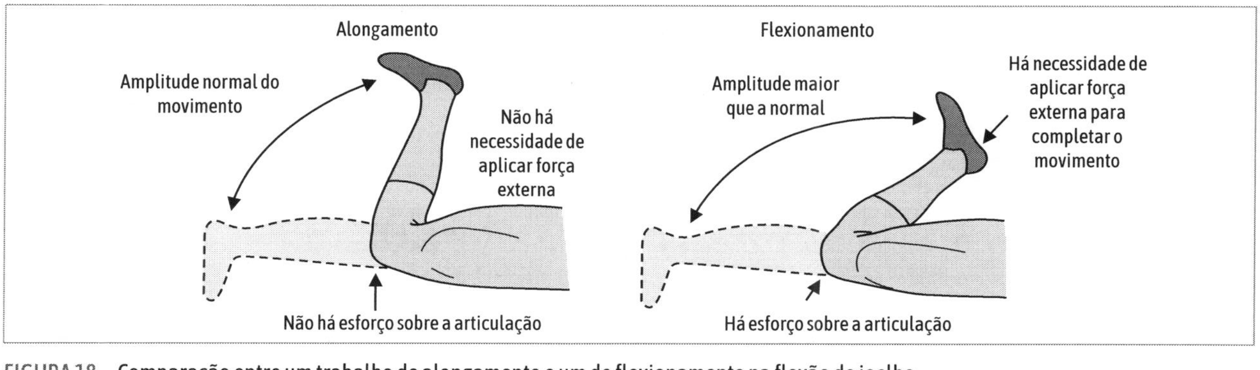

FIGURA 18 Comparação entre um trabalho de alongamento e um de flexionamento na flexão de joelho.

Alongamento *versus* flexionamento

Como já foi dito anteriormente, esses dois trabalhos são diferentes em níveis conceitual, fisiológico e metodológico.

Diferenciação conceitual

Os conceitos dos dois tipos de trabalho são:

- *Alongamento*: visa à manutenção dos níveis de flexibilidade obtidos e à realização dos movimentos de amplitude normal com o mínimo de restrição física possível.
- *Flexionamento*: visa a obter melhora da flexibilidade pela viabilização de amplitudes de arcos de movimentos articulares superiores aos originais.

Da observação comparada entre os dois conceitos, verifica-se que o objetivo prático do alongamento é possibilitar a realização dos movimentos com mais eficácia e com menor gasto energético, ao passo que o do flexionamento é conseguir maiores arcos articulares de movimento.

Diferenciação fisiológica

As diferenças no nível fisiológico situam-se nas estruturas envolvidas e na ação sobre o mecanismo de propriocepção (Tabela 5).

Estruturas orgânicas envolvidas

Como os trabalhos de alongamento são realizados dentro do arco articular normalmente obtido, eles não terão efeito de forçamento sobre a articulação. Sua principal atuação será sobre os componentes plásticos, por meio do estiramento da musculatura e dos ligamentos.

A ação sobre os componentes plásticos (ligamentos, mitocôndrias, retículos sarcoplasmáticos etc.), deformando-os para uma configuração desejável, possibilitará que, nos movimentos subsequentes, a força seja empregada apenas em proveito do movimento e não para causar as citadas deformações.

Assim, se antes da competição um arremessador de dardo fizer um correto alongamento da musculatura do ombro e do braço, na hora da atuação esportiva toda a energia das contrações musculares será aplicada sobre o dardo e não para deformar os componentes plásticos do segmento.

O alongamento também terá efeito sobre os componentes elásticos e inextensíveis. Porém, em razão de sua baixa intensidade, esses efeitos não alcançarão o limiar da produção de adaptações, sendo, portanto, reversíveis ao cessar o movimento.

Já o flexionamento, por sua maior intensidade, provocará adaptações duradouras nos componentes plásticos, elásticos e inextensíveis, possibilitando o alcance de novos arcos articulares superiores aos primitivos.

Com o trabalho no limite máximo do movimento, a estrutura que suportará prioritariamente a carga aplicada será a articulação, ressalvando-se as regiões anatômicas em que a restrição à flexibilidade ocorre exclusivamente por conta da elasticidade muscular.

Ação sobre o mecanismo de propriocepção

Em virtude das baixas intensidades envolvidas, o alongamento não será capaz de estimular as terminações nervosas, disparando a aferência proprioceptiva. Por outro lado, o flexionamento sempre excitará os mecanismos proprioceptivos por estar trabalhando nos limites máximos. Esse efeito será diferenciado em função da velocidade de movimento.

Os exercícios de flexionamento realizados em velocidade estimularão o fuso muscular, causando, por intermédio do reflexo miotático, a ativação da musculatura trabalhada. Se esses exercícios forem realizados de maneira lenta e gradual, o efeito será sobre o órgão tendinoso de Golgi, ocasionando uma inibição dos motoneurônios volitivos (α).

Por esse fator, o limiar entre o alongamento e o flexionamento pode ser detectado por meio de eletromiografia (SOUZA et al., 2006).

TABELA 5 Diferenças entre alongamento e flexionamento no nível fisiológico

Estrutura biológica	Alongamento	Flexionamento
Articulação	Trabalha sem ser forçada	É forçada ao seu limite máximo
Componentes plásticos	São deformados pelo trabalho	Já se encontram quase totalmente deformados
Componentes elásticos	Estirados no nível submáximo	Estirados até o limite máximo
Mecanismos de propriocepção	Não são estimulados	São estimulados
Terminais nervosos da dor	Não são estimulados	Podem ser estimulados nos limites máximos

Para efetuar a comparação das influências fisiológicas entre alongamento e flexionamento, são utilizados quatro parâmetros:

- *Hiperflexibilidade*: quando o grau de flexibilidade subsequente for superior ao primitivo.
- *Hipoflexibilidade*: quando o grau de flexibilidade subsequente for inferior ao primitivo.
- *Aguda*: refere-se aos efeitos observados imediatamente após a ação e que se extinguem progressivamente com o passar do tempo.
- *Crônica*: refere-se às adaptações duradouras que surgem progressivamente após cessar a ação.

Ao analisar-se a Tabela 6, conclui-se que o flexionamento dinâmico diminui a flexibilidade logo após sua realização, mas provoca adaptações que irão aumentá-la em longo prazo; o flexionamento estático tem efeito semelhante ao alongamento em curto prazo; e o alongamento acarreta aumento da flexibilidade imediatamente após a sua realização, mas esse aumento não é assimilado.

Diferenciação metodológica

A metodologia de emprego do alongamento e do flexionamento será determinada pelos seus efeitos em curto e longo prazos. Uma vez entendida a principal diferença entre esses dois tipos de trabalho, deve-se aprender quando aplicá-los.

Um resumo em nível metodológico das diferenças entre o flexionamento e o alongamento pode ser visto na Tabela 7, cabendo algumas explicações.

Utilização no aquecimento antes da competição

Se o objetivo do aquecimento é obter melhora das condições físicas para a execução da atuação esportiva no tocante à flexibilidade, o que se deseja é a obtenção do maior arco articular possível, dentro de uma faixa de menor resistência ao movimento que for exequível.

Esse objetivo é alcançado tanto pelo alongamento quanto pelo flexionamento lento. No entanto, se não há contraindicações para o alongamento, o flexionamento apresenta os seguintes efeitos negativos, conforme a velocidade de execução:

- *Rápido*: estimula o fuso muscular, provocando redução da flexibilidade durante a competição.
- *Lento*: por estimular o órgão tendinoso de Golgi, inibe a transmissão neuromuscular e relaxa a musculatura, chegando, em alguns casos, a diminuir a velocidade de reação.

Sobre esse assunto, convém relatar o depoimento de Morehouse e Gross (1980):

> Meu escritório na UCLA é no ginásio masculino, do outro lado da rua do campo de esportes. No fim do campo fica o estádio Drake, onde treinam os times de atletismo e corrida da universidade. Um dia, olhei por acaso para o estádio e vi quatro indivíduos fazendo aquecimento antes do treino. Estavam fazendo exercícios típicos, como aqueles em que se apoe um calcanhar em cima de um obstáculo de corrida e se lança o corpo em direção ao tornozelo, ou se senta no chão com as

TABELA 6 Comparação das influências fisiológicas entre alongamento e flexionamento

Tipo de trabalho	Curto prazo	Longo prazo
Flexionamento estático	Não apresenta efeito significativamente superior ao alongamento	Hiperflexibilidade crônica
Flexionamento dinâmico	Hipoflexibilidade aguda	Hiperflexibilidade crônica
Alongamento	Hiperflexibilidade aguda	Não apresenta efeito adaptativo

TABELA 7 Diferenças metodológicas entre flexionamento e alongamento

Característica	Flexionamento	Alongamento
Utilização no aquecimento antes da competição	Não	Sim
Execução após exercícios de força	Não	Sim
Risco de distensão durante o treinamento	Sim	Não
Aumento de mobilidade articular	Sim	Não
Evita a formação de nodosidade muscular	Sim	Sim
Pode ser realizado sem aquecimento	Não	Sim
Pode-se aplicar o Princípio da Sobrecarga	Sim	Não

pernas abertas uma para a frente e outra dobrada para o lado, e se força o tronco para os dois lados com os braços estendidos. Fui até lá no dia seguinte, antes do treino, e disse: "Vocês dispõem de 15 minutos? Gostaria que viessem até o laboratório porque quero verificar uma coisa". Quando chegamos ao Laboratório de Desempenho Humano medi a flexibilidade de quadris e tronco e pedi: "Agora façam de novo os exercícios que estavam fazendo ontem no campo". Eles fizeram e os medi novamente. Todos eles tinham perdido flexibilidade. Seus tecidos musculares se encontravam em contratura. Justamente o efeito oposto ao aumento de amplitude do movimento que queriam alcançar.

Hurton (1973), citado por Tubino (1979), corrobora as afirmativas mencionadas ao expor que "[...] as sessões de flexibilidade são contraindicadas imediatamente antes ou depois das competições". O que deve ser feito durante o aquecimento antes das competições é o alongamento.

Execução após exercícios de força

O treinamento da força dinâmica exige a utilização de altas intensidades que acarretam uma velocidade lenta de execução dos movimentos. Por esse motivo, cresce a componente isométrica do movimento. Esse aumento da tensão do músculo excitará os órgãos tendinosos de Golgi, provocando o relaxamento temporário da musculatura.

Pode-se observar esse fenômeno após uma sessão pesada de treino de força. Apesar de os músculos estarem edemaciados, túrgidos, em razão do acúmulo tanto de água quanto de catabólitos e exsudatos decorrentes da ação muscular, eles se encontram tão relaxados que não se consegue levar um copo d'água à boca, pentear o cabelo ou subir uma escada, sem sentir falta de firmeza no músculo considerado.

Não se deve, no entanto, confundir treino de força com trabalho de musculação, pois a musculação pode visar ao treino da resistência muscular localizada, qualidade física que, por acarretar menor tensão do músculo, não excita tanto o órgão tendinoso de Golgi.

Se ocorrer a citada relaxação da musculatura e sobre ela for feito um trabalho de flexionamento, haverá um exagerado risco de provocar uma lesão, como estudado no Capítulo 7 ("O planejamento da preparação física").

Tubino (1979) declara que "deve-se evitar a aplicação, logo após as sessões de musculação, de exercícios de flexibilidade que impliquem estiramentos musculares fortes, pois haverá um grande risco de tensões nas fibras musculares".

O autor pôde verificar pessoalmente a veracidade dessa assertiva no treinamento de atletas, e passou a contraindicar totalmente tal procedimento, sobretudo no trabalho na academia ou com sedentários.

Risco de distensão durante o treinamento

Como o trabalho de flexionamento exige a utilização de arcos de movimento maiores, isso força as estruturas musculoconjuntivas envolvidas a serem submetidas a um estiramento extremo, o que sempre oferece razoável risco de distensão.

Já o alongamento trabalha com margens de segurança bem mais confortáveis, o que, praticamente, faz desaparecer o risco de provocar lesões.

Aumento de mobilidade articular

O alongamento, por explorar apenas os limites já alcançados de amplitude de movimento, não exige que as articulações sejam forçadas além de seus parâmetros de normalidade, não causando, portanto, adaptações a essas estruturas.

Já o flexionamento estimula as articulações a procurar adaptações que lhes possibilitem alcançar arcos articulares mais amplos que os originais, provocando aumento da mobilidade articular.

Formação de nodosidade muscular

A execução de exercícios com pesos, sem a utilização completa do arco articular (os chamados exercícios concentrados), provoca discreto deslizamento do tecido muscular dentro do seu envoltório conjuntivo fascial e o seu acúmulo físico no ventre muscular, em detrimento das extremidades proximais e distais.

Esse efeito, embora em curto prazo ressalte a aparência de hipertrofia muscular por alongar os CES, reduzirá o comprimento do músculo passível de sofrer hipertrofia, além de causar amortecimento da aplicação da força muscular sobre uma resistência durante uma ação. Esse fenômeno pode prejudicar a realização de atuações esportivas que se baseiem na força explosiva.

O estiramento da musculatura, ao tracionar os envoltórios conjuntivos, irá contrapor-se a essa tendência, empurrando o tecido muscular em direção às extremidades, graças ao aumento da pressão exercida no ventre muscular.

Realização sem aquecimento

Já foi visto que o alongamento não apresenta risco de provocar lesões, por isso deve ser realizado previamente ao flexionamento. Isso evitará que, durante a execução deste último, distenda-se o músculo ou se luxe a articulação que está sendo trabalhada.

Princípio da sobrecarga

Como o alongamento situa-se em um nível submáximo, a execução de qualquer exercício com sobrecarga irá transformá-lo imediatamente em flexionamento.

Visando a possibilitar ao treinador a identificação do trabalho que está sendo feito – alongamento ou flexionamento –, sem o uso de marcadores bioquímicos (como a hidroxiprolina) ou de eletromiografia, Dantas (2017) criou e validou uma escala de esforço percebido na flexibilidade, que denominou Perflex (Tabela 8).

INTERDEPENDÊNCIA DO TREINAMENTO DAS QUALIDADES FÍSICAS

Agora que se encerrou o estudo das qualidades físicas treináveis na preparação física, fica claro que cada uma delas, para o seu aperfeiçoamento, exige adaptações fisiológicas e bioquímicas específicas.

Muitas vezes essas adaptações são antagônicas. Por exemplo, ao se treinar a resistência aeróbica e a RML, busca-se aumentar a quantidade e o volume das mitocôndrias, além do nível das reservas intramusculares de triglicerídeos. Por outro lado, o treino da resistência anaeróbica e da força dinâmica provoca diminuição da participação proporcional das mitocôndrias e queda das reservas de triglicerídeos para o glicogênio.

Esse fator contraindica uma prática muito comum em nosso país, que é o treinamento de qualidades físicas incompatíveis em um mesmo microciclo.

Por outro lado, existem alguns preconceitos totalmente dissociados da realidade, sendo um dos mais difundidos o da incompatibilidade do aumento da força com a flexibilidade ou a coordenação motora. Não há suporte fisiológico que consiga dar sustentação à tese explanada.

O que se deve considerar é que o treinamento contra resistência provoca hipertrofia, ou seja, causa a anabolização de tecido muscular. Obviamente, se essa nova porção de tecido não for, paralelamente à sua geração, treinada em termos de flexibilidade ou coordenação, o resultado global apontará redução dos níveis clínicos dessas duas qualidades.

Hierarquia do treinamento das qualidades físicas

Como foi visto, existem regras de compatibilidade entre as qualidades físicas.

Na preparação cardiopulmonar

A sequência de treinamento das qualidades físicas é demonstrada na Tabela 9. É claro que a progressão será interrompida ao alcançar-se a qualidade física necessária. Assim, se alguém estiver se preparando para uma prova de 1.500 metros, o treinamento da velocidade é complementar e útil apenas para o *sprint* final.

O treino da velocidade, embora possa ser feito em melhores condições após o desenvolvimento da resistência anaeróbica (otimiza a recuperação entre os tiros, durante o treinamento), pode ser contemporizado com qualquer uma das outras qualidades citadas, sem muitos problemas.

Incompatibilidade é a que ocorre entre as resistências aeróbica e anaeróbica. Se ambas forem treinadas paralelamente, as adaptações fisiológicas e bioquímicas de uma serão contraproducentes às necessidades da outra.

Assim, o correto é treinar a resistência aeróbica nos mesociclos iniciais com a duração mínima recomendada pelo *princípio da continuidade* (Capítulo 3, "Princípios científicos do treinamento desportivo") e, em seguida, treinar a resistência anaeróbica. Convém esclarecer que

TABELA 8 Escala de esforço percebido na flexibilidade (Perflex)

Nível	Descrição da sensação	Efeito	Especificação
0 a 30	Normalidade	Mobilidade	Não ocorre qualquer tipo de alteração em relação aos componentes mecânicos, plásticos e inextensíveis
31 a 60	Forçamento	Alongamento	Provoca deformação dos componentes plásticos e os componentes elásticos são estirados em nível submáximo
61 a 80	Desconforto	Flexionamento	Provoca adaptações duradouras nos componentes plásticos, elásticos e inextensíveis
81 a 90	Dor suportável	Possibilidade de lesão	As estruturas musculoconjuntivas envolvidas são submetidas a um estiramento extremo, causando dor
91 a 110	Dor forte	Lesão	Ultrapassa o estiramento extremo das estruturas envolvidas, incidindo, principalmente, sobre as estruturas esqueléticas

Fonte: adaptada de Dantas, 2017.

a manutenção dos níveis de resistência aeróbica obtidos é adequadamente feita pela fase de recuperação dos treinamentos anaeróbicos desenvolvidos posteriormente.

Não se esqueça, no entanto, de que o treinamento deverá estar concluído no final do período de preparação. Se o tempo for insuficiente, é melhor se sobrepor o treino dessas duas qualidades (tente fazer isso apenas de modo parcial, durante a menor quantidade de microciclos possíveis) do que deixar de completar o trabalho.

No treino de força explosiva

A sequência ideal recomendada é detalhada na Tabela 9. Caso se disponha de pouco tempo, é possível suprimir o estágio de desenvolvimento da força dinâmica. Nesse caso, a duração do treinamento da força explosiva deverá ser de, no mínimo, 12 microciclos. No entanto, se o atleta já dispuser de um bom nível de desenvolvimento da força, pode-se ter:

velocidade de movimento → força explosiva

No treino de força estática

O esquema para iniciantes deve seguir o indicado na Tabela 9.

Wazny (1975) sugere um modelo em tetraedro (Figura 19), no qual ele representa quatro qualidades físicas que podem ser obtidas a partir umas das outras, desde que o treinamento seja adequado.

TABELA 9 Hierarquia do treinamento das qualidades físicas

Na preparação cardiopulmonar			
Qualidade física	Resistência aeróbica	Resistência anaeróbica	Velocidade
Sistema de transferência energética	Aeróbico	Anaeróbico lático	Anaeróbico alático
Duração mínima do treinamento	10 microciclos	7 microciclos	16 microciclos
No treino de força explosiva			
Qualidade física	Resistência muscular localizada	Força dinâmica	Força explosiva
Principais efeitos fisiológicos	Aumento da capacidade aeróbica do músculo Melhor capilarização do tecido	Hipertrofia muscular	Melhora das reservas de ATP do sincronismo intramuscular e recrutamento motor
Duração mínima do treinamento	8 microciclos	12 microciclos	8 microciclos
No treino de força estática			
Qualidade física	Resistência muscular localizada	Força dinâmica	Força estática
Principal efeito fisiológico buscado	Melhor capilarização do tecido	Hipertrofia muscular	Melhor capacidade de recrutamento, velocidade de estímulo nervoso e sincronismo intramuscular
Duração mínima do treinamento	8 microciclos	12 microciclos	8 microciclos

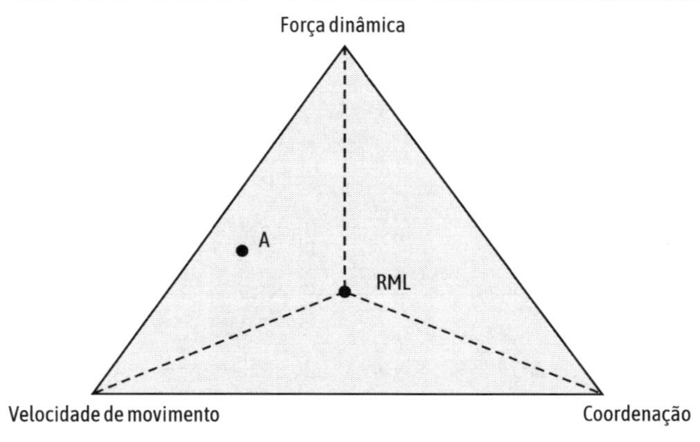

FIGURA 19 Estrutura da correlação de algumas qualidades físicas.
Fonte: adaptada de Wazny, 1975.

Exercícios intermediários se localizariam nos triângulos componentes do tetraedro e, de acordo com sua posição relativa, ter-se-ia o grau de influência de cada qualidade física. O ponto "A", por exemplo, está expressando a força explosiva.

Ordenação das qualidades físicas no microciclo

Quando se estuda a ordem de treino das qualidades físicas em cada dia, e mesmo durante o transcurso do microciclo, o quadro muda radicalmente. Convém recordar que, nos casos extremos, o atleta poderá treinar 24 sessões por microciclo (semana).

Em razão do curto intervalo de tempo, a influência de um tipo de treino sobre o organismo irá influir sobre o efeito esperado pela aplicação de outro. Fatores como fadiga, contratura muscular e inibição reativa podem comprometer totalmente o sucesso da sessão subsequente.

Quando se estuda esse aspecto, a regra de ouro é: "Em esportes de alta complexidade técnica, o treino técnico-tático deve anteceder a preparação física para não ser prejudicado pela fadiga neuromuscular".

Sempre que possível, algumas combinações devem ser evitadas ao longo da mesma sessão.

Eis alguns exemplos:

- Em virtude dos efeitos que o treino antecedente teria sobre a propriocepção e coordenação motora
  - força máxima → flexionamento;
  - descontração total → velocidade.
- Em razão da fadiga
  - resistência aeróbica → resistência muscular localizada (RML);
  - resistência anaeróbica → força explosiva;
  - resistência anaeróbica → velocidade.

Caso necessário, sugere-se trabalhar duas ou mais qualidades físicas na mesma sessão, iniciando-se em qualquer ponto da Figura 20 e seguindo-se o fluxo.

Por melhor que seja a harmonização entre dois trabalhos, o segundo terá um *handicap* negativo, em razão da fadiga provocada pelo primeiro. Treinos em sessões de longa duração, nas quais se trabalham duas ou mais qualidades físicas, somente devem ser realizados se não houver outra opção.

Para utilizar a sequência apresentada na Figura 20, convém considerar que, sempre que for possível, deve-se evitar trabalhar a resistência aeróbica e anaeróbica, ou força dinâmica (ou estática) e RML, no mesmo microciclo. Uma vez que isso seja respeitado, ingresse na sequência pela qualidade física considerada mais im-

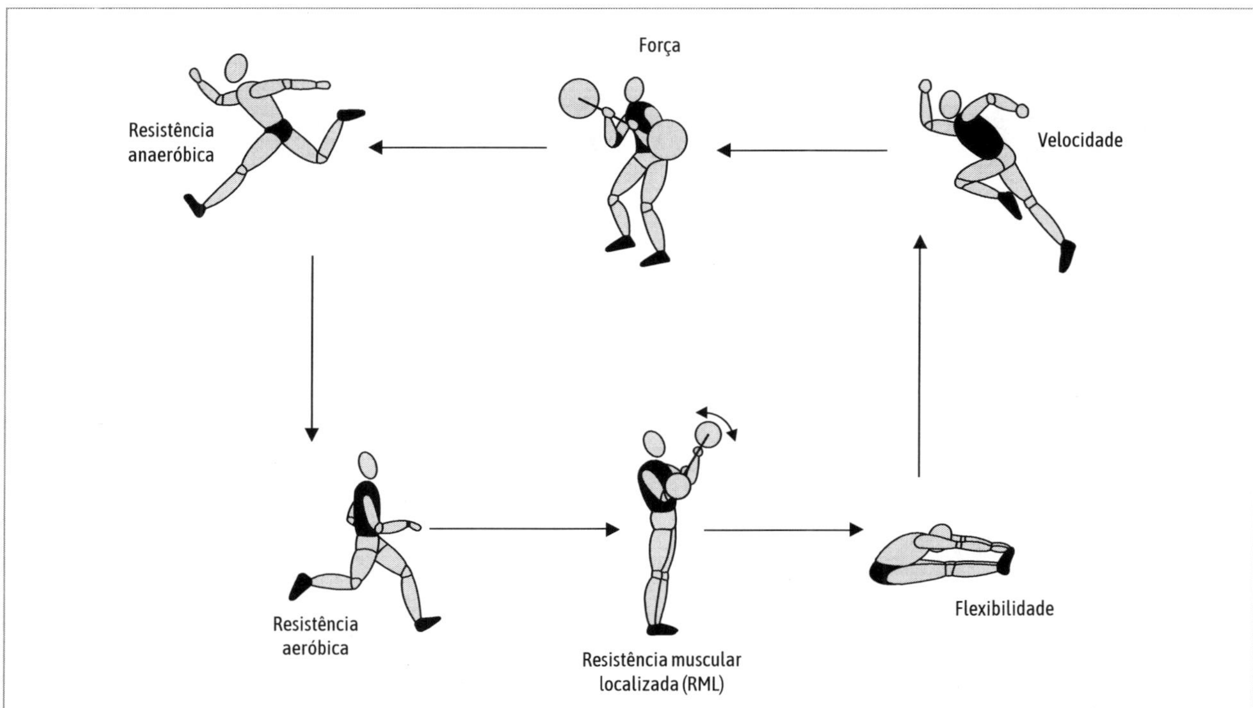

FIGURA 20 Sequência ideal para a preparação física.

portante (imprescindível), e, na ordem, vá prescrevendo o treino das demais qualidades.

Pode-se estabelecer como regra que, além da flexibilidade, uma sessão de treinamento só deve comportar, no máximo, uma qualidade física da preparação cardiopulmonar e uma qualidade da preparação neuromuscular, sempre na ordem indicada na figura. A primeira qualidade física trabalhada no dia deve ser a mais importante para o esporte considerado e representará a entrada no ciclo da figura.

AUTOAVALIAÇÃO

1. A treinabilidade da velocidade depende de diferentes componentes do sistema locomotor e sensoriomotor, incluindo determinantes genéticos, capazes de influenciar na velocidade da condução do estímulo nervoso e fatores fisiológicos. Entre esses fatores fisiológicos e sensoriomotores destacam-se:
   a) A possibilidade do aumento da velocidade de condução de fibras nervosas sensoriais, fazendo com que o *input* exteroceptivo visual e auditivo chegue mais rápido ao SNC.
   b) A possibilidade de o estímulo proporcionado pelo treinamento alterar a proporção de fibras ST e FT, o que pode implicar maior resistência muscular ou maior velocidade de execução do movimento.
   c) A ampliação da capacidade metabólica e de ressintetização de ATP a partir da maior concentração de enzimas glicolíticas anaeróbicas e aeróbicas.
   d) A delegação, pelo sistema sensoriomotores, da execução motora a centros de controle motor inferiores, em que o tempo de ação e reação é otimizado se comparado ao córtex motor.
   e) As características antropométricas, que podem ser treinadas desde que a metodologia empregada nesse processo as contemple.
2. O aumento da capacidade de um músculo de gerar tensão decorre de diversos fatores neurofisiológicos e morfofuncionais. Assinale com V para os fatores verdadeiros relacionados ao aumento da capacidade de gerar tensão e F para os falsos.
   ( ) A força deriva da interação da tensão muscular com elementos internos e externos ao corpo.
   ( ) A capacidade de gerar tensão muscular difere de homens e mulheres mesmo se considerando a área de secção transversa.
   ( ) O aumento da capacidade de gerar tensão muscular deriva, exclusivamente, do potencial hipertrófico do músculo.
   ( ) A maior tensão muscular é gerada em ações concêntricas em testes de 1 repetição máxima.
   ( ) A hipertrofia sarcoplasmática surge em função do aumento da quantidade de substâncias existentes dentro do sarcoplasma, incluindo as proteínas contráteis.
   ( ) A hipertrofia muscular leva ao aumento de diversos componentes intracelulares tanto em quantidade quanto qualidade, incluindo o aumento quantitativo da presença de núcleos nas fibras musculares.
3. Considere um atleta com uma massa (m) de 90 kg que realiza uma sequência de saltos por uma distância (d) de 18 m em um intervalo de tempo (t) de 30 s. O trabalho total realizado equivale a acender uma lâmpada de aproximadamente quantos w? Considere a aceleração da gravidade (g) como 10 m/s^2.
   a) 40 w
   b) 60 w
   c) 100 w
   d) 200 w
   e) 540 w
4. Considerando ações isométricas e a RML, marque V para as alternativas verdadeiras e F para as falsas.
   ( ) Ações isométricas máximas geram mais tensão que ações concêntricas em testes de uma repetição máxima.
   ( ) A ação isométrica também envolve uma estratégia para o ganho de comprimento do CES.
   ( ) Durante uma ação isométrica, o somatório das forças envolvidas é igual a zero, o que implica aceleração positiva durante sua execução.
   ( ) Quanto maior a capacidade de metabolização do lactato, maior a RML de um indivíduo.
   ( ) A diferença do treinamento de força e de RML está exclusivamente na manipulação dos componentes volume e intensidade, não sendo influenciada por outros fatores como velocidade de execução e intervalo entre as séries.
5. Sobre a interdependência do treinamento das qualidades físicas, marque a alternativa correta
   a) O treino de RML pode implicar hipertrofia seletiva de fibras ST em função do aumento da quantidade de elementos sarcoplasmáticos.
   b) Não há problema em treinar qualidades físicas antagônicas em um mesmo microciclo.

c) A hipertrofia muscular, para ser funcional, independe da melhora de sua flexibilidade e coordenação.
d) O aumento da capacidade de geração de tensão muscular e de sua flexibilidade são incompatíveis.
e) A fadiga não é consequência da sobreposição de treino de qualidades físicas similares em um mesmo microciclo.

6. Sobre a tabela de hierarquia do treinamento de qualidades físicas, marque a alternativa correta:
a) Na preparação cardiopulmonar o treinamento do sistema anaeróbico alático, dada a sua característica de velocidade, é o que demanda menos microciclos para ser treinado.
b) Na preparação cardiopulmonar o ganho de força dinâmica decorre da melhora do sistema anaeróbico alático.
c) O treinamento da componente velocidade no treino de força estática demanda menos microciclos para ser obtido do que o treinamento desse mesmo componente visando à preparação cardiopulmonar.
d) Quando a hipertrofia muscular for o principal efeito fisiológico buscado, treina-se força estática na preparação cardiopulmonar.
e) O treinamento de qualidades físicas, independente da que for objetivo, pode ser adquirido em seis ou menos microciclos.

7. São qualidades físicas cujo trabalho concomitante em um mesmo microciclo deve ser evitado:
a) resistência aeróbica e força dinâmica
b) resistência aeróbica e anaeróbica
c) resistência anaeróbica e RML
d) resistência aeróbica e força estática
e) RML e resistência aeróbica

8. Valendo-se da Escala Perflex, relacione a sensação de esforço percebido com o exercício de flexibilidade.
1. Forçamento
2. Desconforto
3. Dor
( ) Ultrapassa o estiramento máximo das estruturas musculoconjuntivas, o que pode levar a uma lesão.
( ) Provoca deformação dos componentes plásticos e o estiramento dos componentes elásticos em nível submáximo, caracterizando o alongamento.
( ) Causa adaptações duradouras em componentes elásticos, plásticos e até mesmo nos inextensíveis, caracterizando o flexionamento.

9. Qual das características abaixo não se aplica à qualidade física *flexibilidade*?
a) Quanto mais velha a pessoa, menor sua flexibilidade.
b) Em geral, mulheres são mais flexíveis do que os homens.
c) Quanto maior o nível de flexibilidade, melhor para a articulação.
d) Proporciona condições para melhoria na agilidade, velocidade e força.

10. Sobre o flexionamento marque a alternativa correta:
a) Pode ser utilizado no aquecimento, antes da competição.
b) Pode promover a distensão durante o treinamento.
c) Pode ser executado após exercícios de força.
d) Pode ser realizado sem aquecimento.

11. Se nova porção de tecido hipertrofiado não for, paralelamente à sua geração, treinada em termos de flexibilidade ou coordenação, o resultado global apontará redução dos níveis clínicos dessas duas qualidades. A afirmativa é:
a) verdadeira
b) falsa

REFERÊNCIAS

1. BERGER, R.A. *Applied exercise physiology*. Philadelphia, Lea & Febiger, 1982.
2. COELHO, R.R.; CÉSAR, E.P.; CONCEIÇÃO, M.C.S.S. et al. *Avaliação da flexibilidade por sistemas de captura de movimento*. In: DANTAS, E.H.M.; CONCEIÇÃO, M.C.S.C. *Manual de avaliação de flexibilidade*. Barueri, Manole, 2019.
3. CUNHA, C.; CINTRA, L. *Nova Gramática do português contemporâneo*. 7.ed. Rio de Janeiro, Lexikon, 2017.
4. DANTAS, E.H.M. *Alongamento e flexionamento*. 6.ed. Barueri, Manole, 2017.
5. DARDEN, E. *The superfitness handbook*. Philadelphia, Lippincott Williams & Wilkins, 1980.
6. FOSS, M.L.; KETEYIAN, S. J. *Bases fisiológicas do exercício e do esporte*. 6.ed. Rio de Janeiro, Guanabara Koogan, 2000.
7. FRECKLETON, G.; PIZZARI, T. Risk factors for hamstring muscle strain injury in sport: a systematic review and meta-analysis. *British Journal of Sports Medicine*, v. 47, n. 6, p. 351-8, 2013.
8. GONZALEZ C.A.A.; DRISCOLL, M.; SCHLEIP, R.; WEARING, S. et al. Frontiers in fascia research. *Journal of Bodywork and Movement Therapies*, v. 22, n. 4, p. 873-80, 2018.
9. GROSSER, M.; BRUGGEMANN, P.; ZINTL, F. *Alto rendimento deportivo planificación y desarrolo*. Barcelona, Martins Roca, 1989.
10. HOLLMANN, W.; HETTINGER, T. *Medicina do esporte*. 4.ed. Barueri, Manole, 2005.
11. HURTON, V. *La flexibilidad y su lugar en la preparación de atletas*. Madrid, Instituto Nacional de Educación Física y Deportes, 1973.

12. JOHNS, R.J.; WRIGHT, V. Relative importance of various tissues in joint stiffness. *Journal of Applied Physiology*, v. 17, n. 5, p. 824-8, 1962.
13. KOMI, P.V. (ed.). *Strength and power in sport*. Vol. III, Encyclopaedia of Sports Medicine. Oxford, Blackwell Scientific, 1993.
14. MAGEE, D.J. *Avaliação musculoesquelética*. 5.ed. Barueri, Manole, 2010.
15. MANGUEIRA, F.J.; CIRILO-SOUSA, M.S.; NOVAES, J.S.; COSTA, P.B. et al. Acute effects of static versus proprioceptive neuromuscular facilitation stretching volume on the maximum number of repetitions and perceived exertion. *Motriz: Revista de Educação Física*, v. 24, n. 2, 2018.
16. MOGHADAM, A.N.; VAHABI, S.P.; NORASTEH, A.A.; ABOLHASANI, H. Comparing isometric strengths of shoulder girdle muscles in females with and without scapular dyskinesis. *Archives of Rehabilitation*, v. 19, n. 2, p. 92-101, 2018.
17. MOREHOUSE, L.E.; GROSS, L. *Forma física total*. São Paulo, Círculo do Livro, 1980.
18. OLIVEIRA, E.R. A importância dos exercícios de flexibilidade para a natação. *Revista da Educação Física – EsEFEX*, n. 108, p. 7-16, 1980.
19. PÁVEL, R.C.; ARAÚJO, C.G.S. *Flexiteste:* nova proposição para avaliação da flexibilidade. In: Congresso Regional de Ciências do Esporte. Volta Redonda, 1980.
20. RIEMANN, B.L. LEPHART, S.M. The sensorimotor system, part I: the physiologic basis of functional joint stability. *Journal of Athletic Training*, v. 37, n. 1, p. 71-9, 2002.
21. SHAKEY, B.J. *Physiology of fitness*. 2.ed. Champaign, Human Kinetics, 1984.
22. STEGEMANN, J. *Fisiologia do esforço*. 2.ed. Rio de Janeiro, Cultura Médica, 1978.
23. SILBERNAGL, S.; DESPOPOULOS, A. *Color atlas of physiology*. 7.ed. New York, Thieme, 2015.
24. SOUZA, G.S.; GONÇALVES, D.F.; PASTRE, C.M. Fisioterapia em movimento, Curitiba, v. 19, n. 4, p. 33-40, out./dez., 2006.
25. TUBINO, M.J.G. *As qualidades físicas na educação física e desportos*. 3.ed. São Paulo, Ibrasa, 1979.
26. WATSON, A.W.S. *Aptidão física e desempenho atlético*. Rio de Janeiro, Guanabara Koogan, 1986.
27. WAZNY, Z. *Fuerza muscular del hombre*. Madrid, Instituto Nacional de Educación Física, 1975.
28. WEINECK, J. *Treinamento ideal*. 9.ed. Barueri, Manole, 2003.
29. ZATSIORSKY, V.M.; KRAEMER, W.J. *Science and practice of strength training*. 1.ed. Champaign, Human Kinetics, 1995.

CAPÍTULO 11

Treinamento neuromuscular: métodos de treinamento

Estélio Henrique Martin Dantas
Eder Benício Ramos Lima
Mario Cezar de Souza Costa Conceição
Renato Ramos Coelho
Carlos Alberto Sposito de Araujo

OBJETIVOS DE ESTUDO

- Conhecer os métodos de treinamento neuromuscular.
- Saber quantificar o treinamento neuromuscular.

INTRODUÇÃO

No estudo dos métodos de treinamento da preparação neuromuscular, deixar-se-á de apresentar os processos de treino da velocidade, por coincidirem com o treinamento do sistema anaeróbico aláctico, que foi estudado no Capítulo 8 ("Treinamento cardiopulmonar").

CIRCUIT TRAINING

Como foi visto, o *circuit training* (CT) é um método polivalente, adequado a realizar tanto a preparação cardiopulmonar como a neuromuscular. Sendo muitas vezes chamado de exercício funcional, é amplamente empregado no treinamento esportivo pela economia de tempo que propicia.

Origem

O CT foi criado em 1953 por R. E. Morgan e G. T. Adamson, na Universidade de Leeds, na Inglaterra, para tornar possível o treino em recinto fechado durante o inverno. Originalmente, era realizado de duas maneiras: circuito de tempo fixo, no qual o atleta perfazia a maior quantidade possível de exercícios, dentro de um tempo predeterminado em cada estação; e circuito de carga fixa, em que o atleta fazia o circuito realizando uma quantidade padrão de repetições em cada estação.

Para a Olimpíada de Barcelona, diversas equipes (EUA, Alemanha, Itália, Inglaterra e Espanha) de algumas modalidades realizaram uma modernização no CT, que se pode considerar como o terceiro tipo: circuito de carga individualizada, totalmente ajustado à individualidade biológica do atleta e ao valor do volume e da intensidade da curva do treinamento e do microciclo.

Finalidade

Condicionamento cardiopulmonar e neuromuscular de atletas que necessitem resistência aeróbica ou anaeróbica, RML, força explosiva, flexibilidade ou velocidade. Por seu caráter geral, não desenvolve nenhuma qualidade (talvez, com exceção da RML) em seu grau máximo. É, portanto, um método complementar aos demais.

Peculiaridades

O fator especificador do circuito será a qualidade física visada e o esporte considerado. Consiste em uma série de exercícios (estações) dispostos sequencialmente e realizados sucessivamente, sem interrupção (não há intervalos).

Visando a preservar o surgimento precoce da fadiga, devem-se alterar as intensidades e os grupos musculares trabalhados, de uma estação para outra, tendo o cuidado de escolher exercícios de fácil execução. Embora o circuito seja o mesmo para cada modalidade, deve ser calibrado em termos de intensidade e de volume.

Desvantagens

Por não ser um trabalho específico, não possibilita que as qualidades físicas trabalhadas alcancem o nível que conseguiriam com treinamento especializado (por exemplo, resistência aeróbica – métodos contínuos; resistência anaeróbica – métodos intervalados; flexibilidade – flexionamento pelo método 3S etc.).

Se houver tempo disponível, o método utilizado no treinamento das qualidades físicas principais do esporte deverá ser o mais especializado possível.

Os CT de tempo fixo e de carga fixa serão utilizados para o treino de atletas jovens ou iniciantes. No treino de atletas de alto nível, só se pode utilizar o circuito de carga individualizada e, mesmo assim, para as qualidades físicas secundárias, como coadjuvante da preparação técnica, ou quando a exiguidade de tempo assim o exigir.

Vantagens

As principais vantagens do CT são:

- promover grande economia de tempo de treinamento;
- tornar possível o treino, mesmo com condições climáticas desfavoráveis;
- possibilitar o treinamento individualizado de uma grande quantidade de atletas ao mesmo tempo;
- produzir resultados em curto prazo;
- facilitar ao treinador a organização, aplicação e controle do treinamento;
- motivar, pela variedade de estímulos e pela componente competitiva;
- possibilitar um completo controle fisiológico;
- facilitar a aplicação da sobrecarga.

Volume

O CT será constituído de seis a 15 exercícios (estações) por circuito, podendo ser feitas de uma a três voltas. O circuito deverá ser realizado de três a seis vezes/semana.

TABELA 1 Quantidade de repetições adequada para desenvolver cada qualidade física

Qualidade física	Repetições
Velocidade	15 a 25
RML	13 a 40
Força explosiva	6 a 12
Força dinâmica	4 a 6

O CT anaeróbico tenderá a ser realizado em uma volta; o aeróbico, em três voltas.

A quantidade de repetições em cada estação dependerá da qualidade física visada, de acordo com a Tabela 1.

Intensidade

Baseando-se na intensidade exigida pela qualidade física visada, ter-se-á a intensidade do circuito. Nas estações em que se visa à força explosiva, deve-se enfatizar a velocidade de execução; ao passo que, nas de RML, o alvo deve ser uma grande quantidade de repetições. Para assegurar a homogeneidade do trabalho, não se deve dar intervalo entre as voltas.

O principal fator de interesse na intensidade é caracterizar o circuito que se vai executar e que poderá ser:

- Circuito aeróbico
  - tende para duas ou três voltas;
  - prioriza exercícios de RML;
  - tem maior homogeneidade na intensidade das estações, procurando manter a FC do atleta na zona-alvo.
- Circuito anaeróbico
  - tende para uma ou duas voltas;
  - prioriza exercícios de força;
  - tem grande alternância de intensidades.

Montagem da sessão

A montagem da sessão deve seguir seis passos, como descrito a seguir.

Primeiro passo: escolha dos exercícios

Os exercícios serão escolhidos, basicamente, em função dos grupos musculares que serão solicitados durante a prova para a qual se está treinando e da intensidade do esforço necessária à sua execução.

Visando à motivação do atleta e o auxílio à preparação técnica, deve-se incluir no circuito de três a cinco exercícios característicos da modalidade esportiva.

Nos esportes que exijam força explosiva dos membros, é recomendável incluir exercícios pliométricos (excêntrico-concêntricos).

Segundo passo: montagem do circuito

Uma vez escolhidos os exercícios, eles serão dispostos sequencialmente, de modo a possibilitar uma alternância de intensidade e da região anatômica considerada.

Após a reunião do material necessário e a montagem física do circuito, deve-se testá-lo visando a observar:

- propriedade da distribuição das estações;
- adequabilidade do material empregado;
- distância entre as estações;
- possibilidade de execução.

Na Tabela 2, há alguns exemplos de montagens de circuitos para diversas modalidades esportivas.

Terceiro passo: determinação da intensidade das estações

Neste passo é que se individualizará o circuito, com a realização do teste de carga máxima.

Esse teste abrangerá as estações que disponham de equipamentos com pesos fracionados ou não.

No primeiro caso, nas estações que envolvam a realização de exercícios com pesos adicionais fracionados (barras e anilhas, halteres ou máquinas de força), aplica-se o teste de peso máximo de uma repetição máxima (TPM 1 RM), que consiste em determinar o máximo peso com o qual o atleta consegue realizar apenas uma ação concêntrica em toda a amplitude do movimento.

Em seguida, verifica-se, para cada estação, qual a qualidade física que se deseja trabalhar e a faixa de intensidade compatível com a qualidade (Tabela 3).

Da curva de treinamento e do microciclo, como visto no Capítulo 7 ("O planejamento da preparação física"), verifica-se a intensidade prevista para o treino.

Por exemplo, se a intensidade for de 82% e se desejar trabalhar a força explosiva de supino, uma vez que no TPM 1 RM o atleta conseguiu a marca de 93 kg, ter-se-á: o cálculo da intensidade de treino e cálculo da carga de trabalho.

Cálculo da intensidade de treino, utilizando-se os valores da Tabela 3, na linha Força explosiva:

$L_{sup} = 80\%$
$L_{inf} = 60\%$
Variância = 80% – 60% = 20%

Calculando por meio de uma regra de três (Capítulo 22, "Ciências Exatas na preparação física"), onde o valor da variância (20%) representa 100%:

$$20\% - 100$$
$$y - 82\%$$
$$\therefore y = \frac{20 \times 82}{100} = 16{,}4 \cong 16\%$$

Intensidade = $L_{inf} + y = 60\% + 16\% = 76\%$

Cálculo da carga de trabalho:

$93 \text{ kg} \times 76\% = 70{,}68 \text{ kg} \cong 71 \text{ kg}$.

Deve-se dar um intervalo de um minuto entre os testes realizados em duas estações sucessivas, tornando possível a recuperação parcial, sem comprometer, no entanto, o caráter sequencial do método. Por esse motivo, o teste de carga máxima deve ser todo realizado ao longo de uma mesma sessão do treinamento.

Uma vez realizado o TPM 1 RM e aplicado o percentual correspondente para se chegar à carga de trabalho, ter-se-ão todas as estações do circuito como de carga fixa.

Agora, elas são classificadas em fracas, médias e fortes, conforme a qualidade física que visem e o tipo de exercício que utilizem.

Quarto passo: determinação da quantidade de repetições por estação

Conforme o nível de intensidade de cada estação, o atleta será submetido ao teste de repetições máximas, conforme indicado na Tabela 4.

A partir desse resultado e considerando o volume da sessão, como estudado no Capítulo 7 ("O planejamento da preparação física"), será calculada a quantidade de repetições por estação.

Continuando com o exemplo, considere que o atleta do passo anterior tenha feito 18 repetições no teste de máximas repetições em 30 segundos e o volume da sessão seja de 63%.

Neste caso, o cálculo para determinar a quantidade de repetições será (Tabela 1):

$L_{sup} = 12$ repetições
$L_{inf} = 6$ repetições
Variância = 12 repetições – 6 repetições = 6 repetições

Calculando por meio de uma regra de três (Capítulo 22, "Ciências Exatas na preparação física"), onde o valor da variância (6 repetições) representa 100%:

$$6 \text{ repetições} - 100\%$$
$$y - 63\%$$
$$\therefore y = \frac{6 \times 63}{100} = 3{,}78 \cong 4 \text{ repetições}$$

Volume = $L_{inf} + y$ = 6 repetições + 4 repetições = 10 repetições

TABELA 2 Sugestões de circuitos para diversos esportes

Modalidade esportiva	Voleibol	Voleibol	Futebol	Basquete	Basquete	Ginástica artística feminina	Esgrima	Generalizada
Proposto por	Rocha P. S. O.	Félix M. A.	Caldas P. R. L.	Hegedus J.	Carvalho R.	Dantas E. H. M.	Mollet R.	Costa L. P.
1ª estação	Abdominal reto	Flexão de braços com palmas	Pliométrico	Saltos	Desenvolvimento	Descida reta na parada	Saltitamento agachado	Desenvolvimento de braços
2ª estação	Saltitamento	Reza árabe (com *medicine ball*)	Arremesso de *medicine ball*	Lançamento *medicine ball*	Saltos	*Gretch* carpado e grupado	Rosca de mãos	Arquibancada
3ª estação	Agilidade de giros e mergulhos	Saltos sobre elástico	Abdominal parafuso	Desenvolvimento de braço	Abdominal reto	Flexão na parada de mão	Afundo	Passeio do macaco
4ª estação	Rotação de tronco no solo	Canivete (com *medicine ball*)	Saltos sobre barreiras	Abdominal reto	Passe	Passagem carpada em suspensão	Saltos sobre barreiras	Elevação de pernas
5ª estação	Saltos	Arremesso (*medicine ball*)	Chute com *medicine ball*	Flexão de braços com palmas	Pique 50 m	Mortais de costas	Supino	Rosca de braços
6ª estação	Abdominal parafuso	Agachamento (saco de areia)	Canivete (com medicine ball)	Elevação de membros inferiores	Sugado	Flexão de braços na barra	Agachamento	Hiperextensão da coluna

(*continua*)

TABELA 2 Sugestões de circuitos para diversos esportes (*continuação*)

Modalidade esportiva	Voleibol	Voleibol	Futebol	Basquete	Basquete	Ginástica artística feminina	Esgrima	Generalizada
Proposto por	Rocha P. S. O.	Félix M. A.	Caldas P. R. L.	Hegedus J.	Carvalho R.	Dantas E. H. M.	Mollet R.	Costa L. P.
7ª estação	Pique 20 m	Hiperextensão da coluna	Agachamento (saco de areia)	Lançamento de *medicine ball*	Rotação	Canivete (com *medicine ball*)	Inclinação lateral	Flexão de joelhos com suspensão
8ª estação	Bloqueio	Polichinelo (*medicine ball*)	Pique 50 m	Agachamento	Saltos sobre barreiras	Saltitamento	Desenvolvimento para os pés	Agachamento
9ª estação	Flexibilidade	Pique 10 m	Flexão de braços com palmas	—	Zigue-zague	Estrela	Tira-prosa	Mergulho das paralelas
10ª estação	Agachamento (saco de areia)	Salto peixe	Hiperextensão da coluna	—	Pular corda	Esquadro por fora e parada	Rotação do tronco	Abdominal parafuso
11ª estação	Flexão de braços com palmas	Giros 90°	Corrida no mesmo lugar	—	Elevação de membros inferiores	Pliométrico	Crucifixo inverso	—
12ª estação	Arquibancada	Bloqueio	Lançamento de *medicine ball*	—	Corrida sinuosa	Subida na corda	Cossaco	—

TABELA 3 Percentuais do TPM 1 RM (teste de peso máximo de uma repetição máxima) a serem utilizados nas estações do *circuit training*, em função da qualidade física visada

Qualidade física	Intensidade (%)	Intensidade (graduação)	Observações
Força dinâmica	81 a 100	Forte	Exercícios realizados com atenção à utilização da amplitude total dos movimentos
Força explosiva	60 a 80	Média	Movimentos realizados dentro de amplitudes específicas próximas à necessidade esportiva em velocidade (com caráter explosivo)
RML	40 a 60	Fraca	Trabalho realizado procurando fazer todas as repetições previstas corretamente
Velocidade de movimentos	30 a 50	Fraca	Ênfase absoluta na rapidez de execução

TABELA 4 Teste de repetições máximas e quantidade de estações em função da intensidade da estação

Intensidade	Teste de repetições máximas	Quantidade máxima de estações por circuito
Forte	Máximo de repetições possível (TRM)	1/4 a 1/6 do total
Média	Máximo de repetições em 30 segundos (TRM 30 s)	2/4 a 2/3 do total
Fraca	Máximo de repetições em 1 min (TRM 1 min)	1/4 a 1/6 do total

Se resultar uma quantidade de repetições que fique fora dos limites estabelecidos para cada qualidade física na Tabela 1 (18 repetições no teste de máximas repetições em 30 segundos, no nosso exemplo anterior, valor superior ao limite tabelado de 12 repetições para força explosiva), deve-se aumentar o peso utilizado (no caso de a quantidade de repetições ficar acima do limite da tabela) ou diminuí-lo (no caso inverso), realizando novo teste de repetições máximas.

Quinto passo: calibragem do circuito

Após o circuito estar ajustado para o atleta, este necessita se adaptar àquele, e isso deverá ser feito em cinco sessões de adaptação:

- *Primeira sessão*: realização de uma volta completa no circuito, sem intervalos, visando à familiarização com este.
- *Segunda sessão*: verificação do tempo mínimo (TM) para a execução de uma volta no circuito.
- *Terceira sessão*: duas voltas no circuito para adaptação.
- *Quarta sessão*: três voltas no circuito para adaptação.
- *Quinta sessão*: determinação do tempo inicial (TI), que é o menor tempo que o atleta leva para completar as três voltas do circuito.

É claro que, se houver somente duas ou três voltas no circuito, a 3ª e a 4ª sessões serão suprimidas.

Sexto passo: determinação do tempo objetivo (TO)

Uma vez determinado o TI (que será guardado nos registros do atleta para a comparação da evolução do treinamento), deve-se determinar o tempo objetivo (TO), que será o alvo a ser alcançado.

O TO será determinado em função do TM:

- se for de uma volta, $TO_1 = TM \times 0,80$;
- se for de duas voltas, $TO_2 = 2 \times TM \times 0,95$;
- se o circuito for de três voltas, $TO_3 = 3 \times TM$.

Aplicação de sobrecarga

Ao alcançar o tempo objetivo, o atleta deve ser submetido a um aumento da carga, que deve ser realizado tanto sobre a intensidade (peso dos implementos, altura das barreiras, inclinação da prancha de abdominal) como sobre o volume (quantidade de repetições em cada estação).

Para não perder de vista a qualidade física a ser alcançada, deve-se realizar a aplicação dos novos percentuais de volume e intensidade previstos.

Após cerca de 20 sessões (aproximadamente dois meses), serão observados os primeiros resultados.

Controle fisiológico

O atleta, antes de iniciar o circuito, deverá estar com uma FC de aquecimento. Após o término, não deverá ultrapassar a FC máxima. Para verificar a queda desse parâmetro, toma-se a FC em dois momentos, comparando-os: um minuto após o término e aos cinco minutos.

Após sete minutos, se a FC ainda não houver retornado aos níveis anteriores, pode ser indicativo de um estado de *strain* se delineando.

MUSCULAÇÃO

A musculação foi, durante muito tempo, conhecida como halterofilismo. No entanto, a introdução de outros implementos no lugar dos halteres provocou a mudança do nome.

Origem

A musculação foi, sem sombra de dúvida, a mais antiga maneira de treinamento utilizada pelo ser humano e, embora nos Jogos Olímpicos da antiga Grécia não houvesse disputa de levantamento de peso, histórias como a de Milon de Crotona, que suportava nas costas um bezerro, e a do atleta Bybom, que levantou em Olímpia uma pedra de 143,5 kg acima de sua cabeça, com apenas uma das mãos, nos dão testemunho da importância atribuída ao método pelos antigos.

No entanto, a história moderna da musculação começa em 1846, com os estudos de Weber sobre a relação entre força muscular e a área da seção transversa do músculo.

Finalidade

As finalidades da musculação se confundem com as da preparação neuromuscular, basicamente se voltando para o desenvolvimento da resistência muscular localizada e das forças explosiva e dinâmica.

Peculiaridades

A sessão de musculação pressupõe a existência de algum implemento para funcionar como uma carga adicional opondo-se aos movimentos (contrações musculares isotônicas).

Esses implementos podem ser de dois tipos: alodinâmicos e isodinâmicos.

Implementos alodinâmicos

São aqueles que não compensam as variações havidas nos braços das alavancas ao longo do movimento. Essas variações podem ser decorrentes dos diferentes ângulos e articulação ou da direção de incidência da força da gravidade.

Como exemplo desses implementos, têm-se os halteres, as barras (com anilhas), as peças lastradas e os módulos com resistência aplicada por meio de sistema invariável (roldana, polia ou alavanca).

Esses aparelhos também são conhecidos como de resistência dinâmica invariável (RDI), por não possibilitarem a adaptação progressiva da resistência.

Um atleta que estivesse fazendo uma rosca bíceps e que, aos 95°, estivesse exercendo uma força de 75% da contração voluntária máxima (CVM), quando estivesse no final do movimento (35°), para continuar a realizar a mesma tensão muscular, necessitaria utilizar 98% da CVM.

Para tentar corrigir esse problema, foram desenvolvidos os equipamentos isodinâmicos.

Implementos isodinâmicos

São baseados na ação de alavancas, que compensam as diferentes capacidades do músculo de gerar força ao longo do arco articular, bem como as variações nos braços de alavanca.

Toda a utilização de alavancas fundamenta-se no conceito de momento de torque (Capítulo 22, "Ciências Exatas na preparação física"), que consiste no equilíbrio de duas forças aplicadas em pontos diferentes.

A mensuração desse momento é realizada por meio da multiplicação do módulo da força pela distância perpendicular existente entre o ponto de aplicação da força e o eixo (ou ponto de apoio) articular. Em um aparelho de musculação, esse esquema seria como o mostrado na Figura 1.

Um atleta conseguirá sustentar um peso nesse aparelho se o seu momento de força muscular for igual ao momento da resistência. Nesse momento de equilíbrio de torques, pela primeira lei de Newton, tem-se que a ação muscular pode ser isométrica, caso a carga esteja parada, ou isocinética, caso ela esteja em movimento.

Ao executar uma ação muscular, o momento de aplicação da força varia em decorrência de duas variáveis: diferentes intensidades de força (Fm, na Figura 1) que podem ser exercidas nos diferentes ângulos do arco articular (a capacidade de gerar tensão do músculo é menor no início do movimento, pela sobreposição máxima das proteínas contráteis, e em seu final, pela sobreposição mínima) e diferentes comprimentos de d (distância de aplicação da Fm).

Se o objetivo for manter a mesma porcentagem de utilização da ação voluntária máxima ao longo de toda o arco de movimento, o momento da resistência também deverá variar. Isso é possível de dois modos: variando a resistência, somente possível nos equipamentos em que a resistência seja devida a meios eletromecânicos; e variando D (na Figura 1), o que é mais facilmente empregado.

Na Tabela 5, demonstra-se a diferença entre um módulo alodinâmico e outro isodinâmico de extensão de pernas.

A variação de D pode ser feita pela variação do comprimento do braço, ou utilização de uma polia excêntrica, que varie as distâncias de aplicação da resistência até o ponto A, conforme o movimento vai se desenvolvendo.

Respiração

Outra peculiaridade do trabalho de musculação é a respiração, assunto sobre o qual circulam diversos

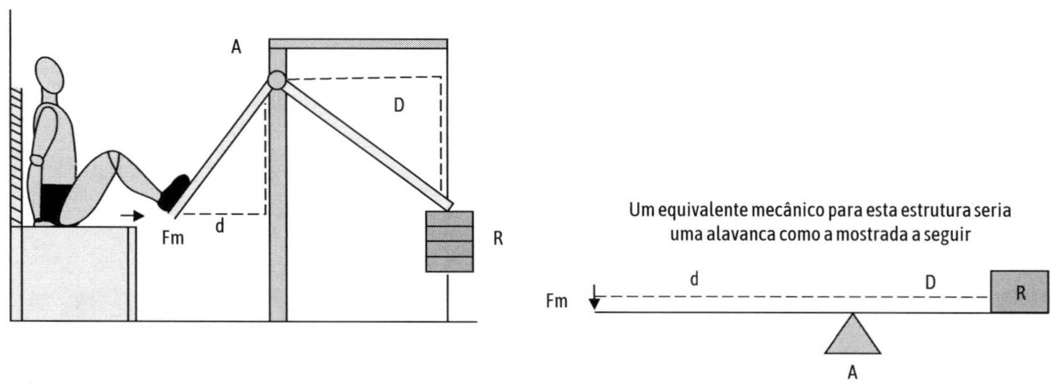

FIGURA 1 Esquema mecânico de um módulo de *leg press*.
Fm: força muscular; d: distância de aplicação da força muscular; A: ponto de referência (apoio); D: distância de aplicação da resistência; R: resistência.

TABELA 5 Comparação das forças atuantes em dois módulos isodinâmicos e alodinâmicos de extensão de perna

Ocasião	$\vec{Fm}$	Movimento da força	Equipamento alodinâmico (R = 150 kg)		Equipamento isodinâmico (R = 150 kg)	
			Movimento de resistência	Percentual CVM	Movimento de resistência	Percentual CVM
Início do movimento (arco articular de 35°)	180 kgf	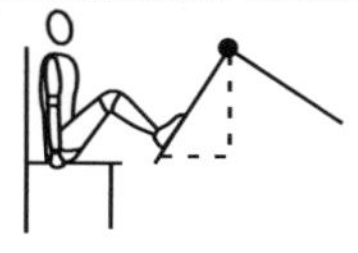 d = 25 cm Mr = 180 x 25 = 4.500	Mr = MF e Mr = D x R ∴ D = 4.500/150 = 30 cm	70%	Mr = Mr e Mr = D x R D = 4.500/150 = 30 cm 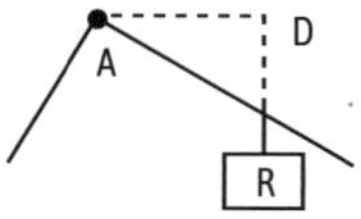	70%
Durante o movimento (arco articular de 120°)	108 kgf	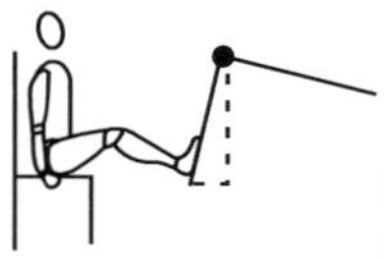 d = 31 cm Mr = 108 x 31 = 3.348	Como não há variação de D e de R, Mr = 4.500	Para vencer a nova resistência, é necessário utilizar aproximadamente 94%	Mr = Mr = 3.348 ∴ D = 3.348/150 = 22,3 cm 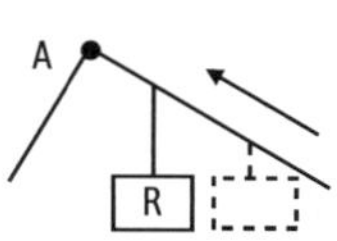	70%
Final do movimento	360 kgf	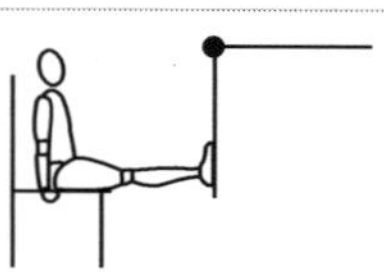 d = 50 cm Mr = 360 x 50 = 18.000	Continuam constantes D e R ∴ Mr = 4.500	Sem levar em conta a inércia para vencer Mr neste ponto, só é necessário utilizar 18%	Mf = Mr = 18.000 ∴ D = 18.000/150 = 120 cm 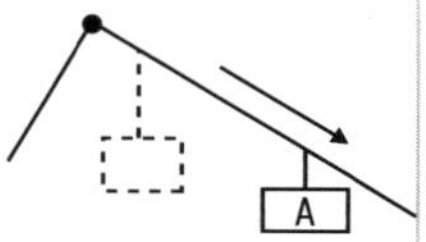	70%

conceitos errôneos, apontando este ou aquele tipo de respiração como capaz de causar hipertrofia ou aumentar a força, o que, obviamente, não encontra qualquer respaldo na verdade.

Como disse Bittencourt (1986), "sobre o tipo de respiração a ser utilizada, na realidade não existe um tipo certo ou um tipo errado e sim o mais adequado".

São três os tipos de respiração utilizados na musculação

- *Respiração continuada*: é a realizada independentemente do movimento. No entanto, quando a carga começa a aumentar, fica difícil de ser mantida, pois o ritmo do movimento interfere no ritmo da respiração e a necessidade de se esforçar para vencer a resistência acarreta o bloqueio da respiração. Normalmente, é utilizada em programas de RML.
- *Respiração eletiva*: quando o atleta que lida com pesos elevados quer evitar o bloqueio na respiração, lança mão do recurso da respiração eletiva, que consiste na sincronização da respiração com o movimento. Na Tabela 6, são vistas as características dos dois tipos de respiração eletiva existentes.
- *Respiração combinada*: é quando o atleta se utiliza da combinação de duas das forças precedentes de respiração. Por exemplo, durante a fase ativa do movimento, ele bloqueia a respiração e expira no final do movimento. Não é prescrita normalmente; o próprio praticante vai, empiricamente, encontrando a maneira de respirar que o deixe mais confortável.

Desvantagens

Em virtude do pequeno componente cardiopulmonar dos trabalhos de musculação, torna-se imprescindível sua complementação com trabalhos de caráter aeróbico. Por trabalhar com cargas adicionais, poderá provocar lesões nos ossos desmineralizados pela osteoporose dos gerontes e na placa epifisária cartilaginosa das crianças durante a fase de crescimento, o que cria a exigência de cuidados adicionais quando se trabalha com essas faixas etárias, além da contraindicação do treinamento de força dinâmica paralela. A hipertrofia muscular e o eventual aumento de rigidez, resultantes do treinamento de musculação, se não forem trabalhados complementarmente por meio de alongamento e flexionamento, poderão provocar diminuição do arco articular de alguns movimentos.

Vantagens

Produz resultados em pouquíssimo tempo de treinamento. O controle do treinamento e da aplicação da sobrecarga é muito facilitado. Possibilita a execução de trabalhos analíticos e sintéticos. É um dos métodos de treinamento que melhor atende ao *princípio da especificidade* (Capítulo 3, "Princípios científicos do treinamento desportivo"), o que o coloca em lugar de destaque no treinamento de atletas de nível competitivo alto.

Volume e intensidade

A musculação, por ser um método que possibilita um alto perfil de consumo energético (devendo, para produzir seus resultados, trabalhar os limites superiores

TABELA 6 Características dos dois tipos de respiração eletiva

Características	Respiração passiva eletiva		Respiração ativa eletiva	
Fase do movimento	Ativa	Passiva	Ativa	Passiva
Fase da respiração	Passiva (expiração)	Ativa (inspiração)	Ativa (inspiração)	Passiva (expiração)
Demonstração	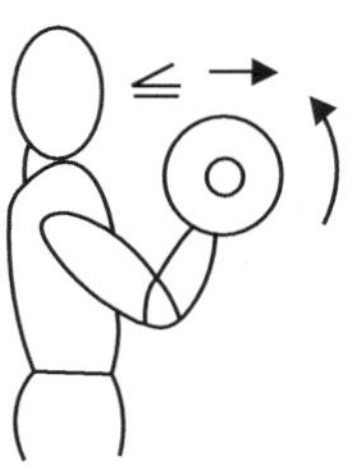	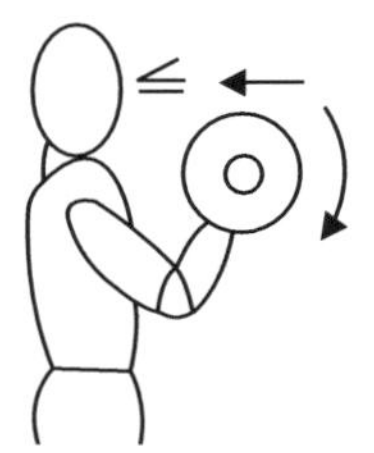	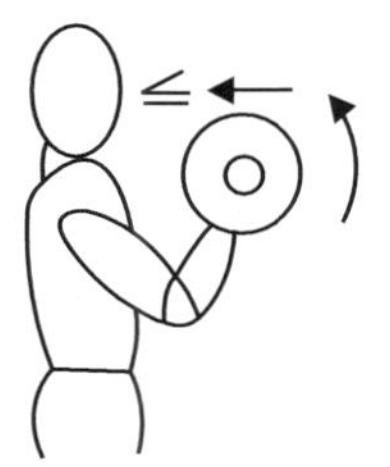	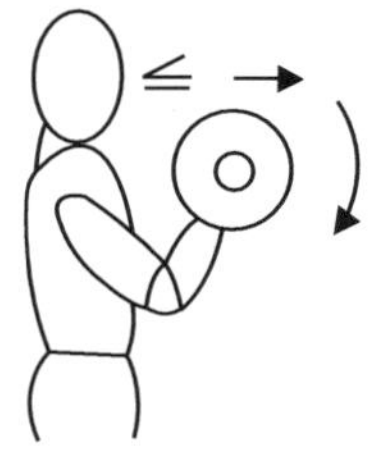
Peculiaridades	Por alternar as duas fases ativas (do movimento e da respiração), equilibra melhor o perfil do consumo energético		É de mais fácil coordenação motora, pois o atleta executa as fases ativas juntas	

do atleta), além de grande facilidade de mensuração minuciosa do volume e da intensidade, provocará a existência de uma relação absoluta entre esses dois fatores.

Volume

O volume é dado por:

- *Exercícios*: a quantidade de exercícios influenciará, poderosamente, o volume; por sessão, ter-se-á realizado 12 exercícios diferentes, um mínimo de oito e um máximo de 15 exercícios, para se obter resultados satisfatórios.
- *Repetições*: quantidade de vezes que o atleta executará o mesmo exercício.
- *Grupo*: conjunto de dois a quatro exercícios realizados sem intervalos; no exemplo da Tabela 7, significa que serão realizados os três exercícios, quantas vezes forem prescritas pela quantidade de passagens, sem intervalo.
- *Série*: rol de exercícios a serem realizados em uma sessão; em séries básicas e intermediárias, só se realizam três a quatro grupos, nas séries avançadas, cinco ou seis, sendo pouco usual realizar séries com sete ou mais grupos.
- *Quantidade de passagens*: se a série for realizada mais de uma vez, ter-se-á, para cada vez que for executada, uma passagem.

Intensidade

A intensidade é dada por:

- *Quilagem*: percentual do peso máximo utilizado para o trabalho.
- *Velocidade de execução*: os exercícios realizados com rapidez ou extremamente lentos serão mais intensos que os realizados em velocidade moderada.
- *Intervalo*: período de repouso entre dois grupos; sua duração influirá na intensidade.

TABELA 7 Exemplo de sessão de musculação, com exercícios, grupo e repetições

Exercício	Grupo	Repetições
Extensão de joelho	I	15
Abdominal reto		25
Rosca bíceps		15

Dosagem

Tomando por base a qualidade física a ser trabalhada, o treinador deverá dosar o volume e a intensidade para possibilitar um aproveitamento ótimo do método, nunca esquecendo que, embora os níveis de trabalho devam ser os mais altos possíveis, qualquer aumento do volume ou da intensidade deverá provocar, respectivamente, diminuição da intensidade ou do volume.

De um modo geral, pode-se dizer que, para desenvolver a força dinâmica, o trabalho deverá ser de muita intensidade e pouco volume, ao passo que o RML exige pouca intensidade e muito volume.

Como exemplo da dosagem entre volume e intensidade, apresenta-se a Tabela 8, na qual a quilagem é baseada em um percentual do peso máximo obtido em 1 RM (TRM 1 RM) (máximo de peso com que o atleta consegue realizar em uma contração apenas).

Montagem da sessão

A montagem da sessão de musculação, tal como a montagem do *circuit training*, deve iniciar-se pela escolha dos exercícios.

Primeiro passo: escolha dos exercícios

Deve-se explorar ao máximo a peculiaridade principal da musculação, que é exercitar exatamente o mesmo movimento empregado na atuação esportiva. Para isso, basta correlacionar o gesto com o exercício que irá trabalhar.

Para facilitar essa correlação, os movimentos estão agrupados por articulações nas Tabelas 9, 10, 11 e 12.

Após identificar quais movimentos serão prioritários na atuação esportiva e que necessitarão ser realizados exprimindo uma das qualidades físicas da preparação

TABELA 8 Balanço entre volume e intensidade, que atende ao treinamento de diversas qualidades físicas

Parâmetro	Porcentagem (%)	Repetições	Grupos	Velocidade de execução	Intervalo entre grupos	Respiração
Força dinâmica	90 a 100	1 a 6	3 a 6	Rápida	3 a 5 min	Bloqueada
Hipertrofia	80 a 90	6 a 10	3 a 6	Lenta	2 a 3 min	Passiva eletiva
Força explosiva	60 a 80	6 a 12	3 a 6	Explosiva	3 a 5 min	Passiva eletiva
Resistência muscular localizada	40 a 60	13 a 40	3 a 6	Média	1 a 2 min	Continuada

neuromuscular, basta ir à tabela e verificar que tipo de exercício se deve utilizar.

Estão sendo fornecidos exemplos entre os exercícios possíveis. Assim, o preparador físico pode criar seus próprios exercícios a partir deles.

Deve-se também levar em conta, na escolha dos exercícios, os recursos materiais disponíveis. Dessa maneira, não elegeremos um tipo de trabalho que só possa ser realizado em um módulo que não temos.

TABELA 9 Correlação entre movimentos do corpo humano e exercícios de musculação que irão trabalhar (coluna cervical e dorsolombar)

Articulação	Movimento	Descrição	Músculos intervenientes (motores principais)	Exercícios utilizados	Módulo ou estação do aglomerado
Coluna cervical	Flexão	Movimento para adiante da cabeça	Esternoclidomastóideo	Flexão com capacete no banco 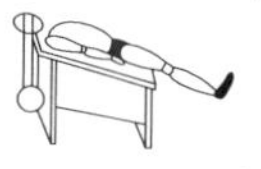	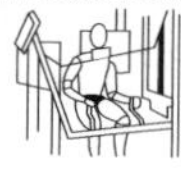
	Extensão	Movimento de aproximação do occipital no dorso	Esplênios Iliocostal cervical Complexos maior e menor Semiespinal cervical e da cabeça Interespinais	Extensão com capacete 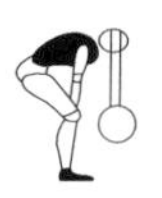	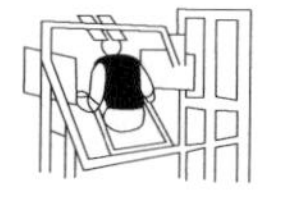
	Flexão lateral	Inclinação lateral da cabeça na posição anatômica	Esternoclidomastóideo Esplênios	Flexão lateral com capacete 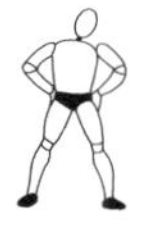	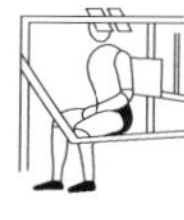
	Redução	Retorno à posição anatômica partindo da flexão lateral	Trapézio feixes superiores Escalenos A mesma musculatura do lado oposto (antagônica)		
	Rotação	Movimento giratório da cabeça	Esplênios Iliocostal cervical Esternoclidomastóideo Rotatores	Não há exercício, a não ser com máquina especial	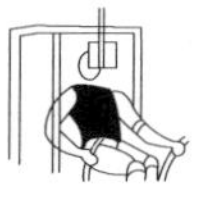
Coluna dorsolombar	Flexão	Afastamento dos processos espinhosos O tronco flete-se sobre os membros inferiores	Reto do abdome Oblíquos externo e interno Transverso do abdome	Abdominal reto Parafuso Guindaste Obs.: A flexão do quadril diminui em até 90% a ação do psoas, localizando o exercício no reto abdominal 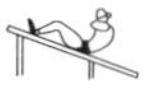 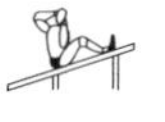 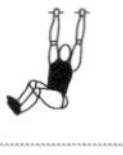	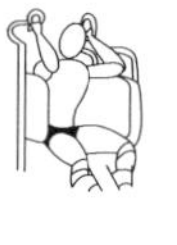
	Extensão	Aproximação dos processos espinhosos O tronco inclina-se para trás	Iliocostal Grande dorsal Longuíssimo Espinal Multífido	Extensão lombar. Levantamento terra, Good morning 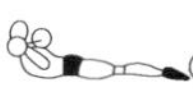 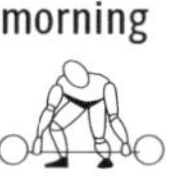 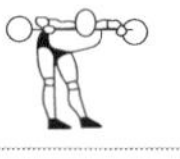	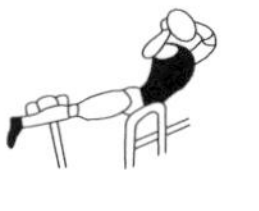
	Flexão lateral	Inclinação do tronco para o lado	Musculatura toracicolombar Musculatura da parede anterolateral do abdome	Inclinação lateral 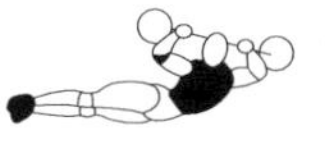	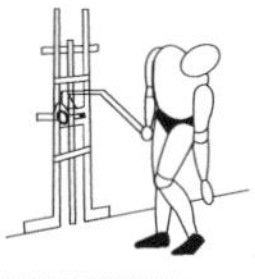
	Redução	Volta do tronco à posição original	–		
	Rotação	Movimento giratório em torno do eixo da coluna	Iliocostal Longuíssimo Semiespinal Rotatores Oblíquos externo e interno	Rotação com barra às costas 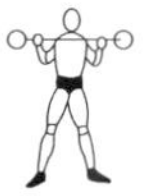	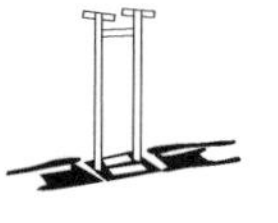

TABELA 10 Correlação entre movimentos do corpo humano e exercícios de musculação que irão trabalhar (cintura escapular e escapuloumeral)

Articulação	Movimento	Descrição	Músculos intervenientes (motores principais)	Exercícios utilizados	Módulo ou estação do aglomerado
Cintura escapular	Adução (retração)	Aproximação da escápula Coluna dorsal	Trapézio (feixes médios) Romboides	Crucifixo curvado Remada curvada Crucifixo de pé 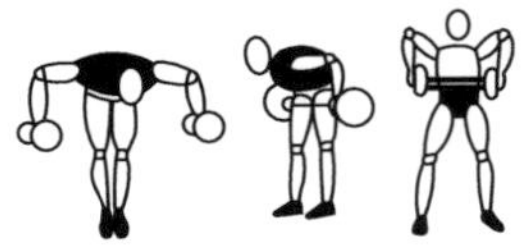	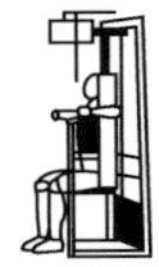
	Abdução	Afastamento da escápula Coluna dorsal	Peitoral maior e menor. Serrátil	Crucifixo no banco Crucifixo curvado 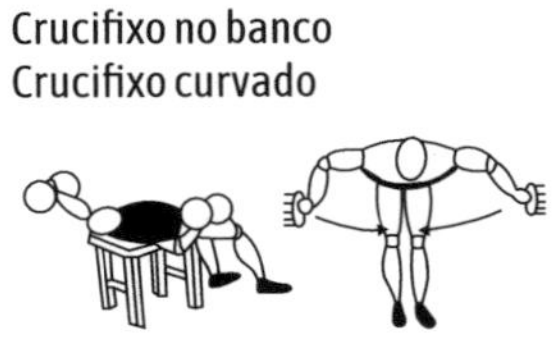	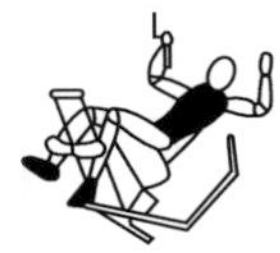
	Flexão (elevação)	Elevação de ombros	Trapézio (feixes superiores) Romboides Elevador da escápula	Encolhimento de ombros Remada de pé Desenvolvimento militar 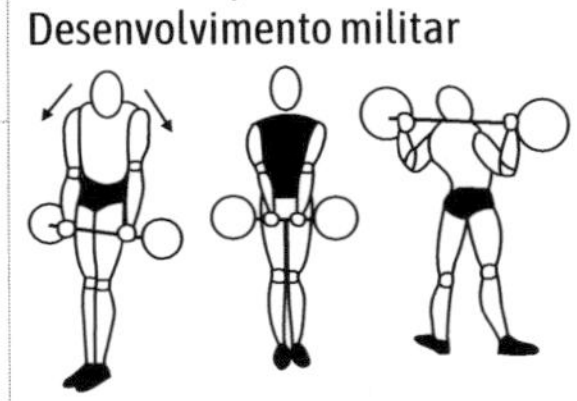	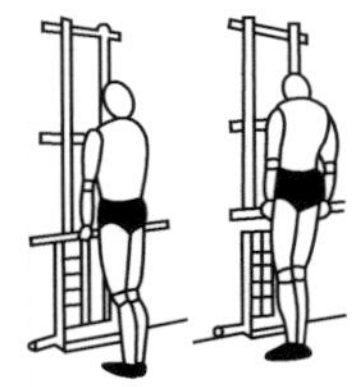
	Rotação (superior)	Elevação do acrômio e rotação da cavidade glenoide para cima	Trapézio (todas porções)		
	Rotação (inferior)	Abaixamento do acrômio e rotação da cavidade glenoide para baixo	Romboide Pequeno peitoral Trapézio (feixes inferiores)	Remada curvada 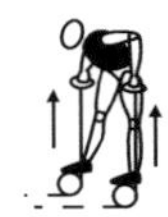	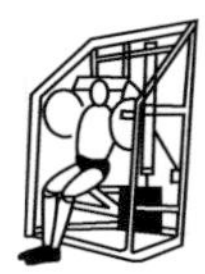
Escapulo-umeral	Adução	Aproximação do úmero ao tronco (linha mediana)	Peitoral maior Grande dorsal Redondo maior	Puxada pela frente e por trás Mergulho vertical (cotovelos abduzidos) Abaixamento lateral 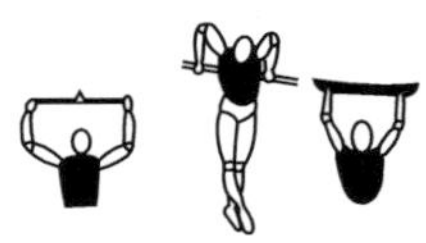	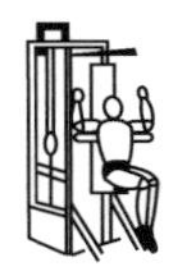
	Abdução	Afastamento do úmero ao tronco (linha mediana)	Deltoide Supraespinal (até 90°) Coracobraquial (até 90°)	Levantamento lateral Desenvolvimento (cotovelos aduzidos) 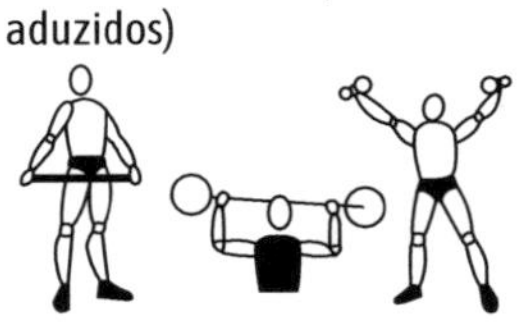	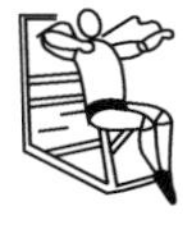
	Flexão	Projeção do braço anteriormente ao corpo	Deltoide (feixe anterior) Peitoral maior (porção clavicular)	Levantamento frontal Desenvolvimento pela frente (cotovelos aduzidos) 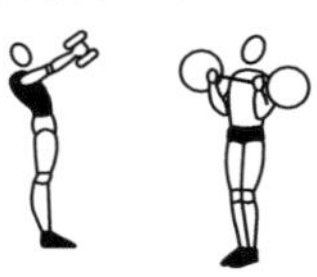	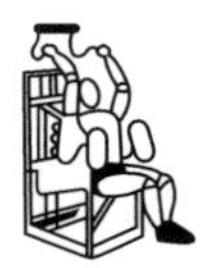

(continua)

TABELA 10 Correlação entre movimentos do corpo humano e exercícios de musculação que irão trabalhar (cintura escapular e escapuloumeral) *(continuação)*

Articulação	Movimento	Descrição	Músculos intervenientes (motores principais)	Exercícios utilizados	Módulo ou estação do aglomerado
Escapulo umeral (*cont.*)	Extensão	Projeção do braço posteriormente ao corpo	Deltoide (feixe posterior) Grande dorsal Redondo maior	Remada curvada (cotovelos aduzidos) Remada sentado Extensão de braços 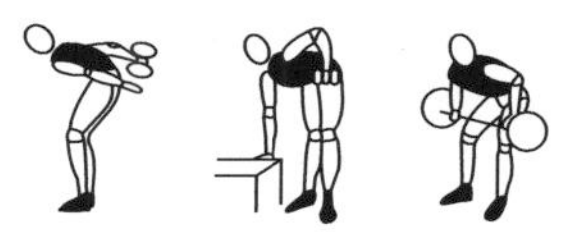	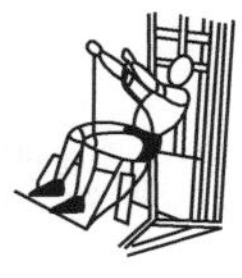
	Rotação lateral	Rotação lateral do braço na posição anatômica (caído ao lado do corpo)	Infraespinal Redondo menor Deltoide posterior	Não há exercício específico	–
	Rotação medial	Rotação medial do braço na posição anatômica	Subescapular Redondo maior Grande dorsal		
	Adução horizontal	Adução anterior dos braços em um plano horizontal, estando os úmeros abduzidos a 90°	Deltoide (feixe anterior) Peitoral maior Coracobraquial	Desenvolvimento supino (pegada aberta) Mergulho horizontal Crucifixo na prancha 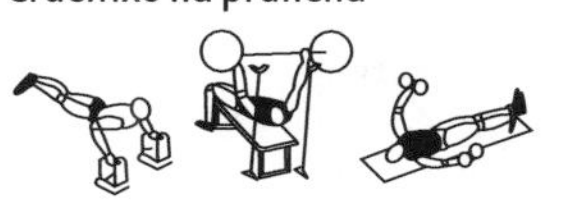	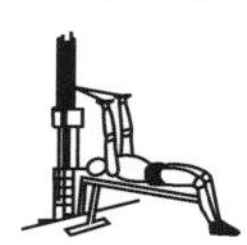
	Extensão horizontal	Abdução posterior dos braços em um plano horizontal, estendendo os úmeros abduzidos a 90°	Deltoide (feixe posterior) Infraespinal Redondo maior	Remada curvada (cotovelos abduzidos) Crucifixo curvado Crucifixo em pé 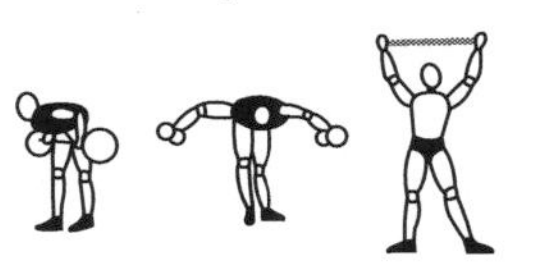	–

TABELA 11 Correlação entre movimentos do corpo humano e exercícios de musculação que irão trabalhar (cotovelo, punho e coxofemoral)

Articulação	Movimento	Descrição	Músculos intervenientes (motores principais)	Exercícios utilizados	Módulo ou estação do aglomerado
Cotovelo	Flexão	Aproximação da face anterior do antebraço à face anterior do braço	Bíceps braquial Braquial Braquiorradial	Rosca direta Rosca inversa Rosca concentrada 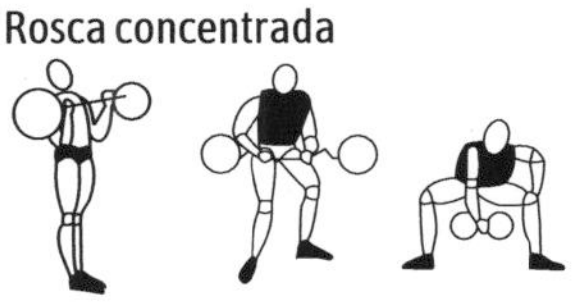	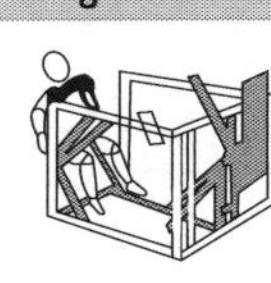
	Extensão	Afastamento da face anterior do antebraço da face anterior do braço	Tríceps braquial Ancôneo	Rosca tríceps supinada Rosca tríceps de pé Puxada no *pulley* (cotovelos aduzidos) 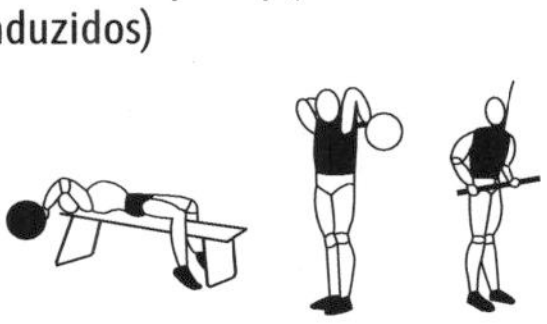	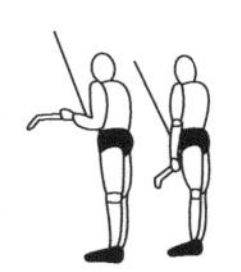

(continua)

TABELA 11 Correlação entre movimentos do corpo humano e exercícios de musculação que irão trabalhar (cotovelo, punho e coxofemoral) *(continuação)*

Articulação	Movimento	Descrição	Músculos intervenientes (motores principais)	Exercícios utilizados	Módulo ou estação do aglomerado
Punho (radioulnar)	Rotação medial	Pronação	Pronador redondo Pronador quadrado	Molinete 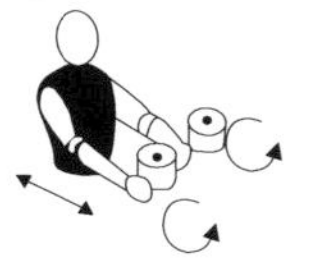	–
	Rotação lateral	Supinação	Supinador Braquiorradial Bíceps braquial		
	Flexão	Aproximação da face palmar da face anterior do antebraço	Palmar longo Flexor ulnar do carpo Flexor superficial dos dedos Flexor profundo dos dedos	Rosca de punho Tira prosa 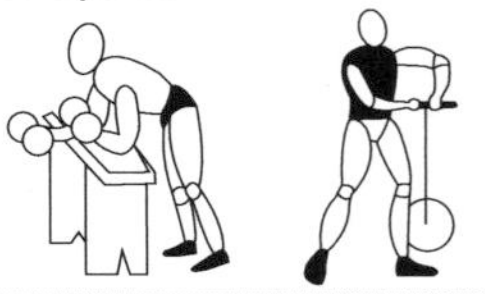	–
	Extensão	Aproximação da face dorsal das mãos da face dorsal do antebraço	Extensor radial longo do carpo Extensor radial curto do carpo Extensor longo dos dedos Extensor ulnar do carpo	Rosca de punho inversa Tira prosa 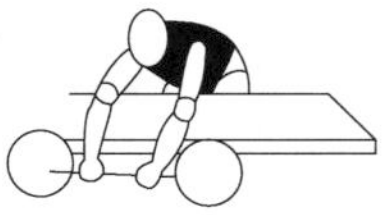	–
	Adução	Aproximação da mão ao corpo (linha mediana) na posição anatômica	Extensor ulnar do carpo Flexor ulnar do carpo	Enrolador 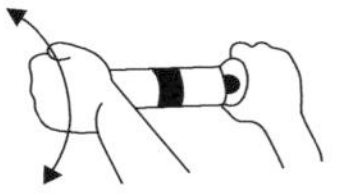	–
	Abdução	Aproximação da mão na posição anatômica do corpo	Flexor radial do carpo Extensores radiais longo e curto do carpo		
Quadril	Flexão	Aproximação da face anterior da coxa à parede abdominal	Reto femoral Iliopsoas Pectíneo	Guindaste Abdominais de membros inferiores Elevação de membros inferiores 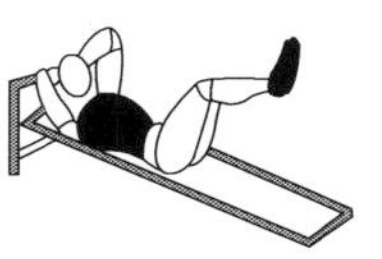	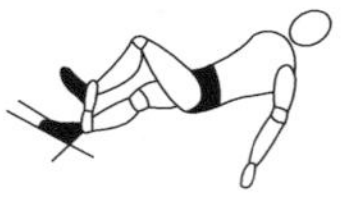
	Extensão	Afastamento da face anterior da coxa da parede abdominal	Glúteo máximo Glúteo médio (feixes posteriores) Semitendíneo Semimembranáceo Bíceps femoral (porção longa)	Impulso de membros inferiores Agachamento Extensão de quadril 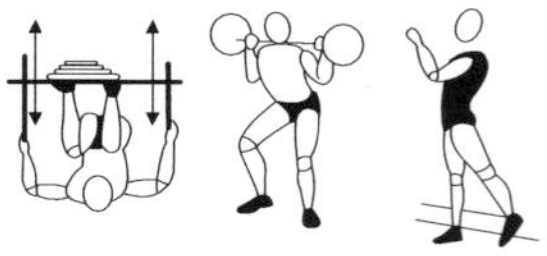	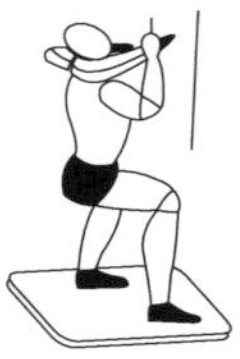
	Adução	Aproximação das coxas à linha mediana	Pectíneo Adutor longo Adutor curto Adutor magno	Crucifixo de quadril Adução Saltitamentos laterais Obs.: Podem ser utilizados o impulso de membros inferiores ou o agachamento, desde que sejam realizados com os quadris abduzidos 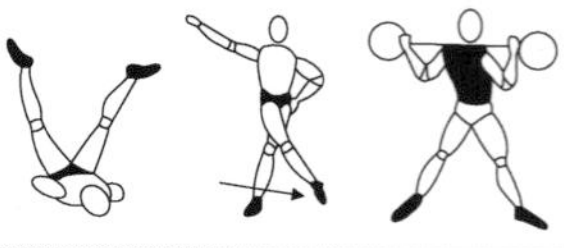	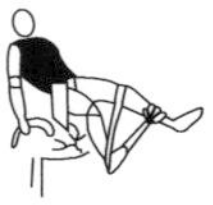

(continua)

TABELA 1[illegible] Correlação entre movimentos do corpo humano e exercícios de musculação que irão trabalhar (cotovelo, punho e coxofemoral) *(continuação)*

Articulação	Movimento	Descrição	Músculos intervenientes (motores principais)	Exercícios utilizados	Módulo ou estação do aglomerado
Coxofemoral (*cont.*)	Abdução	Afastamento das coxas da linha mediana	Glúteo médio Tensor da fáscia lata Glúteo máximo (feixes superiores)	Levantamento lateral Elevação de pernas no banco Adução Obs.: Podem ser utilizados o impulso de membros inferiores ou o agachamento, desde que sejam realizados com os quadris abduzidos 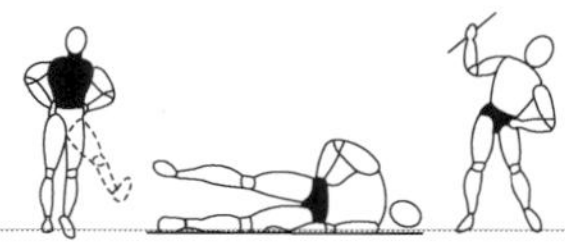	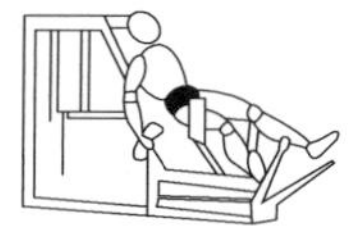
	Rotação medial	Movimento no sentido interno em torno do eixo vertical do fêmur	Glúteos médio e mínimo (feixes anteriores)	Rotação Obs.: Estes exercícios forçam os ligamentos do joelho, podendo ser danosos 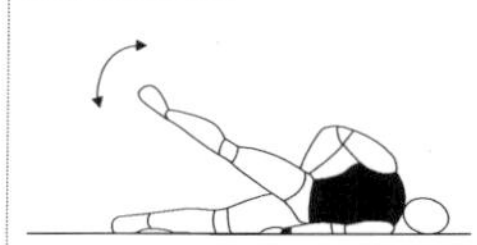	–
	Rotação lateral	Movimento no sentido externo em torno do eixo vertical do fêmur	Glúteo máximo Obturadores Gêmeos superior e inferior Quadrado femoral		

TABELA 1[illegible] Correlação entre movimentos do corpo humano e exercícios de musculação que irão trabalhar (joelho e pé)

Articulação	Movimento	Descrição	Músculos intervenientes (motores principais)	Exercícios utilizados	Módulo ou estação do aglomerado
Joelho	Flexão	Aproximação da face posterior da perna à face posterior da coxa	Bíceps crural Semitendíneo Semimembranáceo	Rosca de perna em pé Rosca de perna no banco 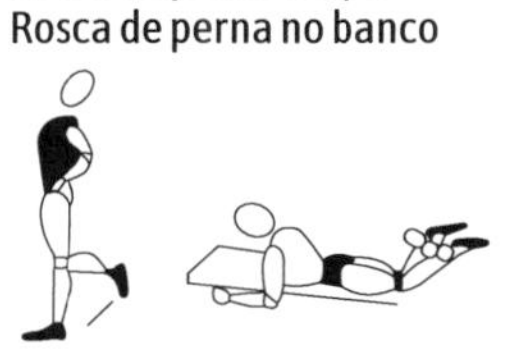	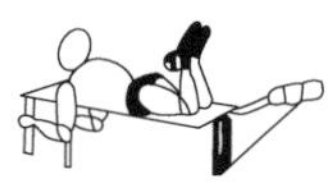
	Extensão	Afastamento da face posterior da perna da face posterior da coxa	Quadríceps crural: • Vasto lateral • Vasto medial • Vasto intermédio • Reto femoral	Extensão de joelho Impulso de joelho 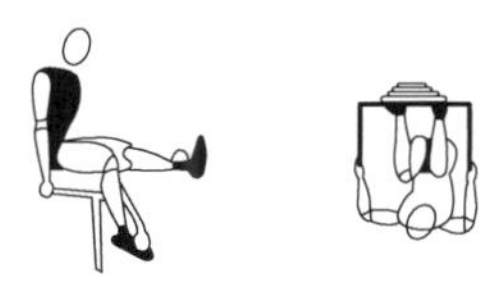	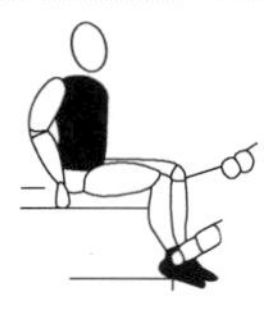
Perna e tornozelo	Rotação medial	Movimento no sentido interno em torno do eixo vertical da perna	Bíceps crural	Rosca de perna Obs.: Rotação medial – pés aduzidos; rotação lateral – pés abduzidos 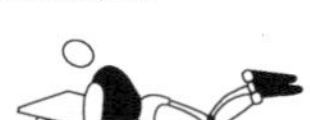	–
	Rotação lateral	Movimento no sentido externo em torno do eixo vertical da perna	Semitendíneo Semimembranáceo Poplíteo		

(continua)

TABELA 12 Correlação entre movimentos do corpo humano e exercícios de musculação que irão trabalhar (joelho e pé) *(continuação)*

Articulação	Movimento	Descrição	Músculos intervenientes (motores principais)	Exercícios utilizados	Módulo ou estação do aglomerado
Tornozelo – pé	Dorsiflexão	Aproximação da face dorsal do pé à face anterior da perna	Tibial anterior Extensor longo dos dedos Extensor longo do hálux	Rosca de pé 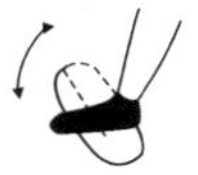	–
	Flexão plantar	Afastamento da face dorsal do pé da face anterior da perna	Tríceps sural Flexor longo do hálux Flexor longo dos dedos Fibulares longo e curto	Panturrilha em pé, no *leg press* ou assentado Saltitamento 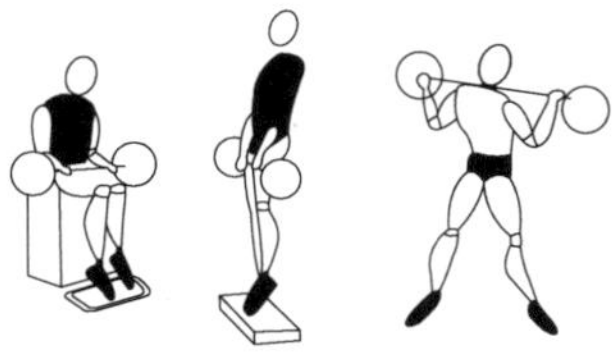	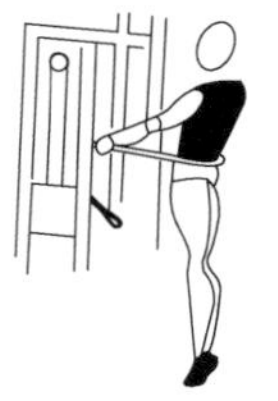
	Inversão	Voltar medialmente a planta do pé	Tibial anterior Tibial posterior Flexor longo do hálux Flexor longo dos dedos	Rotação de pé 	–
	Eversão	Voltar lateralmente a planta do pé	Fibulares longo e curto Extensor longo dos dedos	Eversão/inversão com elástico Exercícios para panturrilha associando a pronação do pé à fase negativa e a supinação à fase positiva de flexão plantar	

Segundo passo: montagem da série

Após a escolha dos exercícios que comporão a série, deve-se ordená-los logicamente. O primeiro fator a ser levado em consideração será o período de treinamento, que imporá ser a série mais direcionada para o esporte na Fase Específica, e, por isso mesmo, mais localizada em alguns músculos; ou mais generalizada, na Fase Básica, que abrange quase toda a musculatura.

Quanto à incidência dos exercícios nos grupos, uma série pode ser:

- *Simples, alternada ou alternada por segmento*: realizadas visando a prevenir a fadiga muscular precoce, consistem na realização de exercícios sucessivos em grupos musculares distintos, alternando-os. É o tipo de série mais utilizada no treinamento de esportes que empregam diversos grupos musculares e durante a fase básica do período preparatório.
- *Contínua, bombeada ou localizada por articulação*: todos os exercícios de um grupo são incidentes sobre a musculatura de determinada região anatômica. Deve-se procurar alternar os músculos trabalhados, embora todos sejam da mesma região, para não provocar fadiga excessivamente cedo e possibilitar o afluxo de sangue para o local.
- *Parcelada*: tipo de sessão de trabalho utilizada por fisiculturistas experientes; realizada em dias ou horários alternados, com cada série abrangendo apenas uma região anatômica e exigindo até oito horas diárias de trabalho para ser executada. Exemplo:
  - Série iniciante
    - manhã – cintura escapular e braços;
    - tarde – tronco;
    - noite – membros inferiores.
  - Rotina fracionada
    - segunda, quarta e sexta-feira – parte superior;
    - terça, quinta-feira e sábado – parte inferior.
  - Supersérie
    - segunda, quarta e sexta-feira – braços, abdome, pernas;
    - terça, quinta-feira e sábado – tórax, costas, coxa.
- *Prioritária*: quando no grupo, apesar de se alternarem os grupos musculares exercitados, privilegia-se um, que é incluído com maior frequência que os demais. É um tipo de série utilizada no treinamento de esportes de maior especificidade muscular e/ou na *fase específica* do *período preparatório*, quando aumenta a necessidade de se especializar a série.

Para o treinamento esportivo, normalmente será utilizada a série alternada, como já foi dito. Os grupos deverão ser organizados a partir dos exercícios selecionados no primeiro passo, seguindo duas regras:

- trabalhar primeiro os grandes grupos musculares e depois os menores; e
- trabalhar os músculos centrais antes dos periféricos.

A partir da montagem dos grupos, os exercícios serão dispostos de acordo com a ordem anatômica escolhida e, se possível, levando-se em consideração a distribuição física dos implementos dentro da sala de musculação, buscando evitar que o atleta tenha que ficar circulando muito por dentro da sala para ir de um aparelho para outro, o que dificulta o controle por parte do preparador físico.

Terceiro passo: adaptação à série

Antes de se calibrar a série para o atleta, torna-se necessário ensiná-lo a executar os exercícios que a compõem, para que durante o teste de carga máxima não se tenham resultados distorcidos devidos a erros técnicos.

Se o atleta nunca realizou exercícios de musculação, convém, antes de realizar os testes, principalmente o de peso máximo, que ele seja submetido a um período de adaptação de duas ou três semanas, visando a capacitar o seu sistema osteomusculoarticular a executar o teste sem risco de sofrer lesões.

Durante a adaptação, os exercícios realizados deverão ser os mesmos que os constantes na série montada, perfazendo totais acima de 25 repetições para os membros superiores, dorso e peitorais, e mais de 30 repetições para membros inferiores e abdome (um grupo) com cargas de trabalho baseadas na massa corporal do atleta (Tabela 13).

Para não atletas que se propõem a executar trabalhos de musculação, o período de adaptação é indispensável, devendo durar de quatro a seis semanas. Nesse caso, os valores da tabela só serão válidos para indivíduos com peso corporal normal.

Quarto passo: calibragem da série

Como foi visto no estudo do *circuit training*, o teste dos exercícios nos métodos de preparação neuromuscular, ou teste de carga máxima, podem ser de dois tipos: teste de repetições máximas (TRM) e teste de peso máximo (TPM).

Teste de repetições máximas

Quando se trabalha com implemento que torna possível a utilização de sobrecargas fracionadas (barras e anilhas, aglomerados, módulos etc.), visando a determinar a maior quilagem com a qual o atleta consegue realizar uma quantidade determinada de ações concêntricas em toda a amplitude do arco articular.

O teste mais utilizado é o de 1 RM, que representa o máximo peso que um determinado grupo muscular consegue levantar de uma única vez.

Com sedentários, utiliza-se o teste de seis movimentos completos (TRM 6 RM). Nesse caso, por ser o peso inferior ao obtido no teste de 1 RM, acarretará menos risco para o sistema osteomuscular.

No treinamento esportivo, como se necessita o máximo de precisão, o mais usual é o teste de 1 RM.

Teste de peso máximo

É usado quando se trabalha com o peso do corpo, ou implemento de peso fixo (halteres, coletes lastrados etc.), e o valor deve ser uma qualidade física específica. Esse teste já foi explicado no estudo do *circuit training*.

O método empregado para a execução do teste de peso máximo é o de ensaio e erro, ou processo das tentativas, que consiste em experimentar diversos pesos até achar o peso máximo.

TABELA 13 Frações do peso corporal do atleta a serem utilizadas como carga de trabalho dos diversos exercícios durante o período de adaptação

Exercício	Masculino	Feminino
Roscas	1/10	1/12
Desenvolvimento	1/8	1/10
Remadas e puxadas	1/10	1/12
Elevação de ombros	1/8	1/10
Agachamento	½	¼
Crucifixo	1/12	1/16
Dorsais	1/8	1/10

Há dois processos de execução: crescente, quando se inicia de um peso inferior ao máximo e ele é aumentado progressivamente em cada tentativa até o máximo que o atleta suporta; e decrescente, quando se parte de um peso com o qual o atleta não consegue realizar o movimento e, a cada tentativa, vai sendo diminuído, até se chegar a um peso com o qual o indivíduo consegue realizar a contração muscular isotônica concêntrica.

Em virtude da fadiga muscular, qualquer dos métodos é válido caso se consiga determinar o peso máximo em até três ou quatro tentativas, pois as posteriores estariam comprometidas. Também por esse motivo, o mais utilizado é o crescente.

O segredo para um teste de peso máximo ser bem executado é a experiência do aplicador em estimar, para a primeira tentativa, um peso que seja bem próximo do peso máximo. Para isso, ele levará em consideração:

- *Sexo*: os homens são, em média, 20% mais fortes que as mulheres de mesmo peso e mesma altura.
- *Idade*: dos 22 aos 32 anos, em média, as pessoas têm 15% mais força do que nas faixas etárias contíguas.
- *Estado de treinamento*: um indivíduo treinado pode ter até 40% mais força que teria se fosse sedentário.
- *Massa corporal*: em razão da participação percentual da massa de cada grupo muscular no total da massa corporal e da relação existente entre a massa muscular e a força desenvolvida, pode-se estimar a força de um músculo em função de uma fração da massa corporal (Tabela 14).

Como exemplo, para um atleta treinado (nível médio), de 25 anos, com 70 kg, calculemos a realização do teste de peso máximo de 1 RM pelo processo progressivo no supino.

Verificando a Tabela 14, temos: 70 kg × 1/2 = 35 kg

Levando em consideração a idade:

35 kg + (35 kg × 15%) = 40,25 kg 40 kg

Levando em consideração o estado de treinamento:

40 kg + (40 kg × 20%) = 48 kg

Caso se esteja trabalhando com uma máquina de força, o peso mais próximo que se encontrará será de 50 kg, que deverá ser o peso utilizado para a tentativa inicial:

- *Primeira tentativa*: o atleta consegue realizar o supino com 50 kg; coloca-se mais uma placa, passando o peso para 55 kg.
- *Segunda tentativa*: o atleta realiza o supino com muito esforço, em toda a amplitude.
- *Terceira tentativa*: aumentando o peso para 60 kg, o atleta não consegue levantar o peso.

Portanto, TPM 1 RM = 55 kg

Inicialmente, toma-se a intensidade com a qual se irá trabalhar na sessão, conforme estudado no Capítulo 7 ("O planejamento da preparação física"), e a qualidade física visada. Em seguida, na Tabela 8, verificam-se os limites de intensidade correspondentes à qualidade física.

Por exemplo, para um atleta que tenha alcançado 342 kg no TPM 1 RM de *leg press* e deseja trabalhar a hipertrofia em uma sessão a 93% de intensidade, calcula-se a intensidade de trabalho.

Cálculo da intensidade do trabalho:

$L_{sup} = 90\%$

$L_{inf} = 80\%$

Variância = 90% – 80% = 10%

Calculando por meio de uma regra de três (Capítulo 22, "Ciências Exatas na preparação física"), onde o valor da variância (10%) representa 100%:

10% – 100%

y – 93%

$$\therefore y = \frac{10 \times 93}{100} = 9{,}3 \approx 9\%$$

Intensidade = L_{inf} + y = 80% + 9% = 89%

TABELA 14 Frações do peso corporal do atleta a serem utilizadas como carga inicial no processo progressivo do teste de peso máximo de uma repetição máxima (TPM 1 RM)

Exercício	Masculino	Feminino
Leg press	2 x massa corporal	1,5 x massa corporal
Supino	1/2 massa corporal	1/3 massa corporal
Rosca de braço	1/4 massa corporal	1/6 massa corporal
Flexão ou extensão de perna	1/2 massa corporal	1/4 massa corporal
Puxada	2/3 massa corporal	1/2 massa corporal

Após determinar o peso máximo, passa-se ao cálculo da carga de trabalho ou quilagem, obtido multiplicando-se o peso de 1 RM pela intensidade obtida.

Cálculo da carga:

$$C_{impulso} = 342\ kg \times 89\% = 304{,}38\ kg\ \ 304\ kg$$

A quantidade de repetições também será obtida a partir do mesmo raciocínio, só que feito a partir do volume.

Atletas iniciantes começam com um grupo e os confirmados com três ou quatro.

Repara-se que, na Tabela 8, a hipertrofia muscular é trabalhada distintamente da força dinâmica, embora o aumento de uma provoque o incremento da outra. Ou seja, em virtude da especificidade do treinamento, um fisiculturista com muito mais massa muscular que um levantador olímpico pode apresentar menos força dinâmica do que este.

Outros tipos de quantificação de série podem ser utilizados, sendo os mais famosos e corriqueiros no fisiculturismo para aquisição de força máxima, os descritos a seguir.

Processos de pirâmide

Utilizando-se da relação inversa entre volume e intensidade, seguir o esquema da Figura 2, a partir da determinação do peso máximo de 1 RM.

O método Delome considera:

- 10 repetições – 50% PM (teste de PM de 10 RM);
- 10 repetições – 75% PM;
- 10 repetições – 100% PM.

O método resistência negativa considera:

- 110% PM – 6 a 10 repetições (teste de PM de 1 RM).

O método Oxford considera:

- 6 repetições – 100% PM (teste de PM de 6 RM);
- 6 repetições – 95% PM;
- 6 repetições – 90% PM PTA.

PTA

O método PTA (*pain – torture – agony*; em português, dor – tortura – agonia) consiste na realização da maior quantidade possível de repetições (até a exaustão total), com 60 a 70% da carga máxima (CM), calculada pelo TPM 1 RM.

Aplicação da sobrecarga

Normalmente, a sobrecarga será aplicada conforme as exigências da curva de treinamento e das dinâmicas de carga dos microciclos. No cálculo semanal de carga de treinamento, os novos valores de quilagem (intensidade) e quantidade de repetições (volume) determina-

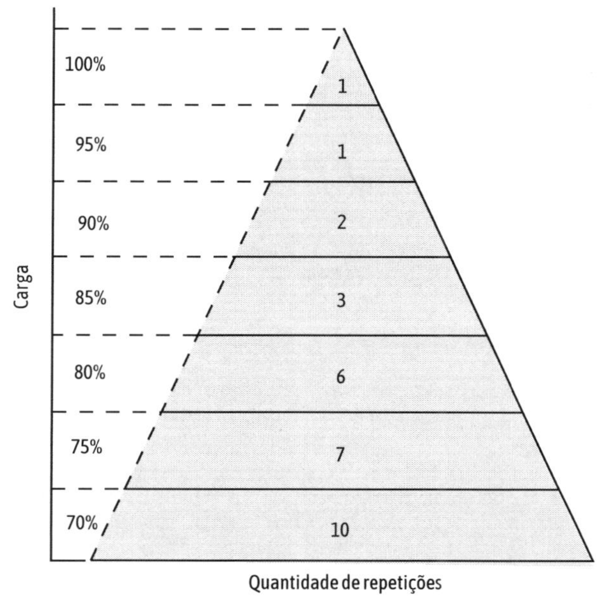

FIGURA 2 Correlação entre volume e intensidade do processo da pirâmide.

dos para cada sessão asseguram o perfeito atendimento dos *princípios da individualidade biológica*, *adaptação* e *sobrecarga* (Capítulo 3, "Princípios científicos do treinamento desportivo").

ISOMETRIA

Origem

Os exercícios isométricos tiveram origem no empirismo de Sandow e Charles Atlas, que, em 1928, popularizaram o método. No entanto, somente em 1953 os fisiologistas alemães Hettinger e Müller o estudaram sob o ponto de vista científico, introduzindo-o no treinamento esportivo.

Finalidade

A isometria, como método de treinamento, visa a desenvolver a força estática. Sua atuação sobre esse tipo de força é ponderável, ao passo que sobre a força dinâmica é desprezível.

Graças aos implementos de musculação existentes hoje em dia, a isometria ficou reduzida exclusivamente ao treinamento da força estática, além de ser utilizada na reabilitação física.

Peculiaridades

Como normalmente a contração isométrica é realizada contra uma resistência fixa, torna-se impossível quantificar sua intensidade. No entanto, recomenda-se que no início as contrações sejam realizadas a 70% da intensidade máxima e, paulatinamente, aumente-se a intensidade até chegar ao valor máximo.

É útil para aplicação no iatismo, judô, ginástica artística, tênis e natação.

Vantagens e desvantagens

As vantagens e as desvantagens da isometria já foram vistas quando se estudou a força isométrica. No entanto, deve-se ressaltar a maior vantagem, que é não necessitar de equipamento caro e sofisticado, e a maior desvantagem, que é o aumento da pressão sanguínea.

Volume

Cada sessão será composta de oito a 10 exercícios, cada uma consistindo em ações isométricas em aproximadamente três ângulos do movimento considerado, realizando-se três a cinco repetições por exercício.

As ações deverão durar de três a quatro segundos, no início, e ser progressivamente aumentadas até chegarem aos 12 segundos nas fases posteriores do treinamento.

Intensidade

Para que haja efeito de treinamento, a intensidade da ação deve ser superior a 2/3 da capacidade máxima.

O intervalo entre dois exercícios deve ter um mínimo de 20 segundos e um máximo de 45 segundos, possibilitando, assim, o repouso da musculatura, sem o aumento demasiado do tempo gasto na execução da série.

Montagem da sessão

Na montagem da sessão de isometria, o treinador só deve se preocupar em formar um rol de exercícios que correspondam aos movimentos executados na atuação esportiva.

O cálculo das cargas de trabalho (quantidade de exercícios), duração da ação e do intervalo, deve obedecer ao mesmo raciocínio utilizado na quantificação de todos os outros métodos. Na Tabela 15, apresenta-se algumas sugestões de exercícios que podem vir a ser incluídos em séries de isometria.

POWER TRAINING

Origem

O *power training* (PT) é um método desenvolvido por Raoul Mollet no final da década de 1950 (MOLLET, 1985).

Finalidade

Conforme a finalidade, os exercícios utilizados em uma série de PT se classificarão em:

- *Potência generalizada* (25% a 45% do total de exercícios da série): realizados com barras de halterofilismo, coletes lastrados etc., com o objetivo de desenvolver generalizadamente a força explosiva. Exemplo: desenvolvimento.
- *Potência localizada* (45% a 60% do total de exercícios da série): enfatizando o desenvolvimento da força explosiva em um determinado músculo (*princípio da especificidade* – Capítulo 3, "Princípios

TABELA 15 Exemplos de exercícios isométricos para a aplicação em diversos esportes

Esporte	Exercícios isométricos		
Judô	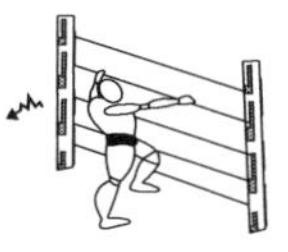	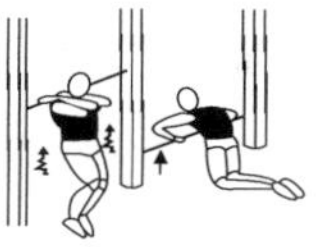	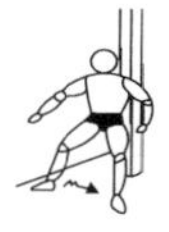
Natação	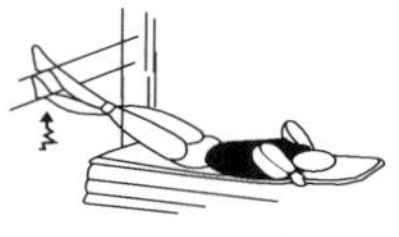	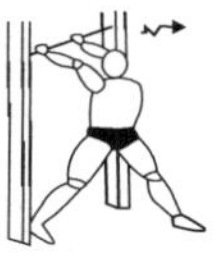	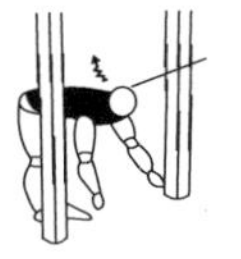
Ginástica	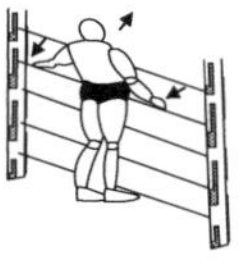	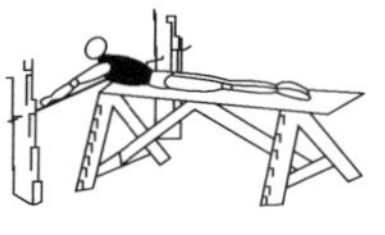	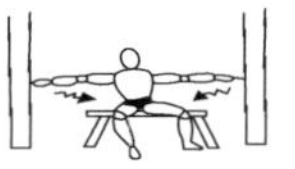
Atletismo	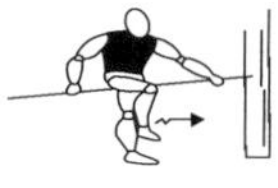	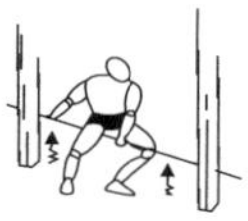	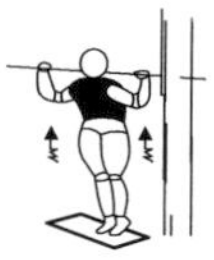

científicos do treinamento desportivo"). Exemplo: rosca bíceps.
- *Potência explosiva* (10% do total de exercícios da série): utilização de implementos de pequeno peso, enfatizando a componente velocidade da força explosiva. Exemplo: exercícios de *medicine ball*.
- *Potência controlada* (5% do total de exercícios da série): exercícios de acrobacia, nos quais é utilizado o peso do corpo, estimulando a coordenação psicomotora. Exemplo: saltos carpados.

Peculiaridades

O PT constitui-se de quatro tipos distintos de exercícios:

- Exercícios de halterofilismo: efeitos gerais (sintéticos) e localizados (analíticos).
- Exercícios com *medicine ball*: velocidade.
- Exercícios de acrobacia: coordenação.
- Exercícios abdominais: complemento indispensável na formação corporal.

Uma sessão de PT consiste em uma passagem por diversas oficinas, de maneira contínua, evitando uma quebra do ritmo. Compõe-se de:

- *Aquecimento*: aquecimento musculoarticular geral (espreguiçamento); aquecimento orgânico, procurando elevar a frequência cardíaca a cerca de 60% da $FC_{máx}$; aquecimento musculoarticular específico, atendimento às articulações e músculos mais requisitados na sessão.
- *Principal*: 12 a 20 oficinas, nas quais seriam realizados exercícios de potência generalizada, localizada, explosiva e controlada, intercaladamente, alternando os grupos musculares intervenientes, de modo a reduzir ao mínimo a necessidade de intervalo. Normalmente, só se utilizará intervalo entre cada grupo de três ou quatro exercícios. É recomendável o trabalho em dupla, para encorajamento e auxílio no preparo dos implementos.
- *Volta à calma*: realizada, inicialmente, por meio de exercícios de alongamento, devendo-se evitar que alcancem o limite do flexionamento. Posteriormente, devem-se utilizar métodos de relaxamento, procurando obter a descontração total.

O PT foi desenvolvido e aplicado originalmente em esportes baseados na força explosiva, como futebol, basquete, vôlei, polo aquático, arremessos, saltos, corridas de velocidade, esgrima etc.

Durante o macrociclo, sua aplicação se dará da seguinte maneira:

- Período preparatório
  - Fase básica
    - no final da fase básica, após uma boa base e RML;

- para esportes que precisem mais de velocidade do que de força;
- durante a fase básica, deve-se realizar o treinamento da força máxima;
- enfatizar os exercícios de potência generalizada.

- Fase específica
  - para os esportes nos quais a força explosiva apresente componente maior de força do que de velocidade;
  - quanto mais avançada está a fase, mais ênfase deve ser dada aos exercícios de potência localizada, em detrimento dos exercícios de potência generalizada.
- Período competitivo: utilizado como manutenção da força adquirida.

O PT esteve em desuso nos últimos anos, mas, desde 1995, quando Greg Glassman desenvolveu o *CrossFit*® a partir da metodologia PT, o número de praticantes tem aumentado exponencialmente. Para isso, foram feitas algumas adaptações ao modelo original, que permanece totalmente capaz de cumprir a sua destinação original.

Glassman (2007) afirma que o método *CrossFit*® maximiza a resposta neuroendócrina, a potência muscular, somando o PT com várias modalidades esportivas, treinamento constante e prática com movimentos funcionais. Isso reforça o que já foi colocado em edições anteriores deste livro, sobre as necessidades para a modernização do PT, incluindo:

- utilização do trabalho excêntrico-concêntrico ou pliométrico;
- utilização de equipamentos de pesos fracionados;
- máquinas do tipo estações, que se prestam extremamente bem aos trabalhos de PT.

Com isso, o programa *CrossFit*® busca uma aptidão física ampla, geral e inclusiva por meio do treinamento de 10 habilidades físicas gerais, que incluem: *resistência cardiorrespiratória*; *força e resistência muscular*; *flexibilidade*; *potência*; *velocidade*; *coordenação*; *agilidade*; *equilíbrio*; e *precisão* (GLASSMAN, 2003). Com isso, obtém-se o máximo condicionamento das três vias metabólicas (KILGORE, 2006).

Para alcançar o objetivo de aptidão geral, ampla e inclusiva, os praticantes de *CrossFit*® executam constantemente movimentos variados de alta intensidade e funcionais. Esses movimentos geralmente se enquadram nas três categorias ou modalidades: *calistenia/ginástica*; *levantamento de peso olímpico* (LPO); e *condicionamento metabólico*. (GLASSMAN, 2002).

Em uma sessão de *CrossFit*®, os praticantes realizam um aquecimento geral, depois exercícios de habilidade ou força e, em seguida, um *workout of the day* ou WOD. O WOD varia de dia para dia e inclui tipicamente uma mistura de exercícios funcionais de calistenia/ginástica e LPO conduzidos na intensidade elevada entre cinco e 20 minutos. A chave para o método *CrossFit*® é a ideia de ser o "esporte de *fitness*", que tenta aproveitar a "camaradagem natural, a competição e a diversão do esporte", mantendo pontuação, exercícios de tempo e definição de regras e padrões de desempenho (MAXWELL, 2008).

Desvantagens

As principais desvantagens do PT são:

- impedir a total observância do *princípio da especificidade*;
- não ter uma componente ponderável de preparação cardiopulmonar;
- sua mensuração não ser perfeita;
- não localizar os esforços dentro de um mesmo sistema energético.

Vantagens

As principais vantagens do PT são:

- aumentar rapidamente a potência:
  - iniciantes – 13 a 18 semanas,
  - experientes – oito a 13 semanas;
- motivar o treinamento, em razão da sua grande variabilidade entre os exercícios utilizados e, no caso do *CrossFit*®, o aspecto competitivo;
- evitar zonas débeis ou dismorfias;
- garantir pouco tempo de ocupação dos implementos;
- ser aplicável a qualquer esporte;
- respeitar a individualidade biológica, desde que o aluno seja bem orientado sobre a intensidade do WOD, no caso do *CrossFit*®;
- possibilitar razoável controle da carga utilizada na aplicação da sobrecarga.

Volume

Para surtir efeito, o PT deve ser realizado com uma frequência mínima de três vezes/semana, com cada sessão consistindo em 12 a 20 exercícios, realizados com seis a 12 repetições.

Intensidade

Entre as características de intensidade, estão:

- *Ritmo*: o mais veloz possível (caráter de progressividade).
- *Intervalo*: variando de dois a cinco minutos, se houver dois exercícios muito intensos contínuos.
- *Ação no intervalo*: relaxamento diferencial e atividade moderada ou exercícios pouco intensos.
- *Quilagem*:
  - alto rendimento – 70% a 80%;
  - experientes – 60% a 70%;
  - iniciantes – 40% a 60% (inicialmente, visando a obter boa coordenação e possibilitar a adaptação).

Montagem da sessão

A montagem da sessão de PT segue exatamente os mesmos passos da montagem da sessão de *circuit training*, adaptando-se somente o necessário para atender à finalidade precípua do PT, que é desenvolver a força explosiva.

Além disso, como o PT será muito mais intenso, sua sessão comportará apenas uma única passada pelas estações. A montagem será feita em cinco passos.

Primeiro passo: montagem de um rol de exercícios

Selecionam-se os exercícios adequados para se trabalhar os grupos musculares desejados. Convém formar 50% a mais de exercícios do que os que se pensa utilizar, possibilitando certa flexibilidade ao treinamento no próximo passo.

Segundo passo: montagem da série

Os exercícios serão agora selecionados do rol, em função da quantidade de estações desejadas e dos percentuais adequados a cada tipo de potência, pois, como se sabe, com a progressão do treinamento, deve-se ir diminuindo a generalização e aumentando a especificidade do trabalho.

A Tabela 16 mostra o exemplo de uma sessão com 20 estações.

Os exercícios escolhidos seriam colocados em sequência, visando a alternar o segmento corporal utilizado e a intensidade, para retardar o máximo possível a fadiga.

Terceiro passo: determinação da intensidade de cada exercício

Realizada exatamente como foi indicado no *circuit training* e na musculação.

Quarto passo: determinação do volume de cada exercício

Realizada exatamente como foi indicado no *circuit training* e na musculação.

Quinto passo: verificação da série

Observado pelo treinador, o atleta realizará a série para determinação da localização e da duração dos intervalos.

Aplicação da sobrecarga

A sobrecarga no PT é introduzida aumentando-se o caráter explosivo dos exercícios e pelo cálculo semanal da carga de trabalho.

Controle fisiológico

Em virtude de sua grande intensidade, o treinamento de PT deve ter um minucioso controle fisiológico, com o preparador físico preocupando-se em verificar se o atleta não ultrapassou o limite da frequência cardíaca máxima (Capítulo 8, "Treinamento cardiopulmonar") e se a volta à calma após o esforço está seguindo os parâmetros de normalidade.

TABELA 16 Exemplo de uma sessão com 20 estações

Tipos de potência	Final da fase básica	Final da fase específica
Generalizada (25 a 40%)	8 estações	5 estações
Localizada (45 a 60%)	9 estações	12 estações
Explosiva (10%)	2 estações	2 estações
Controlada (5%)	1 estação	1 estação

TREINAMENTO DA FLEXIBILIDADE

Como foi visto no estudo da qualidade física flexibilidade, ela pode ser trabalhada de duas maneiras: alongamento e flexionamento.

Alongamento

No caso do alongamento, o objetivo é a mobilização da articulação considerada em toda a sua amplitude, possibilitando a utilização de todo o arco articular e alongando a musculatura que esteja edemaciada por água e catabólitos de contração ou enrijecida pelo repouso, sono ou baixa temperatura. Essas atividades de alongamento, por trabalharem dentro da faixa da normalidade da amplitude do movimento, não provocam riscos aos músculos esqueléticos, tendões ou articulações, mesmo se realizadas após um trabalho de aquisição de força máxima.

Para realizar o alongamento, pode-se lançar mão de três tipos de ação: estiramento, suspensão e soltura.

Estiramento

É a execução de um determinado movimento à custa da ação do antagonista, de outros grupos musculares ou da ação de terceiros.

O estiramento equivale a um espreguiçamento amplo e completo, devendo-se procurar alcançar os arcos de movimento extremos, com a finalidade de deformar os componentes plásticos de maneira conveniente para que, em uma próxima execução desse tipo de movimento, os citados componentes não mais se oponham às forças atuantes (Figura 3).

O estiramento pode ser realizado de três modos:

- *Estiramento passivo*: realizado por intermédio da manutenção de posturas de grande amplitude, sem extrapolar o limite máximo do movimento, durante um tempo de quatro a seis segundos. Deve-se ressaltar que, embora a amplitude seja submáxima, a permanência por oito ou mais segundos poderia provocar uma ação de estímulo sobre o fuso muscular, descaracterizando o alongamento.
- *Estiramento ativo*: consiste em duas a três séries de três a seis repetições de movimento, que visem a alcançar o limite máximo da utilização normal do arco articular. Cabe aqui também o alerta de que uma quantidade excessiva de repetições poderá dar ensejo ao surgimento de um trabalho de flexionamento.

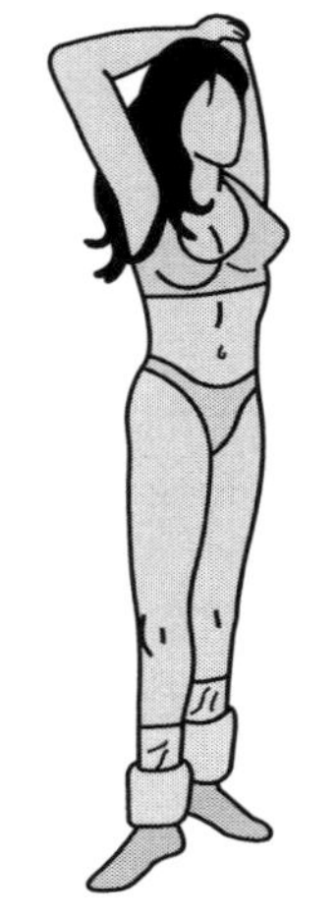

FIGURA 3 O estiramento deforma os componentes plásticos e prepara os músculos para a execução de movimentos com menor dispêndio de energia.

- *Estiramento misto*: utilizam-se duas séries de quatro insistências submáximas e permanência de quatro segundos no ponto máximo alcançado. Os movimentos de insistência deverão ser lentos e realizados apenas no terço final do arco articular, sempre com o cuidado de não transformar o exercício em flexionamento.

Esse tipo de alongamento é o mais adequado para ser utilizado no aquecimento.

Suspensão

Nesse tipo de alongamento, não há movimento das articulações. Estas, seus ligamentos e os músculos que a circundam são tracionados por meio da ação da gravidade. O próprio comprimento dos ossos age como fator limitador ao estiramento, impedindo o acionamento do mecanismo de propriocepção (Figura 4).

Durante a realização da suspensão, a tração do segmento faz com que os envoltórios fasciais de tecido conjuntivo (endomísio, perimísio e epimísio) comprimam as porções de músculos que os envolvem, apertando-as e propiciando a saída de água e catabólitos provenientes das contrações musculares.

Soltura

Consiste em balanceamentos dos membros que, se realizados por outra pessoa, podem ser acompanhados de leve tração.

Apresenta efeito relaxante sobre o músculo por provocar a desconexão das ligações de actina-miosina re-

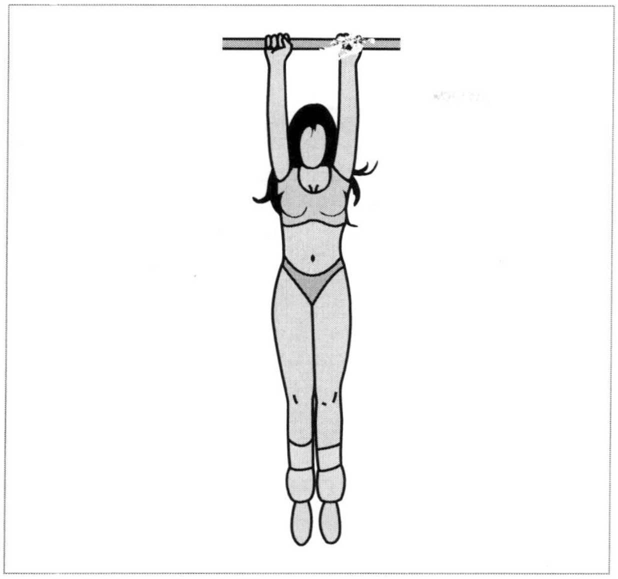

FIGURA 4 A suspensão facilita a desintoxicação da musculatura edemaciada pelos exsudatos da contração muscular.

manescentes ao facilitar o contato dessas ligações com moléculas de ATP e por provocar uma desativação do fuso muscular (Figura 5).

Normalmente, é realizada durante a atividade ou nos intervalos entre duas sequências ou exercícios.

Flexionamento

O trabalho que visa ao aumento da flexibilidade pode ser feito de três maneiras: método ativo ou flexionamento dinâmico, método passivo ou flexionamento estático e método de facilitação neuromuscular proprioceptiva (FNP).

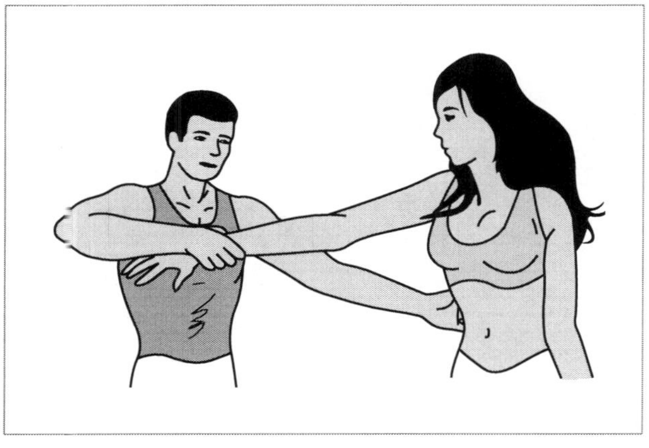

FIGURA 5 A soltura propicia o relaxamento da musculatura na qual se observou contração residual.

Método ativo ou flexionamento dinâmico

Realizado com a execução de exercícios dinâmicos (balísticos), por exemplo, o mostrado na Figura 6, procurando-se aproveitar a inércia do segmento corporal em movimento e forçar amplitudes maiores que as normais. É também chamado de método de insistência ativa, que consiste em realizar três a quatro séries com 10 a 20 repetições cada uma, em cada um dos movimentos escolhidos.

Em razão dos constantes estiramentos a que submete o músculo, o flexionamento ativa os fusos musculares, provocando ativação muscular e tornando o trabalho mais difícil e doloroso.

Método passivo ou flexionamento estático

Ao contrário do método ativo, trabalhos desse tipo estimulam os órgãos tendinosos de Golgi, provocando inibição da ativação muscular, ou seja, relaxamento da musculatura que se está trabalhando. Deve-se ter em mente que a postura deve ser adotada de maneira lenta e relaxada, buscando alcançar o maior arco de amplitude de movimento possível até o limiar da dor, e mantê-lo firmemente por 10 segundos (CONCEIÇÃO et al., 2008).

Borms et al. (1987) e diversos outros autores demonstraram que insistências maiores do que 15 segundos não provocam incrementos significativos no nível da flexibilidade.

Conforme o estímulo aferente, os órgãos tendinosos de Golgi vão sendo ativados e vão provocando relaxamento da musculatura que, progressivamente,

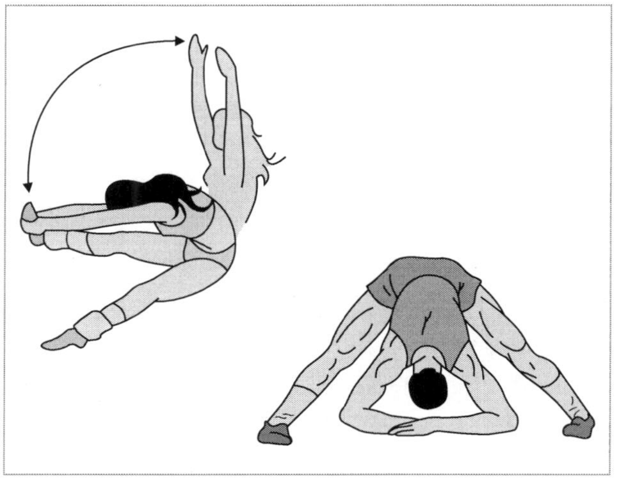

FIGURA 6 Exercícios dinâmicos para aumentar a flexibilidade da região da cintura pélvica e coluna lombar, junto com os músculos paravertebrais superiores, das nádegas, posteriores da coxa e das panturrilhas, enfatizando os da parte superior das costas.

irá possibilitar a tomada de posição em arcos articulares maiores.

O flexionamento estático que utiliza posturas estáticas foi inspirado na ioga e é 20% mais eficaz que o método ativo.

Garfield (1980), posicionando-se sobre o método passivo, ensina que ele é mais adequado por três motivos:

- pela possibilidade de dano tecidual, que existe no método ativo, ser reduzida;
- por apresentar um gasto energético menor; e
- por ser capaz de reduzir e/ou prevenir a dor muscular residual.

Garfield (1980) afirma ainda:

> Para começar um programa, selecione os segmentos corporais que demandam atenção e assuma as posturas que exijam a tomada de posição de forçamento extremo, inicialmente durante 15 ou 20 segundos. Repita cada uma das posturas 15 a 20 vezes. Para fazer com que todos os exercícios de flexionamento sejam efetivos, é importante manter o relaxamento geral do corpo, enquanto enfoca sua atenção no músculo específico que está sendo trabalhado. Não prenda sua respiração durante o flexionamento. Isto somente produzirá tensão no corpo, comprometendo o estado de relaxamento obtido. Lembre-se: esse tipo de exercício deverá ser realizado de uma maneira gradual, lenta, confortável e relaxada. Obviamente, ações de insistência ou balanceamento deverão ser evitadas.

Analisando as palavras de Garfield (1980) e corroborados pelo estudo de Conceição et al. (2008), os autores consideram que esse posicionamento é extremamente válido. No entanto, para evitar o consumo excessivo de tempo, propõe que se inicie o flexionamento por meio do método passivo, utilizando-se a permanência de 10 segundos. Por outro lado, baseando-se no estudo de Voigt et al. (2011), que verificaram maiores ganhos de flexibilidade em favor de mais repetições, é indicado que cada postura seja repetida de três a seis vezes.

A atenção concentrada no movimento que está sendo trabalhado e a respiração compassada e ampla melhoram efetivamente o grau de flexibilidade obtido, além de possibilitar a aquisição de uma mais concreta consciência corporal.

A moderna tecnologia vem desenvolvendo aparelhos capazes de trabalhar o flexionamento passivo com bastante eficácia. Desses aparelhos, o mais difundido é o de abdução da coxofemoral, apresentado na Figura 7.

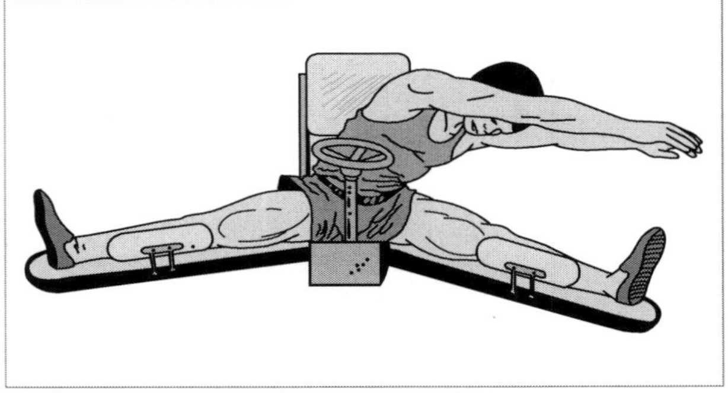

FIGURA 7 O desenvolvimento tecnológico está sempre propiciando diversos novos tipos de aparelhos.

Método de facilitação neuromuscular proprioceptiva

Esse método utiliza-se da influência recíproca entre o fuso muscular e o órgão tendinoso de Golgi, de um músculo entre si e com os do músculo antagonista, para obter maiores amplitudes de movimento.

O método de FNP foi desenvolvido inicialmente por Herman Kabat, em 1952, com fins terapêuticos. A partir de 1967, segundo Tubino (1979), Laurence Holtz desenvolveu um processo de flexionamento, fundamentado no método Kabat para aplicação em ginastas, nadadores e bailarinos, a que deu o nome de 3S (Scientific Stretching for Sports).

A partir daí, diversos outros processos foram desenvolvidos. Atualmente, são utilizados os descritos a seguir.

Scientific Stretching for Sports

Utilizando-se dos princípios da estimulação proprioceptiva, Holtz desenvolveu um processo denominado 3S, que revelou, quando de sua criação, ser o mais eficaz modo de trabalho de flexionamento. Consistia em três passos:

- *Primeiro passo*: mobilização do segmento corporal até o seu limite de amplitude.
- *Segundo passo*: realização de uma ação isométrica máxima durante oito segundos.
- *Terceiro passo*: forçamento do movimento além do limite original, durante o relaxamento da musculatura do atleta após a ação.

Na Figura 8, pode-se visualizar esse processo, que deve ser repetido de três a seis vezes em cada articulação.

Diz-se que o processo 3S utiliza a facilitação neuromuscular proprioceptiva porque, durante o primeiro passo, ao aumentar o comprimento do músculo que vai ser trabalhado, estimula o fuso muscular, provocando o

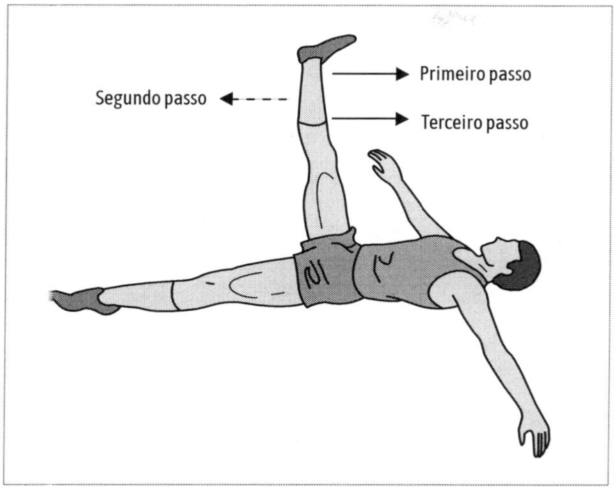

FIGURA 8 Processo 3S para aumento da flexibilidade da flexão da articulação do quadril.

disparo do reflexo miotático (ativação da musculatura). Ao mesmo tempo que o reflexo miotático se manifesta, inicia-se o segundo passo, que é uma ação volitiva; a somação dessas duas ações, sem poder deslocar o segmento corporal, resulta em uma ação isométrica (segundo passo). A tensão resultante estimula os órgãos tendinosos de Golgi e acarreta relaxamento reflexo da musculatura, que irá se somar, na terceira fase, ao relaxamento volitivo, possibilitando forçamento além da amplitude original.

Super stretch

Aproveitando-se da eficácia do processo 3S e de experiências no campo da fisioterapia, foi desenvolvido um novo sistema de trabalho chamado *super stretch*, que, segundo Gordon (1982), consiste em seis etapas:

- *Primeira etapa*: alongar o músculo a ser trabalhado.
- *Segunda etapa*: realizar uma ação isométrica progressiva de oito a 10 segundos.
- *Terceira etapa*: forçar o músculo até o máximo possível.
- *Quarta etapa*: repetir os três primeiros passos por três ou quatro vezes.
- *Quinta etapa*: alongar e relaxar a musculatura trabalhada.
- *Sexta etapa*: realizar 15 minutos de forçamento estático.

Em uma sessão de flexionamento, os exercícios devem ser agrupados por articulações e realizados de maneira que um exercício seja compensado pelo próximo. Por exemplo, se for trabalhada a flexão da coluna, em seguida deve-se fazer a hiperextensão desta.

De acordo com os movimentos utilizados na *performance* que necessitem de flexibilidade, será montada a série de flexionamento.

Processo de sustentação: relaxação

Esse processo é fundamentado na inervação recíproca. Foi desenvolvido nos EUA com o nome de *Hold-relax* e consiste em:

- *Primeiro passo*: o atleta relaxa a musculatura a ser trabalhada (antagonista ao movimento), que é estirada passivamente pelo treinador até o limiar de flexionamento.
- *Segundo passo*: o atleta realiza uma ação isométrica máxima do músculo agonista durante oito segundos.
- *Terceiro passo*: findos os oito segundos de contração, o treinador comanda "relaxe!", e o atleta, após relaxar, tem seu segmento conduzido passivamente ao novo limite.

A Figura 9 apresenta o esquema de funcionamento do processo. A numeração indica os passos.

Movimento: flexão coxofemoral (estiramento da musculatura lombar, glúteos e posterior da coxa). A sequência deve ser repetida três vezes em cada articulação. Esse processo é o mais eficaz para a melhora da sustentação (flexibilidade controlada), além de apresentar um ponderável efeito sobre a flexibilidade estática.

Processo de ativação: relaxamento do antagonista

Também oriundo dos EUA, onde é denominado *antagonist contraction-relax* ou *contract relax*, é fundamentado no princípio da indução sucessiva. Consiste em quatro passos:

- *Primeiro passo*: o atleta deixa em estado de relaxamento o segmento a ser trabalhado, que é conduzido pelo treinador ao limiar de flexionamento.
- *Segundo passo*: o atleta realiza uma contração submáxima, concêntrica, do músculo antagonista, durante oito segundos; como o treinador impedirá a realização do movimento, a contração será isométrica; em seguida, antes do terceiro passo, relaxa durante três segundos.
- *Terceiro passo*: o atleta realiza de oito a 10 contrações isotônicas do músculo agonista, procurando aumentar o arco articular, durante oito segundos.
- *Quarto passo*: findos os oito segundos, o sujeito cessa a contração e, durante os próximos três

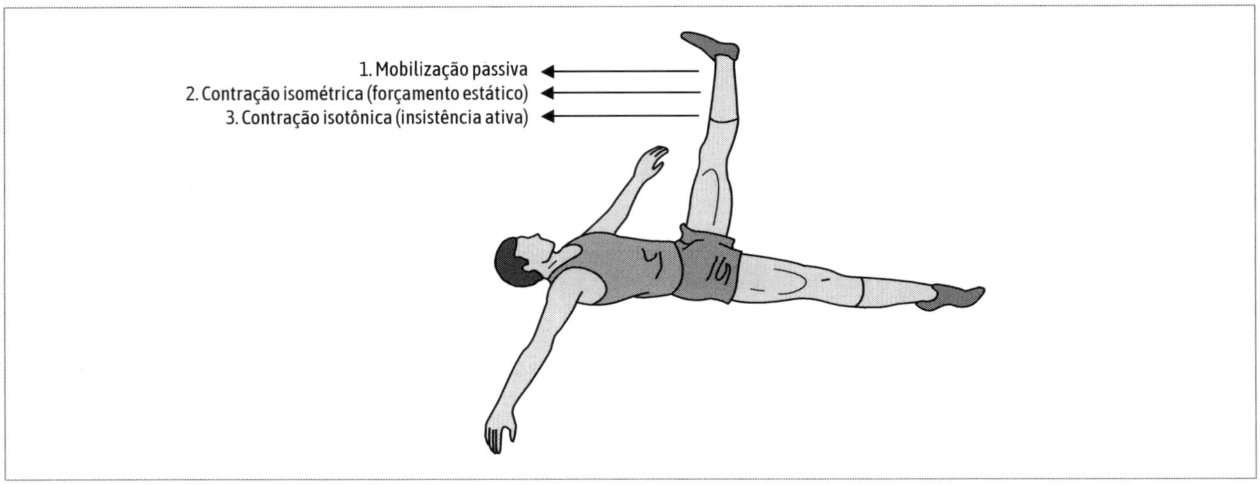

FIGURA 9 Processo de sustentação: relaxação.

segundos, o treinador, puxando o segmento passivamente, procurará alcançar novos limites.

Na Figura 10, utilizando a mesma legenda do processo anterior, tem-se o esquema gráfico desse método. A sequência deve ser repetida três vezes para cada movimento. Esse processo estimula a elasticidade muscular e desenvolve a flexibilidade dinâmica.

Processo de reversão lenta

O mais recente dos processos de FNP desenvolvido nos EUA, onde é conhecido como *slowreversal-hold/relax*, baseia-se na fusão de dois princípios utilizados nos dois últimos métodos: indução sucessiva e inervação recíproca.

Consiste também em quatro passos (Figura 11):

- *Primeiro passo*: o atleta relaxa a musculatura a ser trabalhada, sendo o segmento conduzido ao arco articular máximo, passivamente, pelo treinador.
- *Segundo passo*: partindo da posição máxima, o sujeito realiza uma ação isométrica do músculo agonista durante oito segundos contra a resistência ofertada pelo treinador.
- *Terceiro passo*: sem interrupção, o treinador inverte o ponto de apoio e o atleta passa agora a realizar uma ação isométrica máxima do antagonista, também durante oito segundos.
- *Quarto passo*: o treinador comanda "relaxe!", e conduz passivamente o segmento a um arco articular mais amplo.

Todo o processo deve ser repetido três vezes.

Esse processo é excelente para desenvolver a sustentação (flexibilidade controlada) e a amplitude de movimentos (flexibilidade passiva).

Processo completo

Desenvolvido por Santo (1990), a partir dos princípios fisiológicos que embasam o método FNP, consiste em uma reunião de todos os processos anteriormente explanados, na busca de maior eficácia.

Seus passos são os seguintes:

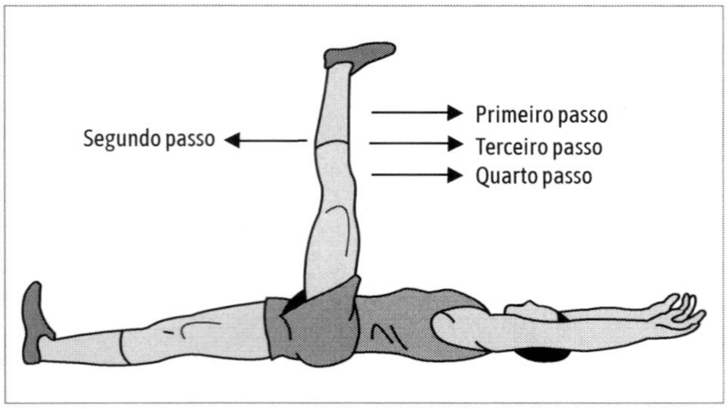

FIGURA 10 Processo de ativação | relaxamento do antagonista.

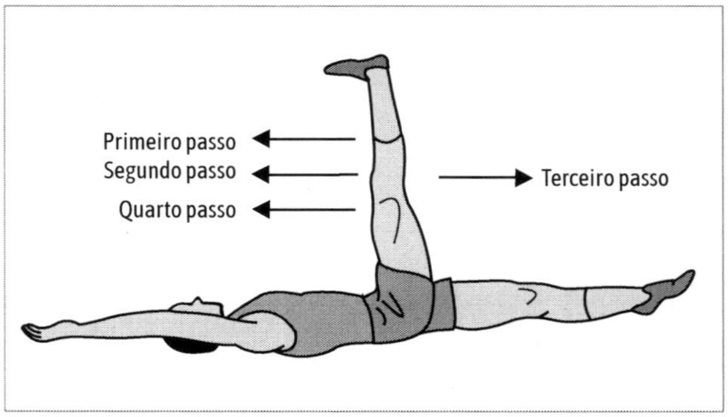

FIGURA 11 Processo de reversão lenta.

- *Primeiro passo*: o atleta relaxa a musculatura a ser trabalhada e o segmento é conduzido ao arco articular máximo, passivamente, pelo treinador.
- *Segundo passo*: partindo da posição máxima, o sujeito realiza uma ação isométrica do músculo agonista durante seis segundos contra a resistência ofertada pelo treinador.
- *Terceiro passo*: o atleta realiza movimentos de ação isométrica com a musculatura antagonista, lentamente, durante seis segundos, provocando "puxões" suaves sobre a musculatura agonista.
- *Quarto passo*: o atleta realiza uma ação isométrica contínua com o antagonista durante seis segundos, que, por estar no seu arco articular máximo e contra a resistência ofertada pelo treinador, não possibilitará movimento.
- *Quinto passo*: o atleta relaxa e, em seguida, realiza duas oscilações pendulares suaves ao longo do terço final do arco articular.

A duração total do processo é de 24 segundos.

Comparação entre os métodos de flexionamento

Existe muita polêmica sobre o método ou processo de flexionamento mais adequado ou eficaz. Isso decorre, inclusive, do fato de que a flexibilidade possui mais de um componente, o que obriga o treinador, também, a identificar onde se encontram as restrições de cada atleta. Na inexistência de patologias da pele ou de grandes cicatrizes, a maleabilidade não é um fator limitante para a flexibilidade, ficando a restrição por conta da mobilidade articular ou da elasticidade muscular.

A mobilização é um exercício, ou manobra terapêutica, que visa ao ganho de mobilidade articular; há livros específicos sobre o assunto. No entanto, essa mobilidade articular também pode ser obtida por técnicas de flexionamento, em especial o estático (ou passivo). O flexionamento dinâmico (ou ativo), por sua vez, é indicado para o ganho de elasticidade muscular (DANTAS, 2018) embora esta também possa ser obtida através da manipulação e liberação miofascial (MYERS, 2017), ou ainda por vibração de corpo inteiro (*power plate*), muscular e tendínea (OSAWA, OGUMA, 2013).

Quanto ao resultado obtido por técnicas de alongamento quando comparadas com técnicas de flexionamento, Martin-Dantas et al. (2019) observaram que um dos componentes do sistema locomotor que mais sofre influência em relação ao tipo de treinamento de flexibilidade ao qual é submetido é a titina. O flexionamento passivo aumenta a concentração percentual de todas as suas isoformas, enquanto o flexionamento ativo aumenta a sua mobilidade, com efeitos importantes sobre a elasticidade muscular.

Quanto às técnicas de flexionamento, a FNP é bastante discutida desde trabalhos realizados na década de 1980. Sady et al. (1982) a consideraram a melhor opção. Porém, segundo Etnyre e Lee (1987), não há como afirmar qual a melhor técnica de flexionamento para ganho de flexibilidade. A revisão bibliográfica realizada por Felappi e Lima (2015) comparou a FNP com o método estático. Os resultados indicaram que a maioria dos artigos (64%) não apresentava diferença significativa entre os métodos. Em 2018, Medeiros e Martini conduziram uma metanálise sobre o efeito de diferentes formas de alongamento e de flexionamento sobre a amplitude da dorsiflexão de tornozelo. Os achados indicaram que flexionamento estático e técnicas de FNP foram os mais efetivos, embora não seja possível eleger um desses como a melhor opção.

Em contrapartida, em vez de empenhar-se em concluir qual método é mais eficaz, a preocupação do profissional que treina a flexibilidade deve ser com a escolha da técnica mais adequada ao seu caso.

Como já foi mencionado anteriormente, o aumento de flexibilidade se dá, basicamente, pelo incremento da mobilidade articular e da elasticidade muscular. Alguns métodos de flexionamento fazem crescer a flexibilidade, prioritariamente por aumento da mobilidade articular. Obtém-se esse aumento pela diminuição da estabilidade articular, o que, obviamente, contraindicará esses métodos para os esportes de contato. Entretanto, os métodos que aumentam a flexibilidade prioritariamente, graças à maior elasticidade muscular, conseguem esse efeito, entre outros fatores, por um afrouxamento dos CES, o que provocará, apesar de ser em pequena escala, a diminuição da força explosiva.

Assim, dependendo da característica da atividade ou do segmento corporal considerado, dever-se-á optar por outra técnica.

Visando a facilitar o processo de escolha, a Tabela 17 apresenta um resumo de foco prioritário de efeitos dos métodos.

PLIOMETRIA

Origem

A palavra pliométrico, segundo Wilt, citado por Barbanti (1997), "é derivada do grego *plethyein*, que significa: *plio* (aumentar) e *metria* (medida)", ou seja, obtenção de maiores distâncias do salto.

TABELA 17 Resumo dos efeitos dos métodos de flexionamento

Efeito enfatizado (aumento)	Métodos e processos
Mobilidade articular	Passivo, FNP (3S, sustentação/relaxação, reversão lenta)
Elasticidade muscular	Ativo, FNP (contração/relaxação, antagonista)
Indistinto	Processo completo

Originado na década de 1960 na antiga URSS (União Soviética), o método foi difundido a partir dos estudos publicados por Verkhoshansky (1961, 2000).

Finalidade

Desenvolvimento da força explosiva, principalmente nos membros inferiores, embora se possa fazer um trabalho pliométrico para membros superiores.

Peculiaridades

O trabalho pliométrico é também conhecido por excêntrico-concêntrico ou treinamento da força dinâmica negativa, pois se baseia em um estímulo sobre o fuso muscular (Capítulo 10, "Treinamento neuromuscular: qualidades físicas", seção "Aspectos fisiológicos da flexibilidade"), provocado por ações excêntricas ou negativas.

O trabalho pliométrico ocorre da seguinte maneira (Figura 12):

- *Primeira fase (amortização)*: ao cair de uma altura "h" o atleta recebe uma aceleração "G", e adquire uma força peso "P", que é resultado da ação da força de gravidade sobre sua massa (Segunda Lei de Newton) (Capítulo 22, "Ciências Exatas na preparação física"). Essa força é superior à força muscular F que ele é capaz de desenvolver (P > F), ou seja, ocorre uma contração excêntrica, estimulando o fuso muscular.
- *Segunda fase (estabilização)*: as sinergias musculares vão compensando P até anulá-la (F = P), possibilitando a parada do movimento. Essa fase é muito curta. Logo em seguida, desencadeia-se o reflexo miotático (RMT), ocasionado pelo estímulo sofrido pelo fuso muscular, preparando a impulsão.
- *Terceira fase (suplementação)*: ao movimento de salto, iniciado pelas fibras intrafusais, soma-se a impulsão R comandada pela vontade do atleta, promovendo uma força de impulsão I resultante da soma das duas ações (I = R + RMT).

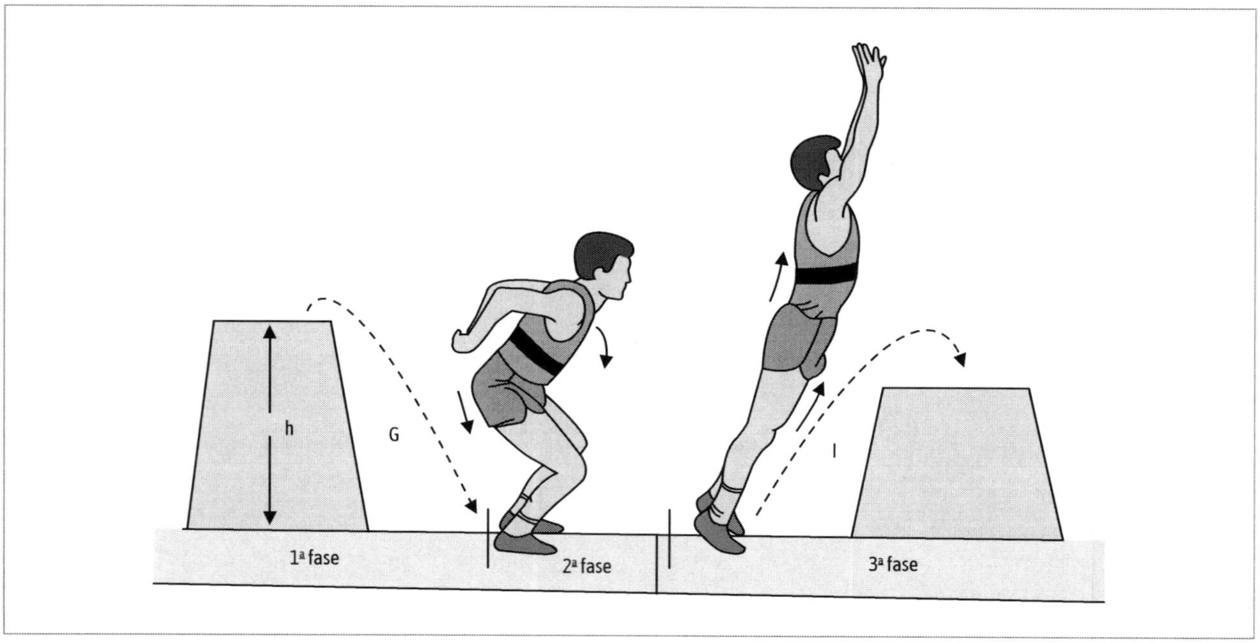

FIGURA 12 As três fases do trabalho pliométrico.

Pode-se observar que, durante a 2ª fase, o estímulo sobre o mecanismo de propriocepção do fuso muscular induz o RMT e provoca a ação dos músculos que, volitivamente, o praticante precisa ativar para executar o salto da terceira fase.

Por esse motivo, não deve haver solução de continuidade (interrupção) entre as três fases do exercício pliométrico.

Antes de se iniciar qualquer trabalho pliométrico, deve-se assegurar que o atleta tenha a base de força indispensável para a execução do trabalho, verificando se ele é capaz de:

- *Impulsão de membros inferiores*: realizar, pelo menos, três meio-agachamentos com o dobro de seu peso corporal.
- *Extensão de ombros*: realizar, pelo menos, três supinos com 0,9 vez o seu peso corporal.
- *Desenvolvimento*: realizar, pelo menos, três desenvolvimentos com 1,1 vez o seu peso corporal.

Quantificação e montagem de série

O trabalho de pliometria ocorrerá normalmente dentro de uma série de *circuit training* ou de *power training*.

No entanto, o procedimento de planejamento do trabalho será sempre o mesmo, como descrito a seguir.

Primeiro passo: seleção dos exercícios

Feita em função do gesto esportivo específico, de membros superiores e inferiores, nos quais se deseja desenvolver a força explosiva de impulsão.

De acordo com o tipo de esporte praticado, tem-se um tipo específico de exercício pliométrico. Na Tabela 18, apresentam-se algumas sugestões de trabalho pliométrico.

Segundo passo: determinação da intensidade

Feita pela qualificação dos dois parâmetros altura da queda e sobrecarga.

A altura da queda é selecionada a partir da qualidade física que se pretende trabalhar (Tabela 19) e é o resultado do *Sargent Jump Test* realizado na fase de diagnóstico do período de pré-preparação.

Se o objetivo for trabalhar a força explosiva, por exemplo, com um atleta que obteve a marca de 56 cm no *Sargent Jump Test*, e realizar a pliometria com 85% de intensidade, ter-se-ia como altura da queda (h):

L_{sup} = 110 cm (Tabela 19)

L_{inf} = 56 cm (sargent jump test)

Variância = 110 cm – 56 cm = 54 cm

Calculando por meio de uma regra de três (Capítulo 22, "Ciências Exatas na preparação física"), onde o valor da variância (54 cm) representa 100%:

$$54 \text{ cm} - 100\%$$
$$y \quad - 85\%$$
$$\therefore y = \frac{54 \times 85}{100} = 45{,}9 \approx 46 \text{ cm}$$
$$h = L_{inf} + y = 56 \text{ cm} + 46 \text{ cm} = 102 \text{ cm}$$

Convém observar que, se h ficar fora do limite adequado para a qualidade física desejada (conforme a Tabela 19), o trabalho deverá ser ajustado da seguinte maneira:

- h menor que 74 cm – atleta apresenta pouca impulsão para a pliometria; retirar a pliometria e tentar posteriormente;
- h maior que 110 cm – utilizar colete lastrado para o atleta.

A utilização de colete lastrado, preconizada pela escola russa, é também possível de quantificação, de-

TABELA 18 Sugestões de exercícios pliométricos

Esporte	Exercício
Salto em distância	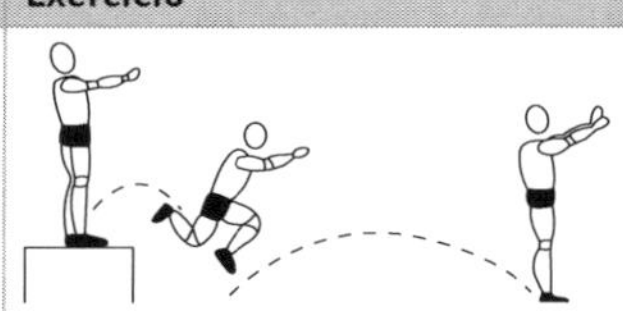
Salto em altura	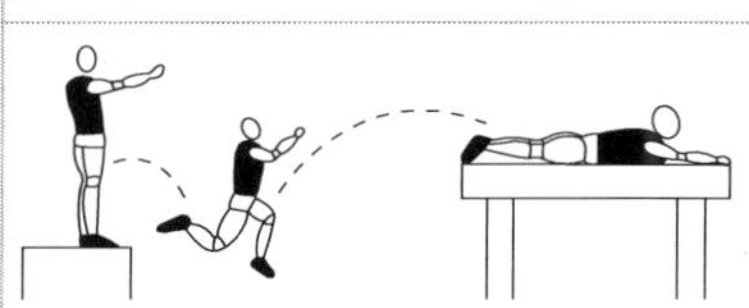

(continua)

TABELA 18 Sugestões de exercícios pliométricos *(continuação)*

Esporte	Exercício
Basquete ou vôlei	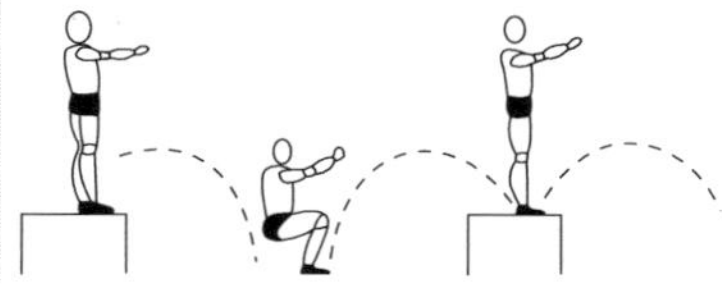
Ginástica artística	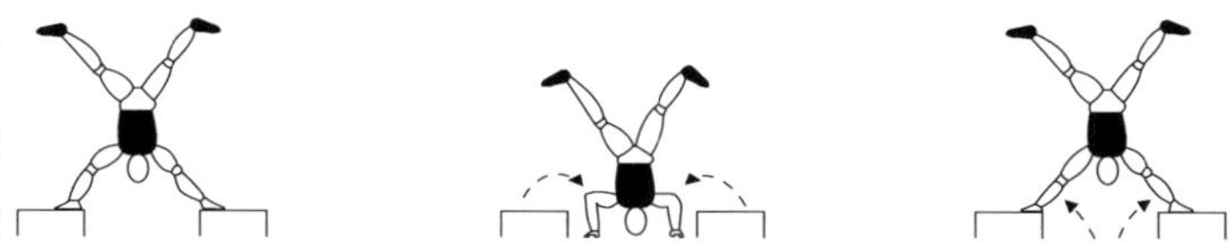
Handebol	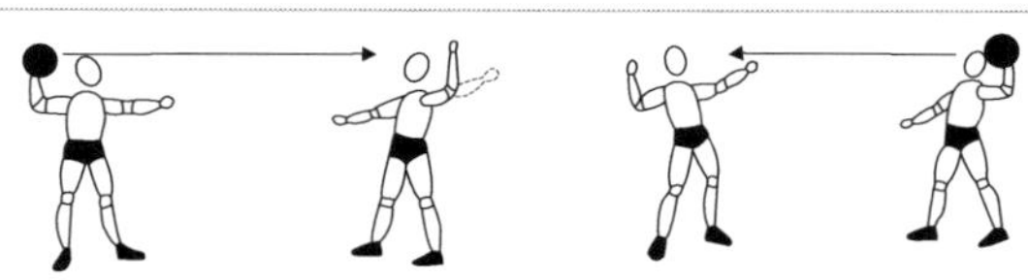

TABELA 19 Parâmetros para o cálculo da pliometria

Qualidade física	Altura da queda (*h*)
Velocidade	50 a 73 cm
Força explosiva	74 a 110 cm

vendo-se lembrar de que o lastro varia de 1 kg a 15 kg. Para o exemplo que se está trabalhando, ter-se-ia:

$L_{sup} = 15$ kg

$L_{inf} = 1$ kg

Variância = 15 kg – 1 kg = 14 kg

Calculando por meio de uma regra de três (Capítulo 22, "Ciências Exatas na preparação física"), onde o valor da variância (14 kg) representa 100%:

14 kg – 100%

y – 85%

$$\therefore y = \frac{14 \times 85}{100} = 11{,}9 \approx 12 \text{ kg}$$

Peso = L_{inf} + y = 1 kg + 12 kg = 13 kg

Terceiro passo: determinação do volume

O volume será determinado com base na Tabela 20.

Por exemplo, um atleta de alto rendimento que deve trabalhar a 68% de volume dentro da metodologia da escola alemã, terá seu volume de trabalho calculado considerando-se que, pela Tabela 20, o número máximo de séries preconizado na escola alemã é 10, o número máximo de repetições por série para atletas de alto rendimento é 10, o número mínimo de séries é 6, e o número mínimo de repetições por série é 8:

L_{sup} = 10 séries × 10 repetições = 100 repetições

L_{inf} = 6 séries × 8 repetições = 48 repetições

Variância = 100 repetições – 48 repetições = 52 repetições

Calculando por meio de uma regra de três (Capítulo 22, "Ciências Exatas na preparação física"), onde o valor da variância (52 repetições) representa 100%:

52 repetições – 100%

y – 68%

$$\therefore y = \frac{52 \times 68}{100} = 35{,}3 \approx 35 \text{ repetições}$$

Número de repetições = L_{inf} + y = 48 repetições + 35 repetições = 83 repetições

Uma boa possibilidade, não a única, de distribuir essa quantidade seria realizar sete séries de nove repetições mais duas séries de 10 repetições. Outras possibilidades podem ser pensadas pelo treinador.

Precauções

Pelo potencial risco que a pliometria acarreta para as articulações, deve-se realizar um completo aquecimento antes de sua prática, bem como um correto alongamento depois.

São apresentados, nas Tabelas 21 a 25, alguns modelos de fichas utilizadas no controle da preparação física.

TABELA 20 Parâmetros para determinação do volume utilizado na pliometria

Escola	Característica	Séries	Repetições (por série)
Alemã	Sem sobrecarga	6 a 10	5 a 7 (atletas de médio rendimento) 8 a 10 (atletas de alto rendimento)
Russa	Com sobrecarga	3 a 6	

TABELA 21 Frente da ficha de planejamento de *circuit training*

Escola	Característica	Séries	Repetições (por série)
Alemã	Sem sobrecarga	6 a 10	5 a 7 (atletas de médio rendimento) 8 a 10 (atletas de alto rendimento)
Russa	Com sobrecarga	3 a 6	

TABELA 22 Verso da ficha de planejamento de *circuit training*

Atleta: ____

Frequência cardíaca basal: _______

Sessão	Data	Tempo do circuito	Tempo objetivo	Frequência cardíaca			Observações
				Ao final	Após 1 min	Após 5 min	
1ª							
2ª							
3ª							
4ª							
5ª							
6ª							
7ª							
8ª							
9ª							
10ª							
11ª							
12ª							
13ª							
14ª							
15ª							
16ª							
17ª							
18ª							
19ª							
20ª							
21ª							
22ª							
23ª							

TABELA 23 Frente da ficha semanal de musculação

Atleta:______________________
Mesociclo:____________
Semana de __/__/__ a __/__/__
Respiração: passiva eletiva

Fase: básica
Microciclo:__________
Qualidade física: RML
Intervalos:_____
Entre grupos: 45 s
Entre séries: 1 min 30 s

Exercício	Grupo	Teste	Carga semanal _____%	Repetições		
				Terça-feira	Quinta-feira	Sexta-feira
supino	1	TPM _____ kg	_____ kg			
Abdominal parafuso		MR 1 min _____ rep	_____			
Leg press		TPM _____ kg	_____ kg			
Voador	2	TPM _____ kg	_____ kg			
Abdominal reto		MR 1 min _____ rep	_____			
Flexão de joelho		TPM _____ kg	_____ kg			
Rosca tríceps	3	TPM _____ kg	_____ kg			
Inclinação lateral		MR 1 min _____ rep	_____			
Extensão do joelho		TPM _____ kg	_____ kg			
Rosca bíceps	4	TPM _____ kg	_____ kg			
Pull over		TPM _____ kg	_____ kg			
Crucifixo		MR 1 min _____ rep	_____			

TABELA 24 Verso da ficha semanal de musculação

Atleta:______________________
Mesociclo:____________
Semana de __/__/__ a __/__/__
Respiração: passiva eletiva
Velocidade: moderada

Fase: básica
Microciclo:__________
Qualidade física: força
Intervalos:_____
Entre grupos: 1 min
Entre séries: 2 min

Exercício	Grupo	Teste	Carga semanal ___%	Repetições		
				Terça-feira	Quinta-feira	Sexta-feira
supino	1	TPM _____ kg	_____ kg			
Abdominal parafuso		MR 1 min _____ rep	_____			
Leg press		TPM _____ kg	_____ kg			
Crucifixo		TPM _____ kg	_____ kg			

(continua)

TABELA 24 Verso da ficha semanal de musculação *(continuação)*

Atleta: ______________________ Fase: básica
Mesociclo: ______________ Microciclo: ______________
Semana de __/__/__ a __/__/__ Qualidade física: força
Respiração: passiva eletiva Intervalos: ________
Velocidade: moderada Entre grupos: 1 min
Entre séries: 2 min

Exercício	Grupo	Teste	Carga semanal ___%	Repetições		
				Terça-feira	Quinta-feira	Sexta-feira
Pullover	2	TPM ______ kg	______ kg			
Rotação de tronco		TPM ______ kg	______ kg			
Rosca bíceps		TPM ______ kg	______ kg			
Panturrilha		TPM ______ kg	______ kg			
Abdominal reto	3	MR 1 min ______ rep	______			
Rosca tríceps		TPM ______ kg	______ kg			
Extensão de joelho		TPM ______ kg	______ kg			
Voador		TPM ______ kg	______ kg			

TABELA 25 Ficha de *power training*

Nome: ______________________ Idade: _____ anos
Sexo: ________ FC máxima: _____ bpm FC de aquecimento: _____ bpm
Peso: _____ kg Observações ______________________
Esporte: ______________ Período: ______________
Fase: ____________ (de __/__ a __/__)

Número de ordem	Material	Exercício	Carga máxima determinada em __/__	Quilagem	Repetições	Intervalo
1						
2						
3						
4						
5						
6						
7						
8						
9						
10						
11						
12						
13						

(continua)

TABELA 25 Ficha de *power training* (*continuação*)

Nome:____________________ Idade:____ anos
Sexo:______ FC máxima:____ bpm FC de aquecimento:____ bpm
Peso:____ kg Observações____________________
Esporte:____________ Período:____________
Fase:________ (de _/_ a _/_)

Número de ordem	Material	Exercício	Carga máxima determinada em _/_	Quilagem	Repetições	Intervalo
14						
15						
16						
17						
18						
19						
20						

AUTOAVALIAÇÃO

1. Que característica não se aplica ao *circuit training*?
   a) Facilita a aplicação da sobrecarga.
   b) Possibilita o completo controle fisiológico.
   c) Possibilita o máximo desenvolvimento das qualidades físicas trabalhadas.
   d) Produz resultados em curto prazo.
2. É recomendável incluir exercícios pliométricos no *circuit training* se aplicado a esportes que exijam força explosiva dos membros. A afirmativa é:
   a) verdadeira.
   b) falsa.
3. Halteres, barras, anilhas e peças lastradas são exemplos de:
   a) implementos isodinâmicos.
   b) implementos alodinâmicos.
4. Sobre a musculação, marque a alternativa correta.
   a) Resultados aparecem em médio e longo prazo.
   b) Somente trabalhos analíticos são possíveis de ser empregados.
   c) Não atende ao *princípio da especificidade.*
   d) Possibilita mensuração minuciosa do volume e da intensidade.
5. Quando objetivando a preparação esportiva, a musculação não permite exercitar exatamente o mesmo movimento empregado nos gestos esportivos. A afirmativa é:
   a) verdadeira.
   b) falsa.
6. Sobre o *Crossfit*®, marque a alternativa incorreta.
   a) Foi desenvolvido a partir da metodologia do *Power Training.*
   b) Não potencializa a resposta neuroendócrina.
   c) Possibilita somente aptidões específicas no praticante.
   d) Possibilita o máximo condicionamento das três vias metabólicas.
7. O *Crossfit*® possibilita localizar os esforços dentro de um mesmo sistema energético. A afirmativa é:
   a) verdadeira.
   b) falsa.
8. Qual dos métodos de alongamento citados abaixo é o indicado para ser utilizado durante a atividade ou nos intervalos entre duas sequências ou exercícios, em razão de sua capacidade de provocar a desconexão das ligações de actina-miosina?
   a) Estiramento.
   b) Suspensão.
   c) Soltura.
9. Entre os métodos de flexionamento, qual deles é considerado o mais adequado por ter uma menor possibilidade de dano tecidual, apresentar menor gasto energético e ser capaz de reduzir ou prevenir a dor muscular residual?
   a) Flexionamento estático.
   b) Flexionamento dinâmico.
   c) Facilitação neuromuscular proprioceptiva (FNP)
10. A FNP é o método de flexionamento mais efetivo na melhora da flexibilidade quando comparado com os demais métodos. A afirmativa é:
    a) verdadeira.
    b) falsa.

REFERÊNCIAS

1. BARBANTI, V. J. *Teoria e prática do treinamento desportivo*. 2. ed. São Paulo: Edgard Blucher, 1997.
2. BITTENCOURT, N. *Musculação*: uma abordagem metodológica. 2. ed. Rio de Janeiro: Sprint, 1986.
3. BORMS, J.; VAN ROY, P.; SANTENS, J. P.; HAENTJENS, A. Optimal duration of static stretching exercises for improvement of coxo-femoral flexibility. *Journal of Sports Sciences*. London, v. 5, n. 1, p. 39-47, 1987.
4. CONCEIÇÃO, M. C. S. C.; et al. Efeitos de quatro diferentes tempos de insistência de flexionamento estático na flexibilidade de adultos jovens. *Fitness & Performance Journal*, v. 7, n. 2, p. 88-92, 2008.
5. DANTAS, E.H.M. *Alongamento e Flexionamento*. 6. ed. Barueri: Manole, 2018.
6. ETNYRE, B. R.; LEE, E. J. Comments of proprioceptive neuromuscular facilitation stretching techniques. *Research Quaterly for Exercise and Sport*, v. 58, n. 2, p. 184-8, 1987.
7. FELAPPI, C.; LIMA, C. S. Efeitos da prática de alongamento estático e facilitação neuromuscular proprioceptiva na flexibilidade: revisão narrativa. *Revista de Atenção à Saúde*, v. 13, n. 43, p. 61-6, 2015.
8. GARFIELD, D. S. *Flexibility and physical performance*. In: Toward an understanding of human performance, Burke E. J. (ed.). New York: Movement Publishers, 1980.
9. GLASSMAN, G. Foundations. *CrossFit Journal*, 2002.
10. GLASSMAN, G. Metabolic conditioning. *CrossFit Journal*, 2003.
11. GLASSMAN, G. Understanding crossfit. *CrossFit Journal*, 2007.
12. GORDON, G.A. Proprioceptive neuromuscular facilitation: the super stretch. *National Strength & Conditioning Association Journal*, v. 4, n. 2, p. 26-8, 1982.
13. KILGORE, L. The paradox of aerobic fitness prescription. *CrosSFit Journal*, 2006.
14. MARTIN-DANTAS, E. H.; et al. Concentraciones y movilidad relativa de isoformas de titina después de tres distintos entrenamientos de flexibilidad. *Tecnociencia Chihuahua*, v. 13, n. 1, p. 15-23, 2019.
15. MAXWELL, D. Winning the battle of the bulge. *CrossFit Journal*, 2008.
16. MEDEIROS, D. M.; MARTINI, T. F. Chronic effect of different types of stretching on ankle dorsiflexion range of motion: Systematic review and meta-analysis. *The Foot*, v. 34, p. 28-35, 2018.
17. MOLLET, R. *Treinamento de força*. Rio de Janeiro: Interamericana, 1985.
18. MYERS, T. W. *Trilhos anatômicos*. 3. ed. Barueri: Manole, 2017.
19. OSAWA, Y.; OGUMA, Y. Effects of vibration on flexibility: a meta-analysis. *Journal of Musculoskeletal and Neuronal Interactions*, v. 13, n. 4, p. 442-53, 2013.
20. SADY, S. P.; WORTMAN, M.; BLANKE, D. Flexibility training: ballistic, static on proprioceptive neuromuscular facilitation? *Archives of Physical Medicine or Rehabilitation*, v. 63, n. 6, p. 261-3, 1982.
21. SANTO, M. *Flexibilidad*. Trabalho de Conclusão de Curso (Profesorado de Educación Física). José Maria Gagigal, Córdoba, 1990.
22. TUBINO, M. J. G. *As qualidades físicas na educação física e desportos*. 3. ed. São Paulo: Ibrasa, 1979.
23. VERKHOSHANSKY, Y. *Triple jump*. Moscow, 1961.
24. VERKHOSHANSKY, Y. *Treinamento desportivo:* teoria e metodologia. Porto Alegre: Artmed, 2000.
25. VOIGT, L.; et al. Efeito de uma e três repetições de 10 segundos de insistência do método estático para o aumento da flexibilidade em homens adultos jovens. *Acta Scientiarum Health Science*, v. 33, n. 1, p. 59-64, 2011.

CAPÍTULO 12

Aprofundamento em treinamento de força

Estélio Henrique Martin Dantas
Gilmar Weber Senna
Carlos Alberto Sposito de Araujo

OBJETIVOS DE ESTUDO

- Saber conceituar o treinamento neuromuscular e suas variáveis de prescrição.
- Compreender seus principais aspectos fisiológicos e psicológicos.

INTRODUÇÃO

O treinamento neuromuscular é representado, na maioria das vezes, pelo treino de força (TF), que é um exercício físico recomendado pela principal agência normativa da atividade física, o American College of Sports Medicine, como atividade de relativa segurança, que proporciona benefícios à saúde, mesmo em populações ditas especiais (PESCATELLO et al., 2004; ACSM, 2009; GARBER et al., 2011). Esse tipo de treinamento tem seu mais aceito conceito sugerido por Kraemer e Fleck (2017), ao afirmarem ser o tipo de exercício que exige que a musculatura corporal promova movimentos – ou tente promover – contra a oposição de uma força, geralmente exercida por algum tipo de equipamento. Desde o seu início, o crescimento da ciência no TF tem sido influenciado pelas percepções não baseadas em ciência, de pessoas envolvidas com os vários esportes que usam essa atividade em seus treinamentos, no desenvolvimento de produtos comerciais, nos avanços progressivos tecnológicos e capacidades analíticas dos laboratórios de ciência do exercício ao redor do mundo (KRAEMER, 2016).

Contudo, nos últimos anos, o número de pesquisas experimentais abordando o treinamento neuromuscular tem crescido consideravelmente, assim como o número de praticantes que buscam esse tipo de atividade física. Pode-se dizer que esse crescimento está associado à busca dos pesquisadores por entender como ocorrem os benefícios desse exercício relacionados à saúde e à qualidade de vida. Graças a esse crescente corpo de conhecimento, tem-se demonstrado nos últimos anos um grande salto qualitativo nas prescrições dessa atividade, mudando a visão de vários profissionais da área de saúde quanto à aplicação do treinamento neuromuscular, tanto em pessoas saudáveis como em atletas de alto rendimento. Especificamente com relação à aptidão neuromuscular, o TF é considerado o método mais eficiente para o aprimoramento da força dinâmica e explosiva (potência), hipertrofia e resistência muscular (ACSM, 2009). Ainda, essa atividade parece ser uma excelente forma para auxiliar na recuperação ou prevenção de lesões osteomioarticulares.

Outros benefícios podem ser creditados ao TF, como redução ponderal, otimização da glicose sanguínea, redução da pressão arterial, aumento do equilíbrio, melhora do perfil lipídico plasmático, aumento da massa óssea, melhorias da funcionalidade, diminuições de dores específicas e reabilitação neuromuscular e cardiovascular.

Essas características específicas da aptidão neuromuscular e dos benefícios mencionados podem ser enfatizadas nos treinamentos por meio da manipulação adequada de variáveis metodológicas do TF, como o tipo de ação muscular, a carga, o volume, a ordem e a seleção do exercício, o intervalo entre as séries, a velocidade de execução do exercício e a frequência semanal, que parecem ser relevantes para a otimização dos resultados adaptativos decorrentes dessa atividade (ACSM, 2009).

CARGA E VOLUME

Essa parece ser a variável metodológica do TF mais bem estudada ao longo de aproximadamente 60 anos de experimentos sobre o treinamento de força. Um dos pioneiros nos estudos sobre o TF foi Berger (1962), que avaliou a diferença entre nove diferentes programas de treinamento e tentou determinar quais eram mais eficazes para melhorar a força dinâmica. O experimento foi conduzido com o supino horizontal, por um período de 12 semanas, com aproximadamente 20 indivíduos em cada programa de treinamento com pesos. Os indivíduos foram testados para o 1 RM no supino horizontal em dois momentos: antes de se iniciar os treinamentos e depois de finalizada a intervenção. O treinamento foi realizado três vezes por semana, com variações nos programas que envolviam uma, duas e três séries, com duas, seis e dez repetições por série. Os resultados mostraram que três séries e seis repetições por série foram melhores para otimizar a força dinâmica.

Um experimento marcante para o entendimento dessa variável foi o estudo conduzido por Campos et al. (2002), no qual 32 homens não treinados participaram de um TF progressivo de oito semanas. Os sujeitos foram divididos em quatro grupos: um de baixa repetição, realizando 3 RM a 5 RM para quatro séries de cada exercício, com três minutos de intervalo entre séries e exercícios; um grupo de repetição intermediária, realizando 9 RM a 11 RM para três séries com dois minutos de descanso; um grupo de altas repetições, realizando 20 RM a 28 RM para duas séries com um minuto de intervalo; e um grupo de controle. Três exercícios (*leg press*, agachamento e extensão do joelho) foram realizados duas vezes por semana. Força dinâmica máxima, resistência muscular e vários parâmetros cardiorrespiratórios foram observados. Além disso, amostras de biópsia muscular pré-treinamento e pós-treinamento foram analisadas, observando a composição do tipo de fibra, a área de secção transversa, o conteúdo da cadeia pesada de miosina e a capilarização. A força dinâmica máxima melhorou significativamente para o grupo de baixa repetição, em comparação com os outros grupos de treinamento; e a resistência muscular teve maiores incrementos para o grupo de alta repetição. Além do que, a potência aeróbica máxima e o tempo até a exaustão aumentaram significativamente no final do estudo apenas para o grupo de alta repetição. Todos os três principais tipos de fibra (tipos I, IIA e IIB) obtiveram hipertrofia miofibrilar para os grupos de baixa e intermediária repetição, não ocorrendo esse fenômeno para os grupos de altas repetições ou controle. Adicionalmente, atuais recomendações afirmam que cargas maiores que 65% de 1 RM são necessárias para provocar aumentos favoráveis na hipertrofia, com cargas ainda maiores para maximizar a força (KRAEMER, 2002; ACSM, 2009). Tem sido postulado que a carga pesada é necessária para recrutar totalmente as unidades motoras do limite superior (KRAEMER, RATAMESS, 2004). Com base nessa alegação, melhorias ótimas em força e hipertrofia devem ser alcançadas por meio da ativação completa das unidades motoras pelo uso de cargas pesadas.

Recentemente, Schoenfeld et al. (2016) compararam o efeito do TF com baixas cargas *versus* altas cargas, sobre adaptações musculares em indivíduos bem treinados. Dezoito jovens homens, com experiência em TF, foram designados aleatoriamente para um de dois grupos experimentais: um com rotina de TF de baixa carga, na qual foram realizadas 25 a 35 repetições por série, por exercício; e outro com rotina de TF de alta carga, em que foram realizadas 8 a 12 repetições por série e por exercício. Durante cada sessão, os sujeitos de ambos os grupos realizaram três séries de sete exercícios diferentes, representando todos os principais grupos musculares. O treinamento foi realizado três vezes por semana, em dias não consecutivos, durante um total de oito semanas. Ambas as condições produziram aumentos significativos na espessura dos flexores do cotovelo, extensores do cotovelo e quadríceps femoral, porém não foram observadas diferenças significativas entre os grupos. Melhorias na força do agachamento foram significativamente maiores para o grupo de carga elevada em comparação com o grupo de baixa carga, e houve uma tendência para maiores aumentos no supino (6,5% *versus* 2,0%, respectivamente). A resistência muscular dos membros superiores melhorou em magnitude no grupo de baixa carga, em comparação com o grupo de carga elevada.

ESCALA DE ESFORÇO PERCEBIDO

Muitas formas práticas foram experimentadas para se chegar ao valor de esforço percebido visando a realizar as prescrições do TF de forma assertiva, porém sem os riscos associados de um teste de repetição máxima. Assim, foi desenvolvida uma escala psicofísica com propósito de identificar o esforço percebido em todo o corpo e a fadiga muscular ocasionada por exercícios de força (LAGALLY et al., 2006) (Figura 1). A escala contém variáveis de grande importância, um componente físico e a magnitude percebida –

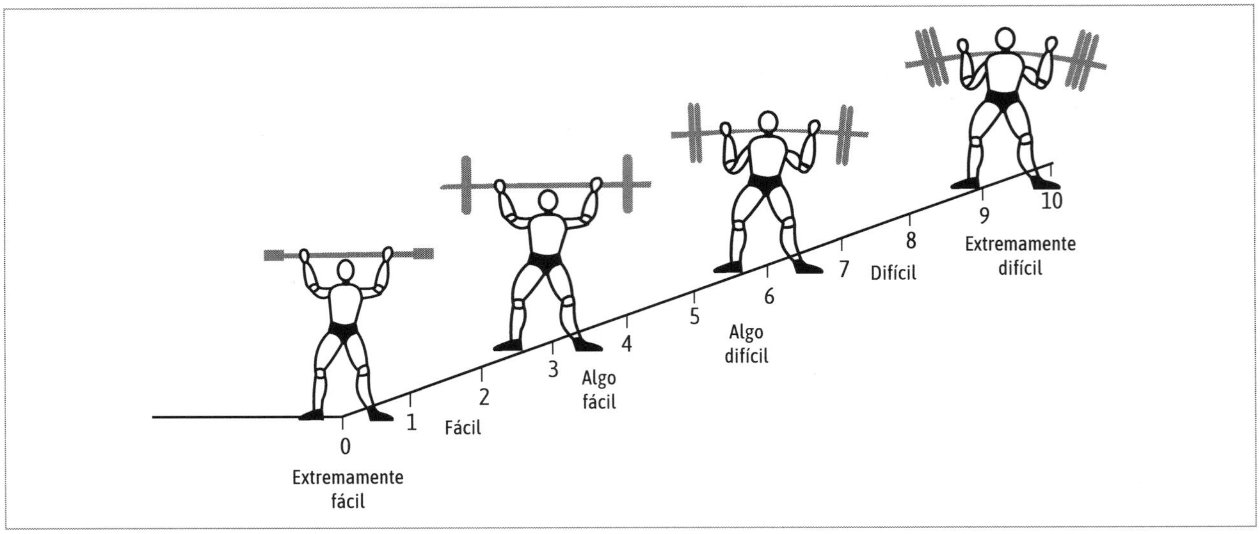

FIGURA 1 Escala de OMNI-RES.
Fonte: adaptada de Lagally et al., 2006.

componente psicológico que representa a intensidade das sensações percebidas durante o desempenho do exercício. Obviamente, todas as escalas psicofísicas que tentam representar a fadiga ou o esforço, na verdade, indicam uma relação entre essas duas variáveis.

AÇÃO MUSCULAR

As ações musculares no TF normalmente se subdividem em ações:

- concêntricas;
- excêntricas;
- isométricas.

Os resultados das ações musculares isométricas podem auxiliar o atleta, pois esse parece ser o melhor método para o ganho de força muscular em ângulos específicos. Assim, essa estratégia é bastante útil no ponto em que um determinado atleta necessite ganhos de força em uma específica angulação de um arco de movimento associado ao seu esporte. Porém, os demais ângulos não obteriam os mesmos resultados, por isso as ações musculares concêntricas e excêntricas se fazem necessárias.

A grande problematização questiona se devemos priorizar a ação excêntrica sobre a concêntrica em uma prescrição de treinamento. Com relação aos ganhos de força, até por uma questão de especificidade (*princípio da especificidade*, Capítulo 3, "Princípios científicos do treinamento desportivo"), as ações musculares concêntricas parecem as mais indicadas dentro de uma estruturação de um programa de treinamento. Contudo, uma recente metanálise observou que, para os dados de hipertrofia miofibrilar, as ações excêntricas podem ser mais favoráveis (SHOENFELD et al., 2017). Porém, em uma busca mais apurada na literatura, observa-se que, nos estudos em que foram utilizadas metodologias padrão-ouro, foram verificados incrementos em favor da contração concêntrica ou mesmo não foram observadas diferenças, como no estudo conduzido por Farup et al. (2014), que comparou os efeitos do TF excêntrico ou concêntrico máximo sobre a hipertrofia muscular e tendínea. Vinte e dois indivíduos realizaram 12 semanas de treinamento máximo de extensores de joelho, com uma perna executando contrações excêntricas, e a outra, contrações concêntricas. Antes e após o treinamento, as áreas de secção transversa do quadríceps e do tendão patelar foram quantificadas com ressonância magnética, demonstrando que os incrementos em relação ao dado inicial foram mais expressivos na perna que realizou as contrações concêntricas do que na que realizou as contrações excêntricas.

Nesse sentido, parece ainda não haver um consenso de qual a melhor ação muscular quando o objetivo de TF é a hipertrofia miofibrilar. Contudo, dados sugerem que, para os ganhos de força, potência e resistência, as ações concêntricas parecem ser uma opção correta durante a prescrição do exercício. Assim, ambas as contrações devem ser realizadas para o objetivo de hipertrofia miofibrilar.

ORDEM DOS EXERCÍCIOS

Estudos agudos observaram que, independentemente do tipo de exercício, aqueles colocados no início de uma rotina do TF provavelmente serão otimizados no desempenho (SIMÃO et al., 2005; 2007; SENNA et al., 2019). Mais especificamente, Simão et al. (2005) investigaram a influência de diferentes sequências de exercícios no número de repetições realizadas para uma rotina de membros superiores em um grupo composto por homens e mulheres. Curiosamente, os autores observaram uma diminuição no desempenho das repetições quando os dois exercícios foram realizados na parte final da sessão. Em outro experimento, Simão et al. (2007) sugeriram que, quando um exercício é realizado posteriormente em uma rotina do TF, o desempenho desse exercício pode ser afetado de modo negativo, o que aconteceria independentemente do tipo de exercício (grupos musculares grandes ou pequenos). Sforzo e Touey (1996) analisaram duas ordens de sequência diferentes (grandes a pequenos grupos para área muscular distinta), que consistiam em quatro séries, seis exercícios com carga máxima de oito repetições (RM) com dois a cinco minutos de intervalo de descanso. Os dados demonstraram uma redução significativa no volume do treino nas primeiras séries de agachamento, quando precedido de extensões de pernas. De acordo com esses achados, Miranda et al. (2007) observaram uma diminuição no desempenho da repetição quando os exercícios de membros superiores e inferiores foram realizados posteriormente em uma determinada rotina do TF.

Além disso, outros experimentos com diferentes metodologias estruturadas investigaram esse tema, produzindo alguns resultados interessantes. Em um experimento conduzido por Spreuwenberg et al. (2006), os autores testaram um exercício multiarticular (agachamento com barra) antes e após uma sessão do TF para o corpo inteiro e encontraram um declínio significativo no desempenho das repetições nesse exercício quando realizado no final da rotina.

Em outro experimento, Bellezza et al. (2009) observaram um desempenho de repetição maior para uma ordem de exercícios de grupo pequeno a grande, em uma população mais idosa. Além disso, eles identificaram vantagens em uma Escala de Sensação mais tarde na rotina e por 10 minutos de recuperação pós-exercício, em comparação com a ordem inversa, de grande a pequeno grupo muscular. Da mesma forma, Silva et al. (2009) concluíram que a ordem dos exercícios não fez diferença crucial no desempenho de um grupo jovem de mulheres. No entanto, eles descobriram que uma sequência de pequena a grande promoveu aumentos no número total de repetições em cada exercício e no esforço percebido no final das sequências, nas mulheres mais velhas.

Observando o estado recente da literatura científica em relação à ordem dos exercícios, torna-se evidente que os exercícios realizados no início de uma sessão de TF devem ser os exercícios que são os mais necessários para a adaptação crônica de determinado objetivo (DIAS et al., 2010). Porém, esses dados não refletem a relação dos exercícios multiarticulares e monoarticulares. Recentemente, dados do nosso laboratório (SENNA et al., 2019) apontaram que o volume total de uma sessão do TF não foi significativamente diferente ao executar a ordem entre exercícios multiarticulares e monoarticulares para o motor primário de peitoral maior. Esses dados sugerem que, quando o objetivo não é especificamente força (dinâmica ou explosiva), a especificidade do exercício ou mesmo uma periodização de tipos de exercícios pode ser bem respeitada.

INTERVALO ENTRE AS SÉRIES E EXERCÍCIOS

O tempo de intervalo entre as séries é o período de recuperação do sistema neuromuscular com o intuito de realização de uma série subsequente, mesmo que de forma parcial. Por ter influência direta no volume total de treinamento, poderá, caso seja prescrito adequadamente, acarretar maiores ganhos de força e hipertrofia. A mais recente recomendação (ACSM, 2009) em relação ao intervalo entre as séries, tanto para novatos e intermediários quanto para avançados, determina que sejam prescritos, para os ganhos de força e hipertrofia, intervalos de dois a três minutos para exercícios multiarticulares e de um a dois minutos para os exercícios monoarticulares.

Em uma ampla revisão sobre a variável tempo de intervalo entre as séries, De Salles et al. (2009) recomendaram maiores intervalos – três a cinco minutos – quando os objetivos almejados são de ganhos de força dinâmica e explosiva.

Já é conhecido que o intervalo de descanso entre as séries, independentemente de outras variáveis prescritivas, tem significativo efeito agudo sobre o desempenho das repetições (SCUDESE et al., 2015; SENNA et al., 2009; 2011; 2012; 2015; 2016), das respostas neuromusculares crônicas (WILLARDSON, BURKETT, 2008), das respostas agudas do sistema endócrino (AHTIAINEN et al., 2005; RAHIMI et al., 2010; SCUDESE et al.,

2016), das respostas agudas no sistema cardiorrespiratório (RATAMESS et al., 2007) e das respostas no sistema imunológico (SENNA et al., 2019).

Diferenças nas respostas agudas ao TF podem resultar em expressões hormonais, ou mesmo, possivelmente, respostas inflamatórias distintas, acarretando diferentes adaptações ao longo do tempo, com ênfase na força máxima, hipertrofia, potência ou resistência localizada muscular (SPIERING et al., 2008). Com relação às respostas agudas, diversos estudos analisaram a influência de diferentes tempos de intervalo sobre o desempenho do número de repetições. Em quase sua totalidade, os resultados apontam a duração do tempo de intervalo entre as séries como fator determinante para o desempenho do número de repetições em séries subsequentes em exercícios isolados, como também em sessões de treinamento. Diante de tais evidências se torna clara a importância da correta prescrição da duração do tempo de intervalo, com o intuito de atingir uma maior consistência de repetições com uma carga predeterminada, objetivando incrementar o estímulo e, consequentemente, a força muscular, como resultado da adaptação final.

Em relação às respostas agudas de desempenho sobre o intervalo entre as séries, estudos observaram reduções no desempenho das repetições com consecutivos exercícios. Senna et al. (2009) compararam o desempenho do número de repetições durante quatro sessões, sendo duas para membros inferiores e duas para membros superiores, com dois ou cinco minutos de intervalo entre as séries. Os exercícios em todas as sessões foram realizados para três séries com cargas de 10 RM. Para as sessões com dois minutos de intervalo, a maioria dos exercícios apresentou reduções nas repetições para a segunda série em comparação com a primeira e para a terceira série em comparação com a primeira e a segunda séries. Para as sessões com cinco minutos de intervalo, três dos seis exercícios apresentaram reduções nas repetições na terceira série em comparação com a primeira série, e dois dos seis exercícios para a terceira série em comparação com a segunda série. O número total de repetições foi significativamente menor nas sequências com tempos de intervalos de dois minutos em comparação com as sequências de intervalos de cinco minutos (SENNA et al., 2009).

Adicionalmente, Senna et al. (2011) compararam o desempenho das repetições e percepção de esforço com um, três e cinco minutos de intervalo entre séries em exercícios multiarticulares e monoarticulares para membros superiores e inferiores. Em geral, tanto um quanto o outro demonstraram padrões similares no desempenho das repetições e no esforço percebido, independentemente do período de intervalo entre as séries.

Recentemente, Senna et al. (2016) investigaram os efeitos agudos de diferentes intervalos de descanso entre as séries sobre o desempenho de exercícios multiarticulares e monoarticulares com cargas quase máximas (3 RM). Entre os exercícios testados, incluem-se o voador peitoral para o exercício monoarticular e o supino horizontal com a barra para o exercício multiarticular, ambos com um, dois, três e cinco minutos de descanso entre as séries divididas para cada sessão. Os resultados indicaram que, para o voador peitoral, um número total significativamente maior de repetições foi completado para dois, três e cinco minutos, comparado com o protocolo de um minuto. Para o supino horizontal com a barra, um número total de repetições significativamente maior foi concluído com três e cinco minutos em relação ao protocolo de um minuto. Além disso, os indivíduos completaram um número total significativamente maior de repetições para cinco minutos, comparado a dois minutos de intervalo. Ambos os exercícios apresentaram similares e progressivas reduções no desempenho de repetição para todos os protocolos de repouso ao longo das séries. Em conclusão, para manter melhor consistência no desempenho de repetição com cargas próximas da máxima (3 RM), os intervalos de descanso de dois minutos entre as séries são suficientes para o voador peitoral e três a cinco minutos para o supino horizontal. Sugere-se que uma recuperação mais duradoura seja necessária para os exercícios multiarticulares, tal como o exercício de supino horizontal, do que exercícios monoarticulares, como o voador peitoral, com zona de cargas próximas da máxima.

Entretanto, mesmo tendo clara a importância do desempenho das repetições nas futuras respostas crônicas ao treinamento, diferentes pesquisadores no mundo se debruçam sobre as respostas fisiológicas do TF realizado com diferentes intervalos (AHTIAINEN et al., 2005; RAHIMI et al., 2010; RODRIGUES et al., 2010; VILLANUEVA et al., 2012; SCUDESE et al., 2016; SENNA et al., 2019), com o intuito de entender qual o tempo ideal de intervalo entre as séries.

Rahimi et al. (2010) observaram 10 homens treinados que realizaram quatro séries de agachamento e supino horizontal até a falha, a 85% de 1 RM, para 60 segundos, 90 segundos e 120 segundos de intervalo. Os autores analisaram as interações dessas intervenções sobre o comportamento da testosterona total, hormônio do crescimento e lactato sanguíneo em três momentos de verificação: pré-exercício; imediatamente após o exercício; e 30 minutos após o exercício. Para o hormônio do crescimento, o protocolo do intervalo mais curto (60 segundos) desencadeou a maior elevação imediatamente após o exercício, em comparação com os demais protocolos (90 segundos e 120 segundos). O hormônio testosterona total, nos protocolos de 90 segundos e 120 segundos, apresentou maiores incrementos imediatamente após o exercício, comparado com a condição 60 segundos. Os protocolos 90 segundos e 120 segundos mostraram um maior volume de treinamento completado em relação ao protocolo de intervalo mais curto (60 segundos).

Scudese et al. (2016) examinaram a influência do tempo de intervalo (um minuto *versus* três minutos) sobre as respostas hormonais agudas. Cada treino consistia em cinco séries de três repetições com cargas de 85% de 1 RM, com um ou três minutos de intervalo entre as séries. Concentrações circulantes de testosterona total, testosterona livre, cortisol, testosterona/cortisol e o hormônio do crescimento foram medidas no pré-treino, imediatamente após o exercício, 15 minutos e 30 minutos após o treinamento. Para a testosterona total e livre, ambos os intervalos de descanso elevaram as concentrações após o exercício em comparação com o pré-exercício, com o intervalo de um minuto mostrando uma diminuição nos momentos de 15 minutos e 30 minutos após o exercício, em comparação com o momento imediatamente após o exercício. Os valores de cortisol e de hormônio do crescimento não se alteraram ao longo de qualquer verificação pós-exercício, em ambos os intervalos. A proporção de testosterona/cortisol foi significativamente elevada (para ambos os intervalos) em todos os momentos pós-exercício, em comparação com o pré-exercício. Com esses resultados, Scudese et al. (2016) concluíram que, embora ambos intervalos analisados tenham apresentado valores de testosterona agudos aprimorados, o intervalo longo promoveu maior duração dessa elevação.

Recentemente Senna et al. (2019) analisaram os efeitos da duração do período de descanso entre séries do TF na resposta inflamatória (citocinas e leucócitos) e em danos no tecido muscular. Dez homens treinados, com pelo menos um ano de experiência consistente em TF foram selecionados. Cada sessão consistia em cinco séries de 10 repetições realizadas a 85% das 10 repetições máximas no supino horizontal, seguido do exercício *leg press*, com um ou três minutos de descanso entre as séries. As concentrações circulantes de creatina quinase, lactato desidrogenase, interleucina 6 e fator de necrose tumoral alfa foram medidas no pré-exercício e após três, seis, doze e vinte e quatro horas. A taxa de esforço percebido foi registrada após cada série, nas duas visitas. Em conclusão, a condição de descanso curto promoveu um dano geral maior do tecido muscular, com uma maior duração do processo inflamatório desse tecido.

Resumidamente, o tempo de intervalo entre as séries parece ser uma variável metodológica de grande importância quando o objetivo é manipular o volume e a intensidade de treinamento. Assim, com intervalos mais curtos, pode-se acarretar respostas de maior intensidade, reduzindo o volume total do treinamento. Essa não parece ter uma influência positiva no que diz respeito às respostas agudas hormonais e inflamatórias, que são de muita importância na hipertrofia miofibrilar.

VELOCIDADE DAS REPETIÇÕES

Recentes recomendações sugerem velocidades lentas e moderadas para indivíduos não treinados, moderadas velocidades para participantes de intermediária experiência no TF e *velocidades lentas não intencionais* para entusiastas experientes (ACSM, 2009). Esse termo gerou muita dúvida logo na publicação do posicionamento, porém é de muito simples esclarecimento. Isso nada mais é do que a intenção de realizar o máximo de velocidade durante um exercício, mas com uma carga que não possibilite a execução realmente veloz, pois quanto maior a carga de treinamento menor parece ser a possibilidade de imprimir velocidade máxima durante o TF (SAKAMOTO, SINCLAIR, 2006). Logo, existe uma relação inversa muito forte para essas duas variáveis do TF.

Recentemente, em uma metanálise, foi observado que velocidades de treinamento (intencionais) rápidas são mais efetivas para os ganhos de hipertrofia, comparadas às velocidades mais lentas (SCHOENFELD et al., 2015). De fato, ela parece ser a melhor estratégia para essa variável de treinamento, como no estudo conduzido por Schuenke et al. (2012). Nele, 34 mulheres não treinadas participaram de um programa de seis semanas para investigar protocolos de TF em velocidade lenta *versus* velocidade lenta não intencional. Os participantes realizaram *leg press*, agachamento e extensão do joelho dois dias por semana na primeira semana e três dias nas cinco semanas restantes. As biópsias musculares pré e pós-treinamento foram analisadas quanto à composição do tipo de fibra, área da secção transversal e conteúdo da cadeia pesada de miosina. Em conclusão, o treinamento com maior intensidade na velocidade lenta não intencional resultou na maior resposta geral das fibras musculares em cada uma das variáveis avaliadas.

FREQUÊNCIA SEMANAL E RECUPERAÇÃO ENTRE SESSÕES

Os períodos de recuperação entre sessões de treinamento são evidenciados como uma das variáveis do TF. Eles são caracterizados pela frequência semanal e são fundamentais para aperfeiçoar os incrementos de forças dinâmica e explosiva, hipertrofia miofibrilar e resistência muscular (ACSM, 2009; KRAMER, RATAMESS, 2004). Esse período de recuperação é iniciado no final de uma sessão e se estende até o início de uma nova sessão de treinamento, tendo influência direta na capacidade de desenvolvimento de força em uma sessão seguinte, que poderá sofrer interferências de mecanismos neurais e periféricos durante a contração muscular (BISHOP et al., 2008).

Dois estudos (MCLESTER et al., 2003; JONES et al., 2006) demonstraram o comportamento do número de repetições completadas em sessões de treinamento, com diferentes períodos de recuperação entre as sessões (24, 48, 72, 96 e 120 horas). McLester et al. (2003) apresentaram experimentos com três ou sete séries de 10 RM, com 30 segundos a 1 minuto de intervalo entre as séries. O protocolo utilizado consistiu em oito exercícios para diferentes grupamentos musculares. Os resultados obtidos nos experimentos demonstraram que o intervalo de 24 horas entre as sessões não foi suficiente para que os indivíduos retornassem ao número de repetições completadas na primeira sessão, independentemente do número de séries realizadas (três *versus* sete séries). Adicionalmente, McLester et al. (2003) demonstraram que 48 horas parece ser o tempo adequado para recuperação e realização de nova sessão, já que os resultados não apresentaram diferenças significativas em relação aos valores de base da primeira sessão.

Jones et al. (2006) verificaram os intervalos de recuperação de 48, 72, 96 e 120 horas, utilizando um protocolo com 10 indivíduos, para seis exercícios de diferentes grupamentos musculares, em que foram realizadas três séries de 10 RM com intervalos de dois minutos entre as séries e exercícios. Os resultados obtidos foram parcialmente similares aos apresentados por McLester et al. (2003), demonstrando que sete dos 10 indivíduos conseguiram retornar aos valores de base da primeira sessão após 48 horas. Para os demais períodos de recuperação (72, 96, 120 horas) não foram encontradas diferenças significativas. Os resultados sugerem que 48 horas é um período adequado de recuperação entre as sessões de treinamento. Contudo, nesse estudo de Jones et al. (2006), não foram observados intervalos de 24 horas entre as sessões. Adicionalmente, observando o processo de dano muscular, já está documentado que ocorre um grande incremento da CK após 24 horas do término de uma sessão, assim como este parece ser o ponto mais elevado da resposta inflamatória (SENNA et al., 2019).

Em relação à frequência semanal, um recente estudo conduzido por Schoenfeld et al. (2016) investigou os efeitos do treinamento realizado um dia *versus* três dias por semana, usando uma rotina de volumes em homens bem treinados. Os resultados sugerem um benefício hipertrófico potencialmente superior em frequências semanais mais altas do TF. Os ganhos de hipertrofia estão intimamente ligados ao volume de treinamento e, quando este é reduzido para menores frequências de treinamento, as adaptações fisiológicas são prejudicadas (CANDOW et al., 2007).

PRESCRIÇÃO DO TREINAMENTO

Depois de observarmos tantos dados citados, como podemos sintetizar todas essas informações com o objetivo de prescrever um treinamento de excelência ao nosso atleta ou entusiasta? Efetivamente, isso não é uma tarefa fácil, mas temos que observar o objetivo de cada fase do treinamento esportivo e associá-lo ao TF.

Especificamente, podemos observar quatro principais objetivos alcançáveis por meio do TF:

- força dinâmica;
- hipertrofia;
- força explosiva;
- resistência muscular.

Para cada objetivo, deverá ser realizada uma prescrição de treinamento com o intuito de aproximar as respostas do treinamento ao objetivo individual do atleta ou entusiasta. Adaptações fisiológicas agudas distintas acontecerão por meio da manipulação adequada das variáveis do TF (SPIERING et al., 2008) e, treino a treino, o atleta ou entusiasta obterá uma resposta, em última instância, da síntese de proteínas ou mesmo da biogênese mitocondrial, gerando as adaptações crônicas esperadas. Para que esses fenômenos ocorram adequadamente, o profissional que prescreve um treinamento deve ter um vasto entendimento sobre o assunto. Porém, com o intuito de facilitar esse entendimento, sugere-se recomendações sobre o TF divididas em objetivos e variáveis metodológicas do treinamento. Nesse sentido, a Tabela 1 traz informações atualizadas e sintetizadas, objetivando facilitar a prescrição do TF em cada fase do treinamento do atleta ou do entusiasta.

TABELA 1 Prescrição para o treino de força

Qualidade física	% 1 RM	N. de repetições	Velocidade	Intervalo	Ordem	Ação muscular
Força dinâmica	90 a 100	1 a 6 (ênfase de 3 a 6)	Moderada, rápida ou lenta não intencional	3 min p/ multiarticulares; 2 min p/ monoarticulares	De multiarticulares para monoarticulares	Concêntrica e isométrica
Hipertrofia	65 a 90	6 a 12	Moderada a rápida	3 min a 5 min para cargas máximas; 1 min para cargas submáximas	Preferência para as prioridades	Concêntrica e excêntrica
Força explosiva	60 a 80	1 a 12	Rápida	3 min a 5 min	De multiarticulares para monoarticulares	Concêntrica
Resistência muscular	40 a 60	13 a 20	Lenta a moderada	30 s a 60 s (redução de carga progressiva)	Preferência para as prioridades	Concêntrica e excêntrica
N.º de séries por exercício	1-6					

AUTOAVALIAÇÃO

1. Como podemos definir o treinamento de força?
2. Quais são as principais variáveis do treinamento de força?
3. Como se subdivide a ação muscular?
4. Qual é a principal ação muscular quando o objetivo é a potência muscular?
5. Qual carga deve ser prescrita para praticantes avançados com o objetivo de força dinâmica?
6. Quais objetivos podem ser alcançados com o treinamento de força?
7. O que é o tempo de intervalo entre as séries?
8. Para a hipertrofia, qual é a ordem em que os exercícios devem ser realizados?
9. Como podemos definir o período de recuperação entre as sessões?
10. Qual é a velocidade de execução que parece ter mais resultados para a força dinâmica?

REFERÊNCIAS

1. ACSM. American College of Sports Medicine position stand. Progression models in resistance training for healthy adults. *Medicine & Science in Sports & Exercise*, v. 41, n. 3, p. 687-708, 2009.
2. AHTIAINEN, J. P.; et al. Short vs. Long rest period between the sets in hypertrophy resistance training: influence on muscle strength, size, and hormonal adaptations in trained men. *The Journal of Strength & Conditioning Research*, v. 19, n. 3, p. 572-82, 2005.
3. BELLEZZA, P.A.; et al. The influence of exercise order on blood lactate, perceptual, and affective responses. *The Journal of Strength & Conditioning Research*, v. 23, n. 1, p. 203-8, 2009.
4. BERGER, R. Effect of varied weight training programs on strength. *Research Quarterly*, v. 33, n. 2, p. 168-81, 1962.
5. BISHOP, P. A.; JONES, E.; WOODS, A. K. Recovery from training: a brief review. *The Journal of Strength & Conditioning Research*, v. 22, n. 3, p. 1015-24, 2008.
6. BURESH, R.; BERG, K.; FRENCH, J. The effect of resistive exercise rest interval on hormonal response, strength, and hypertrophy with training. *The Journal of Strength & Conditioning Research*, v. 23, n. 1, p. 62-71, 2009.
7. CAMPOS, G.E.; et al. Muscular adaptations in response to three different resistance-training regimens: specificity of repetition maximum training zones. *European Journal of Applied Physiology*, v. 88, n. 1-2, p. 50-60, 2002.
8. CANDOW, D. G.; BURKE, D. G. Effect of short-term equal-volume resistance training with different workout frequency on muscle mass and strength in untrained men and women. *The Journal of Strength & Conditioning Research*, v. 21, n. 1, p. 204-7, 2007.
9. DE SALLES, B.F.; et al. Influence of rest interval lengths on hypotensive response after strength training sessions performed by older men. *The Journal of Strength & Conditioning Research*, v. 24, n. 11, p. 3049-54, 2010.
10. DE SALLES, B.F.; et al. Rest interval between sets in strength training. *Sports Medicine*, v. 39, n. 9, p. 765-77, 2009.
11. DIAS, I.; et al. Influence of exercise order on maximum strength in untrained young men. *Journal of Science and Medicine in Sport*, v. 13, n. 1, p. 65-9, 2010.
12. FARUP, J.; et al. Whey protein hydrolysate augments tendon and muscle hypertrophy independent of resistance exercise contrac-

tion mode. *Scandinavian Journal of Medicine & Science in Sports*, v. 24, n. 5, p. 788-98, 2014.
13. FLECK, S. J.; KRAEMER, W. J. *Fundamentos do treinamento de força muscular.* São Paulo: Artmed, 2017.
14. GARBER, C.E.; et al. American College of Sports Medicine position stand. Quantity and quality of exercise for developing and maintaining cardiorespiratory, musculoskeletal, and neuromotor fitness in apparently healthy adults: guidance for prescribing exercise. *Medicine & Science in Sports & Exercise*, v. 43, n. 7, p. 1334-59, 2011.
15. JONES, E. J.; et al. Stability of a pratical measure of recovery from resistance training. *The Journal of Strength & Conditioning Research*, v. 20, n. 4, p. 756-9, 2006.
16. KRAEMER, W. The evolution of the science of resistance training: the early pioneers of progress. *ACSM's Health & Fitness Journal*, v. 20, n. 5, p. 10-4, 2016.
17. KRAEMER, W.J.; et al. American College of Sports Medicine position stand. Progression models in resistance training for healthy adults. *Medicine & Science in Sports & Exercise*, v. 34, n. 2, p. 364-80, 2002.
18. KRAEMER, W. J.; RATAMESS, N. A. Fundamentals of resistance training: progression and exercise prescription. *Medicine & Science in Sports & Exercise*, v. 36, n. 4, p. 674-88, 2004.
19. LAGALLY, K. M.; ROBERTISON, R. J. Construct validity of the OMNI resistance exercise scale. *The Journal of Strength & Conditioning Research*, v. 20, n. 2, p. 252-6, 2006.
20. MCLESTER, J. R.; et al. A series of studies – A practical protocol for testing muscular endurance recovery. *The Journal of Strength & Conditioning Research*, v. 17, n. 2, p. 259-73, 2003.
21. MIRANDA, H.; et al. Effect of two different rest period lengths on the number of repetitions performed during resistance training. *The Journal of Strength & Conditioning Research*, v. 21, n. 4, p. 1032-6, 2007.
22. PESCATELLO, L. S.; et al. American College of Sports Medicine position stand. Exercise and hypertension. *Medicine & Science in Sports & Exercise*, v. 36, n. 3, p. 533-53, 2004.
23. RAHIMI, R.; et al. Effects of very short rest periods on hormonal responses to resistance exercise in men. *The Journal of Strength & Conditioning Research*, v. 24, n. 7, p. 1851-9, 2010.
24. RATAMESS, N. A.; et al. The effect rest interval length on metabolic responses to the bench press exercise *European Journal of Applied Physiology*, v. 100, n. 1, p. 1-17, 2007.
25. RODRIGUES, B. M.; et al. Creatine kinase and lactate dehydrogenase responses after upper-body resistance exercise with different rest intervals. *The Journal of Strength & Conditioning Research*, v. 24, n. 6, p. 1657-62, 2010.
26. SAKAMOTO, A.; SINCLAIR, P. J. Effect of movement velocity on the relationship between training load and the number of repetitions of bench press. *The Journal of Strength & Conditioning Research*, v. 20, n. 3, p. 523-7, 2006.
27. SCHOENFELD, B. J.; OGBORN, D.; KRIEGER, J. W. Effects of resistance training frequency on measures of muscle hypertrophy: a systematic review and meta-analysis. *Sports Medicine*, v. 46, n. 11, p. 1689-97, 2016.
28. SCHOENFELD, B. J.; et al. Hypertrophic effects of concentric vs. eccentric muscle actions: A systematic review and meta-analysis. *The Journal of Strength & Conditioning Research*, v. 31, n. 9, p. 2599-608, 2017.
29. SCHOENFELD, B. J.; et al. Muscular adaptations in low-versus high-load resistance training: a meta-analysis. *European Journal of Applied Physiology*, v. 16, n. 1, p. 1-10, 2016.
30. SCHUENKE, M. D.; et al. Early-phase muscular adaptations in response to slow-speed versus traditional resistance-training regimens. *European Journal of Applied Physiology*, v. 112, n. 10, p. 3585-95, 2012.
31. SCUDESE, E.; et al. Long rest interval promotes durable testosterone responses in high-intensity bench press. *The Journal of Strength & Conditioning Research*, v. 30, n. 5, p. 1275-86, 2016.
32. SCUDESE, E.; et al. The effect of rest interval length on repetition consistency and perceived exertion during near maximal loaded bench press sets. *The Journal of Strength & Conditioning Research*, v. 29, n. 11, p. 3079-83, 2015.
33. SENNA, G.; et al. Influence of different rest interval length in multi-joint and single-joint exercises on repetition performance, perceived exertion, and blood lactate. *Journal of Exercise Physiology Online*, v. 15, n. 5, p. 96-106, 2012.
34. SENNA, G.; et al. Influence of two different rest interval lengths in resistance training sessions for upper and lower body. *Journal of Sports Science and Medicine*, v. 8, n. 2, p. 197-202, 2009.
35. SENNA, G.; et al. Multi-joint and single-joint exercise performance and perceived exertion with several different recoveries. *Journal of Exercise Physiology Online*, v. 18, n. 3, p. 91-100, 2015.
36. SENNA, G.; et al. The effect of rest interval length on multi- and single-joint exercise performance and perceived exertion. *The Journal of Strength & Conditioning Research*, v. 25, n. 11, p. 57-62, 2011.
37. SENNA, G. W.; et al. Muscle damage and inflammatory response from volume-equated resistance exercise with short vs long rest interval. *Medicine & Science in Sports & Exercise*, v. 51, n. 5(suplement), p. S665, 2019.
38. SENNA, G. W.; et al. Heavy vs light load single-joint exercise performance with different rest intervals. *Journal of Human Kinetics*, v. 58, n. 1, p. 223-31, 2019.
39. SENNA, G. W.; et al. Effect of different interset rest intervals on performance of single and multijoint exercises with near-maximal loads. *The Journal of Strength & Conditioning Research*, v. 30, n. 3, p. 710-6, 2016.
40. SFORZO, G. A.; TOUEY, P. R. Manipulating exercise order affects muscular performance during a resistance exercise training session. *The Journal of Strength & Conditioning Research*, v. 10, n. 1, p. 20-4, 1996.
41. SILVA, N. S. L.; MONTEIRO, W.; FARINATTI, P. T. V. Influence of exercise order on the number of repetitions and perceived exertion in young and older women. *Revista Brasileira de Medicina do Esporte*, v. 15, n. 3, p. 219-23, 2009.
42. SIMÃO, R.; et al. Influence of exercise order on the number of repetitions performed and perceived exertion during resistance exercise in women. *The Journal of Strength & Conditioning Research*, v. 21, n. 1, p. 23-8, 2007.
43. SIMÃO, R.; et al. Effects of resistance training intensity, volume, and session format on the postexercise hypotensive response. *The Journal of Strength & Conditioning Research*, v. 19, n. 4, p. 853-8, 2005.
44. SIMÃO, R.; et al. Influence of exercise order on maximum strength and muscle thickness in untrained men. *Journal of Sports Science and Medicine*, v. 9, n. 1, p. 1-7, 2010.
45. SPIERING, B. A.; et al. Resistance exercise biology: manipulation of resistance exercise programme variables determines the responses of cellular and molecular signalling pathways. *Sports Medicine*, v. 38, n. 7, p. 527-40, 2008.

46. SPREUWENBERG, L. P. B.; et al. Influence of exercise order in a resistance-training exercise session. *The Journal of Strength & Conditioning Research*, v. 20, n. 1, p. 141-4, 2006.
47. TOIGO, M.; BOUTELLIER, U. New fundamental resistance exercise determinants of molecular and cellular muscle adaptations *European Journal of Applied Physiology*, v. 97, n. 6, p. 543-63, 2006.
48. VILLANUEVA, M. G.; et al. Influence of rest interval length on acute testosterone and cortisol responses to volume-load equated total body hypertrophic and strength protocols. *The Journal of Strength & Conditioning Research*, v. 26, n. 10, p. 2755-64, 2012.
49. WILLARDSON, J. M.; BURKETT, L. N. The effect of different rest intervals between sets on volume components and strength gains. *The Journal of Strength & Conditioning Research*, v. 22, n. 1, p. 146-52, 2008.

CAPÍTULO 13

Interferências no desempenho

Estélio Henrique Martin Dantas
Carlos José Nogueira
Estevão Scudese
Carlos Alberto Sposito de Araujo

OBJETIVOS DE ESTUDO

- Entender os fundamentos fisiológicos do aquecimento e a maneira adequada de realizá-lo.
- Conhecer o desaquecimento.
- Identificar a fadiga e o sobretreinamento, compreendendo quais são as medidas preventivas e terapêuticas a serem tomadas.

INTRODUÇÃO

Após estudar o Capítulo 7 ("O planejamento da preparação física"), convém atentar para alguns conteúdos que influenciarão decisivamente o rendimento do atleta: o aquecimento, a volta à calma (desaquecimento), a fadiga e o sobretreinamento. Esses conteúdos constituem-se em permanente motivo de cuidado do treinador.

O aquecimento bem realizado é a garantia de um desempenho otimizado e a possibilidade de redução dos riscos de lesões osteomusculoligamentares. Por sua vez, o desaquecimento realizado adequadamente garante uma recuperação mais precoce, possibilitando que a fase anabólica do processo se inicie mais rapidamente.

Na parte final do capítulo, será abordado o sobretreinamento, um verdadeiro "fantasma" que aterroriza todos os treinadores pelo prejuízo que pode acarretar ao desempenho esportivo.

AQUECIMENTO

A aplicação no mundo real de estratégias de aquecimento ainda se baseia, principalmente, em experiências individuais, não em evidências científicas (SILVA et al., 2018). Nesse contexto, o paradigma tradicional de aquecimento típico inclui um breve período de exercícios aeróbicos de baixa intensidade, seguido de exercícios específicos de alongamento e esportes (BENGTSSON et al., 2018; FRADKIN et al., 2010; MCCRARY et al., 2015; MCGOWAN et al., 2015). Segundo Racinais, Cocking e Périad (2017), o principal objetivo do aquecimento é a indução de respostas relacionadas ao aumento da temperatura muscular, ao início de ajustes metabólicos e circulatórios e à preparação psicológica para a próxima tarefa.

Weineck (2005) define o aquecimento do atleta como "as medidas tomadas antes de uma carga esportiva – seja para treinamento ou competição – visando à obtenção de um estado psicofísico e coordenativo-cinestésico ideal, bem como a profilaxia de lesões".

Quatro tipos de aquecimento são definidos:

- *Mental*: consiste no treinamento mental pré-competitivo, no qual o atleta se imagina realizando os movimentos, embora isso só seja possível em sequências fáceis ou totalmente automatizadas. Esse tipo de aquecimento também pode ser utilizado de modo complementar.
- *Passivo*: realizado de maneira passiva, compreenderá atividades que, embora provocando alguns dos efeitos do aquecimento, não atuam de modo sistêmico, por isso são menos eficazes. Esse aquecimento pode aumentar a temperatura corporal sem esgotar os estoques de energia (MCGOWAN et al., 2015). Na Tabela 1, apresentam-se algumas atividades realizadas no contexto passivo.
- *Ativo*: consiste na execução de exercícios e movimentos realizados para se alcançar efeitos de dois

TABELA 1 Algumas atividades realizadas no contexto passivo

Atividade		Efeito obtido
Duchas quentes		Elevação da temperatura corporal
Diatermia		Elevação da temperatura local
Fricção		Elevação da temperatura corporal e aumento do fluxo sanguíneo
Massagens	Amassamento	Aumento da circulação local de duas a três vezes
	Alisamento	Aumento da circulação local de uma a nove vezes
	Vibração	Aumento da circulação local de uma a cinco vezes

Fonte: adaptada de Weineck, 2005.

tipos: gerais e específicos. No primeiro, visa-se a obter uma preparação global do organismo para a atuação esportiva. No segundo, são trabalhados pontos localizados da musculatura a ser empregada durante a atividade, o que serve, inclusive, para ensaiar os mecanismos reflexos do sistema nervoso que controlam os movimentos, possibilitando, assim, que o atleta recobre sua familiaridade com estes.

- *Combinado*: utilização de mais de um tipo de aquecimento.

Aquecimentos passivos e ativos influenciam marcadamente o desempenho subsequente do exercício por meio de aumentos na renovação do trifosfato de adenosina, na taxa de movimentação das pontes cruzadas musculares e na cinética de captação de oxigênio, que melhoram a função muscular (MCGOWAN et al., 2015).

Um resumo esquemático dos tipos de aquecimento pode ser visto na Figura 1.

Aquecimento ativo geral

Pode-se classificar o aquecimento ativo geral em duas categorias: *aquecimento orgânico* e *aquecimento neuromuscular*. O primeiro visa a preparar o sistema cardiopulmonar para a atividade, enquanto o segundo objetiva uma preparação geral de toda a musculatura, articulações do corpo e do sistema nervoso central (SNC).

Segundo Fradkin, Zazryn e Smoliga (2010) os participantes da atividade física devem, portanto, ser incentivados a realizar um período de exercício aeróbico, seguido de alongamento e finalização com um período de atividade semelhante ao evento a ser realizado antes de iniciar qualquer atividade. Essas atividades devem se concentrar nos segmentos corporais que serão utilizados no desempenho subsequente e não devem ter uma natureza muito intensa para cansar o participante.

O aquecimento ativo parece melhorar tanto o desempenho em longo prazo (acima de cinco minutos) quanto o intermediário (entre 10 segundos e cinco minutos), por permitir que o atleta inicie a tarefa subsequente em um estado relativamente não fatigado, mas com um consumo basal de oxigênio elevado ($\dot{V}O_{2máx}$) (BISHOP, 2003b).

Não se pode deixar de considerar a indispensabilidade do trabalho preparatório prévio, bem como da volta à calma após o exercício, conforme perfil da Figura 2.

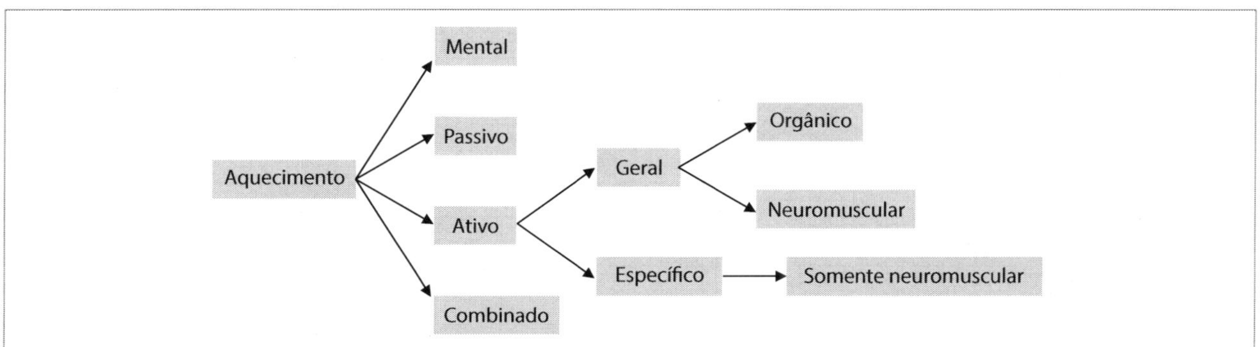

FIGURA 1 Esquema dos tipos de aquecimento.
Fonte: adaptada de Weineck, 2005.

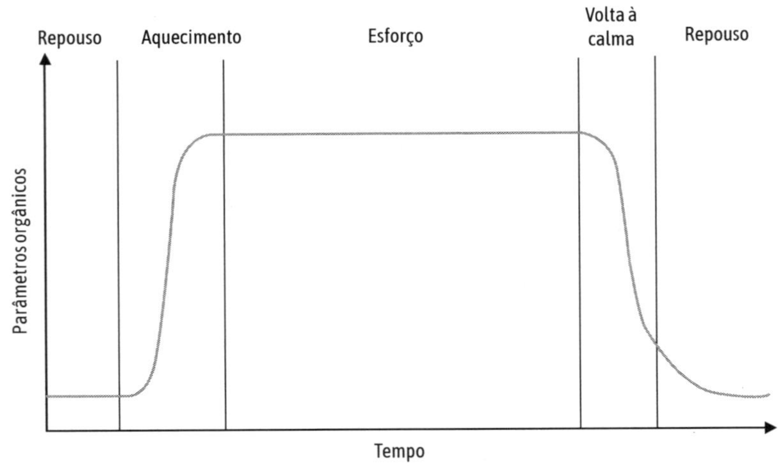

FIGURA 2 Perfil *desejável* de transição repouso/atividade.

Aquecimento orgânico

O organismo humano, como qualquer outro mecanismo sofisticado, não suporta muito bem a transição do repouso para a atividade (Figura 3).

McArdle et al. (2011) relatam que indivíduos submetidos a um esforço intenso, sem aquecimento prévio, apresentavam anormalidades no eletrocardiograma (ECG) logo após o exercício. Essas alterações podem ser atribuídas ao inadequado suprimento de oxigênio do miocárdio (depressão isquêmica no segmento S-T; redução ou inversão da onda T; mudanças menores no segmento S-T; e múltiplas contrações ventriculares prematuras). Além disso, a pressão arterial aumentou de modo anormal, sendo a média da pressão sistólica 168 mmHg após o exercício. O mesmo grupo, executando trabalho semelhante, porém antecedido de dois minutos de aquecimento, diminuiu consideravelmente as anormalidades no ECG, apresentando pressão sistólica média após o exercício de apenas 140 mmHg.

Há, portanto, um fator de risco considerável para sedentários, ao se exercitarem sem aquecimento adequado, de provocarem uma isquemia miocárdica. Essa isquemia pode, em casos extremos, prolongar-se por até 10 minutos, o que representa, portanto, um risco muito grande de se lesionar o miocárdio.

Nos atletas, a falta de irrigação adequada do miocárdio ao se iniciar um trabalho físico muito intenso sem preparação prévia, embora seja de muito menor duração, não deve ser desprezada como fator a ser evitado.

Não é, entretanto, unicamente o coração que merece – e exige – preparação para o exercício. Praticamente, todo o organismo tem de se adaptar à nova situação. Para isso, deve-se, gradualmente, aumentar o metabolismo compatível com o repouso, equivalente ao

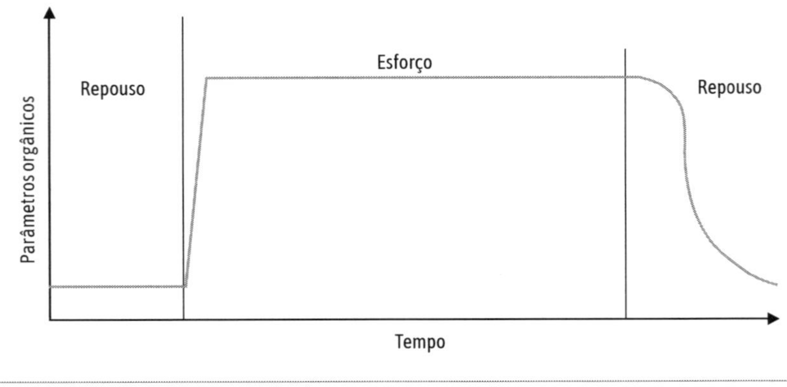

FIGURA 3 Perfil *indesejável* de transição repouso/atividade.

consumo energético de 1 MET (consumo de oxigênio em repouso na posição sentada, equivalente a 3,5 mL/kg/min ou 1 kcal/kg/h), para o nível necessário à atividade que se irá realizar. A Tabela 2 apresenta alguns exemplos de esporte e seu gasto energético em MET.

TABELA 2 Gasto energético de alguns esportes (em MET)

Esporte	Gasto energético
Basquete	7 MET a 12 MET
Ciclismo (15 km/h)	7 MET
Dança aeróbica	7 MET a 12 MET
Judô	13,5 MET
Futebol	5 MET a 12 MET
Tênis	4 MET a 9 MET
Vôlei	3 MET a 6 MET
Corrida (4 min/km)	16,3 MET

O aquecimento estimula a produção de hormônios e a ação das enzimas, provocando uma reação sistêmica do organismo, capacitando-o a passar do repouso para a atividade e modificando diversos parâmetros fisiológicos, conforme mostra a Tabela 3.

O comportamento do organismo em repouso é tão distinto do observado quando se executa um trabalho intenso que parece tratar-se de duas pessoas diferentes.

O aquecimento orgânico tem, ainda, um efeito altamente benéfico para o atleta de alto rendimento.

Em algumas provas, deve-se executar o melhor desempenho assim que a competição se inicia. Para esses esportes, é indispensável o aquecimento, pois o organismo é incapaz de realizar um esforço de pico partindo de um nível metabólico muito baixo, além do extremo risco de ocorrer lesão muscular.

Conforme mostrado na Tabela 3, o aquecimento provoca aumento da temperatura corporal. Segundo Åstrand e Rodahl (1987), para cada grau Celsius de aumento dessa temperatura, há um incremento de 13% na atividade metabólica. O aumento da temperatura provocará ainda:

- diminuição da viscosidade dos líquidos orgânicos;
- aumento da velocidade das reações bioquímicas;
- aumento da velocidade de transmissão das mensagens nervosas;
- liberação de O_2 mais rapidamente pela hemoglobina; e
- apresentação do mesmo comportamento da hemoglobina pela mioglobina.

Em provas de maior duração, ainda não está claro se um aquecimento geral no início, como uma corrida por mais de 10 minutos, teria um efeito mais positivo em *performances* intermediárias do que apenas em um

TABELA 3 Variações de alguns parâmetros orgânicos do repouso para o esforço máximo

Parâmetro		Repouso	Esforço
Consumo de oxigênio (mL.min^{-1})		345	3.387
Débito cardíaco (L.min^{-1})		4,9	26,3
Fluxo coronário (mL.min^{-1})		250	600
Temperatura corporal (°C)		36 °C a 37,5 °C	39 °C a 40,5 °C
Ventilação (L.min^{-1})		20	120
Frequência cardíaca (bpm)	Sedentário	70	200
	Treinado	50	200
Distribuição relativa do fluxo cardíaco	Baço e fígado	27%	1%
	Rins	22%	1%
	Músculos	20%	88%
	Cérebro	14%	3%
	Coração	4%	4%
	Pele e outros	13%	3%
Utilização de fontes energéticas	Glicose	33%	14%
	Ácidos graxos livres	33%	20%
	Lactato	33%	40%

curto aquecimento intensivo. Talvez um curto aquecimento intensivo também possa elevar o $\dot{V}O_2$ basal tanto quanto o aquecimento longo. Se esse for o caso, é necessário menos tempo para um aquecimento, sendo este mais eficiente, o que pode ser muito útil quando o tempo de treinamento é curto (VAN DEN TILLAAR et al., 2017). Van den Tillaar e von Heimburg (2016) mostraram que apenas oito *sprints* (50 m a 60 m) de intensidade crescente (60% a 95% do desempenho máximo do *sprint*), com um minuto de descanso, foi o suficiente para alcançar um desempenho aprimorado de curto prazo em comparação com um longo período de aquecimento do esporte em equipe.

Segundo Racinais, Cocking e Périad (2017), o aquecimento em condições ambientais quentes e/ou úmidas aumenta a tensão térmica e circulatória. Como resultado, isso pode precipitar prejuízos neuromusculares e cardiovasculares, limitando a capacidade de resistência. Sendo assim, os preparativos para treinar e competir no calor devem incluir um regime de aclimatação.

Aquecimento neuromuscular

Precedendo o aquecimento orgânico, o aquecimento neuromuscular deve consistir em exercícios suaves e circulares, um verdadeiro "espreguiçamento", começando pela musculatura do pescoço e terminando nos pés ou vice-versa. Nessa fase, visa-se à prevenção de lesões musculares ou articulares.

Åstrand e Rodahl (1987) ensinam que, após 10 minutos de atividade, a cartilagem articular aumenta sua espessura de 12% a 13% pela penetração de fluido, possibilitando o aumento da compressibilidade, a diminuição da pressão por área de superfície articular e a melhor nutrição tecidual, e reduzindo, portanto, o risco de lesões na região considerada.

Após o aquecimento orgânico, que consistirá normalmente em uma corrida moderada ou uma caminhada em passo rápido, deve-se passar ao aquecimento neuromuscular específico. Nessa fase, o objetivo será, primordialmente, neuromotor.

A "mímica" do gesto esportivo específico facilitará, futuramente, o recrutamento das unidades motoras, prevenirá a amnésia motórica ou a *agnosia faciendi*, reforçará o treinamento mental e dará ao atleta um suporte psicológico para aguentar a síndrome pré-antagonística.

Esportes que exigem precisão de movimentos, acurácia e complexa coordenação motora serão beneficiados com um aquecimento específico que, de modo formal, execute os gestos esportivos requeridos.

Além disso, a utilização prévia da musculatura envolvida carreará para esta um maior volume de sangue, em detrimento da musculatura não necessária diretamente para o esporte considerado.

Em resumo, o aquecimento neuromuscular provoca:

- aumento da velocidade de contração e relaxamento do músculo;
- redução do risco de lesões em tendões, músculos e ligamentos;
- aumento da eficiência mecânica da contração muscular, em virtude da diminuição da viscosidade no nível celular;
- melhoria da eficiência da função neuromuscular pelo aumento da temperatura local;
- facilitação do recrutamento das unidades motoras que serão necessárias posteriormente;
- aumento do fluxo sanguíneo nos tecidos ativos pela vasodilatação local, acompanhado da vasoconstrição nos músculos inativos.

Deve-se ter como base que toda a musculatura envolvida necessita ser previamente utilizada em sua amplitude total. O trabalho utilizado no aquecimento, no entanto, deve ser no nível de alongamento, e não de flexionamento, pois, conforme demonstra Morehouse (1980), o trabalho de flexionamento provoca, por contração reativa, diminuição da amplitude do movimento imediatamente após sua execução, em razão da estimulação do fuso muscular.

Segundo Vieira et al. (2019), o alongamento estático realizado até 60 segundos, incorporado na rotina de aquecimento, não prejudicou o pico de torque do extensor e flexor do joelho em 21 homens fisicamente ativos.

Behm et al. (2016), em sua revisão sistemática sobre os efeitos agudos do alongamento muscular no desempenho físico, na amplitude de movimento e na incidência de lesão em indivíduos saudáveis, evidenciaram que o alongamento inserido no aquecimento que inclua atividade dinâmica adicional pós-alongamento é recomendado para reduzir lesões musculares e aumentar a amplitude de movimento articular sem prejuízos no desempenho atlético subsequente.

EFEITOS FISIOLÓGICOS DO AQUECIMENTO

O trabalho cardiopulmonar e o neuromuscular, se considerados de maneira sistêmica, apresentam os seguintes efeitos sobre o organismo:

- *Eficiência metabólica*: um trote de 15 a 20 minutos já é capaz de elevar a temperatura corporal, alcançando mais de 39 °C em um esforço prolongado (MORA-RODRIGUEZ et al., 2010; WICKWIRE et al., 2012). Isso é importante, pois, para cada grau de temperatura corporal a mais, a velocidade das reações metabólicas cresce 13%. No entanto, embora um aumento na temperatura do corpo inteiro seja benéfico para o desempenho em ambientes frios, o aquecimento deve ser adaptado antes do exercício no calor, para promover adaptações musculares e minimizar o aumento da tensão térmica, com base no evento (RACINAIS, COCKING, PÉRIAD, 2017).
- *Regulação sanguínea*: o movimento realizado com a mesma musculatura que é utilizada na atuação esportiva atuará sobre os mecanorreceptores, provocando vasodilatação nos músculos ativos e vasoconstrição nos músculos inativos.
- *Eficiência do sistema nervoso central (SNC)*: para cada grande aumento da temperatura corporal, a velocidade de condução nervosa cresce cerca de 10%. Além disso, a atividade física melhora a sensibilidade dos proprioceptores, aumentando a coordenação motora.
- *Profilaxia de lesões*: o aquecimento protege o aparelho locomotor por diminuir as resistências plasmáticas e viscosas dos seus componentes, ao mesmo tempo que aumenta a elasticidade muscular, a produção de líquido sinovial e a espessura das cartilagens.
- *Redução do tempo necessário para alcançar o* steady state: por estimular o sistema oxidativo e aumentar precocemente a sua capacidade de produção de energia, o aquecimento possibilita ao atleta alcançar o *steady state* mais prontamente.

INTENSIDADE E QUANTIDADE DE TRABALHO NO AQUECIMENTO

Logicamente, a intensidade e a quantidade de trabalho recomendados para aquecimento irão variar de acordo com diversos fatores, sendo os mais importantes deles os aspectos fisiológicos e psicológicos da individualidade biológica. De acordo com Zois, Bishop e Aughey (2015), técnicas de aquecimento de alta intensidade e curta duração melhoram o desempenho físico agudo.

No entanto, em uma abordagem didática, abandona-se o fator individualidade para discorrer-se sobre o aquecimento teoricamente ideal para um atleta imaginário. Nesse caso, passa a ter fundamental importância o tipo de esporte realizado.

Quanto ao aquecimento, podem-se agrupar os esportes em cinco categorias:

- *Esportes de longa duração*: corridas de fundo, pedestrianismo, maratona, ciclismo etc.
- *Esportes de desempenho rápido*: saltos, arremessos, corridas curtas, ginásticas, judô, esgrima etc.
- *Esportes aquáticos*: natação, polo aquático.
- *Esportes de desempenho descontínuo prolongado*: futebol, basquete, vôlei, tênis etc.
- *Esportes de baixa atividade física*: automobilismo, paraquedismo, xadrez etc.

Para o escopo deste livro, será enfocado apenas o caso do Brasil, com temperaturas que oscilam entre 10 °C e 36 °C.

Esportes de longa duração

Nos esportes de longa duração, um aquecimento orgânico muito intenso ou prolongado é contraproducente. Um aquecimento eficaz para atividades de resistência deve manter a temperatura corporal e aumentar o $\dot{V}O_{2máx}$ antes do exercício, segundo Bishop (2003a). O mesmo autor sugere que um aquecimento de três a cinco minutos de intensidade moderada é suficiente para melhorar significativamente o desempenho em curto prazo, enquanto, para o desempenho intermediário, é necessária uma duração de aquecimento mais longa para elevar o $\dot{V}O_2$ basal.

Segundo Van den Tillaar, Vatten e Von Heimburg (2017), para aumentar a eficiência do tempo de treinamento ou competição, aquecimentos curtos específicos devem ser realizados, em vez de longos, para o desempenho intermediário de corridas de resistência, de modo que mais tempo possa ser dedicado a outras habilidades de treinamento.

Esportes de desempenho rápido

Nesse tipo de esporte, sem sombra de dúvida, o aquecimento assume importância transcendental. Os cuidados com o aquecimento neuromuscular serão os mesmos já descritos. O aquecimento orgânico, no entanto, deve ser bastante intenso.

Recomenda-se um consumo energético de 3 L/min a 3,41 L/min (equivalente a uma corrida a 12 km/h).

Deve-se tomar cuidado para não fatigar o atleta ou depletar suas reservas energéticas antes da competição, principalmente as oriundas de fontes anaeróbicas. A duração recomendada é a que provoque o aumento de 1,5 °C a 2 °C na temperatura corporal. Em geral, esse aumento de temperatura provoca sudorese.

Normalmente, o abrigo deverá ser usado durante o aquecimento e no intervalo antes da competição. Só será dispensável quando a temperatura ambiente estiver próxima da temperatura corporal (aproximadamente 36 °C).

Nesses esportes, avulta a importância do aquecimento neuromuscular específico como modo de prevenção de lesões. Na verdade, o aquecimento será complementado durante os primeiros cinco ou 10 minutos da atividade, sem prejuízo para o desempenho.

Se a temperatura não estiver abaixo de 15 °C, não há necessidade de realizar o aquecimento com abrigo, sendo inclusive prejudicial iniciar a atuação esportiva com uma temperatura corporal alta.

Esportes aquáticos

Em virtude da influência do meio líquido sobre a temperatura corporal, o aquecimento orgânico para esse tipo de esporte deve ser realizado dentro da água. Desse modo, a elevação da temperatura corporal se faz de maneira sistêmica, afastando o perigo de choque térmico. Segundo Neiva et al. (2014), o aquecimento tem um efeito positivo no desempenho do nadador, especialmente em distâncias superiores a 200 metros. Recomendamos que os nadadores se aqueçam em uma distância relativamente moderada (entre 1.000 e 1.500 metros), com intensidade adequada (uma breve abordagem à velocidade do ritmo de corrida) e tempo de recuperação suficiente para evitar o início precoce da fadiga, permitindo a restauração das reservas de energia (oito minutos a 20 minutos).

Esportes de desempenho descontínuo prolongado

Segundo Silva et al. (2018), um período de aquecimento mais curto, de 10 minutos a 15 minutos, parece resultar em melhor desempenho explosivo do que as rotinas tradicionais de aquecimento atualmente usadas em esportes coletivos. Estratégias passivas, como roupas aquecidas, podem ajudar a manter os benefícios do aquecimento durante as fases de transição. Em transições superiores a 15 minutos entre o final do aquecimento e o início de uma partida ou a entrada em um jogo, a execução de tarefas explosivas de curto prazo (dois minutos) permitirá a recuperação dos níveis de desempenho alcançados durante o aquecimento inicial. Em condições ambientais comumente observadas (10 °C a 30 °C), deve-se evitar o descanso no intervalo e, no mínimo, usar uma roupa aquecida que mantenha a temperatura muscular e o desempenho subsequente.

Esportes de baixa atividade física

Para esses esportes, o aquecimento deverá ser somente no nível neuromuscular específico e terá um grande componente psicológico.

O objetivo do aquecimento, nesse caso, não será preparar o organismo para a atividade, mas, sim, propiciar um nível de prontidão mental e de mobilidade articular que não prejudique o desempenho.

OBJETIVOS PSICOLÓGICOS DO AQUECIMENTO

O atleta de alto rendimento deve ser aquecido de forma adequada, não só por motivos fisiológicos, mas, principalmente, por motivos psicológicos. Embora o aquecimento tenha demonstrado resultar em várias alterações fisiológicas, é possível que os mecanismos psicológicos contribuam para as melhorias relatadas no desempenho (BISHOP, 2003b).

Sob esse prisma o aquecimento se presta para:

- controle da ansiedade, fruto natural da crise pré-agonística;
- adequação do nível de vigilância (*arousal*);
- elevação do nível de ativação emocional (*activation*).

Os dois últimos itens são os responsáveis pela prontidão para a atuação esportiva.

Deve-se adequar o nível de motivação à complexidade do esporte, conforme mostra a Figura 4.

AQUECIMENTO PSICOLÓGICO

Como há a necessidade de preparar o organismo para a atuação esportiva, essa necessidade surge, também, para o psiquismo.

O aquecimento psicológico constituir-se-á das seguintes fases:

- concentração; e
- treinamento de controle mental, como parte de uma rotina de pré-desempenho, para ajudar o atleta a obter um estado de ativação apropriado (BISHOP, 2003b),

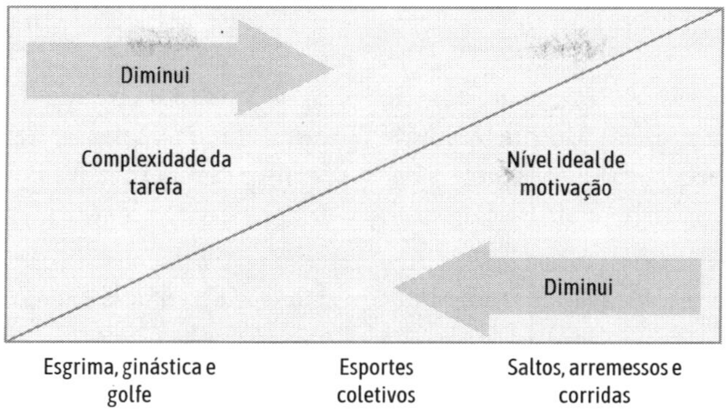

FIGURA 4 A complexidade do esporte é inversamente proporcional ao nível motivacional desejável.

visando ao treinamento mental dos gestos esportivos, o domínio dos pensamentos negativos bloqueados com pensamentos positivos repetitivos e o relaxamento.

Esse trabalho deve ser conduzido paralelamente ao aquecimento físico. O treinamento esclarecido pode – e deve – utilizar, ainda, o aquecimento para tentar contornar as reações anormais frente à tensão pré-competitiva.

Os dois casos mais comuns de reações anormais são a agitação e a lassidão.

O atleta que se apresenta agitado antes da competição manifesta irritabilidade, hipermobilidade, agressividade etc. Normalmente, as pessoas extrovertidas ou ambivertidas, com tendências à extroversão, são as que mais apresentam esse comportamento.

O verso da medalha é o atleta que sente profunda lassidão antes da competição, caracterizada por sonolência, prostração e falta de interesse. Esse comportamento é mais frequentemente observado nos introvertidos.

Para corrigir o comportamento indesejável, o aquecimento deve ser feito de modo especial. Para combater a agitação, é recomendável que ele seja de baixa intensidade pouco prolongado e que utilize exercícios suaves.

No caso de lassidão, o aquecimento deve ser forte, alternando o período de repouso e de intensidade crescente. Os exercícios de membros superiores são recomendados pela taquicardia que produzem.

Agindo como preconizado anteriormente, o treinador evita que o nível de prontidão do seu atleta fique abaixo do desejável e impede que este seja "surpreendido" pela competição. No caso oposto, ele irá baixar só os níveis de *arousal* e *activation* do atleta, para este não errar com muita frequência durante o desempenho esportivo (lei de Yerkes-Dodson).

DESAQUECIMENTO

Também conhecido como "esfriamento" ou "volta à calma", consiste na desmobilização orgânica, adequando o metabolismo às exigências mais suaves do nível de repouso. O termo *desaquecimento* é bem adequado, pois retrata a preocupação com a redução gradual da temperatura corporal e de todos os demais parâmetros metabólicos. Supõe-se amplamente que a promoção da recuperação fisiológica e psicológica após o exercício permite que os indivíduos tenham um melhor desempenho durante as sessões de treinamento ou competição subsequentes e reduz o risco de lesões. Várias intervenções de recuperação são, portanto, utilizadas para facilitar a recuperação após o exercício. A intervenção de recuperação pós-exercício mais conhecida e mais usada é, sem dúvida, o "resfriamento ativo", que também é conhecido como recuperação ou desaquecimento ativo (VAN HOOREN, PEAKE, 2018). Segundo os autores mencionados, entende-se por desaquecimento ativo uma atividade que envolve exercícios ou movimentos voluntários, de intensidade baixa a moderada, realizados dentro de intervalos de uma hora após o treinamento ou a competição. Já o desaquecimento passivo envolve nenhum ou o mínimo exercício ou movimento voluntário (intencional).

De acordo com Cook e Beaven (2013), uma melhor recuperação psicofisiológica após o exercício pode atenuar ou impedir a diminuição do desempenho, ou até melhorá-lo durante uma sessão de treinamento ou competição subsequente.

Para o adequado desaquecimento, é necessário, pelo menos, um período de tempo equivalente ao utilizado no aquecimento, a fim de se realizarem as três etapas descritas a seguir.

Primeira etapa: recuperação metabólica

Realizando as atividades a 44% de $\dot{V}O_{2máx}$, no caso de se ter realizado atividades anaeróbicas, ou por meio da caminhada, no caso das atividades aeróbicas, monitorar-se-á o atleta até que ele alcance a FC de recuperação (Capítulo 8, "Treinamento cardiopulmonar").

É importante lembrar que a transição do treino para o desaquecimento não pode ser brusca. São óbvios os efeitos nefastos de um atleta que estava tendo um consumo energético de 10 MET ou 12 MET, com frequência cardíaca perto de 200 bpm, e assume repentinamente uma posição estática. Pelo menos, a não existência da bomba muscular auxiliando o retorno venoso irá dificultar o enchimento da aurícula esquerda, o que poderá acarretar hipóxia cerebral e até mesmo a perda de consciência.

Segunda etapa: alongamento

Os exercícios de alongamento (suspensão ou estiramento), em razão de sua baixa exigência metabólica e ação de desintoxicação sobre a musculatura trabalhada, são adequados nessa etapa.

Terceira etapa: relaxamento

Após o alongamento ou o flexionamento, o atleta deve ser levado a um estado de relaxamento, visando à descontração total do seu sistema neuromuscular, à facilitação da recuperação pós-exercício e à introspecção de sua percepção para regularizar seu fluxo energético e para possibilitar que os efeitos da atividade sobre o organismo sejam mais bem e mais harmonicamente assimilados.

O atleta deve ser estimulado a fazer respiração capaz de induzir a parassimpaticotonia: inspirar pelo nariz; expirar pela boca no dobro do tempo; manter um tempo entre cada ciclo respiratório; e dilatar o abdome e o tórax na inspiração, contraindo-os na expiração.

Sempre que possível, utilize, para coadjuvar a volta à calma, músicas suaves, luzes de cores calmantes (azuis ou verdes) e leve o atleta a mentalizar uma cena bucólica, agradável e calmante.

Após o desaquecimento, é recomendável que o atleta inicie de maneira adequada sua supercompensação, realizando sauna (seca), massagens, tomando um bom e revigorante banho, alimentando-se de forma correta e repousando convenientemente.

FADIGA E SOBRETREINAMENTO

O objetivo de cada dia de trabalho do microciclo é levar o atleta ao limiar de fadiga. Isso será possível pela correta determinação da carga de treino. No entanto, podem ocorrer erros tanto na determinação como na aplicação da carga. Se o erro for para menos, o atleta estará subtreinado, e suas chances de vitória, diminuídas; no caso de se errar para mais, ocorrerá sobrecarga no organismo.

Há uma diferença entre cansaço, fadiga, exaustão (ou esgotamento) e sobretreinamento. O cansaço é a sensação subjetiva de incapacidade e lassidão, independentemente de haver ou não desgaste físico.

Fadiga

A fadiga é a incapacidade temporária recuperável em um prazo médio de 24 horas. Weineck (2005) define fadiga como:

> Redução reversível da capacidade de desempenho físico e/ou psicológico, que, no entanto, ao contrário do esgotamento, ainda possibilita uma continuação da carga, embora com um gasto de energia em parte bem maior e com a coordenação prejudicada. A função fadiga está no seu mecanismo de proteção em relação a uma exigência excessiva. Por intermédio da preservação relacionada com a fadiga das chamadas "reservas automaticamente protegidas", é impedido, normalmente, o completo esgotamento das reservas de energia do organismo, evitando-se assim um perigo vital.

A fadiga ocorre em três diferentes níveis: *fadiga aguda periférica*, *fadiga aguda central* e *fadiga crônica*.

Fadiga aguda periférica

A fadiga aguda periférica (FAP) é a diminuição da capacidade funcional ocorrida em curto prazo, em decorrência de atividades físicas intensas. Pode ocorrer por:

- perda de eficiência nos sistemas de transportes de energia – a Tabela 4 apresenta um resumo das causas dessa perda;
- queda na produção de hormônios envolvidos com a prontidão orgânica para a atividade, em especial os corticoides e a epinefrina;
- diminuição da concentração de potássio no líquido intracelular (LIC);
- acúmulo ou falta de acetilcolina nas sinapses.

TABELA 4 Resumo das causas de perda de eficiência nos sistemas de transporte de energia

Sistema	Fator responsável		
	Carência de substratos	Excessos de exsudatos	pH
Anaeróbico alático	ATP (–0,25% do peso total da fibra) Fosfocreatina	–	–
Anaeróbico lático	Glicogênio (–25 mmol/kg de massa magra)	Lactato até 25 mmol/kg no músculo 20 mmol/kg no sangue	6,4 no tecido muscular 6,8 no sangue (7,4 normal)
Oxidativo	Piruvato (glicogênio) O_2	CO_2	–

Ligada à FAP, está a dor muscular tardia, ou seja, a que ocorre de 24 horas a 48 horas após exercício intenso. Convém esclarecer que a dor muscular precoce é devida a rupturas do tecido muscular (distensão) e/ou conjuntivo e se manifesta durante ou imediatamente após cessar o exercício e diminuir a temperatura corporal.

Essa dor é devida à destruição da linha Z (Capítulo 9, "Treinamento neuromuscular: fundamentos fisiológicos"), fruto das repetidas e intensas solicitações que esta recebeu ao longo do trabalho. Esse comprometimento da linha Z é grandemente aumentado se houver acidose no músculo.

Uma vez que a linha Z das fibras glicolíticas é mais larga do que a das fibras oxidativas, as primeiras são menos suscetíveis de sofrerem lesão, além de terem o tempo de recuperação mais reduzido.

A *síndrome da dor muscular tardia* é acompanhada do aumento das dosagens sanguíneas de *protina* e *hidroxiprolina*, que denota a existência de lesão no sistema conjuntivo.

O treinamento, ao possibilitar o espessamento e o fortalecimento do arcabouço de tecido conjuntivo e da linha Z, reduz a possibilidade de ocorrer lesão.

Fadiga aguda central

A fadiga aguda central (FAC) ocorre quando os efeitos da FAP chegam ao SNC. Manifesta-se por meio de:

- diminuição da capacidade coordenativa e da percepção sensorial;
- surgimento de distúrbios na atenção, na concentração e no pensamento;
- atenuação da vontade;
- aumento do tempo de reação.

Fadiga crônica

Resulta da soma de exigências sobre os sistemas orgânicos e se manifesta mais tardiamente e com maior duração. Irá ocorrer basicamente no aparelho locomotor, que apresenta as seguintes síndromes de sobrecarga:

- aquilodinia, que são inserções dos tendões dolorosos;
- miogelosenia, que é o enrijecimento doloroso da musculatura;
- fraturas ósseas por fadiga (ou estresse).

Os outros sistemas orgânicos também poderão padecer dos efeitos da fadiga crônica, que se manifestará na sobrecarga de funcionamento sobre rins, fígado e baço.

Exaustão

Exaustão (ou esgotamento) é o processo crônico de incapacidade funcional do organismo e necessita tratamento médico complementar e maior período de repouso (três a sete dias). Na Tabela 5, apresentam-se os sintomas de exaustão.

TABELA 5 Sintomas de exaustão

Tipo de sintoma	Método de identificação	Sintomas/sinais
Sinais subjetivos de exaustão	Sintomas clínicos	Vibração dos olhos, zunido dos ouvidos, náuseas, abatimento, apatia em relação aos estímulos externos, dor muscular

(continua)

TABELA 5 Sintomas de exaustão *(continuação)*

Tipo de sintoma	Método de identificação	Sintomas/sinais
Sinais objetivamente detectáveis de exaustão	Métodos esportivos	Desempenho esportivo reduzido
	Métodos eletrodiagnósticos	Diminuição da força muscular, tempo de reação prolongado, aumento do limiar de estimulação, respostas reflexas reduzidas, tremor muscular, distúrbios da coordenação, movimentos em massa, entre outros
	Métodos bioquímicos	Deslocamento de eletrólitos (potássio), aumento do lactato, alterações do pH, empobrecimento do glicogênio, alterações nas taxas de hormônio, entre outros
	Métodos vegetativos e da fisiologia dos sentidos	Alterações das frequências cardíaca e respiratória, pressão sanguínea, resistência elétrica da pele, entre outros
	Métodos neurofisiológicos	Alterações da atividade cerebral (eletroencefalograma – EEG)
	Métodos psicológicos	Diminuição do desempenho nas tentativas de trabalho, redução da concentração e da atenção, piora da coordenação psicomotora, diminuição da capacidade de percepção, entre outros

Importantes sintomas clínicos da exaustão: elevação da frequência cardíaca (FC) basal, irritabilidade, inapetência, insônia etc.

Fonte: adaptada de Weineck, 2005.

Sobretreinamento

Uma vez tendo se manifestado a exaustão, sem que se tome nenhuma medida profilática e se continue a realizar uma recuperação insuficiente e descuidada, surgirá a síndrome crônica de hiperexigência fisiológica ou psicológica – o sobretreinamento. Segundo Fry et al. (1991):

> [...] sobretreinamento parece ser causado pelo excesso de treinamento de alta intensidade e/ou pouco tempo de regeneração (recuperação), muitas vezes combinado com outros fatores estressantes.

Nesse estágio prolongado de treinamento intenso, durante o qual o desempenho do exercício diminui em vez de aprimorar progressivamente, muitos sistemas fisiológicos são afetados. De forma específica, o sistema imune é altamente suscetível à degradação, o que resulta em uma redução na saúde geral e no desempenho. O monitoramento da carga de treinamento é fundamental para a determinação de quando um modelo de treinamento pode ser excessivo, aumentando assim o risco de desenvolvimento do sobretreinamento (HACKNEY, KOLTUN, 2012). Altas cargas de treino aliadas ao somatório de recuperações inadequadas impõem uma carga biológica cumulativa (carga alostática) e desequilíbrio eventual, que ativam os sistemas responsivos ao estresse do corpo, resultando em sinais e sintomas reflexivos de má adaptação prolongada (PURVIS et al., 2010).

Nos estágios iniciais do sobretreinamento em atletas, a resposta adrenal à corticotropina (hormônio adrenocorticotrópico) é reduzida, e, por fim, com a concentração gravemente prejudicada, as respostas concomitantes do cortisol durante o exercício se tornam elevadas. Outra hipótese é a sobrecarga mecânica crônica das frequentes sessões de treinamento, que induzem o dano muscular (microtrauma muscular). Esse dano, por sua vez, desencadeia uma reação inflamatória crônica acompanhada pela ativação de citocinas, especialmente IL-6, IL-1 e TNFα (fator de necrose tumoral-alfa). Esse modelo de sobretreinamento foi descrito por Smith (2000) e nele a hipótese é de que o próprio músculo esquelético produza sinais de retroalimentação que atuam no eixo hormonal.

É importante lembrar que o dano muscular é uma parte esperada do treinamento físico, assim como as respostas fisiológicas e imunológicas que ocorrem durante e após esse processo. A qualidade do tecido muscular esquelético (tamanho, estrutura, composição, capacidade metabólica e índices contráteis) é um aspecto importante da saúde e do desempenho atlético. A força e a resistência em atletas são diretamente afetadas pelo estado do músculo, recuperação ou pelo estado de fadiga. Além disso, a recuperação insuficiente de um dano muscular induzido pelo exercício prejudica o desempenho, provavelmente em virtude do aumento do esforço percebido, redução da tolerância ao exercício, redução da força e redução da potência (LEE et al., 2017).

Esse fenômeno pode ser desencadeado por: aumento muito rápido da quantidade e da intensidade dos treinos;

treinamento técnico exageradamente forçado, de movimentos difíceis; unilateralidade muito acentuada dos métodos e conteúdos do treinamento; muitos campeonatos com intervalo de recuperação insuficiente; sobrecargas emocionais de caráter profissional ou privado; falta de sono ou sono de má qualidade; e alimentação inadequada.

O sobretreinamento poderá ocorrer de duas diferentes maneiras:

- *Sobretreinamento simpaticotônico*: também chamado de *Basedow*, caracteriza-se pela preponderância dos processos de excitação e pela maior função dos estímulos simpaticotônicos. Seu primeiro sintoma é que a recuperação após a aplicação de carga é insuficiente e retardada. A recuperação do sobretreinamento de *Basedow* ocorre, em média, em uma a duas semanas. Com o desaparecimento dos sintomas e o restabelecimento do bem-estar, pode-se retomar o treinamento.
- *Sobretreinamento parassimpaticotônico*: chamado também de *Addison*, caracteriza-se pela preponderância das funções inibitórias, fraqueza corporal e falta de impulso. O atleta não tem condições de mobilizar energias para a competição. Este é o principal sintoma desse tipo de sobretreinamento, o que dificulta sobremodo o seu diagnóstico, em razão de não se manifestar durante o treinamento.

Após a recuperação, a carga original só poderá ser alcançada seis semanas depois.

Na Tabela 6, apresentam-se os sintomas dos dois tipos de sobretreinamento.

Na Tabela 7, são apresentados os procedimentos de terapia.

TABELA 6 Sintomas dos sobretreinamentos de Basedow e Addison

Sobretreinamento de Basedow	Sobretreinamento de Addison
Fadiga leve	Fadiga leve (anormal)
Excitação	Inibição
Sono perturbado	Sono não perturbado
Apetite reduzido	Apetite normal
Perda de peso	Peso se mantém igual
Tendência para suar, suor noturno, mãos úmidas	Termorregulação normal
Olheiras, palidez	–
Tendência a dores de cabeça	Ausência de dor de cabeça
Batimento, pressão e pontadas no coração	–
Pulsação de repouso acelerada	Bradicardia
Metabolismo basal elevado	Metabolismo basal normal
Temperatura corporal levemente elevada	Temperatura corporal normal
Dermografia vermelha acentuada	–
Depois da carga, a frequência cardíaca demora a voltar aos valores iniciais	A circulação acalma rapidamente depois da carga
Pressão sanguínea não característica	Durante e depois da carga, frequentemente há aumento da pressão sanguínea diastólica acima de 100 Torr
Sob carga, hiperpneia anormal	Nenhuma dificuldade de respiração
Hipersensibilidade em relação a estímulos (principalmente acústicos)	–
Movimentos menos coordenados, frequentemente exagerados	Movimentos rudes e insuficientes coordenados (só com intensidade de cargas elevadas)
Tempo de reação encurtado, no entanto, muitas reações falhas	Tempo de reação normal
Tremor	–
Recuperação retardada	Capacidade de reação de boa a muito boa
Inquietação interna, leve excitabilidade, irritação, depressão	Fleuma, disposição normal

Fonte: adaptada de Weineck, 2005.

TABELA 7 Procedimentos de terapia para os sobretreinamentos de Basedow e Addison

Sobretreinamento de Basedow	Sobretreinamento de Addison
Eliminação de todos os fatores sociais e biológicos que estimulam o aparecimento do sobretreinamento	Eliminação de todos os fatores sociais e biológicos que estimulam o aparecimento do sobretreinamento
Grande redução do treinamento especial: resistência básica, nenhuma intensidade	Redução do volume de treinamento: treinamento variado, treinamento intervalado com pouca intensidade
Em casos graves, transição pela recuperação ativa: natação, jogos que dão prazer, ginástica relaxante leve	Jogos, ginástica (exercícios de soltura e também de força rápida)
Indicada a mudança de ambiente (montanhas médias)	Eventualmente, mudança de ambiente
Radiação ultravioleta leve	Estímulos luminosos e climáticos
Massagem leve, banhos com ingredientes (bromo, valeriana, entre outros)	Massagem energética, utilização drástica de água (ducha forte ou semelhante), banhos de CO_2
Utilização moderada da sauna	Utilizações curtas e drásticas de sauna, intercalando com aplicações de água fria
Alimentação integral rica: alimentos básicos, preparados polivitamínicos complementares (A, B, C), não mais que 2 g de proteína por dia, eventualmente remédios para o estômago	Alimentação integral, adequado ao gasto de energia: ácida, rica em vitaminas e proteínas
Eventualmente, produtos psicofarmacológicos: sedativos, tônicos, álcool em pequenas doses (sedativo, digestivo), remédios para dormir	Nenhum medicamento, café (2 g de cafeína)
Psicoterapia: calmante, relaxante	Psicoterapia: ativadora

Fonte: adaptada de Weineck, 2005.

AUTOAVALIAÇÃO

1. De que maneiras o aquecimento pode ser executado?
2. Quais são as duas categorias do aquecimento ativo?
3. Cite os efeitos fisiológicos do aquecimento.
4. No que consiste o desaquecimento?
5. O que é fadiga?
6. Quais são os dois tipos de fadiga aguda existentes?
7. Em que consiste a fadiga crônica?
8. O que é o sobretreinamento?
9. Quais são os dois tipos de sobretreinamento e qual é o sintoma clínico que os diferencia?
10. Como agir no caso da ocorrência de sobretreinamento?

REFERÊNCIAS

1. ÅSTRAND, P. O.; RODAHL, K. *Tratado de fisiologia do exercício*. 2. ed. Rio de Janeiro: Guanabara Koogan, 1987.
2. BEHM, D. G.; et al. Acute effects of muscle stretching on physical performance, range of motion, and injury incidence in healthy active individuals: a systematic review. *Applied Physiology, Nutrition, and Metabolism*, 2016, v. 41, n. 1, p. 1-11.
3. BENGTSSON, V.; JI-GUO, Y.; KAJSA, G. Could the negative effects of static stretching in warm-up be balanced out by sport-specific exercise? *The Journal of Sports Medicine and Physical Fitness*, v. 58, n. 9, p. 1185-9, 2018.
4. BISHOP, D. J. Warm up I: potential mechanisms and the effects of passive warm up on exercise performance. *Sports Medicine*, v. 33, n. 6, p. 439-54, 2003a.
5. BISHOP, D. J. Warm up II: Performance changes following active warm up and how to structure the warm up. *Sports Medicine*, v. 33, n. 7, p. 483-98, 2003b.
6. COOK, C. J.; BEAVEN, C. M. Individual perception of recovery is related to subsequent sprint performance. *British Journal of Sports Medicine*, v. 47, n. 11, p. 705-9, 2013.
7. FRADKIN, A. J.; ZAZRYN, T. R.; SMOLIGA, J. M. Effects of warming-up on physical performance: a systematic review with metanalysis. *Journal of Strenght and Conditioning Research*, v. 24, n. 1, p. 140-8, 2010.
8. FRY, R. W.; MORTON, A. R.; KEAST, D. Overtraining in athletes: an update. *Sports Medicine*, v. 12, n. 1, p. 32-65, 1991.
9. HACKNEY, A. C.; KOLTUN, K. J. The immune system and overtraining in athletes: clinical implications. *Acta Clinica Croatia*, v. 51, n. 4, p. 633-41, 2012.
10. LEE, E. C.; et al. Biomarkers in sports and exercise: tracking health, performance, and recovery in athletes. *Journal of Strength and Conditioning Research*, v. 31, n. 10, p. 2920-37, 2017.
11. MCARDLE, W. D.; KATCH, F. I.; KATCH, V. I. *Fisiologia do exercício*: nutrição, energia e desempenho humano. 7. ed. Rio de Janeiro: Guanabara Koogan, 2011.
12. MCCRARY, J. M.; ACKERMANN, B. J.; HALAKI, M. A systematic review of the effects of upper body warm-up on performance and injury. *British Journal of Sports Medicine*, v. 49, n. 14, p. 935-42, 2015.
13. MCGOWAN, C. J.; et al. Warm-up strategies for sport and exercise mechanisms and applications. *Sports Medicine*, v. 45, n. 11, p. 1523-46, 2015.
14. MORA-RODRIGUEZ, R.; et al. Aerobically trained individuals have greater increases in rectal temperature than untrained ones during exercise in the heat at similar relative intensities. *European Journal of Applied Physiology*, v. 109, n. 5, p. 973-81, 2010.

15. MOREHOUSE, L. E. *Forma física total*. São Paulo, Círculo do Livro, 1980.
16. NEIVA, H. P.; et al. Warm-up and performance in competitive swimming. *Sports Medicine*, n. 44, v. 3, p. 319-30, 2014.
17. RACINAIS, S.; COCKING, S.; PÉRIAD, J. D. Sports and environmental temperature: from warming-up to heating-up. *Temperature*, v. 4, n. 3, p. 227-57, 2017.
18. PURVIS, D.; GONSALVES, S.; DEUSTER, P. A. Physiological and psychological fatigue in extreme conditions: overtraining and elite athletes. *American Academy of Physical Medicine and Rehabilitation*, v. 2, n. 5, p. 442-50, 2010.
19. SILVA, L. M.; et al. Effects of warm-up, post-warm-up, and re-warm-up strategies on explosive efforts in team sports: a systematic review. *Sports Medicine*, v. 48, n. 10, p. 2285-99, 2018.
20. SMITH, L. L. Cytokine hypothesis of overtraining: a physiological adaptation to excessive stress? *Medicine and Science in Sports and Exercise*, v. 32, n. 2, p. 317-31, 2000.
21. VAN DEN TILLAAR, R.; VATTEN, T.; VON HEIMBURG, E. Effects of short or long warm-up on intermediate running performance. *Journal of Strength and Conditioning Research*, v. 31, n. 1, p. 37-44, 2017.
22. VAN DEN TILLAAR, R.; VON HEIMBURG, E. Comparison of two types of warm-up upon repeated sprint performance in experienced soccer players. *Journal of Strength and Conditioning Research*, v. 30, n. 8, p. 2258-65, 2016.
23. VAN HOOREN, B.; PEAKE, J. M. Do we need a cool-down after exercise? A narrative review of the psychophysiological effects and the effects on performance, injuries and the long-term adaptive response. *Sports Medicine*, v. 48, n. 7, p. 1575-95, 2018.
24. VIEIRA, D. C. L.; et al. Shorter static stretching volume does not impair isokinetic muscle strength. *Journal of Physical Education and Sport*, v. 19, n. S4, p. 1441-4, 2019.
25. WEINECK, J. *Biologia do esporte*. 7. ed. Barueri: Manole, 2005.
26. WICKWIRE, P. J.; et al. Comparison of an in-helmet temperature monitor system to rectal temperature during exercise. *Journal of Strength and Conditioning Research*, v. 26, n. 1, p. 1-8, 2012.
27. ZOIS, J.; BISHOP, D.; AUGHEY, R. High-intensity warm-ups: effects during subsequent intermittent exercise. *International Journal of Sports Physiology and Performance*, v.10, n. 4, p. 498-503, 2015.

PARTE 3

A prática da teoria

CAPÍTULO 14

Esportes de movimentos cíclicos

Estélio Henrique Martin Dantas
Fabiana Rodrigues Scartoni
Fabrizio Di Masi
Frédéric Mallrich Junior
Jessica Torgano
Carlos Alberto Sposito de Araujo

OBJETIVOS DE ESTUDO

- Saber como prescrever o treinamento para a corrida, o ciclismo, a natação, o remo olímpico e a canoagem velocidade.

INTRODUÇÃO

Os esportes de movimentos cíclicos são aqueles constituídos por gestos esportivos iguais, repetidos ritmicamente durante toda a duração da atuação esportiva.

Neste capítulo serão apresentadas sugestões de programas de treinamento para alguns esportes cíclicos. Esses programas são sugestões e devem ser encarados como tais. Não se pode tomar essas sugestões como fórmulas mágicas, capazes de atender ao treinamento de todos os atletas, em qualquer nível; no entanto, o treinador que ler de forma atenta este livro estará plenamente capacitado a fazer as adaptações imprescindíveis, capazes de transformar essas sugestões em um verdadeiro plano de preparação física, perfeitamente adequado às suas necessidades de treinamento.

Deve-se ressaltar que as séries de *power training* foram todas adaptadas das proposições originais de Raoul Mollet.

CORRIDA

De acordo com sua duração, pode-se dividir em:

- *Corrida de velocidade*: 100 metros, 200 metros, 400 metros e 110 metros com barreiras.
- *Corridas de meio-fundo*: 800 metros, 1.500 metros e 400 metros com barreiras.
- *Corridas de fundo*: 3.000 metros, 5.000 metros, 12.000 metros e maratona (42.195 metros).

A seguir, será apresentado o planejamento do treinamento para corridas.

Corrida de velocidade

As características do planejamento do treinamento para corridas de velocidade são apresentadas nas Tabelas 1 a 9 e na Figura 1.

TABELA 1 Características do planejamento do treinamento

Esporte	Modalidade	Tipo de periodização	Quantidade de picos por macrociclo	Característica
Atletismo	Corrida de velocidade	Dupla	Até três	Esporte terrestre individual de movimentos cíclicos

TABELA 2 Objetivos principais na preparação física

Fases e períodos	Objetivos
Fase básica	Aumentar a resistência aeróbica, a flexibilidade, a força dinâmica e o início do trabalho de velocidade
Fase específica	Obter a força explosiva e o aperfeiçoamento da resistência anaeróbica. A velocidade é aperfeiçoada por meio de trabalhos técnicos e de preparação física
Período de competição	Levar o atleta ao pico pela manipulação do volume e da intensidade do treinamento
Período de transição	Procurar manter os níveis alcançados no macrociclo, pelo menos no tocante à resistência aeróbica e à flexibilidade

Nos macrociclos subsequentes, a resistência aeróbica vai, cada vez mais, sendo substituída pelo treinamento de outras qualidades físicas.

TABELA 3 Identificação das qualidades físicas intervenientes

Qualidades físicas			Não treináveis	Treináveis						Importância
				Preparação psicológica	Preparação técnica	Preparação física				
						Membros superiores	Membros inferiores	Tronco	Generalizada	
Forma física	Preparação neuromuscular	Flexibilidade	–	–	–	–	XX	–	XX	XX
		Força dinâmica	–	–	–	–	X	–	–	X
		Força estática	–	–	–	–	–	–	–	–
		Força explosiva	–	–	–	–	XX	–	–	XX
		Resistência muscular localizada	–	–	–	–	X	XX	–	XX
	Preparação cardiopulmonar	Resistência anaeróbica	–	–	–	–	–	–	XX	XX
		Resistência aeróbica	–	–	–	–	–	–	–	–
Habilidade motora		Velocidade de movimento	–	–	–	–	XXX	–	–	XXX
		Velocidade de reação	–	–	XXX	–	–	–	–	XXX
		Agilidade	–	–	–	–	–	–	–	–
		Equilíbrio estático	–	–	–	–	–	–	–	–
		Equilíbrio dinâmico	–	–	X	–	–	–	–	X
		Equilíbrio recuperado	–	–	–	–	–	–	–	–
		Descontração diferencial	–	–	XX	–	–	–	–	XX
		Descontração total	–	X	–	–	–	–	–	X
		Coordenação	–	–	XX	–	–	–	–	XX

XXX – imprescindível; XX – importante; X – secundária.

TABELA 4 Dosagem das horas de treinamento

Tipo de preparação	Período preparatório		Período de competição
	Fase básica	Fase específica	
Física	80%	60%	40%
Técnica	20%	30%	40%
Tática	–	10%	20%

TABELA 5 Testes a serem aplicados durante o treinamento

Qualidades físicas	Teste	Responsável
Velocidade de movimento	Teste de corrida de 50 m	Preparador físico
Velocidade de reação	Avaliação do tempo de reação: mensuração do tempo decorrido entre um sinal auditivo e a pressão em um pedal	Psicólogo
Força explosiva	Teste de saltos (potência de pernas)	Preparador físico
Flexibilidade	Flexiteste (principalmente nas articulações coxofemoral, joelhos e tibiotársica)	Preparador físico
Força dinâmica	Realizado para possibilitar a calibragem da série de musculação Teste de peso máximo (TPM) de 1 RM	Preparador físico
Resistência anaeróbica	Realizado para possibilitar a calibragem dos métodos intervalados Tempo consumido para percorrer a distância escolhida	Preparador físico
Resistência aeróbica	Realizado para possibilitar a correta dosagem do treinamento durante a fase básica Teste de Cooper	Preparador físico
Resistência muscular localizada	Abdominais e dorsolombares	Preparador físico

TABELA 6 Métodos a serem utilizados na preparação física do treinamento

Qualidades físicas	Período preparatório		Período de competição	Período de transição
	Fase básica	Fase específica		
Resistência aeróbica	*Fartlek*	–	–	*Cross promenade*
Flexibilidade	Método passivo	Método 3S	Alongamento	Método passivo
Força dinâmica	Musculação	–	–	–
Força explosiva	–	*Power training*	Musculação	–
Resistência anaeróbica	–	Métodos intervalados	Métodos intervalados	–
Velocidade de movimento	Treino intervalado	*Sprint training*	*Sprint training*	–

TABELA 7 Sugestão de microciclo para treinamento de corridas de velocidade

Fases			seg.	ter.	qua.	qui.	sex.	sáb.	dom.
Fase básica	Atividades	Período manhã	*Fartlek*	Método 3S	*Fartlek*	Corrida lenta Método 3S	*Fartlek*	Método 3S	–
		Período tarde	Musculação Treino intervalado	Treino intervalado	Musculação Treino intervalado	Treino intervalado	Musculação Treino intervalado	Treino intervalado	–
	Intensidade		–	↗	↗	↙	↗	↗	↙
Fase específica	Atividades	Período manhã	Treino intervalado	Treino intervalado Método 3S	*Power training*	Treino intervalado Método 3S	*Power training*	Treino intervalado Método 3S	–
		Período tarde	Técnica	Técnica	*Sprint training*	Técnica	Técnica	*Sprint training*	–
	Intensidade		↗	↗	↙	↗	↗	↙	↙

TABELA 8 Ficha semanal de musculação para treinamento de corridas de velocidade

Atleta:______________________________ Peso corporal:________ kg											
Exercício	Observações	Demonstrações	Carga máxima em __/__/__	Carga de trabalho	Grupo	Repetições					
						seg.	ter.	qua.	qui.	sex.	sáb.
Impulso de pernas	Pedal baixo	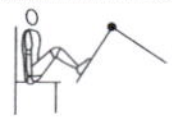									
Supino	Cotovelos aduzidos	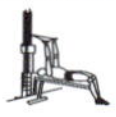									
Abdominal	Parafuso	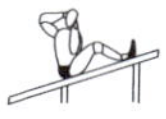									
Rosca de pernas	Pés paralelos	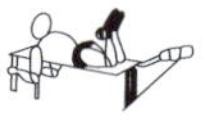									
Extensão de pés	*Leg press*	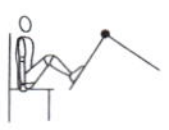									
Pull over	–	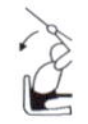									
Extensão de pernas	–	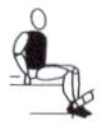									
Abdominal	Guindaste	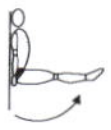									
Dorsal	Hiperextensão	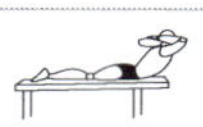									
Meio-agachamento	–	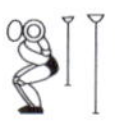									
Mergulho na paralela	Cotovelos aduzidos	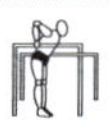									

TABELA 9 Exercícios de *power training* por Raoul Mollet para treinamento de corridas de velocidade

Número de ordem	Oficina (aparelho)	Exercício	Demonstrações
1	Barra e anilhas	Desenvolvimento	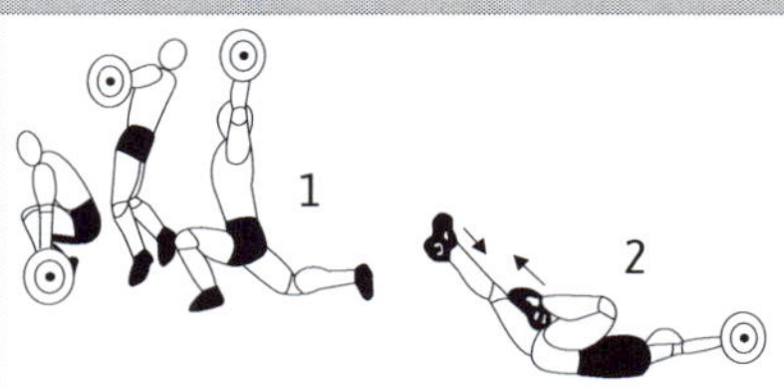
2	Sapato de ferro	Pedalar no ar	
3	Barra e anilhas	*Good morning*	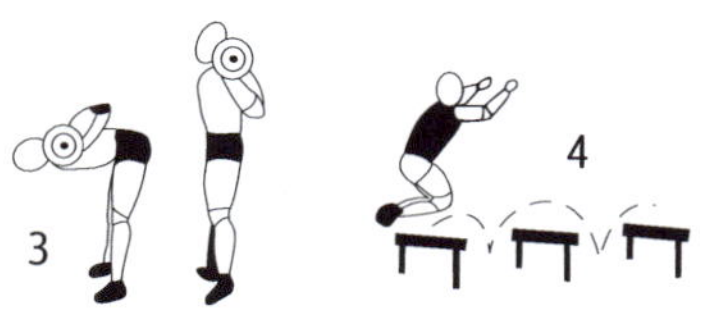
4	Barreiras	Salto com pés juntos	
5	*Medicine ball*	Abdominal canivete	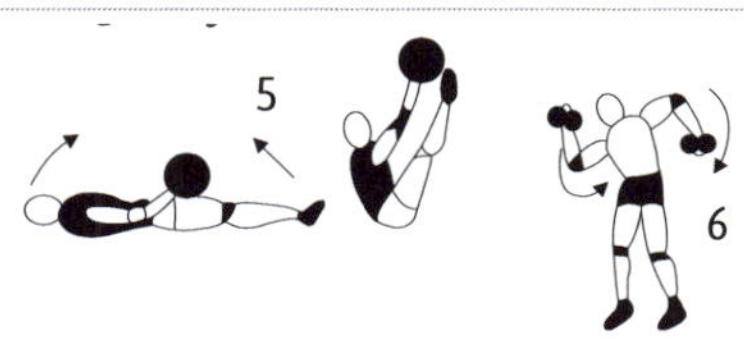
6	Halteres de mãos	Movimentos de braço	

(*continua*)

TABELA 9 Exercícios de *power training* por Raoul Mollet para treinamento de corridas de velocidade *(continuação)*

Número de ordem	Oficina (aparelho)	Exercício	Demonstrações
7	Barra e anilhas	Agachamento	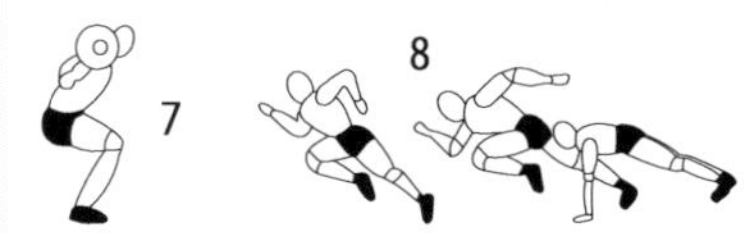
8	Bloco	Partidas	
9	*Medicine ball*	Arremesso para trás (hiperextensão)	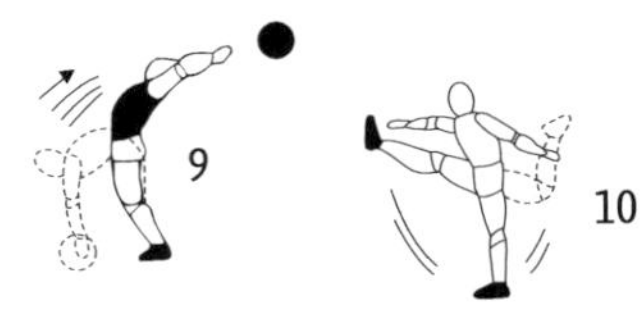
10	Sapato de ferro	Chute no ar	
11	Plinto	Flexão de braços	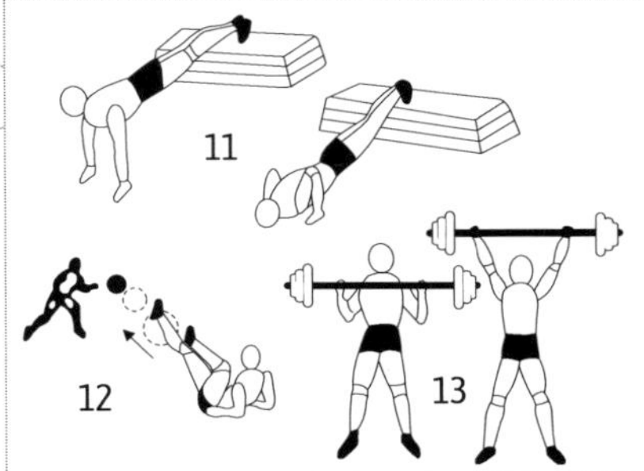
12	*Medicine ball*	Pliométrico (repulsão de pernas)	
13	Barra e anilhas	Desenvolvimento de braço	
14	Cama elástica	Salto carpado	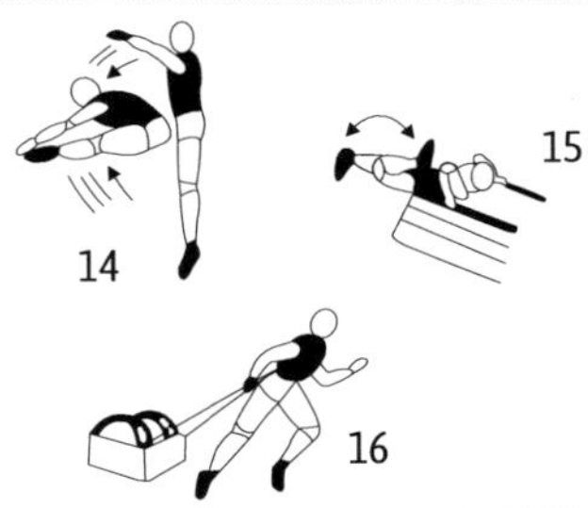
15	Sapato de ferro	Bater pernas	
16	Trenó de pneus	Piques rebocando pneus	

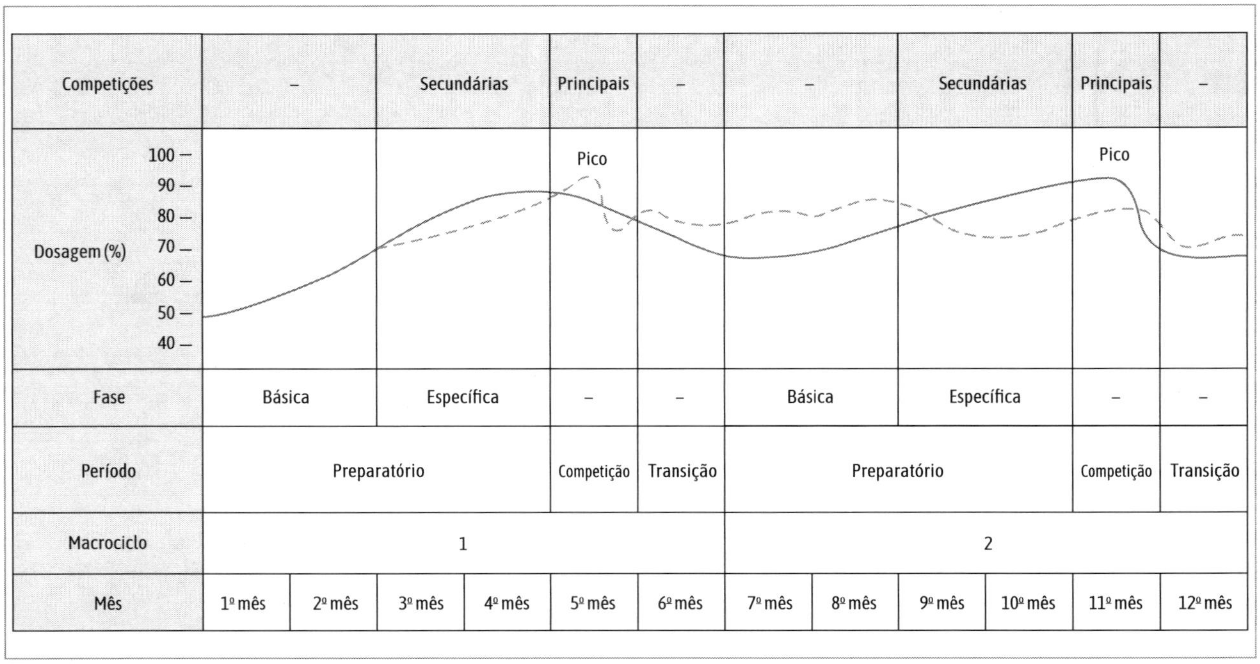

FIGURA 1 Periodização ideal para treinamento de corridas de velocidade.

Corrida de meio-fundo

O treinamento para as corridas de meio-fundo pode ser semelhante ao proposto para velocistas, com as seguintes alterações:

- Qualidades físicas intervenientes: a resistência anaeróbica passa a ser a qualidade física imprescindível em substituição aos dois tipos de velocidade, que se tornam somente importantes.
- Testes: é eliminado o teste de velocidade de movimento.
- Métodos a serem utilizados:
  - suprimir o treinamento da força explosiva e da força dinâmica;
  - introduzir o treinamento da resistência muscular localizada (RML) com musculação na *fase básica*;
  - estender o treinamento da resistência anaeróbica do *período de competição*;
  - o treinamento da resistência aeróbica será feito por meio da corrida contínua rápida.
- Sugestão de microciclo: substituir os métodos, conforme indicado anteriormente.

Corrida de fundo

As alterações a serem introduzidas, a partir do treinamento de corridas de meio-fundo, são as seguintes:

- Periodização: torna-se simples, com um único pico por ano.
- Qualidades físicas intervenientes:
  - a resistência aeróbica passa a ser a qualidade física imprescindível em substituição à resistência anaeróbica, rebaixada em importância, e à velocidade de movimento, que se torna secundária;
  - a velocidade de reação não é mais interveniente;
  - a força explosiva não é mais a qualidade física interveniente;
  - a RML de pernas e braços é importante.
- Testes:
  - eliminar o teste de velocidade de reação e força explosiva;
  - introduzir o teste de RML de pernas.
- Métodos a serem utilizados:
  - a resistência anaeróbica é treinada apenas na *fase específica*;
  - a resistência aeróbica é treinada na *fase básica* com o *método Cerutty* ou *corrida contínua* e no *período de competição* com *corrida contínua* (Capítulo 8, "Treinamento cardiopulmonar");
  - não mais se treinará a velocidade de movimento.
- Sugestão de microciclo:
  - na *fase básica*, teríamos todos os períodos da manhã tomados pelo treinamento;
  - na parte da tarde, teríamos o mesmo programa previsto para corrida de meio-fundo, acrescido do método 3S, exceto na quinta-feira;
  - na *fase específica*, aconteceria o mesmo da *básica*.

CICLISMO

As características do planejamento do treinamento para ciclismo são apresentadas nas Tabelas 10 a 17 e na Figura 2.

TABELA 10 Características do planejamento do treinamento de ciclismo

Esporte	Modalidade	Tipo de periodização	Quantidade de picos por macrociclo	Característica
Ciclismo	Fundo ou velocidade	Simples [1] ou dupla [2]	Dois	Esporte terrestre individual de movimentos cíclicos

[1]: fundo; [2]: velocidade.

TABELA 11 Dosagem das horas de treinamento de ciclismo

Tipo de preparação	Período preparatório		Período de competição
	Fase básica	Fase específica	
Física	80%	60%	40%
Técnica	20%	30%	40%
Tática	–	10%	20%

TABELA 12 Objetivos principais na preparação física

Fases e períodos	Objetivos
Fase básica	Aumentar a flexibilidade, a resistência muscular localizada e criar uma base de resistência aeróbica
Fase específica	Obter a força explosiva indispensável para vencer as subidas do percurso de treinamento da resistência anaeróbica pelos atletas de fundo e iniciar o treinamento da velocidade de resistência anaeróbica pelos velocistas
Período de competição	Alcançar, o máximo possível, de resistência aeróbica para os fundistas e de velocidade para os velocistas
Período de transição	Manter os níveis de flexibilidade e resistência aeróbica obtidos

TABELA 13 Identificação das qualidades físicas intervenientes no treinamento de ciclismo

Qualidades físicas			Não treináveis	Treináveis						Importância
				Preparação psicológica	Preparação técnica	Preparação física				
						Membros superiores	Membros inferiores	Tronco	Generalizada	
Forma física	Preparação neuromuscular	Flexibilidade	–	–	–	–	XX	XX	XX	XX
		Força dinâmica	–	–	–	–	XX	–	–	XX
		Força estática	–	–	–	X	–	X	–	X
		Força explosiva	–	–	–	–	XX	–	–	XX
		Resistência muscular localizada	–	–	–	–	XX	–	–	XX
	Preparação cardiopulmonar	Resistência anaeróbica	–	–	–	–	–	–	XXX [2]	XXX [2]
		Resistência aeróbica	–	–	–	–	–	–	XXX [1]	XXX [1]
Habilidade motora		Velocidade de movimento	–	–	–	–	–	–	XXX [2] XX [1]	–
		Velocidade de reação	–	–	XX	–	–	–	–	XX
		Agilidade	–	–	–	–	–	–	–	–
		Equilíbrio estático	–	–	–	–	–	–	–	–
		Equilíbrio dinâmico	–	–	XX	–	–	–	–	XX
		Equilíbrio recuperado	–	–	–	–	–	–	–	–
		Descontração diferencial	–	–	XX	–	–	–	–	–
		Descontração total	–	–	–	–	–	–	–	–
		Coordenação	–	–	XX	–	–	–	–	XX

XXX – imprescindível; XX – importante; X – secundária; [1] – fundo; [2] – velocidade.

TABELA 14 Testes a serem aplicados durante o treinamento de ciclismo

Qualidades físicas	Teste	Responsável
Velocidade de movimento	Teste de ciclismo com 150 m lançados	Preparador físico
Velocidade de reação	Avaliação do tempo de reação: mensuração do tempo decorrido entre um sinal auditivo e a pressão em um pedal	Psicólogo
Flexibilidade	Flexiteste	Preparador físico
Força dinâmica	Realizado para possibilitar a calibragem da série de musculação. Teste de peso máximo (TPM) de 1 RM	Preparador físico
Resistência anaeróbica e aeróbica	Teste de cicloergometria	Médico
Resistência muscular localizada	Perna, abdominais e lombares	Preparador físico

TABELA 15 Métodos a serem utilizados na preparação física do treinamento de ciclismo

Qualidades físicas		Período preparatório		Período de competição	Período de transição
		Fase básica	Fase específica		
RML		Musculação	–	–	–
Flexibilidade		Método 3S	Musculação	Método 3S	Método passivo
Força explosiva		Método 3S	Musculação	–	–
Resistência aeróbica	Velocidade	Corrida contínua	–	–	–
	Fundo	Corrida contínua	Corrida contínua	Corrida contínua	*Cross promenade* ou natação
Velocidade de movimento	Velocidade	–	*Sprint training*	*Sprint training*	–
Resistência anaeróbica	Velocidade	–	Métodos intervalados	Métodos intervalados	–
	Fundo	–	Métodos intervalados	–	–

TABELA 16 Sugestão de microciclo para treinamento de ciclismo

Fases			seg.	ter.	qua.	qui.	sex.	sáb.	dom.
Fase básica	Atividades	Período manhã	Corrida contínua	Método 3S	Corrida contínua	Musculação	Método 3S	Corrida contínua	–
		Período tarde	Musculação Método 3S	Corrida contínua	Corrida contínua	Método 3S	Corrida contínua	Musculação Método 3S	–
	Intensidade		↗	↗	↗	↙	↗	↗	↙
Fase específica	Atividades	Período manhã	Treino intervalado	[1] Corrida contínua [2] *Sprint training*	Treino intervalado	[1] Corrida contínua [2] *Sprint training*	Treino intervalado	Musculação Método 3S	–
		Período tarde	Preparação técnica	Preparação técnica	Preparação técnica	Preparação técnica	Preparação técnica	Preparação técnica	–
	Intensidade		↗	↗	↙	↗	↗	↙	↙

[1] – fundo; [2] – velocidade.

TABELA 17 Ficha semanal de musculação para treinamento de ciclismo

Atleta:______________________________ Peso corporal:________kg

Exercício	Observações	Demonstrações	Carga máxima em __/__/__	Carga de trabalho	Grupo	Repetições					
						seg.	ter.	qua.	qui.	sex.	sáb.
Supino	Cotovelos aduzidos	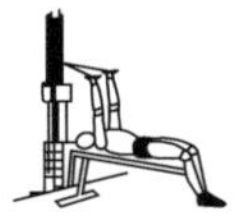									
Abdominal	Parafuso	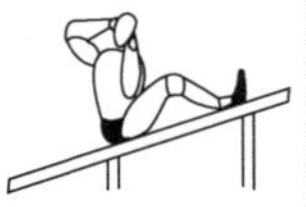									
Extensão de pernas	Pés aduzidos	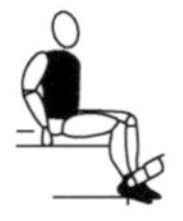									
Puxada de tríceps	Pegada curta Cotovelos aduzidos	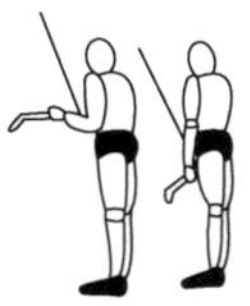									
Dorsal	Hiperextensão total	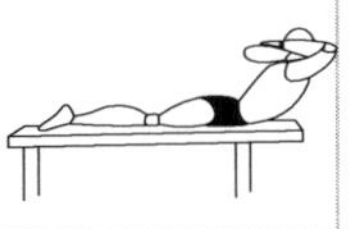									
Impulso de pernas	Pedal baixo	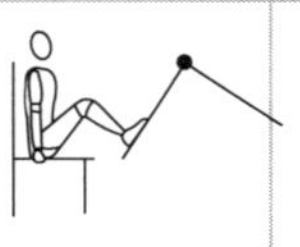									
Rosca de mão	Direta	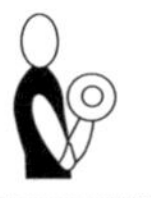									
Inclinação lateral	–	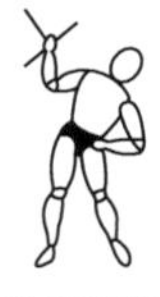									
Extensão de pés	*Leg press*	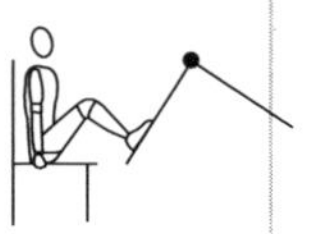									
Extensão de pescoço	Com capacete	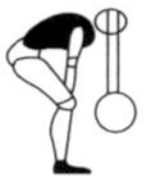									
Flexão de dedos	Tira-prosa	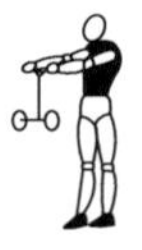									
Agachamento	Pés paralelos	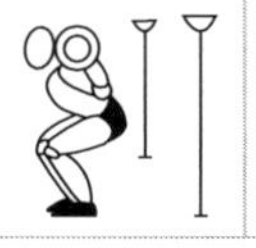									

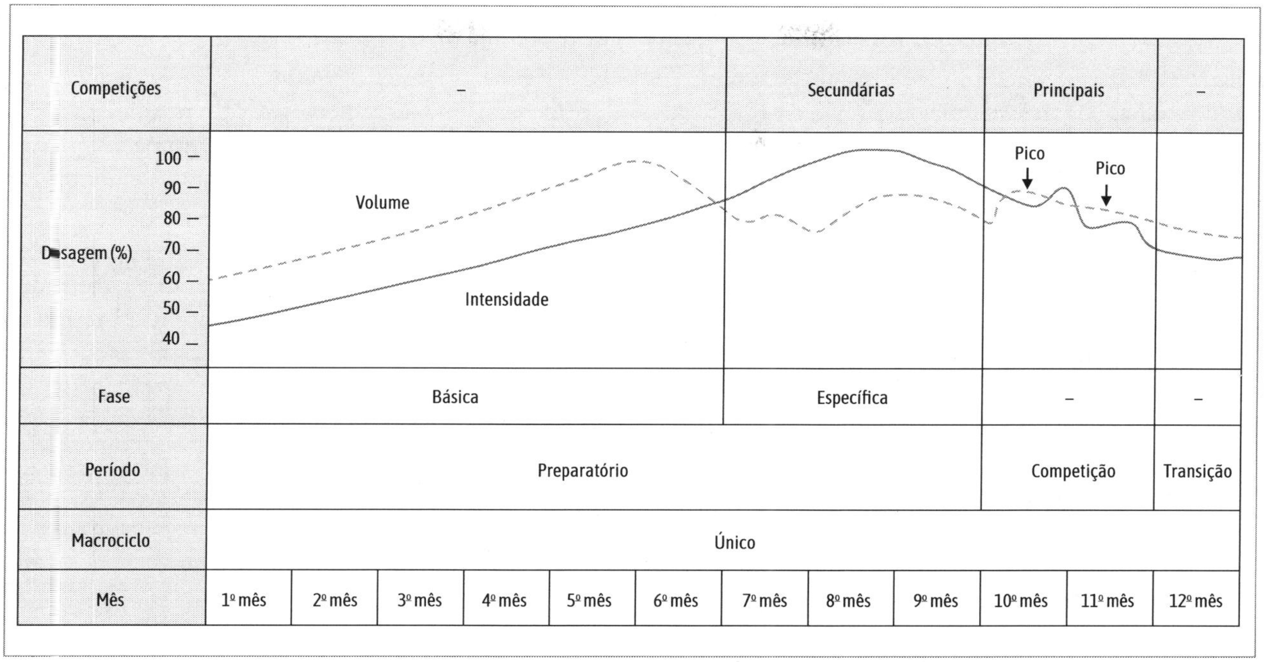

FIGURA 2 Periodização ideal para treinamento de ciclismo.

NATAÇÃO

Na atualidade, o treinamento de força fora d'água é implementado em praticamente todos os regimes de treinamento de alto rendimento para a natação.

É importante um bom equilíbrio entre os estímulos aquáticos e terrestres, para não ir de encontro ao *princípio da especificidade* (Capítulo 3, "Princípios científicos do treinamento desportivo"). Respeitado isto, o treino de contra resistência é especialmente importante para o nadador moderno, sobretudo pela possibilidade de transferência do treinamento de força para o desempenho na natação.

A avaliação sistemática do treinamento e a supervisão constituem ferramentas fundamentais para o aumento da eficiência do nadador, assegurando que os volumes e as intensidades serão os ideais para contemplar as inúmeras provas em que o nadador pode competir. Se o planejamento do treino de força não levar em consideração as etapas e objetivos da periodização (Capítulo 5, "Modelos de periodização"; e Capítulo 6, "Estrutura da periodização do treinamento"), o treino de contra resistência poderá até interferir negativamente no desempenho.

A força propulsiva na natação é realizada principalmente pela musculatura da parte superior do corpo. A literatura comprova que treinamento de força pode afetar positivamente a força propulsiva e a velocidade do nado, tendo a força muscular da região superior do corpo uma correlação com o desempenho de nadadores (CROWLEY et al., 2017; CROWLEY et al., 2018).

Existe um leque abrangente de provas que variam entre 50 metros e 1.500 metros, em quatro tipos de nados (borboleta, costas, peito e livre). Em outubro de 2005, o Comitê Olímpico Internacional (COI) aprovou a inclusão da prova de 10 quilômetros das maratonas aquáticas no programa dos Jogos Olímpicos a partir de Pequim 2008, sendo atualmente uma modalidade que cresce muito e apresenta mais desafios em relação à periodização do treinamento.

As provas de alto rendimento, em geral, têm uma demanda de tempo que poderá ir de ~ 20 segundos a ~ 16 minutos em piscina e ~ 1 hora (cinco quilômetros) a ~ 6 horas em águas abertas (25 quilômetros) (PYNE, SHARP, 2014).

Cabe ressaltar que o desempenho é determinado pela capacidade metabólica, arrasto e eficiência propulsiva que precisam ser levados em consideração no planejamento de treinamento do atleta (HUANG et al., 2010).

Gastin (2001) sugere que a participação do sistema aeróbico é importante mesmo em esforço relativamente curto, tendo pelo menos metade da importância em estímulos entre um e dois minutos. No caso da natação, o cálculo direto do consumo de O_2 é sempre um desafio, em virtude das barreiras físicas e tecnológicas.

Uma estimativa, com base em cálculos em ambiente terrestre, permite inferir que provas de 50 metros são predominantemente anaeróbicas; provas de 100 metros idem, porém com uma participação já importante do sistema aeróbico. O sistema aeróbico predomina nas provas de média distância (200 metros e 400 metros) e longa distância (800 metros e 1.500 metros). Para águas abertas (5 a 25 quilômetros), pela própria característica da prova, fica clara a predominância aeróbica, com um componente importante de resistência.

As características do planejamento do treinamento para natação são apresentadas na Tabela 18.

A natação, como esporte cíclico e de resistência, está muito dependente da herança genética dos nadadores. Trata-se de uma modalidade na qual os ganhos de rendimento estão muito dependentes da economia de nado, da força muscular, da velocidade de deslocamento e de reação, bem como da capacidade do nadador para superar as dificuldades inerentes aos processos físicos e mentais, tanto do treino quanto da competição. Apesar de a resistência assumir um papel preponderante, a força muscular e a potência são fatores primários determinantes do desempenho na natação competitiva, especificamente nas distâncias de *sprint*.

De fato, é da relação estabelecida entre a resistência e as diferentes capacidades motoras que emerge a metodologia de treino a ser aplicada ao longo da carreira esportiva de um nadador.

De acordo com a interpretação de especificidade do treinamento (Capítulo 3, "Princípios científicos do treinamento desportivo"), este pode se dividir em seis categorias:

- *Treinamento de resistência* (*endurance training*): visa a melhorar o metabolismo aeróbico. Este permite aos atletas nadarem mais rápido com menor apoio do metabolismo anaeróbico. Essencial para todas as provas de 100 metros ou mais longas (Tabela 19).
- *Treinamento de velocidade* (*sprint training*): para melhorar o metabolismo anaeróbico e a potência. Necessário para iniciar as provas com rapidez e menor esforço nos 25 metros e 50 metros, bem como para concluí-las com rapidez para a mesma metragem (Tabela 20).
- *Treinamento em ritmo de prova*: este tipo de treinamento pode melhorar a interação entre os processos metabólicos anaeróbicos e aeróbicos, utilizando a energia pelo modo mais econômico durante a prova. Proporciona ambiente motivador, uma vez que os nadadores tentam igualar ou ultrapassar os ritmos das provas atuais.

TABELA 18 Características do treinamento para natação

Esporte	Modalidade	Tipo de periodização	Picos por macrociclo	Característica
Natação	Livre, costas, peito e borboleta	Dupla [1] ou simples [2]	Variável	Único esporte cíclico em que há contato físico com a água

[1]: anaeróbico (50 metros) anaeróbico/aeróbico (100 metros); [2]: aeróbico (200 metros em diante).

TABELA 19 Especificidade do treinamento

Níveis de treinamento de resistência	
Básico	Velocidade mais lenta que o limiar anaeróbico e mais rápida que o limiar aeróbico
Limiar	Próximo ao seu limiar anaeróbico
Sobrecarga	Repetições em sobrecargas nadadas com maior rapidez do que a velocidade do limiar

TABELA 20 Tipos de treinamento de velocidade

Tipos de treinamento de velocidade	
Tolerância ao lactato	Aumentar a capacidade de tamponamento e da resistência muscular anaeróbica
Produção do lactato	Melhorar a velocidade da glicólise anaeróbica
Potência	Aumentar força e potência musculares

- *Treinamento de recuperação.*
- *Treinamento de potência e força.*
- *Treinamento de flexibilidade.*

As características do planejamento do treinamento para natação são apresentadas nas Tabelas 21 a 23.

TABELA 21 Características do planejamento do treinamento de natação

Modalidade	*Crawl*, costas, peito, borboleta
Tipo de periodização	Dupla [1] ou simples [2]
Quantidade de picos por macrociclo	Variável
Características	Único esporte cíclico com contato físico com a água

[1]: anaeróbica (50 metros), anaeróbica/aeróbica (100 metros); [2]: aeróbica (200 metros em diante).

TABELA 22 Dosagem das horas de treinamento da natação

	Período pré-preparatório		
Tipos de preparação	Fase básica	Fase específica	Período de competição
Física	80%	60%	40%
Técnica	20%	30%	40%
Tática	–	10%	20%

TABELA 23 Identificação das qualidades físicas intervenientes no treinamento de natação

				Treináveis						
						Preparação física				
Qualidades físicas			Não treináveis	Preparação psicológica	Preparação técnica	Membros superiores	Membros inferiores	Tronco	Generalizada	Importância
Forma física	Preparação neuromuscular	Flexibilidade	–	–	–	XX	XX	–	X	XX
		Força dinâmica	–	–	–	–	–	–	–	–
		Força estática	–	–	–	–	–	–	–	–
		Força explosiva	–	–	–	XXX	XXX	–	–	XXX
		Resistência muscular localizada	–	–	–	–	–	XX	–	XX
	Preparação cardiopulmonar	Resistência anaeróbica	–	–	–	–	–	–	XXX [1]	–
		Resistência aeróbica	–	–	–	–	–	–	XXX [2]	–
Habilidade motora		Velocidade de movimento	–	–	–	XX	XX	–	–	XX
		Velocidade de reação	–	–	XX	–	–	–	–	XX
		Agilidade	–	–	–	–	–	–	–	–
		Equilíbrio estático	–	–	–	–	–	–	–	–

(continua)

TABELA 23 Identificação das qualidades físicas intervenientes no treinamento de natação *(continuação)*

Qualidades físicas		Não treináveis	Treináveis						Importância
			Preparação psicológica	Preparação técnica	Preparação física				
					Membros superiores	Membros inferiores	Tronco	Generalizada	
Habilidade motora (continuação)	Equilíbrio dinâmico	–	–	XX	–	–	–	–	XX
	Equilíbrio recuperado	–	–	–	–	–	–	–	–
	Descontração diferencial	–	–	XX	–	–	–	–	XX
	Descontração total	–	–	–	–	–	–	–	–
	Coordenação	–	–	XX	–	–	–	–	XX

XXX: imprescindível; XX: importante; X: secundária; [1]: anaeróbica (50 metros), anaeróbica/aeróbica (100 metros); [2]: aeróbica (200 metros em diante).

Planejamento dos programas anuais de treinamento

Para o planejamento dos programas anuais de treinamento de natação, deve-se seguir as Tabelas 24 a 34 e Figuras 3 e 4.

TABELA 24 Objetivos principais na preparação física

Fases e períodos	Objetivos
Fase básica	Adquirir força dinâmica em máquinas isocinéticas Obter os níveis iniciais de resistência aeróbica, flexibilidade e RML
Fase específica	Obter força explosiva, que será, paulatinamente, transformada no tipo especial de força explosiva necessária à natação, em razão da componente isocinética Obter condicionamento anaeróbico
Período de competição	Aperfeiçoar as qualidades físicas necessárias ao pico
Período de transição	Manter os níveis mínimos de resistência aeróbica, flexibilidade e força Para possibilitar mudança de ambiente, convém afastar o nadador da piscina durante este período

TABELA 25 Testes a serem aplicados durante o treinamento de natação

Qualidades físicas	Teste	Responsável
Flexibilidade	Testes angulares e adimensionais	Preparador físico
Força dinâmica	Realizado para possibilitar a calibragem da série de musculação; Teste de peso máximo de 1 RM	Preparador físico
Resistência anaeróbica [1]	Tempo consumido para percorrer a distância escolhida	Preparador físico
Resistência aeróbica [2]	Tempo consumido para percorrer a distância escolhida	Preparador físico
Velocidade de movimento	Teste de cumprimento e frequência de braçadas	Preparador físico
Velocidade de reação	Teste de tempo de reação	Preparador físico

[1]: anaeróbica (50 metros), anaeróbica/aeróbica (100 metros); [2]: aeróbica (200 metros em diante).

TABELA 26 Métodos a serem utilizados na preparação física do treinamento de natação

Qualidades físicas	Período preparatório		Período de competição	Período de transição
	Fase básica	Fase específica		
Força dinâmica	Musculação	–	–	–
Força explosiva	–	*Power training* ou *circuit training*	–	–
Resistência anaeróbica [1]	Circuito	Métodos intervalados ou circuito	Métodos intervalados	–
Resistência aeróbica [2]	Corrida contínua (natação)*	Método contínuo (natação)*	Método contínuo (natação)*	*Cross-country*
Flexibilidade	Método 3S	Método 3S	Alongamento	Insistência passiva
Resistência Muscular localizada	Musculação	Circuito	–	Calistenia

[1]: anaeróbica (50 metros) anaeróbica/aeróbica (100 metros); [2]: aeróbica (200 metros em diante).

* Embora o método tenha o nome corrida contínua, o atleta o executará nadando.

TABELA 27 Ficha semanal de musculação para treinamento de nado livre

Exercício	Observações	Demonstrações	Carga máxima em __/__/__	Carga de trabalho	Grupo	Repetições					
						seg.	ter.	qua.	qui.	sex.	sáb.
Flexão de pernas	Pé em leve inversão	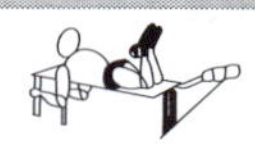									
Dorsal	Hiperextensão	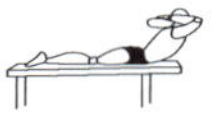									
Remada em pé	Cotovelos abduzidos	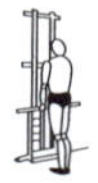									
Pulley baixo	Batida de pernas	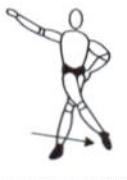									
Impulso por cima	*Pulley* baixo	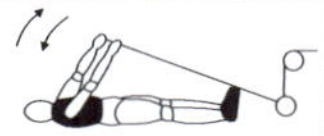									
Extensão de pernas	Pés em inversão	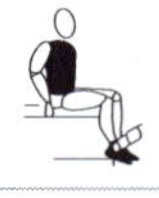									
Puxada de tríceps	*Pulley* alto	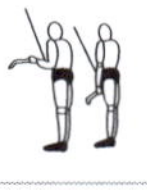									
Abdominal	Parafuso	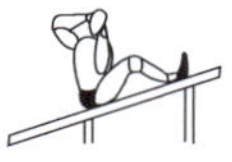									
Pull over	–	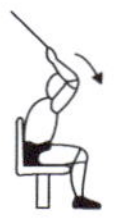									
Impulso de pernas	Pedal baixo	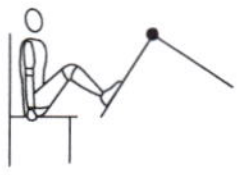									
Mergulho	Paralela baixa	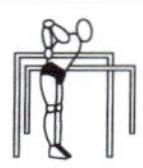									

TABELA 28 Sugestão de microciclo para treinamento de provas de 50 metros a 200 metros de natação

Fases			seg.	ter.	qua.	qui.	sex.	sáb.	dom.
Fase básica	Atividades	Período manhã	Preparação técnica	Musculação	Preparação técnica	Musculação	Preparação técnica	Musculação	–
		Período tarde	Corrida contínua rápida	Circuito Método 3S	Corrida contínua rápida	Circuito Método 3S	Corrida contínua rápida	Circuito Método 3S	–
	Intensidade		↗	↗	↗	↘	↗	↗	–
Fase específica	Atividades	Período manhã	Circuito Método 3S	Métodos intervalados	Circuito Método 3S	Métodos intervalados	Circuito Método 3S	Métodos intervalados	Competição Preparação tática
		Período tarde	Preparação técnica	Preparação técnica	Preparação técnica	Preparação técnica	Preparação técnica	–	–
	Intensidade		→	↗	↗	↗	↗	↘	↗

TABELA 29 Sugestão de microciclo para treinamento de provas de 400 metros a 1.500 metros de natação

Fases			seg.	ter.	qua.	qui.	sex.	sáb.	dom.
Fase básica	Atividades	Período manhã	Corrida contínua lenta	Preparação técnica	Corrida contínua lenta	Preparação técnica	Corrida contínua lenta	Preparação técnica	–
		Período tarde	Circuito	Corrida contínua lenta	Circuito	Corrida contínua lenta	Circuito	Corrida contínua lenta	–
	Intensidade		→	↗	↗	↘	↗	↗	↘
Fase específica	Atividades	Período manhã	Corrida contínua lenta	Circuito Método 3S	Corrida contínua lenta	Circuito Método 3S	Corrida contínua lenta	Circuito Método 3S	Competição Preparação tática
		Período tarde	Preparação técnica	Preparação técnica	Preparação técnica	Preparação técnica	Preparação técnica	–	–
	Intensidade		↗	↗	↘	↗	↗	↘	↗

TABELA 30 Ficha semanal de musculação para treinamento de nado de peito

Exercício	Observações	Demonstrações	Carga máxima em __/__/__	Carga de trabalho	Grupo	Repetições					
						seg.	ter.	qua.	qui.	sex.	sáb.
Desenvolvimento pela frente	Cotovelos abduzidos	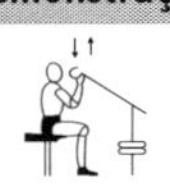									
Abdominal	Reto	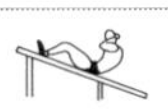									
Impulso de pernas	Pedal baixo	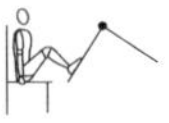									
Crucifixo 45°	*Pulley duplex*	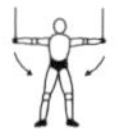									
Dorsal	Hiperextensão	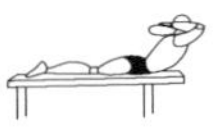									
Extensão de pernas	Pés em eversão	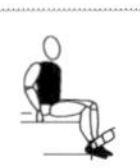									

(continua)

TABELA 30 Ficha semanal de musculação para treinamento de nado de peito *(continuação)*

Exercício	Observações	Demonstrações	Carga máxima em __/__/__	Carga de trabalho	Grupo	Repetições seg.	ter.	qua.	qui.	sex.	sáb.
Rosca tríceps	*Pulley* alto	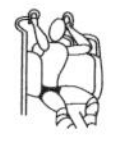									
Adução de pernas	Mesa de adução	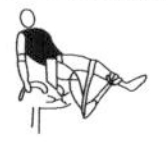									
Puxada	Pela frente	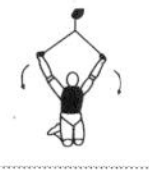									
Rosca de pernas	Pés em aversão	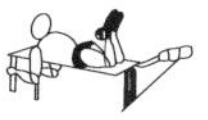									
Rosca bíceps	Inversa	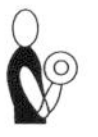									
Flexão de pescoço	–	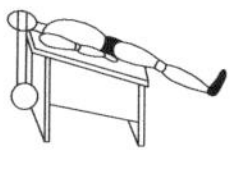									

TABELA 31 Ficha semanal de musculação para treinamento de nado borboleta

Exercício	Observações	Demonstrações	Carga máxima em __/__/__	Carga de trabalho	Grupo	Repetições seg.	ter.	qua.	qui.	sex.	sáb.
Dorsal	Hiperextensão	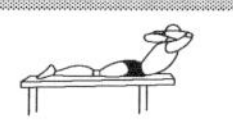									
Remada curvada	Cotovelos abduzidos	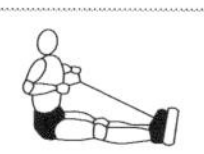									
Extensão de pernas	Pés paralelos	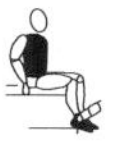									
Abdominal	Reto	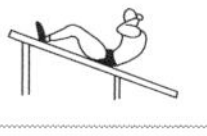									
Puxada de tríceps	*Pulley* alto	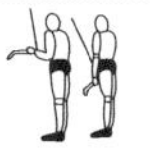									
Rosca de pernas	Pés paralelos	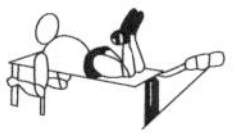									
Impulso por cima	Cotovelos aduzidos	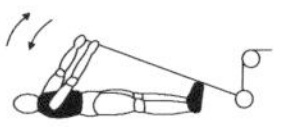									
Abdução de pernas	Mesa abdutora	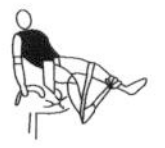									
Puxada curvada	*Pulley duplex*	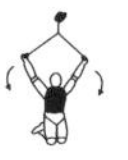									
Voador	Peitoral	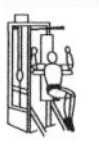									
Flexão de pernas	Pés paralelos	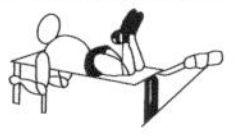									
Glúteos	Mesa de glúteos	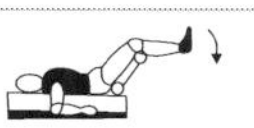									

TABELA 32 Ficha semanal de musculação para treinamento de nado de costas

Exercício	Observações	Demonstrações	Carga máxima em __/__/__	Carga de trabalho	Grupo	Repetições					
						seg.	ter.	qua.	qui.	sex.	sáb.
Impulso por cima	Cotovelos aduzidos	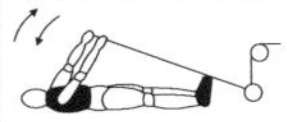									
Dorsal	Hiperextensão	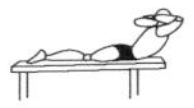									
Extensão de pernas	Pés paralelos	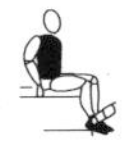									
Remada em pé	Cotovelos abduzidos	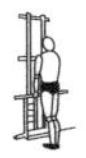									
Puxada lateral	Um lado de cada vez	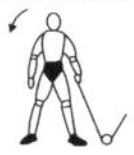									
Voador	Dorsal	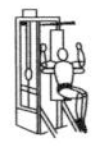									
Rosca de pernas	Pés paralelos	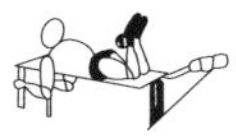									
Inclinação lateral	–	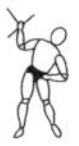									
Puxada	Mãos pronadas	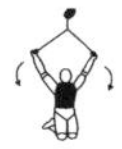									
Abdução de pernas	Mesa abdutora	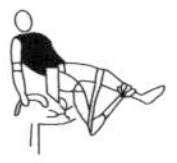									
Dorsal	Batidas de pernas	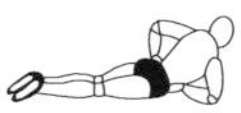									
Abdominal	Parafuso	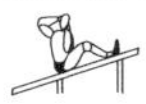									

TABELA 33 Ficha de controle de *circuit training* para treinamento de natação

Oficina	Complemento	Exercício	Intensidade	Microciclo..................		Microciclo..................		Microciclo..................	
				Carga máxima	Dosagem	Carga máxima	Dosagem	Carga máxima	Dosagem
1	Raia	Tiro 50 m	Forte						
2	Borda	Batida de perna	Média						
3	Raia (ida)	Arrasto de balde	Forte						
4	Raia (volta)	Pernas paradas Mãos com planilha	Média						
5	Escada	Tiros de 10 m esticando o elástico cirúrgico	Forte						
6	Prancha	Batida de pernas	Média						
7	Raia	50 m lentos	Fraca						
8	Transverso	Nado submerso 25 m	Média						

(continua)

TABELA 33 Ficha de controle de *circuit training* para treinamento de natação (*continuação*)

Oficina	Complemento	Exercício	Intensidade	Microciclo..........		Microciclo..........		Microciclo..........	
				Carga máxima	Dosagem	Carga máxima	Dosagem	Carga máxima	Dosagem
9									
10									
11									
Tempo inicial									
Tempo objetivo									

TABELA 34 Exercícios de *power training* por Raoul Mollet, para treinamento de natação

Número de ordem	Oficina (aparelho)	Exercício	Demonstrações
1	Barra e anilhas	Arranco	
2	*Medicine ball*	Hiperextensão	
3	Tatame	Batida de braços e pernas	
4	Barra e anilhas	Remada	
5	Tatame	Salto peixe	
6	Barra curta	Crucifixo	
7	Prancha	Abdominal parafuso	
8	Plinto	Dorsal	
9	Plinto	Salto com reversão	
10	*Medicine ball*	Impulso de pernas	
11	Barra e anilhas	Puxada por cima	
12	Plinto	Batida de pernas	
13	Barra e anilhas	Agachamento	
14	Tatame	Salto mortal	
15	*Pulley*	Adução de pernas	
16	*Pulley*	Puxada	

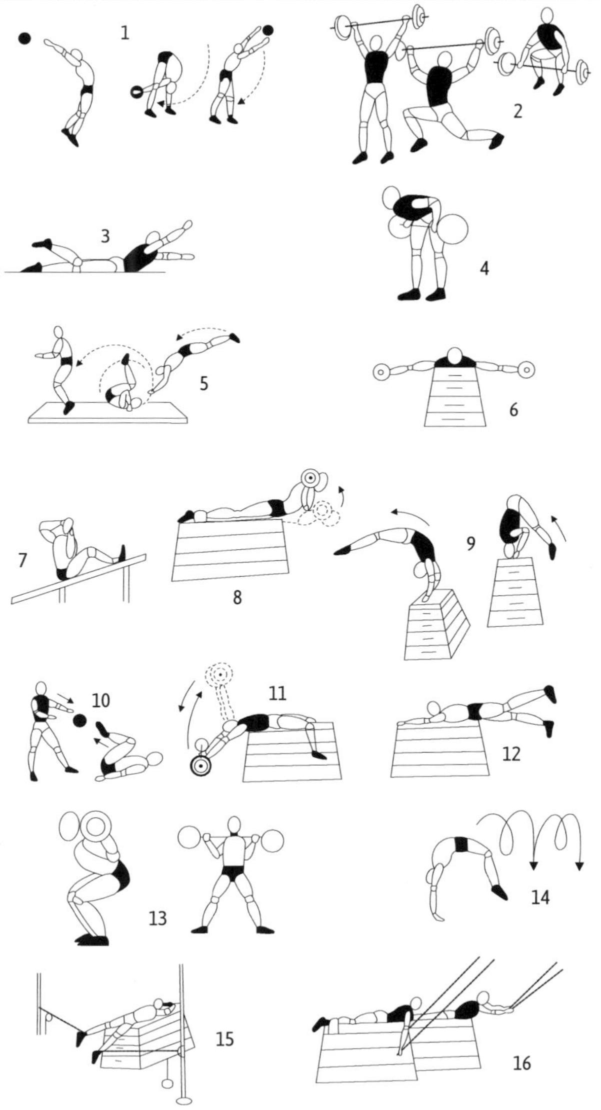

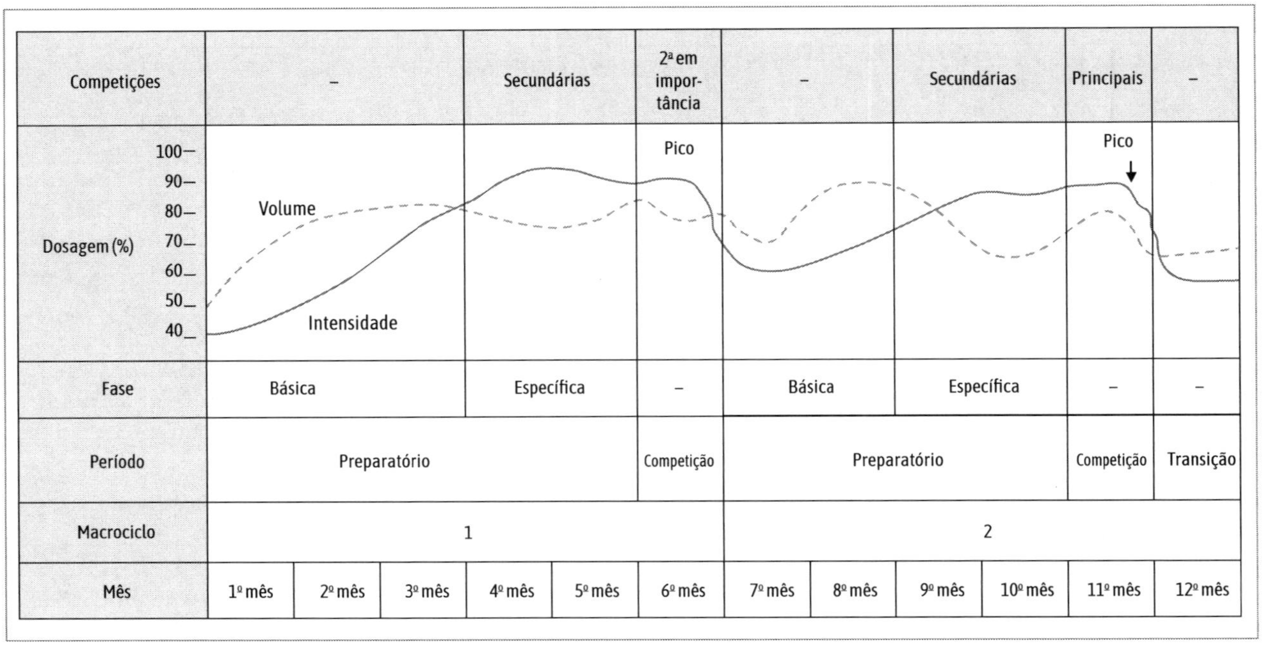

FIGURA 3 Periodização ideal para o treinamento de provas de 50 metros a 200 metros de natação.

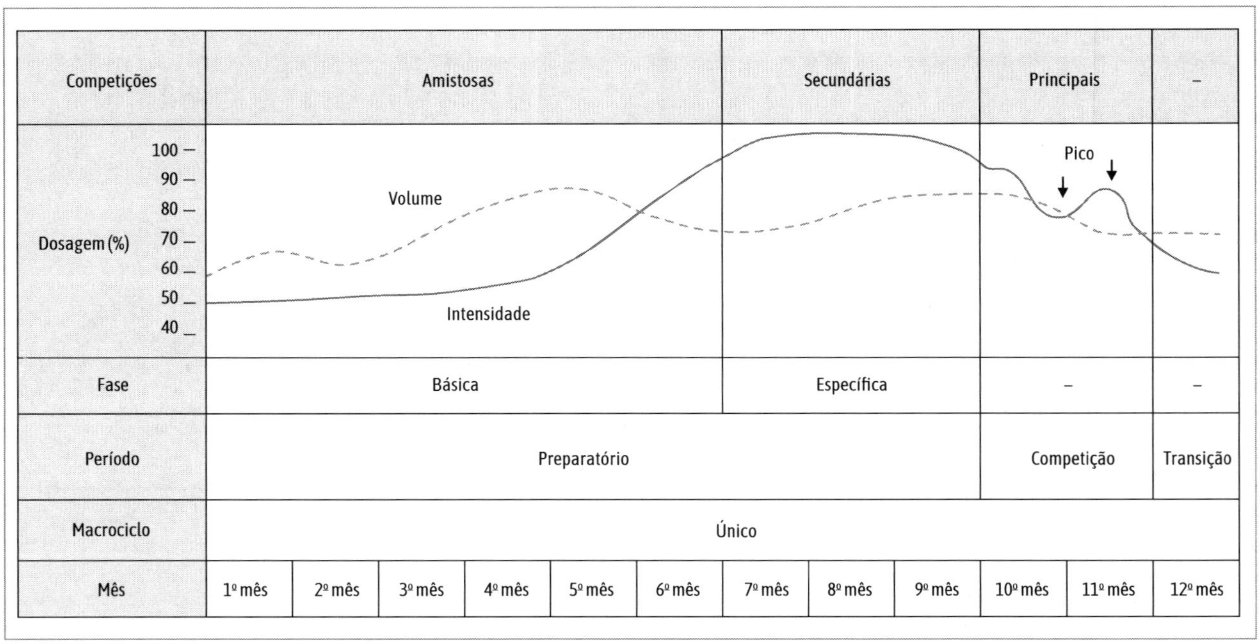

FIGURA 4 Periodização ideal para treinamento de provas de 400 metros a 1.500 metros de natação.

REMO

Histórico

No século XVIII, marinheiros muito habilidosos faziam transporte de pessoas na travessia do rio Tâmisa. Não tardou a surgir o espírito competitivo, que mais tarde foi seguido por amadores. Em 1790, os estudantes de Oxford tomaram gosto pelo esporte, e Cambridge começou mais tarde, pois o rio Cam era menos favorável que o Tâmisa. Em 1829, as duas universidades se enfrentaram pela primeira vez, iniciando uma rivalidade que persiste até hoje. Nos Estados Unidos, o remo também começou a ficar conhecido por competições entre marinheiros, com a primeira regata sendo disputada no rio Hudson, em 1811. A regata entre Yale e Harvard é a mais antiga entre as universidades (HOUAISS, 1976).

No século XIX, o Rio de Janeiro era de grande importância para o comércio nacional da época, já que era sede do governo e principal porto de entrada do país. Pelo Rio de Janeiro, chegavam as novidades da Europa, assim como práticas culturais, entre elas o remo. As elites apoiavam o esporte e marcavam presença nas regatas, pretendendo recriar um mundo europeu no Brasil. O desenvolvimento do remo estava associado ao progresso da nação, sendo este um dos principais motivos ao incentivo desse esporte. Nessa época, as classes populares participavam dos eventos esportivos torcendo e fazendo apostas (MELO, 2001).

Modalidades e características da prova

Os barcos podem ser de um, dois, quatro ou oito remadores, em duas modalidades diferentes: palamenta dupla, na qual o remador utiliza dois remos (um em cada mão) e palamenta simples, na qual o remador usa as duas mãos para segurar o remo (FRACCAROLI, 1981).

Sistemas energéticos

Duração da prova: 5 minutos e 30 segundos a 7 minutos e 30 segundos.

TABELA 35 Sistemas energéticos na prova de remo olímpico

Sistemas Energéticos	Aeróbico	Anaeróbico
Pripstein et al., 1999	88%	12%
Russel et al., 1998	84%	16%
Hagerman et al., 1978	70%	30%
Mickelson e Hagerman, 1982	72%	28%

Características fisiológicas do remador

VO_2 alcançado: 6,7 L O_2/min a 7,0 L O_2/min em homens; 5,9 L O_2/min em homens peso leve; 5,3 L O_2/min em mulheres; e 4,9 L O_2/min em mulheres peso leve, havendo um aumento em torno de 200 mL por década (SECHER, VOLIANITIS, 2007).

Categorias por idade

- *Sub-19*: atletas podem competir em eventos de remo Sub-19 até 31 de dezembro do ano em que completam 18 anos (antiga categoria Junior).
- *Sub-23*: atletas podem competir em eventos de remo sub-23 anos até 31 de dezembro do ano em que completam 22 anos.
- *Sênior*: os eventos de remo sênior estão abertos a remadores de todas as idades.
- *Master*: a idade de um remador em um evento de remo master deve ser a atingida durante o ano do evento. Os eventos devem ser realizados nas seguintes categorias de idade da equipe:
  - A. idade mínima: 27 anos;
  - B. idade média: 36 anos ou mais;
  - C. idade média: 43 anos ou mais;
  - D. idade média: 50 anos ou mais;
  - E. idade média: 55 anos ou mais;
  - F. idade média: 60 anos ou mais;
  - G. idade média: 65 anos ou mais;
  - H. idade média: 70 anos ou mais;
  - I. idade média: 75 anos ou mais;
  - J. idade média: 80 anos ou mais;
  - K. idade média: 83 anos ou mais;
  - L. média idade: 86 anos ou mais;
  - M. idade média: 89 anos ou mais

(*World Rowing Rules of Racing*, Apêndix R16, 2021).

Categoria peso leve

Um remador pode competir em eventos de remo na categoria peso leve se ele atender aos seguintes critérios:

- uma equipe masculina de remadores peso leve (excluindo o timoneiro) deve ter um peso médio não superior a 70 kg;
- nenhum remador masculino peso leve, remando barco individual, deve pesar mais de 72,5 kg;
- a equipe feminina de remadoras peso leve (excluindo o timoneiro) deve ter um peso médio não superior a 57 kg;
- nenhuma remadora feminina peso leve, remando barco individual, deve pesar mais de 59 kg ; e
- o peso mínimo para um timoneiro, vestindo o uniforme de competição, é de 55 kg.

(*World Rowing Rules of Racing*, 2021).

Categorias adicionais

Além das categorias por idade, a World Rowing reconhece a subcategoria *peso leve* tanto para o *sênior* quanto para o *sub-23*, assim como a categoria *para-remo sênior* (*World Rowing Rules of Racing*, 2021).

TABELA 36 Siglas das categorias do remo olímpico

Categoria	Sigla internacional	Significado
Masculino	M	*Men*
Feminino	W	*Women*
Peso leve masculino	LM	*Light men*
Peso leve feminino	LW	*Light women*
Sub-23 masculino	BM	*Senior B men*
Sub-23 feminino	BW	*Senior B women*
Sub-23 peso leve masculino	BLM	*Senior B light men*
Sub-23 peso leve feminino	BLW	*Senior B light women*
Sub-19 masculino	JM	*Junior men*
Sub-19 feminino	JW	*Junior women*

Fonte: *World Rowing Rules of Racing*, World Rowing, 2021.

TABELA 37 Barcos de palamenta simples

	Barco	Sigla	Número de remadores	Comprimento médio (M)	Peso mínimo (kg)	Disputa Campeonato Mundial	Disputa Jogos Olímpicos
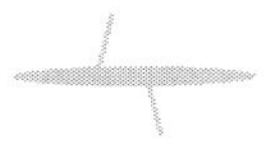	Dois sem timoneiro	2-	1	10,4	27	W2-, M2-, LM2-	W2-, M2-
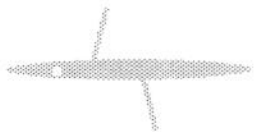	Dois com timoneiro	2+	2	10,4	32	M2+	Não
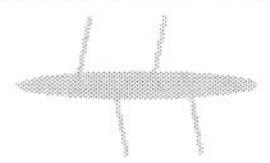	Quatro sem timoneiro	4-	4	13,4	50	W4-, M4-, W4-	M4-, W4-
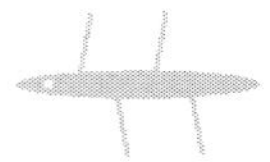	Quatro com timoneiro (*)	4+	4	13,7	51	Não	Não
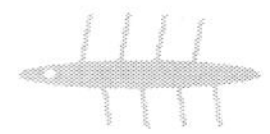	Oito com timoneiro	8+	8	19,9	96	W8+, M8+, LM8+	W8+, M8+

(*) Atualmente este barco está no programa do Campeonato Mundial e Paralimpíadas na categoria PR3 do para-remo.
Fonte: https://worldrowing.com/events/rowing-and-para-rowing/.

TABELA 38 Barcos de palamenta dupla

	Barco	Sigla	Número de remadores	Comprimento médio (M)	Peso mínimo (kg)	Disputa Campeonato Mundial	Disputa Jogos Olímpicos
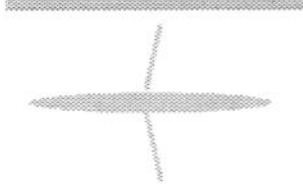	*Single scull*	1x	1	8,2	14	W1x, M1x, LW1x, LM1x	W1x, M1x
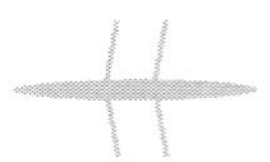	*Double scull*	2x	2	10,4	27	W2x, M2x, LW2x, LM2x	W2x, M2x, LW2x, LM2x
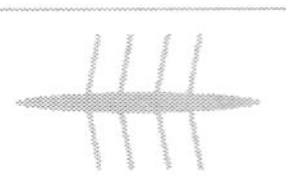	*Quadruple scull* (*)	4x	4	13,4	52	W4x, M4x, LW4x, LM4x	W4x, M4x

(*) No Brasil, esse barco é conhecido como *four skiff*. Isso pode gerar confusão, pois internacionalmente o nome dado ao barco quatro sem timoneiro é *four*.
Fonte: https://worldrowing.com/events/rowing-and-para-rowing/.

Recordes mundiais

TABELA 39 Recordes mundiais do gênero masculino

Barco	Tempo	País	Evento
Single scull	06:30.740	Nova Zelândia	2017 World Rowing Cup II
Single scull peso leve	06:41.030 30	Alemanha	2018 World Rowing Championships
Double scull	05:59.720	Croácia	2014 World Rowing Championships
Double scull peso leve	06:05.360	África do Sul	2014 World Rowing Championships
Quadruple scull (*four-skiff* no Brasil)	05:32.260	Ucrania	2014 World Rowing Championships
Quadruple scull peso leve (*four-skiff* no Brasil)	05:42.750	Grecia	2014 World Rowing Championships
Dois sem timoneiro	06:08.500	Nova Zelândia	2012 Olympic Games
Dois sem timoneiro peso leve	06:22.910	Suíça	2014 World Rowing Championships
Dois com timoneiro*	06:33.260	Nova Zelândia	2014 World Rowing Championships
Quatro sem timoneiro	05:37.860	Grã Bretanha	2012 World Rowing Cup II
Quatro sem timoneiro peso leve*	05:43.160	Dinamarca	2014 World Rowing Championships
Quatro com timoneiro**	05:58.960	Alemanha	1991 World Rowing Championships
Oito com timoneiro	05:18.680	Alemanha	2017 World Rowing Cup II
Oito com timoneiro peso leve***	05:30.240	Alemanha	1992 World Rowing Championships

(*) Saiu do programa do Campeonato Mundial em 2017; (**) Saiu do programa do Campeonato Mundial em 2007; (***) Saiu do programa do Campeonato Mundial em 2015

Fonte: https://worldrowing.com/athletes/best-times/

TABELA 40 Recordes mundiais do gênero feminino

Barco	Tempo	País	Evento
Single scull	07:07.710	Bulgária	2002 World Rowing Championships
Single scull peso leve	07:24.460	Nova Zelândia	2015 World Rowing Cup II
Double scull	06:37.310	Austrália	2014 World Rowing Championships
Double scull peso leve	06:47.690	Holanda	2016 World Rowing Cup III
Quadruple *scull* (*four-skiff* no Brasil)	06:06.840	Alemanha	2014 World Rowing Championships
Quadruple *scull* peso leve (*four-skiff* no Brasil)	06:15.950	Holanda	2014 World Rowing Championships
Dois sem timoneiro	06:49.080	Nova Zelândia	2017 World Rowing Cup II
Dois sem timoneiro peso leve	07:18.320	Austrália	1997 World Rowing Championships
Quatro sem timoneiro	06:14.360	Nova Zelândia	2014 World Rowing Championships
Oito com timoneiro	05:54.160	Estados Unidos	2013 World Rowing Cup III

Fonte: https://worldrowing.com/athletes/best-times/.

Planejamento do treinamento

TABELA 41 Característica do planejamento do treinamento de remo

Esporte	Modalidade	Tipo de Periodização	Quantidades de picos	Características
Remo	–	Simples ou duplo	um ou dois	Movimentos cíclicos cujos motores principais são os músculos dos membros inferiores (KLESHNEV, 2016)

TABELA 42 Objetivos principais na preparação física

Fases e períodos	Objetivos
Fase básica	Treinamento físico geral
Fase específica	Treinamento físico específico e aperfeiçoar habilidades específicas do Remo
Período competitivo	Aperfeiçoar as habilidades específicas e manter os ganhos fisiológicos de desempenho
Período de transição	Recuperar/regenerar o atleta, além de prepará-lo para o plano anual seguinte

TABELA 43 Testes a serem aplicados durante o treinamento de remo

Teste	Qualidade física	Responsável
Remoergômetro 100 m máximo Fonte: Rice, 2009	Potência anaeróbica aláctica	Técnico e preparador físico
Remoergômetro 500 m máximo Fonte: Rice, 2009	Potência anaeróbica láctica	Técnico e preparador físico
Remoergômetro 2000 m máximo Fonte: Rice, 2009	Potência aeróbica	Técnico e preparador físico
Remoergômetro 30 min voga 20 (*) máximo Fonte: Rice, 2009	Capacidade aeróbica	Técnico e preparador físico
Remoergômetro *step test* Fonte: Rice, 2008	Capacidade aeróbica, capacidade anaeróbica	Técnico e preparador físico
Força agachamento 1 RM, 3 RM, 6 RM Fonte: Australian Institute of Sports, 2007	Capacidade de força dinâmica máxima	Preparador físico
Força remada deitada 1 RM, 3 RM, 6 RM Fonte: Australian Institute of Sports, 2007	Capacidade de força dinâmica máxima	Preparador físico
Sentar e alcançar Fonte: Wells, 1952	Flexibilidade	Preparador físico
Salto vertical Fonte: Australian Institute of Sports, 2007	Capacidade de força potência	Preparador físico

(*) voga: cadência em remadas por minuto.

TABELA 44 Periodização das habilidades predominantes no remo

<table>
<tr><th></th><th colspan="3">Preparatório</th><th colspan="4">Competitivo</th></tr>
<tr><th></th><th>Preparação geral</th><th colspan="2">Preparação específica</th><th colspan="2">Pré-competitivo</th><th>Competitivo</th><th>Transição</th></tr>
<tr><td>Força</td><td>adaptação anatômica</td><td>força máxima</td><td colspan="2">conversão para força de resistência</td><td>manutenção</td><td>competição</td><td>recuperação</td></tr>
<tr><td>Resistência</td><td>resistência aeróbica</td><td colspan="2">desenvolvimento de resistência específica</td><td colspan="2">endurance específica</td><td></td><td>resistência aeróbica</td></tr>
</table>

Fonte: adaptada de Bompa, 2002.

TABELA 45 Séries e repetições do programa de treinamento contra resistência

	Força máxima	Potência	Hipertrofia	*Circuit training*	Resistência
Séries	3-4	4-6	4-6	3-6	1-6
Repetições	2-6	6-10	10-15	20-30	30-50
% da força máxima	90-100	60-70	75-85	40-50	30-40
Velocidade de execução	lenta	dinâmica (rápida)	dinâmica (rápida) para lenta no decorrer das séries	dinâmica (moderada/rápida)	dinâmica (moderada/rápida)
Sessões por semana	2-4	2-3	2-3	2-3	2-3

Fonte: adaptada de Thompson, 2005.

TABELA 46 Sugestão de exercícios para programas de treinamento contra resistência: hipertrofia de membros superiores

Programa de hipertrofia de membros superiores	
Exercício	**Demonstrações**
Puxada no *pulley* pegada pronada	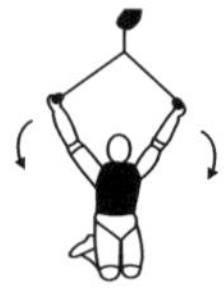
Supino reto	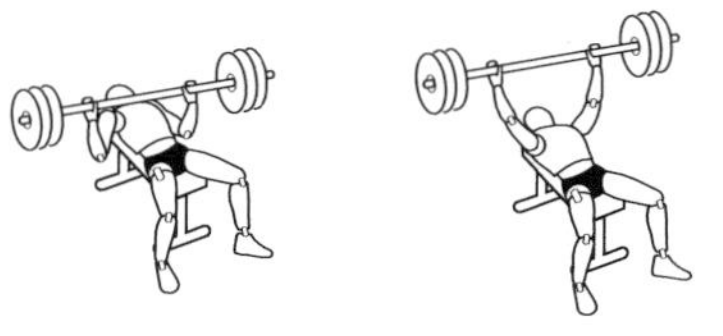
Barra pronada	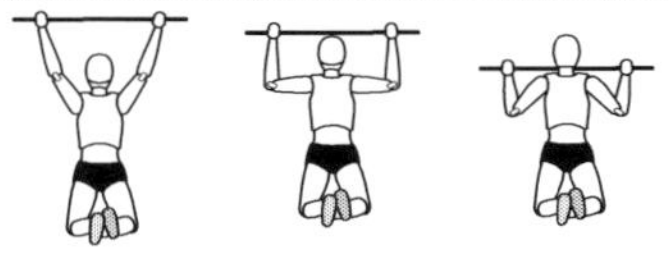
Remada deitada	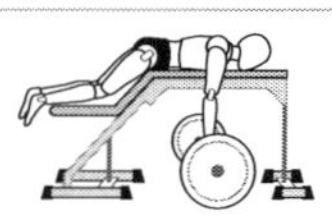
Paralela	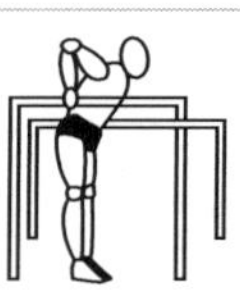
Remada sentado	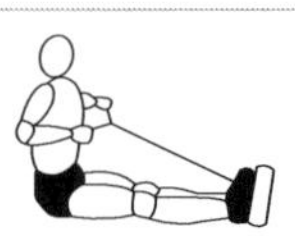
Abdominal	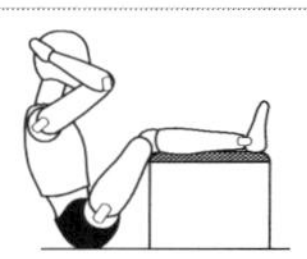

TABELA 47 Sugestão de exercícios para programas de treinamento contra resistência: hipertrofia de membros inferiores

Programa de hipertrofia de membros inferiores	
Exercício	**Demonstrações**
Power clean	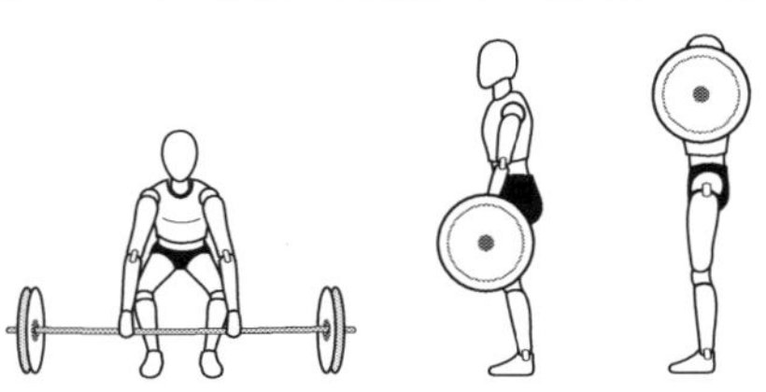
Agachamento com barra nas costas	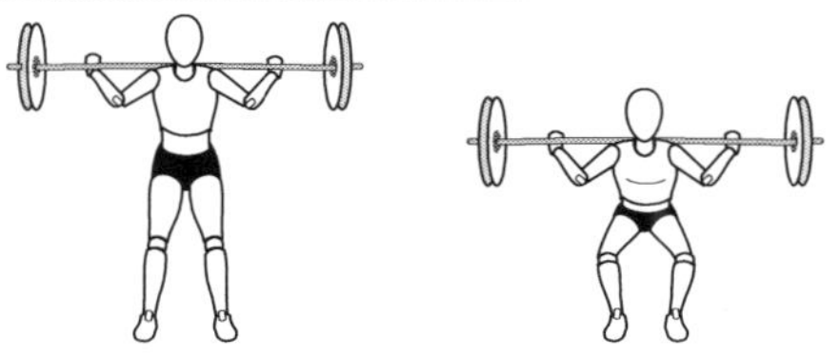

(continua)

TABELA 47 Sugestão de exercícios para programas de treinamento contra resistência: hipertrofia de membros inferiores *(continuação)*

Programa de hipertrofia de membros inferiores	
Exercício	**Demonstrações**
Cadeira extensora	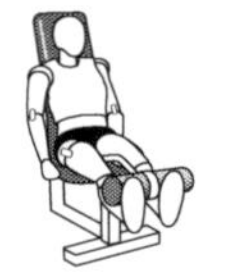
Arranque	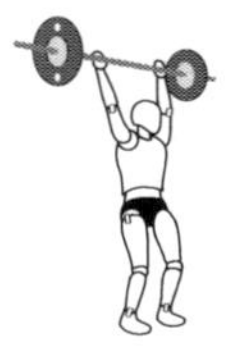
Cadeira flexora	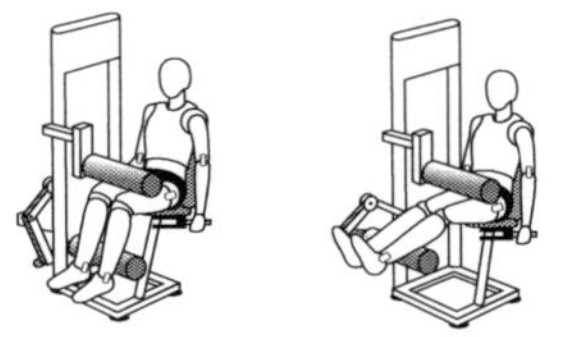
Agachamento com barra nos ombros	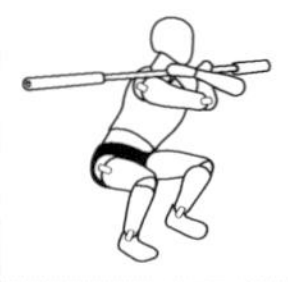

TABELA 48 Sugestão de exercícios para programas de treinamento contra resistência: força potência

Programa de força potência	
Exercício	**Demonstrações**
Power clean	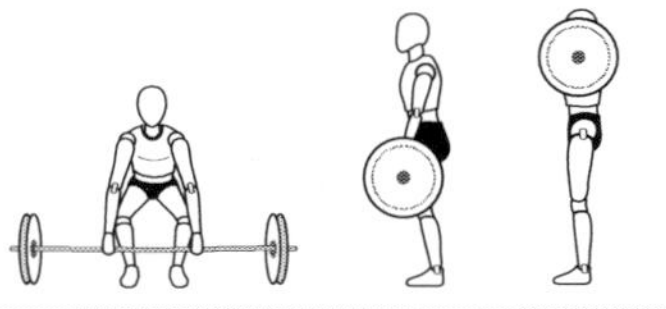
Supino reto	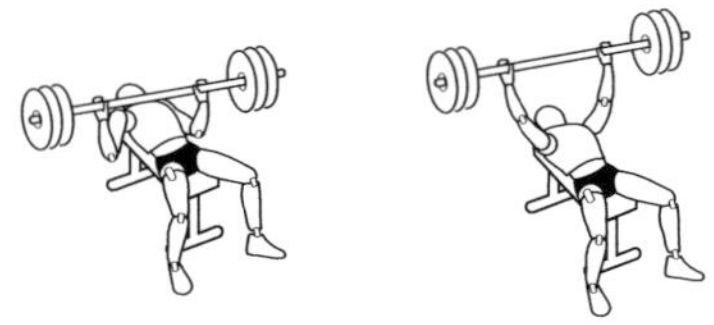
Agachamento com barra nas costas	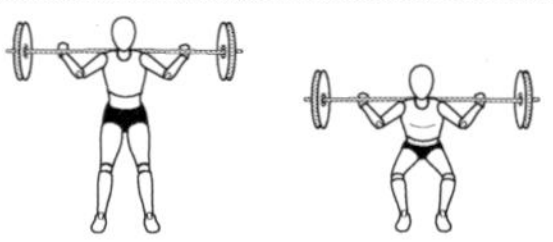
Remada deitada	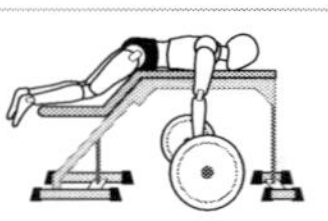

(continua)

TABELA 48 Sugestão de exercícios para programas de treinamento contra resistência: força potência *(continuação)*

Programa de força potência	
Exercício	**Demonstrações**
Puxada no *pulley* pegada pronada	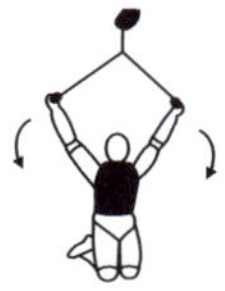
3 way back exercise	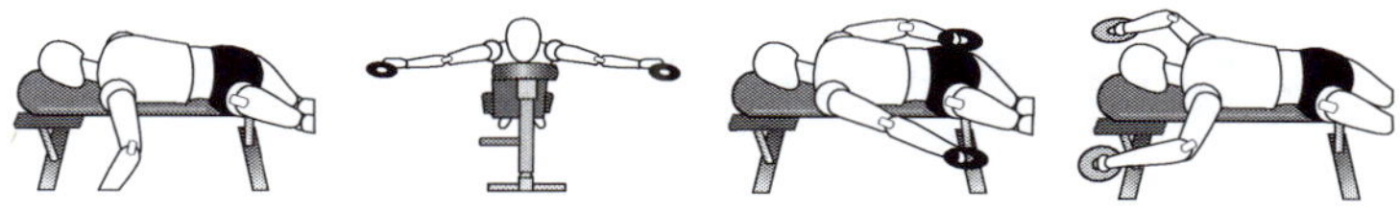
Arranque	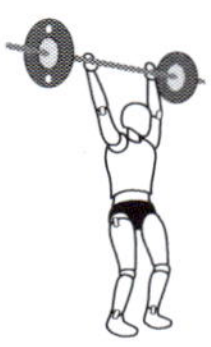
Paralela	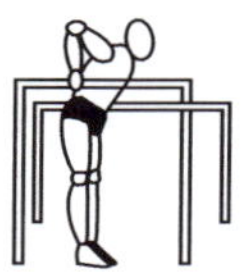
Extensão de tronco	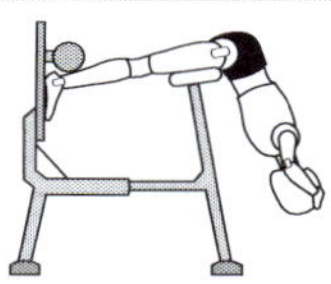
Abdominal	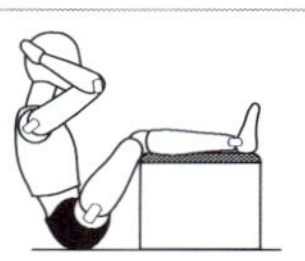

TABELA 49 Sugestão de exercícios para programas de treinamento contra resistência: força máxima

Programa de força máxima	
Exercício	**Demonstrações**
Power clean	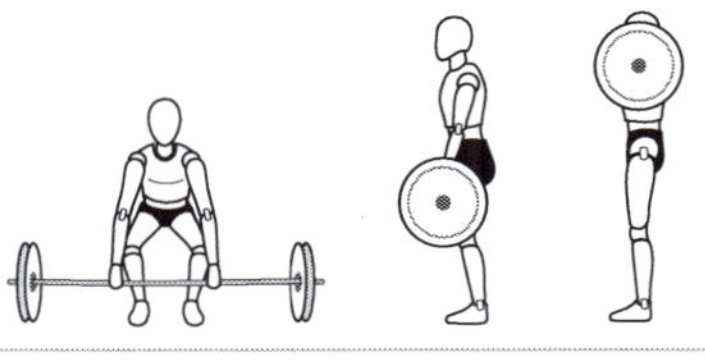
Supino reto	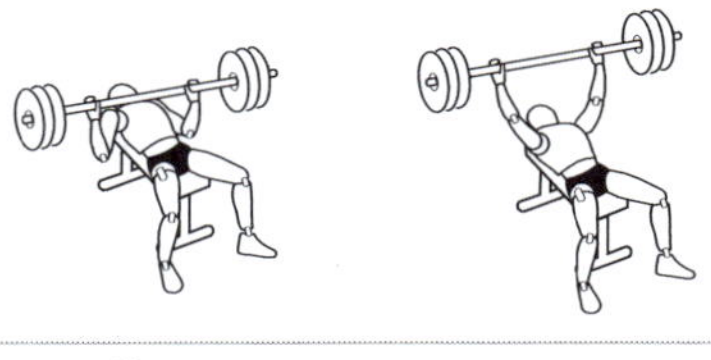
Agachamento com barra nas costas	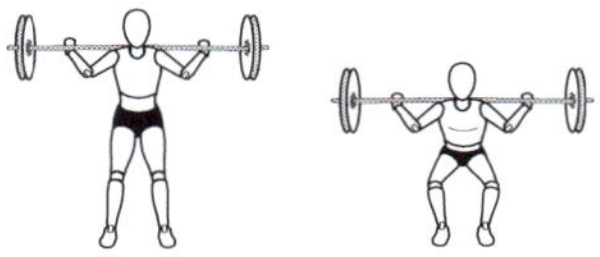

(continua)

TABELA 49 Sugestão de exercícios para programas de treinamento contra resistência: força máxima *(continuação)*

Programa de força máxima	
Exercício	**Demonstrações**
Remada deitada	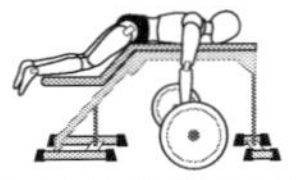
Arranque	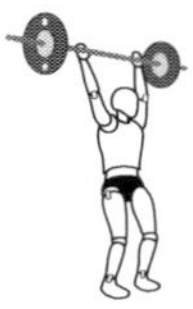
Paralela	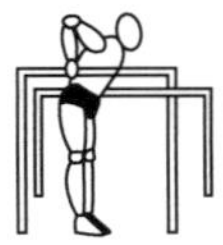
Leg press	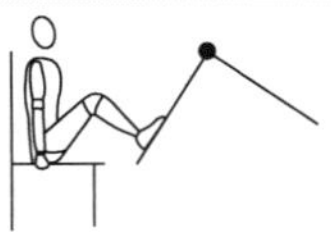
Abdominal	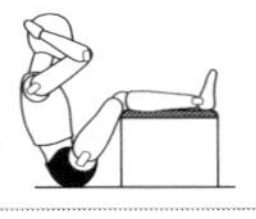

TABELA 50 Sugestão de exercícios para programas de treinamento contra resistência: circuito

Programa de circuito	
Exercício	**Demonstrações**
Power clean	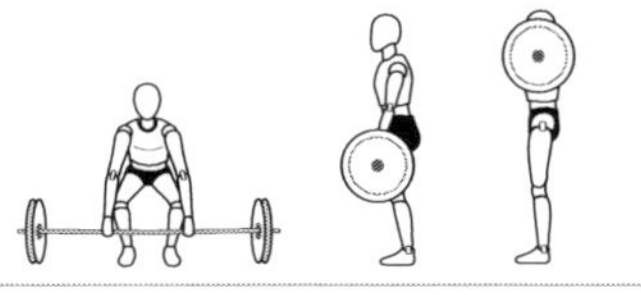
Supino reto	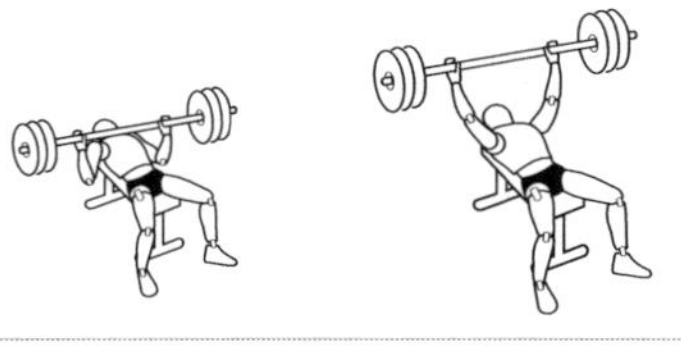
Agachamento com barra nas costas	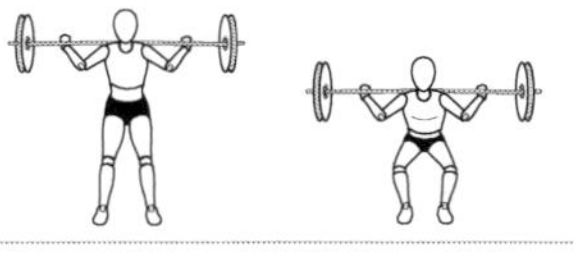
Remada deitada	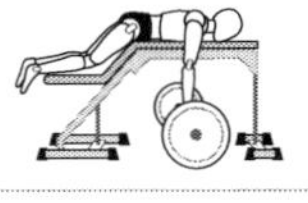
Salto vertical	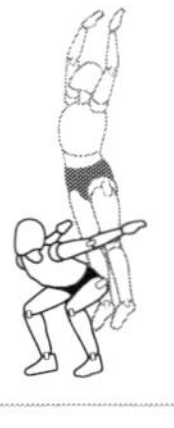

(continua)

TABELA 50 Sugestão de exercícios para programas de treinamento contra resistência: circuito *(continuação)*

Programa de circuito	
Exercício	**Demonstrações**
Puxada no *pulley* pegada pronada	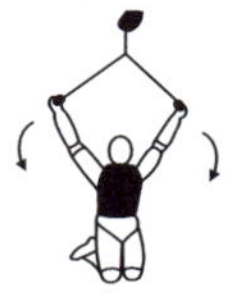
Abdominal	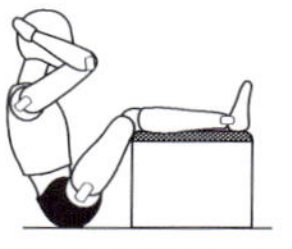
Extensão de tronco	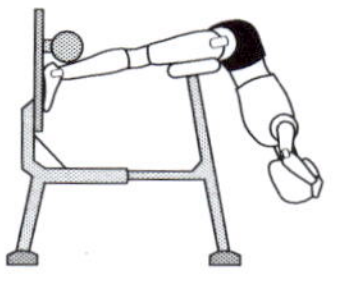

TABELA 51 Sugestão de exercícios para programas de treinamento contra resistência: resistência

Programa de resistência	
Exercícios	**Demonstrações**
Power clean	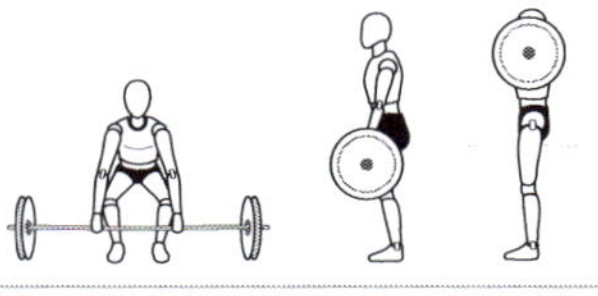
Agachamento com barra nas costas	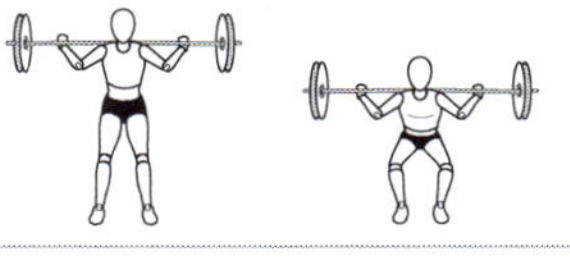
Supino reto	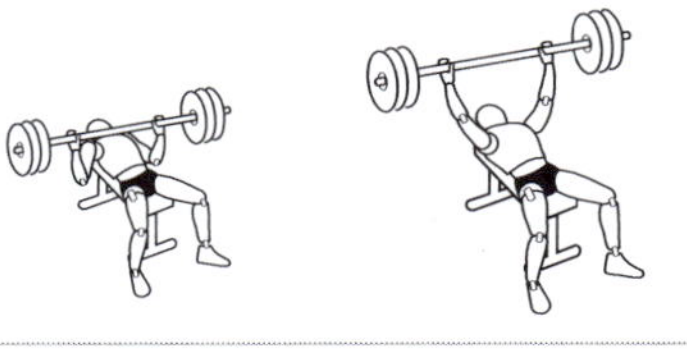
Puxada no *pulley* pegada pronada	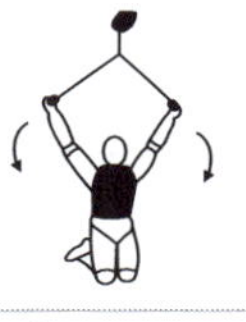
Leg press	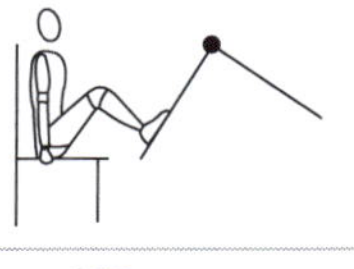
Remada unilateral com haltere	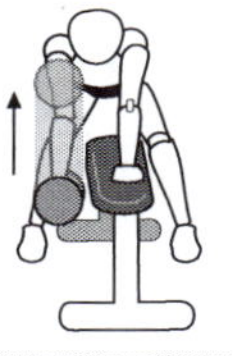

(continua)

TABELA 51 Sugestão de exercícios para programas de treinamento contra resistência: resistência *(continuação)*

Programa de resistência	
Exercícios	**Demonstrações**
Salto vertical	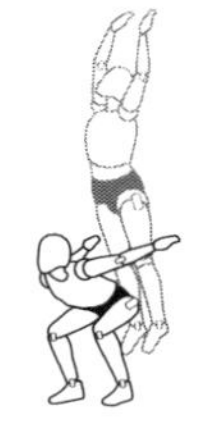
Clean com halteres	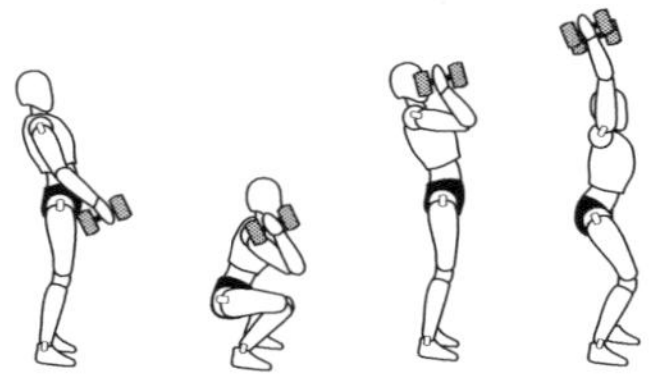
Supino reto com halteres	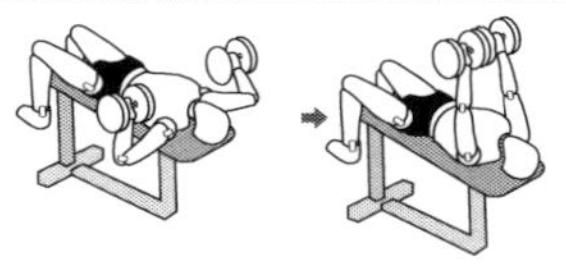
Remoergômetro	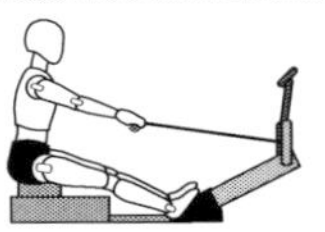
Rotação de tronco sentado com *medicine ball* (*Russian twist*)	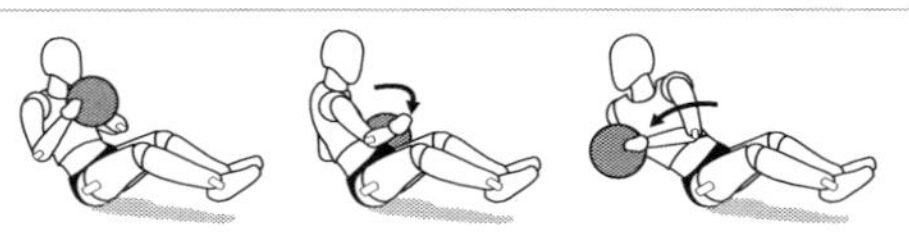
Epauleé	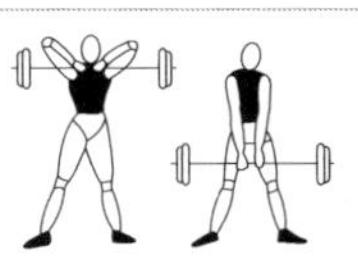

CANOAGEM VELOCIDADE

A canoagem faz parte da história do nosso país desde os indígenas, caboclos e outros povos que utilizavam canoas de madeiras para transporte e locomoção (MALATO, 2010).

Caracterizada como uma modalidade náutica, a canoagem velocidade é um esporte de águas paradas, em que as competições ocorrem em dois tipos de embarcações: canoas (C) e caiaques (K), sendo a disciplina mais antiga e tradicional entre as 15 que são reconhecidas pela Federação Internacional de Canoagem (ICF).

Em 1924 foi fundada a Representação Internacional de Canoagem (IRK). Segundo Marchi e Mezzadri (2003), "os alemães, austríacos, suecos e dinamarqueses realizaram em Hamburgo as primeiras competições".

Nos Jogos Olímpicos de Berlim, em 1936, a canoagem velocidade teve sua primeira participação oficial com nove eventos masculinos. Em Londres, em 1948, ocorreu a realização da primeira prova feminina nas Olimpíadas. Com isso, as provas masculinas foram reduzidas para oito.

Modalidade

A canoagem velocidade pode ser disputada tanto individualmente quanto em dupla ou em quarteto, respectivamente nas embarcações K1/C1, K2/C2 e K4, nas distâncias de 200 metros, 500 metros e 1.000 metros (PROGRAMA TOKYO, 2020).

As provas de canoagem têm a duração variando entre 35 s e 3 min 50 s, sendo caracterizadas por alguns estudos que afirmam: "os remadores olímpicos de caiaque não precisam apenas de uma alta potência aeróbica, mas também anaeróbica, que contribuem para o alto desempenho" (STAIANO et al., 2019).

Segundo Carneiro (2009),

> [...] a canoagem de competição é uma atividade com alta demanda técnica. Uma técnica defeituosa impede o atleta de colocar as potencialidades físicas a serviço de desempenho superior.

Categorias

De acordo com a Federação Internacional de Canoagem (ICF), as categorias são divididas por grupos de idade e fases de desenvolvimento, seguindo o Modelo Canadense de Desenvolvimento de Atletas de Longo Prazo (CANOE/KAYAK CANADA, 2009).

TABELA 52 Categorias da canoagem

Categoria	Idade (anos)	Fase
Infantil	até 12	Desenvolvimento das habilidades fundamentais
Menor	13 a 14	Desenvolvimento psicológico
Cadete	15 a 16	Desenvolvimento psicológico e competitivo
Júnior	17 a 18	Desenvolvimento competitivo
Sênior	a partir de 19	Performance

Recordes mundiais

Nas tabelas a seguir, estão apresentados os melhores tempos da modalidade nas distâncias oficiais olímpicas.

TABELA 53 Melhores tempos no caiaque masculino

Prova	País	Atleta	Tempo	Lugar
K1 200 m	GBR	McKeerver	35,087 s	Londres, 2012
K1 1000 m	NOR	Larsen Eirik Veras	3 min 25,897 s	Athenas, 2004
K2 200 m	RUS	Postrigay / Dyachenko	32,051 s	Londres, 2012
K2 1000 m	ITA	Rossi / Scarpa	3 min 09,190 s	Atlanta, 1996
K4 1000 m	GER	Reineck / Zabel / Hoffmann / Winter	2 min 51,528 s	Atlanta, 1996

TABELA 54 Melhores tempos na canoa masculina

Prova	País	Atleta	Tempo	Local
C1 200 m	UKR	CHEBAN Iurii	39,279 s	Rio, 2016
C1 1000 m	ESP	CAL David	3 min 46,201 s	Atenas, 2004
C2 200 m	GER	Dittmer / Kirchbach	3 min 31,870 s	Atlanta, 1996

TABELA 55 Melhores tempos no caiaque feminino

Prova	País	Atleta	Tempo	Local
K1 200 m	NZL	Carrington Lisa	39,864 s	Rio, 2016
K1 500 m	HUN	Douchev-Janic Natasa	1 min 52,494 s	Atenas, 2004
K2 500 m	HUN	Kovacs / Douchev-Janic	1 min 38,101 s	Atenas, 2004
K4 500 m	POL	Walczykiewicz/Konieczna/Naja / Mikolajczyk	1 min 30,338 s	Londres, 2012

Treinamento

TABELA 56 Características do treinamento de canoagem

Característica do treinamento				
Esporte	Modalidade	Tipo de periodização	Quantidades de pico	Características
Canoagem	Velocidade	Dupla	Dois	Grande esforço de grande potência aeróbica

TABELA 57 Objetivos principais na preparação física da canoagem

Objetivos principais na preparação física	
Fases e períodos	**Objetivos**
Fase básica	Aumento da capacidade aeróbica, flexibilidade, RML
Fase específica	Aumento da potência aeróbica e da capacidade anaeróbica Força dinâmica
Período competitivo	Aperfeiçoar as qualidades físicas necessárias Manutenção das capacidades aeróbica e anaeróbica, força explosiva
Período de transição	Manter os níveis obtidos na temporada

TABELA 58 Testes aplicados no treinamento de canoagem

Qualidades físicas	Testes	Responsável
Flexibilidade	Flexiteste	Treinador ou preparador físico
Força	Teste de 1 RM	Treinador ou preparador físico
Resistência muscular localizada	Teste de repetições máximas em um minuto: barra, abdominal *legs up*, supino	Treinador ou preparador físico
Capacidade aeróbica e anaeróbica	Remoergômetro *step test*	Treinador ou preparador físico
Potência anaeróbica alática	Remoergômetro 100 metros	Treinador ou preparador físico

TABELA 59 Proposta de elaboração de um plano de treinamento para canoagem

	Força máxima	Potência	Hipertrofia	Circuit training	Resistência
Séries	3-4	4-6	4-6	3-6	1-6
Repetições	2-6	6-10	10-15	20-30	30-50
% da força máxima	90-100	60-70	75-85	40-50	30-40
Velocidade de execução	lenta	Dinâmica (rápida)	Dinâmica (rápida) para lenta no decorrer das séries	Dinâmica (moderada/ rápida)	Dinâmica (moderada/ rápida)
Sessões por semana	2-4	2-3	2-3	2-3	2-3

TABELA 60 Sugestões de exercícios para treinamento de canoagem velocidade

Supino reto	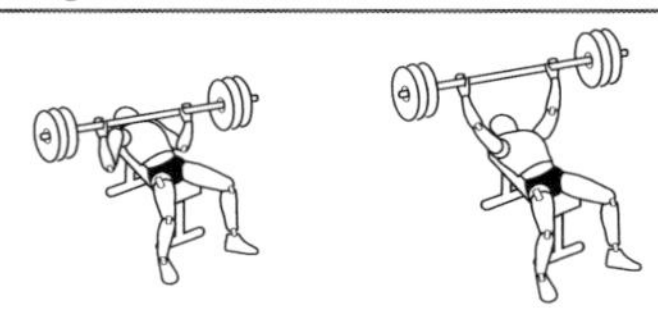
Barra pronada	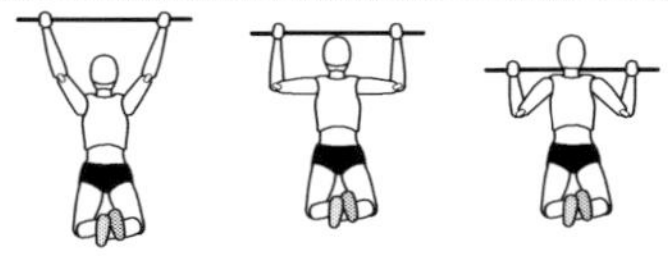
Remada deitada	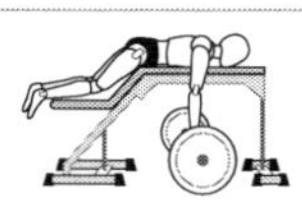
Power clean	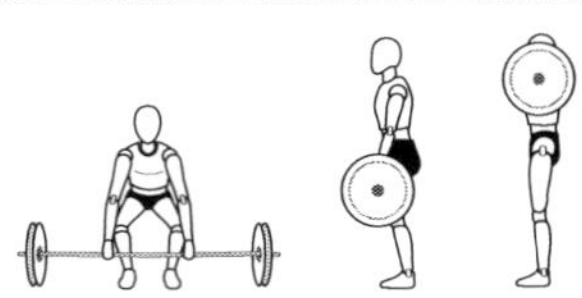

(continua)

TABELA 60 Sugestões de exercícios para treinamento de canoagem velocidade *(continuação)*

Agachamento com barra nas costas	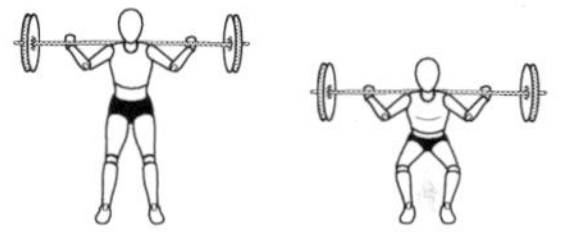
Arranque	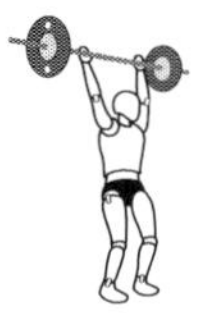
Extensão de tronco	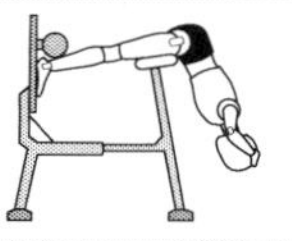
Paralela	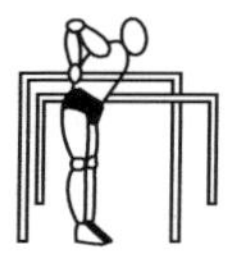
Salto vertical	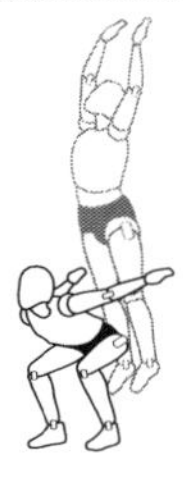
Rotação de tronco sentado com *medicine ball* (*Russian twist*)	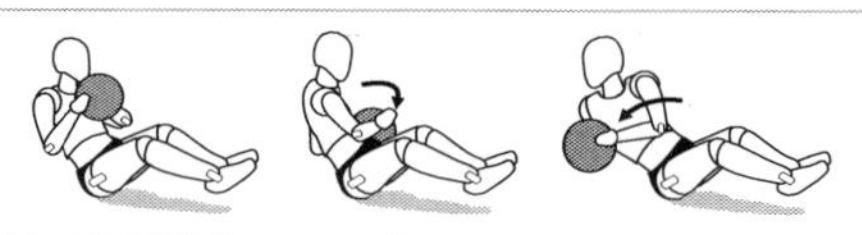

AUTOAVALIAÇÃO

Para ser realizada com eficácia, a avaliação deste capítulo deve ser feita de maneira prática. Recomenda-se que o leitor efetivamente prescreva o treinamento para si mesmo ou para um atleta da modalidade considerada, seguindo os passos indicados.

REFERÊNCIAS

1. AUSTRALIAN INSTITUTE OF SPORTS. National & State Institute/Academy of Sport Strength and Conditioning Coaches/Scientists (2007). *National Protocols for the Assessment of Strength and Power (NPASP)*. Version 1.6, Effective May 2006, Last update March 2007.
2. BOMPA T. *The fisa coaching development programme*: Handbook - Level 4, Chapter 6, annual planning, periodisation and its variations, 2002.
3. BOYLE M. *O novo modelo de treinamento funcional de Michael Boyle*. Porto Alegre: Artmed, 2018.
4. CANOE KAYAK CANADA. Long-term athlete development plan. 2009.
5. CARNEIRO, L. M.; CASTRO, F. Cinemática da canoagem: revisão. *Revista Brasileira de Ciência e Movimento*, v. 17, n. 3, p. 114-22, 2009.
6. CROWLEY, E.; HARRISON, A. J.; LYONS, M. The impact of resistance training on swimming performance: A systematic review. *Sports Medicine*, v. 47, n. 11, p. 2285-307, 2017.
7. CROWLEY, E.; HARRISON, A. J.; LYONS, M. Dry-land resistance training practices of elite swimming strength and conditioning coaches. *Journal of Strength and Conditioning Research*, v. 32, n. 9, p. 2592-600, 2018.
8. FRACCAROLI, J. L. *Biomecânica*: análise dos movimentos. 2. ed. Rio de Janeiro: Cultura Médica, 1981.
9. GASTIN, P. B. Energy system interaction and relative contribution during maximal exercise. *Sports Medicine*, v. 31, n. 10, p. 725-41, 2001.
10. HAGERMAN, F. C.; et al. Energy expenditure during simulated rowing. *Journal of Applied Physiology: Respiratory, Environmental and Exercise Physiology*, v. 45, n. 1, p. 87-93, 1978.
11. HOUAISS, A. *Enciclopédia Mirador Internacional*. São Paulo: Mirador, 1976.
12. HUANG, T. H; et al. Swimming training increases the post-yield energy of bone in young male rats. *Calcified Tissue International*, v. 86, n. 2, p. 142-53, 2010.
13. KLESHNEV, V. *The biomechanics of rowing*. Ramsbury: Crowood Press, 2016.

14. MALATO, E. J. F. R. A canoagem como manifestação esportiva de identidade cultural do estado do Pará. *FIEP Bulletin On-line*, v. 80, Special Edition, artigo 1, 2010.
15. MARCHI, K. B.; MEZZADRI, F. M. História da canoagem e do rafting. ANPUH – XXII Simpósio Nacional de História, João Pessoa, 2003.
16. MELO, V. *Cidadesportiva*: primórdios do esporte no Rio de Janeiro. Rio de Janeiro: Relume-Dumará/Faperj, 2001.
17. MICKELSON, T. C.; HAGERMAN, F. C. Anaerobic threshold measurements of elite oarsmen. *Medicine and Science in Sports and Exercise*, v. 14, n. 6, p. 440-4, 1982.
18. NILSEN, T. S.; DAIGNEAULT, T.; SMITH, M. *The FISA Coaching Development Programme*, Handbook level II, FISA, The World Rowing Federation, 2002.
19. PRIPSTEIN, L. P.; et al. Aerobic and anaerobic energy during a 2-km race simulation in female rowers. *European Journal of Applied Physiology and Occupational Physiology*, v. 79, n. 6, p. 491-4, 1999.
20. PROGRAMA TOKYO. 2020. Disponível em: https://tokyo2020.org/en/sports/canoe-sprint/. Acesso em: 16 abr. 2021.
21. PYNE, D. B.; SHARP, R. L. Physical and energy requirements of competitive swimming events. *International Journal of Sport Nutrition and Exercise Metabolism*, v. 24, n. 4, p. 351-9, 2014.
22. RICE, T. *7 x 4 min step test protocol*. Australian Institute of Sport, 2008.
23. RICE, T. *Protocol*: distance-power ergometer testing. Australian Institute of Sport, 2009.
24. RUSSEL, A. P.; LE ROSSIGNOL, P. F.; SPARROW, W. A. Prediction of elite schoolboy 2000m rowing ergometer performance from metabolic, anthropometric and strength variables. *Journal of Sports Sciences*, v. 16, n. 8, p. 749-54, 1998.
25. SECHER, N. H.; VOLIANITIS, S. *Handbook of sports medicine and science*: rowing. New York: Blackwell Publishing, 2007.
26. STAIANO, W.; et al. Kayaking performance is altered in mentally fatigued young elite athletes. *The Journal of Sports Medicine and Physical Fitness*, v. 59, n. 7, p. 1253-62, 2019.
27. THOMPSON, P. *Sculling*: training, technique & performance. Ramsbury: Crowood Press, 2005.
28. WELLS, K. F.; DILLON, E. K. The sit and reach: a test of back and leg flexibility. *Research Quarterly American Association for Health Physical Education and Recreation*, v. 23, n. 1, p. 115-8, 1952.
29. WORLD ROWING. *World Rowing Rules of Racing*. Edição 2021. Disponível em: https://worldrowing.com/technical/rules/. Acesso em: 16 abr. 2021.

CAPÍTULO 15

Esportes de movimentos acíclicos

Estélio Henrique Martin Dantas
Ana Paula de Azevedo Albuquerque
Demilto Yamaguchi da Pureza
Carlos Alberto Sposito de Araujo

OBJETIVOS DE ESTUDO

- Saber como prescrever o treinamento para os esportes de confronto, avaliação, desempenho e com bola.

INTRODUÇÃO

Os esportes de movimentos acíclicos podem ser divididos em:

- esportes de avaliação;
- esportes de confronto;
- esportes de desempenho;
- esportes com bola.

Assim como foi explicado no Capítulo 14 ("Esportes de movimentos cíclicos"), aqui serão apresentadas sugestões de programas de treinamento para importantes modalidades dessas divisões, devendo ser encarados como propostas a serem analisadas, e não como fórmulas mágicas, capazes de atender todas as situações de treinamento.

O preparador que ler de forma atenta este livro estará plenamente capacitado a fazer as adaptações necessárias, transformando essas sugestões em um plano de preparação física adequado às suas necessidades de treinamento.

Ressalta-se que as séries de *power training* foram adaptadas das proposições originais de Raoul Mollet.

ESPORTES DE AVALIAÇÃO

Ginástica rítmica

A ginástica rítmica (GR) é um desporto que tem algumas peculiaridades. O primeiro ponto é evidenciar que esse desporto possui duas dimensões: a dimensão esportiva e a artística.

A dimensão esportiva está relacionada a regras do desporto, como a *performance* e as regulamentações; e a artística cumpre as concepções da harmonia, expressão de ideias e emoções.

Outra peculiaridade correlaciona-se aos códigos de pontuação, que se modificam a cada ciclo olímpico. Dessa forma, é essencial um trabalho de excelência nas categorias de base, principalmente nos elementos corporais que irão determinar o nível de dificuldades das composições e o nível de qualidade nas execuções.

A preparação física na ginástica rítmica é dividida em duas principais categorias:

- *Preparação física geral*: objetiva o desenvolvimento potencial da ginasta no conjunto de suas qualidades físicas de base.
- *Preparação específica*: tem como meta a melhor execução dos elementos corporais e do desenvolvimento das qualidades particulares do esporte.

A organização da preparação física deve ser iniciada a partir da identificação das qualidades físicas do desporto e da adequação de trabalho a cada fase de treinamento (Tabela 1).

TABELA 1 Distribuição das capacidades físicas na preparação física da GR

Preparação geral	Preparação específica
Flexibilidade	Flexibilidade
Resistência muscular localizada	Ritmo
Resistência aeróbica*	Agilidade
Força explosiva	Equilíbrio
	Resistência muscular
	Coordenação
	Resistencia anaeróbica

* Resistência aeróbica: geral (não é uma característica na GR, mas seu treinamento irá propiciar melhora da *performance*, aumento da resistência anaeróbica, diminuição do tempo de recuperação do esforço e melhor aptidão física para suportar maior tempo de treinamento).

No treinamento, os exercícios físicos relacionados à preparação física geral têm como característica a compensação de lacunas na formação desportiva da atleta; e os exercícios específicos sempre serão predominantes.

Durante toda preparação física, deve-se observar o desenvolvimento da técnica (padrão motor ideal). Caso contrário, poderá haver uma discrepância entre o nível de condicionamento e a competência técnica.

Avaliação física

Para dar início ao trabalho de preparação física, é essencial avaliar, a fim de conhecer as particularidades das atletas e assim organizar o planejamento de treino.

Os testes de GR serão divididos em duas baterias (Tabelas 2 e 3):

TABELA 2 Testes de flexibilidade e força de resistência

Barra	Solo
Agarrar membro inferior (MI) à frente	Manutenção de MS atrás
Agarrar MI ao lado	Espacate em dois bancos
Manutenção de MI à frente	Ombros
Manutenção de MI ao lado	Flexão dorsal
Agarrar MI atrás	Flexão à frente
	Abdominal

TABELA 3 Testes de força explosiva e resistência (testes de repetições e utilizando *Ergojump*)

Testes de repetições	Testes utilizando *Ergojump*
Battement membro inferior (MI) à frente	Salto corça
Battement MI atrás	Salto cossaco
Elevação de tronco atrás (dorsais)	
Saltitos com dupla passagem de corda	

Testes de barra

Agarrar membro inferior (MI) à frente

- *Objetivo*: medir a flexibilidade passiva da articulação coxofemoral (Figura 1).
- *Posição*: em pé, com uma mão na parede ou em outro suporte.

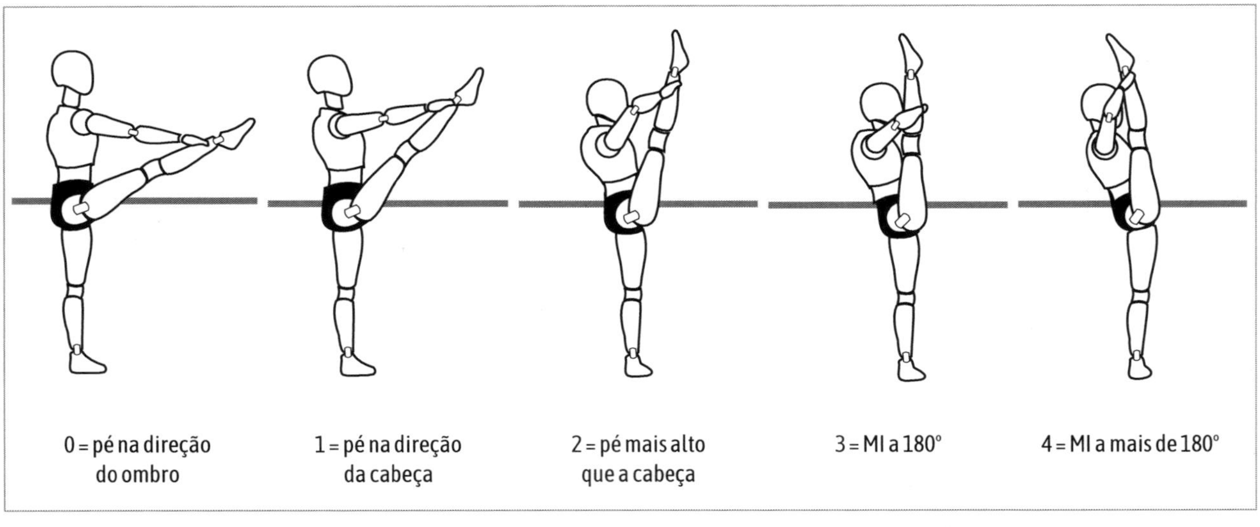
0 = pé na direção do ombro
1 = pé na direção da cabeça
2 = pé mais alto que a cabeça
3 = MI a 180°
4 = MI a mais de 180°

FIGURA 1 Pontos de referência (0 – 4) do teste 01 "Agarrar MI à frente".

- *Ação*: puxar com uma mão o MI à frente na máxima amplitude. O pé do MI de apoio em rotação externa (lateral) e MI estendido. A bacia em retroversão, o abdome contraído e a coluna vertebral ereta.
- *Medição*: ângulo máximo entre os dois MI (realizar com os dois MI).

Agarrar MI ao lado

- *Objetivo*: medir a flexibilidade passiva da articulação coxofemoral (Figura 2).
- *Posição*: em pé, com uma mão na parede ou em outro suporte.
- *Ação*: puxar com uma mão o MI ao lado na máxima amplitude. O pé do MI de apoio com ligeira rotação externa (lateral) e MI estendido. A bacia em retroversão, o abdome contraído e a coluna vertebral ereta.
- *Medição*: ângulo máximo entre os dois MI (realizar com os dois MI).

Manutenção do MI à frente

- *Objetivo*: medir a flexibilidade ativa da articulação coxofemoral (Figura 3).
- *Posição*: em pé, com uma mão na parede ou em outro suporte.
- *Ação*: puxar com uma mão o MI à frente; largar e manter durante oito segundos. O pé do MI de apoio em rotação externa (lateral) e em extensão. A bacia em retroversão, a barriga contraída, o braço livre para o lado, a coluna ereta e o joelho de base estendido.
- *Medição*: ângulo máximo entre os dois MI (realizar com os dois MI).

Manutenção do MI ao lado

- *Objetivo*: medir a flexibilidade ativa da articulação coxofemoral (Figura 4).

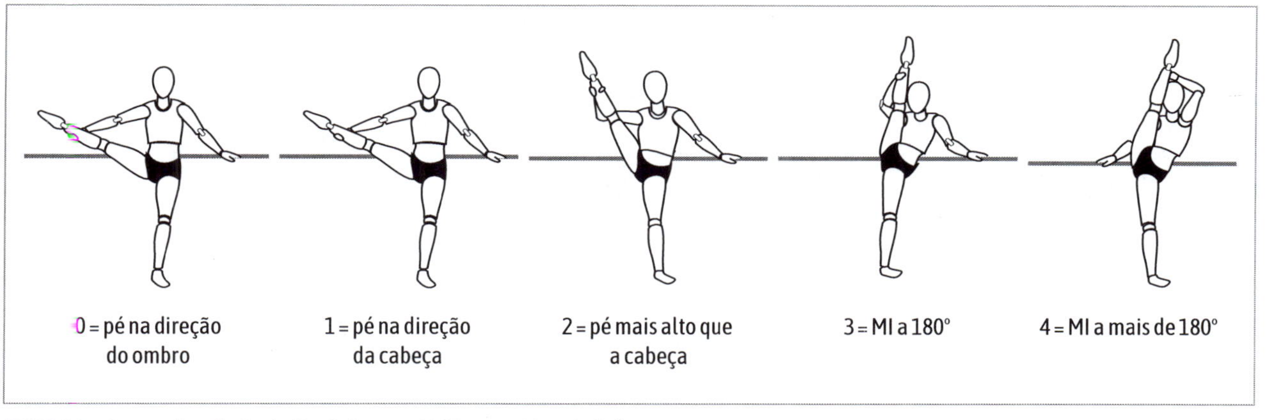

FIGURA 2 Pontos de referência (0 – 4) do teste 02 "Agarrar MI ao lado".

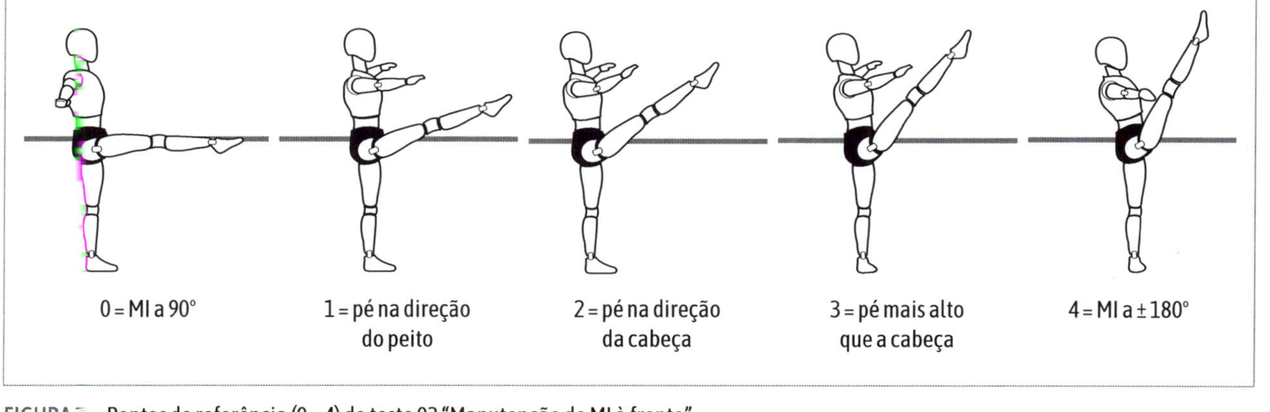

FIGURA 3 Pontos de referência (0 – 4) do teste 03 "Manutenção do MI à frente".

- *Posição*: em pé, com uma mão na parede ou em outro suporte.
- *Ação*: puxar com uma mão o MI à frente; largar e manter durante oito segundos. O pé do MI de apoio com ligeira rotação externa (lateral) e MI estendido. A bacia em retroversão, o abdome contraído e a coluna vertebral ereta.
- *Medição*: ângulo máximo entre os dois MI (realizar com os dois MI).

Agarrar MI atrás

- *Objetivo*: medir a flexibilidade passiva da articulação coxofemoral e da coluna vertebral (Figura 5).
- *Posição*: em pé, com uma mão na parede ou em outro suporte.
- *Ação*: puxar com uma mão o MI atrás na máxima amplitude. O MI estendido, o abdome contraído e a coluna vertebral ereta.
- *Medição*: ângulo máximo entre os dois MI (realizar com os dois MI).

Testes de solo

Manutenção do MI atrás – Penché

- *Objetivo*: medir a flexibilidade ativa da articulação coxofemoral (Figura 6).
- *Posição*: mãos no solo e elevação do MI atrás.
- *Ação*: elevar o MI livre em extensão até atingir a vertical e, ao mesmo tempo, fletir o tronco em frente, mantendo o tronco próximo ao MI de apoio e a cabeça no prolongamento do tronco. Aguentar na máxima amplitude oito segundos.
- *Medição*: ângulo máximo entre os dois MI (realizar com os dois MI).

Espacate em dois bancos

- *Objetivo*: medir a flexibilidade passiva da articulação coxofemoral (Figura 7).
- *Posição*: com os pés apoiados em dois bancos separados paralelamente e mãos fora do solo (sentada em *grand écart* frontal).

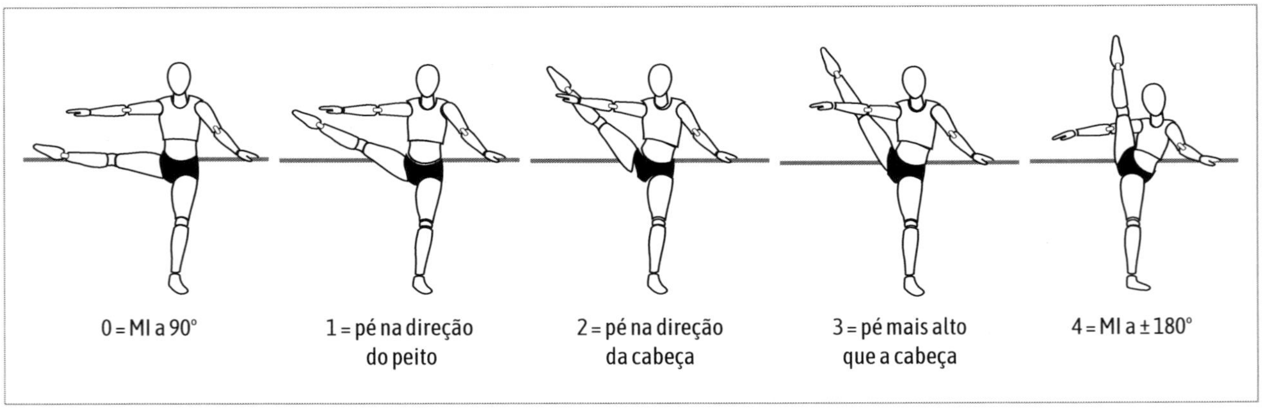

FIGURA 4 Pontos de referência (0 – 4) do teste 04 "Manutenção do MI ao lado".

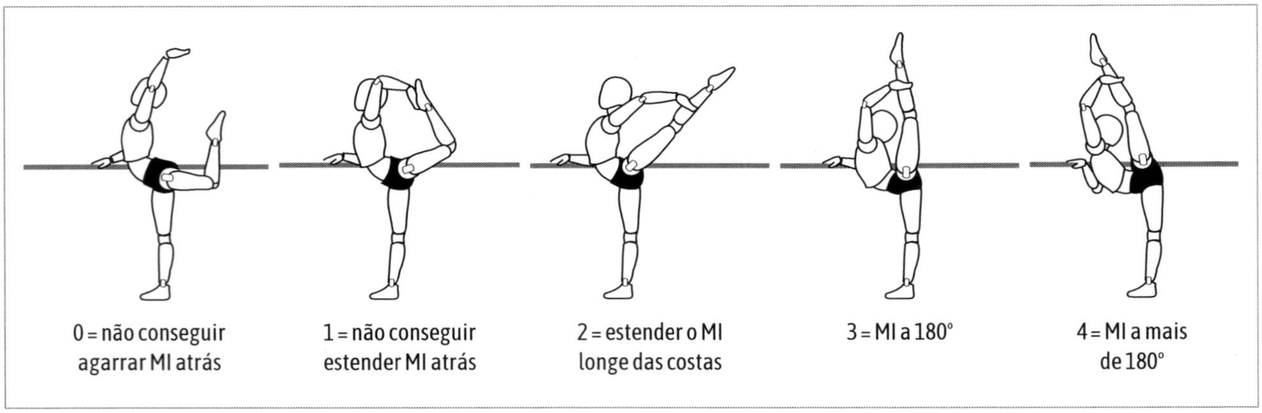
0 = não conseguir agarrar MI atrás
1 = não conseguir estender MI atrás
2 = estender o MI longe das costas
3 = MI a 180°
4 = MI a mais de 180°

FIGURA 5 Pontos de referência (0 – 4) do teste 05 "Agarrar MI atrás".

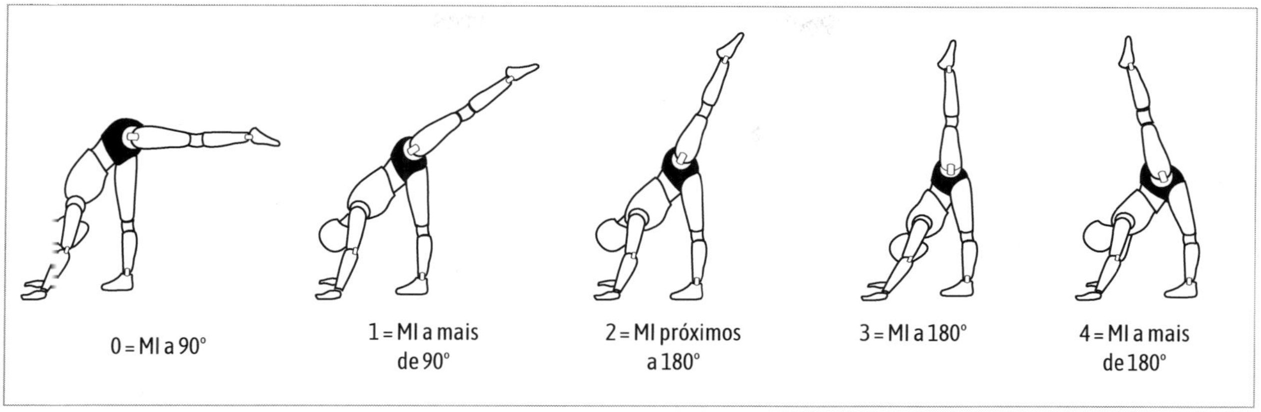
0 = MI a 90°
1 = MI a mais de 90°
2 = MI próximos a 180°
3 = MI a 180°
4 = MI a mais de 180°

FIGURA 6 Pontos de referência (0 – 4) do teste 06 "Manutenção do MI atrás – Penché".

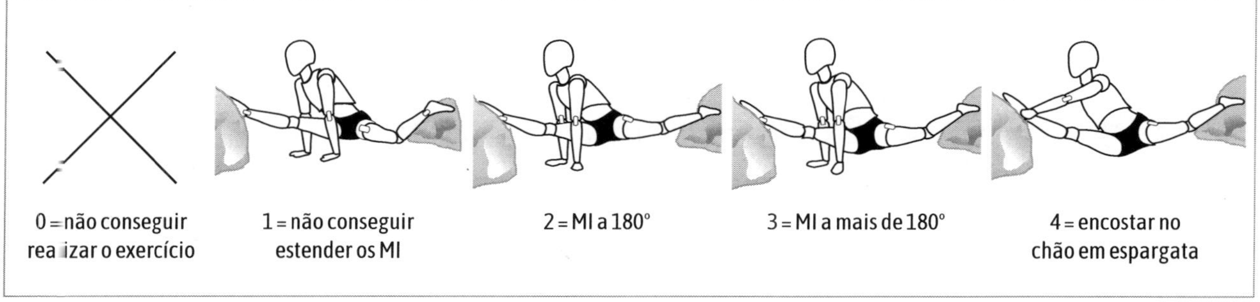

FIGURA 7 Pontos de referência (0 – 4) do teste 07 "Espacate em dois bancos".

- *Ação*: realizar o espacate com os pés apoiados em dois bancos, com a bacia em retroversão, os MI estendidos, a coluna vertebral ereta e o abdome contraído.
- *Medição*: ângulo máximo entre os MI (realizar com os dois MI).

Flexibilidade de ombros

- *Objetivo*: medir a flexibilidade dos ombros (Figura 8).
- *Posição*: sentada em ângulo reto com MI estendidos e unidos e MS paralelos e estendidos atrás.
- *Ação*: escorregar os MS para trás até o limite.
- *Medição*: proximidade da coluna vertebral ao solo.

Flexão dorsal

- *Objetivo*: medir a flexibilidade da coluna vertebral (Figura 9).
- *Posição*: em decúbito ventral, MI e MS estendidos.
- *Ação*: elevação do tronco com máxima amplitude.
- *Medição*: proximidade da cabeça e MS aos MI.

Flexão à frente

- *Objetivo*: medir a flexibilidade da articulação coxofemoral (Figura 10).
- *Posição*: sentada em ângulo reto com os MI estendidos e unidos, a bacia em retroversão, o abdome contraído, a coluna vertebral ereta e as mãos à cabeça.
- *Ação*: flexão do tronco à frente para encostar o abdome e cabeça aos MI.
- *Medição*: proximidade do tronco aos MI.

Teste abdominal

- *Objetivo*: medir a potência e resistência muscular abdominal (Figura 11).
- *Posição*: deitada no solo, com ombros, costas e bacia completamente apoiados no solo e MI estendidos apoiados sobre o espaldar ou em outro suporte e mãos à cabeça.
- *Ação*: elevação do tronco para cima com máxima amplitude.
- *Medição*: proximidade do tronco aos MI.

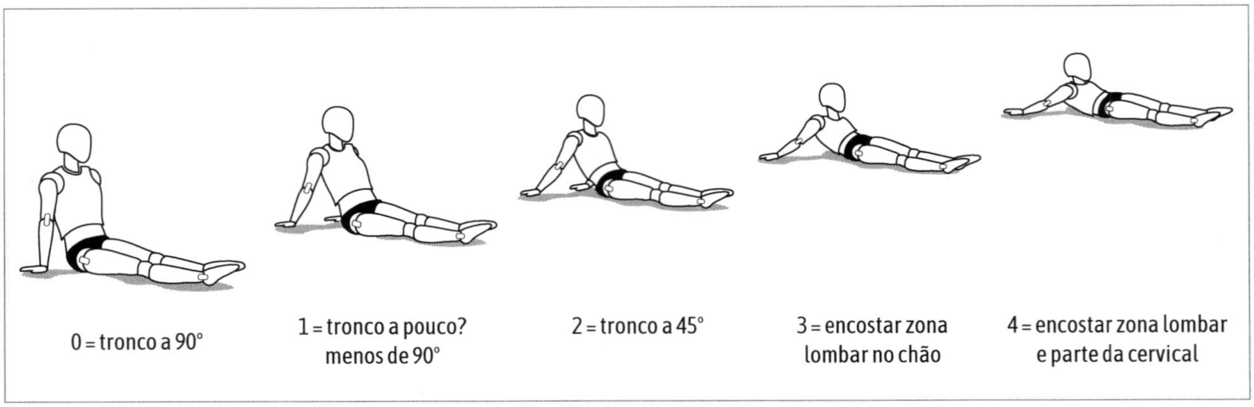

FIGURA 8 Pontos de referência (0 – 4) do teste 08 "Flexibilidade de ombros".

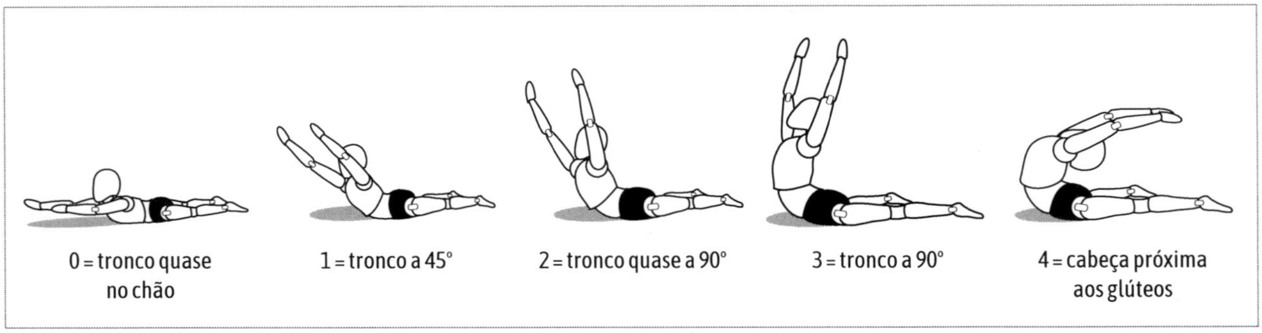

FIGURA 9 Pontos de referência (0 – 4) do teste 09 "Flexão dorsal".

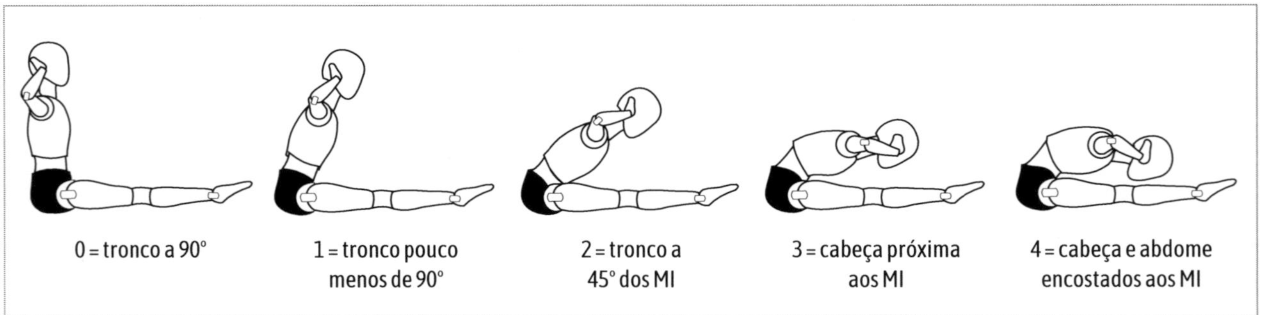

FIGURA 10 Pontos de referência (0 – 4) do teste 10 "Flexão à frente".

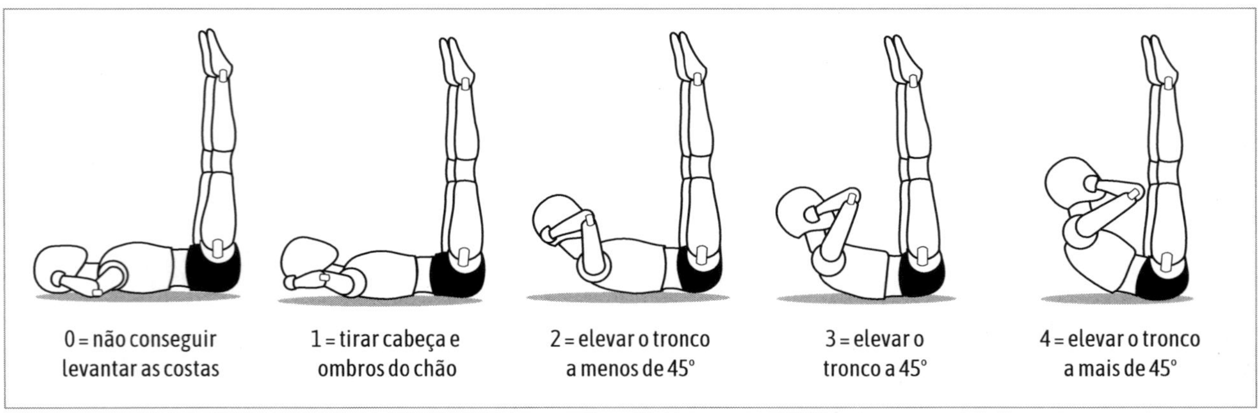

FIGURA 11 Pontos de referência (0 – 4) do teste 11 "Abdominal".

Testes de força explosiva

Battement MI à frente

- *Objetivo*: medir a potência e resistência muscular (MI) (Figura 12).
- *Equipamento*: cronômetro.
- *Posição*: em decúbito dorsal e MI estendidos e unidos.
- *Ação*: elevação dos MI alternados à frente na máxima amplitude e velocidade (no mínimo posição vertical). A bacia em retroversão, MS abertos, abdome contraído, coluna vertebral ereta e completamente apoiada no solo.
- *Medição*: máximo de repetições em 30 segundos (realizar com os dois MI alternados).

Battement MI atrás

- *Objetivo*: medir a potência e resistência muscular (MI) (Figura 13).
- *Equipamento*: cronômetro.
- *Posição*: em decúbito ventral e MI estendidos e unidos.
- *Ação*: elevação dos MI alternados atrás na máxima amplitude e velocidade (no mínimo tirar coxa do solo). A bacia em retroversão, os MS à frente ou ao lado, a coluna vertebral ereta, o abdome contraído e completamente apoiado no solo.
- *Medição*: máximo de repetições em 30 segundos (realizar com os dois MI alternados).

Elevação de tronco (dorsais)

- *Objetivo*: medir a potência e resistência muscular (costas) (Figura 14).
- *Equipamento*: cronômetro.
- *Posição*: em decúbito ventral e MI e MS estendidos.
- *Ação*: elevação do tronco até a vertical com máxima velocidade. A bacia em retroversão, o abdome contraído, MI e MS estendidos.
- *Medição*: máximo de repetições em 30 segundos.

Saltitos com dupla passagem de corda

- *Objetivo*: medir a potência específica da GR, coordenação e resistência muscular (MI) (Figura 15).
- *Equipamento*: cronômetro.
- *Ação*: saltos duplos à corda.
- *Medição*: máximo de repetições em 30 segundos.

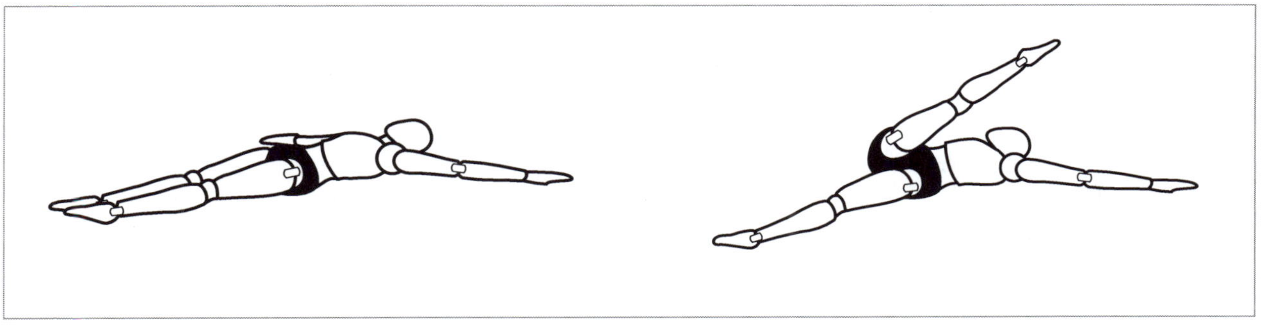

FIGURA 12 Modo de realização do teste 12 "*Battement* MI à frente".

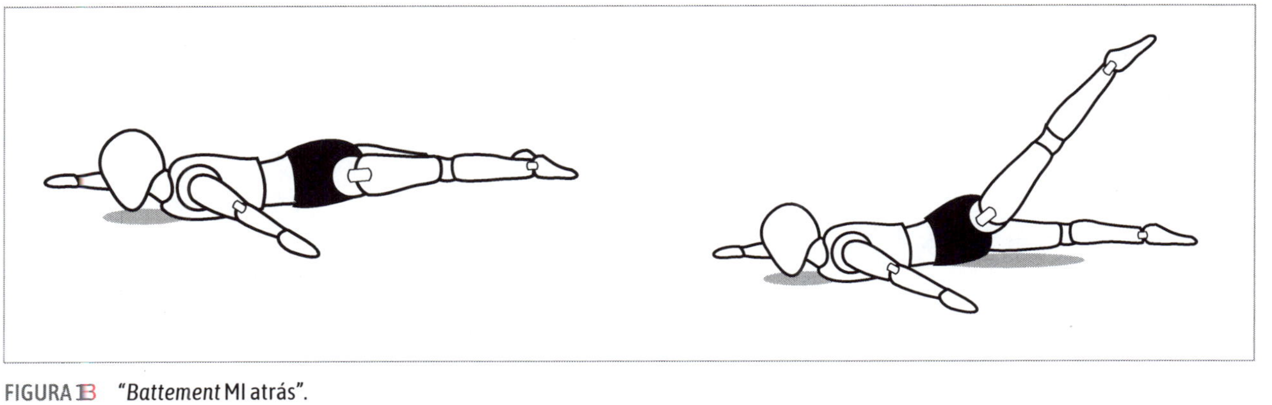

FIGURA 13 "*Battement* MI atrás".

Potência de membro inferior (Ergojump)

Salto Ergojump (salto corça)

- *Objetivo*: medir a altura do salto corça com chamada a dois pés (Figura 16).
- *Equipamento*: *Ergojump.*
- *Medição*: o aparelho apresenta a altura do salto em centímetros (cm) – a ginasta irá realizar o mesmo salto três vezes e o resultado será o melhor valor alcançado.
- *Ação*: inicia na parte de fora do tapete, a ginasta realiza um passo para dentro, junta os MI imediatamente e executa o salto corça (com chamada a dois pés). A ginasta escolhe o MI de preferência para saltar.
- *Exigências*: o salto para ser avaliado deve corresponder às exigências do Código de Pontuação – FIG, o qual determina que "o salto corça deve ter uma imagem única e visível durante o voo (sem movimento de báscula)".

Salto com Ergojump *(cossaco)*

- *Objetivo*: medir a altura do salto cossaco realizado com impulsão com o MI dominante à frente e, em seguida, com o MI não dominante à frente (Figura 17).
- *Equipamento*: *Ergojump.*
- *Medição*: o aparelho apresenta a altura do salto em centímetros – a ginasta irá realizar o salto três vezes com cada MI e o resultado será o melhor valor alcançado.
- *Ação*: inicia na parte de fora do tapete, a ginasta realiza um passo para o salto entrando no tapete, sem qualquer tipo de preparação.
- Salto 1 – Cossaco (MI dominante à frente).
- Salto 2 – Cossaco (MI não dominante à frente).
- *Exigências*: o salto para ser avaliado deve ser corresponder às exigências do Código de Pontuação – FIG, o qual determina que "O *salto cossaco* deve ter a perna fletida bem fechada com o pé ao nível da bacia e a coxa na horizontal, no mínimo".

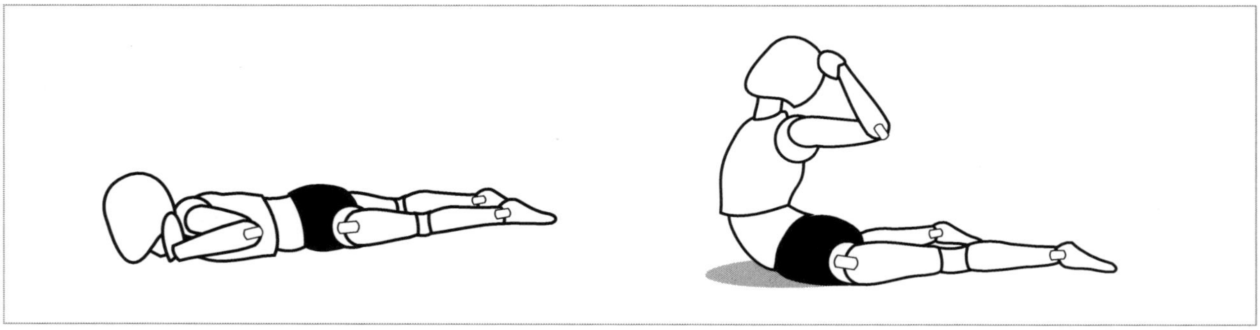

FIGURA 14 Elevação do tronco atrás – dorsais.

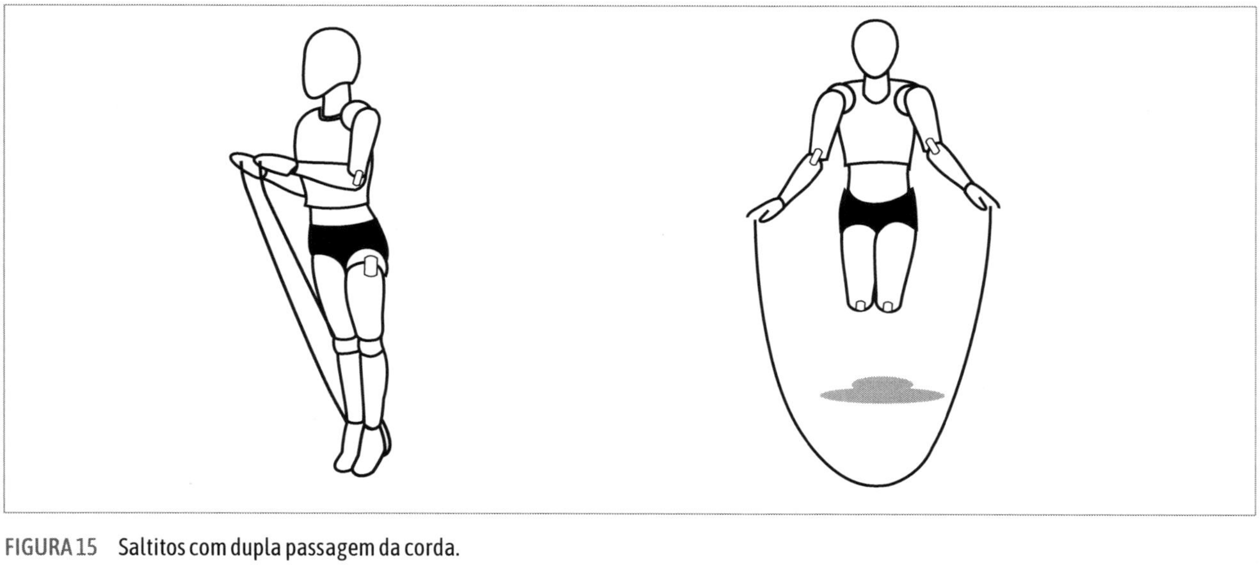

FIGURA 15 Saltitos com dupla passagem da corda.

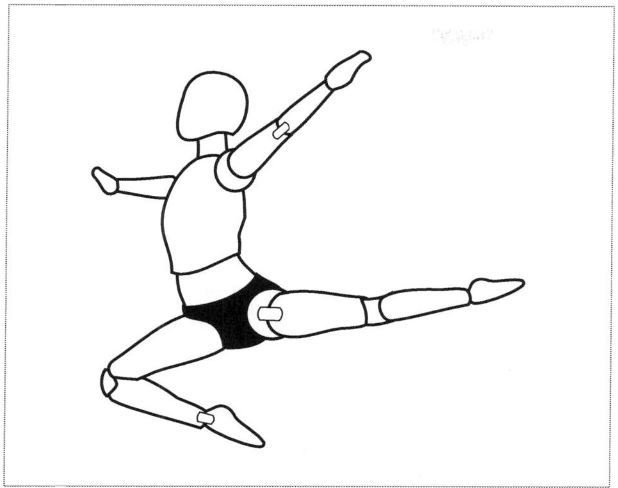

FIGURA 16 "Salto corça".

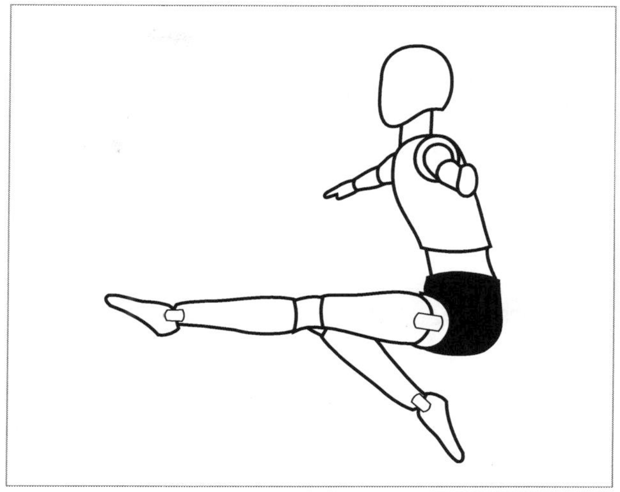

FIGURA 17 "Salto cossaco".

Preparação física geral

Treino de flexibilidade

A flexibilidade é uma das capacidades físicas mais importantes para o desenvolvimento de atletas de GR, em virtude da grande exigência de flexibilidade de todas as articulações para garantir a execução ótima dos movimentos com grande amplitude. Esta é uma capacidade decisiva para o desporto, uma vez que, na sua maioria, os elementos somente serão validados pelo código de pontuação quando executados em máxima amplitude, além de pertencer ao elemento corporal no código de pontuação denominado flexibilidade e ondas.

Deve-se utilizar o método passivo (força extrema de execução; aplica-se a carga de tração passiva com o peso corporal ou com auxílio de um companheiro), sendo o alongamento em uma intensidade moderada como aquecimento e, posteriormente, aumentando a intensidade para a utilização do flexionamento, para gerar um melhor resultado na flexibilidade (equilíbrios, pivôs e elementos de flexibilidade). Para o aquecimento, também se utiliza o método ativo, dinâmico ou balístico, caracterizado por movimentos rápidos e em máxima amplitude, que geram contração dos músculos antagonistas (saltos, lançamentos e recuperações). Outro método a ser utilizado é a facilitação muscular neuroproceptiva (FNP – contração relaxamento). O ideal é trabalhar os três métodos de treinamento da flexibilidade. A quantificação está relacionada com a individualidade e o nível de habilidade dos treinamentos anteriores.

O método FNP tem três etapas:

1. Mobilização do seguimento corporal até o limite da amplitude.
2. Realização de uma contração isométrica máxima do grupo muscular oposto ao que deve ser alongado (antagonista), durante cinco a 10 segundos.
3. Forçamento do movimento até o limite original durante o relaxamento da musculatura após a contração.

Esse método é considerado um dos mais eficazes para ganhos de flexibilidade, porém deve-se levar em consideração que, por haver maior tensão muscular, haverá maior chance de lesão. Assim, o treinador deverá considerar os detalhes da execução técnica da FNP.

Treinamento de resistência muscular localizada

A força de resistência é uma capacidade de suma importância para a GR, manifestando-se na maioria dos movimentos e elementos realizados pelas ginastas, além de influenciar outras capacidades como flexibilidade, velocidade a partir da frequência de movimentos e resistência na realização de volume de trabalho.

A força de resistência é essencial no trabalho do conjunto de elementos corporais e saltos. Em razão da grande quantidade de execução de saltos e demais elementos corporais, exigem uma grande resistência, principalmente nos membros inferiores.

Para o desenvolvimento dessa valência, deve-se trabalhar exercícios para os grupos musculares mais utilizados nos movimentos de GR com o peso do próprio corpo, elásticos, *medicine ball*, halteres e caneleiras, com a execução de muitas repetições.

Não é considerada a utilização de pesos até a categoria juniores.

Independentemente da idade da ginasta, os pesos só serão admitidos quando esta apresentar uma técnica correta de execução, uma vez que o peso desloca o centro de equilíbrio do corpo e pode prejudicar o desempenho.

A sobrecarga não deverá ultrapassar 2% a 3% do peso corporal da ginasta.

Treinamento de potência

No trabalho de potência, devem ser utilizadas sequências de saltos e saltitos inerentes do esporte, além do treinamento pliométrico. O trabalho de potência também está relacionado aos lançamentos de aparelhos. Dessa forma, as recomendações de treinamento com carga que se aplicam ao treino de força de resistência cabem ao treinamento de potência com os devidos cuidados, principalmente relacionados ao nível da atleta.

Treinamento aeróbico

O treinamento aeróbico tem como objetivo melhorar a aptidão física da atleta, com o intuito de manter a *performance* para uma melhor eficácia das cargas de treinamento. A prescrição de treinamento deverá ser baseada em caminhadas ou corridas de intensidade moderada, entre 60% e 80% da FC de reserva.

Treinamento técnico

O propósito do treinamento técnico é a realização do movimento ginástico com máxima eficácia e menor gasto energético. Para o desenvolvimento da técnica em GR, é recomendado o método parcial de ensino, no qual os movimentos são ensinados por partes e, posteriormente, articulados com os demais. A eficácia desse método é devida à eficiência no aprendizado dos pequenos detalhes que são decisivos para o ótimo desempenho. Dessa forma, durante o trabalho com elementos isolados, realiza-se repetidamente até que os erros sejam sanados, com um êxito maior que a execução do movimento integral.

As coreografias que serão treinadas na preparação técnica são regulamentadas pelo Código de Pontuação da Federação Internacional de Ginástica (FIG). A cada ciclo olímpico, há modificação do código, proporcionando acréscimos nas dificuldades técnicas e físicas.

Fase específica

Preparação técnica específica

A preparação física específica deve ser executada no início do treinamento e tem como objetivo o desenvolvimento das capacidades físicas específicas do esporte e a melhora na execução técnica correta no trabalho corporal. Também poderá ser utilizada como aquecimento, preparando o organismo para uma execução técnica mais eficiente.

Exercícios na barra

Esses exercícios são fundamentados nos exercícios de dança clássica e têm como principal objetivo o desenvolvimento das capacidades específicas na GR. A perspectiva por meio das capacidades físicas específicas, como a flexibilidade, busca a amplitude de movimentos pelo método ativo, ou seja, executando exercícios dinâmicos. No trabalho de execução de força estática, utilizam-se exercícios de manutenção isométrica, a fim de desenvolver a musculatura de suporte por meio do trabalho de grupos musculares específicos, a força rápida pelos movimentos vigorosos, rápidos e contínuos, e o equilíbrio estático pela execução de gestos técnicos específicos.

Exercícios no centro

Os exercícios no solo são uma sequência executada com o corpo sobre o chão e têm o propósito de complementar o trabalho executado na barra e melhorar a postura na execução dos movimentos. Há ênfase na flexibilidade por meio do método ativo e de resistência muscular localizada, para que a ginasta realize as repetições técnicas sempre com a mesma eficiência.

Preparação técnica

As coreografias que serão treinadas na preparação técnica são regulamentadas pelo Código de Pontuação da Federação Internacional de Ginástica (FIG). A cada ciclo olímpico, há modificação do código proporcionando acréscimos nas dificuldades técnicas e físicas.

Carga de base

A carga de base é de suma importância para o planejamento da preparação técnica. Está relacionada à quantidade inicial de repetições da temporada e sugere aplicação das variáveis *volume* e *intensidade* de trabalho.

O cálculo da carga de base é feito pela seguinte fórmula:

$$CB = CB_a \times \%APC$$

Onde:

CB é a carga de base da temporada

CB_a é a carga de base da temporada anterior (número total das repetições por semana do ano anterior)

%APC é o percentual de aumento anual progressivo da carga de treinamento

Sugere-se que, a cada ano, a carga de trabalho seja elevada de 20% a 40%.

Contagem de elementos

As coreografias são compostas por movimentos que são definidos como elementos, que podem ser executados isolados ou com uso de aparelhos. Geralmente, uma coreografia individual é composta de 30 a 40 elementos e as coreografias de conjunto podem ter de 50 a 60 elementos.

Uma das formas de organizar a prescrição de treinamento é por meio da quantificação do número total de elementos que contém cada coreografia, extraindo as médias dos elementos dos exercícios inteiros.

$$I = \frac{(I_1 + I_2)}{NI}$$

Onde:

I corresponde ao valor médio dos elementos dos exercícios inteiros

I_1 e I_2 correspondem ao número total de elementos de cada exercício inteiro

NI corresponde ao número de exercícios inteiros que a ginasta individual ou em conjunto irá treinar.

O Código de Pontuação da GR estabelece quatro coreografias para as provas individuais e duas para as provas em conjunto.

Provas individuais:

$$I = \frac{I_1 + I_2 + I_3 + I_4}{4}$$

Provas em conjunto:

$$I = \frac{I_1 + I_2}{2}$$

Oscilações da carga de treino

Durante o planejamento dos microciclos (Tabela 4), é essencial a quantificação das oscilações das cargas de treino. No microciclo, essas oscilações deverão conter a relação entre cargas e descanso para recuperação e rendimento das ginastas. Assim, calculam-se as oscilações a partir dos valores da carga de base, cujo objetivo é o total de repetições para um dia de treinamento. A carga de base é dividida pelo número de dias de treino em uma semana.

$$X = \frac{CB}{N}$$

Onde:

X é o total de repetições para um dia de treinamento;

CB é a carga de base;

N é o número de dias de treino por semana.

Os cálculos desses valores irão proporcionar um treinamento otimizado de acordo com os *princípios da sobrecarga, continuidade* e *especificidade* (Capítulo 3, "Princípios científicos do treinamento desportivo").

Preparação técnica

Fase básica

Objetivos: assimilação e automatização de combinações coreográficas e novos elementos.

Para atingir os objetivos, o treinamento deverá ser dividido em:

- treino de repetições de elementos isolados (lançamentos, dificuldades corporais, trocas de aparelhos, entre outras dificuldades apresentadas);
- treino de partes de um exercício (treinamento das partes dos exercícios isolados na ordem da coreografia);
- treino de exercício inteiro (treino da coreografia completa na ordem de execução).

Divisão dos treinamentos de 40% a 60%.

Fase específica

Na fase específica, transforma-se a variável volume em intensidade. Essa fase caracteriza-se por dois tipos de treinamentos, porém com intensidades maiores que a fase anterior:

- treino de partes de um exercício (treinamento das partes dos exercícios isolados na ordem da coreografia);
- treino de exercício inteiro (treino da coreografia completa na ordem de execução).

Preparação tática

Fatores relevantes na preparação tática em GR:

- música;
- vestimenta;
- maquiagem;
- aparelhos utilizados;
- análise das equipes adversárias;
- plano de aquecimento antes das competições.

Na montagem das coreografias:

- buscar o máximo de variações possíveis entre os planos, elementos, grupos e direções;
- os movimentos devem ser conhecidos pelas ginastas;
- a composição deve ter uma história;
- incluir elemento de impacto no início e final da coreografia;
- incluir elementos originais no final da composição;
- adicionar elementos de fácil combinação posteriormente a um elemento de difícil execução.

O plano de aquecimento deve permitir que a ginasta seja capaz de executar a série sem fadiga.

Periodização na ginástica rítmica

Na GR, a periodização (Capítulo 5, "Modelos de periodização" e Capítulo 6, "Estrutura da periodização do treinamento") deve seguir o calendário das principais competições. Por ser um esporte complexo, utiliza-se a periodização simples para a situação de apenas uma competição-alvo (Tabela 5) ou dupla para duas competições-alvo (Tabela 6).

Plano diário de treinamento

Uma proposta para o plano diário de treinamento é apresentada na Tabela 7.

Ginástica artística feminina

As características do treinamento para a ginástica artística feminina estão descritas nas Tabelas 8 a 23 e na Figura 18.

Métodos a serem utilizados na preparação física

Fase básica

Na fase básica, os métodos aplicados são:

- *resistência aeróbica*: natação e corrida contínua;
- *resistência muscular localizada*: musculação e *circuit training*;
- *flexibilidade*: método 3S;
- *descontração diferencial*: relaxamento e natação;
- *forças dinâmica e explosiva*: musculação (treinamento isotônico na máquina de força).

Fase específica

No relatório do primeiro macrociclo de treinamento da equipe brasileira, em 1980, Estélio Dantas escreveu:

> Visando obter a transformação do nível obtido em preparação geral básica em um elevado nível de preparação específica para a prática da ginástica, optou-se por concentrar o trabalho no treinamento isotônico realizado na máquina de força e no *circuit training*, sem descuidar, no entanto, da flexibilidade e da descontração diferencial.

Todos os métodos deram sua contribuição ao excelente resultado obtido pelas ginastas, entretanto (talvez em virtude das deficiências preexistentes), a musculação se destacou sobre os demais de maneira bastante nítida. Isso só foi possível graças a um perfeito e constante acompanhamento médico, que preservou as ginastas de qualquer perigo, tendo em vista a sua faixa etária (12 a 18 anos), o que, inclusive, torna contraindicado o excessivo trabalho com sobrecarga.

TABELA 4 Planejamento de um microciclo

Dia da semana	2ª feira	3ª feira	4ª feira	5ª feira	6ª feira	Sábado
Nível de carga	Média	Alta	Baixa	Média	Alta	Baixa
Variação (r)	X	X + 20%	X – 20%	X	X + 20%	X – 20%

X: número total de repetições para um dia de treinamento; r: resultado da variação das cargas em número de repetições executadas no plano diário de treinamento.

TABELA 5 Periodização simples (uma competição-alvo)

Semanas										■	
Meses	jan	fev	Mar	abr	mai	jun	jul	ago	set	out	nov	dez
Períodos	Preparatório						Competitivo				Transição	
	Básico				Específico							

A competição-alvo é a que está marcada.

TABELA 6 Periodização dupla (duas competições-alvo)

Semanas						■					■	
Meses	jan	fev	mar	abr	mai	jun	jul	ago	set	out	nov	dez
Períodos	Preparatório			Competitivo		Preparatório			Competitivo		Transição	
	Básico		Esp.			Básico		Esp.				

As competições-alvo são as que estão marcadas.

TABELA 7 Plano diário de treinamento

	2ª feira	3ª feira	4ª feira	5ª feira	6ª feira	Sábado
Tarde	FG	FG		FG	FG	
	FG	FG		FG	FG	
	T	T		T	T	
	T	T		T	T	
	FE	FE		FE	FE	
Manhã	T	T	FG	T	T	C
	T	T	FG	T	T	C
	T	T	T	T	T	C
	FE	FE	T	FE	FE	FE
	FE	FE	FE	FE	FE	FE

FE: preparação física específica; T: preparação técnica; FG: preparação física geral; C: treino de controle.

TABELA 8 Dosagem das horas de treinamento de ginástica artística feminina

	Período preparatório		
Tipo de preparação	Fase básica	Fase específica	Período de competição
Física	50%	30%	20%
Técnica	50%	60%	70%
Tática	–	10%	10%

Esquema de trabalho

Na fase básica do período preparatório, a preparação física consistia em trabalho de balé, a cargo de coreógrafa, durante 40 minutos pela manhã e à noite, uma sessão específica de treinamento físico constando de:

- aquecimento (30 minutos), conduzido de modo diversificado pelos professores, alternando jogos, exercícios calistênicos e dança;
- flexibilidade (30 minutos), utilizando-se o método 3S para exercitar as articulações mais solicitadas pelo esporte (tibiotársica, coxofemoral, radiocubital etc.);
- subida na corda de quatro metros sem o auxílio dos pés (tempo variável);
- iniciando por uma repetição e progredindo até quatro repetições;
- corrida (30 minutos), em que cada atleta percorria uma distância em um tempo determinado, perfazendo um esforço de 70% de seu $\dot{V}O_{2máx}$;
- musculação (30 minutos), conforme as Tabelas 11 e 12;
- descontração o restante do tempo.

Na verdade, durante o transcurso do dia, a ginasta treinava sua capacidade aeróbica três vezes: a primeira, na aula de dança; a segunda, durante o aquecimento; e a terceira, durante a corrida. Esse esquema foi necessário em virtude das péssimas condições aeróbicas iniciais e do grande volume de trabalho a que elas seriam

TABELA 9 Identificação das qualidades físicas intervenientes no treinamento de ginástica artística feminina

Qualidade		Segmento	Cavalo	Paralelas assimétricas	Trave de equilíbrio	Solo
Velocidade	De reação	–	–	XX	–	–
	De movimento	–	XXX	–	–	XXX
Força	Dinâmica	Membros superiores	–	XXX	–	XXX
	Estática	Membros superiores	–	–	XXX	XXX
	Explosiva	Membros superiores	XXX	XXX	XXX	XXX
		Membros inferiores	XXX	–	XXX	XXX
Equilíbrio	Dinâmico	–	XX	XX	XX	XX
	Estático	–	–	–	XX	XX
	Recuperado	–	XX	XX	XX	XX
Coordenação	–	–	XX	XX	XX	XX
Agilidade	–	–	XX	XX	XX	XX
Resistência	Aeróbica	–	XXX	XXX	XXX	XXX
	Anaeróbica	–	XXX	XXX	–	XXX
	Muscular localizada	Membros superiores	–	XXX	XXX	–
		Membros inferiores	XXX	–	XXX	XXX
		Tronco	–	XXX	XXX	–
Flexibilidade		Membros superiores	–	XXX	–	XXX
		Membros inferiores	–	XXX	XXX	XXX
		Tronco	XXX	XXX	XXX	XXX
Descontração	Total	–	XX	XX	XX	XX
	Diferencial	Membros superiores	XXX	XX	–	XXX
		Membros inferiores	XXX	XX	–	–
		Tronco	–	–	–	–

XXX: imprescindível; XX: importante.

TABELA 10 Testes a serem aplicados durante o treinamento de ginástica artística feminina

Qualidades físicas	Teste	Responsável
Velocidade de reação	Tempo de reação	Psicólogo
Velocidade de deslocamento	50 m lançados	Preparador físico
Força dinâmica	Peso máximo	Preparador físico
Força explosiva	*Medicine ball, sargent jump test*	Preparador físico
Equilíbrio	Pontes na trave	Preparador físico
Resistência aeróbica	Teste de *Cooper*	Psicólogo
Resistência anaeróbica	Teste de 40 segundos (Matsudo, 2005)	Preparador físico
Resistência muscular localizada	Agachamentos, flexões de braço e abdominais (canivete)	Preparador físico
Flexibilidade	Flexiteste	Preparador físico

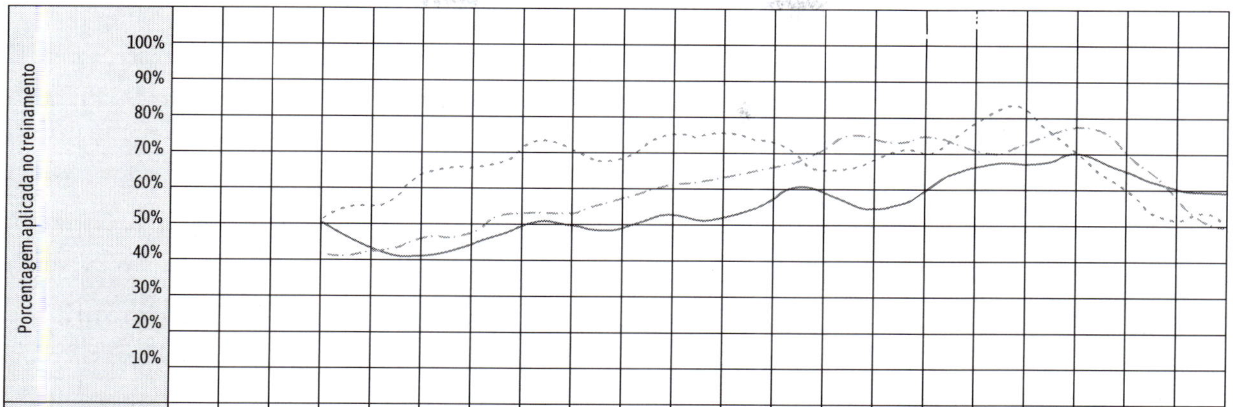

Semana	1ª	2ª	3ª	4ª	5ª	6ª	7ª	8ª	9ª	10ª	11ª	12ª	13ª	14ª	15ª	16ª	17ª	18ª	19ª	20ª	21ª
Microciclo	–	–	1º	2º	3º	4º	5º	6º	7º	8º	9º	10º	11º	12º	13º	14º	15º	16º	17º	18º	19º
Mês	agosto			setembro				outubro				novembro					dezembro				
Fase	Anteprojeto de treinamento		Diagnóstico	Básica							Específica					–			–		
Período	Pré-preparatório			Preparatório												Competitivo			Transição		

———— Intensidade (qualidade)
- - - - - Volume (quantidade)
–·–·–·– Desempenho do atleta

FIGURA 18 Exemplo de periodização para treinamento de ginástica artística feminina.

submetidas. Nas aulas de dança e no aquecimento, utilizavam-se somente cerca de 10 minutos para o aquecimento propriamente dito, ficando o restante do tempo destinado ao trabalho aeróbico realizado concomitantemente com a atividade-alvo (balé clássico, dança ou jogos), por meio de atividades que mantivessem a frequência cardíaca de cada ginasta em sua zona-alvo de trabalho aeróbico.

Nos macrociclos posteriores, pode-se diminuir o volume do trabalho aeróbico, em razão dos excelentes níveis obtidos, revertendo o tempo para o desenvolvimento da resistência muscular localizada e para a flexibilidade.

Ao se iniciar a fase específica do período preparatório, eliminavam-se as corridas, individualizava-se a série de musculação para cada ginasta, levando-se em consideração os elementos que executaria em sua série, e iniciava-se, como modo de trabalho cardiopulmonar e neuromuscular, o *circuit training*. Nessa fase, além da mudança das séries, havia mudança do objetivo da musculação (Tabela 13).

Se, na fase básica, visava-se trabalhar a resistência muscular localizada, agora as ginastas eram divididas em dois grupos: o primeiro constituído por aquelas que haviam alcançado o surto pubertário (selecionadas pela endocrinologista por intermédio da dosagem hormonal), e o segundo integrado pelas ginastas que ainda não tinham iniciado as alterações bioquímicas e morfológicas da puberdade. O primeiro grupo era levado a trabalhar na máquina de força, visando a alcançar as qualidades físicas de força dinâmica e força explosiva – sendo levado inicialmente a trabalhar a força máxima e, posteriormente, tendo diminuído seu nível de carga ao mesmo tempo que se aumentava a velocidade de execução. O segundo grupo era mantido em faixas com intensidade de trabalho reduzida (resistência muscular localizada), de maneira a não provocar efeitos danosos.

A musculação era realizada 3 vezes/semana e, nos outros 3 dias, executava-se o *circuit training*. Esse modo de treinamento era baseado, unicamente, em movimentos de ginástica retirados das séries obrigatórias e educativas para os elementos que seriam introduzidos no macrociclo respectivo.

O circuito objetivava, além de desenvolver a força explosiva, trabalhar o sistema anaeróbico láctico e o sistema ATP-PCr, bem como contar com exercícios pliométricos (ou excêntrico-concêntrico) para o aumento da força dinâmica negativa.

A facilidade de utilizar o princípio da sobrecarga e o constante controle fisiológico fazia do circuito um excelente meio de se manipular a curva de desempenho das ginastas, visando a propiciar a cada uma delas o pico em sua competição-alvo do macrociclo.

Com a proximidade da competição, ia-se, paulatinamente, trocando a musculação pelo *circuit training*, até se chegar ao ponto da total substituição (Tabela 14).

Diariamente era feita uma sessão de flexibilidade, e a dança perdia sua característica inicial de balé clássico para se tornar mais livre e criativa.

As imposições da periodização do exercício, determinando a necessidade de se variar a intensidade e a quantidade de treinamento para se obter o pico, é que determinavam "o que" e "quanto" seria treinado no final do período preparatório e no período competitivo. No entanto, a flexibilidade era sempre mantida e o *circuit training* e uma atividade de descontração (corrida lenta ou natação), incluídos conforme a necessidade.

Exemplo de programação da preparação física

Na ginástica artística feminina, a programação (plano de sessão) é feita da maneira descrita a seguir, com base na fase de preparação.

TABELA 11 Ficha semanal de musculação para treinamento de ginástica artística feminina – série 1

Atleta:______________________________

Exercício	Observações	Demonstrações	Carga máxima em _/_/_	seg.	ter.	qua.	qui.	sex.	sáb.
Desenvolvimento supino	Pegada curta	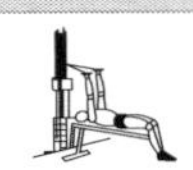	Carga						
			Repetições						
Abdominal na prancha	Parafuso	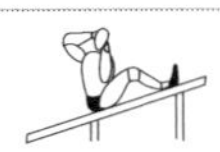	Carga						
			Repetições						
Impulso de pernas	Pés paralelos	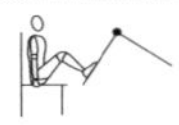	Carga						
			Repetições						
Puxada	Braços paralelos	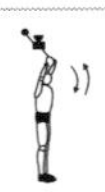	Carga						
			Repetições						
Inclinação lateral	Ambos os lados	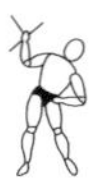	Carga						
			Repetições						
Mergulho nas paralelas	Vertical	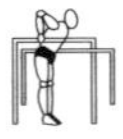	Carga						
			Repetições						
Rotação de braços	Braços paralelos	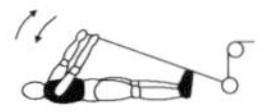	Carga						
			Repetições						
Desenvolvimento para os pés	Pés paralelos	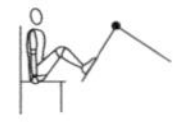	Carga						
			Repetições						
Flexão de pernas	Pés paralelos	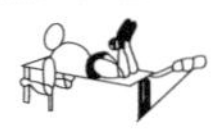	Carga						
			Repetições						
Extensão do pescoço	Partindo da flexão	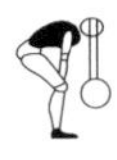	Carga						
			Repetições						
Extensão de pernas	Pés paralelos	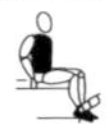	Carga						
			Repetições						
Desenvolvimento de braços	Pela frente	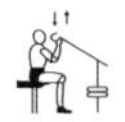	Carga						
			Repetições						

TABELA 12 Ficha semanal de musculação para treinamento de ginástica artística feminina – série 2

Atleta: ____________________

Exercício	Observações	Demonstrações	Data de determinação da carga máxima			
Desenvolvimento supino	Pegada curta	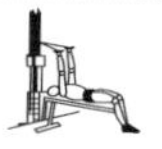	_/_/_	Carga		
				Repetições		
Abdominal na prancha	Parafuso	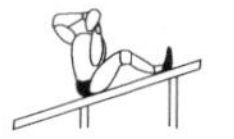	_/_/_	Carga		
				Repetições		
Impulso de pernas	Pés paralelos	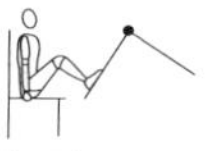	_/_/_	Carga		
				Repetições		
Puxada	Braços paralelos	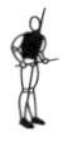	_/_/_	Carga		
				Repetições		
Inclinação lateral	Ambos os lados	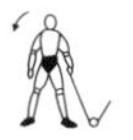	_/_/_	Carga		
				Repetições		
Mergulho nas paralelas	Vertical	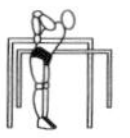	_/_/_	Carga		
				Repetições		
Desenvolvimento para os pés	Pés paralelos	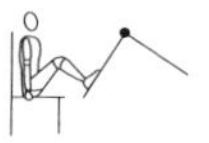	_/_/_	Carga		
				Repetições		
Dorso lombar	Banco	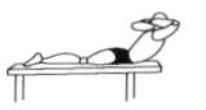	_/_/_	Carga		
				Repetições		
Flexão e extensão do pescoço	Partindo da hiperextensão	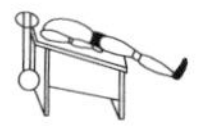	_/_/_	Carga		
				Repetições		
Abdução e adução da cabeça	Ambos os lados	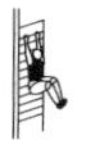	_/_/_	Carga		
				Repetições		

Fase básica

Nessa fase, o plano de sessão é:

- *Aquecimento*: 18h30/18h50
  - » Segunda-feira: dança
  - » Quarta-feira: jogos
  - » Sexta-feira: calistenia
- *Primeiro tempo*: 18h50/19h40
  - » Flexibilidade (método 3S: contração isométrica por 6 segundos, seguida de forçamento)
    - Pé (frente e trás)
    - Ombro (rotação, cruzamento e flexão)
    - Tronco (frente e trás)
    - Coxa (frente e trás)
    - Pulso
    - Espacate (frente e lados)
    - Joelho (frente e trás)
    - Coluna (onda)
    - Cotovelo (frente e trás)
  - » Subida na corda: 19h10/19h20; subida na corda até em cima, sem auxílio dos pés
    - 32ª semana: 1 vez
    - 33ª semana: 2 vezes
    - 34ª semana: 3 vezes
    - 35ª semana: 3 vezes
    - 36ª semana: 4 vezes
  - » Corrida: 19h20/19h40; distância a ser percorrida é variável (exemplo na Tabela 15)
- *Segundo tempo*: 19h40/20h30
  - » Musculação: 19h40/20h10
  - » Descontração: 20h10/20h30
  - » Suspensões (mãos e pés)
  - » Estiramentos (ombros e coluna)
  - » Balanceamento (sacudidelas)
  - » Relaxamento (soltura).

Em caso de mau tempo, a corrida será substituída por trabalho intervalado no ginásio, conforme exemplo na Tabela 16.

TABELA 13 Ficha de controle de *circuit training* para treinamento de ginástica artística feminina – circuito 1

Atleta: ________ FC basal: ____ bpm									
				Microciclo........		Microciclo........		Microciclo........	
Oficina	Complemento	Exercício	Intensidade	Carga máxima	Dosagem	Carga máxima	Dosagem	Carga máxima	Dosagem
1	Plinto	Descida reta na parada	Forte	6	4				
2	Cama elástica	Salto carpado grupado	Fraca	21	14				
3	Parede e colchão	Flexão na parada	Forte	25	17				
4	Barra	Passagem carpada em suspensão	Fraca	19	13				
5	Barra	Subida esticada	Forte	13	9				
6	Colchão	Mortal de costas	Média	11	7				
7	Colchão	Canivete	Média	35	24				
8	Elástico cirúrgico	Saltitamento	Média	40	28				
9	Trave alta	Estrela	Fraca	20	14				
10	Trave alta	Esquadro por fora à parada	Forte	3	2				
11	Fosso baixo	Salto excêntrico concêntrico	Fraca	10	7				
12	Trave baixa	Prancha facial à parada	Média	13	9				
Tempo inicial				1 volta 7 min 19s	–	–	–	1 volta	–
Tempo objetivo				3 voltas 22 min 8s	17 min	–	–	3 voltas	–

TABELA 14 Circuito de preparação física – circuito 2

Oficina	Local	Exercício
1	Trave alta	Suspensão na prancha de peito
2	Trave baixa	Saltos com inversão de pernas
3	Colchão	Oitava à parada
4	Barra	Canivete na barra (isotônico)
5	Barra	Suspensão carpada (isométrico)
6	Barra baixa	Domínio de barra (isométrico)
7	Corda	Subida sem auxílio dos pés
8	Colchão	Canivete
9	Plinto	Flexão dorsal
10	Trave alta	Esquadro por fora à parada
11	Passadeira	*Flick-flacks*
12	Plinto	Prancha facial à parada

TABELA 15 Exemplo de distâncias a serem percorridas por nove atletas de ginástica artística feminina

Atleta	Distância	Atleta	Distância	Atleta	Distância
A	2.700 m	D	2.500 m	G	2.600 m
B	2.700 m	E	2.500 m	H	2.500 m
C	2.700 m	F	2.600 m	I	2.700 m

TABELA 16 Exemplo de trabalho intervalado no ginásio para nove atletas de ginástica artística feminina

Atleta	Distância	Tempo	Repetições	Intervalo
A	150 m	35 s	10	1 min 50 s
B	150 m	39,5 s	10	1 min 50 s
C	150 m	33,5 s	10	1 min 50 s
D	150 m	36 s	10	1 min 50 s
E	150 m	36 s	10	1 min 50 s
F	150 m	36 s	10	1 min 50 s
G	150 m	37 s	10	1 min 50 s
H	150 m	37 s	10	1 min 50 s
I	150 m	36 s	10	1 min 50 s

Fichas de testes físicos

TABELA 17 Teste cardiopulmonar dos 12 minutos de Cooper para resistência aeróbica

Data	Distância percorrida (m)	Frequência cardíaca				Grau de aptidão
		Aquecimento	Após o teste	Após 5 min	Após 10 min	

TABELA 18 Teste cardiopulmonar dos 40 segundos para resistência anaeróbica

Data	Distância percorrida (m)	Frequência cardíaca			Grau de aptidão
		Aquecimento	Após o teste	Após 3 min	

TABELA 19 Teste neuromuscular de resistência muscular localizada

Teste	Data	Resultado	Data	Resultado	Data	Resultado	Data	Resultado
Abdominal canivete (máximo de repetições em 1 min)								
Flexão de braços na barra (sem impulso – máximo de repetições)								
Mergulho nas paralelas (até serrátil – máximo de repetições)								
Agachamento de pernas (máximo de repetições em 1 min)								

TABELA 20 Teste neuromuscular de força explosiva

Teste	Data	Resultado	Data	Resultado	Data	Resultado	Data	Resultado
Subida em 3 m de orda (somente com braços – tempo em s)								
Impulso vertical (*sargent jump test*)								
Arremesso de *medicine ball* (decúbito ventral)								

TABELA 21 Teste neuromuscular de força dinâmica

Exercício	Observações	Demonstrações	Datas e resultados			
			Carga máxima 1ª verificação	Carga máxima 2ª verificação	Carga máxima 3ª verificação	Carga máxima 4ª verificação
Desenvolvimento supino	Pegada curta	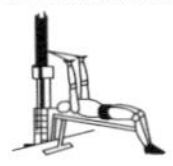				
Impulso de pernas	Pedal baixo	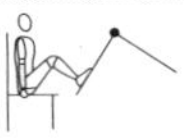				
Puxada	Braços paralelos	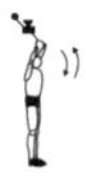				
Rotação de braço	Braços paralelos 90°–180°	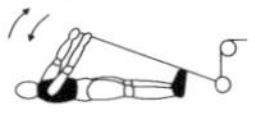				
Desenvolvimento de pés	Pés paralelos	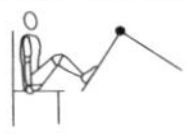				
Desenvolvimento de braço	Pela frente	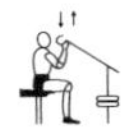				
Flexão de pernas	Pés paralelos	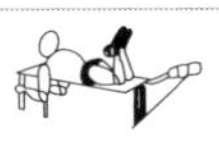				
Extensão de pernas	Pés paralelos	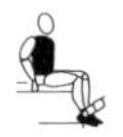				

TABELA 22 Teste neuromuscular de flexibilidade – Flexiteste

Teste	1ª verificação __/__/__	2ª verificação __/__/__	3ª verificação __/__/__	4ª verificação __/__/__
I – Flexão de pés				
II – Extensão de pés				
III – Flexão de pernas				
IV – Hiperextensão do joelho				
V – Flexão de coxa				
VI – Hiperextensão de coxa				
VII – Adução de coxa				
VIII – Abdução de coxa				
Subtotal até o teste VIII				

(continua)

TABELA 22 Teste neuromuscular de flexibilidade – Flexiteste *(continuação)*

Teste	1ª verificação _/_/_	2ª verificação _/_/_	3ª verificação _/_/_	4ª verificação _/_/_
IX – Flexão de tronco				
X – Hiperextensão de tronco				
XI – Flexão de braço				
XII – Extensão de braço				
XIII – Flexão de ombro				
XIV – Adução de ombro				
XV – Rotação de ombro				
Total				

Resultado: < 15 = deficiente; 15 a 20 = fraco; 21 a 30 = insuficiente; 31 a 40 = médio; 41 a 50 = bom; > 50 = excelente.

TABELA 23 Testes perceptivos cinéticos

Teste	1ª verificação _/_/_	2ª verificação _/_/_	3ª verificação _/_/_	4ª verificação _/_/_
Velocidade de deslocamento (25 cm – partindo parado)				
Velocidade de membros (quantidade de vezes que eleva a perna em 10 s)				
Velocidade de reação				
Teste de equilíbrio				

Ginástica artística masculina

O treinamento pode ser semelhante em tudo aos realizados pelas ginastas femininas, tomando-se cuidado para incluir no *circuit training* e na série de musculação, exercícios específicos dos aparelhos dos ginastas.

Outro cuidado a ser tomado é enfatizar o desenvolvimento da força explosiva por intermédio da musculação e dos exercícios pliométricos.

Saltos ornamentais

As características do planejamento do treinamento para saltos ornamentais são apresentadas nas Tabelas 24 a 29.

TABELA 24 Características do planejamento do treinamento de saltos ornamentais

Esporte	Modalidade	Tipo de periodização	Quantidade de picos por macrociclo	Característica
Saltos ornamentais	–	Dupla	Dois	Esporte de avaliação

TABELA 25 Dosagem das horas de treinamento de saltos ornamentais

	Período preparatório		
Tipo de preparação	Fase básica	Fase específica	Período de competição
Física	60%	30%	20%
Técnica	40%	60%	70%
Tática	–	10%	10%

TABELA 26 Identificação das qualidades físicas intervenientes o treinamento de saltos ornamentais

Qualidades físicas			Não treináveis	Treináveis						Importância
						Preparação física				
				Preparação psicológica	Preparação técnica	Membros superiores	Membros inferiores	Tronco	Generalizada	
Forma física	Preparação neuromuscular	Flexibilidade	–	–	–	–	–	–	XXX	XXX
		Força dinâmica	–	–	–	–	–	–	–	–
		Força estática	–	–	–	–	–	–	–	–
		Força explosiva	–	–	–	–	XXX	–	–	XXX
		Resistência muscular localizada	–	–	–	XX	–	XX	–	XX
Forma física (*cont.*)	Preparação cardiopulmonar	Resistência anaeróbica	–	–	–	–	–	–	–	–
		Resistência aeróbica	–	–	–	–	–	–	–	–
Habilidade motora		Velocidade de movimento	–	–	–	XX	XX	–	–	–
		Velocidade de reação	–	–	–	–	–	–	–	–
		Agilidade	–	–	XX	–	–	–	–	XX
		Equilíbrio estático	XX	–	–	–	–	–	–	XX
		Equilíbrio dinâmico	–	–	–	–	–	–	–	–
		Equilíbrio recuperado	–	–	XXX	–	–	–	–	XXX
		Descontração diferencial	–	–	–	–	–	–	–	–
		Descontração total	–	–	–	–	–	–	–	–
		Coordenação	–	–	XX	–	–	–	–	XX

XXX: imprescindível; XX: importante.

TABELA 27 Métodos a serem utilizados na preparação física do treinamento de saltos ornamentais

Qualidades físicas	Período preparatório		Período de competição	Período de transição
	Fase básica	Fase específica		
Flexibilidade	Método 3S	Método 3S	Método 3S	Insistência passiva
Força explosiva e resistência muscular localizada	Musculação	Circuito	Circuito	–
Resistência aeróbica	Corrida contínua (natação)	Corrida contínua (natação)	Circuito	*Cross promenade*

TABELA 28 Sugestão de microciclo para treinamento de saltos ornamentais

Fases			seg.	ter.	qua.	qui.	sex.	sáb.	dom.
Fase básica	Atividades	Período manhã	Preparação técnica	Método 3S	Corrida contínua	Preparação técnica	Preparação técnica	Preparação técnica	–
		Período tarde	Corrida contínua Método 3S	Circuito Método 3S	Circuito Corrida contínua	Preparação técnica	Corrida contínua Método 3S	Circuito	–
	Intensidade		↗	↗	↗	↘	↗	↗	↘
Fase específica	Atividades	Período manhã	Preparação técnica	Preparação técnica	Preparação técnica	Preparação técnica	Preparação técnica	Preparação técnica	Competição (preparação tática)
		Período tarde	Preparação técnica Método 3S	Circuito Corrida contínua	Preparação técnica Método 3S	Circuito Corrida contínua	Preparação técnica Método 3S	–	–
	Intensidade		↗	↗	↘	↗	↗	↘	→

TABELA 29 Ficha de controle de *circuit training* para treinamento de saltos ornamentais

Oficina	Complemento	Exercício	Intensidade	Microciclo........		Microciclo........		Microciclo........	
				Carga máxima	Dosagem	Carga máxima	Dosagem	Carga máxima	Dosagem
1	Cama elástica	Mortal de frente	Média						
2	Tatame	Abdominal canivete	Média						
3	Passadeira	Mortal de costas	Forte						
4	Tatame	Dorsal	Fraca						
5	Barreiras	Saltos	Forte						
6	Tatame	Hiperextensão da coluna	Fraca						
7	Cama elástica	Salto carpado grupado	Forte						
8	Espaldar	Flexão na parada	Média						
9	Prancha	Abdominal parafuso	Média						
10	Passadeira e mini trampolim	Corrida e salto para cima	Forte						
11									
12									
Tempo inicial									
Tempo objetivo									

ESPORTES DE CONFRONTO

Esgrima

As características do planejamento do treinamento de esgrima são apresentadas nas Tabelas 30 a 39 e na Figura 19.

Jiu-jítsu

Os esportes de confronto como o jiu-jítsu, o judô, o *wrestling*, além das lutas olímpicas e romanas, dependem, em grande parte, da força dinâmica e da força estática, em substituição à força explosiva.

TABELA 30 Características do planejamento do treinamento de esgrima

Esporte	Modalidade	Tipo de periodização	Quantidade de picos por macrociclo	Característica
Esgrima	Espada/florete/sabre	Dupla	Um	Disputado em *matches* de 2 min de duração em média

TABELA 31 Objetivos principais na preparação física

Fases e períodos	Objetivos
Fase básica	Obter resistência aeróbica, resisência muscular localizada (RML) e flexibilidade
Fase específica	Alcançar níveis altos de condicionamento da resistência anaeróbica, da força explosiva e velocidade de movimento
Período de competição	Manter os níveis alcançados nas diversas qualidades físicas
Período de transição	Realizar repouso ativo com manutenção de algumas qualidades, como: flexibilidade e resistência aeróbica

TABELA 32 Identificação das qualidades físicas intervenientes no treinamento de esgrima

Qualidades físicas			Não treináveis	Treináveis						Importância
						Preparação física				
				Preparação psicológica	Preparação técnica	Membros superiores	Membros inferiores	Tronco	Generalizada	
Forma física	Preparação neuromuscular	Flexibilidade	–	–	–	X	XX	X	–	XX
		Força dinâmica	–	–	–	–	–	–	–	–
		Força estática	–	–	–	X	X	–	–	X
		Força explosiva	–	–	–	XX	XXX	–	–	XXX
		Resistência muscular localizada	–	–	–	–	–	XX	–	XX
	Preparação cardiopulmonar	Resistência anaeróbica	–	–	–	–	–	–	XX	XX
		Resistência aeróbica	–	–	–	–	–	–	XX	XX
Habilidade motora		Velocidade de movimento	–	–	–	XXX	XXX	–	XX	XXX
		Velocidade de reação	–	–	XXX	–	–	–	–	XXX
		Agilidade	–	–	XX	–	–	–	–	XX
		Equilíbrio estático		–	–	–	–	–	–	–
		Equilíbrio dinâmico	–	–	XX	–	–	–	–	XX
		Equilíbrio recuperado	–	–	XX	–	–	–	–	XX
		Descontração diferencial	–	–	XX		–	–	–	XX
		Descontração total	–	X	–	–	–	–	–	X
		Coordenação	–	–	XX	–	–	–	–	XX

XXX: imprescindível; XX: importante; X: secundária.

TABELA 33 Testes a serem aplicados durante o treinamento de esgrima

Qualidades físicas	Teste	Responsável
Flexibilidade	Flexiteste (enfatizando as articulações coxofemoral e do joelho)	Preparador físico
Força explosiva	Salto parado Arremesso com *medicine ball*	Preparador físico
Resistência anaeróbica	Teste 40 segundos	Preparador físico
Resistência aeróbica	Teste 12 min	Preparador físico
Velocidade de movimento	Teste de corrida 50 m	Preparador físico
Velocidade de reação	Teste de tempo de reação	Psicólogo
Força dinâmica	Realizado para possibilitar a calibração da série de musculação Teste de peso máximo (TPM) 1 RM	Preparador físico
Agilidade	Corrida em zigue-zague	Preparador físico
Equilíbrio dinâmico	Teste de caminhar sobre a barra	Preparador físico
Equilíbrio recuperado	Teste de recuperação	Preparador físico

TABELA 34 Métodos a serem utilizados na preparação física do treinamento de esgrima

	Período preparatório			
Qualidades físicas	Fase básica	Fase específica	Período de competição	Período de transição
Resistência aeróbica	Zona-alvo ou *cross promenade*	–	–	*Cross promenade*
Resistência anaeróbica	–	Métodos intervalados	Métodos intervalados	–
Resistência muscular localizada	*Circuit training*	–	–	–
Força explosiva	–	*Power training* ou musculação	–	–
Velocidade de movimento	–	*Circuit training*	*Circuit training*	–
Flexibilidade	Método 3S	Método 3S	Método 3S	Método passivo

TABELA 35 Dosagem das horas de treinamento de esgrima

	Período preparatório		
Tipo de preparação	Fase básica	Fase específica	Período de competição
Física	60%	40%	20%
Técnica	40%	40%	40%
Tática	–	20%	40%

TABELA 36 Sugestão de microciclo para treinamento de esgrima

Fase			seg.	ter.	qua.	qui.	sex.	sáb.	dom.
Fase básica	Atividades	Período manhã	Preparação técnica	Preparação técnica	Preparação técnica	*Cross promenade*	Preparação técnica	Preparação técnica	–
		Período tarde	*Circuit training* Método 3S	*Cross promenade*	*Circuit training* Método 3S	–	*Circuit training* Método 3S	*Cross promenade*	–
	Intensidade		–	↗	↗	↘	↗	↗	↘

(continua)

TABELA 36 Sugestão de microciclo para treinamento de esgrima *(continuação)*

Fases			seg.	ter.	qua.	qui.	sex.	sáb.	dom.
Fase específica	Atividades	Período manhã	Preparação técnica	Preparação técnica	*Circuit training* Método 3S	Preparação técnica	Preparação técnica	*Circuit training* Método 3S	–
		Período tarde	Preparação tática	*Circuit training* Método 3S	*Interval training* *Power training*	Preparação tática	*Interval training* *Power training*	*Interval training* *Power training*	–
	Intensidade		↗	↗	↗	↘	↗	↗	↘

TABELA 37 Ficha semanal de musculação para treinamento de esgrima

Atleta:________________________________ Peso corporal:________ kg

Exercício	Observações	Demonstrações	Carga máxima em _/_/_	Carga de trabalho	Grupo	Repetições seg.	ter.	qua.	qui.	sex.	sáb.
Extensão de pernas	Pés paralelos	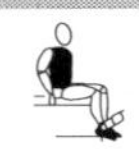									
Abdominal	Reto	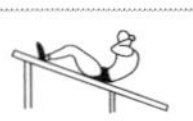									
Supino	Pegada curta Cotovelos aduzidos	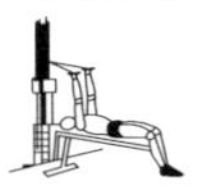									
Molinete	Rotação interna e externa	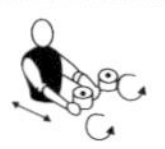									
Inclinação lateral	*Pulley* baixo	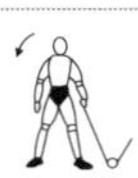									
Dorsal	Até a hiperextensão	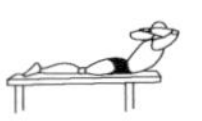									
Rosca de pernas	Pés paralelos	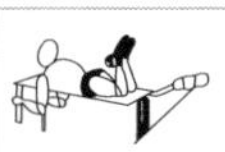									
Tira-prosa	Enrolador	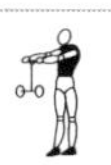									
Meio-agachamento	Pés paralelos	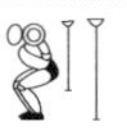									
Extensão lateral	Até 90°	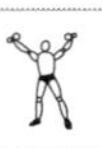									
Rosca inversa	Em pronação	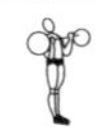									
Impulso de pernas	Pedal baixo	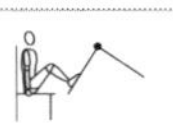									

TABELA 38 Ficha de controle de *circuit training* para treinamento de esgrima

Atleta: ______________________________ FC basal: _________ bpm

Oficina	Complemento	Exercício	Intensidade	Microciclo.........		Microciclo.........		Microciclo.........	
				Carga máxima	Dosagem	Carga máxima	Dosagem	Carga máxima	Dosagem
1	Pista de esgrima	Afundamento e redobramento	Forte						
2	Tatame	Abdominal canivete	Forte						
3	Maças	Molinete	Fraca						
4	Corda	Pular corda com pés juntos	Média						
5	Barra e anilhas	Afundos	Forte						
6	*Medicine ball* (dorsal)	Oscilação do tronco (decúbito ventral)	Média						
7	Barreiras	Saltos	Forte						
8	Elástico cirúrgico	Elevação lateral dos braços	Fraca						
9	*Medicine ball* (braços)	Lançamento em afundo	Média						
10	Cama elástica	Saltos com abertura lateral	Média						
11	Alvo (pontaria)	Toques afundo com florete	Fraca						
12	Plinto	Pliométrico	Forte						
Tempo inicial									
Tempo objetivo									

TABELA 39 Exercícios de *power training* por Raoul Mollet, para treinamento de esgrima

Número de ordem	Oficina (aparelho)	Exercício	Desenhos
1	Barra e anilhas	Agachamento alternado	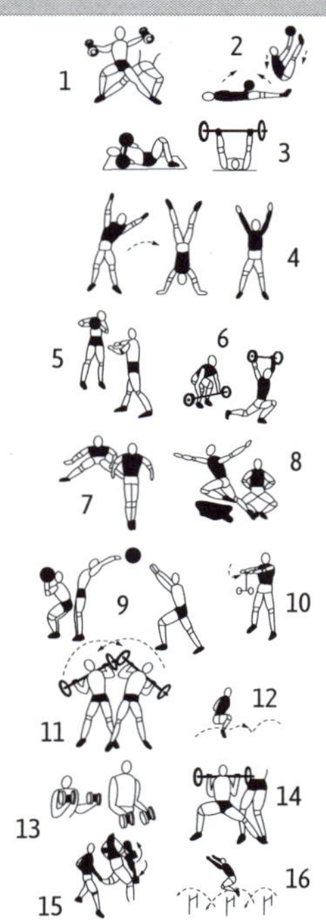
2	*Medicine ball*	Canivete	
3	Barra e anilhas	Supino	
4	Tatame	Estrela	
5	*Medicine ball*	Rotação de tronco	
6	Barra e anilhas	Arranco	
7	Colete lastrado	Salto com abertura lateral	
8	Pista e plinto	Salto sobre o plinto e pique	
9	*Medicine ball*	Dorsal	
10	Tira-prosa	Enrolar e desenrolar	
11	Barra e anilhas	Inclinação lateral	
12	Barra e anilhas	Salto agachado	
13	Barras curtas	Rosca de punho	
14	Barra e anilhas	Afundo	
15	Maças	Molinete	
16	Barreiras	Salto com pés juntos	

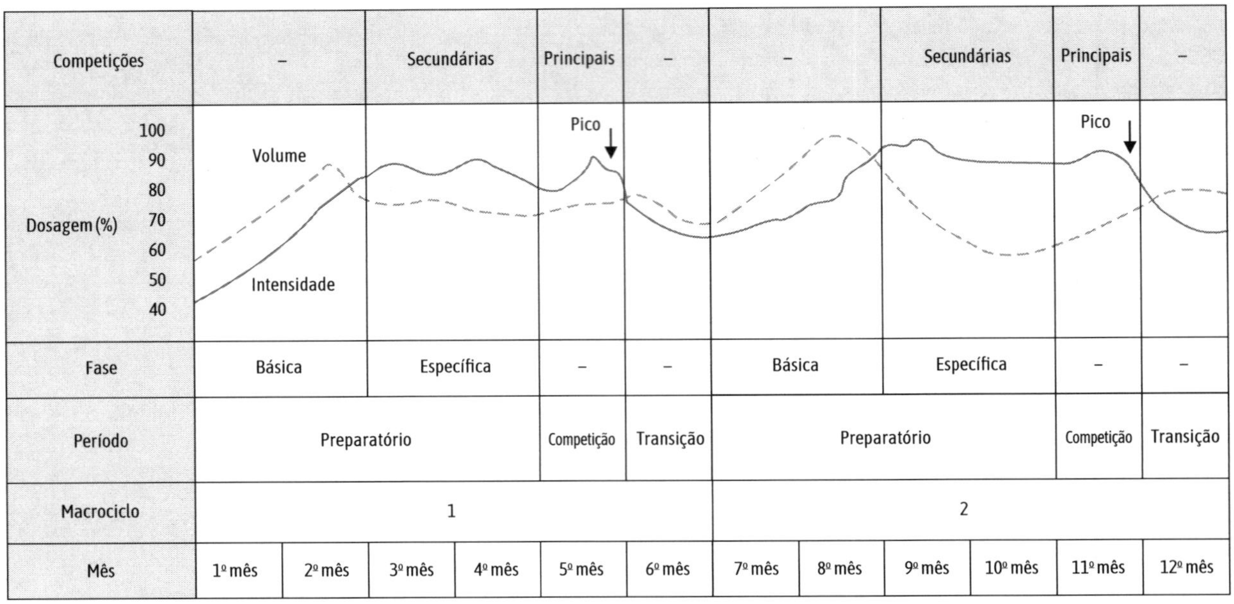

FIGURA 19 Periodização ideal para treinamento de esgrima.

O treinamento pode ser semelhante ao proposto para a esgrima, com as seguintes adaptações:

- Qualidades físicas: a força dinâmica passa a ser imprescindível e a força estática torna-se importante.
- Testes: suprimir o teste de velocidade de movimento.
- Métodos utilizados: retirar o *circuit training* e incluir o treinamento da força dinâmica com musculação.

As outras características estão descritas nas Tabelas 40 a 42.

TABELA 40 Sugestão de microciclo para treinamento de jiu-jítsu

Fases			seg.	ter.	qua.	qui.	sex.	sáb.	dom.
Fase básica	Atividades	Período manhã	Preparação técnica	Preparação técnica	Preparação técnica	*Cross promenade* Método 3S	Preparação técnica	Preparação técnica	–
		Período tarde	Musculação	*Cross promenade* Método 3S	Musculação	–	Musculação	*Cross promenade* Método 3S	–
	Intensidade		↗	↗	↗	↘	↗	↗	↘
Fase específica	Atividades	Período manhã	Preparação técnica	Preparação técnica	Método 3S Musculação	Preparação técnica	Preparação técnica	Método 3S Musculação	–
		Período tarde	Método 3S Musculação	Preparação tática	Treino intervalado *Power training*	Preparação tática	Treino intervalado *Power training*	Treino intervalado *Power training*	–
	Intensidade		↗	↗	→	↗	↗	→	↘

TABELA 41 Ficha semanal de musculação para treinamento de jiu-jítsu

Atleta:______________________ Peso corporal:_________kg

Exercício	Observações	Demonstrações	Carga máxima em __/__/__	Carga de trabalho	Grupo	Repetições seg.	ter.	qua.	qui.	sex.	sáb.
Desenvolvimento Supino	Pegada curta Cotovelos aduzidos	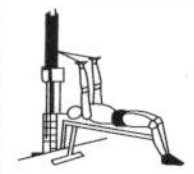									
Abdominal	Parafuso	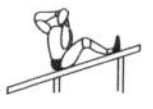									
Adução de pernas	Cadeira adutora	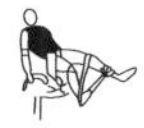									
Rosca de braço	Direta	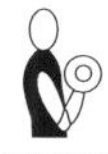									
Dorsal	Hiperextensão	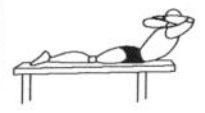									
Extensão de pernas	Pés paralelos	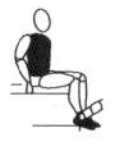									
Peitoral	Voador	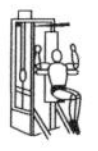									
Adução de pernas	*Pulley* baixo	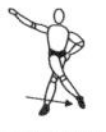									
Rosca tríceps	Cotovelos aduzidos	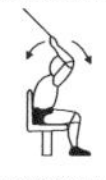									
Abdominal	Guindaste	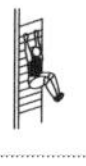									
Remada	Cotovelos aduzidos	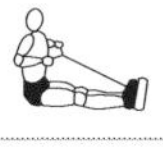									
Rosca de braços	Concentrada	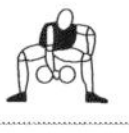									

TABELA 42 Exercícios de *power training* por Raoul Mollet, para treinamento de jiu-jítsu

Número de ordem	Oficina (aparelho)	Exercício	Demonstrações
1	Barra e anilhas	Arranco	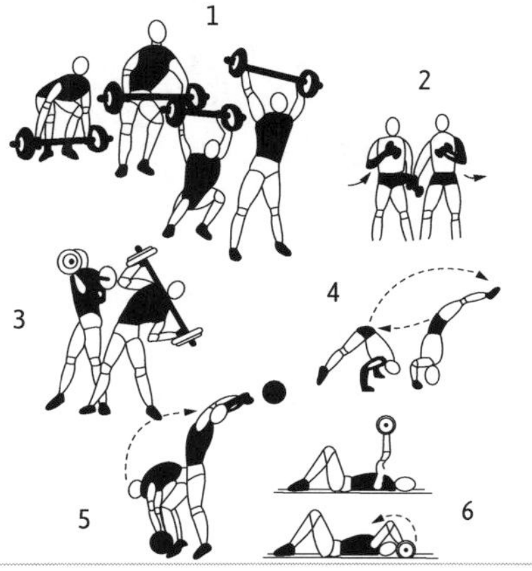
2	Barra curta	Puxada para dentro	
3	Barra e anilhas	Rotação de tronco	
4	Tatame	Reversão	
5	*Medicine ball*	Hiperextensão	
6	Barra e anilhas	Rosca tríceps e supino	

(continua)

TABELA 42 Exercícios de *power training* por Raoul Mollet, para treinamento de jiu-jítsu (*continuação*)

Número de ordem	Oficina (aparelho)	Exercício	Demonstrações
7	Barra curta	Remada	
8	Barra e anilhas	Agachamento	
9	Barra e anilhas	Supino na ponte	
10	Tatame	Rolamento	
11	Tensor	Pressão de mãos	
12	Halteres de mãos	Rotação de tronco	
13	Tira-prosa	Enrolar e desenrolar	
14	Barra e anilhas	Rotação de tronco	
15	Sapato de ferro	Elevação de pernas	

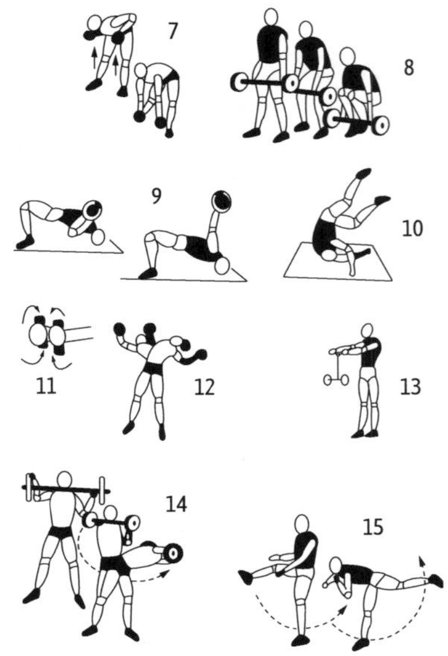

Caratê

O caratê, o kung fu e o boxe, em termos de treinamento, são idênticos à esgrima, somente com aumento da importância da força explosiva de extensão de braços e membros inferiores (esta somente para o caratê e o kung fu).

Embora a potência muscular resulte em mais da velocidade do que da força, a força dinâmica cresce de importância.

Na Figura 20, estão exemplificados alguns exercícios para serem utilizados nas séries de *circuit* e *power training*, realizadas no treinamento de caratecas.

ESPORTES DE DESEMPENHO

Arremesso de peso

As características do planejamento do treinamento de arremesso de peso são apresentadas nas Tabelas 43 a 51 e na Figura 21.

Lançamento de disco

Treinamento semelhante ao executado por arremessadores de peso. Devem-se introduzir exercícios nas séries de musculação e *power training*, em substituição aos que não se adaptam à modalidade. A Figura 22 mostra alguns exemplos.

Lançamento de martelo

Recomendação idêntica à anterior, podendo ser utilizadas as sugestões apresentadas na Figura 23.

Lançamento de dardo

Além de serem válidas as recomendações já citadas, convém enfatizar a componente velocidade da força explosiva (potência) em detrimento da força. Ver exemplos na Figura 24.

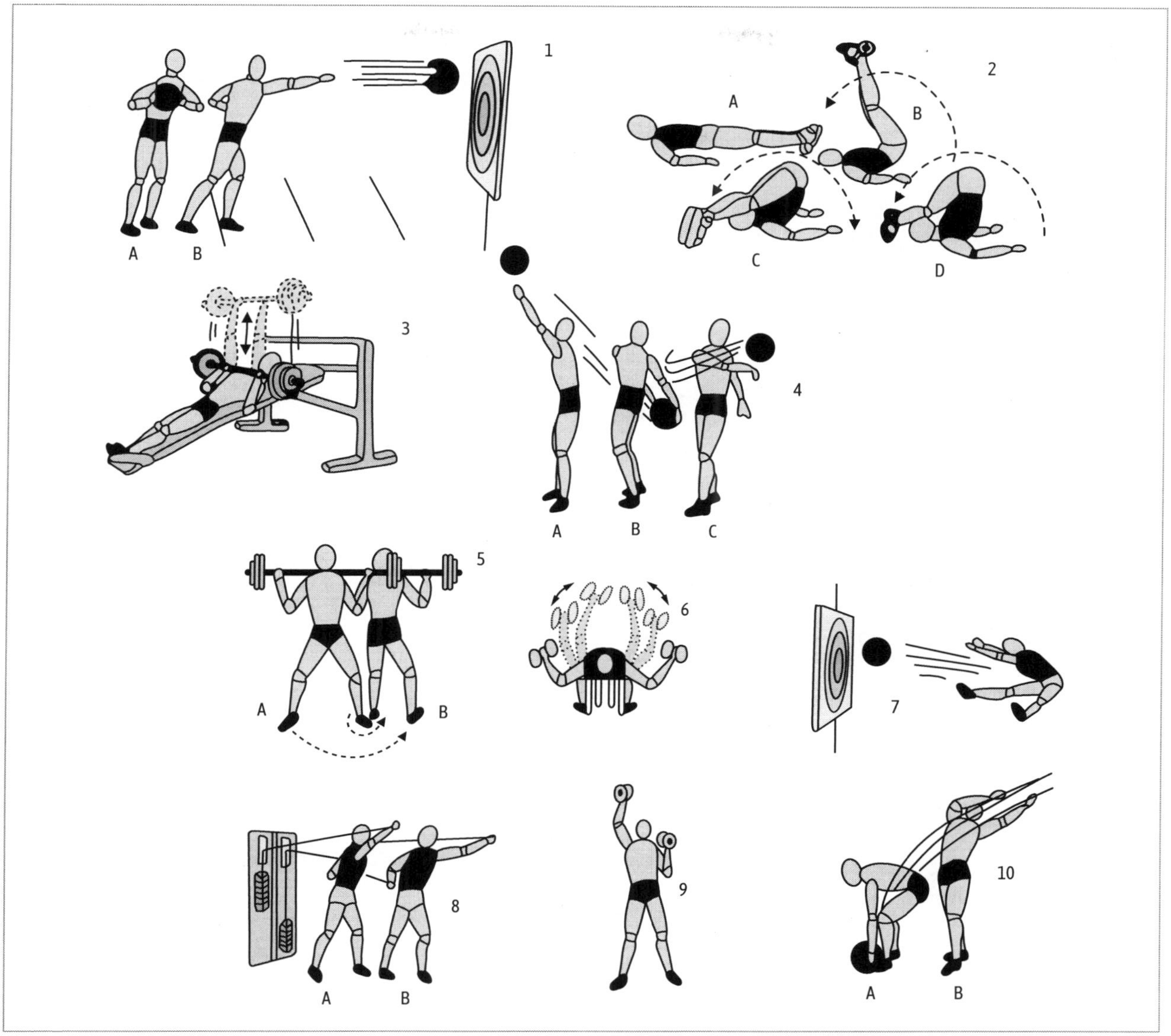

FIGURA 20 Exercícios de *circuit* e *power training* para treinamento de caratecas.

TABELA 43 Características do planejamento do treinamento de arremesso de peso

Esporte	Modalidade	Tipo de periodização	Quantidade de picos por macrociclo	Característica
Atletismo	Arremesso de peso	Dupla	Dois	Esporte de pequena complexidadde técnica

TABELA 44 Dosagem das horas de treinamento de arremesso de peso

	Período preparatório		
Tipo de preparação	Fase básica	Fase específica	Período de competição
Física	8%	70%	50%
Técnica	20%	30%	40%
Tática	–	–	10%

TABELA 45 Identificação das qualidades físicas intervenientes no treinamento de arremesso de peso

Qualidades físicas			Não treináveis	Treináveis						Importância
				Preparação psicológica	Preparação técnica	Preparação física				
						Membros superiores	Membros inferiores	Tronco	Generalizada	
Forma física	Preparação neuromuscular	Flexibilidade	–	–	–	–	–	–	XXX	XXX
		Força dinâmica	–	–	–	–	XX	–	–	XX
		Força estática	–	–	–	–	–	–	–	–
		Força explosiva	–	–	–	XXX	–	–	–	XXX
		Resistência muscular localizada	–	–	–	–	–	X	–	X
	Preparação cardiopulmonar	Resistência anaeróbica	–	–	–	–	–	–	–	–
		Resistência aeróbica	–	–	–	–	–	–	–	–
Habilidade motora		Velocidade de movimento	–	–	–	XX	XXX	XX	–	XXX
		Velocidade de reação	–	–	–	–	–	–	–	–
		Agilidade	–	–	–	–	–	–	–	–
		Equilíbrio estático	XXX	–	–	–	–	–	–	XXX
		Equilíbrio dinâmico	–	–	XXX	–	–	–	–	XXX
		Equilíbrio recuperado	–	–	–	–	–	–	–	–
		Descontração diferencial	–	–	X	–	–	–	–	X
		Descontração total	–	–	–	–	–	–	–	–
		Coordenação	–	–	XXX	–	–	–	–	XXX

XXX – imprescindível; XX – importante; X – secundária.

TABELA 46 Testes a serem aplicados durante o treinamento de arremesso de peso

Qualidades físicas	Teste	Responsável
Flexibilidade	Flexiteste	Preparador físico
Força dinâmica	Teste de peso máximo (TPM)	Preparador físico
Força explosiva	Arremesso com *medicine ball*	Preparador físico
Equilíbrio estático	Teste de equilíbrio (avião)	Preparador físico
Equilíbrio dinâmico	Corrida em zigue-zague	Preparador físico
Resistência aeróbica	Para possibilitar a calibragem do treinamento aeróbico, visando a manutenção da saúde; criar situações para suportar o treinamento Teste de *Cooper*	Preparador físico

TABELA 47 Métodos a serem utilizados na preparação física do treinamento para arremesso de peso

Qualidades físicas	Período preparatório		Período de competição	Período de transição
	Fase básica	Fase específica		
Flexibilidade	Método 3S	Método 3S	Método 3S	*Cross promenade*
Força dinâmica	Musculação	Musculação	–	–
Força explosiva	–	*Power training*	*Power training*	–
Resistência aeróbica	Corrida contínua	–	–	*Cross promenade*
Resistência muscular localizada	–	–	–	Calistenia

TABELA 48 Objetivos principais na preparação física

Fases e períodos	Objetivos
Fase básica	Desenvolver a flexibilidade, a resistência aeróbica e iniciar o treinamento da força dinâmica, ainda de maneira generalizada. Embora o esporte não dependa da resistência aeróbica, esta qualidade física deverá ser treinada por trazer benefícios para a saúde e por aumentar a capacidade de realizar treinos mais longos
Fase específica	Adquirir força dinâmica e força explosiva, específicas para a atividade
Período de competição	Deve-se procurar preservar os níveis de flexibilidade, resistência aeróbica e RML alcançados na temporada

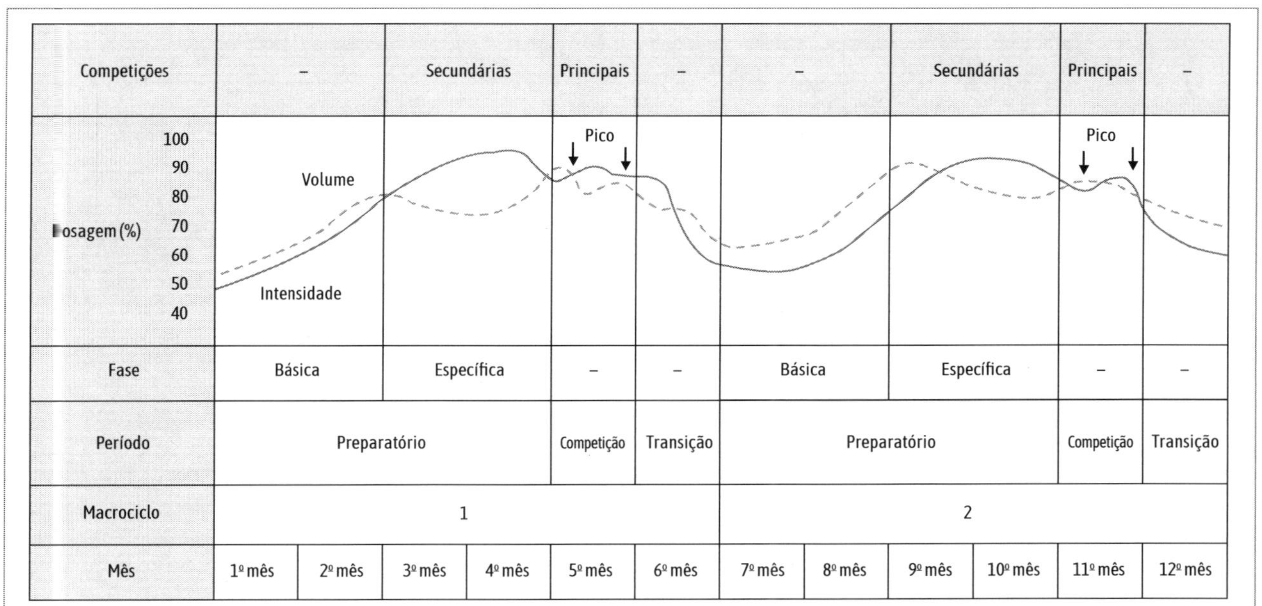

FIGURA 21 Periodização ideal para treinamento de arremesso de peso.

TABELA 49 Sugestão de microciclo para o treinamento de arremesso de peso

Fases			seg.	ter.	qua.	qui.	sex.	sáb.	dom.
Fase básica	Atividades	Período manhã	Musculação	Musculação	Musculação	Musculação	Musculação	Musculação	–
		Período tarde	Preparação técnica	Corrida Método 3S	Preparação técnica	Corrida Método 3S	Preparação técnica	Corrida Método 3S	–
	Intensidade		↗	↗	↗	↘	↗	↗	↘
Fase específica	Atividades	Período manhã	*Power training* Método 3S	Musculação	*Power training* Método 3S	Musculação	*Power training* Método 3S	Musculação	–
		Período tarde	Preparação técnica	Preparação técnica	Preparação técnica	–	Preparação técnica	*Power training* Método 3S	–
	Intensidade		↗	↗	↗	↘	↗	↗	↘

TABELA 50 Ficha semanal de musculação para treinamento de arremesso de peso

Atleta:____________________ Peso corporal:________ kg											
						Repetições					
Exercício	Observações	Desenho	Carga máxima em __/__/__	Carga de trabalho	Grupo	seg.	ter.	qua.	qui.	sex.	sáb.
Supino	Cotovelos abduzidos	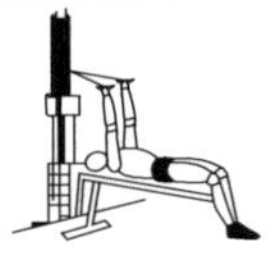									
Abdominal	Parafuso	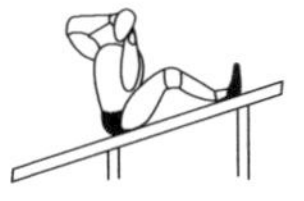									
Extensão de pernas	Pedal alto	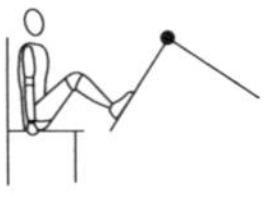									
Supino 45°	Cotovelos abduzidos	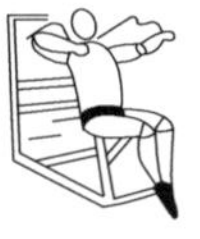									
Rotação de tronco	Deitado com barra e anilhas	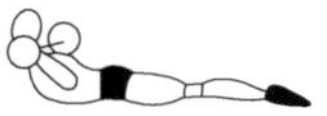									
Extensão de pernas	*Rack machine*	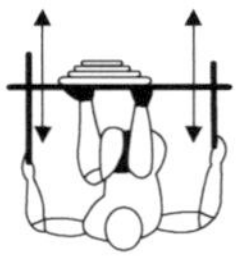									
Voador	Peitoral	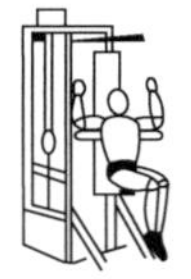									
Rosca tríceps	Cotovelos aduzidos	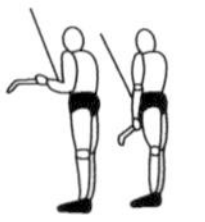									
Meio-agachamento	Pés paralelos	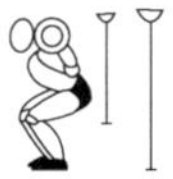									
Pulley duplex	Crucifixo	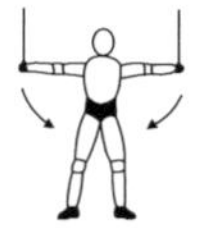									
Dorsal	Hiperextensão	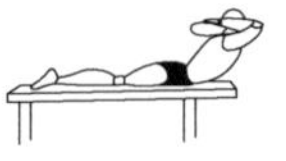									
Desenvolvimento	Pela frente	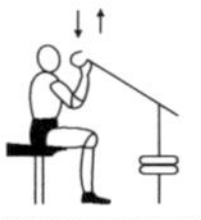									

TABELA 51 Exercícios de *power training* por Raoul Mollet, para treinamento de arremesso de peso

Número de ordem	Oficina (aparelho)	Exercício	Demonstrações
1	Barra e anilhas	Arranco	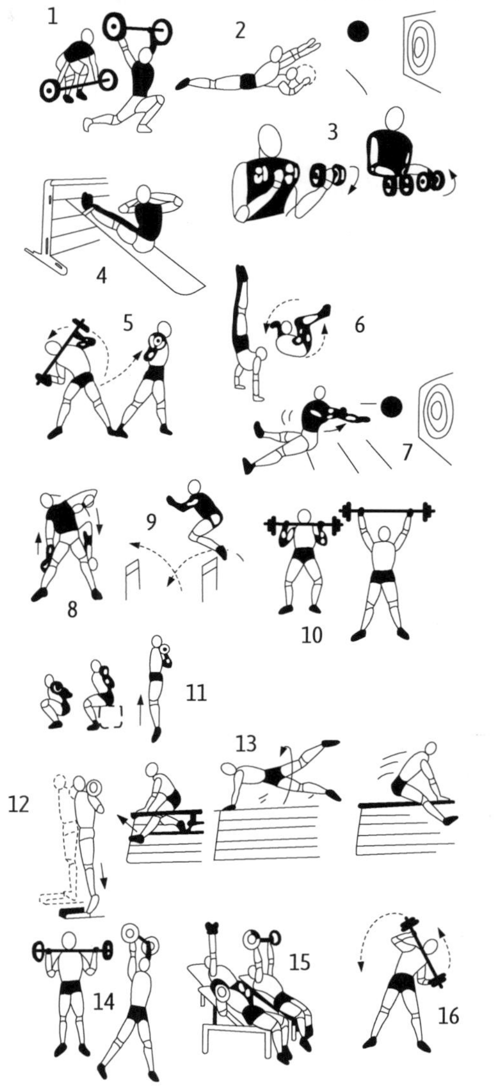
2	*Medicine ball*	Arremesso	
3	Barras curtas	Rosca de punho inversa	
4	Abdominal	Parafuso	
5	Barra e anilhas	Rotação de tronco	
6	Tatame	Rolamento para trás	
7	*Medicine ball*	Rotação de tronco	
8	Barras curtas	Inclinação lateral	
9	Barreiras	Saltos	
10	Barra e anilhas	Desenvolvimento pela frente	
11	Barra e anilhas	Agachamento e salto	
12	Degrau	Extensão dos pés	
13	Plinto	Montada	
14	Barra e anilhas	Desenvolvimento com giro	
15	Banco 45°	Supino 45°	
16	Barra e anilhas	Inclinação lateral	

Salto em altura

As características do planejamento do treinamento para salto em altura são apresentadas nas Tabelas 52 a 60 e na Figura 25.

Circuit training para salto em altura

O circuito para saltador deve ser utilizado na segunda metade do período específico, pois há necessidade de o praticante estar em excelentes condições físicas. É executado praticando-se o exercício previsto na oficina durante um minuto, seguido de um minuto de corrida no mesmo lugar (repouso ativo).

Primeira oficina: trampolim

- *Material necessário*: trampolim e colchões.
- *Objetivo*: entrada de peito e queda.
- *Descrição*: o atleta toma impulso, salta no trampolim fazendo a entrada de peito e cai no colchão, procurando executar a técnica correta.
- Repouso ativo.

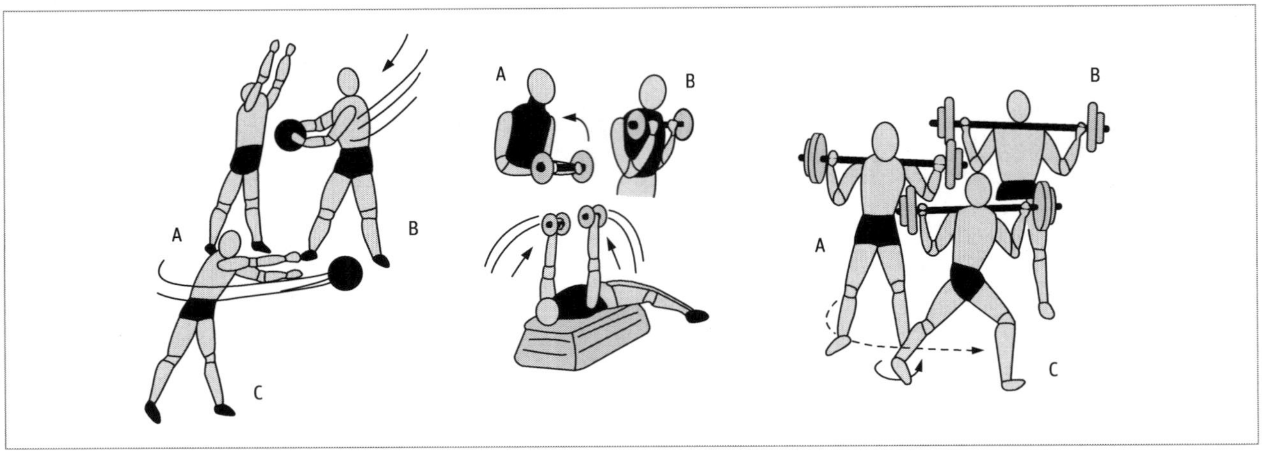

FIGURA 22 Exercícios de musculação e *power training* para treinamento de lançamento de disco.

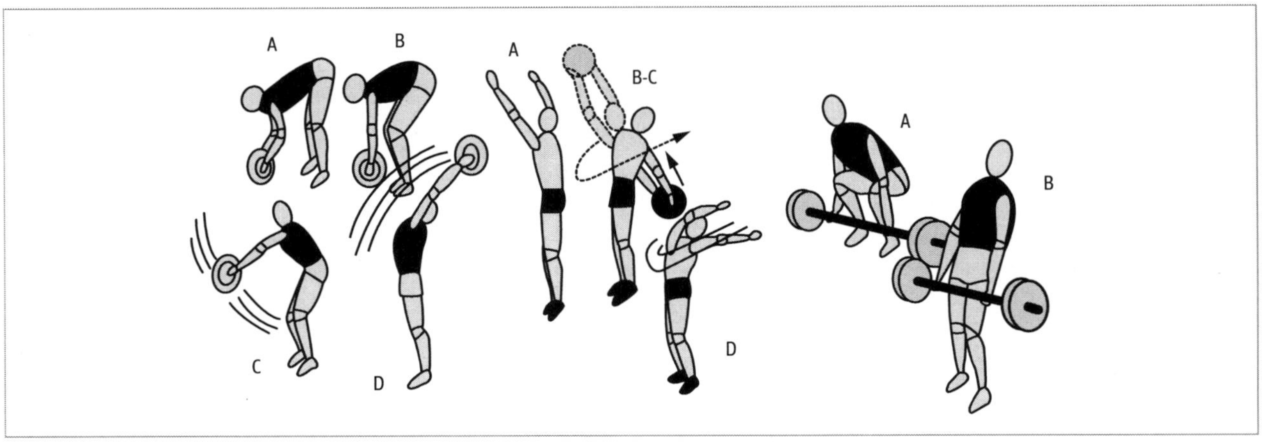

FIGURA 23 Exercícios de musculação e *power training* para treinamento de lançamento de martelo.

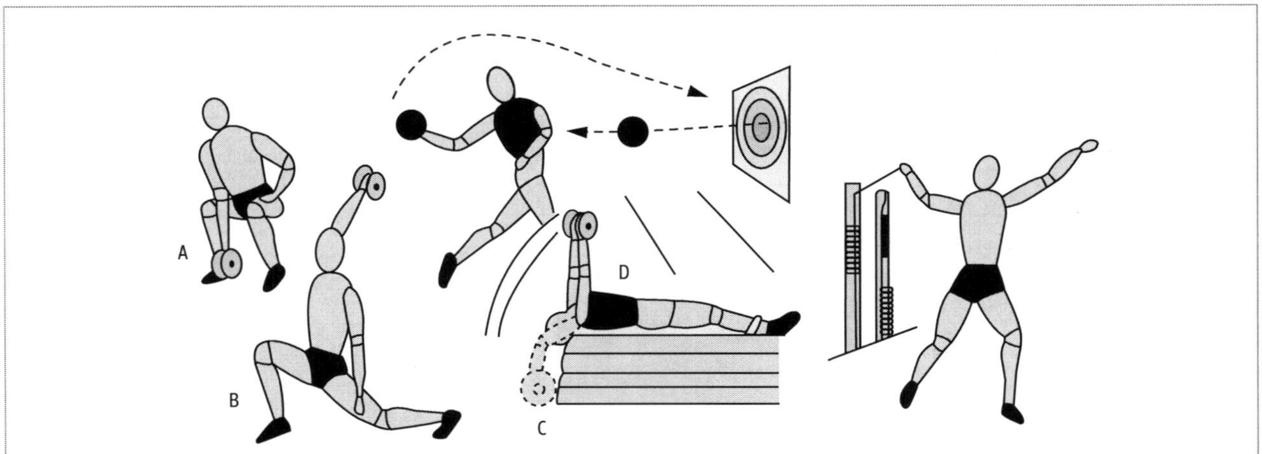

FIGURA 24 Exercícios de musculação e *power training* para treinamento de lançamento de dardo.

TABELA 52 Características do planejamento do treinamento de salto em altura

Esporte	Modalidade	Tipo de periodização	Quantidade de picos por macrociclo	Característica
Atletismo	Salto em altura	Dupla	Um	Modalidade dependente da velocidade e da força explosiva

TABELA 53 Dosagem das horas de treinamento de salto em altura

Tipo de preparação	Período preparatório		Período de competição
	Fase básica	Fase específica	
Física	70%	60%	40%
Técnica	30%	40%	50%
Tática	–	–	10%

TABELA 54 Identificação das qualidades físicas intervenientes no treinamento de salto em altura

Qualidades físicas			Não treináveis	Treináveis						Importância
				Preparação psicológica	Preparação técnica	Preparação física				
						Membros superiores	Membros inferiores	Tronco	Generalizada	
Forma física	Preparação neuro-muscular	Flexibilidade	–	–	–	–	XX	XX	XX	XX
		Força dinâmica	–	–	–	–	–	–	–	–
		Força estática	–	–	–	–	–	–	–	–
		Força explosiva	–	–	–	XX	XXX	–	–	XXX
		Resistência muscular localizada	–	–	–	–	–	XX	–	XX
	Preparação cardiopul-monar	Resistência anaeróbica	–	–	–	–	–	–	–	–
		Resistência aeróbica	–	–	–	–	–	–	–	–
Habilidade motora		Velocidade de movimento	–	–	–	–	XXX	–	XXX	XXX
		Velocidade de reação	–	–	XX	–	–	–	–	XX
		Agilidade	–	–	XX	–	–	–	–	XX
		Equilíbrio estático	–	–	–	–	–	–	–	–
		Equilíbrio dinâmico	–	–	XX	–	–	–	–	XX
		Equilíbrio recuperado	–	–	XX	–	–	–	–	XX
		Descontração diferencial	–	–	X	–	–	–	–	X
		Descontração total	–	–	–	–	–	–	–	–
		Coordenação	–	–	X	–	–	–	–	X

XXX: imprescindível; XX: importante; X: secundária.

TABELA 55 Testes a serem aplicados durante o treinamento de salto em altura

Qualidades físicas	Teste	Responsável
Flexibilidade	Flexiteste	Preparador físico
Força explosiva	*Sargento jump test*	Preparador físico
Velocidade de movimento	Corrida de 50 m	Preparador físico
Velocidade de reação	Teste de tempo de reação	Psicólogo
Força dinâmica	Para possibilitar a calibragem da série de musculação TPM	Preparador físico
Resistência aeróbica	Para possibilitar a calibragem da corrida contínua Teste de Cooper	Preparador físico

TABELA 56 Métodos a serem utilizados na preparação física do treinamento de salto em altura

	Período preparatório			
Qualidades físicas	Fase básica	Fase específica	Período de competição	Período de transição
Flexibilidade	Método 3S	Método 3S	Método 3S	Método passivo
Força dinâmica (estágio intermediário para a força explosiva)	Musculação	–	Alongamento	–
Força explosiva	–	*Power training ou circuit training*	*Power training ou circuit training*	–
Resistência aeróbica	Corrida contínua	*Cross promenade*	–	*Cross promenade*
Velocidade de movimento	Treino intervalado	*Sprint training*	*Sprint training*	–
Resistência muscular localizada	–	–	–	Calistenia

TABELA 57 Objetivos principais na preparação física

Fases e períodos	Objetivos
Fase básica	Adquirir flexibilidade, força dinâmica e resistência aeróbica, que se constituirão na base do treinamento posterior
Fase específica	Desenvolver força explosiva e velocidade de movimento. Manter os níveis de flexibilidade alcançados
Período de competição	Aprimorar a flexibilidade, a força explosiva e a velocidade, conduzindo o atleta ao pico
Período de transição	Manter o condicionamento no tocante à resistência aeróbica, à RML e à flexibilidade

TABELA 58 Sugestão de microciclo para treinamento de salto em altura

Fases			seg.	ter.	qua.	qui.	sex.	sáb.	dom.
Fase básica	Atividades	Período manhã	Corrida contínua Método 3S	Preparação técnica	Corrida contínua Método 3S	Preparação técnica	Corrida contínua Método 3S	Preparação técnica	–
		Período tarde	Musculação	Treino intervalado	Musculação	–	Treino intervalado	Musculação	–
	Intensidade		↗	↗	↗	↘	↗	↗	–
Fase específica	Atividades	Período manhã	Preparação técnica	Preparação técnica	Preparação técnica	*Power training*	Preparação técnica	Preparação técnica	–
		Período tarde	Preparação técnica	Preparação técnica	*Sprint training*	Preparação técnica	Preparação técnica	*Sprint training*	–
	Intensidade		↗	↗	→	→	↗	↗	–

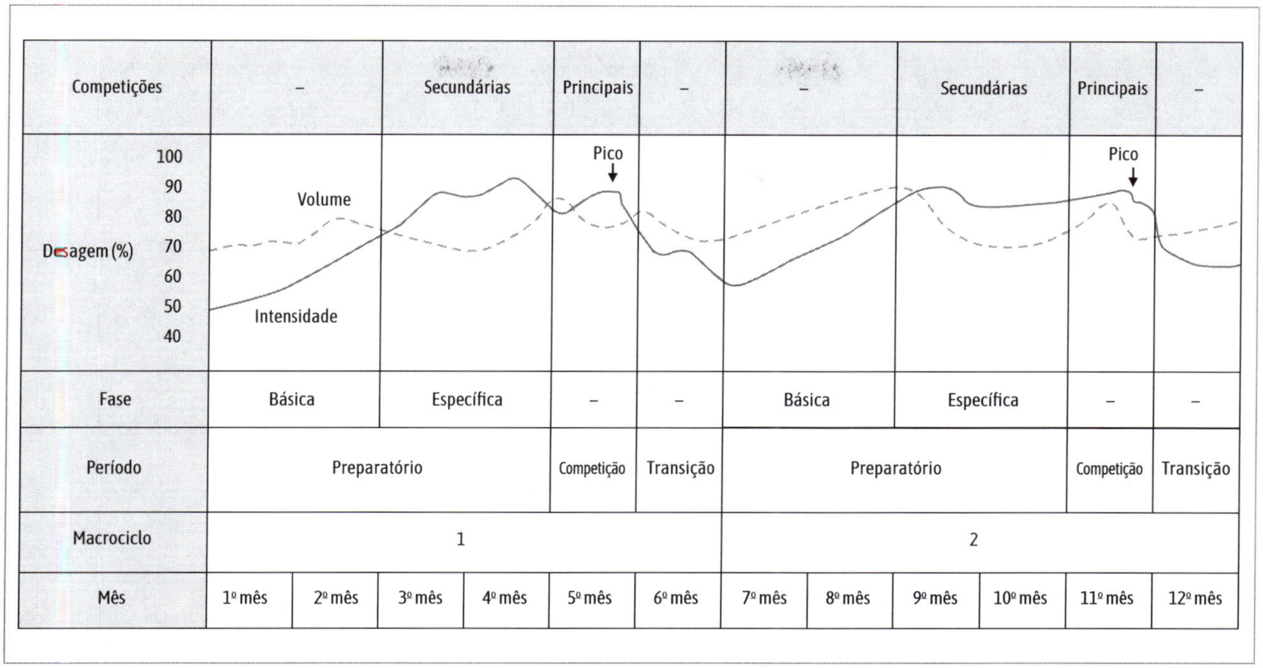

FIGURA 25 Periodização ideal para treinamento de salto em altura.

TABELA 59 Ficha semanal de musculação para treinamento de salto em altura

Atleta:________________ Peso corporal:______ kg												
						Repetições						
Exercício	Observações	Desenho	Carga máxima em__/__/__	Carga de trabalho	Grupo	seg.	ter.	qua.	qui.	sex.	sáb.
Impulso de pernas	Pedal alto Pés abduzidos	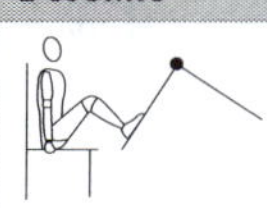									
Elevação de pernas	Pernas esticadas	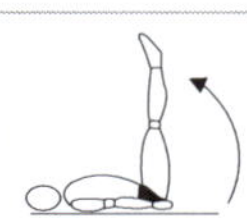									
Supino	Braços	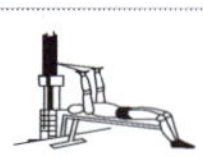									
Extensão de pernas	Pés paralelos	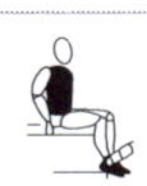									
Desenvolvimento	Pela frente	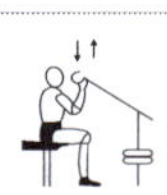									
Inclinação lateral	Ambos os lados	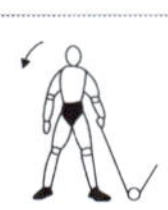									
Glúteos	Mesa de glúteos	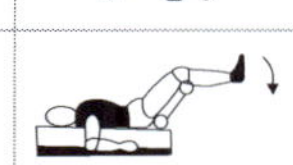									
Extensão de pés	*Leg press*	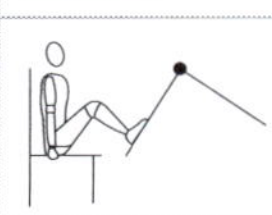									

(continua)

TABELA 59 Ficha semanal de musculação para treinamento de salto em altura *(continuação)*

Atleta:_______________________________ Peso corporal:________kg											
						Repetições					
Exercício	Observações	Desenho	Carga máxima em __/__/__	Carga de trabalho	Grupo	seg.	ter.	qua.	qui.	sex.	sáb.
Puxada	Pela frente e por trás	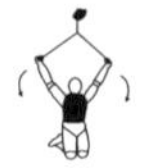									
Abdominal	Parafuso	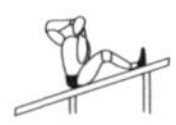									
Rosca de pernas	–	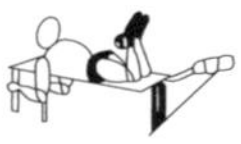									
Dorsal	Hiperextensão da coluna	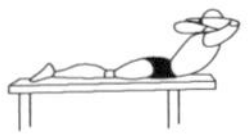									

TABELA 60 Exercícios de *power training* por Raoul Mollet, para treinamento de salto em altura

Número de ordem	Oficina (aparelho)	Exercício	Demonstrações
1	Barra e anilhas	Arranco	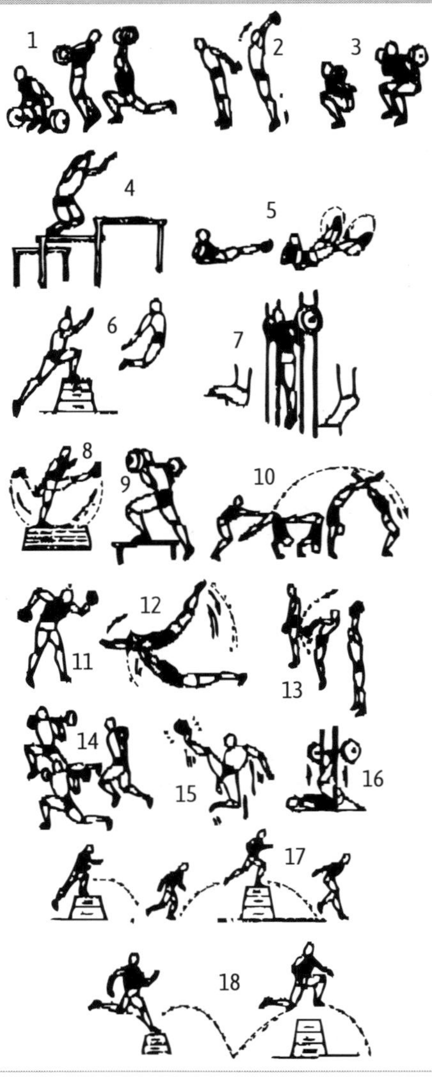
2	Barras curtas	Balanceamento de braços com salto	
3	Barra e anilhas	Agachamento	
4	Barreiras	Salto com pés juntos	
5	Sapato de ferro	Rotação de pernas	
6	Plinto	Salto para frente	
7	Suporte	Extensão de pés	
8	Sapato de ferro	Balanceamento de pernas	
9	Banco sueco	Subida de degrau	
10	Tatame	Salto em reversão	
11	Barras curtas	Movimento de braços	
12	Tatame	Hiperextensão	
13	Barra e anilhas	Agachamento em pernas	
14	Barra e anilhas	Puxada de peito	
15	*Rack machine*	Impulso de pernas	
16	Bola com suporte	Chute ao ar	
17	Plinto	Pliométrico	
18	Plinto	Pliométrico	

Segunda oficina: banco sueco

- *Material necessário*: banco e saco de areia de 10 kg.
- *Objetivo*: trabalhar a musculatura da perna.
- *Descrição*: saltitamento com os dois pés unidos de um lado para outro do banco sueco com o saco de areia nas costas.
- Repouso ativo.

Terceira oficina: afundo

- *Material necessário*: nenhum.
- *Objetivo*: dar flexibilidade muscular e mobilidade articular e desenvolver a potência da perna.
- *Descrição*: após um salto, o atleta cai na posição de afundo da esgrima; desta posição, dá um salto e cai novamente no afundo, desta vez, com a outra perna.
- Repouso ativo.

Quarta oficina: corrida de saltitamento

- *Material necessário*: saco de areia de 10 kg.
- *Objetivo*: aprimorar a velocidade; desenvolver força nas pernas; aumentar, portanto, a potência.
- *Descrição*: o atleta coloca o saco nas costas e inicia uma corrida rápida e picada na ponta dos pés.
- Repouso ativo.

Quinta oficina: salto recuperado

- *Material necessário*: banco e colchão.
- *Objetivo*: desenvolver a força dinâmica negativa, que é a força capaz de sustentar a perna em um ângulo ideal para a impulsão.
- *Descrição*: o atleta vem correndo sobre o banco e cai no plano inferior apoiado pela perna de impulsão, dá um salto e cai sobre o colchão (aproximadamente um metro de altura).
- Repouso ativo.

Sexta oficina: salto no plinto

- *Material necessário*: dois plintos e colchões.
- *Objetivo*: desenvolver a força dinâmica negativa.
- *Descrição*: o atleta vem correndo, coloca uma perna no plinto baixo, a perna de impulsão no plinto mais alto, e sai, caindo no chão sobre a perna de impulsão. Ao tocar no solo deve saltar para cima do colchão (Figura 26).

Considerações diversas

Algumas observações devem ser mencionadas:

- entre uma volta e outra no circuito, pode-se dar um repouso ao atleta ou fazê-lo executar as passagens de modo continuado;
- o princípio da sobrecarga é conseguido fazendo o atleta usar um colete lastrado;
- a quantidade ideal de dias de treinamento na semana é seis;
- se fizer outro circuito, usar o máximo possível de exercícios dinâmicos.

Salto com vara

O treinamento é, em tudo, semelhante ao prescrito para o salto em altura, aumentando a importância da força dinâmica e dos membros superiores.

Devem-se incluir exercícios específicos da modalidade, como os apresentados na Figura 27.

Salto em distância e triplo

O programa de treinamento é semelhante ao apresentado para o salto em altura, com mais ênfase no treinamento da velocidade de movimento e inclusão de exercícios específicos, como os apresentados na Figura 28.

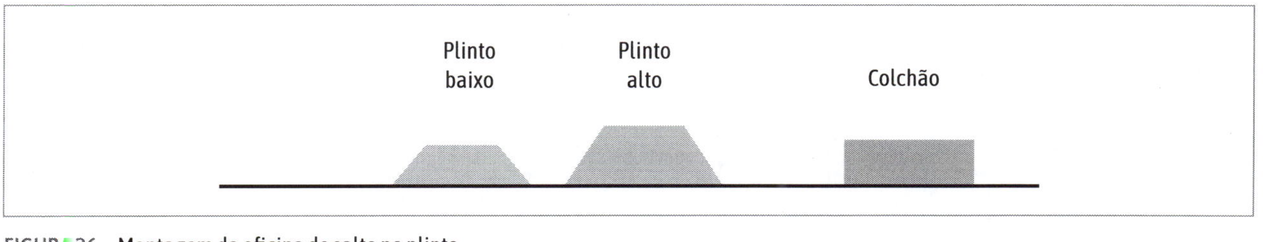

FIGURA 26 Montagem da oficina de salto no plinto.

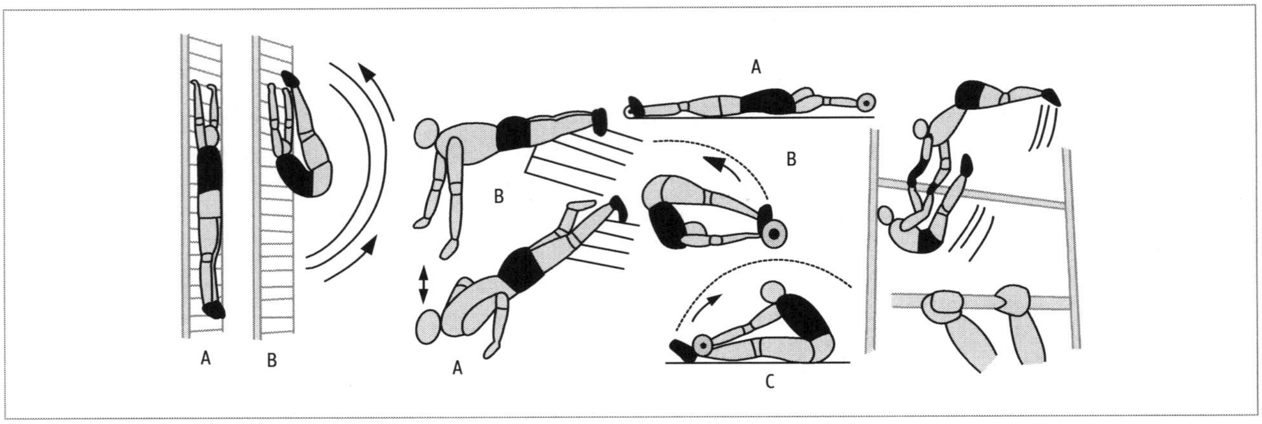

FIGURA 27 Exercícios para treinamento de salto com vara.

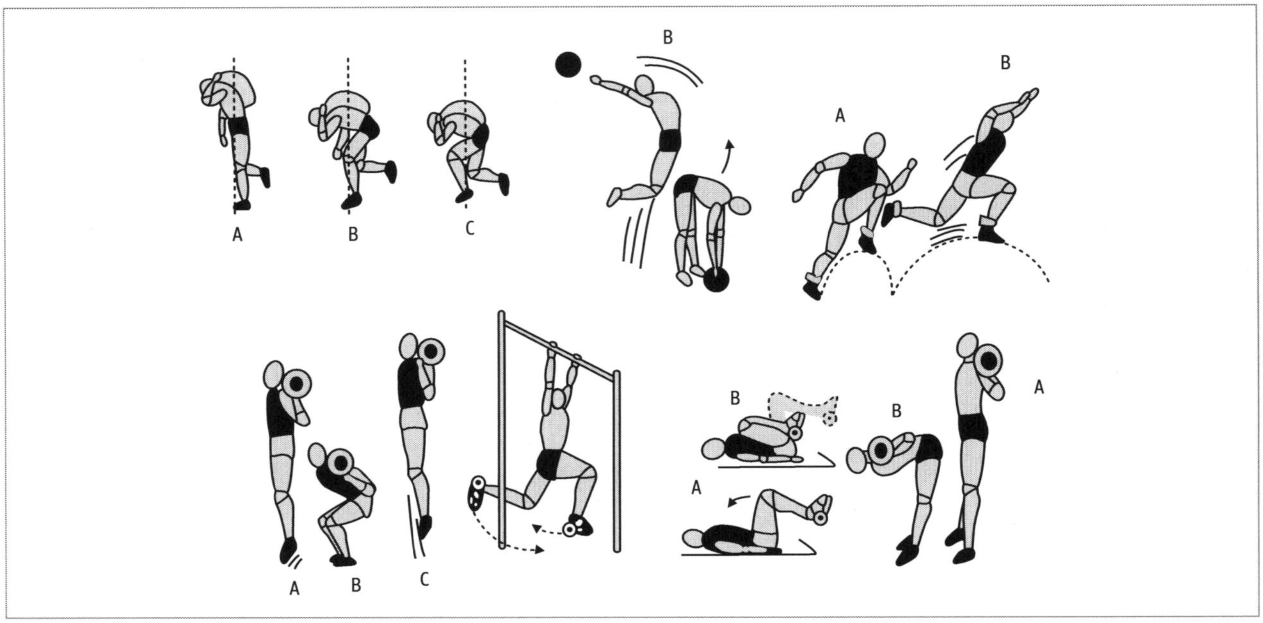

FIGURA 28 Exercícios para treinamento de salto em distância e triplo.

Levantamentos olímpicos

O treinamento de levantadores olímpicos não se adapta à organização de um plano elaborado por só exigir força dinâmica e força explosiva durante a atuação esportiva, bem como por nele mesclarem-se a preparação física e a preparação técnica.

No entanto, algumas indicações devem ser feitas:

- utilizar periodização simples (um macrociclo por ano);
- não deixar de treinar a resistência aeróbica, apesar de não ser utilizável na atuação esportiva;
- a alimentação do atleta adquire capital importância; e
- apesar de usual, não se devem ministrar esteroides anabolizantes aos atletas.

ESPORTES COM BOLA

Tênis

As características do planejamento do treinamento para tênis são apresentadas nas Tabelas 61 a 70 e na Figura 29.

Squash e tênis de mesa

São esportes semelhantes ao tênis e, por isso, seu treinamento segue o mesmo padrão. Algumas adaptações devem ser realizadas:

- *Squash*: é mais rápido e suas partidas têm menor duração que o tênis; por isso, os treinamentos de resistência anaeróbica e velocidade predominam sobre a resistência aeróbica.
- *Tênis de mesa*: por ser menos movimentado que o tênis, exige maior movimentação de cintura; por isso, é necessário melhor treinamento neuromuscular para o tronco e os membros superiores.

TABELA 61 Características do planejamento do treinamento de tênis

Esporte	Modalidade	Tipo de periodização	Quantidade de picos por macrociclo	Característica
Tênis	–	Simples	Três	Força explosiva/resistência anaeróbica

TABELA 62 Objetivos principais na preparação física

Fases e períodos	Objetivos
Fase básica	Obter flexibilidade, RML, resistência aeróbica e velocidade de movimento
Fase específica	Aperfeiçoar a RML, a velocidade de movimento e iniciar o treinamento da resistência anaeróbica e da força explosiva
Período de competição	Realizar ajustes finais na força explosiva, resistência aeróbica e RML
Período de transição	Manter os níveis de resistência aeróbica e flexibilidade

TABELA 63 Dosagem das horas de treinamento de tênis

Tipo de preparação	Período preparatório		Período de competição
	Fase básica	Fase específica	
Física	60%	40%	20%
Térmica	40%	40%	40%
Tática	–	20%	40%

TABELA 64 Identificação das qualidades físicas intervenientes no treinamento de tênis

Qualidades físicas			Não treináveis	Treináveis						Importância
				Preparação psicológica	Preparação técnica	Preparação física				
						Membros superiores	Membros inferiores	Tronco	Generalizada	
Forma física	Preparação neuromuscular	Flexibilidade	–	–	–	–	–	–	XX	XX
		Força dinâmica	–	–	–	–	–	–	–	–
		Força estática	–	–	–	–	–	–	–	–
		Força explosiva	–	–	–	XXX	–	–	–	XXX
		Resistência muscular localizada	–	–	–	–	XX	XX	–	XX
	Preparação cardiopulmonar	Resistência anaeróbica	–	–	–	–	–	–	XX	XX
		Resistência aeróbica	–	–	–	–	–	–	XX	XX

(continua)

TABELA 64 Identificação das qualidades físicas intervenientes no treinamento de tênis *(continuação)*

Qualidades físicas		Não treináveis	Treináveis						Importância
			Preparação psicológica	Preparação técnica	Preparação física				
					Membros superiores	Membros inferiores	Tronco	Generalizada	
Habilidade motora	Velocidade de movimento	–	–	–	–	–	–	XXX	XXX
	Velocidade de reação	–	–	XXX	–	–	–	–	XX
	Agilidade	–	–	XXX	–	–	–	–	XX
	Equilíbrio estático	–	–	–	–	–	–	–	–
	Equilíbrio dinâmico	–	–	X	–	–	–	–	X
	Equilíbrio recuperado	–	–	–	–	–	–	–	–
	Descontração diferencial	–	–	XX	–	–	–	–	XX
	Descontração total	–	–	–	–	–	–	–	–
	Coordenação	–	–	XXX	–	–	–	–	XXX

XXX: imprescindível; XX: importante; X: secundária.

TABELA 65 Testes a serem aplicados durante o treinamento de tênis

Qualidades físicas	Teste	Responsável
Flexibilidade	Flexiteste	Preparador físico
Força explosiva	Teste de arremesso de *medicine ball* com um braço	Preparador físico
Força dinâmica	Para calibragem da série de musculação	Preparador físico
Resistência aeróbica	Teste de Cooper	Preparador físico
Resistência anaeróbica	Teste de 40 segundos	Preparador físico
Velocidade de movimento	Teste de corrida de 50 m	Preparador físico
Velocidade de reação	Teste de tempo de reação	Psicólogo

TABELA 66 Métodos a serem utilizados na preparação física do treinamento de tênis

Qualidades físicas	Período preparatório		Período de competição	Período de transição
	Fase básica	Fase específica		
Resistência aeróbica	*Fartlek*	–	–	*Cross promenade*
Resistência anaeróbica	–	Métodos intervalados ou *Circuit training*	*Circuit training*	–
Flexibilidade	Método 3S	Método 3S	Método 3S	Métodos passivos
Resistência muscular localizada	Musculação	*Circuit training*	*Circuit training*	–
Força explosiva	–	*Power training* ou musculação	*Circuit training*	–
Velocidade de movimento	Treino intervalado	Treino intervalado	–	–

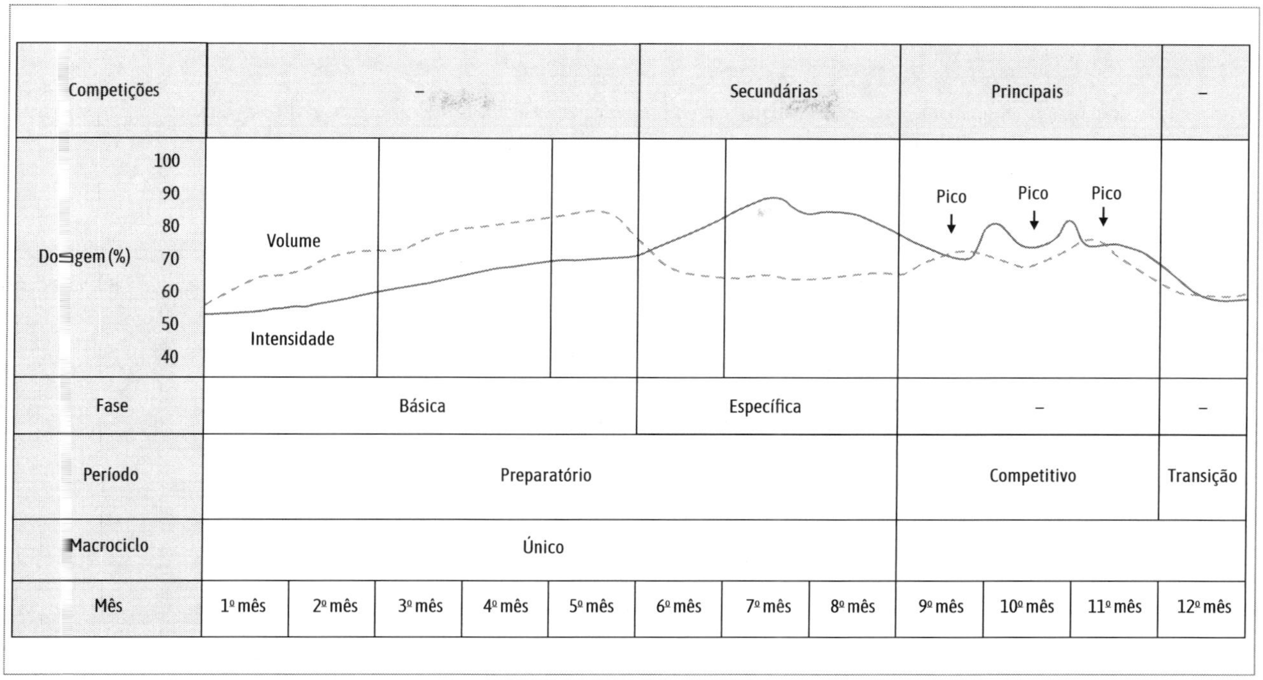

FIGURA 29 Periodização ideal para treinamento de tênis.

TABELA 67 Ficha semanal de musculação para treinamento de tênis

Atleta:_______________ Peso corporal:________ kg

Exercício	Observações	Desenho	Carga máxima em _/_/_	Carga de trabalho	Grupo	Repetições					
						seg.	ter.	qua.	qui.	sex.	sáb.
Voador	Peitoral	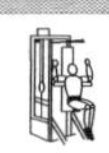									
Abdominal	Parafuso	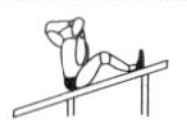									
Impulso de pernas	Pés abduzidos	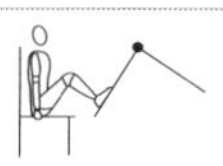									
Crucifixo	Altura dos ombros	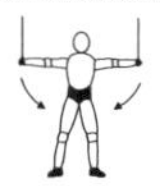									
Dorsal	Hiperextensão	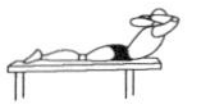									
Rosca tríceps	Cotovelos aduzidos	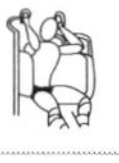									
Inclinação lateral	Ambos os lados	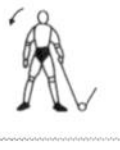									
Pull over	–	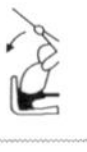									
Rosca direta	Concentrada	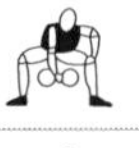									
Enrolador	Tira prosa	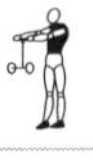									

TABELA 68 Sugestão de microciclo para treinamento de tênis

Fases			seg.	ter.	qua.	qui.	sex.	sáb.	dom.
Fase básica	Atividades	Período manhã	Preparação técnica	*Fartlek*	Preparação técnica	*Fartlek*	Preparação técnica	*Fartlek*	Preparação técnica
		Período tarde	Musculação Método 3S	Treino intervalado	Musculação Método 3S	Preparação técnica	Musculação Método 3S	Treino intervalado	–
	Intensidade		→	↗	↗	↗	→	↗	↘
Fase específica	Atividades	Período manhã	Preparação tática	Preparação técnica	Preparação técnica	Preparação tática	Preparação técnica	Preparação técnica	Preparação tática
		Período tarde	*Circuit training* Método 3S	*Power training* Treino intervalado	*Circuit training* Treino intervalado	Preparação técnica	*Circuit training* Método 3S	*Power training* Treino intervalado	–
	Intensidade		↗	↗	↗	↘	↗	↗	↘

TABELA 69 Exercícios de *power training* por Raoul Mollet, para treinamento de tênis

Número de ordem	Oficina (aparelho)	Exercício
1	Barra e anilhas	Arranco
2	*Medicine ball*	Rotação e arremessos
3	Barreiras	Saltos
4	Barras curtas	Puxada para trás
5	Barras curtas	Crucifixo inverso
6	Barra e anilhas	Afundo
7	*Medicine ball*	Rotação do tronco
8	Colete lastrado	Saltos afastados
9	Barra e anilhas	Meio-agachamento
10	Tensor	Pressão de mãos
11	Barras curtas	Puxada por trás
12	Tatame	Rolamentos
13	Maças	Molinete
14	Barra e anilhas	Rotação com sobrepasso
15	Prancha	Abdominal parafuso
16	*Medicine ball*	Arremesso
17	Maças	Molinete por cima

Demonstrações

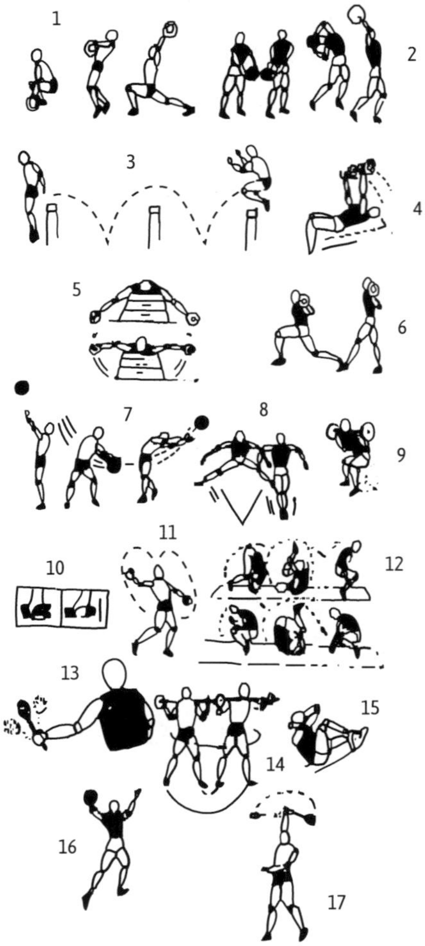

TABELA 70 Ficha de controle de *circuit training* para treinamento de tênis

Atleta:____________________ FC basal:________ bpm

				Microciclo.......		Microciclo.......		Microciclo.......	
Oficina	Complemento	Exercício	Intensidade	Carga máxima	Dosagem	Carga máxima	Dosagem	Carga máxima	Dosagem
1	Cama elástica	Salto em abertura lateral	Fraca						
2	Tatame	Canivete	Média						
3	Elástico cirúrgico	Saltos em zigue-zague	Forte						
4	Halteres de mão	Crucifixo	Fraca						
5	Banco supino	Supino	Média						
6	Barra e anilhas	Flexão alternada de pernas	Média						
7	Corda	Subida na corda	Forte						
8	Elástico cirúrgico	Puxada de braços sobre a cabeça (*pull over*)	Fraca						
9	Quadra	Piques de 25 m	Forte						
10	*Medicine ball*	Rotação de tronco sentado	Fraca						
11	Maças	Rotação de mãos	Fraca						
12	Pneus	Corrida saltitando	Forte						
Tempo inicial									
Tempo objetivo									

AUTOAVALIAÇÃO

Para ser realizada com eficácia, a avaliação deste capítulo deve ser feita de maneira prática. Recomenda-se que o leitor efetivamente prescreva o treinamento para si mesmo ou para um atleta da modalidade considerada, seguindo os passos indicados.

REFERÊNCIAS

1. ÁVILA-CARVALHO, L.; et al. Body composition profile of elite group rhythmic gymnasts. *Science of Gymnastics Journal*, v. 4, n. 1, p. 21-32, 2012.
2. BOBO-ARCE, M.; MÉNDEZ-RIAL, B. Determinants of competitive performance in rhythmic gymnastics. A review. *Journal of Human Sport and Exercise*, v. 8, n. 3, p. S711-S727, 2013.
3. BORBA, D. A.; LOPES, G. C.; D'AL FERRO, V. S. C. Sprints como atividade condicionante para aumentar o desempenho no salto em distância: um estudo experimental. *Revista de Educação Física*, v. 88, n. 2, p. 803-9, 2019.
4. CABRALES, D. M.; AGUILAR, I. M. M.; MUSTELIER, I. M. Concepción teórica del proceso de superación de los entrenadores de esgrima para la prevención de lesiones. *Opuntia Brava*, v. 12, n. 2, p. 1-14, 2020.
5. DANTAS, E. H. M. *Alongamento e flexionamento*. 6. ed. Barueri: Manole, 2017.
6. DESAI, N.; et al. Artistic gymnastics injuries; epidemiology, evaluation, and treatment. *Journal of the American Academy of Orthopaedic Surgeons*, v. 27, n. 13, p. 459-67, 2019.
7. FIDALGO, C.; et al. Análise experimental do movimento preparatório de salto em altura. *In*: 3º Congresso Nacional de Biomecânica. Bragança, Instituto Politécnico de Bragança, 2009.
8. HASHIMOTO, F. I. Saltos ornamentais. *ACTA Brasileira do Movimento Humano*, v. 3, n. 3, p. 66-83, 2013.
9. HOSHI, R. A.; et al. Lesões desportivas na ginástica artística: estudo a partir de morbidade referida. *Revista Brasileira de Medicina do Esporte*, v. 14, n. 5, p. 440-5, 2008.
10. LAFFRANCHI, B. *Planejamento, aplicação e controle da preparação técnica da ginástica rítmica*: análise do rendimento técnico alcançado nas temporadas de competição. 2005. Tese (Doutorado em Ciências do Desporto) — Faculdade de Ciências do Desporto e de Educação Física, Universidade do Porto, Portugal, 2005.
11. LISITSKAYA, T. *Gimnasia rítmica*. Barcelona: Paidotribo, 1995.
12. LYSTAD, R. P.; et al. Epidemiology of injuries in olympic-style karate competitions: systematic review and meta-analysis. *British Journal of Sports Medicine*, v. 54, n. 16, p. 976-83, 2020.
13. MARTINS, R. A.; DIAS, G.; MENDES, P. C. *Tênis*: estratégia, percepção e ação. Coimbra: Imprensa da Universidade de Coimbra, 2017.
14. MICKELSSON, T. B. Modern unexplored martial arts – what can mixed martial arts and Brazilian Jiu-Jitsu do for youth development? *European Journal of Sport Science*, v. 20, n. 3, p. 386-93, 2020.
15. OLIVEIRA, A. V. R. R.; JUZWIAK, C. R.; PADOVANI, R. C. O impacto do esporte competitivo na escolha alimentar: narrativas de atletas de ginástica artística masculina. *Psico*, v. 50, n. 1, p. e28800, 2019.

16. OLIVEIRA, B. F.; LIMA, L. B. Q.; SOARES, F. O elemento artístico e a expressão corporal nos códigos de pontuação da ginástica rítmica. *In*: Seminário Internacional de Ginástica Artística e Rítmica de Competição, 5., 2017, Vitória. *Anais* [...]. São Paulo, UFES, 2017. p. 113.
17. OLIVEIRA, M. M. M.; LOURENÇO, M. R. A.; TEIXEIRA, D. C. Incidências de lesões nas equipes de Ginástica Rítmica da UNOPAR. *Journal of Health Sciences*, v. 5-6, n. 1, p. 29-40, 2003.
18. PETRISOR, B. A.; et al. Injury in Brazilian jiu-jitsu training. *Sports Health*, v. 11, n. 5, p. 432-439, 2019.
19. SANTOS, A. B. *Flexibilidade e força em ginástica rítmica:* avaliação de ginastas juniores portuguesas. 2009. Dissertação (Mestrado em Treino de Alto Rendimento – Ginástica) – Faculdade de Desporto, Universidade do Porto, Porto, 2009.
20. SANTOS, A. S.; VAGETTI, G. C.; OLIVEIRA, V. *Atletismo*: desenvolvimento humano e aprendizagem esportiva. Curitiba: Appris, 2017.
21. SCAPIN, G. J.; COSTA, L. Educação Física escolar: objetivos e estratégias para o ensino do atletismo. *Motrivivência*, v. 32, n. 63, p. 1-19, 2020.

CAPÍTULO 16

Esportes coletivos

Estélio Henrique Martin Dantas
Ana Paula de Azevedo Albuquerque
Demilto Yamaguchi da Pureza
Erik Salum de Godoy
Mauricio Pereira de Souza
Paulo Roberto da Silva Barroso
Carlos Alberto Sposito de Araujo

OBJETIVOS DE ESTUDO

- Saber como prescrever treinamento para esportes coletivos.

INTRODUÇÃO

A capacidade do preparador físico é realmente colocada à prova nos esportes coletivos, a começar pela necessidade de promover a *performance* de diversos atletas em um mesmo momento, tendo cada um deles a sua individualidade e suas características. Outra dificuldade é a dinâmica do esporte coletivo, as habilidades motoras prevalentes, a tática ou esquemas/padrões táticos que serão adotados e, ainda, como relata Phil Jackson, treinador vitorioso da NBA, no esporte contemporâneo é necessário considerar as exigências contratuais de tempo e frequência de participações em competições, para organizar o treinamento.

No esporte contemporâneo, que é também espetáculo e *business*, observa-se um calendário com cada vez maior número de competições, ou competições de maior duração, tornando longas as temporadas. Consequentemente, a forma de periodizar precisou ser adaptada para responder a essas demandas, a fim de atender às diversas dinâmicas e características dos esportes coletivos de maneira científica, ou seja, estabelecendo os nexos de antecedência, interdependência e consequência que proporcionem alcançar a melhor forma atlética possível no período desejado.

Nos esportes coletivos, com a demanda externa constante e previsível, por exemplo, uma prova de 12 km na canoa havaiana com seis remadores (OC6), alguns aspectos são relativamente mais fáceis. Porém, em esportes coletivos de demanda externa variada e imprevisível as dificuldades são bem maiores.

Embora ainda se ouçam alguns questionamentos acerca do excesso de competições, é preciso lembrar que o esporte contemporâneo permitiu a profissionalização. Portanto, os atletas podem se dedicar integralmente aos treinamentos e competições, diferentemente de eras anteriores em que o esporte era amador e os atletas, além da rotina de treinamento, precisavam se dedicar a suas tarefas profissionais, dificultando a realização dos treinos na filosofia do treinamento total.

Os avanços da tecnologia têm contribuído muito para o desenvolvimento de metodologias mais eficientes, possibilitando a avaliação e o monitoramento constante dos atletas em treinamento e competições.

O emprego da tecnologia desse monitoramento *on time* de atletas é amplamente difundido no futebol. Dificilmente uma equipe profissional de futebol não conta com algum recurso desse quilate. Acompanhando as demandas externas de distâncias percorridas, com as respectivas intensidades expressas em velocidades de deslocamento, além das demandas internas expressas pelas respostas fisiológicas aos esforços de treinos e competições, é possível dosar mais adequadamente os estímulos de treinamento, avaliando a adaptação dos atletas e elaborando os ciclos de treinamento mais ajustados a essa realidade do esporte contemporâneo.

FUTEBOL

As características do planejamento do treinamento para futebol são apresentadas nas Tabelas 1 a 10 .

TABELA 1 Características do planejamento do treinamento de futebol

Esporte	Modalidade	Tipo de periodização	Quantidade de picos por macrociclo	Característica
Futebol	–	Simples	1	Esforços intermitentes durante os 90 minutos da partida

TABELA 2 Dosagem das horas de treinamento de futebol

Tipo de preparação	Período preparatório		Período de competição
	Fase básica	Fase específica	
Física	60%	40%	20%
Técnica	40%	40%	40%
Tática	–	20%	40%

TABELA 3 Identificação das qualidades físicas intervenientes no treinamento de futebol

Qualidades físicas			Não treináveis	Treináveis						Importância
				Preparação psicológica	Preparação técnica	Preparação física				
						Membros superiores	Membros inferiores	Tronco	Generalizada	
Forma física	Preparação neuromuscular	Flexibilidade	–	–	–	–	–	–	X	X
		Força dinâmica	–	–	–	–	–	–	–	–
		Força estática	–	–	–	–	–	–	–	–
		Força explosiva	–	–	–	–	XXX	–	–	XXX
		Resistência muscular localizada	–	–	–	–	–	–	XX	XX
	Preparação cardiopulmonar	Resistência anaeróbica	–	–	–	–	–	–	XX	XX
		Resistência aeróbica	–	–	–	–	–	–	XXX	XXX
Habilidade motora		Velocidade de movimento	–	–	–	–	–	–	XX	XX
		Velocidade de reação	–	–	X	–	–	–	–	X
		Agilidade	–	–	XX	–	–	–	–	XX
		Equilíbrio estático	–	–	–	–	–	–	–	–
		Equilíbrio dinâmico	–	–	X	–	–	–	–	X
		Equilíbrio recuperado	–	–	X	–	–	–	–	X
		Descontração diferencial	–	–	X	–	–	–	–	X
		Descontração total	–	–	–	–	–	–	–	–
		Coordenação	–	–	XX	–	–	–	–	XX

XXX: imprescindível; XX: importante; X: secundária.

TABELA 4 Testes a serem aplicados durante o treinamento de futebol

Qualidades físicas	Teste	Responsável
Flexibilidade	Flexiteste	Preparador físico
Força dinâmica	Realizado para possibilitar a calibragem da série de musculação Teste de peso máximo (TPM) de 1 RM	Preparador físico
Força explosiva	*Sargent jump test* Arremesso de *medicine ball* Chute na *medicine ball* (3 kg)	Preparador físico
Resistência muscular localizada	Teste da quantidade máxima de repetições: agachamento; abdominal; barra	Preparador físico
Resistência anaeróbica	Teste de corrida de 40 segundos	Preparador físico
Resistência aeróbica	Teste de Cooper	Preparador físico
Velocidade de movimento	Teste de corrida de 50 m	Preparador físico
Agilidade	*Shuttle run*	Preparador físico
Equilíbrio dinâmico	Corrida na trave	Preparador físico
Coordenação	Testes técnicos	Técnico

TABELA 5 Métodos a serem utilizados na preparação física do treinamento para futebol

Qualidades físicas	Período preparatório		Período de competição	Período de transição
	Fase básica	Fase específica		
Resistência aeróbica	*Fartlek*	Corrida contínua	Corrida contínua	*Cross promenade*
Resistência aeróbica e velocidade de movimento	Treino intervalado	Treino intervalado	–	–
Resistência muscular localizada e força dinâmica	Musculação	Musculação ou circuito	Circuito	Calistenia
Força explosiva	–	*Power training*	*Power training*	–
Flexibilidade	Método 3S	Método 3S	Método 3S	Insistência passiva

TABELA 6 Objetivos principais na preparação física

Competições	1 de 15 em 15 dias	1 por semana	2 por semana	–
Dosagem (%)	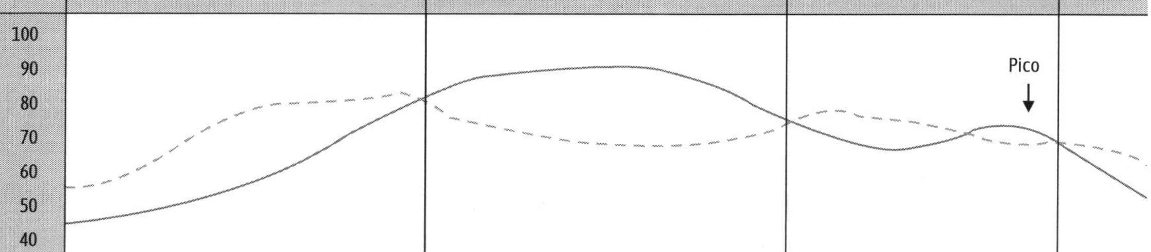			
Fase	Básica	Específica	–	–
Período	Preparatório		Competitivo	Transição
Macrociclo	Único			

Mês	1º mês	2º mês	3º mês	4º mês	5º mês	6º mês	7º mês	8º mês	9º mês	10º mês	11º mês	12º mês

TABELA 7 Sugestão de microciclo para treinamento de futebol

Fases			seg.	ter.	qua.	qui.	sex.	sáb.	dom.
Fase básica	Atividades	Período manhã	Preparação técnica	Preparação técnica	*Fartlek*	Preparação técnica	*Fartlek*	Preparação técnica	Preparação técnica
		Período tarde	Musculação	Treino intervalado Método 3S	Musculação	Treino intervalado Método 3S	Musculação	Treino intervalado Método 3S	–
	Intensidade		↗	↗	↘	↗	↗	→	↘
Fase específica	Atividades	Período manhã	–	Preparação técnica	Preparação técnica	Preparação técnica	Preparação técnica	Preparação técnica	Preparação tática
		Período tarde	Treino intervalado	Circuito Método 3S	Treino intervalado	Circuito Método 3S	Preparação tática	Circuito	Jogo (preparação tática)
	Intensidade		↗	↗	↗	↗	→	↘	→

TABELA 8 Ficha semanal de musculação para treinamento de futebol

Atleta:________________________ FC basal:________ bpm

Exercício	Observações	Demonstrações	Carga máxima em __/__/__	Carga de trabalho	Grupo	Repetições					
						seg.	ter.	qua.	qui.	sex.	sáb.
Impulso de pernas	Pedal baixo	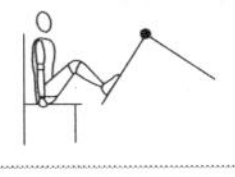									
Abdominal	Parafuso	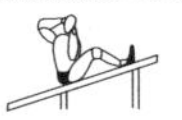									
Puxada de tríceps	Cotovelos aduzidos	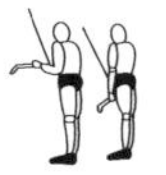									
Extensão de pernas	Pés paralelos	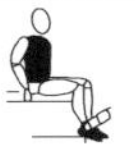									
Elevação de pernas	Pernas flexionadas	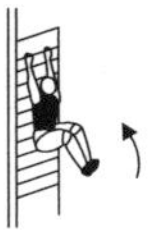									
Pull over	–	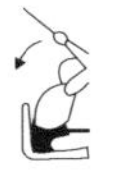									
Inclinação lateral	*Pulley* baixo	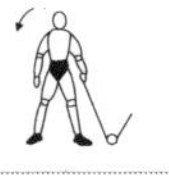									
Dorsal	Hiperextensão	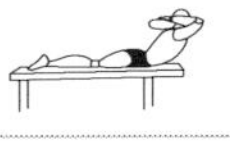									
Extensão de pescoço	–	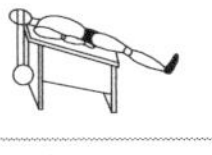									
Adução de pernas	Mesa de adução	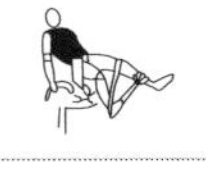									
Supino	Cotovelos abduzidos	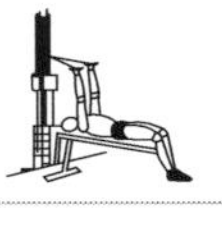									

TABELA 9 Ficha de controle de circuit training para treinamento de futebol

Atleta:_________________________________ FC basal:_________ bpm

Oficina	Complemento	Exercício	Intensidade	Microciclo		Microciclo		Microciclo	
				Carga máxima	Dosagem	Carga máxima	Dosagem	Carga máxima	Dosagem
1	Cama elástica	Saltitos	Forte						
2	*Medicine ball*	Arremesso sobre a cabeça	Fraca						
3	Tatame	Abdominal canivete	Forte						
4	Elástico cirúrgico	Saltitamento em zigue-zague	Forte						
5	*Medicine ball*	Rotação de tronco	Fraca						
6	Bola suspensa	Cabeceios	Média						
7	Quadra	Piques de 50 m	Forte						
8	Tatame	Abdominal parafuso	Média						
9	Minigol	Chutes	Fraca						
10	Pneus	Corrida em zigue-zague	Forte						
11	Elástico cirúrgico	Chutes	Média						
12	Estacas	Corrida em zigue-zague com bola	Média						
Tempo inicial									
Tempo objetivo									

TABELA 10 *Exercícios de power training para treinamento de futebol*

Número de ordem	Oficina (aparelho)	Exercício	Demonstrações
1	Barra e anilhas	Arranco	
2	Barreiras	Saltitamento	
3	*Medicine ball*	Arremesso sobre a cabeça	
4	Tatame	Abdominal parafuso	
5	Sapato de ferro	Pedalar	
6	Bola suspensa	Cabeceio	
7	Tatame	Rolamento	
8	Barra e anilhas	Agachamento	
9	Barras curtas	Movimento de braço	
10	*Medicine ball*	Repulsão de pernas	
11	Plinto	Reversão	
12	Barra e anilhas	Extensão de pés	
13	Sapato de ferro	Elevação alternada	
14	Barra e anilhas	Desenvolvimento	

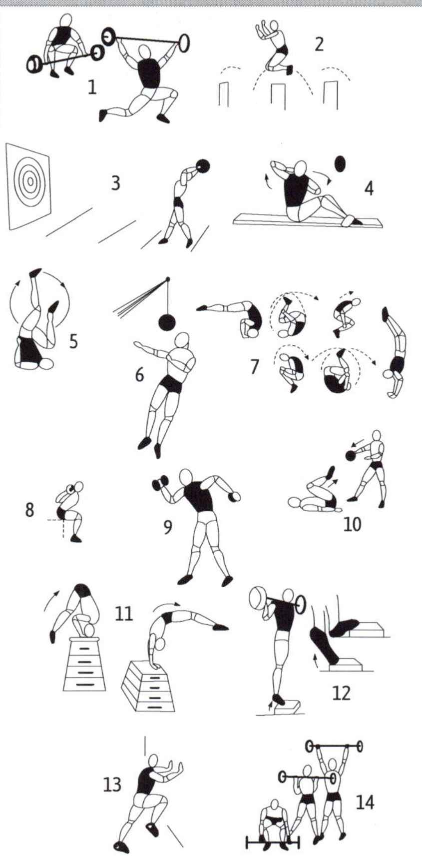

(continua)

TABELA 10 *Exercícios de power training para treinamento de futebol (continuação)*

Número de ordem	Oficina (aparelho)	Exercício	Demonstrações
15	Sapato de ferro	Balanceamento	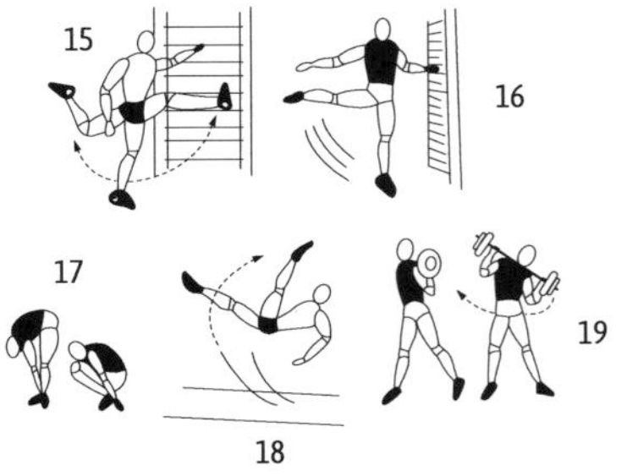
16	Sapato de ferro	Abdução	
17	Tatame	Salto	
18	Tatame	Bicicleta	
19	Barra e anilhas	Rotação com sobrepasso	

Fonte: MOLLET, 1985.

Para aumentar as opções de treinamento apresenta-se o programa de preparação física desenvolvido pelo professor Mauro Antonio Félix da Silva, técnico e preparador físico de futebol da Escola de Educação Física do Exército (Figura 1).

Os materiais, os exercícios, a periodização do treinamento e o gráfico volume/intensidade no trabalho são indicados nas Tabelas 11 a 13 e na Figura 2.

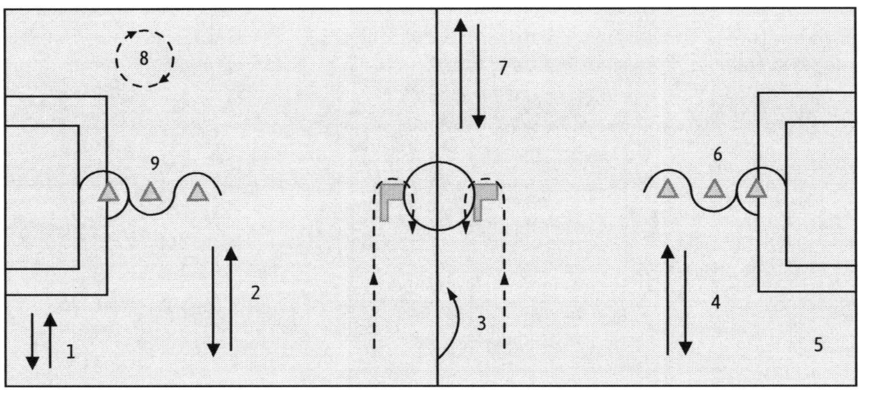

FIGURA 1 *Circuit training* para treinamento de futebol, apresentado pelo professor Mauro Antonio Félix da Silva.
1: Condução de bola; 2: Domínio coxa com passes; 3: Passe aéreo com domínio; 4: Troca de passes com domínio interno e externo; 5: Cabeceio; 6: Zigue-zague com bola, finalizando a gol (pé direito); 7: Troca de passes rasteiros; 8: Domínio peito; 9: Zigue-zague com bola, finalizando a gol (pé esquerdo).

TABELA 11 Materiais e exercícios para o *circuit training* proposto pelo professor Mauro Antonio Félix da Silva

Estação	Material	Exercício
1	Corda elástica	Saltos
2	–	Mata-borrão
3	–	Piques
4	Saco de areia	Meio agachamento
5	*Medicine ball*	Arremesso
6	–	Abdominal canivete
7	–	Sugado
8	Barreiras	Barreiras – saltos
9	Forca com bola	Cabeçada

TABELA 12 Periodização do macrociclo proposto pelo professor Mauro Antonio Félix da Silva

Meses	março		abril				maio					junho				julho				agosto					setembro				outubro				novembro					dezembro			
Semanas	0	1	2	3	4	5	6	7	8	9	10	11	12	13	14	15	16	17	18	19	20	21	22	23	24	25	26	27	28	29	30	31	32	33	34	35	36	37	38	39	40
seg.		29	5	12	19	26	3	10	17	24	31	7	14	21	28	5	12	19	26	2	9	16	23	30	6	13	20	27	4	11	18	25	1	8	15	22	29	6	13	20	27
ter.	23	30	6	13	20	27	4	11	18	25	1	8	15	22	29	6	13	20	27	3	10	17	24	31	7	14	21	28	5	12	19	26	2	9	16	23	30	7	14	21	28
qua.	24	31	7	14	21	28	5	12	19	26	2	9	16	23	30	7	14	21	28	4	11	18	25	1	8	15	22	29	6	13	20	27	3	10	17	24	1	8	15	22	29
qui.	25	1	8	15	22	29	6	13	20	27	3	10	17	24	1	8	15	22	29	5	12	19	26	2	9	16	23	30	7	14	21	28	4	11	18	25	2	9	16	23	30
sex.	26	2	9	16	23	30	7	14	21	28	4	11	18	25	2	9	16	23	30	6	13	20	27	3	10	17	24	1	8	15	22	29	5	12	19	26	3	10	17	24	31
sáb.	27	3	10	17	24	1	8	15	22	29	5	12	19	26	3	10	17	24	31	7	14	21	28	4	11	18	25	2	9	16	23	30	6	13	20	27	4	11	18	25	
dom.	28	4	11	18	25	2	9	16	23	30	6	13	20	27	4	11	18	25	1	8	15	22	29	5	12	19	26	3	10	17	24	31	7	14	21	28	5	12	19	26	

Período preparatório		Período de competição
Fase básica 7 semanas Quantidade > qualidade	Fase específica 6 semanas Qualidade > quantidade	Manutenção da forma Qualidade
Testes físicos		Campeonato Carioca Início: 17 julho Término: 15 dezembro
Resistência aeróbica Resistência anaeróbica Resistência muscular localizada Força Velocidade Potência Flexibilidade	Resistência aeróbica Resistência anaeróbica Força Velocidade Potência Flexibilidade	
40% – Técnico-tático 60% – Físico	40% – Físico 60% – Técnico-tático	80% – Técnico-tático 20% – Físico

TABELA 13 Exemplos de microciclo propostos pelo professor Mauro Félix da Silva

Exemplo 1 **Bonsucesso Futebol Clube** **Departamento de Futebol**		**Período preparatório** **Profissional Fase básica**		
seg.	8h30 / 10h 10h / 11h	Treinamento físico: exercício de efeito localizado, corrida e abdominais Flexibilidade: Prof. Wagner (desintoxicação)		
ter.	8h30 / 10h 10h / 11h	Treinamento físico: *Circuit training* – Prof. Wagner Treinamento técnico-tático: Alcir/alongamento		
qua.	8h30 / 10h 10h / 11h	Aquecimento: Alcir/alongamento Coletivo: Prof. Wagner – B.F.C. x Campo Grande		
qui.	8h30 / 10h 10h / 11h	Treinamento físico: *Circuit training* – Prof. Wagner Treinamento técnico-tático: Alcir/alongamento		
sex.	8h30 / 10h 10h / 11h	Treinamento físico: *Power training* – Prof. Wagner Treinamento técnico-tático: Alcir/alongamento		
sáb.		Descanso		
dom.		Descanso		
Exemplo 2 **Bonsucesso Futebol Clube** **Departamento de Futebol Profissional**		**Período preparatório** **Fase específica**		
seg.	8h30 / 9h30 9h30 / 11h	Treinamento físico: *Power training* – Prof. Wagner Treinamento técnico-tático: Alcir – duas voltas no circuito		
ter.	8h30 / 9h30 9h30 / 11h	Treinamento físico: Velocidade e potência Treinamento técnico-tático: Alcir		
qua.	8h30 / 9h30 9h30 / 11h	Aquecimento: Prof. Wagner Coletivo: Alcir – B.F.C. x Portuguesa		
qui.	8h30 / 9h30 9h30 / 11h	Treinamento Físico: aquecimento – Prof. Wagner Treinamento técnico-tático: Alcir		
sex.	8h30 / 9h30 9h30 / 11h	Aquecimento – Prof. Wagner Coletivo e treino tático		
sáb.		Descanso		
dom.		Descanso		
Exemplo 3 **Bonsucesso Futebol Clube** **Departamento de Futebol Profissional** **Quadro de trabalho semanal**		**Semana de 27/9 a 3/10** **Mês: set/out** **Período de competição**		
seg.	8h30 / 9h30	Dispensa para todos	Comissão técnica	B.F.C.
ter.	8h30 / 9h30	Coletivo	Comissão técnica	B.F.C.
qua.	8h30 / 9h30	Treino técnico e treino tático	Comissão técnica	B.F.C.
qui.	8h30 / 9h30	Coletivo	Comissão técnica	B.F.C.
sex.	8h30 / 9h30	Recreação e concentração às 21h	Comissão técnica	B.F.C.
sáb.	17h	Flamengo x B.F.C.	Comissão técnica	Maracanã
dom.		Descanso		

Fonte: Curso de Técnico de Futebol da Escola de Educação Física do Exército – EsEFEx.

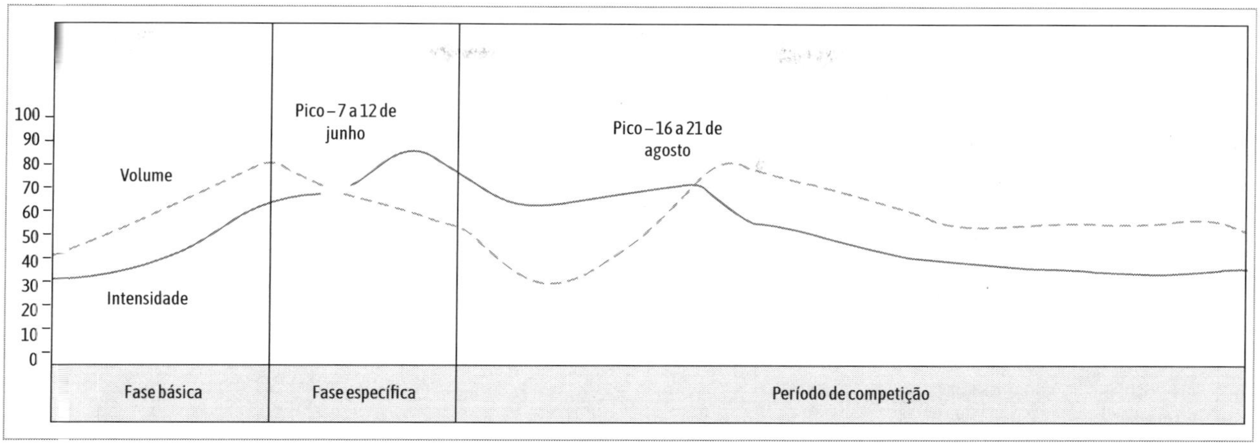

FIGURA 2 Gráfico de volume/intensidade do trabalho proposto pelo professor Mauro Félix da Silva.
Método de treinamento: 40% – Volume; 30% – Intensidade.

VOLEIBOL

As características do planejamento do treinamento para voleibol são apresentadas nas Tabelas 14 a 22 e na Figura 3.

TABELA 14 Características do planejamento do treinamento de voleibol

Esporte	Modalidade	Tipo de periodização	Quantidade de picos por macrociclo	Característica
Voleibol	—	Simples	1	Partidas de duração variável, com movimentos de esforço máximo e *sprints* curtos, intercalados por movimentos de menor intensidade e pausas breves

TABELA 15 Dosagem das horas de treinamento de voleibol

	Período preparatório		
Tipo de preparação	Fase básica	Fase específica	Período de competição
Física	60%	40%	20%
Técnica	40%	40%	40%
Tática	–	20%	40%

TABELA 16 Identificação das qualidades intervenientes no treinamento de voleibol

				Treináveis						
						Preparação física				
Qualidades físicas			Não treináveis	Preparação psicológica	Preparação técnica	Membros superiores	Membros inferiores	Tronco	Generalizada	Importância
Forma física	Preparação neuro-muscular	Flexibilidade	–	–	–	–	–	–	X	X
		Força dinâmica	–	–	–	–	–	–	–	–
		Força estática	–	–	–	–	–	–	–	–

(*continua*)

TABELA 16 Identificação das qualidades intervenientes no treinamento de voleibol *(continuação)*

Qualidades físicas			Não treináveis	Treináveis: Preparação psicológica	Treináveis: Preparação técnica	Preparação física: Membros superiores	Preparação física: Membros inferiores	Preparação física: Tronco	Preparação física: Generalizada	Importância
Forma física (cont.)	Preparação neuromuscular (cont.)	Força explosiva	–	–	–	XX	XXX	–	–	XXX
		Resistência muscular localizada	–	–	–	–	X	XX	–	XX
	Preparação cardiopulmonar	Resistência anaeróbica	–	–	–	–	–	–	X	X
		Resistência aeróbica	–	–	–	–	–	–	XX	XX
Habilidade motora		Velocidade de movimento	–	–	–	XX	X	–	XX	XX
		Velocidade de reação	–	–	XX	–	–	–	–	XX
		Agilidade	–	–	XX	–	–	–	–	XX
		Equilíbrio estático	–	–	–	–	–	–	–	–
		Equilíbrio dinâmico	–	–	XXX	–	–	–	–	XXX
		Equilíbrio recuperado	–	–	XXX	–	–	–	–	XXX
		Descontração diferencial	–	–	X	–	–	–	–	X
		Descontração total	–	–	–	–	–	–	–	–
		Coordenação	–	–	XX	–	–	–	–	XX

XXX: imprescindível; XX: importante; X: secundária.

TABELA 17 Testes a serem aplicados durante o treinamento de voleibol

Qualidades físicas	Teste	Responsável
Flexibilidade	Flexiteste	Preparador físico
Força dinâmica	Para calibragem da série de musculação Teste de peso máximo (TPM)	Preparador físico
Força explosiva	*Sargent jump test* Arremesso de *medicine ball*	Preparador físico
Resistência muscular localizada	Teste máximo de repetições: agachamento; abdominal; flexão de braços; e barra	Preparador físico
Resistência aeróbica	Teste de Cooper	Preparador físico
Resistência anaeróbica	Teste de 40 segundos	Preparador físico
Velocidade de movimento	Teste de corrida de 50 m	Preparador físico
Velocidade de reação	Teste de tempo de reação	Psicólogo
Coordenação	Testes técnicos específicos	Técnico
Equilíbrio dinâmico	Teste de corrida sinuosa	Preparador físico
Agilidade	*Shuttle run* e *Iliinois Agility Test*	Preparador físico

TABELA 18 Métodos a serem utilizados na preparação física do treinamento para voleibol

Qualidades físicas	Período preparatório		Período de competição	Período de transição
	Fase básica	Fase específica		
Resistência muscular localizada (RML) e força dinâmica	Musculação	Circuito	Circuito	Calistenia
Força explosiva	–	*Power training* ou musculação ou circuito	Circuito	–
Resistência aeróbica	Corrida contínua	Circuito	–	*Cross promenade*
Resistência anaeróbica	Treino intervalado	Treino intervalado ou circuito	Circuito	–
Flexibilidade	Método 3S	Método 3S	Método 3S	Métodos passivos

TABELA 19 Objetivos principais na preparação física

Fases e períodos	Objetivo
Fase básica	Aquisição dos níveis indispensáveis de flexibilidade, RML, resistências aeróbica e anaeróbica
Fase específica	Transferência do condicionamento das qualidades físicas visando obtenção do pico
Período de competição	Aperfeiçoamento das qualidades físicas visando obtenção do pico
Período de transição	Manutenção dos níveis de condicionamento alcançados visando obtenção do pico

TABELA 20 Sugestão de microciclo para treinamento de voleibol

Fases			seg.	ter.	qua.	qui.	sex.	sáb.	dom.
Fase básica	Atividades	Período manhã	Preparação técnica	Preparação técnica	Corrida Método 3S	Preparação técnica	Corrida Método 3S	Preparação técnica	–
		Período tarde	Musculação Corrida	Treino intervalado Método 3S	Musculação Preparação técnica	Treino intervalado Método 3S	Musculação	Jogo Preparação tática	–
	Intensidade		↗	↗	↗	↘	↗	↗	↘
Fase específica	Atividades	Período manhã	Circuito Preparação tática	Preparação técnica	Preparação técnica	Preparação técnica	Preparação técnica	Preparação técnica Circuito	–
		Período tarde	*Power training*	Circuito Método 3S	*Power training*	Circuito Método 3S	*Power training*	Jogo Preparação tática	–
	Intensidade		→	↗	↗	↗	↘	↗	↘

TABELA 21 Ficha semanal de musculação para treinamento de voleibol

Atleta: ______________________ Peso corporal: ________ kg											
Exercício	Observações	Desenho	Carga máxima em __/__/__	Carga de trabalho	Grupo	Repetições					
						seg.	ter.	qua.	qui.	sex.	sáb.
Desenvolvimento para frente	–	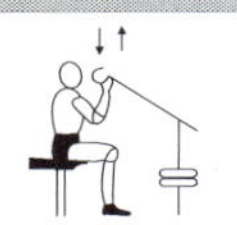									
Inclinação lateral	*Pulley* baixo	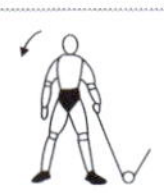									

(continua)

TABELA 21 Ficha semanal de musculação para treinamento de voleibol *(continuação)*

Atleta:________ Peso corporal:____ kg												
						Repetições						
Exercício	Observações	Desenho	Carga máxima em__/__/__	Carga de trabalho	Grupo	seg.	ter.	qua.	qui.	sex.	sáb.
Impulso de pernas	*Leg press* Pedal baixo	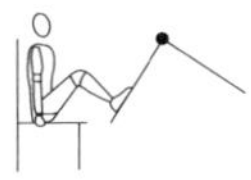									
Impulso por cima	*Pulley* baixo	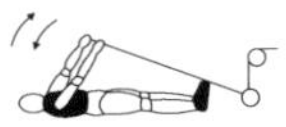									
Abdominal	Parafuso	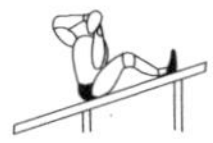									
Extensão de pés	Halter barra longa	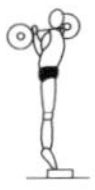									
Extensão de pernas	Pés paralelos	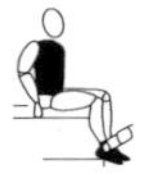									
Rosca direta	–	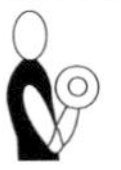									
Elevação de pernas	Pernas estendidas	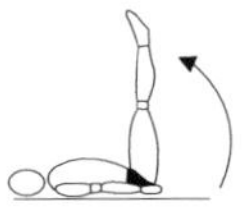									
Supino	Cotovelos abduzidos	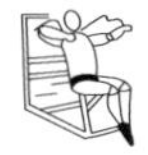									
Flexão de pernas	Pés paralelos	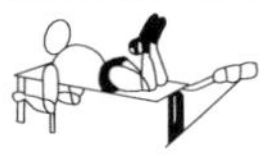									
Agachamento	Por cima da cabeça	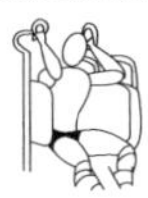									

TABELA 22 Exercícios de *power training* para treinamento de voleibol

Número de ordem	Oficina (aparelho)	Exercício	Demonstrações
1	Barreiras	Saltos seguidos	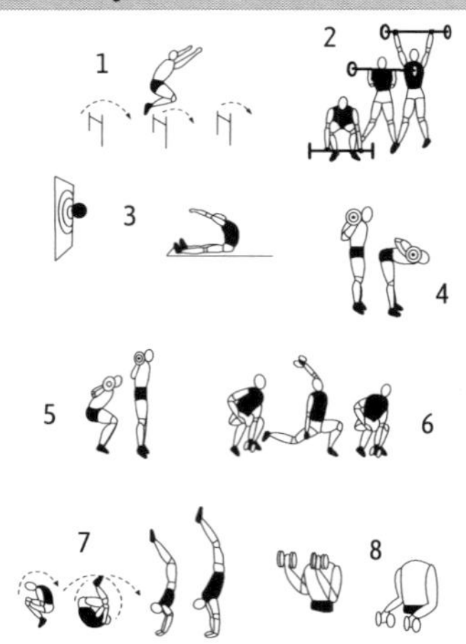
2	Barra e anilhas	Desenvolvimento	
3	*Medicine ball*	Arremesso com abdominal	
4	Barra e anilhas	*Good morning*	
5	Barra e anilhas	Agachamento	
6	Barra curta	Puxada a fundo	
7	Tatame	Rolamento para trás	
8	Barra curta	Rosca inversa de punho	

(continua)

TABELA 22 Exercícios de *power training* para treinamento de voleibol *(continuação)*

Número de ordem	Oficina (aparelho)	Exercício	Demonstrações
9	Barra e anilhas	Desenvolvimento para trás	
10	Barra e anilhas	Extensão de pés	
11	Medicine ball	Rotação de tronco	
12	Plinto	Puxada para trás	
13	*Pulley duplex*	Puxada para cima	
14	Prancha	Abdominal parafuso	
15	Bolsa suspensa	Cortada	
16	*Medicine ball*	Lançamento por cima	
17	Sapato de ferro	Pedalar	

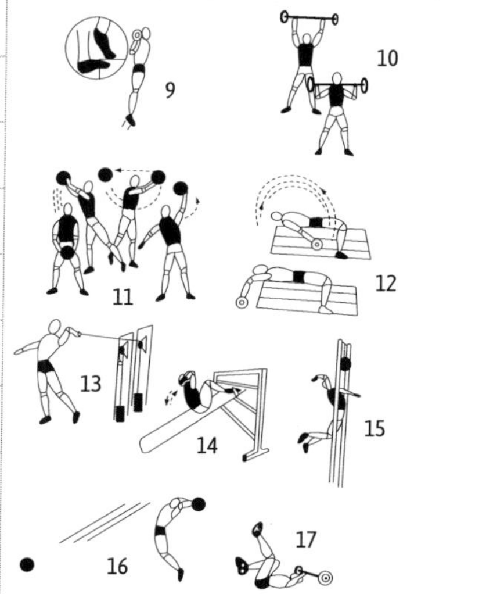

Fonte: MOLLET, 1985.

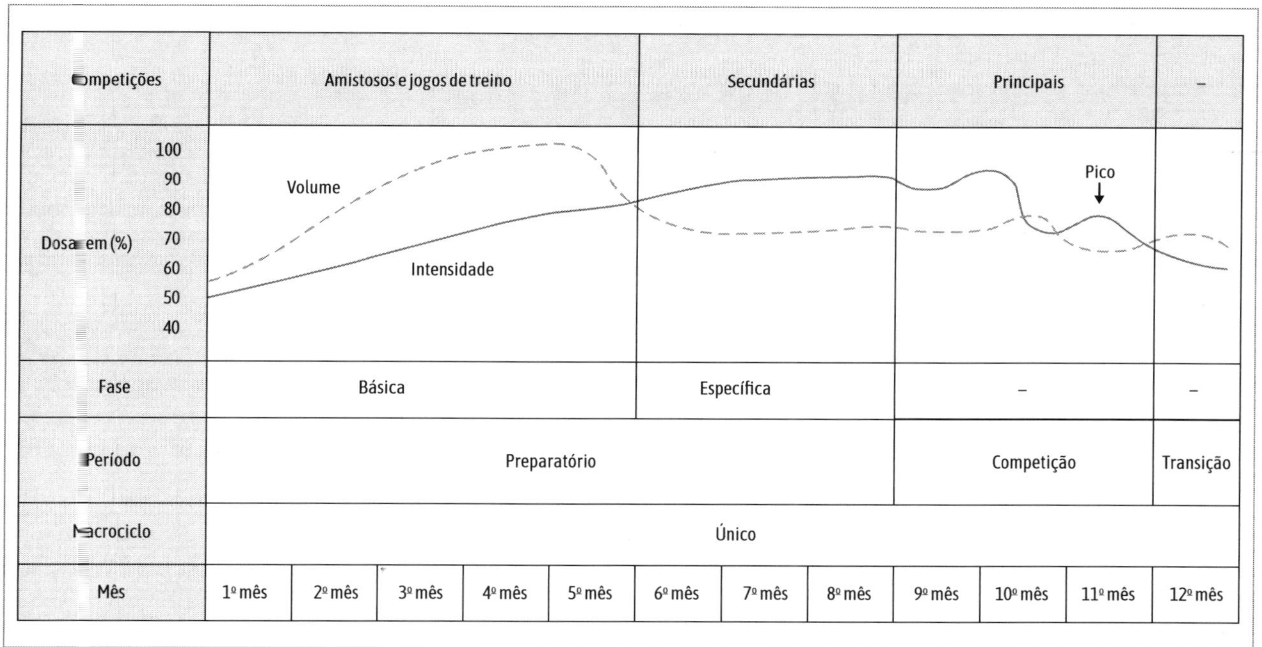

FIGURA 3 Exemplo de periodização para treinamento de voleibol.

BASQUETEBOL

As características do planejamento do treinamento para basquetebol são apresentadas nas Tabelas 23 a 31 e na Figura 4.

HANDEBOL

O handebol é um esporte com perfil de consumo energético e solicitação de qualidades físicas bastante semelhantes aos do basquetebol. Por esse motivo, pode-se utilizar para os dois esportes o mesmo plano de treinamento.

TABELA 23 Características do planejamento do treinamento de basquetebol

Esporte	Modalidade	Tipo de periodização	Quantidade de picos por macrociclo	Característica
Basquetebol	–	Simples	1	Esporte de alta intensidade caracterizado por esforços intermitentes

TABELA 24 Dosagem das horas de treinamento de basquetebol

Tipo de preparação	Período preparatório		Período de competição
	Fase básica	Fase específica	
Física	60%	40%	20%
Técnica	40%	40%	40%
Tática	–	20%	40%

TABELA 25 Identificação das qualidades intervenientes no treinamento de basquetebol

Qualidades físicas			Não treináveis	Treináveis						Importância
						Preparação física				
				Preparação psicológica	Preparação técnica	Membros superiores	Membros inferiores	Tronco	Generalizada	
Forma física	Preparação neuro-muscular	Flexibilidade	–	–	–	–	–	–	X	X
		Força dinâmica	–	–	–	–	–	–	–	–
		Força estática	–	–	–	–	–	–	–	–
		Força explosiva	–	–	–	–	XXX	–	–	XXX
		Resistência muscular localizada	–	–	–	XX	–	XX	–	XX
	Preparação cardiopul-monar	Resistência anaeróbica	–	–	–	–	–	–	XXX	XXX
		Resistência aeróbica	–	–	–	–	–	–	XX	XX
Habilidade motora		Velocidade de movimento	–	–	–	XX	XX	–	XX	XX
		Velocidade de reação	–	–	XX	–	–	–	–	XX
		Agilidade	–	–	XX	–	–	–	–	XX
		Equilíbrio estático	–	–	–	–	–	–	–	–
		Equilíbrio dinâmico	–	–	XX	–	–	–	–	XX
		Equilíbrio recuperado	–	–	XX	–	–	–	–	XX
		Descontração diferencial	–	–	–	–	–	–	–	–
		Descontração total	–	–	–	–	–	–	–	–
		Coordenação	–	–	XX	–	–	–	–	XX

XXX: imprescindível; XX: importante; X: secundária.

TABELA 26 Objetivos principais na preparação física

Fases e períodos	Objetivo
Fase básica	Aquisição dos níveis indispensáveis de flexibilidade, RML, força dinâmica, resistência aeróbica, velocidade de movimento e flexibilidade
Fase específica	Especialização da forma física, objetivando, principalmente, a resistência aeróbica
Período de competição	Visando conduzir o atleta ao pico, suas qualidades físicas necessárias à atuação esportiva devem ser aperfeiçoadas
Período de transição	Manutenção de parte dos níveis já adquiridos de RML, resistência aeróbica e flexibilidade

TABELA 27 Testes a serem aplicados durante o treinamento de basquetebol

Qualidades físicas	Teste	Responsável
Flexibilidade	Flexiteste	Preparador físico
Força explosiva	*Sargent jump test* Lançamento de *medicine ball*	Preparador físico
Resistência muscular localizada	Teste de máximo de repetições: agachamento; barra; flexão; abdominal	Preparador físico
Força dinâmica	Para calibragem da série de musculação de teste de peso máximo (TPM)	Preparador físico
Resistência aeróbica	Teste de *Cooper*	Preparador físico
Resistência anaeróbica	Teste de corrida de 40 segundos	Preparador físico
Velocidade de movimento	Teste de corrida de 50 m	Preparador físico
Equilíbrio recuperado	Teste de recuperação	Preparador físico
Agilidade	*Shuttle Run* e *Lans Agility Test*	Preparador físico
Coordenação	Testes técnicos específicos	Técnico

TABELA 28 Métodos a serem utilizados na preparação física do treinamento para basquetebol

	Período preparatório			
Qualidades físicas	Fase básica	Fase específica	Período de competição	Período de transição
Resistência muscular localizada e força dinâmica	Musculação	Circuito	Circuito	Calistenia
Força explosiva	–	*Power training*	*Power training* ou circuito	–
Resistência aeróbica	*Fartlek*	*Fartlek*	Corrida contínua	*Cross promenade*
Resistência anaeróbica	–	Circuito	Circuito	–
Velocidade de movimento	Métodos intervalados	Circuito	Circuito	–
Flexibilidade	Método 3S	Método 3S	Método 3S	Métodos passivos

TABELA 29 Sugestão de microciclo para treinamento de basquetebol

Fases			seg.	ter.	qua.	qui.	sex.	sáb.	dom.
Fase básica	Atividades	Período manhã	Preparação tática	Preparação técnica	Preparação técnica	Preparação técnica	Preparação técnica	Preparação tática	–
		Período tarde	Musculação Treino intervalado	*Fartlek* Método 3S	Musculação Treino intervalado	*Fartlek* Método 3S	Musculação Treino intervalado	*Fartlek* Método 3S	–
	Intensidade		↗	↗	↗	↘	↗	↗	↘
Fase específica	Atividades	Período manhã	Preparação tática	Preparação técnica	Preparação técnica	Preparação técnica	Preparação técnica	Preparação tática	–
		Período tarde	Circuito *Power training*	*Fartlek*	Circuito Método 3S	Preparação tática	Circuito Método 3S	*Fartlek*	–
	Intensidade		→	↗	↗	↘	↗	↗	↘

TABELA 30 Ficha semanal de musculação para treinamento de basquetebol

Atleta:______________________________ Peso corporal:_________ kg

Exercício	Observações	Desenho	Carga máxima em __/__/__	Carga de trabalho	Grupo	Repetições seg.	ter.	qua.	qui.	sex.	sáb.
Impulso de pernas	Pedal baixo	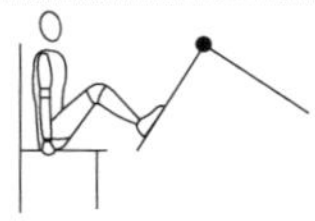									
Abdominal	Parafuso	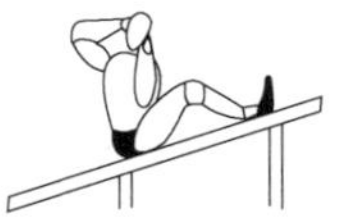									
Supino	Pegada normal	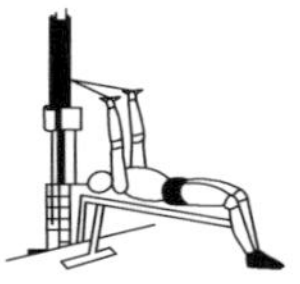									
Extensão de pés	*Leg press*	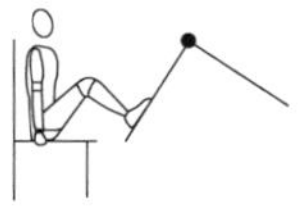									
Dorsal	Hiperextensão	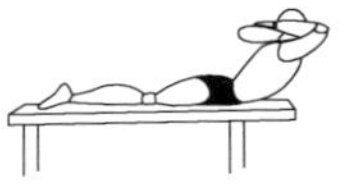									
Remada curva	*Pulley* baixo	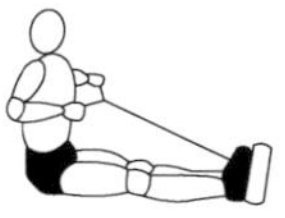									
Flexão de pernas	Pés paralelos	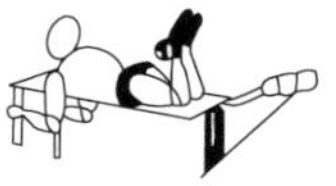									
Abdominal	Reto	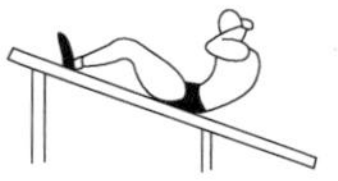									
Supino 45°	Cotovelos aduzidos	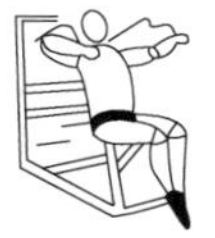									
Extensão de pernas	Pés paralelos	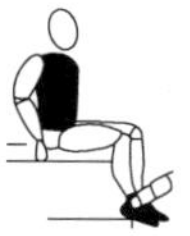									
Rosca tríceps	Cotovelos aduzidos	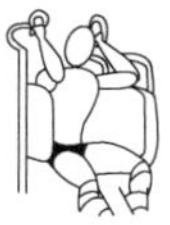									
Pull over	–	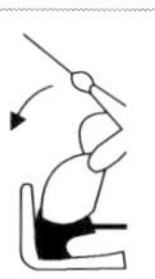									

TABELA 31 Exercícios de *power training* para treinamento de basquetebol

Número de ordem	Oficina (aparelho)	Exercício	Demonstrações
1	Barreiras	Saltos	
2	Barra e anilhas	Arranco	
3	Voador	Peitoral	
4	Barras curtas	Marcha do pato com salto	
5	Barra e anilhas	Desenvolvimento	
6	*Medicine ball*	Arremesso	
7	Prancha	Abdominal parafuso	
8	Tatame	Rolamento	
9	*Rack*	Extensão de pés	
10	Barra e anilhas	Rosca inversa	
11	Barra e anilhas	Remada curvada	
12	Bola suspensa	Salto	
13	Barras curtas	Rotação de braço	
14	Barra e anilhas	Agachamento	
15	Barra e anilhas	Rotação de tronco	

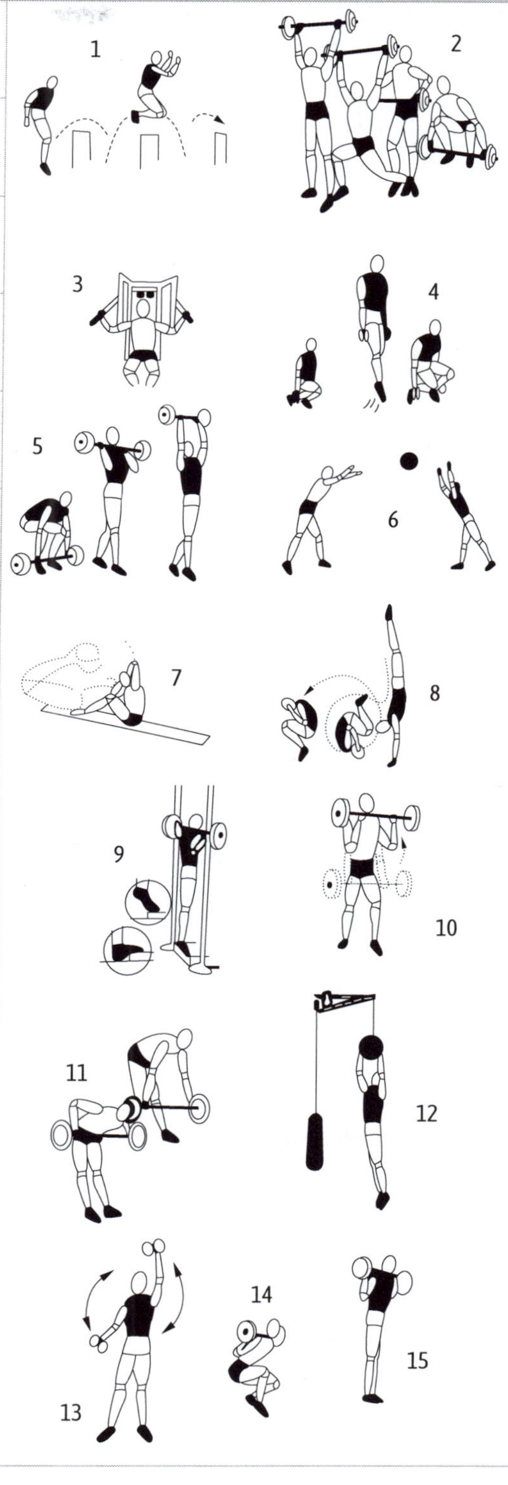

Fonte: Mollet, 1985.

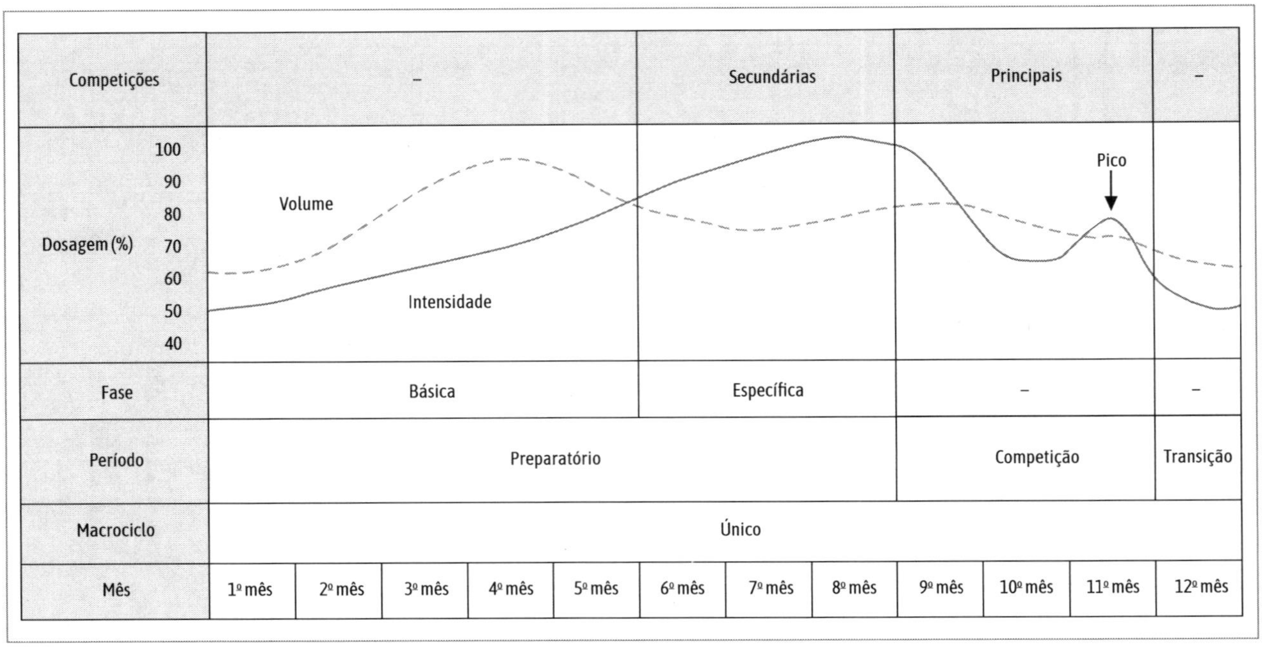

FIGURA 4 Exemplo de periodização para treinamento de basquetebol.

Contudo, embora a movimentação do corpo e a demanda energética sejam idênticas às do basquetebol, os gestos esportivos dos membros superiores e a falta de necessidade de saltos verticais particularizam a preparação neuromuscular, suprimindo os exercícios de saltos e incluindo os que visam o treinamento de arremessos.

POLO AQUÁTICO

O planejamento do treinamento depende de uma série de fatores, como a dinâmica do esporte, o plano de expectativa desportivo e individual, se objetiva categorias de base ou atletas de rendimento, o nível técnico, as táticas que serão empregadas, as características psicológicas dos atletas e o contexto cultural em que o esporte está inserido.

No caso do polo aquático, sua cultura na Europa central e oriental, em países como Hungria e Croácia, é bem popular. Ainda na Europa, a Itália apresenta o esporte bem desenvolvido; e a Espanha, em um passado recente, também conseguiu um excelente desenvolvimento no esporte, obtendo vitórias em campeonatos mundiais e olímpicos. No continente americano o polo aquático tem seu maior desenvolvimento nos EUA e Canadá. Por algum tempo, Cuba também apresentou um polo aquático bem desenvolvido, mas a situação econômica afetou o esporte.

O Brasil teria condições extremamente favoráveis para ter o polo aquático popular e bem desenvolvido. A falta de uma sólida política esportiva e a ausência de um trabalho de *marketing* esportivo adequado impediram que o esporte se popularizasse e mantivesse o desenvolvimento técnico obtido com as seleções masculina e feminina que disputaram as Olimpíadas Rio 2016, período em que o polo aquático brasileiro esteve presente entre as seis primeiras colocações em competições.

O planejamento aqui apresentado é destinado a equipes adultas, semiprofissionais ou profissionais no contexto brasileiro, e com algumas observações para as categorias de base e seleções nacionais permanentes. As características desse planejamento são apresentadas nas Tabelas 32 a 43 e na Figura 5.

Atualmente, mesmo nas categorias de base, cresce a importância da integração das preparações física, técnica e tática, devendo também ser inclusa a preparação psicológica. Assim, as sessões de treinamento passam a ser de finalidade complexa, em que os diversos componentes se integram numa mesma sessão. A vantagem dessa visão é aproximar o treino ao máximo do que se

TABELA 32 Características do planejamento do treinamento de polo aquático

Esporte	Modalidade	Categoria	Tipo de periodização	Quantidade de picos por macrociclo	Característica
Polo aquático	—	Adulta	Dupla	1	Esporte acíclico combinado, com relação de oposição e interação que requer desenvolvimento de habilidades para superar o confronto com o adversário
		Base	Simples	1	
		Seleção	ATR	1	

TABELA 33 Dosagem das horas de treinamento de polo aquático

Tipos de preparação	Período preparatório				Período de competição
	Fase básica		Fase específica		
	início	final	início	final	
Física	50%	40%	40%	Físico-técnico-tático: 100%	Físico-técnico-tático: 100%
Técnica	40%	40%	40%		
Tática	10%	20%	20%		

TABELA 34 Identificação das qualidades intervenientes no treinamento de polo aquático

Qualidades físicas			Não treináveis	Treináveis						Importância
						Preparação física				
				Preparação psicológica	Preparação técnica	Membros superiores	Membros inferiores	Tronco	Generalizada	
Forma física	Preparação neuromuscular	Flexibilidade	–	–	–	–	–	–	XX	XX
		Força dinâmica	–	–	–	–	–	–	XXX	XXX
		Força estática	–	–	–	–	–	–	XX	XX
		Força explosiva	–	–	–	XXX	XX	–	–	XXX
		Resistência muscular localizada	–	–	–	–	XX	XX	–	XX
	Preparação cardiopulmonar	Resistência anaeróbica	–	–	–	–	–	–	XXX	XXX
		Resistência aeróbica	–	–	–	–	–	–	XXX	XXX
Habilidade motora		Velocidade de movimento	–	–	–		–	–	XXX	XXX
		Velocidade de reação	–	–	XXX	–	–	–	–	XXX
		Agilidade	–	–	XXX	–	–	–	–	XXX
		Equilíbrio estático	–	–	–	–	–	–	–	–
		Equilíbrio dinâmico	–	–	XX	–	–	–	–	XX
		Equilíbrio recuperado	–	–	XX	–	–	–	–	XX
		Descontração diferencial	–	–	XX	–	–	–	–	XX
		Descontração total	–	–	XX	–	–	–	–	XX
		Coordenação	–	–	XXX	–	–	–	–	XXX

XXX: imprescindível; XX: importante; X: secundária.

pretende realizar na competição. Coletivos contra outras equipes e amistosos constituem um excelente conteúdo para esse tipo de treinamento. Em alguns casos, utilizam-se as competições de menor importância para compor o que se chama de treino competitivo, mas será um treino restrito, pois nesse caso a intensidade será maior e nem todos podem participar. É importante observar que essa estratégia só poderá ser aplicada se a aptidão física dos atletas estiver condizente. Nas categorias de base essa estratégia deve ser muito criteriosa; o nível de carga da sessão deve estar adequado à maturidade dos atletas nessa fase.

Deve ser destacado que as manifestações das qualidades físicas, capacidades e habilidades motoras se manifestam no meio aquático com algumas particularidades ou características específicas, às quais o preparador físico deve se familiarizar. Por exemplo, a resistência da água gera algumas condições totalmente diferentes para o mesmo movimento executado no meio terrestre. A força, quando o corpo e seus segmentos estão imersos, se manifestará de forma isocinética e refletirá na velocidade de deslocamento, na resistência e no equilíbrio.

As resistências aeróbica e anaeróbica se equivalem em importância. A regra vigente no momento determina que a partida terá quatro tempos de oito minutos de bola em jogo, tendo cada equipe um período de posse da bola de trinta segundos, cronometrados somente com a bola em jogo. Essa dinâmica imposta pela regra determina uma demanda de relativo volume, elevada intensidade e densidade variável, em esforços intermitentes, variados, não padronizados e imprevisíveis.

Essa dinâmica do esporte e o fato de ser desenvolvido no meio aquático – lembrando que, por regra, a flutuação e a movimentação do corpo são autônomas, sem nenhum apoio, e ainda há a oposição corporal com os adversários – tornam a aptidão física no polo aquático um fator fundamental para a *performance*, realçando a necessidade e o valor da preparação física. Dificilmente uma equipe em más condições físicas consegue bons resultados, a menos que haja uma absurda diferença de nível técnico e tático a seu favor.

As avaliações necessárias para promover a *performance* devem ser realizadas. Porém, diferentemente das avaliações realizadas em pesquisas científicas, algumas das avaliações e testes aplicados devem ser executados sem causar redução de dias de treino. Em função disso, na prática do treinamento, eles não são validados cientificamente, ou seja, alguns não foram submetidos aos procedimentos de validação e não se encontram na literatura científica. Constituem controles de treinamento realizados por preparadores físicos, com participação de fisiologistas, biomecânicos, bioquímicos, que permitem quantificar e acompanhar os efeitos das cargas aplicadas, e assim direcionar o treinamento para otimização da *performance*. Esse é o caso de alguns dos testes apresentados na Tabela 35.

Como mencionado, algumas avaliações possuem a função de auxiliar os controles de treino. Elas não proporcionam dados de medidas fisiológicas, como consumo máximo de oxigênio, mas proporcionam indicadores da eficácia e eficiência das diretrizes de treinamento adotadas, permitindo ajustes no planejamento. Além disso, esses controles são aplicados e planejados para serem executados em sessões normais de treino, não requerendo procedimentos preliminares que alterem muito a rotina de treinos, como ocorre durante a utilização de protocolos científicos de algumas avaliações, cujos procedimentos preliminares de repouso, como necessidade de local com controle de variáveis como

TABELA 35 Testes a serem aplicados durante o treinamento de polo aquático

Qualidades físicas	Teste	Responsável
Flexibilidade	Flexiteste e/ou avaliação da amplitude de movimentos com emprego de *software* de análise de imagens	Preparador físico Técnico Biomecânico Fisiologista
Força explosiva	Arremesso a gol de diversas distâncias Impulsão vertical (dentro d'água) Impulsão multidirecional (para goleiro)	Preparador físico Biomecânico Fisiologista
Resistência aeróbica	1 a 4 x 10 x 100 metros com 20 segundos de intervalo entre repetições de 100 m e 3 minutos entre séries 4 x 16 x 25 metros a cada 30 segundos, 2 minutos entre séries	
Resistência anaeróbica	16 x 25 metros a cada 30 segundos	
Velocidade de movimento	Teste de 20 m (defesa – ataque)	

temperatura, umidade etc., exigem tempo e recursos nem sempre disponíveis, além de, na maioria das vezes, esses protocolos não terem correspondência com as reais condições do esporte.

A tecnologia tem contribuído bastante para a evolução desses controles. Os *softwares* ou aplicativos de análise de imagens, e as câmeras de alta resolução encontradas na maioria dos celulares, permitem analisar a amplitude de movimento e, ao mesmo tempo, verificar se o gesto está tecnicamente adequado. Também permitem mensurar distâncias, tempos e velocidades, fornecendo indicadores usados direta ou indiretamente. O uso desse recurso no controle da força explosiva permite quantificar dados além da distância alcançada pelo arremesso. Nem sempre se dispõe da plataforma de força que seria um recurso ideal para avaliar essa qualidade física, mensurando a força do impacto da bola arremessada.

Os controles propostos para as resistências aeróbica e anaeróbica verificam, na realidade, a resistência à fadiga em esforços intermitentes, com volume e densidade constantes, e buscando manter a máxima intensidade. Esses controles se assemelham às demandas externas da partida e proporcionam indicadores da resposta do atleta ao treinamento e à prontidão para a *performance*.

Recomenda-se que nas categorias de base se utilize o controle com maior volume de estímulos (1 a 4 x 10 x 100 metros) pois, como sugere o nome, nessa etapa estão se solidificando as bases que permitirão ao atleta treinar com um maior volume de estímulos específicos.

Os objetivos da preparação física de uma equipe de polo aquático (e também de outros esportes coletivos) variam em função da disponibilidade de recursos, entre eles o principal é o recurso humano, a qualidade dos atletas em termos técnicos, em termos de potencialidades atléticas e se são atletas de alta *performance* ou de categorias de base. Se a equipe conta com um plantel em que todos apresentam um mesmo nível técnico, em que as substituições de jogadores não causem alterações profundas no padrão de jogo, a parte física pode ser focada no desenvolvimento da velocidade e da potência, para um jogo taticamente mais rápido, revezando os jogadores para manter a intensidade das ações. Por outro lado, se o plantel é tecnicamente muito heterogêneo e as substituições alteram muito a forma de jogar da

TABELA 36 Métodos a serem utilizados na preparação física do treinamento para polo aquático

	Período preparatório					
	Fase básica		Fase específica			
Qualidades físicas	início	final	início	final	Período de competição	Período de transição
Flexibilidade	Estiramento estático Insistência passiva	FNP	FNP	Estiramento dinâmico	Estiramento dinâmico	Estiramento estático Insistência passiva
Resistência muscular localizada Força dinâmica	Musculação	Circuito funcional básico na água (isocinético)	Circuito funcional específico na água	Circuito funcional específico Treino físico-técnico-tático-psicológico	Circuito funcional específico e treino físico-técnico-tático-psicológico	Musculação
Força explosiva		Musculação				Atividades aquáticas em nível recreativo (*surf*, canoagem, mergulho)
Resistência aeróbica	Intervalado	Intervalado	Intervalado			
Resistência anaeróbica	Intervalado	Intervalado	Intervalado			
Velocidade de movimento	Intervalado	Intervalado	Intervalado			

TABELA 37 Objetivos principais na preparação física

Fases - períodos	Objetivo
Fase básica	Formação corporal, melhora dos níveis de flexibilidade, RML, força e resistência
Fase específica	Condicionamento específico visando adaptações que conjugam a forma física, técnica, tática e psicológica para o padrão de jogo da equipe adotado para o ciclo
Período de competição	Obtenção do pico, da melhor forma atlética
Período de transição	Manutenção dos níveis obtidos em flexibilidade, RML e resistência Recuperação orgânica e psicológica

equipe, pode ser necessário priorizar a resistência, de forma a tentar manter os titulares em jogo o máximo possível, e provavelmente nessa situação o padrão de jogo da equipe se tornará mais cadenciado.

A Figura 5 apresenta um modelo de periodização clássica dupla bastante adequada para temporada de equipes de polo aquático no Brasil, onde o calendário da Confederação Brasileira de Desportos Aquáticos – CBDA contém duas competições nacionais, uma no inverno e outra no verão. Porém, se fosse o planejamento de uma seleção nacional ou de uma equipe que participa de ligas e outras competições, a periodização poderia ser outra, uma periodização contemporânea como a ATR.

Em geral, o treinamento de equipes de polo aquático é realizado ao final do dia. Um aspecto cultural, decorrente da necessidade do uso do espaço do parque aquático sem compartilhamento com outras atividades, evitando certos inconvenientes, como acidentes com boladas.

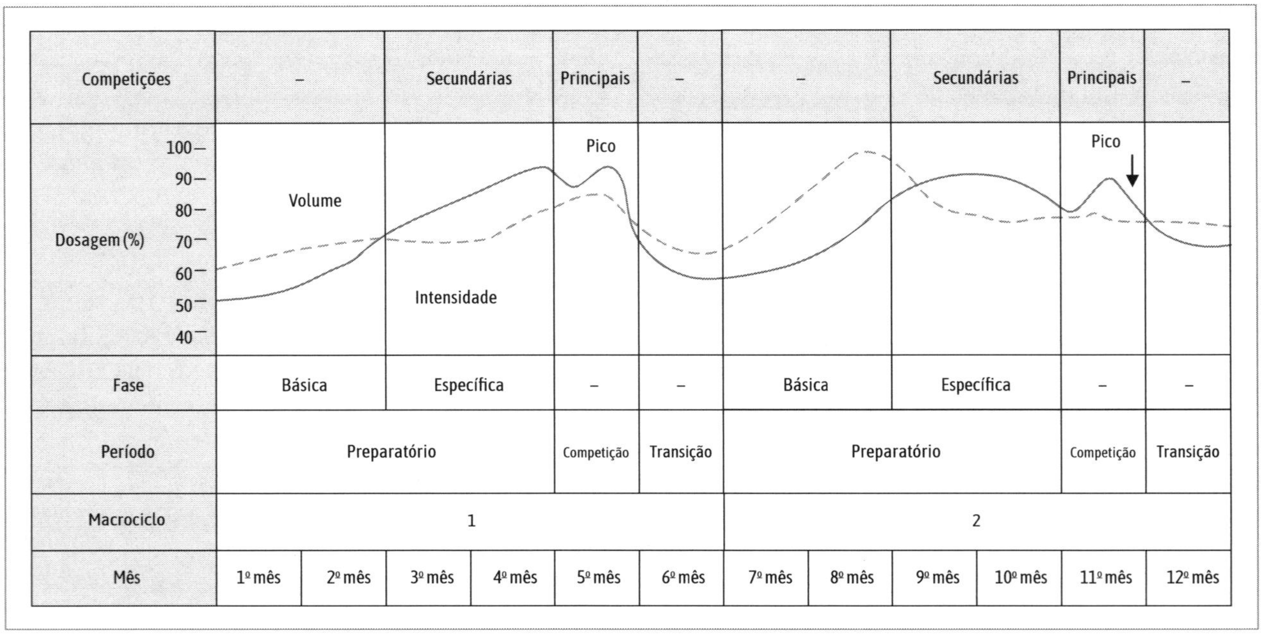

FIGURA 5 Proposta de periodização para treinamento de equipes brasileiras de polo aquático.

TABELA 38 Sugestão de microciclo para treinamento de seleções e equipes adultas de polo aquático

Fases			seg.	ter.	qua.	qui.	sex.	sáb.	dom.
Fase básica início	Atividades	Período manhã	Musculação Intervalado	Musculação Intervalado	Intervalado	Musculação Intervalado	Musculação Intervalado	Preparação técnico-tática	–
		Período noite	Preparação técnica Estiramento estático	Preparação técnica Estiramento estático	Preparação tática Estiramento estático	Preparação técnica Estiramento estático	Preparação técnica Estiramento estático	–	–
	Intensidade		↗	→	↘	↗	↗	→	
Fase básica final	Atividades	Período manhã	Circuito funcional Intervalado	Intervalado FNP	Musculação Intervalado	Intervalado FNP	Circuito funcional Intervalado	Preparação físico-técnico-tática	
		Período noite	Preparação técnica Estiramento estático	Preparação físico-técnico-tática Estiramento estático	Preparação tática Estiramento estático	Preparação físico-técnico-tática Estiramento estático	Preparação técnica Estiramento estático	–	–
	Intensidade		↗	→	↘	↗	↗	→	

(continua)

TABELA 38 Sugestão de microciclo para treinamento de seleções e equipes adultas de polo aquático *(continuação)*

Fases			seg.	ter.	qua.	qui.	sex.	sáb.	dom.
Fase específica início	Atividades	Período manhã	Circuito funcional Intervalado	Intervalado Estiramento dinâmico	Circuito funcional Intervalado	Intervalado Estiramento dinâmico	Circuito funcional Intervalado	Preparação físico-técnico-tática-psicológica	Treino competitivo
		Período noite	Preparação físico-técnico-tática Estiramento estático	Preparação físico-técnico-tática Estiramento estático	Musculação Método 3S	Preparação físico-técnico-tática Estiramento estático	Preparação técnica Estiramento dinâmico		–
	Intensidade		↗	→	↘	↗	↗	→	↗
Fase específica final	Atividades	Período manhã	Circuito funcional Intervalado	Intervalado Estiramento dinâmico	Intervalado	Circuito funcional Intervalado	Intervalado Estiramento dinâmico	Preparação físico-técnico-tática-psicológica Estiramento estático	Treino competitivo
		Período noite	Preparação físico-técnico-tática-psicológica Estiramento estático	Preparação físico-técnico-tática-psicológica Estiramento estático	Preparação físico-técnico-tática-psicológica Estiramento estático	Preparação físico-técnico-tática-psicológica Estiramento estático	Preparação físico-técnico-tática-psicológica Estiramento estático	–	–
	Intensidade		↗	→	↘	↗	↗	→	

TABELA 39 Sugestão de microciclo para treinamento de equipes de categoria de base de polo aquático

Fases			seg.	ter.	qua.	qui.	sex.	sáb.	dom.
Fase básica	Atividades	Período manhã							–
		Período noite	Musculação Estiramento estático Intervalado Preparação técnica	Estiramento estático Intervalado Preparação técnica	Musculação Estiramento estático Intervalado Preparação tática	Estiramento estático Intervalado Preparação técnica	Musculação Estiramento estático Intervalado Preparação técnica 3S		–
	Intensidade		↗	→	↘	↗	↗	→	
Fase específica	Atividades	Período manhã						Treino competitivo	
		Período noite	Circuito funcional Estiramento estático Intervalado Preparação técnica	Circuito funcional FNP Intervalado Preparação técnica	Preparação físico-técnico-tática-psicológica Estiramento estático	Circuito funcional Estiramento estático Intervalado Preparação técnica	Circuito funcional FNP Intervalado Preparação técnica	–	–
	Intensidade		↗	→	↘	↗	↗	→	

TABELA 40 Ficha semanal de musculação para treinamento de polo aquático (fase básica – formação corporal, força)

Atleta:___________________________ Peso corporal:_________ kg											
						Repetições					
Exercício	Observações	Desenho	Carga máxima em __/__/__	Carga de trabalho	Grupo	seg.	ter.	qua.	qui.	sex.	sáb.
Agachamento ou *leg press*	Manter *core* contraído, coxas ligeiramente abduzidas (abertura maior que a largura dos ombros)	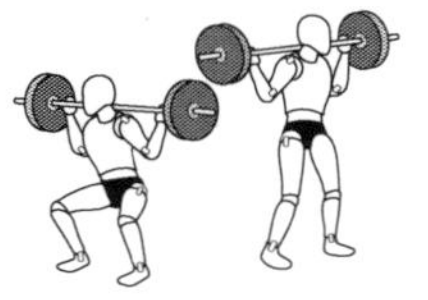									
Supino reto	Manter abdução de ombro em 90° e punho e cotovelo em um mesmo eixo perpendicular ao solo	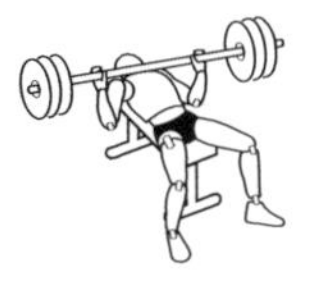									
"Press" de ombro	Usar o haltere barra curta, simultaneamente abrir e levantar o cotovelo, sem o movimento de extensão	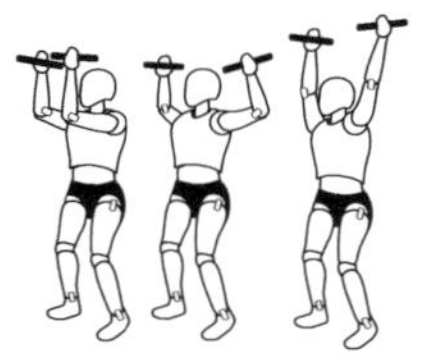									
Puxada pela frente na barra alta	Iniciar a movimentação do exercício com a retração da escápula e não com a flexão do cotovelo	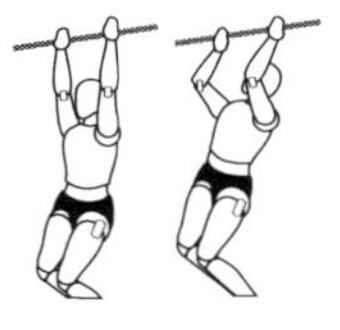									
Abdominal	Alternar séries supra e infra	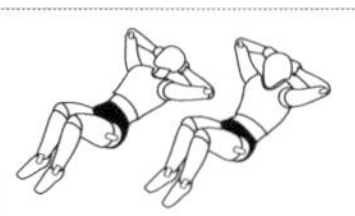									

TABELA 41 Ficha de alongamento/flexionamento por estiramento estático (fase básica)

Grupamento muscular	Observações	Desenho	Repetições	Tempo
Panturrilha		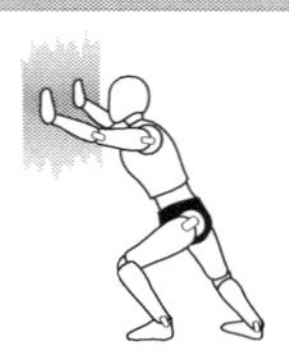	3	20 s
Quadríceps		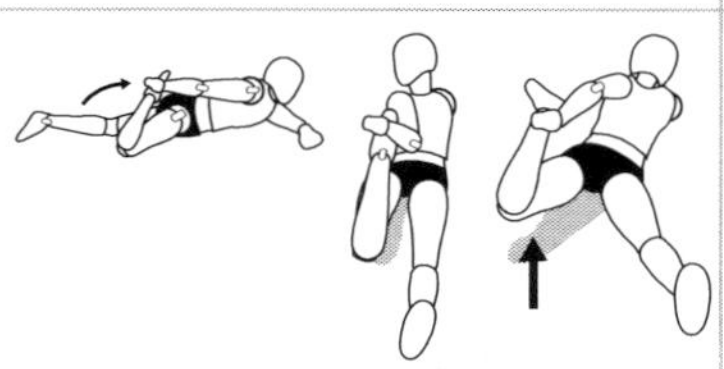	3	20 s
Quadríceps e reto abdominal	Manter púbis em contato com o solo	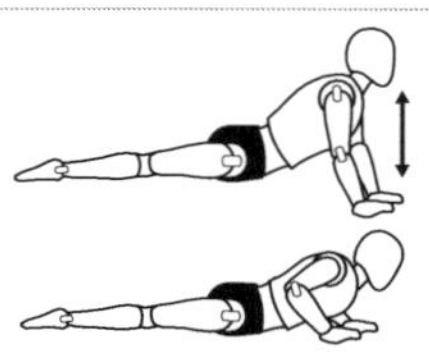	3	20 s

(continua)

TABELA 41 Ficha de alongamento/flexionamento por estiramento estático (fase básica) *(continuação)*

Grupamento muscular	Observações	Desenho	Repetições	Tempo
Posterior de coxa	Manter joelhos estendidos e lombar em contato com o solo	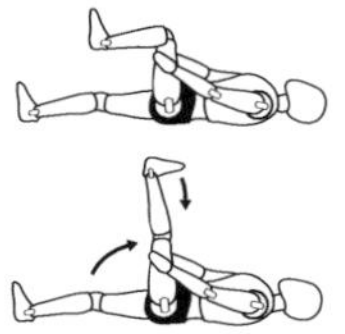	3	20 s
Adutores de coxa	Alternar séries supra e infra	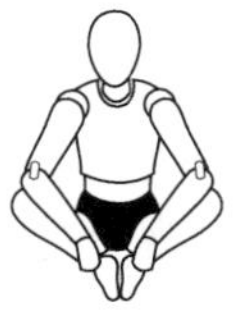	3	20 s
Abdutores de coxa e lombares		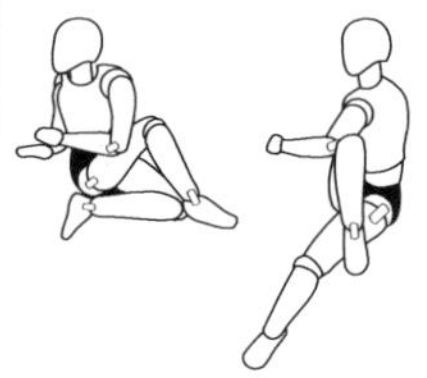	3	20 s
Dorsais		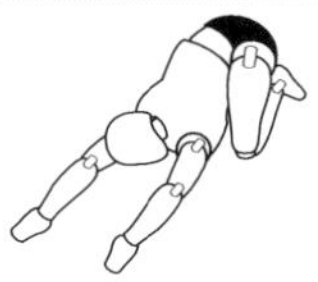	3	20 s
Flexores do punho		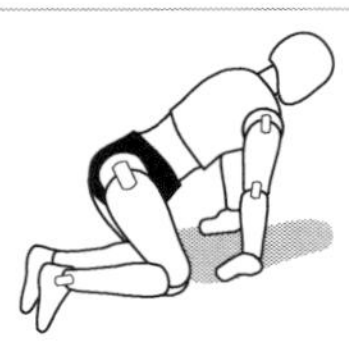	3	20 s
Rotadores de ombro		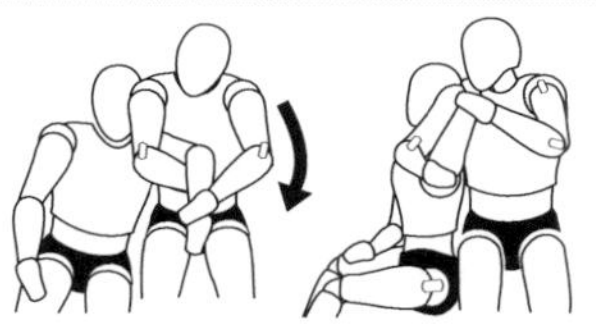	3	20 s
Posteriores de ombro		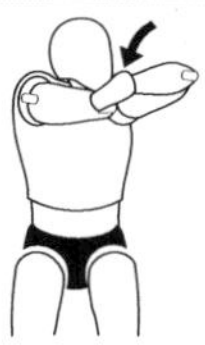	3	20 s
Peitoral e anterior de ombro		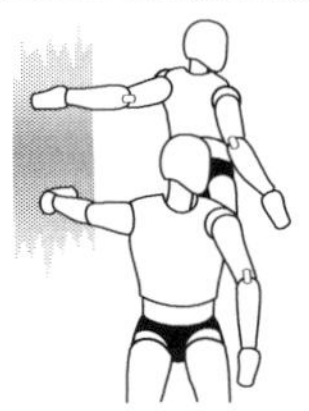	3	20 s
Dorsais e tríceps braquial		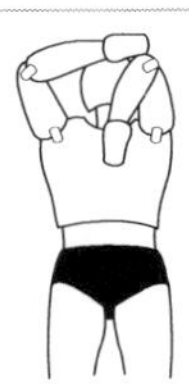	3	20 s

TABELA 42 Ficha de circuito funcional fase básica

1	Sustentação em alternada ao longo da trave
2	3 braçadas *crawl* polo e bloqueio alto
3	Alternada empurrando a borda
4	Saltos tocando a trave
5	3 braçadas em crawl polo 3 braçadas de costas
6	3 braçadas para a direita 3 braçadas para a esquerda

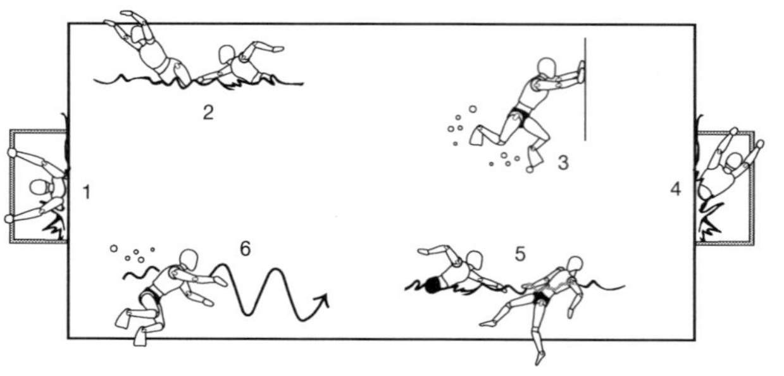

TABELA 43 Ficha de circuito funcional fase específica

1	Disputa de bola
2	Passar pela marcação
3	Marcação de passe e passe marcado
4	Marcação sem bola
5	Saída de marcação sem bola
6 e 7	Chute a gol e bloqueio de chute a gol

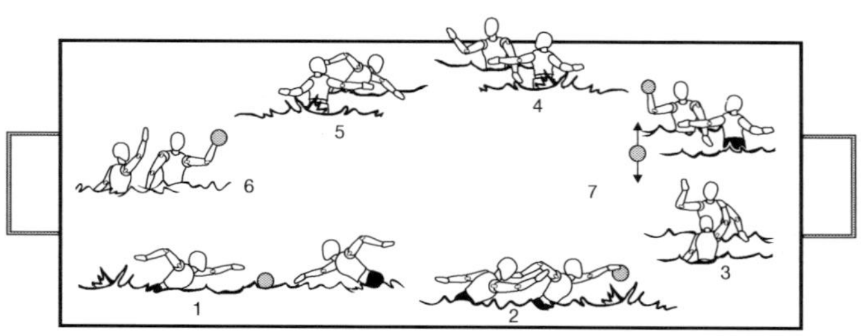

AUTOAVALIAÇÃO

Para ser realizada com eficácia, a avaliação deste capítulo deve ser feita de forma prática. Recomenda-se que o leitor efetivamente prescreva o treinamento para si mesmo ou para um atleta da modalidade considerada, seguindo os passos indicados.

REFERÊNCIAS

1. MOLLET, R. *Treinamento de força*. Rio de Janeiro, Interamericana, 1985.

Referências complementares

1. BORZUCKA, D.; Differences in static postural control between top level male volleyball players and non-athletes. *Scientific Reports*, v. 10, n. 1, p. 1-7, 2020.
2. CARVALHO, A.; RORIZ, P.; DUARTE, D. Comparison of morphological profiles and performance variables between female volleyball players of the first and second division in Portugal. *Journal of Human Kinetics*, v. 71, n. 1, p. 109-17, 2020.
3. CASTRO, C.D.; A relação entre antropometria e desempenho em testes de potência e agilidade em jogadores de polo aquático. *Revista Portuguesa de Ciências do Desporto*, v. 19, n. 1, p. 53-63, 2019.
4. CHERNI, Y.; JLID, M.C.; MEHREZ, H.; SHEPHARD, R.J. et al. Eight weeks of plyometric training improves ability to change direction and dynamic postural control in female basketball players. *Frontiers in Physiology*, v. 10, n. 1, p. 726, 2019.
5. HARDEN, M.; et al. Exploring the practical knowledge of eccentric resistance training in high-performance strength and conditioning practitioners. *International Journal of Sports Science & Coaching*, v. 15, n. 1, p. 41-52, 2020.
6. HERMASSI, S.; et al. Effects of short-term in-season weightlifting training on the muscle strength, peak power, sprint performance, and ball-throwing velocity of male handball players. *Journal of Strength and Conditioning Research*, v. 33, n. 12, p. 3309-21, 2019.
7. HERMASSI, S.; et al. Effects of in-season circuit training on physical abilities in male handball players. *Journal of Strength and Conditioning Research*, v. 33, n. 4, p. 944-57, 2019.
8. LOZANO, J.M.O.; et al. Match and training high intensity activity-demands profile during a competitive mesocycle in youth elite soccer players. *Journal of Human Kinetics*, v. 75, n. 1, p. 195-205, 2020.
9. PRZEDNOWEK, K.; et al. Psychomotor abilities of professional handball players. *International Journal of Environmental Research and Public Health*, v. 16, n. 11, p. 1909, 2019.
10. QUERIM GOULART ZANETTE, Q.G.; et al. Efeito do treinamento com medicine balls na velocidade da bola do polo aquático. *Revista Brasileira de Educação Física e Esporte*, v. 33, n. 3, p. 487-94, 2019.
11. SOUSA, M.P.S.; et al. Does the level of physical fitness influence the stress and recovery levels in male athletes of water polo? *Motricidade*, v. 16, n. 1, p. 47-54, 2020.

CAPÍTULO 17

Preparação física no *fitness*

Estélio Henrique Martin Dantas
Cristiane Kelly Aquino dos Santos
Evelini Veras de Jesus
Carlos Alberto Sposito de Araujo

OBJETIVOS DE ESTUDO

- Saber prescrever o treinamento físico periodizado para o *fitness* em academia de ginástica.

INTRODUÇÃO

O termo *fitness* (*fit*, apto; *ness*, aptidão), de origem inglesa, tem como significado "bom estado" ou "boa forma". Comumente empregado para designar uma área de atuação dentro das academias e clubes, costuma ser utilizado também para indicar um bom condicionamento ou aptidão física (*physical fitness*).

Esse termo ainda está associado à prática regular de atividade física e a padrões estéticos, englobando fatores que contribuem para o bem-estar físico e mental e para a resistência ou condição do corpo para funcionar com eficiência em todas as atividades do dia a dia, mantendo-se saudável, com ênfase no condicionamento físico do indivíduo, potencializando seus resultados.

GÊNESE

Inicialmente, o *fitness* se limitava aos departamentos de ginástica e musculação. Com o passar do tempo, esse termo começou a ser utilizado em outras atividades, como natação, dança, artes marciais e outras cuja finalidade seja a melhoria do condicionamento físico.

Seu significado, porém, não deve estar limitado à boa forma física, pois ele não se concentra apenas na aparência do físico relacionado à estética, mas tem relação com o grau de aptidão, adequação harmoniosa e integral do bem-estar emocional, físico e mental.

DIMENSÕES GERAIS DO FITNESS

Para melhor se compreender sua dimensão, o *fitness* foi classificado por grandes áreas (MORROW et al., 2003; SHARKEY, 2006; HOWLEY et al., 2003) e por domínios de aprendizagem (DANTAS, OLIVEIRA, 2003; MORROW et al., 2003). Em relação às grandes áreas, o *fitness* é classificado em social, físico e psicológico; e esse último engloba as dimensões emocional e social.

Nos domínios de aprendizagem, é classificado em: domínio afetivo – *fitness* social e *fitness* emocional; domínio cognitivo – *fitness* intelectual; e domínio psicomotor – *fitness* físico (Figura 1).

PLANEJAMENTO DO TREINAMENTO

No contexto de "atividade física para a saúde e qualidade de vida", a periodização deixa de ser planejada visando a vitória desportiva e passa a ser pensada em função das necessidades do cliente.

Periodização no *fitness* em academia de ginástica

Enfoca, basicamente, os componentes do condicionamento físico: composição corporal; resistência aeróbica; resistência muscular localizada; força dinâmica; e flexibilidade (ACSM, 1999). No entanto, não se deve perder de vista os demais fatores do estilo de vida saudável: alimentação frugal e balanceada; lazer ativo; ausência de vícios; estresse controlado; e sono de qualidade.

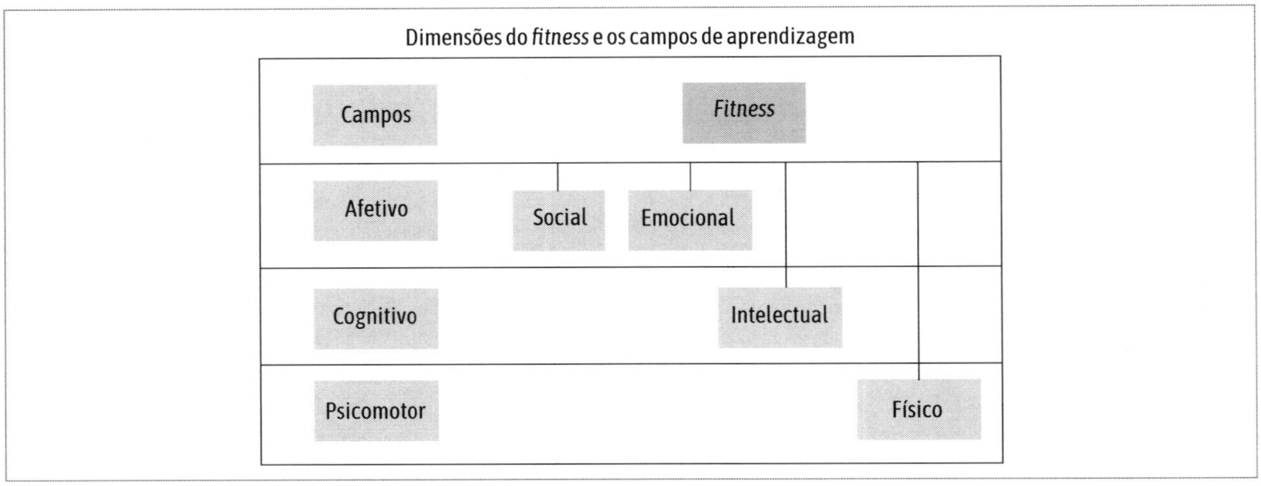

FIGURA 1 Dimensões do *fitness* e os campos da aprendizagem.

Estabelecimento dos objetivos de treinamento

Atendendo às necessidades, carências e preferências do cliente, o profissional de educação física deverá abordar componentes do condicionamento físico (*fitness*) e do bem-estar (*wellness*).

Com a confirmação científica sobre os benefícios e necessidades de manter o corpo em movimento por meio da prática regular de atividade física, essencial para obtenção de saúde e diminuição do risco de doenças crônicas, as pessoas estão priorizando a busca da qualidade de vida e do bem-estar, independentemente de resultados estéticos. Na atualidade, a atividade física representa um papel fundamental na prevenção e tratamento de, pelo menos, 35 condições crônicas, incluindo doenças que abrangem os aspectos médicos: psiquiátricas, neurológicas, metabólicas, cardiovasculares, pulmonares, musculoesqueléticas e câncer.

Wellness

É o estado multidimensional do ser, descrevendo aspectos da saúde, bem-estar, equilíbrio e harmonia na busca por uma qualidade de vida. Esse termo promove um sentido holístico para a atividade física, que repercute além do físico, englobando e compondo o *fitness* dentro do treinamento.

Coaching

O processo de *coaching* é uma metodologia que permite visualizar as características, habilidades e competências individuais que podem ser aprendidas e desenvolvidas para alcançar o potencial máximo, as metas e os resultados efetivos do indivíduo.

Wellness coaching

Ferramenta de desenvolvimento e capacitação humana para o bem-estar; é o treinamento do bem-estar. Intervenção que trabalha o alicerce humano de forma ampla e equilibrada no âmbito corporal/físico, emocional, intelectual, familiar/social e espiritual, podendo auxiliar as pessoas no processo de realização e mudança duradoura de um comportamento, a fim de alcançar níveis elevados de saúde e bem-estar pleno.

Bem-estar

O efeito bem-estar envolve escolhas individuais (conscientes ou inconscientes) na direção de uma existência mais bem-sucedida, feliz e saudável em todas as áreas da vida, além da satisfação das necessidades biológicas (bem-estar físico), necessidades psicológicas (bem-estar mental) e necessidades sociais (bem-estar social) completas e atendidas, que devem ser desenvolvidas de forma contínua e persistente (Figura 2).

O *wellness coach* (treinador) trabalha as dimensões do ser humano buscando o equilíbrio entre elas, visando alcançar o bem-estar e a plenitude que o compõem e as suas necessidades. Ele ajuda o cliente na autorresponsabilidade de sua saúde, implantando uma "agenda do bem-estar" com resultados.

Recomenda-se aos profissionais que atuarem com foco no *wellness coaching* uma visão estratégica e ampla do ser, empatia, confidencialidade, flexibilidade e assertividade, proporcionadas por momentos prazerosos pela prática da atividade física, com base em evidências na prescrição do exercício físico.

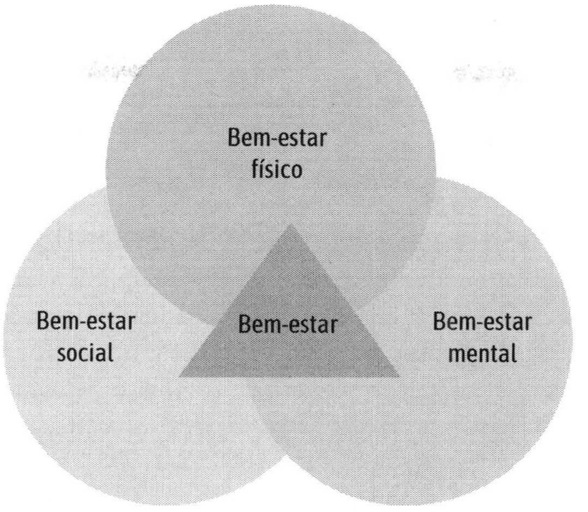

FIGURA 2 As três dimensões do bem-estar.

O programa de *wellness coaching* deve ter início com a avaliação do grau de bem-estar em cada uma das dimensões do *wellness*, a saber:

- Objetivos gerais (oriundos de necessidades comuns do cliente)
  - Dimensão corporal/físico (hábitos saudáveis)
    - atividade física;
    - alimentação;
    - lazer ativo;
    - ausência de vícios;
    - controle do estresse;
    - sono de qualidade.
  - Dimensão emocional (saúde e equilíbrio das emoções)
    - gerenciar pensamentos, emoções, sentimentos e atitudes diversas.
  - Dimensão intelectual (crescimento e desenvolvimento)
    - estudo e educação de forma disciplinada, sistemática e contínua.
  - Dimensão familiar/social (relacionamentos)
    - autoconsciência;
    - motivação social;
    - autorregulação;
    - empatia;
    - fraternidade;
    - aptidões sociais.
  - Dimensão espiritual (significado e contributo)
    - autotranscendência, expressa pelas atitudes, hábitos, práticas, sentimentos e relacionamentos.
- Objetivos específicos (necessidades particulares do cliente)
  - Composição corporal (hipertrofia e/ou emagrecimento);
  - Resistência aeróbica;
  - Resistência muscular localizada;
  - Força dinâmica;
  - Flexibilidade;
- Objetivos especiais (necessidades especiais do cliente)
  - Hipocinesias;
  - Hipodotações e limitações;
  - Restrições e impedimentos.

PERIODIZAÇÃO PARA O *FITNESS*

A periodização do treinamento com foco no *fitness* deve seguir os mesmos passos estudados no Capítulo 6, "Estrutura da periodização do treinamento", atentando para os seguintes pontos:

- No *período de pré-preparação* deve haver uma fase de adaptação quando se tratar de um cliente com alto grau de sedentarismo e/ou incidência de hipocinesia. Esta fase dura um *mesociclo*.
- O *período de preparação* é a época em que o cliente será atendido nas suas necessidades para obtenção de seus objetivos.
- *Fase básica* do *período de preparação*:
  - predomínio do volume sobre a intensidade;
  - trabalhos de resistência aeróbica de baixa intensidade e de resistência muscular localizada;

- ênfase no componente *emagrecimento* da composição corporal;
- correção dos movimentos e da postura;
- criação de hábitos saudáveis de vida;
- três mesociclos.

■ *Fase específica* do *período de preparação*:
- predomina a intensidade sobre o volume;
- trabalhos de resistência aeróbica de alta intensidade e de força dinâmica;
- ênfase no componente *aumento do peso magro* da composição corporal;
- trabalho com alto grau de especialização sobre as necessidades (físicas, estéticas etc.) do cliente;
- visa atender os objetivos traçados em conjunto;
- três mesociclos.

■ Não haverá o *período de competição.*

■ *Período de manutenção*:
- consolidação do semestre de treinamento efetuado;
- busca-se a consistência das modificações comportamentais, morfológicas e fisiológicas obtidas;
- duração variável em função da disponibilidade de tempo de treinamento antes das férias;
- será feito um "ajuste fino do condicionamento físico", dependendo das novas carências que serão geradas a partir do novo estado do cliente.

■ *Período de transição*:
- visa propiciar a recuperação metabólica e, principalmente, evitar a inibição reativa;
- encadeia os macrociclos;
- realiza transferência de aptidões;
- cria predisposição para a continuidade do programa;
- deve-se variar ao máximo a atividade realizada;
- não se deve provocar diminuição muito acentuada no grau de preparação do cliente.

■ Como no *fitness* a variação das cargas é reduzida nos microciclos, será no mesociclo que essa variação ocorrerá mais acentuadamente.

AUTOAVALIAÇÃO

1. Defina os termos *fitness* e *wellness.*
2. Cite quais são os domínios gerais do *fitness.*
3. Defina os campos de aprendizagem dos domínios do *fitness.*
4. Defina qual é o foco da periodização no *fitness* em academia de ginástica.
5. Caracterize os objetivos gerais das dimensões de *wellness.*
6. Explique em que está baseada a periodização para o *fitness.*
7. Caracterize o período de pré-preparação da periodização do treinamento para o *fitness.*
8. Cite as principais características da utilização do período de preparação dentro da periodização do treinamento para o *fitness.*
9. Explique o período de manutenção da periodização dentro do treinamento para o *fitness.*
10. Como deve ser prescrito o período de transição da periodização para o fitness?

REFERÊNCIAS

1. ACSM. American College of Sports Medicine. *The recomended quantity and quality of exercise for development and maintaining cardiorespiratory and muscular fitness, and flexibility in health adults.* 4.ed. Rio de Janeiro, Revinter, 1999.
2. DANTAS, E.H.M.; OLIVEIRA, R.J. *Exercício, maturidade e qualidade de vida.* 2.ed. Rio de Janeiro, Shape, 2003.
3. HOWLEY, E.T.; FRANKS, B.D. *Health fitness instructor's handbook.* 4.ed. Champaign, Human Kinetics, 2003.
4. MORROW JR., J.R.; *Medida e avaliação do desempenho humano.* Porto Alegre, Artmed, 2003.
5. SHARKEY, B.J. *Fitness and health.* Illionois, Human Kinetics, 2006.

CAPÍTULO 18

Preparação física no esporte paralímpico

Estélio Henrique Martin Dantas
Ana Carolina Santana de Oliveira
Fernando Cássio Orso Alves
Frédéric Mallrich Junior
Carlos Alberto Sposito de Araujo

OBJETIVOS DE ESTUDO

- Compreender a preparação física de pessoas com deficiência, por meio do esporte paralímpico.
- Compreender os aspectos que envolvem algumas deficiências, suas características e cuidados importantes para a preparação física.

INTRODUÇÃO

O universo de possibilidades esportivas para quem possui algum tipo de deficiência tem se tornado mais amplo. A prática da preparação física para esses indivíduos exige compreender não apenas a modalidade, mas a forma como os diferentes tipos de deficiência e etiologias são organizados para a equidade no ambiente competitivo.

Apropriar-se das modalidades paralímpicas para compreender esse cenário significa explorar a estrutura do alto rendimento esportivo e, por meio dela, identificar os aspectos que as diferenciam. Consideram-se modalidades paralímpicas as que constituem o programa dos Jogos Paralímpicos. São vinte e duas as modalidades dos Jogos Paralímpicos de Verão presentes em Tóquio 2020 (IPC, 2019) e seis modalidades dos Jogos Paralímpicos de Inverno presentes em PyeongChang 2018 (IPC, 2017). A equidade competitiva é proporcionada pelo *sistema de classificação funcional*, que consiste em nivelar as funcionalidades e deficiências semelhantes. O profissional responsável pela preparação física de pessoas com deficiência tem uma abordagem mais eficiente quando compreende a classificação funcional, pois ela geralmente permite entender as diferentes deficiências e suas peculiaridades.

A reabilitação de combatentes que adquiriram lesões severas durante a 2ª Guerra Mundial tornou-se mais efetiva quando inseridos em atividades competitivas. Bailey (2008) relata que no ano de 1944 o neurocirurgião alemão Ludwig Guttmann começou a usar o esporte no processo de reabilitação dos pacientes da Unidade de Lesões Medulares de Stoke Mandeville, em Aylesbury. A partir de 1952 passaram a ser realizados eventos internacionais nesse mesmo local. Até que, em 1960, na cidade de Roma, em paralelo com os Jogos Olímpicos de Roma, atletas de 23 países se reuniram para participar daquela que posteriormente seria considerada a primeira edição dos Jogos Paralímpicos de Verão.

A era moderna dos Jogos Paralímpicos se deu a partir de 1988, em Seul, onde a estrutura física do evento (mesma estrutura dos Jogos Olímpicos), a simbologia do movimento paralímpico e a nova proposta de classificação funcional fundamentada no volume de ação ampliaram significativamente as condições dos participantes. Posteriormente, o elevado nível competitivo nos esportes paralímpicos resultou em investimentos tecnológicos, seja para aumentar a eficiência dos programas de reabilitação, seja em dispositivos de mobilidade. Essas iniciativas fazem dos Jogos Paralímpicos espetáculos esportivos de grande interesse social.

CLASSIFICAÇÃO FUNCIONAL

Os atletas de modalidades paralímpicas podem apresentar deficiências físicas, deficiências visuais ou deficiências intelectuais. Entre as físicas, podem-se destacar as amputações, lesões medulares, distrofias musculares e diversos acometimentos de ordem neurológica. Assim como nas deficiências físicas, as visuais podem ser congênitas ou adquiridas, resultantes de trauma ou doença. Glaucoma, catarata e retinopatia são exemplos de deficiências visuais que podem resultar em cegueira ou baixa visão. Os indivíduos que apresentam dificuldades significativas para tomadas de decisão, relações sociais ou outras características desencadeadas por mutações genéticas ou acometimentos de ordem neurológica podem caracterizar as deficiências intelectuais. A origem de uma deficiência e a forma como ela se apresenta determinam se o indivíduo será elegível ou não para uma modalidade paralímpica.

Os indivíduos com deficiências visuais são avaliados por protocolos oftalmológicos com a finalidade de medir a acuidade e o campo visual. Atletas com deficiências visuais são divididos em três grupos: cegueira total à percepção luminosa (B1); atleta reconhece o formato de uma mão ou com campo visual de cinco graus (B2); ou campo visual de 20 graus (B3). Nas diferentes modalidades, as deficiências visuais podem estar representadas por códigos (T11, T12 e T13 no atletismo; S11, S12 e S13 na natação; e B1, B2 e B3 na maioria das modalidades) ou agrupadas em uma mesma categoria (exemplo: *goalball* e futebol 5).

Embora as deficiências intelectuais possam se manifestar em diferentes níveis (leve, moderada, severa/grave ou profunda), não existe uma classificação esportiva que as diferencie. Além das capacidades intelectuais e cognitivas, algumas deficiências intelectuais podem estar associadas a alterações físicas, como ocorre com síndrome de Down e paralisia cerebral. No caso dessa última, ela será considerada no esporte paralímpico como uma deficiência física, independentemente do comprometimento intelectual do indivíduo, diferente da síndrome de Down, em que a hipotonia e outras características físicas não se enquadram em uma deficiência física.

Dentro do contexto esportivo, o cenário mais amplo de possibilidades é o da deficiência física. Conforme destacado, a prioridade do sistema de classificação funcional é proporcionar a equidade no ambiente competitivo, tendo como parâmetro a avaliação do volume de ação. Para determinar a classe de um atleta, esse será submetido a uma avaliação clínica (teste de força, amplitude articular e exercícios coordenativos) e análise técnica (observação em situações reais de competição). A perda no volume de ação de um atleta com amputação de um membro superior será diferente de acordo com a sua modalidade. No tênis de mesa ela será pouco significativa, já na natação o comprometimento será bem maior. Ainda sobre o volume de ação na natação, um atleta com acondroplasia (nanismo) terá uma perda semelhante à de um lesionado medular, porém, no atletismo a diferença entre eles seria bastante evidente. Dessa forma, cada modalidade possui seu próprio sistema de classificação funcional para organizar seu cenário competitivo.

Em modalidades coletivas, a equidade entre as equipes será medida pela soma das classes funcionais (nesse caso, representada por um número) em quadra, como no basquetebol em cadeira de rodas e rúgbi em cadeira de rodas, ou pela quantidade máxima ou mínima de uma determinada classe, como ocorre no paravolei (vôlei sentado) e futebol 7 (modalidade que deixa de ser paralímpica para Tóquio 2020). O protocolo da avaliação clínica ou avaliação técnica ajuda a entender a demanda de uma modalidade, sendo por esse motivo um aliado importante na preparação física de atletas paralímpicos.

DEFICIÊNCIA VISUAL

Elaborar um programa de treinamento para pessoas com deficiência exige conhecer o atleta em diferentes aspectos. Pessoas com baixa visão geralmente apresentam maior facilidade para desempenhar algumas atividades, seja pela capacidade de observar exemplos, seja pela facilidade de se localizar no ambiente. Aqueles que apresentam uma deficiência congênita tiveram poucas ou nenhuma experiência visual, determinando o trabalho a ser desempenhado.

O programa de atividades pode ser influenciado diretamente pela origem da deficiência. Entre as causas passíveis de prevenção e/ou tratáveis, o glaucoma, a retinopatia de prematuridade e a rubéola são as que apareceram com maior frequência em crianças brasileiras, conforme estudo realizado por Brito e Veitzman (2000), muito semelhante aos resultados encontrados por Couto Junior e Oliveira (2016), que ainda destacam a atrofia do nervo óptico como a segunda maior causa da sua amostra. Identificar esses aspectos é relevante não apenas para questões relacionadas à saúde pública, mas também para cuidados na abordagem com esses indivíduos.

Quando a origem da cegueira ou baixa visão está relacionada ao glaucoma, haverá preocupações quanto à realização de exercícios. Conte (2009) apresenta uma variedade interessante de diferentes pesquisas sobre pressão intraocular (PIO) relacionada a exercícios físicos, sejam eles aeróbicos ou anaeróbicos, ou até mesmo com reposição hídrica. Para Conte (2009), os principais responsáveis pela PIO podem ser exercícios de alta intensidade e o tipo de respiração (normal ou em apneia). Citando Avunduk et al. (1999), Conte (2009) relata ainda que os exercícios dinâmicos podem ser coadjuvantes no tratamento de pacientes com glaucoma, em razão da diminuição da PIO. Considerando os aspectos positivos referentes aos exercícios físicos para pacientes com glaucoma, resta entender mais sobre os aspectos motores dos deficientes visuais para a adaptação das atividades.

As pessoas com deficiência visual podem apresentar algumas defasagens, principalmente na infância. Conde et al. (2006) destacam como principais defasagens a coordenação motora, o esquema corporal e os equilíbrios dinâmico e estático. No caso de uma deficiência visual adquirida na fase adulta, seja por doença ou trauma, o comprometimento motor será menos significativo, em virtude das experiências motoras na infância.

Preparação para a atividade

Mapa mental

A pessoa com deficiência visual tem a necessidade de estar segura no ambiente onde irá treinar/competir. Apresentar o local e os possíveis obstáculos, inclinações ou aparelhos fixos será fundamental para a criação de um mapa mental, tanto para tomar mais cuidado como para ter mais liberdade. Sentir a diferença da superfície (borracha, quadra, concreto, grama, asfalto etc.) também faz parte do mapa mental.

Guia ou treinador

O atleta-guia ou o treinador deverão proporcionar o máximo de segurança ao deficiente visual, sabendo seu nome corretamente, ficando próximos na maioria das situações e tendo a capacidade de fazer a visualização espelhada para orientar corretamente (direita, esquerda, frente e trás), seja para exercícios específicos, seja para orientações a distância. É importante, ainda, atuar dentro da especificidade da modalidade (Tabela 1) e garantir confiança ao atleta.

Objetos e equipamentos

Além da própria curiosidade do atleta, a apresentação do equipamento será fundamental para que seja possível construir mentalmente as características da modalidade.

TABELA 1 Atuação do guia em diferentes modalidades/eventos

Modalidade	Eventos	Descrição
Atletismo	Saltos em distância e arremessos	O chamador (guia a distância) deverá orientar quanto à direção, número de passadas, aproximação e correções (direita ou esquerda), seja no arremesso, seja durante a corrida de preparação para o salto. Geralmente, fica de frente para o atleta e poderá usar os comandos "EU" para direcionamento, ou números ("1, 2, 3...") para orientar quanto à aproximação da tábua de impulsão e da caixa de salto.
	Corridas	O guia estará ligado ao atleta por uma pequena corda amarrada nas mãos e auxiliará no seu direcionamento, para não invadir raias adversárias, para desviar de possíveis obstáculos ou qualquer outra obstrução de adversários. Geralmente, possui pouca comunicação verbal, podendo o atleta gostar ou não de estímulos durante a corrida.
Ciclismo	–	O piloto é o responsável pela direção, enquanto o atleta fica em um segundo banco acoplado à mesma estrutura. Pode-se afirmar que é uma atuação do guia com menor complexidade.
Futebol 5	–	O chamador fica posicionado atrás do gol adversário com a função de avisar o local e direcionamento para o chute. Em caso de cobrança de faltas ou pênaltis, o chamador utiliza uma peça de metal ou madeira para bater na estrutura da trave (meta), de forma que o atleta crie um desenho mental dentro do mapa da quadra e realize a cobrança com maior qualidade.
Esqui *cross-country*	–	O guia tem uma função semelhante ao chamador do atletismo, porém posiciona-se de costas para o atleta com deficiência visual, em virtude do deslocamento constante e da impossibilidade de aproximação como ocorre em provas de pista no atletismo. A comunicação é realizada por meio de uma minicaixa de som acoplada nas costas do guia, que também estará equipado com microfone. Para atletas B1 haverá um som de orientação constante (podendo ser voz ou não), além dos comandos relacionados a obstáculos, inclinações ou curvas. Em descidas velozes, o guia utiliza o bastão de esqui como uma extensão do corpo, de forma que o atleta segure, em uma das extremidades, para sentir-se seguro.
Natação	–	As capacidades auditivas ficam reduzidas na água. Porém, o ambiente controlado de uma piscina permite que o "guia" fique fora da água e utilize um *tapper* para tocar no atleta cego quando ele estiver se aproximando da borda. É necessário que haja guias nos dois lados da piscina para proporcionar maior segurança ao atleta.
Pararemo	–	A presença de deficientes visuais é opcional e limitada a dois atletas (em barco com quatro remadores e um timoneiro) ou um atleta (em barco com dois remadores). Por se tratar da categoria PR3, que integra pessoas com deficiências visuais e físicas, as orientações visuais ficam sob responsabilidade de um atleta com deficiência física. Fica a critério do treinador escolher a posição dos atletas de forma segura e a melhor relação entre os remadores. O atleta com deficiência visual precisa desenvolver a habilidade de acompanhar ou dar o ritmo aos seus companheiros de equipe.

É necessário tomar cuidado com alguns objetos pontiagudos (bastão de esqui, por exemplo) ou que possam resultar em acidentes quando tocados em movimento (correia de uma bicicleta). Além dos equipamentos de competição, alguns objetos ou acessórios de treinamento, como ergômetro (remoergômetro, cicloergômetro, esquiergômetro etc.), caixotes, barreiras, cones e pratos, deverão ser apresentados para que o atleta possa melhorar sua compreensão relacionada ao treinamento.

Relação atleta x guia

Compreender a forma de atuação do guia na modalidade treinada permitirá construir caminhos para que a relação entre o atleta e o guia seja mais consistente e eficiente. O atleta que possui confiança em seu guia explora alguns códigos de comunicação e melhores formas de conduzir/guiar, aumentando as possibilidades de trabalho. Alguns exercícios convencionais poderão ser facilmente adaptados para o deficiente visual e a atuação do guia poderá ser o caminho para essa realidade.

Exercícios dinâmicos

Fazer saltos sobre barreiras ou caixotes em diferentes direções pode parecer impossível, porém, se o atleta tem confiança extrema no seu guia e/ou treinador, aumentará a viabilidade dessa proposta. Um movimento sutil de braços e mãos permite que o atleta identifique rapidamente a localização e a altura do objeto a ser saltado. Logo a técnica de aterrissar ou preparar o salto poderá ser desenvolvida para que seja executada de forma independente. O mesmo ocorre com vários jogadores que realizam o mesmo exercício em uma quadra, em que a posição dos braços e a voz dos jogadores farão com que percebam a distância em relação aos seus colegas.

Discussão

O universo de possibilidades de trabalhos com deficientes visuais é amplo. Para explorar ou criar basta ousadia, criatividade e alguns cuidados. Compreender as limitações visuais e criar alternativas para viabilizar as propostas de treino proporcionará uma atuação de sucesso e excelentes resultados.

DEFICIÊNCIA INTELECTUAL

A participação de atletas com deficiência intelectual nos Jogos Paralímpicos é recente. Na edição dos Jogos Paralímpicos de Sydney em 2000 houve fraudes quanto à elegibilidade, resultando em suspensão dos atletas com deficiência intelectual em atividades promovidas pelo Comitê Paralímpico Internacional (IPC), conforme destaca Conde (2006). Novos procedimentos de avaliações passaram a ser adotados para determinar a elegibilidade, sendo tais competidores reinseridos a partir dos Jogos Paralímpicos de Londres, em 2012. De acordo com o IPC (2018), o atleta deverá apresentar restrição nas funções intelectuais adaptativas – referentes à socialização, práticas da vida cotidiana e habilidades adaptativas conceituais – antes dos 18 anos.

A deficiência intelectual pode ser desencadeada de diferentes formas, para citar alguns exemplos: *pré-natal* – síndromes e alterações cromossômicas; *perinatal* – prematuridade e desordem neonatais; *pós-natal* – desnutrição e lesão cerebral traumáticas. No caso da síndrome de Down, a desordem genética se manifesta pelo comprometimento de funções físicas e cognitivas (SCHMIDT, LEE, 2011). Além da deficiência intelectual, a pessoa com essa síndrome manifesta características físicas bem definidas, como a hipermobilidade articular (frouxidão), hipotonia e alta incidência de instabilidade atlantoaxial. Pessoas com síndrome de Down ainda podem apresentar problemas cardíacos congênitos e prejuízos cognitivos, que incluem deficiência na memória espacial e dificuldade para converter memória de curta duração em memória de longa duração. Curiosamente, esse problema de memória é o oposto do que acontece com muitos autistas, que possuem excepcional memória de curto e de longo prazos (KANDEL et al., 2014), e essa característica pode representar uma inelegibilidade dos autistas no esporte paralímpico.

Outra síndrome comum que desencadeia deficiência intelectual é o X Frágil, uma mutação no gene do cromossomo X que, segundo Kandel et al. (2014), possui muita semelhança com o autismo. Entre as características comportamentais do X Frágil, Artigas et al. (2001) destacam os problemas com atenção, hiperatividade e timidez. Por certo não se trata de uma exclusividade para X Frágil, mas, por estar diretamente ligada à sua estrutura genética, se apresenta de forma mais constante.

Independentemente da origem da deficiência intelectual, as abordagens relacionadas ao esporte também serão comuns, respeitando as características inerentes a esses indivíduos. É fundamental que haja alguns cuidados específicos com características físicas relacionadas a síndromes como hipermobilidade articular, alterações cardíacas e hipotonia. Para facilitar a compreensão de forma prática, sugerem-se algumas estratégias de abordagem para trabalhos com esse público: aprendizagem motora, automatização do movimento, comunicação e referências externas.

Aprendizagem motora

A dificuldade de aprendizagem é uma das características da deficiência intelectual, atrapalhando o aprendizado de novos gestos motores. Simplificar movimentos e exercícios é uma estratégia eficiente para esses indivíduos, da mesma forma que o número de repetições para assimilar um movimento deve ser maior. Utilizar acessórios/obstáculos para facilitar a compreensão de um gesto, ângulo ou objetivo será fundamental.

Automatização do movimento

A memória de longa duração é uma limitação importante no que se refere à prática esportiva. Em uma competição é normal que o atleta com deficiência intelectual realize a tarefa (arremesso de peso, um estilo de natação) de forma mais instintiva e menos técnica. Explorar de forma exaustiva a realização correta de um movimento contribuirá para uma melhor execução em competições. Várias são as abordagens que poderão contribuir para a automatização do movimento; uma delas é o uso dos exercícios educativos coordenativos que induzem a correção do gesto técnico.

Comunicação

Abordagens diretas e objetivas são mais eficientes com os indivíduos que apresentam deficiência intelectual. Fazer diferentes observações e correções em uma mesma abordagem não alcançará a eficiência desejada, seja pela dificuldade em interpretar as informações, seja pelo número de comandos. Pode-se citar um arremessador de peso que precisa corrigir movimentos de perna, movimento do braço e o ângulo de soltura do implemento. Caso o treinador solicite a correção dos três movimentos, o atleta poderá agravar os erros cometidos. Nesse caso, o treinador precisa escolher o movimento mais importante a ser corrigido e solicitar a correção de forma clara e direta. A experiência desse treinador com o atleta será fundamental para fazer uma abordagem mais efetiva, por conhecer as alterações comuns que ocorrem em ambientes competitivos.

Referências externas

Os atletas com deficiência intelectual podem apresentar dificuldades com noções espaciais. Dizer para o atleta saltar mais alto, mais longe ou arremessar mais para a frente pode ser insuficiente. Encontrar referências, mesmo que distantes e impossíveis, contribui para esse entendimento. "Saltar por cima daquele muro" (que está fora da pista) ou "arremessar o peso no buraco daquela nuvem" servirá de referência externa, induzindo a uma correção desejada.

Discussão

O maior desafio no treinamento de atletas com deficiência intelectual é encontrar abordagens, comandos e estratégias que tenham maior eficiência na proposta de trabalho. A condição de perturbação ou baixa concentração do atleta em um dia específico exigirá uma mudança momentânea de trabalho. O treinador precisa ter sensibilidade, perceber e lidar com as oscilações comportamentais e, se necessário, mudar a proposta de uma sessão de treino.

DEFICIÊNCIA FÍSICA

As deficiências físicas aparecem com mais frequência dentro do movimento paralímpico, seja pelo número de classes funcionais ou ainda pelas diferentes formas como se apresentam. Para facilitar as abordagens desse tema é necessário dividi-lo por grupos com características semelhantes.

Amputações e malformação

A amputação é a ausência total ou parcial de um membro, e algumas malformações congênitas podem se apresentar de forma semelhante. Quando em membros inferiores, a utilização de próteses ou órteses será necessária na maioria das modalidades esportivas. Nos casos em que o atleta é protetizado, considera-se importante a atuação conjunta entre o protesista, o fisioterapeuta e o treinador. Esse processo se torna fundamental, uma vez que a exigência do coto em uma modalidade esportiva é diferente das que ocorrem na vida cotidiana. O formato do encaixe ou da estrutura da prótese esportiva, em virtude da sua exigência mecânica, poderá ser diferente. E o protesista deverá acompanhar e entender essa condição para melhor atender o atleta. Pela mesma razão, o fisioterapeuta irá atuar para melhorar a funcionalidade do coto, prevenindo lesões e aprimorando o programa de treino.

Indivíduos que utilizam prótese nos membros inferiores podem desencadear processos degenerativos em articulações dos membros ou em nível de coluna vertebral. A sobrecarga ou a redução da massa muscular são fatores importantes, conforme destaca Alguacil Diego et al. (2010), resultando em perda de massa óssea no quadril e na área distal do membro. Os exercícios têm a capacidade de modificar a estrutura e a qualidade dos tecidos, tanto pelo estímulo osteogênico como pelo aumento da massa muscular da estrutura. Explorar o membro amputado (coto) permite aumentar o desempenho esportivo, seja pelo volume de ação, seja pela saúde do atleta.

Próteses mal ajustadas ou utilizadas excessivamente podem causar algumas lesões visíveis e estarão diretamente relacionadas com a saúde do coto e do membro protetizado. Na Tabela 2 destacam-se as lesões mais frequentes e que são importantes para evitar condições agravantes.

O processo de reeducação biomecânica tem a função de melhorar a mobilidade, amenizando dores e lesões decorrentes de compensações. Alterações posturais em indivíduos com amputação ocorrem por ajustes de compensação, muitos deles por alteração no centro de gravidade (BUCKLEY et al., 2002) ou pelo comprometimento na estrutura muscular. Essas alterações influenciam a mobilidade do atleta em uma determinada modalidade, com ou sem prótese. Por esse motivo estão diretamente relacionadas com a classificação funcional. Algumas amputações próximas a articulações podem inviabilizar a utilização de próteses esportivas, mesmo que haja possibilidade de encaixe para próteses de uso diário. Em outros casos, principalmente de membros superiores, os atletas utilizam próteses ou acessórios compensatórios apenas na prática esportiva.

O programa de treinamento esportivo de indivíduos com amputação ou malformação deve, prioritariamente, considerar as alterações biomecânicas e suas consequências. Algumas modalidades esportivas, visando o maior aproveitamento biomecânico, possuem próteses esportivas exclusivas, em algumas ocasiões sendo inviáveis para o treinamento físico. Contudo, alguns exercícios poderão ser realizados sem a utilização de próteses, outros com as próteses de uso diário, além dos casos em que a prótese esportiva será determinante. Algumas sugestões de treinamento são destacadas a seguir.

Exercícios resistidos

Os treinos de exercícios resistidos (musculação) dependerão da sua configuração para determinar sua realização com ou sem próteses. Geralmente, nos exercícios que envolvem grandes grupos musculares (agachamentos e levantamento terra, e em alguns casos o supino) será priorizada a utilização de próteses, diferentemente dos exercícios envolvendo apenas uma ou duas articulações. A segurança na execução do exercício será considerada, seja para proporcionar melhor capacidade de manipular o equipamento, seja pela carga de resistência da prótese.

Exercícios coordenativos

Treinamentos de coordenação e agilidade geralmente demandam movimentos semelhantes a gestos esportivos. A configuração do exercício proposto (distância entre os pontos e movimentos laterais) determinará a utilização ou não de próteses esportivas. A lâmina utilizada em provas de atletismo não é interessante para movimentos laterais, porem é fundamental em alguns exercícios de aceleração e desaceleração. As próteses para *badminton* ou *snowboard* são importantes em exercícios de equilíbrio e agilidade, uma vez que há uma transferência direta para movimentos dessas modalidades.

TABELA 2 Lesões em coto de membros protetizados

Sintoma	Descrição
Cor da pele	Vermelhidão: indicativo de infecção, inflamação ou irritação Branqueamento: indicativo de falta de circulação Preta amarronzada: indicativo de gangrena
Edema	Pode surgir quando houver insuficiência venosa, alterações na dieta (nutricional) ou enfaixamento inadequado do coto
Temperatura	Aumento: pode ser indicativo de infecção ou inflamação Redução: pode ser indicativo de falta de circulação
Pulso	Diminuição no pulso pode estar relacionada com a falta de circulação
Úlceras	Indicativo de pressão inadequada ou excessiva em uma determinada região

Fonte: Prentice, Voight, 2003.

Exercícios pliométricos

Quando o exercício pliométrico tem como objetivo melhorar a percepção da resposta energética de uma lâmina de atletismo, por exemplo, é interessante a utilização da prótese esportiva. Em casos nos quais o estímulo possui como objetivo apenas a resposta muscular, é possível poupar a prótese esportiva, utilizando a prótese de uso diário.

Aplicação de teste

No início de um trabalho com atletas protetizados (unilateral), a utilização da prótese, seja ela esportiva ou de uso diário, poderá interferir nos resultados, como em teste de saltos. Em testes que envolvem agilidade a utilização da prótese será importante quando diretamente relacionada à modalidade.

Discussão

Embora sejam feitas algumas sugestões, o treinador deve determinar a escolha dos exercícios e sua forma de execução (sem ou com prótese/qual?) frente à especificidade da sua modalidade. Outras dúvidas ainda poderão surgir quanto à utilização ou não da prótese em uma determinada modalidade. Em alguns casos, as próteses esportivas poderão ser pesadas e reduzir significativamente a mobilidade (exemplo da prótese para *snowboard*), cabendo ao treinador melhorar a adaptabilidade a esse acessório, garantindo a mobilidade exigida naquele esporte.

Cadeirantes

Podem ser considerados cadeirantes todos os indivíduos que fazem a utilização de cadeira de rodas para se locomover. No cenário esportivo, existem muitos atletas andantes que competem na posição sentada. As diferentes classes funcionais possibilitam a participação de atletas amputados, com deformidades ou distrofias em membros inferiores, em eventos que vão desde basquete em cadeira de rodas (classes 3,0 – 3,5 – 4,0 e 4,5), passando pelo atletismo (classes T54, F56 e F57) e o esqui *cross-country* (classes LW11,5 e LW12). O programa de preparação física desses atletas deverá atender prioritariamente às características dos esportes em que competem.

As causas que levam à utilização de uma cadeira de rodas na vida cotidiana podem ser: lesão medular, mielomeningocele, artogripose, esclerose, poliomielite, uma infinidade de distrofias musculares, entre outras. Os cuidados com indivíduos que apresentam perda de sensibilidade, como lesão medular e mielomeningocele, não se limitam apenas às respostas fisiológicas. Movimentos de fricção (em transferência da cadeira de uso diário para outras áreas/equipamentos), impacto ou contato com temperaturas extremas devem ser realizados com cuidado e atenção para evitar lesões de pele, que podem levar mais de três meses para cicatrização completa.

Considerando a ausência de sensibilidade e possíveis alterações fisiológicas em usuários de cadeira de rodas, a Tabela 3 apresenta alguns cuidados importantes, de acordo com o ambiente de treino ou competição.

Considerando a amplitude na abordagem relacionada a atletas que competem na posição sentada, vale destacar algumas diferenças fisiológicas entre os níveis de lesão. Nascimento e Silva (2007) apresentam uma variedade importante de estudos sobre os benefícios das atividades físicas sobre o sistema cardiorrespiratório em indivíduos com lesão medular. Sampaio et al. (2001) explicam que a frequência cardíaca fica quase totalmente dependente do tônus vagal. Isso porque o nível e o grau da lesão medular causam modificações no organismo, como a redução da capacidade circulatória e a

TABELA 3 Cuidados com atividades envolvendo falta de sensibilidade

Modalidade	Tipo de exposição	Estratégia de ação
Canoagem e para remo	Sol e calor	Hidratação constante Proteção solar Jogar água do rio, lago ou mar para se refrescar
Modalidades de quadra	Calor e baixa ventilação	Hidratação constante Borrifar água no corpo
Modalidades de pista *outdoor*	Sol e calor	Hidratação constante Proteção solar Borrifar água no corpo
Modalidades na neve	Frio e neve	Hidratação (água quente ou chá) Controlar tempo de exposição ao frio (temperatura e pausas de intervalo) Evitar molhar extremidades (luvas, meias, vestimentas e botas) Observação da coloração da pele das extremidades após o exercício/treino

alteração nervosa simpática. Ao comparar os efeitos agudos de exercícios em paraplégicos e tetraplégicos, Janssen et al. (2002) encontraram valores de $\dot{V}O_{2máx}$ significativamente mais baixos em tetraplégicos, com variação entre os paraplégicos de acordo com a altura da lesão. Quando o indivíduo possui lesão acima de T6, segundo Pereira (2011), apresenta uma diminuição do débito cardíaco ao longo do exercício, reduzindo a termorregulação corporal e, consequentemente, a capacidade de tolerar extremas temperaturas. E nos indivíduos com tetraplegia essa capacidade fica ainda mais comprometida.

A redução de mobilidade em usuários de cadeiras de rodas restringe a realização de alguns exercícios, mas possibilita explorar muitas alternativas. Alguns cuidados são fundamentais para garantir a saúde do atleta, entretanto o treinamento em alto rendimento exige criatividade e adaptações, de forma a proporcionar ao atleta condições para alcançar o ápice atlético, como exercícios resistidos, exercícios pliométricos, atividades aquáticas, carga de treino e atividades na neve.

Exercícios resistidos

A realização de exercícios em treinos de musculação na cadeira de uso diário ocorrerá apenas em alguns aparelhos que permitem segurança suficiente. A utilização convencional em algumas máquinas é possível, porém há casos que exigirão a utilização de faixas para amarração específica. Alguns exercícios podem ser realizados com o atleta deitado em colchonetes, evitando sobrecarga em possíveis escolioses ou até mesmo para garantir maior segurança.

Exercícios pliométricos

Para exercícios pliométricos utilizam-se *medicine ball*, caixotes de diferentes tamanhos, barreiras e elásticos. Dependendo da lesão e estrutura física do atleta, exercícios suspensos (com amarrações nos joelhos ou quadril) ampliam as possibilidades de treinamentos pliométricos e de coordenação com membros superiores.

Atividades aquáticas

A adaptação ao meio líquido é um processo que exige atenção e paciência, pois a ausência de mobilidade dos membros inferiores e a concentração de gordura nessa região dificultam o processo de flutuação. Para indivíduos que já possuem habilidade com o ambiente liquido, devem-se tomar cuidados com a higiene. A ausência do controle do esfíncter em alguns níveis de lesão exigirá do profissional e do atleta um ajuste de rotina para evitar contaminações na água, bem como cuidados referentes a possíveis lesões de pele (úlceras).

Carga de treino

Embora a carga de treino para atletas de alto rendimento seja elevada, é importante considerar que os atletas que dependem da cadeira de rodas para sua locomoção utilizam os membros superiores para inúmeras atividades de sua rotina. O tempo de repouso ou intensidade de algumas sessões devem ser ponderados frente às necessidades básicas desse atleta.

Atividades na neve

A baixa temperatura exige do atleta e do treinador muita agilidade e objetividade para iniciar a sessão de treino. O fator "tempo de exposição ao frio" é fundamental para o sucesso na realização de treinamentos na neve. Iniciar o treino com rápida elevação da temperatura corporal e reduzir as pausas para repouso ou novos comandos evita a perda de temperatura nas extremidades. Após cada sessão, olha-se a coloração da pele nas extremidades, buscando-se então ambiente quente e protegido. Modalidades de *endurance* (esqui *cross-country*) terão sessões com duração de apenas 40 minutos para temperaturas entre −20°C e −15°C, chegando a 120 minutos em temperaturas acima de 0°C, evitando qualquer exposição a situações de chuva ou neve intensa.

Discussão

O treinamento de atletas que competem em cadeira de rodas demanda muita atenção e empenho. Além da mobilidade para organizar o ambiente, é necessário conhecer a fundo tudo que envolve a modalidade, principalmente no que se refere a equipamento esportivo, em geral com alto custo financeiro e inviabilidade de substituição temporária.

Paralisia cerebral (encefalopatia crônica não progressiva – ECNP)

Conhecida popularmente como paralisia cerebral (PC), a *encefalopatia crônica não progressiva* é um tipo de deficiência física que, no contexto paralímpico, será considerada simplesmente como deficiência coordenativa. As lesões cerebrais resultantes de PC causam, de forma direta, algumas disfunções motoras, podendo ou não estar associadas a comprometimentos na cognição e comunicação, entre outros associados. Analisadas por Zanini (2009), as causas podem ser:

- *pré-natais*: por meio de infecções maternas (rubéola, toxoplasmose e citomegalovírus), por medicações específicas, abuso de álcool, drogas ilícitas ou traumatismos severos durante a gravidez;
- *perinatais*: podem ocorrer por asfixia com hipóxia e acidente vascular isquêmico;
- *pós-natais*: podem ocorrer por infecções, acidentes cerebrovasculares e traumatismo.

Os tipos de disfunção motora de um indivíduo com PC são apresentados nas Tabelas 4 e 5, segundo Souza e Ferraretto (1998).

No contexto esportivo, os casos de tetraplegia/tetraparesia serão encontrados no atletismo e na bocha paralímpica (modalidade que envolve os atletas mais comprometidos), já os casos de monoplegia e diplegia poderão ser encontrados na maioria das modalidades.

Disfunções do tipo espasticidade provocam incertezas quanto ao treinamento de força em indivíduos com PC. Algumas pesquisas, como Gomes (2015) e Paiva et al. (2010), concluem que a diminuição da força pode causar limitações motoras, considerando que a melhoria da marcha pode ser alcançada com o aumento da força, sem que a espasticidade aumente. Conforme defendem Kenney et al. (2013), o aumento da força voluntária produz adaptações nervosas com ativação voluntária do músculo. Gomes (2015) também ressalta os efeitos terapêuticos da hidroterapia; podendo-se incluir a natação, em que a viscosidade, a flutuação e a temperatura da água terão efeitos positivos, desencadeando um relaxamento global e normalizando o tônus muscular.

No programa de treinamento com PC é possível explorar muitas possibilidades, tanto em caráter de preparação física como em caráter terapêutico para ganho de desempenho. Para trabalhos com esses atletas sugerem-se exercícios resistidos, flexibilidade, atividades aquáticas, comunicação.

Exercícios resistidos

O treinamento de força poderá ser usado prioritariamente para reduzir o desequilíbrio entre musculaturas agonistas e antagonistas. Somado a exercícios de flexibilidade, poderá resultar em evoluções importantes na amplitude de gestos técnicos.

Flexibilidade

Na ausência de deformidades anatômicas, como ocorre em alguns casos de espasticidade, é possível explorar o aumento da flexibilidade, que, associado ao treinamento de força, poderá contribuir para melhorar o desempenho atlético.

Atividades aquáticas

O controle da temperatura da água será fundamental nessas atividades. A atetose de pessoas com PC pode aumentar quando a temperatura estiver abaixo de uma condição confortável. Sendo esse um movimento involuntário, alguns atletas experientes também sentem alterações, mesmo que por alguns segundos.

Comunicação

A PC poderá afetar de forma significativa a fala, tornando a comunicação um processo mais complexo.

TABELA 4 Tipo de disfunção motora e topografia corporal

Tipo	Característica
Extrapiramidal ou discinético	Também entendido como atetoide, são movimentos involuntários e descontrolados
Atáxico	Redução significativa da coordenação e perda de equilíbrio
Espástico	Movimentos enrijecidos ou com redução significativa de amplitude articular
Misto	Combinações de tipos de disfunções motoras

TABELA 5 Topografia corporal das sequelas de paralisia cerebral

Topografia	Característica
Tetraparesia	Lesões difusas bilaterais no sistema piramidal. Comprometimento nos quatro membros, geralmente espástico, com intensas retrações em semiflexão
Paraparesia	Comprometimento nos membros inferiores com impossibilidade de caminhar
Diplegia	Comprometimento em membros inferiores, em muitos casos com hipertonia de adutores e marcha "em tesoura"
Hemiplegia	Acometimento de membro superior e inferior em apenas um dos lados do corpo
Monoplegia	Acometimento em apenas um dos membros, podendo ser no membro superior ou inferior

Em modalidades como bocha paralímpica encontraremos atletas com comunicação severamente comprometida. Nesse caso, o tempo de contato com esse indivíduo permitirá conhecê-lo melhor, para construir gradativamente uma comunicação mais assertiva. Em alguns casos, mesas com figuras ou aplicativos em *tablet* podem ser facilitadores para algumas conversas rápidas e objetivas.

Discussão

O programa de exercícios para pessoas com PC pode ser amplo e dependerá das características do atleta para avançar de forma mais significativa nas sugestões apresentadas.

DOENÇAS RARAS

A preparação física de atletas com doenças raras, como a doença de Charcot-Marie-Tooth, atrofia de múltiplos sistemas e hemofilia, depende de uma série de fatores, como: investigação da etiologia, interpretação de exames e laudos médicos, bem como avaliação física e motora detalhada de cada indivíduo. A depender do estágio ou evolução do quadro, é possível a prática de atividade física, inclusive como meio de promoção da qualidade de vida e dos aspectos psicológicos do indivíduo.

Doença de Charcot-Marie-Tooth

A doença ou síndrome de Charcot-Marie-Tooth (CMT) é descrita como uma neuropatia hereditária motora e sensitiva com diferentes características genéticas, podendo ser de forma autossômica recessiva, dominante ou ligada ao cromossomo X (MALKES et al., 2019). A doença apresenta vários padrões de herança e evolução clinica, que, em linhas gerais, apresenta-se com característica degenerativa e lenta progressão. Os primeiros sintomas surgem na infância ou na adolescência, podendo apresentar manifestações até a vida adulta, sendo as mais comuns: fraqueza da musculatura distal em membros superiores e inferiores, principalmente dos músculos intrínsecos do pé; marcha sobre as pontas dos pés; aumento do risco de quedas; e diminuição da velocidade de execução dos atos motores (PAGLIANO et al., 2011).

Os portadores de CMT desenvolvem compensações em detrimento da perda de equilíbrio e hipotrofia muscular, e a fraqueza progressiva dá origem à hipotrofia e, posteriormente, a deformidades, como o pé cavo e dedos em garra. Os distúrbios sensitivos podem estar presentes e são marcados por hipoestesia térmico-dolorosa, abolição ou hipoatividade de reflexos tendíneos, por episódios de cãibras e déficits no equilíbrio (PAGLIANO et al., 2011; MALKES et al., 2019).

Em alguns casos, as pessoas com CMT apresentam redução da capacidade física, perda das habilidades motoras adquiridas e acometimento na coluna. Consequentemente, as alterações biomecânicas afetam o sistema cardiorrespiratório, sendo associados alguns casos de afecções respiratórias (SOARES et al., 2015). Mediante esse quadro, recomenda-se a prescrição de atividades físicas na água, em temperatura em torno dos 28ºC, com intensidades e volumes controlados por meio da percepção subjetiva do esforço (PSE). Ainda existem sugestões na literatura para o uso de *games*, como na pesquisa de Soares et al. (2015), que utilizou o console *Nintendo WII®*, no qual os autores obtiveram resultados satisfatórios na percepção visual, mobilidade funcional e ajuste postural de pessoas com CMT, ressaltando que o dispositivo possibilita trabalhar de forma eficaz nas disfunções motoras relacionadas ao equilíbrio, sendo uma opção inovadora na preparação de atletas com essa doença.

Atrofia de múltiplos sistemas

A atrofia de múltiplos sistemas (AMS) é uma doença neurodegenerativa, com prevalência de 3,4 a 4,9 casos por 100.000 habitantes, atingindo 7,8 pessoas a cada 100.000 maiores de 40 anos, sendo mais comum entre aqueles com mais de 60 anos, em ambos os sexos (FANCIULLI, WENNING, 2015). Após o início dos sintomas, a média de vida dos pacientes é de seis a dez anos. O diagnóstico da AMS, de acordo com Magela et al. (2016), deve ser considerado na presença de parkinsonismo ou ataxia cerebelar, acompanhado por, ao menos, uma característica de falência autonômica e, pelo menos, uma das características adicionais, como marcha parkinsoniana ou uma síndrome cerebelar.

A AMS é caracterizada por falência autonômica progressiva, apresentando características parkinsonianas, cerebelares e piramidais em diferentes combinações, sendo classificada em subtipos de acordo com os sintomas predominantes. É denominada degeneração estriatonigral quando predominam os sintomas parkinsonianos; quando os sintomas cerebelares são mais comuns é conhecida como atrofia olivopontocerebelar; e quando os sintomas mais típicos são os autonômicos denomina-se síndrome de Shy-Drager (MAGELA et al., 2016).

A AMS apresenta o parkinsonismo como principal déficit motor, sendo muito confundida com a doença de Parkinson idiopática em estágios iniciais. Cerca de metade dos pacientes com AMS morrem diagnosticados como portadores de doença de Parkinson idiopática.

Clinicamente, em comum com a doença de Parkinson idiopática, a AMS possui uma fase prodrômica motora em 20% a 75% dos casos, incluindo disfunção sexual, retenção ou incontinência urinária e hipotensão ortostática (MAGELA et al., 2016). Para esses quadros, a prescrição de atividade física deve conter as que envolvem ambientes aquáticos, com temperatura controlada (em torno de 28°C), pois, com a parte motora comprometida, incluindo lentidão e rigidez dos movimentos, tendência a quedas, movimentos descoordenados dos membros, tremores constantes e incontroláveis, a água é mais interessante do que atividades executadas em terra.

É importante considerar que, para doenças que envolvem o processo degenerativo do cérebro, a prática de atividade física regular tem sido considerada um agente neuroprotetor contra desordens degenerativas do sistema nervoso central. Pesquisas mostram que o exercício físico melhora a circulação sanguínea cerebral e favorece a síntese de neurotrofinas, que são substâncias responsáveis pela criação de novos neurônios (neurogênese) em diversas áreas cerebrais, atuando como mediadoras da eficácia sináptica (sinaptogênese), o que otimiza a conectividade entre os neurônios (BERCHTOLD et al., 2005).

A neuroplasticidade cerebral é a forma como o cérebro se reorganiza diante de uma nova atividade aprendida, formando novas conexões neurais. Há evidências de que os comportamentos da excitação provocados pelo exercício físico e cognitivo podem auxiliar na manutenção da saúde do cérebro e plasticidade ao longo da vida (BERCHTOLD et al., 2005), sendo importante a prática da atividade física para pessoas que apresentam disfunções como a doença de Charcot-Marie-Tooth e a atrofia de múltiplos sistemas.

Hemofilia

A hemofilia é considerada uma coagulopatia hereditária ligada ao gênero, transmitida pelo cromossomo X (recessivo), sendo manifestada na população masculina, considerada a mais frequente das afecções hemorrágicas, gerando recorrentes hemartroses (derrames articulares provocados por microtraumas) e hematomas, com episódios de sangramento, cuja indicação de tratamento é imobilização e analgesia (ANDERY et al., 2012) A recorrência do problema e constantes tratamentos podem levar a atrofias musculares importantes, as quais podem ser prevenidas pela prática de exercício físico e fisioterapia (MELO, 1984).

Essa condição física pode estar associada à deficiência do fator VIII de coagulação (hemofilia "A"), deficiência no fator IX (hemofilia "B") ou em outras proteínas corresponsáveis pelo processo de coagulação (MARQUES, 2018). Essas proteínas auxiliam no estancamento de hemorragias que ocorrem principalmente nos músculos e articulações. As hemorragias, sendo frequentes nas articulações, podem gerar significantes problemas musculoesqueléticos se não forem tratadas corretamente com a administração do fator de coagulação ou fator anti-hemofílico (CRUZ et al., 2015).

Marques (2018) ainda afirma que a hemofilia pode ser categorizada por sua gravidade. Quando a proteína afetada possui de 5% a 40% dos níveis normais no sangue, a hemofilia é considerada leve; de 1% a 5% é uma hemofilia moderada; e abaixo de 1% é uma hemofilia grave ou severa. Essa informação é muito relevante para o entendimento da condição hemofílica, pois altera sensivelmente a dinâmica da pessoa com hemofilia em relação aos problemas de saúde que vai enfrentar. Enquanto o hemofílico leve pode passar a vida desconhecendo sua condição até deparar-se com uma cirurgia ou acidente grave, o hemofílico grave enfrenta os desafios da falta de coagulação desde a infância, estando exposto, inclusive, a sangramentos fatais espontâneos.

Segundo a World Federation of Hemophilia (2012), as complicações mais comuns na hemofilia são sangramentos musculares e articulares nas extremidades do corpo. As hemartroses podem ter suas primeiras manifestações em hemofílicos graves quando esses começam a engatinhar e andar. Desses sangramentos decorrem inflamações nas cartilagens que protegem os ossos. Esse processo só é interrompido com a reposição do fator de coagulação que a pessoa com hemofilia necessita e, muitas vezes, é preciso utilizar anti-inflamatórios como medida complementar. Assim, a prescrição de atividades físicas para pessoas nessas condições necessita de atenção especial dos profissionais de Educação Física, uma vez que atividades com impacto ou com fatores estressores nas articulações podem ocasionar agravamento do sangramento, levando a sérias complicações.

Em decorrência da complexidade da condição da hemofilia, poucos estudos são encontrados na literatura sobre atividade física ou sua prescrição para atender a essa população. Koch et al. (1984a) evidenciaram a importância do exercício físico no aumento do desenvolvimento musculoesquelético e na diminuição da frequência de sangramentos articulares em pessoas com hemofilia. Os autores apontaram também o aumento do nível de fator VIII circulante no sangue após a prática de exercício físico. Koch et al. (1984b), em outro estudo sobre mudanças nos parâmetros de coagulação em pacientes hemofílicos, indicaram que o nível da proteína FVIII circulante no sangue pode aumentar com exercícios físicos, comprovando que o seu aumento após a prática de exercício físico se deve ao aumento no nível de epinefrina, a qual pode ser responsabilizada pela mudança do nível de FVIII circulante no sangue. Entretanto, essa alteração só pôde ser vista em pacientes com hemofilia de leve a moderada, enquanto aqueles com hemofilias graves não mostraram alterações no estudo realizado.

Tiktinsky et al. (2002), além de sustentarem os benefícios do exercício físico, evidenciaram que a diminuição da frequência de episódios de sangramento com a prática rotineira de esportes não contribui somente na alteração do nível de FVIII circulante, destacando ainda o aumento da resistência muscular que envolve a articulação, tornando-a estável, diminuindo a severidade do sangramento e a intensidade da dor.

Ribeiro e Oliveira (2005), em revisão bibliográfica, afirmaram que o exercício físico estimula o aumento nos níveis do complexo VIII e que o aumento da atividade do FVIII está diretamente associado à intensidade do exercício, persistindo durante a fase de recuperação.

Cruz et al. (2015) realizaram um estudo de caso com um hemofílico grave que participou de um programa de exercícios com duração de uma hora, duas vezes semanais, por 20 meses (160 sessões), com exercícios aeróbicos, de resistência muscular e de força. Após o período de treinamento os autores concluíram que, ao realizar os exercícios, as melhoras físicas como o aumento de força muscular, da propriocepção, da resistência física e cardiorrespiratória aumentaram a estabilidade articular e o autoconhecimento, fazendo com que o hemofílico pudesse perceber quando a hemorragia poderá ser controlada ou não, isto é, quando será necessário usar o fator de coagulação ou quando o corpo irá naturalmente cuidar de controlar e de reabsorver, por si mesmo, o sangramento. É possível, com os exercícios e a profilaxia, associados ao fenótipo, realizar tratamentos individuais e aumentar a qualidade de vida das pessoas com hemofilia, assim como já acontece em muitos países em que a expectativa de vida dos hemofílicos se iguala à população em geral, e faz com que a hemofilia seja a doença genética com mais sucesso no seu tratamento (CRUZ et al., 2015).

Dessa forma, a prescrição de atividade física para essa população pode envolver exercícios aeróbicos, de resistência e força musculares, avaliados pelo profissional após todos os exames e características do atleta, baseado na percepção subjetiva do esforço para determinação da carga de treinamento e nos sinais físicos (aparecimento de hematomas ou dores articulares).

GLOSSÁRIO

Classificação funcional – é um protocolo de avaliações (clínicas e técnicas) cujo objetivo é a identificação do volume de ação de um atleta para enquadrá-lo em um grupo preestabelecido, proporcionando maior equidade no ambiente competitivo.

Coto – extensão do membro preservado em uma situação de amputação, seja ela por acidente ou meio cirúrgico.

Estímulo osteogênico – processo de formação do tecido ósseo por meio de células do tipo osteoblasto e osteoclasto.

Etiologia – estudo da causa de doenças. A origem de uma deficiência pode estar relacionada a uma doença, síndrome, trauma, lesão ou consequência do consumo de drogas, desnutrição, entre outros.

Glaucoma – doença que provoca pressão intraocular e, consequentemente, danos no nervo óptico, resultando na perda de visão.

Hipermobilidade articular – poderá ser resultante de frouxidão ligamentar ou das articulações, com um aumento considerável da amplitude articular. Indivíduos podem ficar mais vulneráveis a lesões.

Hipotonia – é a perda parcial ou total do tônus muscular. O indivíduo com hipotonia terá limitações para ganho de tônus e força física.

Instabilidade atlantoaxial – caracterizada pela frouxidão ligamentar e, consequentemente, pelo aumento da mobilidade entre as vértebras cervicais atlas e axial. Movimentos bruscos nessa região podem ser de alta periculosidade para quem possui essa característica.

Retinopatia – caracterizada por áreas escuras na visão, resultante de danos em vasos sanguíneos do tecido da retina. Pode ser do tipo diabética – em indivíduos com diabetes – ou da prematuridade – em indivíduos que nascem prematuros.

Síndrome de Down – conhecida como trissomia do cromossomo 21. É resultante de uma mutação genética com o surgimento de um terceiro cromossomo 21.

AUTOAVALIAÇÃO

1. De que maneira a equidade competitiva é proporcionada no esporte paralímpico em um cenário de diferentes deficiências e graus de comprometimento?
2. De que maneira a etiologia da deficiência de um determinado atleta será relevante para o processo de preparação física ou aprendizagem de uma modalidade esportiva?
3. Quais as principais defasagens que podem ser identificadas em pessoas com deficiência visual?
4. Qual a principal característica do atleta-guia ou treinador na atuação com atletas cegos?
5. Quais estratégias de trabalho podem contribuir para a preparação física de atletas com deficiência intelectual?
6. Em muitas modalidades os atletas com amputação ou malformação fazem utilização de próteses. Que tipo de cuidados é necessário com atletas pertencentes a esse grupo?
7. A ausência de sensibilidade em alguns membros ou algumas alterações fisiológicas são características que podem estar presentes em atletas cadeirantes. Quais os cuidados mais importantes na realização da preparação física desse público?
8. As deficiências coordenativas causam algumas disfunções motoras como a espasticidade. De que maneira é possível amenizar os efeitos das disfunções coordenativas de atletas com paralisia cerebral?
9. Nas doenças de Charcot-Marie-Tooth e atrofia de múltiplos sistemas, qual a melhor prática para a preparação física de atletas com esses comprometimentos?
10. Quais atividades são contraindicadas na prescrição de treinamento para pessoas com hemofilia?

REFERÊNCIAS

1. ALGUACIL DIEGO, I.M.; RUEDA, F.M.; CONCHES, M.G. Repercusión del ejercicio físico en el amputado. *Archivos de medicina del esporte*, v. XXVII, n. 138, p. 291-302, 2010.
2. ANDERY, S.C.A.; Exercício físico e hemofilia: conceitos e intervenção. *Revista Mackenzie de Educação Física e Esporte*, v. 11, n. 2 p. 96-109, 2012.
3. ARTIGAS-PALLARÉS, J.; BRUN, C.; GABAU, E. Aspectos médicos y neuropsicológicos del síndrome X frágil. *Revista de Neurología Clínica*, v. 2, n. 1, p. 42-54, 2001.
4. BAILEY, S. *Athlete first*: a history of the paralympic movement. Chichester, John Wiley Sons, 2008.
5. BERCHTOLD, N.C.; et al. Exercise primes a molecular memory for brain-derived neurotrophic factor protein induction in the rat hippocampus. *Neuroscience*, v. 133, n. 3, p. 853-61, 2005.
6. BRITO P.R.; VEITZMAN S. Causas de cegueira e baixa visão em crianças. *Arquivos Brasileiros de Oftalmologia*, v. 63, n. 1, p. 49-54, 2000.
7. BUCKLEY J.G., O'DRISCOLL D., BENNETT S.J. Postural sway and active balance performance in highly active lower-limb amputees. *American Journal of Physical Medicine and Rehabilitation*, v. 81, n. 1, p. 13-20, 2002.
8. CONDE, A.J.M.; SOBRINHO, P.A.; SENATORE, V. *Introdução ao movimento paralímpico*: manual de orientação para professores de educação física. Brasília, Comitê Paralímpico Brasileiro, 2006.CONTE, M.; SCARPI, M.J.; ROSSIN, R.A.; BETELI, H.R. et al. Variação da pressão intraocular após teste submáximo de força no treinamento resistido. *Arquivos Brasileiros de Oftalmologia*, v. 72, n. 3, p. 351-4. 2009.
9. COUTO JUNIOR, A.; OLIVEIRA, L.A.G. As principais causas de cegueira e baixa visão em escola para deficientes visuais. *Revista Brasileira de Oftalmologia*, v. 75, n. 1, p. 26-9, 2016.
10. CRUZ, L.D.; et al. Resultados de um programa de condicionamento físico em um paciente com hemofilia A grave. *Acta Fisiátrica*, v. 22, n. 2, p. 97-100, 2015.
11. FANCIULLI, A.; WENNING, G.K. Multiple-system atrophy. *New England Journal of Medicine*, v. 372, n. 3, p. 249-63, 2015.
12. GOMES, R.C.N.T.; et al. Efeitos do treinamento resistido na força de indivíduos com paralisia cerebral. *Revista Brasileira de Prescrição e Fisiologia do Exercício*, v. 9, n. 55, p. 545-54, 2015.
13. IPC. 2017. International Paralympic Committee. Pyeongchang 2018 Paralympic Winter Games. Qualification Guide [online]. 2017. Disponível em: https://www.paralympic.org/sites/default/files/document/170316125740819_PyeongChang+QG_March2017.pdf; acesso em: 16 abr. 2021.
14. IPC. 2018. International Paralympic Committee. World Para Athletics. Classification Rules and Regulations [online]. 2018. Disponível em: https://www.paralympic.org/sites/default/files/document/180305152713114_2017_12_20++WPA+Classification+Rules+and+Regulations_Edition+2018+online+version+.pdf; acesso em: 16 abr. 2021.
15. IPC. 2019. International Paralympic Committee. Tokio 2020 Paralympic Games. Qualification Regulations [online]. 2019. Disponível em: https://www.paralympic.org/sites/default/files/2019-10/2019_10_08%20Tokyo%20QG.pdf; acesso em: 16 abr. 2021.
16. JANSSEN, T.W.J; Normative Values and determinants of physical capacity in individuals with spinal cord injury. *Journal of Rehabilitation Research and Development*, v. 39, n. 1, p. 29-39, 2002.
17. KANDEL E.R.; SCHWARTZ, J.H.; JESSELL, T.M. et al. *Princípios da neurociência*. 5.ed. Porto Alegre, AMGH, 2014.
18. KENNEY, W.L.; WILMORE, J.H.; COSTILL, D.L. *Fisiologia do esporte e do exercício*. 5.ed. Barueri, Manole, 2013.
19. KOCH, B.; Physical fitness in children with haemophilia. *Archives of Physical Medicine and Rehabilitation*, v. 65, n. 6, p. 324-6, 1984a.
20. KOCH, B.; et al. Changes in coagulation parameters with exercise in patients with classic haemophilia. *American Journal of Hematology*, v. 16, n. 3, p. 227-33, 1984b.
21. MAGELA, N.R.H.; et al. Atrofia de Múltiplos Sistemas: gestão de caso complexo em uma Unidade de Saúde da Família. *Revista Brasileira de Medicina de Família e Comunidade*, v. 11, n. 38, p. 1-6, 2016.
22. MALKES, N.F.A.; Aspectos atuais da fisioterapia nas disfunções sensório-motoras em crianças com síndrome de Charcot-Marie-Tooth. *Brazilian Journal of Health Review*, v. 2, n. 4, p. 3147-63, 2019.

23. MARQUES, T.F. *Princípio da autonomia e a atividade física*: influência dos profissionais de saúde nas práticas físicas de pessoas com hemofilia. 2018. 89 p. Dissertação (Mestrado em Bioética) - Faculdade de Ciências da Saúde, Universidade de Brasília, Brasília, 2018.
24. MELO, G.S. Coagulopatias hereditárias: hemofilias. In: MARINHO, H.M. *Hematologia*. São Paulo, Sarvier, 1984.
25. NASCIMENTO L.G.; SILVA S.M.L. Benefícios da atividade física sobre o sistema cardiorrespiratório, como também, na qualidade de vida de portadores de lesão medular: uma revisão. *Revista Brasileira de Prescrição e Fisiologia do Exercício*, v. 1, n. 3, p. 42-50, 2007.
26. PAGLIANO, E.; et al. Outcome measures for Charcot-Marie-Tooth disease: clinical and neurofunctional assessment in children. *Journal of the Peripheral Nervous System*, v. 16, n. 3, p. 237-42, 2011.
27. PAIVA, M.S.; Benefícios do exercício físico para crianças e adolescentes com paralisia cerebral: uma revisão bibliográfica. *Acta Fisiátrica*, v. 17, n. 4, p. 175-9. 2010.
28. PEREIRA, P.H. "Respostas cardiovasculares e termorregulatórias agudas e crônicas no exercício aeróbico em indivíduos com lesão medular". Monografia. Escola de Educação Física, Fisioterapia e Terapia Ocupacional da UFMG, 2011.
29. PRENTICE W.E.; VOIGHT M.L. *Técnicas em reabilitação musculoesquelética*. Porto Alegre, Artmed, 2003.
30. RIBEIRO, J.L; OLIVEIRA, A.R. Efeitos do exercício e do treinamento físico na hemostasia. *Revista Brasileira de Hematologia e Hemoterapia*, v. 27, n. 3, p. 213-20, 2005.
31. SAMPAIO, I.; *Atividade esportiva na reabilitação*. In: GREVE, J.; CASALIS, M.; BARROS, T. Diagnóstico e tratamento da lesão da medula espinal. 1.ed. São Paulo, Rocas, 2001.
32. SCHMIDT, R.A; LEE, T.D. *Motor control and learning*: a behavioral emphasis. 5.ed. New York, Human Kinetics, 2011.
33. SOARES, M.D.; SANTOS, J.K.V.; COSTA, F.A.; MELO, L.P. Wii reabilitação e fisioterapia neurológica: uma revisão sistemática. *Revista Neurociências*, v. 23, n. 1, p. 81-8, 2015.
34. SOUZA, A.M.C.; FERRARETTO, I. *Paralisia cerebral*: aspectos práticos. São Paulo, Memnon, 1998.
35. TIKTINSKY, R.; The effect of resistance training on the frequency of bleeding in haemophilia patients: a pilot study. *Haemophilia*, v. 8, n. 1, p. 22-7, 2002.
36. WORLD FEDERATION OF HEMOPHILIA (WFH). *Guidelines for the management of hemophilia*. 2012.
37. ZANINI, G.; CEMIN, N.F.; PERALLES, S.N. Paralisia cerebral: causas e prevalências. *Fisioterapia em Movimento*, v. 22, n. 3, p. 375-81, 2009.

CAPÍTULO 19

Preparação física de árbitros

Estélio Henrique Martin Dantas
Erik Salum de Godoy
Paulo Roberto da Silva Barroso
Carlos Alberto Sposito de Araujo

OBJETIVOS DE ESTUDO

- Conhecer os fundamentos da preparação física para a arbitragem esportiva, enfatizando o futebol de campo.

INTRODUÇÃO

O resultado de uma disputa esportiva, seja qual for a modalidade, só é considerado válido e oficial com a presença de uma equipe de arbitragem, que tem por função conduzir a disputa em conformidade com as normas estipuladas pelas regras e pelos regulamentos da competição, permitindo assim a legitimação de seu resultado e, consequentemente, ser considerado um resultado oficial (FIFA, 2018; LOPES, 2019).

A regulamentação do exercício das funções da arbitragem é efetuada por sua instituição de administração esportiva de representatividade máxima, como uma federação internacional, cujas determinações serão seguidas por suas afiliadas, as instituições de administração esportiva de cunho nacional e/ou regional, havendo, porém, os ajustes às peculiaridades e características de cada país, cada região.

Obviamente, o conhecimento das regras é requisito fundamental para o exercício das funções da arbitragem, em qualquer modalidade esportiva. A capacidade de avaliar as situações e decidir rapidamente, com imparcialidade e equilíbrio emocional é outro quesito necessário. Em algumas modalidades esportivas, o exercício das funções requer aptidão física, para acompanhar a movimentação dos atletas pelo local da disputa, como no futebol de campo.

Em função dessa necessidade, percebeu-se a importância da aptidão física para o árbitro de futebol, e atualmente, para poder ser escalado, o árbitro de futebol, seja central, assistente, assistente adicional, reserva ou quarto árbitro, e mesmo os que atuam como arbitro de vídeo (VAR), deve ser aprovado no teste de aptidão física padronizado e estabelecido pela FIFA, conhecido como *FIFA test*.

No Brasil, assim como em outros países, o exercício da arbitragem esportiva, por questões jurídicas dos aspectos envolvidos, requer do indivíduo que venha a atuar como árbitro a maioridade civil. Embora muitos não notem, os árbitros de futebol, em sua maioria, precisam se deslocar acompanhando a movimentação de atletas 8 a 10 anos mais novos, e no Brasil a arbitragem não é profissão. No futebol, os árbitros devem comprovar o exercício de uma atividade econômica ou profissional para poder arbitrar. Esse fato cria outra dificuldade: conciliar a jornada laboral do indivíduo, que atua na arbitragem com os treinamentos e participação nos jogos. Elaborar um programa destinado a desenvolver e manter a aptidão física de árbitros torna-se um desafio, lembrando que os árbitros que atuam na primeira divisão profissional devem acompanhar atletas profissionais, que só se dedicam a isso.

Outro fator a ser considerado e que dificulta mais ainda a programação da preparação física do árbitro é que, na temporada esportiva, não se sabe quando o árbitro irá atuar. As equipes têm o calendário e sabem quando estarão atuando. Já os árbitros ficam sabendo da escalação entre três e quatro dias antes dos jogos, sendo essa escalação definida em função das atuações em jogos anteriores. Portanto, pode ocorrer de o árbitro pegar séries de jogos seguidas, com dois a três jogos por semana durante várias rodadas, como também pode ocorrer de ficar várias rodadas sem ser escalado.

Esse fato dificulta a periodização do treinamento, exigindo dos profissionais atuantes um vasto e profundo conhecimento para manter os árbitros em condições de obter a aprovação no *FIFA test*, estando aptos para o caso de serem escalados, apresentar uma boa *performance*, que se expressa na capacidade de se deslocarem pelo campo, acompanhando a movimentação dos atletas, bem como tomar as decisões necessárias de forma equilibrada e segura, conduzindo a partida como determina a regra e legitimando ao final seu resultado.

ÁRBITROS DE FUTEBOL

As características do planejamento do treinamento para futebol são apresentadas nas Tabelas 1 a 10 e na Figura 1.

TABELA 1 Características do planejamento do treinamento para árbitros de futebol

Esporte	Modalidade	Tipo de periodização	Quantidade de picos por macrociclo	Característica
Futebol	–	Contemporânea modelo ATR	múltiplos	Esforços intermitentes de intensidade variada, mantendo a capacidade cognitiva e emocional para tomadas de decisão na condução da partida pelo período de duração dessa, os regulamentares 90 minutos e os acréscimos e/ou prorrogações que vierem a ocorrer

TABELA 2 Dosagem das horas de treinamento de árbitros de futebol

Tipos de preparação	ATR		
	Acumulação	Transfomação	Realização
Física	60%		Jogo / partida
Técnica	10%		
Tática	10%		
Mental / psicológica	20%		
Complexa (todas acima ao mesmo tempo)		100%	

TABELA 3 Identificação das qualidades físicas intervenientes

Qualidades físicas			Não treináveis	Treináveis						Importância
						Preparação física				
				Preparação psicológica	Preparação técnica	Membros superiores	Membros inferiores	Tronco	Generalizada	
Forma física	Preparação neuromuscular	Flexibilidade	–	–	–	X	XX	X	XX	XX
		Força dinâmica	–	–	–	–	XX	X	X	XX
		Força estática	–	–	–	–	–	–	–	–
		Força explosiva	–	–	–	–	XXX	–	–	XXX
		Resistência muscular localizada	–	–	–	–	XXX	–	XX	XX
	Preparação cardiopulmonar	Resistência anaeróbica	–	–	–	–	XXX	–	XXX	XXX
		Resistência aeróbica	–	–	–	–	XXX	–	XXX	XXX

(continua)

TABELA 3 Identificação das qualidades físicas intervenientes *(continuação)*

Qualidades físicas		Não treináveis	Treináveis						Importância
			Preparação psicológica	Preparação técnica	Preparação física				
					Membros superiores	Membros inferiores	Tronco	Generalizada	
Habilidade motora	Velocidade de movimento	–	–	–	–	XXX	–	XX	XX
	Velocidade de reação	–	–	XXX	–	–	–	–	XXX
	Agilidade	–	–	XXX	–	–	–	–	XXX
	Equilíbrio estático	–	–	–	–	–	–	–	–
	Equilíbrio dinâmico	–	–	XXX	–	–	–	–	XXX
	Equilíbrio recuperado	–	–	XXX	–	–	–	–	XXX
	Descontração diferencial	–	–	XXX	–	–	–	–	XXX
	Descontração total	–	–	XXX	–	–	–	–	XXX
	Coordenação	–	–	XXX	–	–	–	–	XXX

XXX: imprescindível; XX: importante; X: secundária.

TABELA 4 Testes a serem aplicados durante o treinamento de futebol

Qualidades físicas	Teste	Responsável
Flexibilidade	Flexiteste Sentar e alcançar Goniometria Análise de imagens	Preparador físico Fisiologista
Força dinâmica	Teste isocinético Testes de 1 RM Controles de exercícios funcionais – protocolo FIFA 11+	Preparador físico Fisiologista
Força explosiva	*Sargent jump test* Teste isocinético	Preparador físico Fisiologista
Resistência muscular localizada	Teste da quantidade máxima de repetições Controles de exercícios funcionais – protocolo FIFA 11+	Preparador físico Fisiologista
Resistência anaeróbica Resistência aeróbica Resistência aeróbica-anaeróbica	6 x 40 m – árbitros centrais 5 x 30 m – árbitros assitentes 40 x 75-25 m ARIET YOYO tradicional YOYO dinâmico	Preparador físico Fisiologista
Velocidade de movimento	6 x 40 m – árbitros centrais 5 x 30 m – árbitros assistentes	Preparador físico Fisiologista
Agilidade	*CODA/ARIET* – árbitros assistentes *YOYO/7X7X7* – árbitros centrais	Preparador físico Fisiologista
Equilíbrio dinâmico	Controles de exercícios funcionais – protocolo FIFA 11+	Preparador físico Fisiologista
Coordenação	Controles de exercícios funcionais – protocolo FIFA 11+	Preparador físico Fisiologista

Os testes aplicados dependem dos recursos disponíveis, materiais e humanos. São obrigatórios os testes determinados pela FIFA. Sem aprovação nessa avaliação, o árbitro não pode ser escalado. Essa avaliação padronizada é composta de provas obrigatórias e provas alternativas ou complementares.

Os padrões mínimos de rendimento são determinados pelo nível (regional, nacional, internacional e mundialista – árbitros que apitam Copa do Mundo) e pelo sexo. Se uma árbitra pretende atuar nas divisões masculinas, ela deve ser aprovada no teste com os padrões mínimos de rendimento masculinos.

O esquema gráfico dessas provas e os padrões de rendimento estão ilustrados a seguir.

Avaliações obrigatórias

Árbitros assistentes e centrais – velocidade

Devem ser realizados 40 estímulos de 75 metros correndo, intercalados por 25 metros andando para recuperação, dentro de um limite de tempo estabelecido e marcado por um sistema de áudio ou por apito dos avaliadores.

De preferência, o teste deve ser realizado em pista de atletismo. Porém, se não houver, pode ser utilizado o campo de futebol devidamente marcado com essas distâncias padronizadas (Figura 1).

Árbitros centrais – velocidade

Devem ser executados seis estímulos de velocidade em 40 metros, dentro de um padrão de velocidade e intervalo padronizado. A cronometragem é eletrônica para mundialistas e deve ser assim também para os demais. Caso não haja o recurso material, a cronometragem manual deve ser feita por avaliadores credenciados (Figura 2).

Árbitros assistentes – velocidade

Devem ser executados cinco estímulos de velocidade em 30 metros, dentro de um padrão de velocidade e com intervalo padronizado. A cronometragem é eletrônica para mundialistas e deve ser assim também para os demais. Porém, se não houver o recurso material, a cronometragem manual deve ser feita por avaliadores credenciados (Figura 3).

Árbitros assistentes – agilidade

Realizar dentro do intervalo de tempo padronizado, de forma contínua, sequências de deslocamento com 8 metros e 10 metros de distância, com alterações de padrão de movimento, em corridas na seguinte ordem: frontal, lateral esquerda, lateral direita e frontal (Figura 4).

Padrões de rendimento nos testes

Os padrões de rendimento estão descritos nas Tabelas 5 a 8.

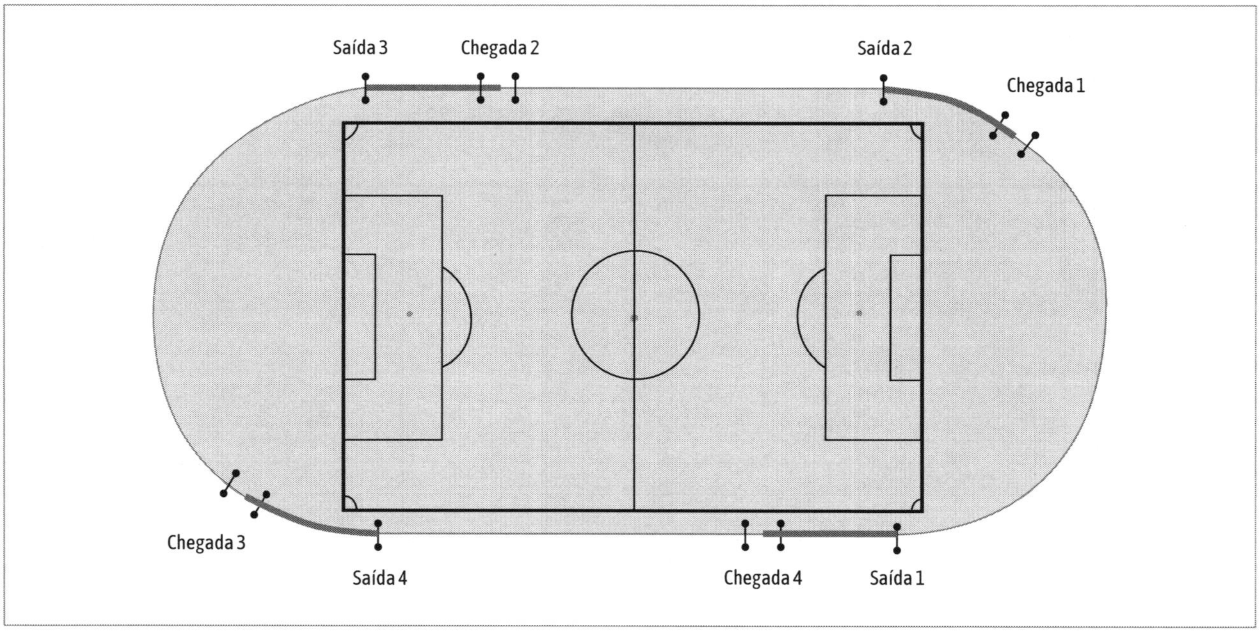

FIGURA 1 Marcações na pista de atletismo para o teste 40 X [75 m / 25 m].
Fonte: Federação Paulista de Futebol.

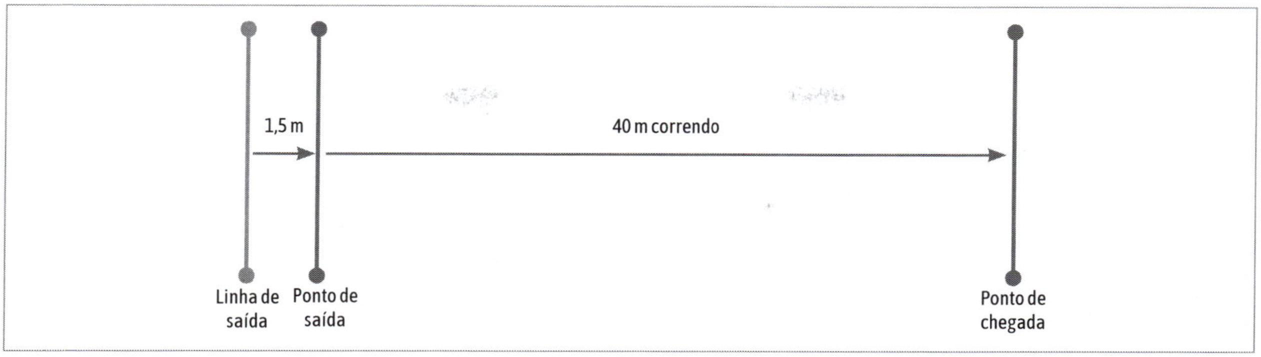

FIGURA 2 Marcação para o teste 6 X 40 m.
Fonte: Federação Paulista de Futebol.

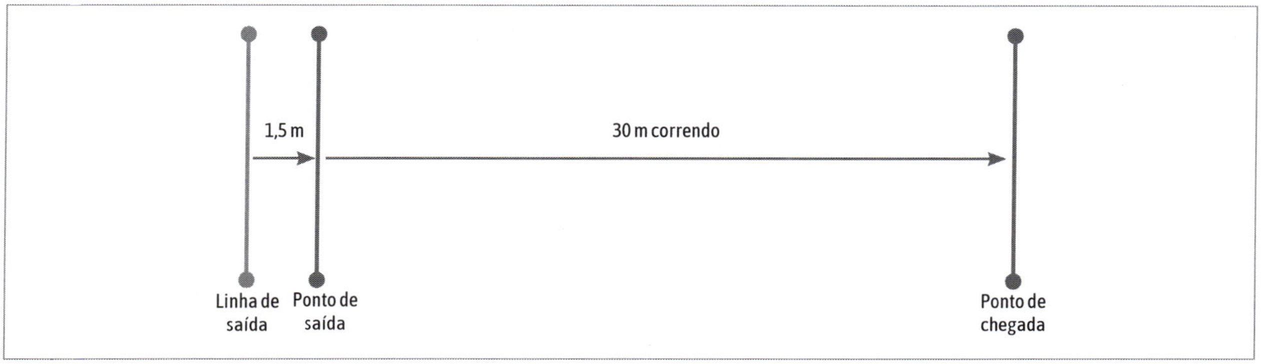

FIGURA 3 Marcação para o teste 5 X 30 m.
Fonte: Federação Paulista de Futebol.

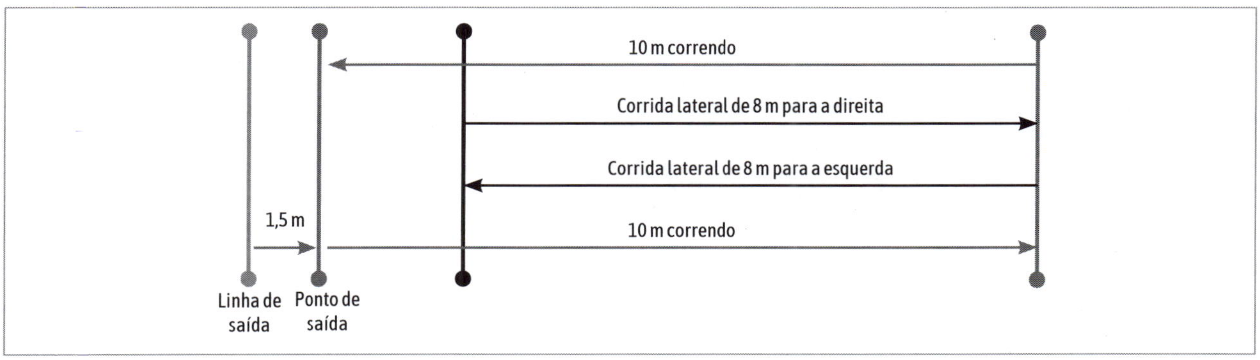

FIGURA 4 Marcação para o teste de agilidade (CODA).
Fonte: Federação Paulista de Futebol.

TABELA 5 Padrões de rendimento para árbitros assistentes de futebol

Árbitros assistentes de futebol					
Categorias	Provas oficiais			Prova opcional	
	CODA 1 vez	5 x 30 m	75 m / 25 m, 4.000 m	ARIET	
				Nível	Distância
Lista internacional da FIFA	10,00 s	4,70 s	15 s x 20 s	15,5_3	1.275 m
Árbitros assistentes nacionais, categoria 1	10,00 s	4,70 s	15 s x 20 s	15,5_3	1.275 m
Árbitros assistentes nacionais, categoria 2	10,10 s	4,80 s	15 s x 22 s	15,3	1.170 m
Árbitros assistentes nacionais, outras categorias	10,20 s	4,90 s	15 s x 24 s	14,5_3	1.100 m

TABELA 6 Padrões de rendimento para árbitras assistentes de futebol

Árbitras assistentes de futebol					
	Provas oficiais			Prova opcional	
Categorias	CODA 1 vez	5 x 30 m	75 m / 25 m, 4.000 m	ARIET Nível	Distância
Lista internacional da FIFA	11,00 s	5,10 s	17 s / 22 s	14,8	975 m
Árbitras assistentes nacionais, categoria 1	11,00 s	5,10 s	17 s / 22 s	14,8	975 m
Árbitras assistentes nacionais, categoria 2	11,10 s	5,20 s	17 s / 24 s	14,3	820 m
Árbitras assistentes nacionais, outras categorias	11,20 s	5,30 s	17 s / 26 s	13,5_8	715 m

TABELA 7 Padrões de rendimento para árbitros de futebol

Árbitros de futebol						
	Provas oficiais		Provas opcionais			
	RSA	Resistência	Yoyo dinâmico		Yoyo tradicional	
Categorias	5 X 40 m / 1 min recuperação	75 m / 25 m 4.000 m	Nível	Distância	Nível	Distância
Lista internacional da FIFA	6,00 s	15 s / 18 s	18,8	2.040 m	18,2	1.800 m
Árbitros nacionais, categoria 1	6,00 s	15 s / 18 s	18,8	2.040 m	18,2	1.800 m
Árbitros nacionais, categoria 2	6,10 s	15 s / 20 s	18,5	1.920 m	17,7	1.680 m
Árbitros nacionais, outras categorias	6,20 s	15 s / 22 s	18	1.720 m	17,4	1.560 m

TABELA 8 Padrões de rendimento para árbitras de futebol

Árbitras de futebol						
	Provas oficiais		Provas opcionais			
	RSA	Resistência	Yoyo dinâmico		Yoyo tradicional	
Categorias	6 X 40 m / 1min recuperação	75 m / 25 m 4.000 m	Nível	Distância	Nível	Distância
Lista internacional da FIFA	6,40 s	17 s / 20 s	17,8	1.720 m	16,4	1.240 m
Árbitras nacionais, categoria 1	6,40 s	17 s / 20 s	17,8	1.720 m	16,4	1.240 m
Árbitras nacionais, categoria 2	6,50 s	17 s / 22 s	17,5	1.600 m	15,7	1.040 m
Árbitras nacionais, outras categorias	6,60 s	17 s / 24 s	16,8	1.400 m	15,3	880 m

Avaliações alternativas ou complementares

Árbitro central – 7 m X 7 m X 7 m

Efetuar o deslocamento com alteração de direção no menor tempo possível, tendo limite e movimentação padronizada (Figura 5).

Árbitro central – Yoyo dinâmico e Yoyo tradicional

Efetuar os deslocamentos com alteração de direção (Yoyo dinâmico) ou de sentido (Yoyo tradicional) com intensidade crescente, buscando percorrer a maior distância possível, tendo limite de padrão mínimo de rendimento e limite de movimentação padronizada (Figura 6).

Árbitro assistente – agilidade (ARIET)

Efetuar os deslocamentos com sentido (Yoyo tradicional), com intensidade crescente, buscando percorrer a maior distância possível, com limite de padrão mínimo de rendimento e movimentação padronizada (Figura 7).

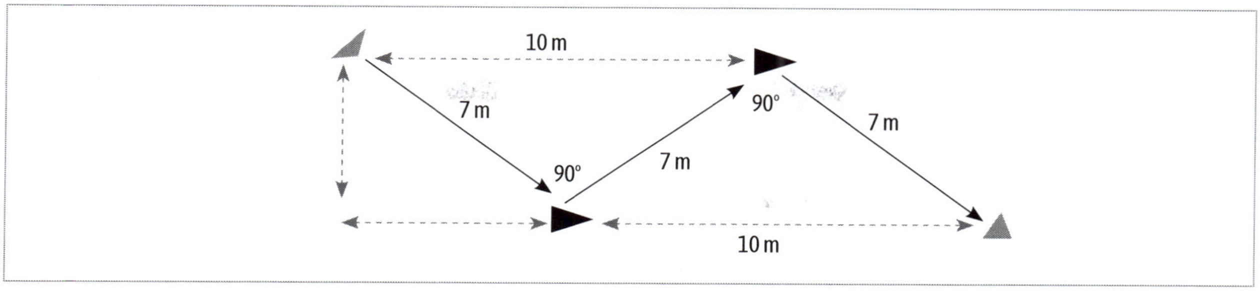

FIGURA 5 Teste 7 m X 7 m X 7 m.
Limites: mulheres – 5,3 s; homens – 4,9 s
Fonte: Federação Paulista de Futebol.

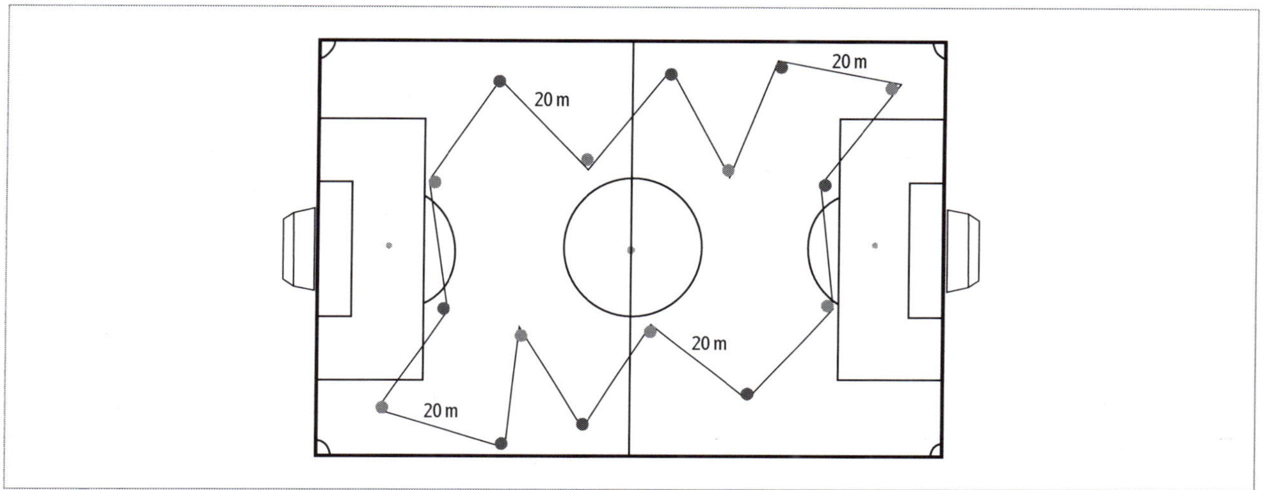

FIGURA 6 Teste Yoyo dinâmico e Yoyo tradicional.
Fonte: Federação Paulista de Futebol.

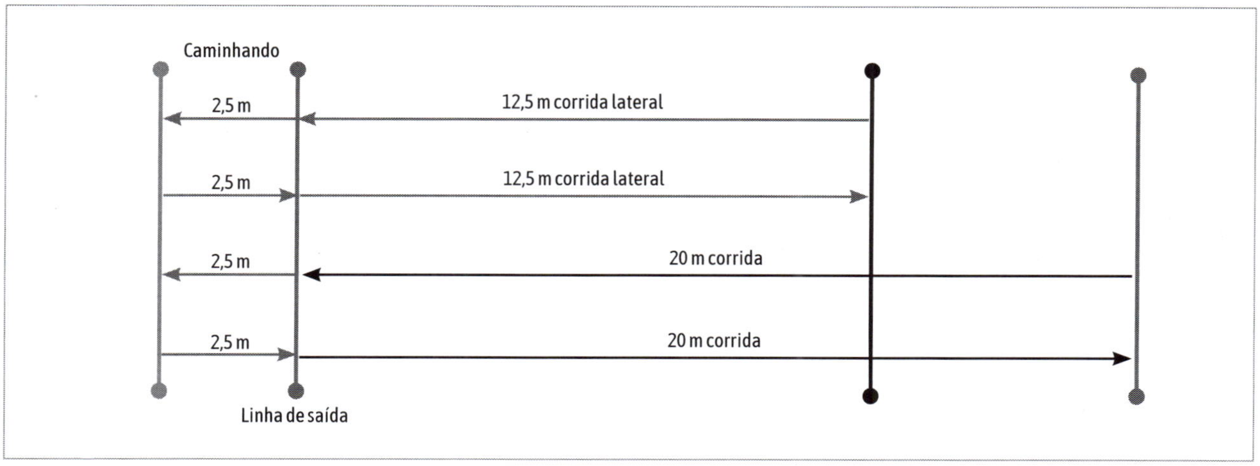

FIGURA 7 Teste de agilidade (ARIET).
Fonte: Federação Paulista de Futebol.

MONTAGEM DO MICROCICLO

A elaboração do microciclo não segue um padrão, depende da escala. Portanto, um processo empírico dependente do conhecimento do preparador físico. Para os ciclos em que se prepara para a aprovação no *FIFA test*, os trabalhos da preparação cardiopulmonar recorrem aos exercícios cíclicos intermitentes de intensidade constante ou intensidade crescente. Quando a ênfase incide na preparação para o desempenho nos jogos, os exercícios devem ser acíclicos, combinados com o gestual da arbitragem, com intensidades variando aleatoriamente. As sessões devem ser complexas, associando estímulos físicos, técnicos, táticos e psicológicos.

A Figura 8 exemplifica o comportamento da frequência cardíaca FC, as zonas-alvo de intensidade determinadas por percentuais da $FC_{máx}$ individual e as variações de intensidade dos deslocamentos, expressos em velocidades, bem como as rotas em campo monitoradas com GPS durante uma partida.

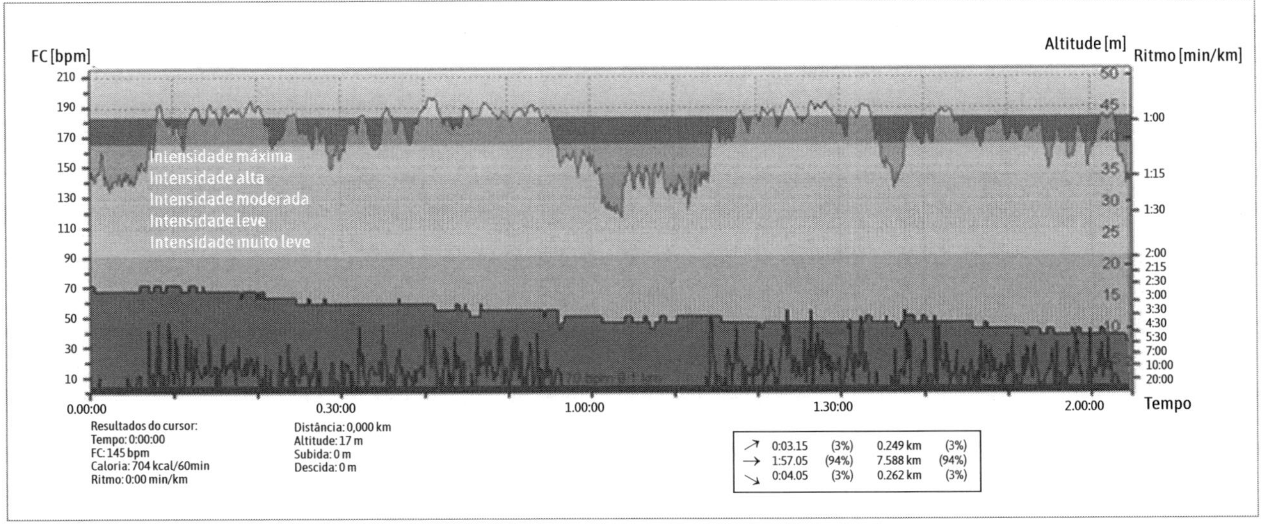

FIGURA 8 Comportamento da FC durante uma partida.
Fonte: autoria.

Métodos utilizados

TABELA 9 Métodos utilizados na periodização

Qualidades físicas	Acumulação	Transformação	Realização
Resistência aeróbica Resistência aeróbica e velocidade de movimento	Fartlek Treino intervalado	Treinos físico-técnico-táticos	Partida
Resistência muscular localizada e força dinâmica Força explosiva	Musculação Circuitos funcionais	Circuitos funcionais	
Flexibilidade	Alongamentos e flexionamentos por estiramento estático e dinâmico	Alongamentos e flexionamentos por estiramento estático e dinâmico	

Objetivos da preparação física

TABELA 10 Objetivos da preparação física

Fases e períodos	Objetivo
Acumulação	Desenvolver e/ou manter as capacidades básicas para o exercício das funções da arbitragem
Transformação	Desenvolver as capacidades para as demandas específicas no exercício das funções da arbitragem de futebol
Realização	*Performance* – partida

DESLOCAMENTOS EM CAMPO

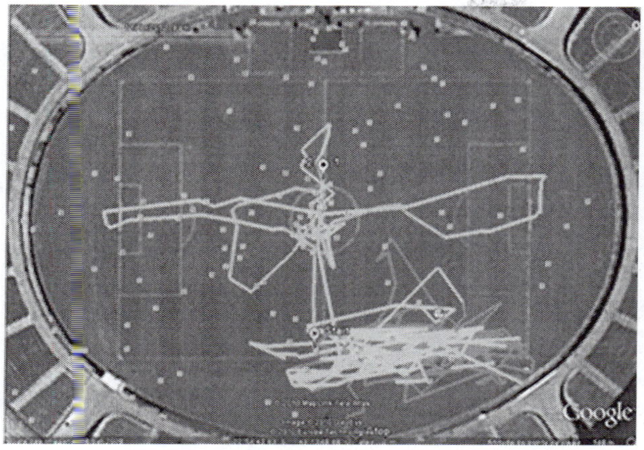

FIGURA 9 Deslocamento de assistente em primeiro tempo de jogo semifinal.
Fonte: autoria.

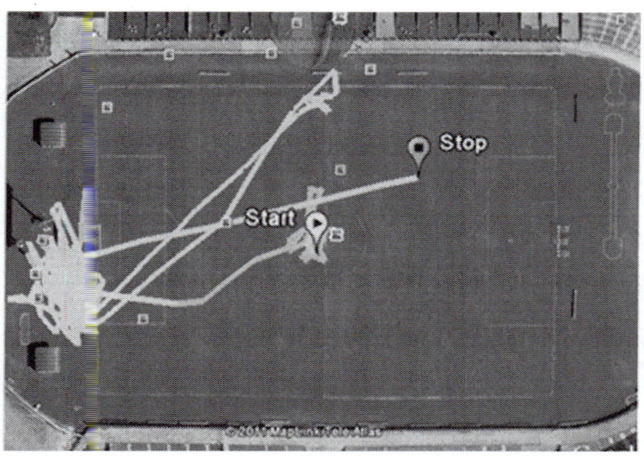

FIGURA 10 Deslocamento do assistente adicional em primeiro tempo de jogo de turno.
Fonte: autoria.

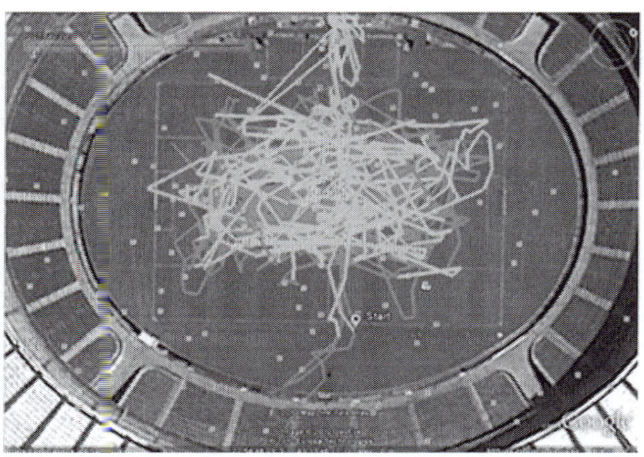

FIGURA 11 Deslocamento do árbitro central em primeiro tempo de jogo final.
Fonte: autoria.

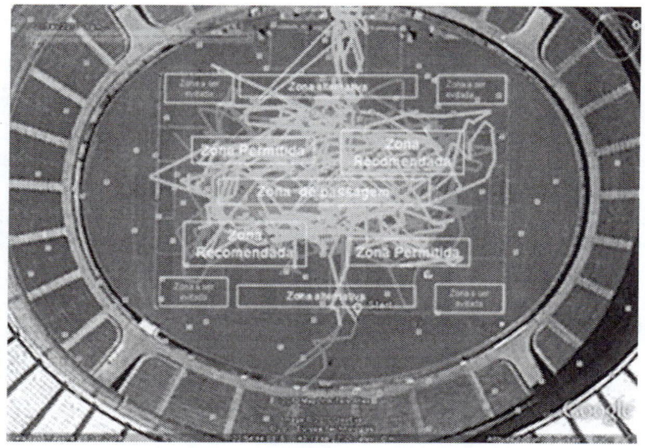

FIGURA 12 Emprego das imagens para avaliação dos posicionamentos pelos técnicos da arbitragem.
Fonte: autoria.

REFERÊNCIAS

1. CONFEDERAÇÃO BRASILEIRA DE FUTEBOL. *Manual das normas gerais da arbitragem brasileira.* 2018.
2. FEDERAÇÃO DE FUTEBOL DO ESTADO DO RIO DE JANEIRO – FERJ. *Comissão de arbitragem.* 2017.
3. FIFA. Federation Internationale de Football Association. *Regulations on the organization of refereeing in FIFA members associations.* 2018.
4. GODOY, E.S.; BARROSO, P.R.S. Estudo comparativo das demandas físicas de árbitros de futebol no exercício de suas funções em campo e no teste padronizado de aptidão física – *FIFA test. IV Congresso Internacional de Jogos Desportivos.* Florianópolis, SC, Brasil, 2013.
5. LOPES, G. *A importância da arbitragem no esporte (e não estou falando do juiz do jogo)* [online]. 2019. Disponível em: https://leiemcampo.com.br/a-importancia-da-arbitragem-no-esporte-e-nao-estou-falando-do-juiz-do-jogo; acesso em: 16 abr. 2021.

PARTE 4

O treinamento total

CAPÍTULO 20

Nutrição em preparação física

Estélio Henrique Martin Dantas
Cynthia Barbosa Albuquerque
Carlos Alberto Sposito de Araujo

OBJETIVOS DE ESTUDO

- Conhecer os nutrientes, suas funções orgânicas e sua participação na alimentação do atleta.
- Conhecer as características e a composição da dieta do atleta.
- Diferenciar a dieta adequada ao atleta durante as fases de sua periodização.
- Saber conduzir um processo de supercompensação de glicogênio.

INTRODUÇÃO

Em um programa de treinamento de alto rendimento é imprescindível o controle sobre todas as variáveis que possam intervir no processo, entre as quais o controle médico e o controle psicológico.

A alimentação talvez seja a mais importante dessas variáveis extratreinamento. O atleta que se alimenta em quantidade excessiva aumentará o seu peso, e essa sobrecarga provocará efeitos negativos sobre seu desempenho. Por outro lado, se sua alimentação for insuficiente, impossibilitando a reposição dos nutrientes depletados durante o treinamento, o atleta entrará em um quadro de sobretreinamento, apresentando estafa (MCARDLE, KATCH, KATCH, 2016; CUPPARI, 2014; BIESEK, ALVES, GUERRA, 2015).

Um componente com essa importância deve ficar, sempre que possível, sob a responsabilidade de um especialista no setor. No caso específico da alimentação, a pessoa indicada para prescrever e controlar a dieta do atleta seria um nutricionista (Capítulo 4, "Fundamentos do treinamento esportivo").

No entanto, é difícil, em nosso país, o treinador ter o assessoramento de qualquer outro profissional, o que o obriga a tentar sanar as deficiências, embora de maneira incompleta, desempenhando as atribuições de psicólogo e nutricionista, entre outros profissionais. É importante ressaltar que, por mais capaz e esforçado que seja o treinador, ele não conseguirá suprir por completo a necessidade de um especialista e, provavelmente, comprometerá o resultado final.

Após essas colocações, passa-se ao estudo da nutrição para servir de subsídio àqueles que não têm alternativas a não ser orientar, eles mesmos, ainda que de modo precário, a alimentação de seus atletas.

NUTRIENTES

São as substâncias que devem ser ingeridas para que, participando da formação ou regeneração dos tecidos, do metabolismo ou do fornecimento de energia ao ser vivo, tornem possível o funcionamento saudável do organismo. Sua ingestão abaixo do limite mínimo produz doença carencial ao longo de certo tempo (CUPPARI, 2014; BRASIL, 2014).

Os nutrientes apresentam três funções (BRASIL, 2014; CUPPARI, 2014):

- *Função energética*: fornece as necessidades calóricas diárias do indivíduo.
- *Função plástica*: responsável pelo aporte das substâncias necessárias à formação e à manutenção dos tecidos.
- *Função reguladora*: assegura e impulsiona o metabolismo e as funções orgânicas.

Dentro dessas funções, como é mostrado na Tabela 1, os nutrientes agrupam-se conforme sua natureza.

Há um tipo de substância ingerida na alimentação, a celulose (polissacarídeo indigerível), que, por não participar do processo metabólico, não é, tecnicamente, um nutriente. No entanto, graças à sua grande importância reguladora na excreção intestinal, é considerada como tal. O mesmo ocorre com os etanóis, que, por serem substâncias energéticas, também podem ser considerados nutrientes (FULLER et al., 2016; KOHN, 2016).

Esses nutrientes são todos indispensáveis à vida, uma vez que um ser humano médio, por exemplo, tem seu peso constituído de:

- 66,5% de água;
- 15,8% de protídeos;
- 12,4% de lipídios;
- 5,0% de sais minerais;
- 0,3% de glicídios.

Portanto, diariamente, é imprescindível uma alimentação variada que forneça todos os nutrientes em quantidades adequadas para que todas as funções sejam convenientemente atendidas (BRASIL, 2014; CUPPARI, 2014; Diretrizes Brasileiras de Obesidade, 2016).

A Tabela 2 apresenta substâncias que podem ser consideradas nutrientes.

TABELA 1 Funções dos nutrientes

Funções	Nutrientes	Valor energético
Energética	Glicídios	Energético
	Lipídios	
Plástica	Protídeos	
	Água	Não energético
Reguladora	Minerais	
	Vitaminas	

TABELA 2 Substâncias com função de nutriente

Nutrientes	Classe	Categoria	Tipo		Fonte	Observações
Energéticos	Glicídio ou carboidrato (1 g = 4 cal)	Monossacarídios	Glicose		Alimentos com dextrose	É também produzida pela digestão de açúcares
			Frutose		Frutas e mel	–
			Galactose		Não encontrado em estado natural dos alimentos	Produzida pelas glândulas mamárias a partir da lactose
		Oligossacarídios	Sacarose		Açúcares	Glicose + frutose
			Lactose		Leite	Glicose + galactose
			Maltose		Cerveja	–
		Polissacarídios	Vegetais	Amido	Farinhas, cereais, tubérculos etc.	–
				Celulose	Folhas, caules, cascas etc.	Não é digerível
			Animais		Demais carboidratos	É o glicogênio
	Lipídios ou gorduras (1 g = 9 cal)	Simples	Saturadas		Carnes de animais, castanha-de-caju e castanha-do-pará, manteiga, margarina, óleos, azeites, banha, ovos, abacate etc.	A gordura participa de diversas reações bioquímicas e da formação de hormônios e outros componentes orgânicos
			Não saturadas			
		Compostas	Fosfolipídios, glicolipídios, lipoproteínas etc.			
		Derivadas	Colesterol e outras			
	Protídeos ou proteínas (1 g = 4 cal)	Enzimas	Ribonuclease		–	Classificação quanto à função biológica
			Tripsina			
			Lipase			
			Amilase			

(continua)

TABELA 2 Substâncias com função de nutriente *(continuação)*

Nutrientes	Classe	Categoria	Tipo	Fonte	Observações
Energéticos *(cont.)*	Protídeos ou proteínas (1 g = 4 cal) *(cont.)*	Proteínas transportadoras	Hemoglobina	–	Classificação quanto à função biológica *(cont.)*
			Albumina do soro		
			Mioglobina		
			Lipoproteínas		
		Proteínas contráteis	Actina	–	
			Miosina		
		Proteínas estruturais	Queratina	–	
			Colágeno		
			Elastina		
			Proteoglicanas		
		Proteínas de defesa	Anticorpos	–	
			Fibrinogênio		
			Toxina botulínica		
			Toxina diftérica		
		Hormônios	Insulina	–	
			Hormônio do crescimento		
			Corticotrofina		
			Hormônios peptídeos		
		Proteínas nutritivas ou de reserva	Gliadina	Trigo	
			Ovoalbumina	Ovo	
			Caseína	Leite	
Não energéticos	Água (1 mL/cal)	–	–	Alimentos sólidos, fluidos, ingeridos e oriundos do metabolismo	São necessários, aproximadamente, 2,5 L
	Sais minerais	Principais	Cálcio, fósforo, enxofre, potássio, cloro, sódio, magnésio	Leite, queijo, legumes, sal de cozinha etc.	São imprescindíveis no equilíbrio hidreletrolítico do organismo
		Secundários	Ferro, flúor, zinco, cobre, venádio, sílica, níquel etc.		
	Vitaminas	Lipossolúveis	A, D, E, K etc.	Margarinas, óleos, ovos, leite, manteiga etc.	As vitaminas não são fontes energéticas nem contribuem para a massa corporal
		Hidrossolúveis	B_6, B_1, B_2, niacina, B_{12}, C etc.	Legumes, carne de porco, cereais, frutas cítricas	

Protídeos

Protídeos (ou proteínas) são constituídos de 20 aminoácidos, combinados entre si de diversas maneiras, que dão origem a uma grande quantidade de proteínas (BRASIL, 2014; CUPPARI, 2014).

Alguns aminoácidos são classificados como essenciais, pois sua síntese no organismo é imprópria para satisfazer as necessidades metabólicas e eles devem ser fornecidos como parte da dieta. A ausência ou a inadequada ingestão de alguns desses aminoácidos resulta em balanço nitrogenado negativo (perda de nitrogênio pelo organismo), perda de peso e crescimento menor em crianças (CUPPARI, 2014; CERDÓ, DIÉGUEZ, CAMPOY, 2019).

Os aminoácidos não essenciais são igualmente importantes na estrutura proteica. No entanto, se houver deficiência na ingestão de um deles, esse poderá ser sintetizado em nível celular a partir de aminoácidos essenciais ou de precursores contendo carbono e nitrogênio (CERDÓ, DIÉGUEZ, CAMPOY, 2019; CUPPARI, 2014; MAHAM, ESCOTT-STUMP, 2018).

Já os aminoácidos conhecidos como condicionalmente essenciais são aqueles que podem ser essenciais em determinadas condições clínicas nas quais a síntese pelo organismo pode tornar-se insuficiente (por exemplo, trauma). Na Tabela 3 podem ser observados os principais aminoácidos, dispostos de acordo com a sua classificação (CUPPARI, 2014).

Os protídeos exercem papel fundamental na contração muscular, por meio das proteínas actina e miosina, participam do transporte de oxigênio, fazem parte do mecanismo de equilíbrio acidobásico (tampão proteína) e dão origem às enzimas (CUPPARI, 2014).

As proteínas apresentam papel imprescindível na formação do tecido muscular, razão pela qual sua ingestão deve ser aumentada quando se realizam trabalhos visando obter hipertrofia muscular (BIESEK, ALVES, GUERRA, 2015; CUPPARI, 2014; MCARDLE, KATCH, KATCH, 2016).

Normalmente, uma pessoa deve ingerir de 0,8 g a 1,2 g de proteína por kg de peso corporal. Em períodos de treinamento da força, essa ingestão deve subir para 1,8 g a 2,0 g por kg, e essa proteína deve ser de boa qualidade, com uma mistura proteica de alto valor biológico (carnes, ovos, leite e peixes). A ingestão de maiores quantidades de protídeos será desnecessária, pois eles não poderão ser aproveitados na anabolização do tecido muscular, sendo, portanto, eliminados nas fezes (BIESEK, ALVES, GUERRA, 2015; CUPPARI, 2014; MCARDLE, KATCH, KATCH, 2016).

Lipídios

Lipídios (ou gorduras) constituem a principal fonte energética, além de serem importantes veículos de substâncias nutrientes, como as vitaminas lipossolúveis e os sais minerais (FIELD, ROBINSON, 2019).

Para obter esses nutrientes, um ser humano médio deve ingerir diariamente 1 g de lipídio por kg de peso corporal. Em virtude da capacidade do organismo de formar uma reserva energética, armazenando nos adipócitos os lipídios ingeridos em excesso, e pela sobrecarga que os lipídios representam para o sistema cardiocirculatório, sua ingestão deve se limitar ao mínimo indispensável. Deve-se atentar para o tipo de lipídio ingerido e buscar fontes alimentares de ácidos graxos insaturados, em detrimento das gorduras saturadas e gorduras trans, que estão relacionadas ao aumento do colesterol plasmático e são encontradas em alimentos ultraprocessados (CUPPARI, 2014; FIELD, ROBINSON, 2019; BRASIL, 2014).

Glicídios

Glicídios (ou carboidratos) são o combustível da glicólise, responsáveis, portanto, pelo maior volume da ATP ressintetizada no corpo humano (SLAVIN, CARLSON, 2014).

Como as reservas de lipídios são grandes, e esse nutriente, para ser aproveitado nos sistemas de transporte energético, precisa queimar em uma fogueira de glicídio, é a deficiência de glicogênio que impedirá o prosseguimento das atuações esportivas de longa duração (Capítulo 8, "Treinamento cardiopulmonar").

Embora possa ser utilizado como matéria-prima para a síntese de alguns aminoácidos e ácidos graxos (por isso a sua ingestão em excesso provocará o aumento da gordura em reserva), a recíproca não é verdadeira, como se vê na Figura 1.

As principais conversões são (MCARDLE, KATCH, KATCH, 2016; CUPPARI, 2014; MAHAM, ESCOTT-STUMP, 2018):

- *Carboidratos*: gorduras ou aminoácidos essenciais.
- *Gorduras*: aminoácidos não essenciais.
- *Proteínas*: carboidratos ou gordura (em extrema pequena escala).

Sais minerais

Regulam diversos mecanismos biológicos, como a condução do estímulo nervoso (elétrico), o equilíbrio acidobásico etc. (MAHAM, ESCOTT-STUMP, 2018).

Os principais sais minerais são:

- *Potássio*: regulariza o potencial da membrana da célula muscular. Sua falta pode provocar fraqueza e paralisia nos músculos esqueléticos e no músculo cardíaco.

TABELA 3 Classificação dos aminoácidos

Essenciais	Fenilalanina, triptofano, valina, leucina, isoleucina, metionina, treonina, lisina
Condicionalmente essenciais	Glicina, prolina, tirosina, serina, cisteína e cistina, taurina, arginina, histidina, glutamina
Não essenciais	Alanina, ácido aspártico, ácido glutâmico, aspargina

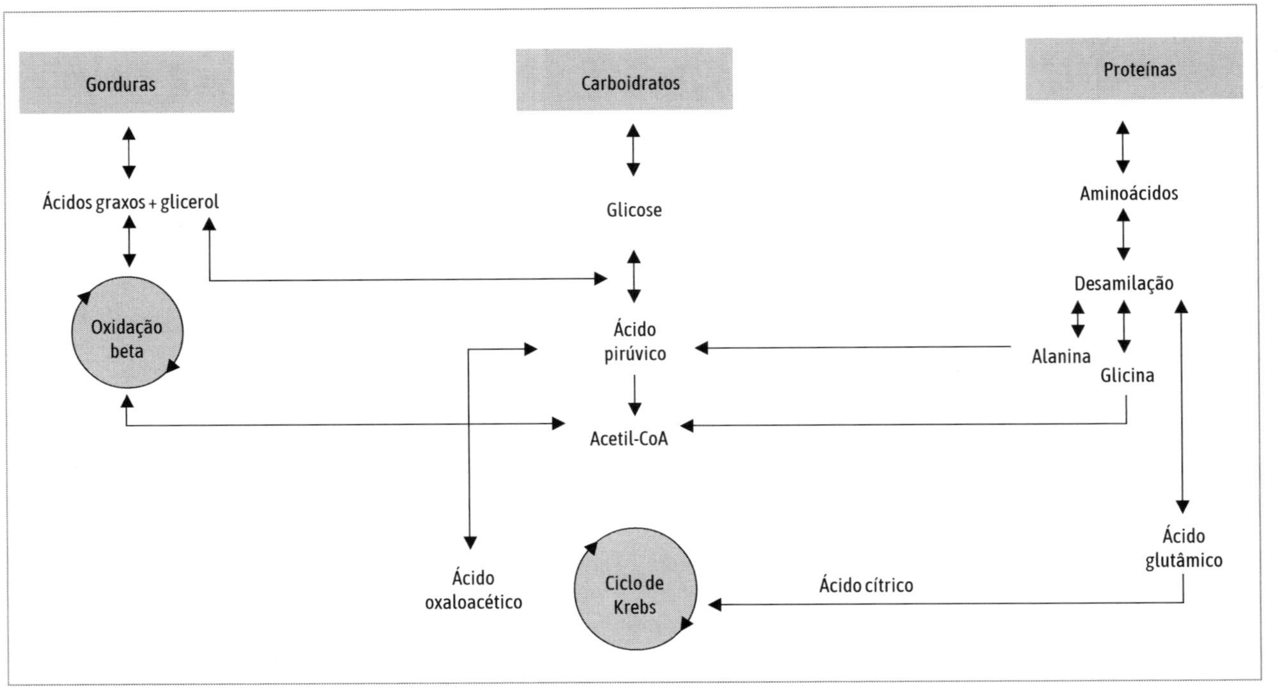

FIGURA 1 Inter-relacionamento dos nutrientes energéticos, mostrando as possibilidades de conversão.

- *Sódio*: por ser o principal sal mineral do organismo (sob a forma de cloreto de sódio – NaCl), é de fundamental importância no equilíbrio hidroeletrolítico. A saída do sódio do organismo, por meio da sudorese, provoca a migração do potássio do líquido intracelular (LIC), causando o fenômeno conhecido como câibra.
- *Ferro*: é o principal fixador do oxigênio no organismo por meio da hemoglobina e da mioglobina. No início do treinamento de longa duração, em virtude da imposição de um aumento na série vermelha (Capítulo 8, "Treinamento cardiopulmonar"), pode surgir anemia sistêmica, que deve ser prevenida por meio de ingestão aumentada desse metal, encontrado em alimentos como carne, fígado, soja, feijão, figo, espinafre, ovo etc.
- *Cálcio*: participa ativamente do processo da contração muscular, regulando a excitabilidade do sarcômero, e intervém decisivamente na coagulação. Pode ser obtido com a ingestão de brócolis, espinafre, couve e leite. O cálcio também pode ser encontrado no tofu, na sardinha, na semente de gergelim, na soja, na aveia e na linhaça.
- *Fósforo*: necessário para a síntese de ATP; é o fator fundamental no fornecimento energético do organismo. Suas principais fontes de obtenção são os cereais e as lentilhas.
- *Zinco*: é importante para a formação e o preparo dos tecidos, bem como para a formação das células sanguíneas. Pode ser obtido pela ingestão de grãos integrais.

Além desses, existem no organismo mais oito tipos de minerais. Alguns, em quantidades ponderáveis, como o cloro e o magnésio, e outros, com menor vulto, como o vanádio; porém, todos necessários à manutenção da saúde (CUPPARI, 2014; MAHAM, ESCOTT-STUMP, 2018; MCARDLE, KATCH, KATCH, 2016; MCCLUNG, 2019; PANCHAL, WANYONYI, BROWN, 2017).

Vitaminas

São 14 compostos orgânicos que participam da regulação do metabolismo e facilitam o processo de transferência energética e a síntese dos tecidos orgânicos (CUPPARI, 2014; MAHAM, ESCOTT-STUMP, 2018). As vitaminas são essenciais para o bom desempenho do praticante de atividade física (BACKX et al., 2016; OWENS, ALLISON, CLOSE, 2018).

Se o atleta tiver uma alimentação bem balanceada, ele ingerirá as vitaminas necessárias à manutenção de sua saúde por intermédio dos alimentos, dispensando os suplementos energéticos (MCARDLE, KATCH, KATCH, 2016).

Na Tabela 4 apresentam-se as necessidades diárias das principais vitaminas.

Se, no entanto, houver dificuldade em se assegurar o aporte vitamínico indispensável ao atleta por meio das refeições, pode-se utilizar um suplemento vitamínico, principalmente das vitaminas C e E, evitando, dessa maneira, prejuízos ao organismo (MCARDLE, KATCH, KATCH, 2016).

Água

A água é, sem sombra de dúvida, o nutriente de que o organismo sentirá mais falta. Ela deve ser fornecida sem restrições de quantidade (MAHAM, ESCOTT--STUMP, 2018).

Moderadamente, a água pode e deve ser ingerida antes, durante e depois do treinamento ou da competição. É claro que, se essa ingestão não for controlada e o atleta tomar uma quantidade exagerada de líquido antes do treinamento, terá seu desempenho prejudicado (MAUGHAN, SHIRREFFS, 2015; MCARDLE, KATCH, KATCH, 2016).

Só se deve evitar a ingestão de água durante as refeições, além de meia hora antes e uma hora e meia após, evitando, assim, a dilatação do estômago e prejuízos à digestão causados pela diluição dos sucos gástricos (CUPPARI, 2014; MCARDLE, KATCH, KATCH, 2016).

COMPOSIÇÃO DA DIETA

Ao se falar na composição da dieta do atleta, os três fatores que devem ser levados em consideração são quantidade, qualidade e fase de periodização.

Quantidade

A quantidade de alimentos ingerida ao longo de um dia é expressa por meio do valor energético total (VET) da dieta.

Para o atleta em treinamento, esse VET pode ser dividido em uma média de cinco refeições diárias, cada uma delas com um percentual do total (MCARDLE, KATCH, KATCH, 2016):

- *Desjejum (café da manhã)* – 20% do VET.
- *Almoço* – 35% do VET.
- *Lanche (no meio da tarde)* – 10% do VET.
- *Jantar* – 30% do VET.
- *Ceia (antes de deitar)* – 5% do VET.

Essa não é a única divisão possível. Na verdade, o mais importante é a regularidade da distribuição ao longo do tempo. Além disso, em situações particulares, essa proporção poderá ser alterada pelo nutricionista da comissão técnica.

O cálculo do VET pode ser feito de diversas maneiras, sendo a mais acurada a descrita a seguir, em quatro passos.

Primeiro passo: cálculo do valor calórico básico

Também conhecido como consumo metabólico basal, o valor calórico básico (VCB) é calculado a partir da determinação da superfície corporal e de dados como idade e sexo, conforme apresentado nas Figuras 2 e 3, quando os resultados obtidos são lançados na fórmula (ARAGON et al., 2017; CUPPARI, 2014; MCARDLE, KATCH, KATCH, 2016):

$$\text{VCB} = \text{nível metabólico} \times \text{superfície corporal}$$

Segundo passo: cálculo do consumo energético de trabalho

Um dia normal, basicamente, será dividido em oito horas de sono, oito horas de trabalho e oito horas de atividades diversas. O consumo energético total (CET) das oito horas de sono já foi calculado no passo anterior; agora só falta determinar o consumo adicional pelas atividades exercidas nas restantes 16 horas.

TABELA 4 Necessidades diárias das principais vitaminas

Vitamina	Quantidade a ser ingerida diariamente (mg/dia)		
	Não atletas	Atletas de força e velocidade	Atletas de resistência aeróbica
A	1,5	2	2
B_2	1,5	4 a 6	6 a 10
B_3	2	3	4
C	75	100 a 200	200 a 300
D	2	2	2
E	5	7	10

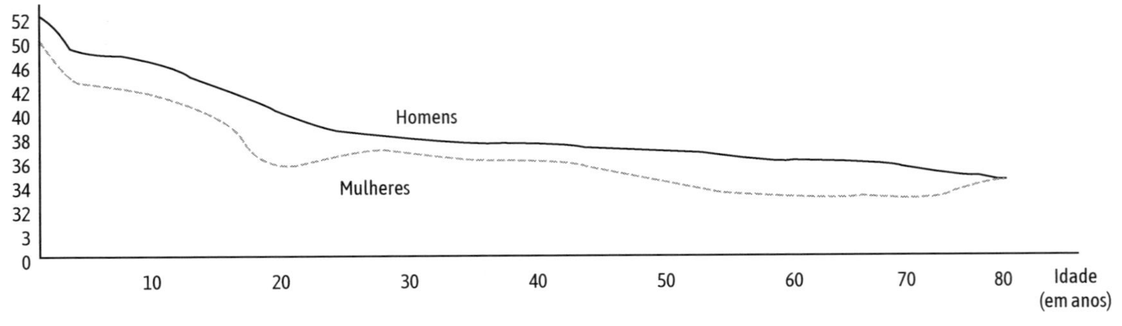

FIGURA 2 Nível metabólico basal em função do sexo e da idade.
Fonte: Katch, McArdle, 1988.

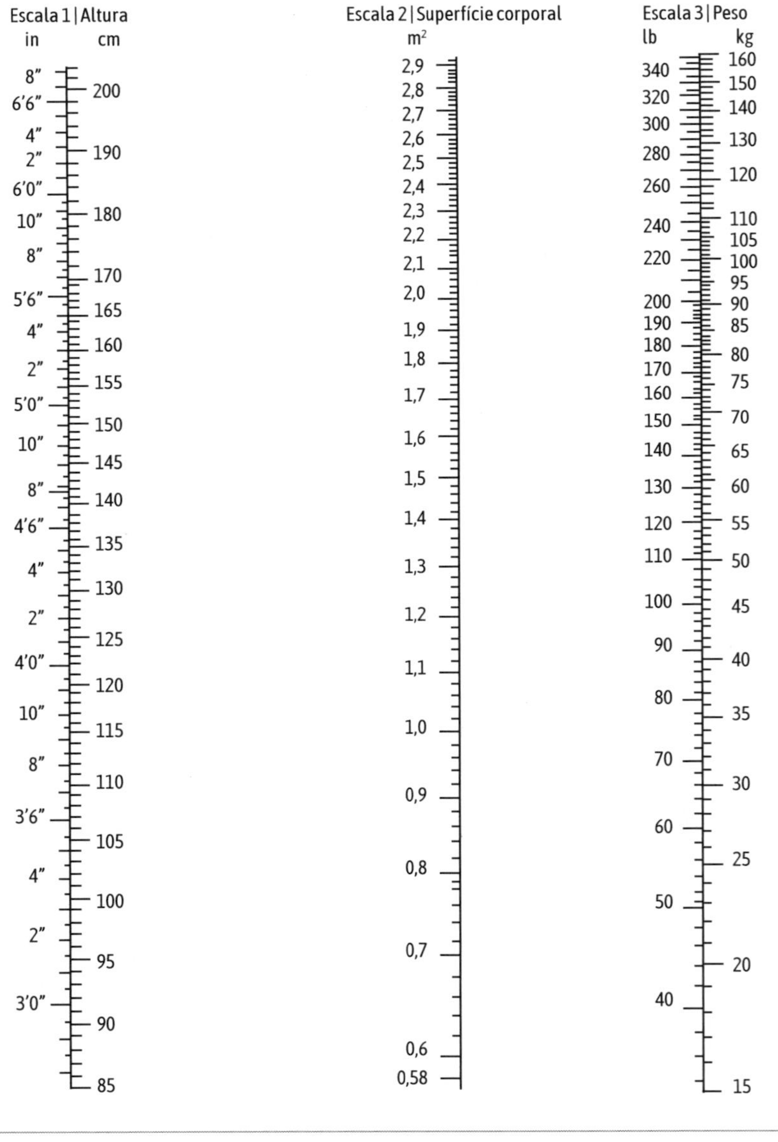

FIGURA 3 Nomograma para obtenção da superfície corporal. Por meio do cruzamento dos resultados obtidos nas escalas 1 e 2 tem-se o resultado indicado na escala 3.
Fonte: McArdle et al., 2016.

Para isso, devem ser utilizadas tabelas de consumo, como as apresentadas em Aahperd (1980), Creff e Herschberg (1983), Dantas (1984), Darden (1976, 1978), Eisenman et al. (1990), Foss e Keteyian (2000), Katch e McArdle (1988), McArdle et al. (2016) e Williams (1983).

Um meio auxiliar para esse cálculo é a planilha apresentada na Tabela 5, na qual devem ser listadas todas as atividades de um dia típico.

Terceiro passo: cálculo do valor energético total

O valor energético total (VET) é obtido por meio da fórmula:

$$VET = VCB + CET$$

Quarto passo: determinação do valor energético por refeição

Uma vez estabelecido o VET, basta aplicar as porcentagens correspondentes ao consumo de cada uma das refeições.

Qualidade

Como já foi visto, não basta fornecer ao atleta a quantidade correta de calorias, mas também os nutrientes necessários diariamente.

Inicialmente, deve-se saber que o VET deve prover:

- 10% a 15% de protídeos;
- 50% a 65% de glicídios;
- 25% a 35% de lipídios.

Como outros fatores são levados em conta (suprimento de vitaminas, sais minerais e celulose, alimentos ácidos e básicos etc.), deve-se, para simplificar o trabalho de escolha de cardápios, tomar como base os grupos de alimentos (BRASIL, 2014; MCARDLE, KATCH, KATCH, 2016) (Tabela 6).

Uma dieta deve incluir, diariamente, alimentos dos grupos I, II, III, IV, V e VI, assegurando ao organismo a reposição de toda sua demanda nutricional, dentro das porções mínimas recomendadas. Exemplo de uma dieta de, aproximadamente, 2.500 kcal:

- *Laticínios*: 4 porções (1 copo cada).
- *Carnes*: 5 (30 g).
- *Vegetais escuros ou amarelos*: 1 (1/2 copo).
- *Frutas cítricas*: 1 (1/2 copo).
- *Demais frutas e vegetais*: 2 (1/2 copo).
- *Massas*: 10 (1 fatia ou equivalente).

Como exemplo, pode-se citar um cardápio proposto pela nutricionista Eliane Bassoul Bittencourt, para uma ingestão de 4.500 kcal de valor calórico total (VCT):

- *Glicídios*: 60% do VCT.
- *Lipídios*: 25% do VCT.
- *Protídeos*: 15% do VCT.

Sendo:

- *Desjejum*: 20% do VCT.
- *Lanche*: 10% do VCT.
- *Almoço*: 35% do VCT.

TABELA 5 Planilha para cálculo do consumo energético de trabalho (CET), com exemplo do cálculo desse valor para uma atividade

Atividades					Consumo energético	
Número de ordem	Descrição	Início	Término	Duração	Atividade (cal.min^{-1})	Total (kcal)
5	Dar aulas	9 h	12 h	180 min	120	21.660 cal = 21,6 kcal

- *Jantar*: 30% do VCT.
- *Ceia*: 5% do VCT.

Atualmente, a prescrição alimentar por computador é muito empregada por meio do uso de programas nos quais constam as diversas imposições para uma alimentação adequada e em que cada indivíduo lança suas preferências de paladar e hábitos de vida. Utilizando-se essas duas fontes de informações, o programa fornece cardápios diários variados (LOURENÇO et al., 2011). A Tabela 7 apresenta um exemplo.

TABELA 6 Constituição dos grupos de alimentos

Grupo	Denominações	Equivalência aproximada	Substitutos
I	Laticínios	1 copo (170 kcal): 22 g carboidrato 8 g proteína 10 g gordura	1 copo de leite integral, ½ copo de leite evaporado, ¼ copo de iogurte
II	Carnes	30 g (75 kcal): 7 g proteína 5 g gordura	30 g carne magra, cordeiro, porco, fígado ou galinha; 30 g de peixe; 1 cachorro-quente; ¼ copo de salmão, siri ou lagosta; 5 ostras, mariscos ou camarões médios; 1 fatia de queijo; 1 ovo
III	Vegetais escuros ou amarelos	¼ copo: 3 g proteína 1 g gordura	Baixa caloria: brócolis, tomate e couve Cenoura, chicória, pimentão, espinafre, repolho
IV	Frutas cítricas	½ copo (40 kcal): 10 g carboidrato	Baixa caloria: suco de uva, morango, suco de tomate Laranja, suco de laranja, tangerina
V	Demais vegetais e frutas	½ copo: *Frutas* 10 g carboidrato 40 kcal *Vegetais* 7 g carboidrato 2 g proteína 35 kcal	Maçã, melão, goiaba, abricó, manga, nêspera, ½ banana, mamão, ameixa, pera, cereja, pêssego, figo, abacaxi, uva, melancia Baixa caloria: aspargo Cogumelo, cebola, feijão, soja
VI	Massas	1 fatia (70 kcal): 15 g carboidrato 2 g proteína	½ pão de hambúrguer, ½ copo de arroz, ½ pão de cachorro-quente, ½ copo de macarrão, 1 copo de pipoca, 2 *cream crackers*, fatia de 10 cm de *pizza*, 1 batata pequena, ½ copo de sorvete
VII	Gorduras	1 colher de chá (45 kcal): 5 g gordura	1 fatia de *bacon*; manteiga, margarina; 1 colher de sopa de creme; 1 colher de sobremesa de creme de queijo, maionese ou óleo
VIII	Açúcares	1 colher de chá (20 kcal): 5 g carboidrato	Açúcar, geleia, mel

TABELA 7 Exemplo de cardápio criado por um programa de computador

Dieta	Exemplo de cardápio
Desjejum Leite: 300 mL (1 copo grande) Açúcar: 30 g (3 colheres de chá) Pão: 50 g (1 francês) Manteiga: 10 g (2 colheres de chá) Queijo: 50 g (1 fatia média) Fruta: 150 g	Café com leite e açúcar Pão integral com manteiga e queijo 1 maçã

(continua)

TABELA 7 Exemplo de cardápio criado por um programa de computador *(continuação)*

Dieta	Exemplo de cardápio
Almoço Arroz: 240 g (6 colheres de sopa) Feijão: 240 g (2 conchas médias) Carne: 150 g Vegetal A: 100 g Vegetal B: 150 g Vegetal C: 150 g Doce de frutas: 120 g	Salada de alface, tomate, pepino e chuchu Arroz Feijão Carne ensopada com batatas Doce de goiaba
Lanche Leite: 300 mℓ (1 copo grande) Fruta: 100 g Mel: 30 g (3 colheres de chá)	Leite batido com banana e mel
Jantar Macarrão cozido: 350 g Vegetal A: 100 g Vegetal B: 150 g Frango pequeno sem osso: 150 g Fruta: 150 g Sorvete: 200 g	Salada de broto de feijão Macarrão com molho de tomate Frango assado Cenoura ensopada Sorvete com salada de frutas
Ceia Leite: 200 mL (1 copo pequeno) Açúcar: 20 g (2 colheres de chá)	Copo de leite

Fase de periodização

A fase em que se encontra a temporada de treinamento (macrociclo) é também muito importante. Basicamente, teremos quatro tipos de alimentação, cada uma delas específica para o fim a que se destina: dieta de treinamento; dieta de pré-competição; dieta de competição; e dieta de recuperação (BIESEK, ALVES, GUERRA, 2015; MCARDLE, KATCH, KATCH, 2016; JEUKENDRUP, 2017).

Dieta de treinamento

Realizada a partir do primeiro dia da fase básica do período de preparação, até 72 horas antes da competição. Visa fornecer os nutrientes necessários à demanda energética e bioquímica da atividade física, propiciando o mínimo de desgaste orgânico e a pronta recuperação (BIESEK, ALVES, GUERRA, 2015; KERKSICK et al., 2017a; MCARDLE, KATCH, KATCH, 2016).

Essa demanda energética de treinamento é atendida, quase que exclusivamente, à custa de carboidratos, o que obriga a realização de aporte extra desse nutriente. Assim, se no dia a dia o atleta consome 2.800 kcal e no treinamento consome outras 1.200 kcal, ele deve ingerir 2.800 kcal balanceadas entre lipídios, protídeos e glicídios e mais um adicional de 1.200 kcal de glicídios (MCARDLE, KATCH, KATCH, 2016; SLAVIN, CARLSON, 2014).

Em atletas que executam treinamento de alto consumo energético, o VET pode chegar a representar 4.500 kcal, distribuídas entre: 15% de protídeos, 60% de glicídios e 25% de lipídios, não se esquecendo das quatro vitaminas (A, B1, B2 e C) e dos cinco minerais essenciais (sódio, cálcio, cloro, ferro e fósforo), embora eles já devam fazer parte da dieta em quantidades suficientes (BIESEK, ALVES, GUERRA, 2015; MCARDLE, KATCH, KATCH, 2016).

Durante o período de preparação, é necessário que se mantenha um rígido controle sobre o peso do atleta, para evitar que ocorra perda ou ganho excessivo, principalmente sob a forma de gordura de depósito. Também deve ser evitada a ingestão de álcool, bebidas carbonatadas (gaseificadas), pão em excesso, conservas, carne de porco, condimentos e líquidos durante as refeições (BRASIL, 2014).

Dieta de pré-competição

Realizada de 72 horas até três horas antes da competição, deve ser leve e de alto valor calórico, predominantemente alcalina e com pouco sal, o qual é responsável por aumentar a retenção de água e de gorduras que são de difícil digestão (DUNFORD, 2012; MCARDLE, KATCH, KATCH, 2016).

Para propiciar a redução do bolo fecal e, consequentemente, possibilitar a diminuição do peso corporal e do volume abdominal nas 24 horas que antecedem a competição, deve-se evitar o aumento da ingestão de alimentos ricos em celulose, como frutas com bagaço (laranja, tangerina etc.), vegetais com sementes e com excesso de fibras de celulose, produtos integrais, pipocas, geleias, conservas etc. (BRASIL, 2014; FULLER et al., 2016; KOHN, 2016; O'GRADY, O'CONNOR, SHANAHAN, 2019).

A última refeição, realizada três horas antes da competição, será basicamente constituída de líquidos e glicídios, de maneira a possibilitar que o estômago e o intestino proximal estejam vazios na hora da atuação esportiva (DUNFORD, 2012; MCARDLE, KATCH, KATCH, 2016). Essa refeição é importante sob o ponto de vista psicológico. O atleta só deve ingerir alimentos aos quais esteja acostumado, e que o façam acreditar que são fornecedores de energia (glicose de milho, mel etc.). Caso o atleta se adapte, essa refeição pode ser líquida, preparada com base em produtos como Sustagen®, Sustacal®, Nutriment® etc. Esse tipo de refeição atende totalmente às imposições citadas.

Dieta de competição

A partir de três horas antes da competição e até seu término, só serão ministrados alimentos ao atleta se a prova for de longa duração.

Em provas que duram mais de 30 minutos deve-se reidratar o atleta nos intervalos das atuações (tentativas) ou nos intervalos dos jogos, servindo água (sem estar gelada), cloreto de sódio e aspartame de potássio (DUNFORD, 2012; OLZINSKI et al., 2019). Para se ter ideia da importância dessa reposição hidroeletrolítica, basta lembrar que um jogador de futebol chega a perder 1,8 litro de líquido orgânico no primeiro tempo de um jogo.

Em provas como a maratona, o ciclismo ou o esqui de longa distância, que produzem desgaste energético muito grande, torna-se necessário realizar reposição dos carboidratos consumidos. Para isso, deve-se associar à solução eletrolítica citada a levulose (a glicose ou a sacarose podem ser prejudiciais por provocarem a hiperinsulinemia) ou o suco de frutas (DUNFORD, 2012; MCARDLE, KATCH, KATCH, 2016; MIELGO-AYUSO et al., 2015).

Convém lembrar que o estômago só consegue esvaziar uma pequena quantidade de glicídios em um curto período. Portanto, se houver excesso de glicídios no estômago, essa velocidade será retardada, dificultando o aproveitamento do carboidrato. O mesmo acontece com o volume de líquido, pois o estômago só tem capacidade de absorver 800 ml por hora. Assim, só se devem diluir 2,0 g a 2,5 g de glicose por cada 100 ml de água (MCARDLE, KATCH, KATCH, 2016).

Dieta de recuperação

Tem como objetivo a reposição dos elementos depletados pelo esforço físico realizado, bem como facilitar a desintoxicação produzida pelos catabólitos oriundos das contrações musculares.

Logo após a prova, o atleta pode tomar 300 ml de água mineral alcalina fresca e 50 ml de leite desnatado adoçado com levulose ou dextrose.

Caso haja competição no dia seguinte, graças a massagens, oxigenação e banho, o atleta já estará em um nível fisiológico que possibilite alimentar-se novamente cerca de uma hora depois da atuação esportiva. Essa refeição deverá ser leve, mas capaz de repor os glicídios, protídeos, lipídios, sais minerais e vitaminas (principalmente a C e o complexo B) depletados durante a atuação (MCARDLE, KATCH, KATCH, 2016; ORZEŁ, KOSENDIAK, BRONKOWSKA, 2018; THOMAS, ERDMAN, BURKE, 2016).

Apesar de não sentir fome durante três ou quatro horas após a realização de um esforço intenso, o esquema de horário alimentar deve ser perturbado o mínimo possível, propiciando a pronta recuperação.

SUPERCOMPENSAÇÃO DO GLICOGÊNIO

Esse é, sem dúvida, o recurso ergogênico nutricional mais utilizado para melhora do desempenho. Baseia-se no *princípio da adaptação* e visa fornecer ao organismo condições de maior armazenamento de glicogênio (Capítulo 3, "Princípios científicos do treinamento desportivo").

Como visto no Capítulo 8 ("Treinamento cardiopulmonar"), as atuações esportivas anaeróbicas, com intensidade igual ou superior a 90% do $\dot{V}O_{2máx}$, são realizadas fundamentalmente à custa da glicólise anaeróbica, cabendo ao glicogênio e à glicose fornecerem 95% da energia disponível para o consumo.

Por outro lado, a depleção do glicogênio é proporcional ao esforço realizado. No entanto, a partir de 70% a 75% do $\dot{V}O_{2máx}$, a depleção se torna exponencial, o que acarreta a espoliação precoce desse metabólito. Essa espoliação prossegue até se chegar a uma concentração de 25 milimoles de glicogênio por quilograma de massa muscular. A partir desse ponto não se consegue manter a intensidade do esforço, caso a concentração de glicogênio continue a diminuir; é o surgimento da fadiga. As reservas de glicogênio totalizam 94% nos músculos e 6% no fígado.

Portanto, se o atleta tiver mais reservas de glicogênio disponíveis, ele retardará a fadiga, podendo realizar exercícios mais intensos (maiores porcentagens de utilização do $\dot{V}O_{2máx}$) durante um período maior. A supercompensação visa alcançar esse objetivo por intermédio de dois regimes: o primeiro, de depleção; e o segundo, de reposição do glicogênio (Tabela 8). Com o esquema de trabalho-alimentação mostrado na tabela, conseguem-se níveis de glicogênio muscular que chegam a 220 milimoles por quilograma de massa muscular, em vez dos 55 milimoles obtidos com os esquemas tradicionais de supercompensação do glicogênio com duração de quatro dias. Vandenberghe et al. (1995) sugerem que 80% do VCT, nos três dias que antecedem a competição, devem ser proporcionados pelos carboidratos.

O segredo do mecanismo de supercompensação é sobrecarregar o músculo com exercícios extenuantes e dieta pobre em glicogênio, porém rica em proteínas e gorduras, o que provoca a mobilização da enzima glicogênio-sintetase, principalmente em sua forma D, em virtude da falta de glicose-6-fosfato (G6P). Quando se aumenta a oferta de glicogênio simultaneamente à diminuição do exercício e ao aumento da ingestão, durante alguns dias esse desequilíbrio entre as formas I e D da enzima glicogênio-sintetase provoca a "saturação" do músculo com glicogênio (ALGHANNAM, GONZALEZ, BETTS, 2018; HEARRIS et al., 2018).

Como exemplo, apresenta-se a seguir uma dieta típica de cada regime.

Dieta mista

- *Desjejum*: 1/2 copo de suco de laranja, 2 ovos, quantidades livres de queijo ou presunto, 1 fatia fina de pão integral, 2 colheres de leite integral.
- *Almoço e jantar*: 1/2 copo de suco de tomate, mais de 180 g de peixe, ave ou fígado, salada mista verde, molho para salada à vontade, 1 copo de leite integral, gelatina dietética (sem açúcar).
- *Lanches*: 1 fatia de pão integral, requeijão, amendoins, limonada com adoçante.

Dieta de alto teor (energética e rica em carboidratos)

- *Desjejum*: 1 copo de leite, 2 xícaras de cereais, 2 ovos quentes, 2 a 4 fatias de pão integral, 2 colheres de chá de manteiga, 3 fatias de queijo, achocolatado em pó à vontade.
- *Almoço e jantar*: creme de aspargos ou de milho, mais de 180 g de peixe, ave ou fígado, 2 colheres de sopa de arroz, 2 colheres de sopa de feijão, 1 *milk-shake* de chocolate, 4 batatas, 1 copo de sorvete.
- *Lanches*: 2 maçãs ou 1 banana, 1 *milk-shake* ou vitamina, 1 fatia de bolo.

Em uma rápida pesquisa na internet é possível verificar o valor nutricional dos alimentos mais usuais, o que facilitará sobremodo a atividade do treinador ou preparador físico que se encontra na incumbência de prescrever a alimentação para seus atletas.

Na Tabela 9 é descrito um exemplo (ginástica artística feminina) de ficha de orientação alimentar que pode ser distribuída aos atletas.

TABELA 8 Esquema de supercompensação do glicogênio

Período	Dias	Dieta	Atividade
Depleção	D+6	Dieta mista 50% do total de calorias do VCT são fornecidos pelos carboidratos	90 min de exercício a 75% do $\dot{V}O_{2máx}$
	D+5		40 min de exercício a 75% do $\dot{V}O_{2máx}$
	D+4		40 min de exercício a 75% do $\dot{V}O_{2máx}$
Reposição	D+3	Dieta de alto valor 70% do total de calorias do VCT são fornecidos pelos carboidratos	20 min de exercício a 75% do $\dot{V}O_{2máx}$
	D+2		20 min de exercício a 75% do $\dot{V}O_{2máx}$
	D+1		Repouso ou atividades de consumo inferior a 70% do $\dot{V}O_{2máx}$
	D		Competição

TABELA 9 Regime alimentar: cardápio padrão (baixa caloria – equilíbrio de nutrientes)

Refeição	Alimentos	Quantidade	Medidas práticas	Substituições permitidas
Desjejum	Chá	–	À vontade	Café, mate
	Leite	200 mL	1 copo	Coalhada, leite em pó integral
	Pão	25 g	½ pãozinho	1 porção do Grupo F
	Manteiga	10 g	2 colheres de chá	Margarina
	Laranja	100 g	1 (tamanho médio)	1 porção do Grupo E
	Açúcar	15 g	3 colheres de chá	Mel, glicose de milho
Colação	Laranja	100 g	1 (tamanho médio)	1 porção do Grupo E
Almoço	Arroz	20 g	2 colheres de sopa	¾ porção do Grupo C
	Carne	100 g	1 porção média	1 porção do Grupo D
	Ovo	50 g	1	½ porção do Grupo D
	Cenoura	80 g	1 (tamanho médio)	1 porção do Grupo B
	Alface	50 g	1 prato de sobremesa	½ porção do Grupo A
	Tomate	75 g	1 ½ (tamanho médio)	¾ porção do Grupo A
	Mamão	75 g	1 fatia (tamanho médio)	1 porção do Grupo E
	Óleo	10 g	1 colher de sopa	Algodão, soja, milho, oliva
Jantar	Arroz	20 g	2 colheres de sopa	¾ porção do Grupo C
	Carne	100 g	1 porção média	1 porção do Grupo D
	Ovo	50 g	1	½ porção do Grupo D
	Vagem	80 g	1 pires de café	1 porção do Grupo B
	Pepino	75 g	½ (tamanho médio)	½ porção do Grupo A
	Tomate	75 g	1 ½ (tamanho médio)	¾ porção do Grupo A
	Abacaxi	80 g	1 fatia média	1 porção do Grupo E
	Óleo	10 g	1 colher de sopa	Algodão, soja, milho, oliva
Ceia	Chá	–	À vontade	Café, mate
	Pão	25 g	½ pãozinho	1 porção do Grupo F
	Manteiga	5 g	1 colher de chá	Margarina

Confederação Brasileira de Ginástica, Projeto Medalha de Ouro – Ginástica artística feminina.

Observações:

- Na ceia, o pão e a manteiga podem ser substituídos por um iogurte natural, uma taça de gelatina ou meio copo de suco (grupo E).
- Os líquidos devem ser ingeridos meia hora antes das refeições ou uma hora depois.
- Uma das grandes vantagens dos pratos frios é a maior possibilidade de conservação das vitaminas.
- As frutas podem ser transformadas em sucos de frutas, desde que as quantidades determinadas sejam sempre mantidas.
- No jantar, um prato de sopa pode substituir a carne, os legumes e as verduras, mantendo-se sempre as quantidades básicas para cada alimento.
- É importante anotar, diariamente, os alimentos rejeitados e os excessos alimentares porventura cometidos.
- No desjejum, o leite e as frutas podem ser transformados em vitaminas, respeitando-se as quantidades determinadas para cada alimentação; o pão e a laranja podem ser substituídos por banana e aveia (obedecendo-se as quantidades previstas) e o açúcar pode ser substituído por glicose de milho.

As Tabelas 10 a 15 apresentam relações com alguns alimentos que podem substituir os do cardápio padrão.

TABELA 10 Grupo A – legumes e verduras

	Alimento	Quantidade permitida	Equivalência
Grupo A Legumes e verduras	Acelga (picada)	100 g	1 prato de sobremesa
	Aipo	100 g	1 prato de sobremesa
	Agrião	100 g	1 prato raso (cheio)
	Alface	120 g	1 prato raso (cheio)
	Almeirão (picado)	150 g	1 prato raso (cheio)
	Aspargo enlatado	120 g	1 prato de sobremesa
	Aspargo fresco (picado)	100 g	1 prato de sobremesa
	Berinjela	80 g	½ (tamanho médio)
	Brócolis (picado)	60 g	1 pires de chá
	Chicória (picada)	100 g	1 prato de sobremesa
	Couve (picada)	100 g	1 prato de sopa
	Couve-flor	80 g	1 pires de chá
	Espinafre	100 g	1 prato de sobremesa
	Mostarda (picada)	80 g	1 prato raso
	Nabo	60 g	2 (tamanho médio)
	Pepino	150 g	1 (tamanho pequeno)
	Rabanete	100 g	5 (tamanho médio)
	Repolho (picado)	80 g	1 prato de sobremesa
	Tomate	100 g	2 (tamanho médio)

TABELA 11 Grupo B – legumes e verduras

	Alimento	Quantidade permitida	Equivalência
Grupo B Verduras e legumes	Cenoura	80 g	1 (tamanho médio)
	Ervilha enlatada	60 g	3 colheres de sopa
	Ervilha fresca	30 g	2 colheres de sopa
	Inhame	50 g	1 (tamanho pequeno)
	Palmito enlatado	130 g	1 prato de sobremesa
	Pimentão	120 g	2 (tamanho médio)
	Palmito fresco	80 g	1 pires de chá (cheio)
	Quiabo	100 g	1 pires de chá
	Vagem	80 g	1 pires de café
	Chuchu	100 g	½ (tamanho médio)
	Abóbora (picada)	100 g	1 pires de chá
	Abobrinha (picada)	100 g	1 pires de chá
	Alcachofra	50 g	1 (tamanho médio)
	Alho-poró	80 g	1 (tamanho grande)
	Berinjela	120 g	1 (tamanho pequeno)
	Beterraba	80 g	1 (tamanho pequeno)

TABELA 12 Grupo C – farináceos

	Alimento	Quantidade permitida	Equivalência
Grupo C Farináceos	Arroz	30 g	3 colheres rasas de sopa
	Batata-doce	80 g	1 (tamanho pequeno)
	Batata-inglesa	120 g	2 (tamanho médio)
	Cará	150 g	1 (tamanho médio)
	Ervilha seca	30 g	3 colheres rasas de sopa
	Farinha de mandioca	30 g	3 colheres de sopa
	Farinha de milho	30 g	3 colheres rasas de sopa
	Farinha de trigo	30 g	3 colheres de sopa
	Feijão	30 g	2 colheres rasas de sopa
	Fubá	30 g	3 colheres rasas de sopa
	Grão-de-bico	30 g	2 colheres rasas de sopa
	Lentilha	30 g	3 colheres rasas de sopa
	Macarrão	25 g	2 colheres rasas de sopa
	Mandioca	90 g	1 pedaço pequeno
	Pão	40 g	1 pãozinho pequeno

TABELA 13 Grupo D – carnes e substituições

	Alimento	Quantidade permitida	Equivalência
Grupo D Carnes e substituições	Carne de vaca	100 g	1 porção média
	Carne-seca	60 g	1 porção média
	Coração	150 g	1 porção grande
	Dobradinha	100 g	1 pires de chá
	Fígado	120 g	1 bife grande
	Língua	80 g	1 pedaço (tamanho médio)
	Miolo	120 g	½ (tamanho médio)
	Músculo	200 g	1 porção média
	Rim	100 g	½ (tamanho médio)
	Carne de porco	80 g	1 pedaço (tamanho médio)
	Salsicha	60 g	2 (tamanho médio)
	Galinha	100 g	1 coxa e antecoxa
	Ovo	100 g	2 unidades
	Queijo	40 g	1 fatia (tamanho médio)
	Camarão fresco	150 g	1 prato de sobremesa
	Bacalhau	200 g	1 porção média
	Dourado	190 g	1 fatia (tamanho médio)
	Garoupa	180 g	1 porção média
	Pescadinha	170 g	2 filés (tamanho médio)
	Robalo	200 g	1 porção média
	Sardinha fresca	120 g	3 (tamanho médio)
	Sardinha em óleo	45 g	1
	Sardinha em tomate	90 g	2
	Tainha	90 g	1 porção pequena
	Corvina	170 g	1 porção média

TABELA 14 Grupo E – frutas

	Alimento	Quantidade permitida	Equivalência
Grupo E Frutas	Abacaxi	80 g	1 fatia (tamanho médio)
	Abacaxi (suco)	100 g	½ copo
	Ameixa-amarela	80 g	3 (tamanho médio)
	Ameixa-vermelha	120 g	1 (tamanho grande)
	Banana	50 g	1 (tamanho médio)
	Caju	150 g	3 (tamanho pequeno)
	Caqui	80 g	1 (tamanho médio)
	Cereja	70 g	3 (tamanho médio)
	Figo	60 g	1 (tamanho médio)
	Fruta-do-conde	80 g	1 (tamanho médio)
	Goiaba	70 g	1 (tamanho pequeno)
	Jabuticaba	100 g	1 pires de chá
	Jaca	100 g	1 pedaço pequeno
	Laranja	100 g	1 (tamanho médio)
	Laranja (suco)	100 g	½ copo
	Maçã	80 g	1 (tamanho médio para grande)
	Mamão	75 g	1 fatia (tamanho médio)
	Maracujá	100 g	2 (tamanho médio)
	Melancia	150 g	1 fatia (tamanho grande)
	Melão	200 g	1 fatia (tamanho médio)
	Morango	120 g	1 pires de chá
	Pera	70 g	½ (tamanho médio)
	Pêssego	100 g	2 (tamanho médio)
	Tangerina	100 g	1 (tamanho médio)
	Uva	70 g	1 cacho (tamanho médio)

TABELA 15 Grupo F – cereais

	Alimento	Quantidade permitida	Equivalência
Grupo F Cereais	Aveia	20 g	3 colheres rasas de sopa
	Cream cracker	15 g	3 biscoitos
	Maisena	20 g	3 colheres rasas de sopa
	Pão	25 g	½ pãozinho
	Pão de glúten	25 g	1 fatia e meia
	Pão de centeio	30 g	1 fatia e meia
	Torrada salgada	15 g	1 pires de chá

AUTOAVALIAÇÃO

1. Quais são as três funções dos nutrientes?
2. De acordo com sua natureza, quais são as seis categorias em que se dividem os nutrientes?
3. Qual a função dos sais minerais?
4. Qual a importância das vitaminas na dieta do atleta?
5. O que é o valor energético total (VET)?
6. Como se calcula o VET?
7. Qual a maneira ideal de dividir o VET na dieta diária?

8. Qual a proporção adequada de nutrientes que o VET deve conter?
9. Como varia a dieta ao longo da periodização?
10. O que é a supercompensação de glicogênio? Para que atleta deve ser utilizada?

REFERÊNCIAS

1. AAHPERD. *Nutrition for athletes*: a handbook for coaches. Virginia, Amer Alliance for Health Physical, 1980.
2. ABESO. Diretrizes Brasileiras de Obesidade [*on-line*]. 2016. Disponível em: https://abeso.org.br/diretrizes; acesso em: 16 abr. 2021.
3. ALGHANNAM, A.F.; GONZALEZ, J.T.; BETTS, J.A. Restoration of muscle glycogen and functional capacity: Role of post-exercise carbohydrate and protein co-ingestion. *Nutrients*, v. 10, n. 2, p. 53, 2018.
4. ARAGON, A.A.; et al. International society of sports nutrition position stand: diets and body composition. *Journal of the International Society of Sports Nutrition*, v. 14, p. 16, 2017.
5. BACKX, E.M.P.; et al. The impact of 1-year Vitamin D supplementation on Vitamin D status in athletes: A dose-response study. *European Journal of Clinical Nutrition*, v. 70, n. 9, p. 1009-14, 2016.
6. BIESEK, S.; ALVES, L.A.; GUERRA, I. *Estratégias de nutrição e suplementação no esporte*. 3.ed. Barueri, Manole, 2015.
7. BRASIL. *Guia alimentar para a população brasileira*. 2.ed. Brasília, Ministério da Saúde, 2014.
8. CERDÓ, T.; DIÉGUEZ, E.; CAMPOY, C. Infant growth, neurodevelopment and gut microbiota during infancy: Which nutrients are crucial? *Current Opinion in Clinical Nutrition and Metabolic Care*, v. 22, n. 6, p. 434-41, 2019.
9. CREFF, A.F.; HERSCHBERG, A.D. *Manual de obesidade*. São Paulo, Masson, 1983.
10. CUPPARI, L. *Guia de nutrição*: clínica no adulto. 3.ed. Barueri, Manole, 2014.
11. DANTAS, E.H.M. Obesidade e emagrecimento. *Sprint*, v. 2, n. 4, p. 160-73, 1984.
12. DARDEN, E. *Nutrition and athletic performance*. California, Athletic Press, 1976.
13. DARDEN, E. *Nutrition for athletes*. Florida, Anna, 1978.
14. DUNFORD, M. *Fundamentos de nutrição no exercício*. Barueri, Manole, 2012.
15. EISENMAN, P.A.; JOHNSON, S.C.; BENSON, J.E. *Coaches guide to nutrition and weight control*. New York, Leisure Press, 1990.
16. FIELD, C.J.; ROBINSON, L. Dietary Fats. *Advances in Nutrition*, v. 10, n. 4, p. 722-4, 2019.
17. FOSS, M.L.; KETEYIAN, S.J. *Bases fisiológicas do exercício e do esporte*. 6.ed. Rio de Janeiro, Guanabara Koogan, 2000.
18. FULLER, S.; et al., New horizons for the study of dietary fiber and health: a review. *Plant Foods for Human Nutrition*, v. 71, n. 1, p. 1-12, 2016.
19. HEARRIS, M.A.; Regulation of muscle glycogen metabolism during exercise: implications for endurance performance and training adaptations. *Nutrients*, v. 10, n. 3, p. 298, 2018.
20. JEUKENDRUP, A.E. Periodized nutrition for athletes. *Sports Medicine*, v. 47, n. Suppl 1, p. 51-63, 2017.
21. LOURENÇO, P.K.A.C.; et al., Comparação de três programas computacionais utilizados na avaliação de recordatórios alimentares 24 horas. *Journal of Health Informatics*, v. 3, n. 1, p. 13-8, 2011.
22. KATCH, F.I.; McARDLE, W.D. *Nutrition, weight control, and exercise*. 3.ed. New York, Lea & Febiger, 1988.
23. KERKSICK, C.M.; et al. International society of sports nutrition position stand: nutrient timing. *Journal of the International Society of Sports Nutrition*, v. 14, n. 1, p. 1-21, 2017.
24. KOHN, J.B. Is dietary fiber considered an essential nutrient? *Journal of the Academy of Nutrition and Dietetics*, v. 116, n. 2, p. 360, 2016.
25. MAHAM, L.; ESCOTT-STUMP, K.S. *Alimentos, nutrição e dietoterapia*. 14.ed. Rio de Janeiro, Elsevier, 2018.
26. MAUGHAN, R.J.; SHIRREFFS, S.M. Exercise and sports. *World Review of Nutrition and Dietetics*, v. 111, p. 71-5, 2015.
27. MCARDLE, W.D.; KATCH, F.I.; KATCH, V.I. *Fisiologia do exercício*: nutrição, energia e desempenho humano. 8.ed. Rio de Janeiro, Guanabara Koogan, 2016.
28. MCCLUNG, J.P. Iron, zinc, and physical performance. *Biological Trace Element Research*, v. 188, p. 135-9, 2019.
29. MIELGO-AYUSO, J.; et al. Evaluation of nutritional status and energy expenditure in athletes. *Nutrición Hospitalaria*, v. 31, n. Suppl 3, p. 227-36, 2015.
30. O'GRADY, J.; O'CONNOR, E.M.; SHANAHAN, F. Review article: dietary fibre in the era of microbiome science. *Alimentary Pharmacology and Therapeutics*, v. 49, n. 5, p. 506-15, 2019.
31. OLZINSKI, S.; et al. Hydration status and fluid needs of division i female collegiate athletes exercising indoors and outdoors. *Sports (Basel)*, v. 7, n. 7, p. 155, 2019.
32. ORZEŁ, D.; KOSENDIAK, A.; BRONKOWSKA, M. Comparison of vegetables and fruit consumption frequency by athletes before and after marathon. *Roczniki Panstwowego Zakladu Higieny*, v. 69, n. 3, p. 267-72, 2018.
33. OWENS, D.J.; ALLISON, R.; CLOSE, G.L. Vitamin D and the athlete: current perspectives and new challenges. *Sports Medicine*, v. 48, n. Suppl 1, p. 3-16, 2018.
34. PANCHAL, S.K.; WANYONYI, S.; BROWN, L. Selenium, vanadium, and chromium as micronutrients to improve metabolic syndrome. *Current Hypertension Reports*, v. 19, n. 3, p. 10, 2017.
35. SLAVIN, J.; CARLSON, J. Carbohydrates. *Advances in Nutrition*, v. 5, n. 6, p. 760-1, 2014.
36. THOMAS, D.T.; ERDMAN, K.A.; BURKE, L.M. Position of the Academy of Nutrition and Dietetics, Dietitians of Canada, and the American College of Sports Medicine: nutrition and athletic performance. *Journal of the Academy of Nutrition and Dietetics*, v. 116, n. 3, p. 501-28, 2016.
37. VANDENBERGHE, K.; et al. No effect of glycogen level on glycogen metabolism during high intensity exercise. *Medicine and Science in Sports and Exercise*, v. 27, n. 9, p. 1278-83, 1995.
38. WILLIAMS, M.H. *Ergogenic AIDS in sport*. Champaign, Human Kinetics, 1983.

CAPÍTULO 21

Recursos ergogênicos

Estélio Henrique Martin Dantas
Letícia Azen Alves Coutinho
Paula Viana Lemos de Abreu
Raphael Caruso Barbosa
Carlos Alberto Sposito de Araujo

OBJETIVOS DE ESTUDO

- Compreender o que é suplementação.
- Entender a ação dos recursos ergogênicos lícitos, sua posologia e utilização.
- Diferenciar os distintos efeitos dos suplementos sobre o rendimento esportivo.

INTRODUÇÃO

Há dois importantes fatores para o sucesso atlético: a genética e o treinamento. Em certos níveis de competição os participantes, em geral, possuem habilidades atléticas genéticas similares e, se estiverem expostos aos mesmos métodos de treinamento, tornam-se bastante nivelados. Portanto, muitos atletas vivem em busca de meios que possam levá-los a uma pequena melhora do rendimento diante de seus oponentes. Para isso, duas estratégias têm sido sugeridas: dieta adequada e utilização de recursos ergogênicos.

O termo *ergogênico* significa substâncias ou artifícios adotados visando à melhora do desempenho, sendo derivado de duas palavras gregas: *ergon*, trabalho, e *gennan*, produção (WILLIAMS, 1998). No contexto de crescente competitividade, há muitos suplementos sendo comercializados com variados propósitos ergogênicos. O objetivo da maioria deles é aumentar o desempenho por meio da intensificação da potência física (produção de energia), da força mental (controle da energia) ou do limite mecânico (eficiência energética) e, dessa maneira, prevenir ou retardar o início da fadiga. Todavia, a suplementação alimentar continua sendo palco de uma grande controvérsia científica e a contenda entre seus antagonistas e defensores está longe de terminar. Além disso, torna-se importante discernir algumas afirmações veiculadas pela mídia e redes sociais, uma vez que se percebe que as pessoas estão a cada dia mais sugestionadas ao uso de produtos com efeitos redundantes e/ou de má qualidade e/ou sem um efeito comprovado por estudos científicos.

IMPORTÂNCIA DA SUPLEMENTAÇÃO

O aspecto fisiológico e bioquímico de organismos vivos apresenta muitas interações e nenhuma acontece de modo isolado. Uma programação que se proponha a provocar alterações morfológicas e aumento de desempenho precisa considerar todas essas facetas. O desempenho atlético é influenciado e influencia, pelo menos, sete fatores interligados:

1. a genética;
2. a dieta;
3. o treino;
4. a capacidade de trabalho;
5. a recuperação;
6. o equilíbrio emocional;
7. e, como resultado, o impulso anabólico.

Esses componentes funcionam como partes de uma tubulação, na qual o máximo de *volume* que pode passar é equivalente à capacidade de sua menor parte. Portanto, não adianta maximizar um componente, como o treinamento, enquanto outros impedem o adequado *fluxo* na tubulação. Todos esses componentes são influenciados, direta ou indiretamente, pela dieta. A suplementação é uma de suas categorias.

Os ergogênicos podem ter cinco tipos de ajuda:

- nutricional;
- farmacológica;
- fisiológica;
- psicológica; e
- biomecânica.

ERGOGÊNICOS NUTRICIONAIS

Os ergogênicos nutricionais servem, principalmente, para o aumento do tecido muscular, a oferta e a produção de energia para o músculo, a diminuição da fadiga, o *aumento do alerta mental*, a redução de gordura corporal, a diminuição na produção e a aceleração da remoção de metabólitos tóxicos do músculo. Discute-se muito sobre o que deve ser uma dosagem adequada para as diversas finalidades. Além disso, as necessidades de nutrientes dependem de condições metabólicas, meio ambiente, genética, exercício, gravidez, crescimento, entre outras (SALZANO JR., 2003).

Neste capítulo será dada ênfase aos recursos ergogênicos nutricionais mais utilizados e/ou questionados nos últimos tempos, os quais devem ser adotados em combinação com dieta e treinamento, para os efeitos específicos que se deseje obter. Uma dieta hipocalórica, por exemplo, associada a treinamento e uso de cafeína tem por finalidade a redução de gordura corporal. Já a suplementação de creatina e o treinamento de força em conjunto objetivam maximizar o desempenho muscular.

Recentemente foram publicadas algumas revisões sobre os principais recursos ergogênicos nutricionais, nas quais eles são categorizados em níveis de evidência científica e segurança. Conforme podemos observar na Tabela 1, os autores não chegam a um consenso no que se refere a todas as substâncias. Porém, em linhas gerais, pode-se perceber uma direção quanto à orientação das substâncias que deveriam ser priorizadas para melhora da *performance* (CLOSE et al., 2016; KERKSICK et al., 2018), aumento da força e/ou da massa muscular (CLO-

TABELA 1 Alguns recursos ergogênicos nutricionais agrupados de acordo com o nível de evidência científica

Efeitos ergogênicos esperados	Forte evidência científica	Evidência científica moderada ou emergente	Escassa evidência científica, alto risco de contaminação e/ou proibido pela WADA(*) com base na interpretação dos autores e da literatura atual existente
Endurance/Performance	Cafeína Suplementos energéticos Alanina Suco de beterraba Bicarbonato de sódio Antioxidantes Creatina Água + suplementos hidroeletrolíticos	Taurina Suco de cereja Carnitina BCAA Citrulina Glicerol HMB Nitratos Quercitina Taurina Carboidrato + proteína no pós-treino	Efedrina Citrulina malato Arginina Sinefrina Carnitina Glutamina TCM Ribose
Força/Ganho de massa magra	Creatina Suplementos proteicos HMB	BCAA ATP Ácido fosfatídico	ZMA Colostro Arginina Cromo CLA Glutamina *Tribulus Terrestris*
Saúde	Probióticos Suplementos hidroeletrolíticos Vitamina D	Vitamina C Glucosamina Quercetina Glutamina Colágeno Óleo de peixe	Magnésio

(*) WADA: Word Antidoping Agency.
Fonte: adaptada de Close et al., 2016; Kerksick et al., 2018.

SE et al., 2016; KERKSICK et al., 2018) e melhora da saúde (CLOSE et al., 2016).

Regulamentação brasileira para os recursos ergogênicos nutricionais

No dia 27/4/2010 foi publicada pela Agência Nacional de Vigilância Sanitária – Anvisa a Resolução n. 18 que aprova o regulamento técnico sobre *Alimentos para atletas* (MS, 2010), os quais passaram a ser classificados em: suplemento hidroeletrolítico para atletas, suplemento energético para atletas, suplemento proteico para atletas, suplemento para substituição parcial de refeições de atletas, suplemento de creatina para atletas e suplemento de cafeína para atletas.

Aminoácidos de cadeia ramificada (BCAA)

Os aminoácidos de cadeia ramificada, popularmente conhecidos como BCAA, sigla derivada de sua designação em inglês *Branched Chain Amino Acids,* compreendem três aminoácidos essenciais: leucina, isoleucina e valina. Eles precisam ser supridos dieteticamente, correspondendo a 40% das necessidades diárias de aminoácidos essenciais, e são encontrados, sobretudo, em fontes proteicas de origem animal (HENDLER, 2001).

Após sua ingestão, os BCAA são absorvidos no intestino por meio do transporte ativo sódio-dependente e transportados até o fígado. Entretanto, ao contrário dos outros aminoácidos essenciais, para sua total degradação eles também necessitam da cooperação de tecidos extra-hepáticos, com destaque para o músculo esquelético.

Entre as suas principais funções biológicas destacam-se: são utilizados como substrato para a síntese proteica; atuam como importante fonte de energia para o músculo esquelético durante períodos de estresse metabólico e são doadores de sua cadeia carbônica para síntese de outros aminoácidos (exemplos, glutamina e alanina) (ROSSI, TIRAPEGUI, 2005; CARLI et al., 1992).

Apelos ergogênicos

Alguns efeitos da suplementação com BCAA têm sido sugeridos:

- Contribui para um maior estímulo à hipertrofia muscular (CARLI et al., 1992; DUDGEON et al., 2016; JACKMAN et al., 2017).
- Possui ação anticatabólica (BLOMSTRAND, SALTIN, 2001).
- Retarda a fadiga central (BLOMSTRAND et al., 1991; BLOMSTRAND et al., 1997).
- Melhora o desempenho (MADSEN et al., 1996).
- Poupa os estoques de glicogênio muscular (BLOMSTRAND, SALTIN, 2001).
- Aumenta os níveis plasmáticos de glutamina após exercício intenso (BLOMSTRAND, SALTIN, 2001; BASSIT et al., 2000), podendo fortalecer o sistema imunológico.
- Atenua o dano muscular (GREER et al., 2007; HOWATSON et al., 2012).
- Reduz a dor e melhora a recuperação após treino excêntrico (HOWATSON et al., 2012).

Carli et al. (1992) realizaram investigação com o objetivo de avaliar os possíveis efeitos dos BCAA na resposta endócrina em corridas contínuas de uma hora. Para isso, 14 corredores de longa distância realizaram testes (corridas de uma hora) com uma semana de intervalo. Antes de cada teste os atletas receberam 10 g de BCAA ou placebo. Ao final, observou-se que a ingestão de BCAA promoveu aumento da liberação de testosterona após o exercício. O resultado desse estudo fez com que muitos passassem a usar essa suplementação como auxílio no ganho de massa muscular.

Além de estar relacionada à melhor síntese proteica, outras pesquisas têm demonstrado que a suplementação com BCAA pode inibir o catabolismo proteico durante e após o exercício (BLOMSTRAND, SALTIN, 2001). Alguns autores sugerem que os aminoácidos essenciais são os principais reguladores da síntese de proteína muscular, ao contrário dos aminoácidos não essenciais (SMITH et al., 1998), e que os BCAA, particularmente a leucina, parecem ser os mais importantes (KIMBAL, JEFFERSON, 2002). Entretanto, segundo Rennie et al. (2006), estudos têm tentado provar a ideia de que um único aminoácido essencial, no caso a leucina, poderia estimular a síntese de proteína muscular na ausência de outros tantos aminoácidos, mas a maioria deles foi realizada com animais, não havendo ainda estudos em humanos para comprovar essa teoria.

A suplementação com os BCAA também tem sido estudada há muitos anos por causa do papel desses aminoácidos na instalação do quadro de fadiga central durante o exercício prolongado, uma vez que a menor concentração plasmática de BCAA favorece a entrada do triptofano livre no sistema nervoso central, levando à geração de 5-hidroxi-triptamina, precursor da serotonina, um neurotransmissor envolvido com sintomas clássicos da fadiga central. Essa hipótese foi inicialmente levantada por Blomstrand et al. (1991), que realizaram uma pesquisa na qual 25 homens receberam 7,5 g de BCAA durante uma corrida *cross-country* de 30 km ou 16 g de BCAA durante uma maratona de 42,2 km. Eles observaram que a suplementação com BCAA melhorou o desempenho mental e físico, principalmente dos corredores mais lentos, em comparação com os mais rápidos. Mais tarde, esses mesmos autores confirmaram a teoria de que a suplementação com BCAA diminui a fadiga central durante o exercício realizado em bicicleta ergométrica a 70% do $\dot{V}O_{2máx}$, durante 60 minutos. Entretanto, quando os mesmos indivíduos eram orientados a se exercitar em esforço máximo, durante 20 minutos, não foram detectados efeitos significativos da suplementação com BCAA (BLOMSTRAND et al., 1997).

Em 1998, Mittleman et al. verificaram que a suplementação com BCAA retardou a fadiga, melhorando o rendimento de homens e mulheres durante exercício realizado sob elevada temperatura (34,4°C ou mais).

Não há evidências de que a suplementação com BCAA exerça efeito significativo sobre o desempenho físico, uma vez que os resultados das pesquisas são conflitantes. Estudo realizado com ciclistas bem treinados, que pedalaram 100 km, em três situações (ingerindo glicose, glicose + BCAA ou placebo) separadas por um intervalo de sete dias, mostrou que a solução contendo BCAA + glicose não promoveu melhora significativa do desempenho quando comparada à solução contendo apenas glicose. Entretanto, as duas situações foram mais favoráveis que a não suplementação (placebo) (MADSEN et al., 1996). Esses resultados confirmaram o que já havia sido verificado por Blomstrand et al. (1995). Além disso, na pesquisa realizada por Blomstrand e Saltin (2001), mediante a suplementação com BCAA (100 mg/kg), observou-se tendência à menor depleção de glicogênio, independentemente de os estoques pré-exercício estarem normais ou reduzidos. Porém, as diferenças não foram estatisticamente significativas, o que os levou a concluir que os BCAA exercem pouco efeito sobre o metabolismo dos carboidratos.

Exercícios prolongados causam redução na defesa imunológica do organismo, e esse efeito parece estar associado à diminuição plasmática de glutamina pós-exercício. Uma alternativa de suplementação, a fim de reverter a diminuição da concentração de glutamina e, em consequência, a incidência de infecções, seria a oferta de BCAA, uma vez que servem de substrato para a síntese desse aminoácido. Blomstrand et al. (1995) verificaram que a suplementação com BCAA promoveu aumento significativo nos níveis plasmáticos de glutamina durante a recuperação pós-exercício, mas esses resultados não foram confirmados por Blomstrand e Saltin (2001).

Doses recomendadas

Em geral, as doses recomendadas giram em torno de 77 a 100 mg/kg (BLOMSTRAND, SALTIN, 2001; BLOMSTRAND et al., 1997). Rasmussen et al. (2016) sugeriram que 500 mg/kg de peso seria a dose segura. Entretanto, tem-se observado que alguns estudos vêm aumentando as doses suplementadas. Um deles foi o conduzido por Howatson et al. (2012), no qual 12 jogadores de futebol americano ou rúgbi (23 ± 2 anos; 178,3 ± 3,6 cm; 79,6 ± 8,4 kg) suplementaram com placebo (n = 6) ou 60 g de BCAA (n = 6) (10 g, duas vezes ao dia – manhã e noite –, adicionados de mais 20 g uma hora antes e 20 g imediatamente após teste indutor de lesão).

Possíveis efeitos adversos

Segundo Williams (1998), altas doses (acima de 20 g/dia) poderiam provocar transtornos gastrintestinais, como diarreia, além de comprometer a absorção de outros aminoácidos.

Beta-alanina

A beta-alanina tem sido um suplemento nutricional bastante usado para retardo da fadiga. Quando ingerida, liga-se à histidina no músculo esquelético, formando carnosina. Esse processo aumenta a capacidade de tamponamento intracelular, permitindo uma maior tolerância no exercício físico de alta intensidade, mais especificamente em atividades anaeróbicas (BAUER, SCULZ, 1994; HARRIS et al., 2006).

Fontes alimentares

Os níveis de carnosina no músculo esquelético de onívoros é significativamente maior quando comparados aos de vegetarianos (EVERAERT et al., 2011; HARRIS et al., 2006). Isso acontece porque a ingestão de beta-alanina por meio da carne vermelha, aves e peixes faz com que esses níveis permaneçam elevados (HARRIS et al., 2006). Porém, para atingir as concentrações alcançadas com a suplementação seria necessária a ingestão de quantidades muito elevadas desses alimentos por dia. Dessa forma, a suplementação ainda é a forma mais eficaz para elevação dos níveis de carnosina muscular (HARRIS et al., 2006; HOFFMAN et al., 2015).

Apelos ergogênicos

A suplementação com doses que variam entre 1,6 g e 6,4 g por dia tem demonstrado contribuir para o aumento significativo da carnosina muscular (HOFFMAN et al., 2015; KENDRICK et al., 2008, 2009; STELLINGWERFF et al., 2012a, 2012b). Segundo Hoffman et al. (2014), doses entre 4,8 g e 6 g por dia, por quatro a sete semanas, provocam um aumento nos níveis de carnosina de 23 a 28% em indivíduos treinados com objetivo recreacional, e possivelmente esses valores se apresentam mais altos em atletas competitivos, sugerindo um potencial efeito sinérgico do treinamento.

Hobson et al. (2012) observaram que altas concentrações de carnosina muscular seriam relevantes para o retardo do início da fadiga periférica em aproximadamente um a cinco minutos. Esse efeito possivelmente levaria à melhora da *performance* em exercício de alta intensidade intervalado (SMITH et al., 2009) por aumentar a qualidade dos tiros (com duração entre 60 segundos e 360 segundos), sem interferir diretamente na capacidade aeróbica e cardiovascular (HOFFMAN et al., 2018).

Estudos mais recentes mostram que níveis elevados de carnosina podem ter papel antioxidante (BOLDYREV et al., 2004; HIPKISS et al., 1998; KOHEN et al., 1988; TROMBLEY et al., 2000), além de atuar como um neuroprotetor (BOLDYREV et al., 2010; HOFFMAN et al., 2015; HOFFMAN et al., 2017). Essa ação parece ser benéfica em exercícios com alto potencial inflamatório, como os de alta intensidade (PACKER, 1997), por atenuar o estresse oxidativo e auxiliar no processo de recuperação. Porém, como esses achados foram obtidos durante investigação dos efeitos em modelo animal, são necessários mais estudos com humanos (AYDIN et al., 2010; KIM et al., 2011).

Há poucos estudos envolvendo a suplementação de beta-alanina em exercícios de *endurance*. Em um estudo envolvendo homens ativos, Smith et al. (2009) observaram um aumento significativo no tempo de fadiga, pico de $\dot{V}O_2$ e duração total de exercício realizado, após suplementação de 6 g por dia, durante 21 dias, seguida de suplementação de 3 g por dia, durante outros 21 dias.

Doses recomendadas

Segundo Harris et al. (2006), a ingestão de 10 mg/kg de peso de beta-alanina aumenta as concentrações plasmáticas dessa substância, com seu pico de ação sendo observado entre 30 minutos e 40 minutos após a ingestão. Sua meia-vida é de 25 minutos, porém a beta-alanina ainda permanece na circulação por cerca de três horas após a ingestão.

Possíveis efeitos adversos

Segundo Church et al. (2017), a beta-alanina pode ser considerada um suplemento seguro. Entretanto, sua suplementação em geral ocasiona a sensação de parestesia, sendo esse o motivo de doses acima de 6,4 g por dia não serem muito estudadas (HARRIS, STELLINGWERFF, 2013). Essa sensação já pode ser observada especialmente mediante a ingestão de doses acima de 800 mg por dia (HARRIS et al., 2006), e o efeito costuma cessar entre 60 minutos e 90 minutos após a suplementação (STELLINGWERFF et al., 2012a, 2012b).

Cafeína

A cafeína (1,3,7-trimetilxantina) é uma das substâncias mais antigas e usadas para aumento da potência física e mental. Pode-se classificá-la como ergogênico farmacológico e também como um ergogênico nutricional, por ser normalmente encontrada em alguns alimentos. É considerada um nutriente não essencial, cujos efeitos no nosso organismo incluem estimulação do sistema nervoso central, diurese, lipólise e secreção de ácido gástrico (BIESEK et al., 2015).

Fontes alimentares

A cafeína está presente, sobretudo, no café e em outras fontes alimentares, como: chás, refrigerantes à base de cola e chocolate (Tabela 2).

TABELA 2 Principais fontes alimentares de cafeína

Fontes	Quantidade de cafeína (mg)
1 xícara (150 ml) de café infusão	103
2 g de pó de café instantâneo	60
2 g de café descafeinado	3
Chá infusão um minuto	9-33
Chá infusão três a cinco minutos	20-50
1 colher de chá preto instantâneo	25-50
1 lata (350 ml) de Pepsi®	38
1 lata (350 ml) de Coca-cola[a]	45
1 barra (30 g) de chocolate escuro ao leite	1-15
1 barra (30 g) chocolate escuro meio amargo	5-35
1 xícara (150 ml) de chocolate quente	12-15

Fonte: adaptada de Cardoso e Martins, 1998.

Apelos ergogênicos

De acordo com as revisões de literatura mais atuais, a cafeína pode:

- auxiliar na melhora do desempenho físico, especialmente quando utilizada para sustentação do exercício de *endurance* (DOHERTY, SMITH, 2004; GLADE, 2010; GOLDSTEIN et al., 2010; KERKSICK et al., 2018; MAUGHAN et al., 2018), além de ser benéfica para praticantes de esportes intermitentes de longa duração (exemplo, futebol) (GOLDSTEIN et al., 2010);
- aumentar o estado de alerta (GOLDSTEIN et al., 2010);
- diminuir a fadiga mental e a percepção de esforço durante o exercício físico (GLADE, 2010);
- melhorar a concentração e a memória (GLADE, 2010);
- aumentar a oxidação lipídica (KERKSICK et al., 2018; ENGELS et al., 1999; VAN BAAK, SARIS, 2000);
- melhorar a disponibilidade de energia (GLADE, 2010).

Os seus efeitos sobre o aumento da força e da potência muscular já foram considerados inconclusivos (GOLDSTEIN et al., 2010), visto que alguns estudos antigos demonstram que a cafeína parece não aumentar a força muscular e/ou a potência anaeróbica (PANTON et al., 2001; CROWE et al., 2006). Entretanto, em recentes revisões sobre a suplementação com cafeína, os autores sugeriram que ela poderia melhorar a força muscular máxima de membros superiores e a potência muscular (GRGIC et al., 2018). Portanto, pode ser considerado um efetivo recurso ergogênico para exercícios anaeróbicos (KERKSICK et al., 2018), ou seja, em treinos de curta duração, esforços supramáximos e repetidos *sprints* (MAUGHAN et al., 2018).

Sugestão de uso

Existem muitas dúvidas quanto ao momento ideal para administração de cafeína, quais as doses a serem administradas e quais adaptações deveriam ser realizadas considerando o consumo habitual, ou não, de café.

Pessoas que consomem cafeína regularmente parecem obter menores respostas ergogênicas (KERKSICK et al., 2018; PICKERING, KIELY, 2018). Segundo Pickering e Kiely (2018), essas diferenças seriam mediadas em parte pelas variações genéticas entre indivíduos. Espera-se que futuramente a identificação dessas variações por meio de testes genéticos possam contribuir para o aprimoramento dos *guidelines* quanto à individualização das doses de cafeína para cada atleta.

De acordo com Goldstein et al. (2010), os efeitos ergogênicos da cafeína seriam mais significativos quando ingerida no estado anidra do que com o consumo de café. Entretanto, publicações mais recentes sugerem que os efeitos ergogênicos seriam igualmente observados, tanto por meio da ingestão de café como com a cafeína na forma anidra (KERKSICK et al., 2018; HODGSON et al., 2013).

Os efeitos ergogênicos da cafeína costumam ser observados por meio da administração da substância tanto 1 h antes do evento (DOHERTY, SMITH, 2004; MAUGHAN et al., 2018) como em doses distribuídas durante a atividade. Entretanto, para melhores resultados, alguns autores indicam que haja abstinência dessa substância por quatro dias (VAN SOEREN et al., 1993; IRWIN et al., 2011).

Doses recomendadas

Em indivíduos treinados, a cafeína melhora o desempenho físico por meio da utilização de doses consideradas baixas ou moderadas, 3 mg/kg/dia a 6 mg/kg/dia (GOLSTEIN et al., 2010; MAUGHAN et al., 2018), sendo a dose máxima recomendada igual a 9 mg/kg/dia (GOLDSTEIN et al., 2010; KERKSICK et al., 2018), visto que já foi demonstrado que doses superiores não proporcionariam melhoras adicionais no desempenho esportivo (ELY et al., 2011) ou efeitos adversos (MAUGHAN et al., 2018).

Possíveis efeitos adversos

A cafeína pode ser considerada segura para indivíduos saudáveis (GLADE, 2010), mas a tolerância individual varia, e com isso pode haver efeitos adversos. O consumo excessivo pode provocar rubor facial, ansiedade, nervosismo, tremor das mãos, insônia e, até mesmo, arritmias cardíacas e perda de memória (WILLIAMS, 1998; MAUGHAN et al., 2018). Além disso, pode levar ao aumento da produção de calor em repouso, aumentando a temperatura corporal, o que pode vir a prejudicar o desempenho em exercícios realizados sob altas temperaturas. Alguns atletas também relatam sentir náuseas e dores de estômago com o consumo excessivo (MAUGHAN et al., 2018). Por aumentar a diurese, a cafeína teoricamente poderia promover a desidratação. Entretanto, estudos vêm demonstrando que não há alterações na temperatura corporal interna, no volume de suor e de urina ou diminuição do volume de sangue durante a atividade com o uso da suplementação com cafeína, portanto, ela não alteraria o estado de hidratação geral de atletas (ARMSTRONG et al., 2005; ASTORINO et al., 2007; MILLARD-STAFFORD et al., 2007).

Creatina

A creatina (Cr) (ácido metil-guanadinoacético) tornou-se um dos recursos ergogênicos nutricionais mais populares nos últimos tempos em virtude da crença de que ela poderia levar à melhora no rendimento físico. Os efeitos da suplementação dessa substância baseiam-se na teoria de que a suplementação aumentaria a força e a velocidade de esportes nos quais a fonte de energia predominante seria proveniente do sistema energético aláctico ou ATP-CP (BIESEK et al., 2015).

Biossíntese e fontes alimentares

Há três aminoácidos envolvidos na síntese de Cr: glicina, arginina e metionina (BALSOM, 1994). Em humanos, as enzimas envolvidas na síntese de Cr ficam localizadas no fígado, no pâncreas e nos rins (WILLIAMS, 1998).

Além da síntese endógena, a Cr também é encontrada na dieta mista, em especial em peixe, carne e outros produtos animais (BALSOM, 1994; WILLIAMS et al., 1999). Conforme pode ser observado na Tabela 3, há em torno de 3 a 5 g de Cr para cada quilo de peixe ou carne. O consumo de Cr exógena parece desempenhar um papel no controle da biossíntese endógena de Cr por meio de mecanismos de *feedback* (BALSOM, 1994; WILLIAMS, 1998). Dessa forma, por um tempo acreditava-se que uma reduzida ingestão alimentar de Cr seria compensada pelo aumento da síntese. Entretanto, já existem algumas evidências de que vegetarianos teriam seus estoques musculares mais reduzidos (LUKASZUK et al., 2002; WATT et al., 2004; BURKE et al., 2008; KREIDER et al., 2017), o que os tornaria mais responsivos à suplementação.

TABELA 3 Principais fontes alimentares de creatina

Alimento	Quantidade de creatina (g/kg)
Bacalhau	3
Arenque	6,5-10
Linguado	2
Salmão	4,5
Carne de boi	4,5
Carne de porco	5
Leite	0,1

Fonte: adaptada de Balsom et al., 1994.

Consumo alimentar e absorção

Normalmente, o consumo de Cr gira em torno de 1 g (WILLIAMS, BRANCH, 1998; WILLIAMS et al., 1999), levando-se em consideração uma ingestão média diária, em uma dieta mista, de 300 g de carne de boi e 300 ml de leite (WILLIAMS, BRANCH, 1998).

Segundo Harris et al. (1992), as necessidades normais de Cr por fontes endógenas e exógenas se aproximam de 2 g para repor a Cr catabolisada, a qual é excretada pelos rins como creatinina. Assim, como parte das necessidades de Cr pode ser atingida pela dieta, elas são complementadas pela síntese endógena. Em dieta isenta de Cr, como pode ser o caso dos vegetarianos, as necessidades diárias são atingidas exclusivamente por síntese endógena (WILLIAMS et al., 1999).

Apesar da acidez das secreções gastrintestinais, estudos indicam que a Cr consumida por via oral é absorvida intacta através da parede intestinal, atingindo posteriormente a corrente sanguínea (WILLIAMS et al., 1999).

Armazenamento

Um homem que pesa 70 kg armazena em torno de 120 g de Cr (WILLIAMS et al., 1999), e cerca de 95% desse conteúdo total encontra-se depositado no músculo esquelético (BALSOM, 1994; WILLIAMS et al., 1999). Outros tecidos que contêm quantidades significativas de Cr são o coração, os testículos, a retina e o cérebro (WILLIAMS, BRANCH, 1998; WILLIAMS et al., 1999). Essa distribuição de Cr indica que essa é transportada pela corrente sanguínea dos locais de síntese aos locais de utilização (WILLIAMS, BRANCH, 1998).

Uma vez tendo atingido o citosol celular, a Cr é rapidamente fosforilada pela enzima creatina-quinase (CK). Com isso, em torno de 60% a 70% do total de Cr no músculo encontra-se na forma fosforilada ou fosfocreatina (PCr) e apenas o restante na forma livre (Cr livre) (BALSOM, 1994; WILLIAMS et al., 1999).

Excreção

Nos vertebrados, há a conversão não enzimática da Cr a creatinina, sendo essa formada, em grande parte, no músculo, justamente onde a maior porção de Cr é armazenada. Em indivíduos sedentários, em média, 1,6% do *pool* diário de Cr é degradado a creatinina no músculo. Uma vez formada, a creatinina atinge a circulação por difusão simples, é filtrada pelos glomérulos renais e, posteriormente, excretada na urina. A excreção diária de creatinina se aproxima de 2 g, mas essa quantidade pode variar de modo considerável, dependendo da massa muscular total do indivíduo (WILLIAMS et al., 1999).

Doses recomendadas

Apesar de podermos obter de fontes alimentares parte da Cr que precisamos, seria muito difícil conseguirmos ingerir mais do que 3 g a 4 g de Cr/dia a partir desses alimentos. Portanto, para os que desejam aumentar o consumo de Cr, os suplementos à base de Cr monoidratada, um pó branco solúvel em água morna, tornam-se necessários (BALSOM, 1994).

Várias estratégias de suplementação têm sido usadas para aumentar a quantidade total de Cr, sobretudo PCr no músculo. A dose mais comumente utilizada, a qual chamamos de dose de carga, corresponde a um total de 20 g a 30 g de Cr por dia (KREIDER et al., 2017; MAUGHAN et al., 2018), em geral Cr monoidratada. Normalmente, essas doses diárias são divididas em quatro a seis doses de 5 g, para melhor absorção. De acordo com alguns autores (HARRIS et al., 1992; BALSOM et al., 1994; HULTMAN et al., 1996), essas quantidades, ingeridas durante cinco a sete dias, já seriam suficientes para aumentar ao máximo os estoques de Cr no músculo. Uma vez tendo atingido o limite máximo de estocagem de Cr no músculo, as quantidades excedentes passam a ser excretadas na urina. Com isso, após o término do período de carga inicial, sugere-se a ingestão de doses de manutenção mais reduzidas, de 3 g a 5 g ao dia (KREIDER et al., 2017; MAUGHAN et al., 2018).

A maioria dos estudos utiliza doses absolutas de Cr, não baseando no peso corporal a quantidade a ser suplementada. No entanto, Hultman et al. (1996) recomendaram uma dose de carga de 0,3 g de Cr/kg de peso/dia (~ 20 g) durante cinco a seis dias, seguidos de manutenção de 0,03 g de Cr/kg de peso/dia (~ 2 g) durante 28 dias. Essa estratégia continua sendo recomendada pela Sociedade Internacional de Nutrição Esportiva (SINE) (KREIDER et al., 2017) e pelo Comitê Olímpico Internacional (MAUGHAN et al., 2018).

Os mesmos autores testaram outro protocolo baseado em quantidades inferiores de Cr administradas por um período mais prolongado (3 g Cr/dia, por 28 dias) e verificaram que tanto a rápida suplementação como a mais lenta levaram a resultados similares: aumento em torno de 20% da quantidade total de Cr muscular. Até hoje a SINE vem recomendando essa alternativa estratégica de suplementação (KREIDER et al., 2017).

Acredita-se que possivelmente seriam necessários em torno de 28 dias a 30 dias após o término da suplementação de Cr para que o conteúdo muscular total do indivíduo voltasse aos níveis pré-suplementação (basais). Esse período costuma ser chamado de *washout period* (FEBBRAIO et al., 1995; MAGANARIS, MAUGHAN, 1998; VOLEK et al., 1997).

Com o objetivo de avaliar os efeitos da dose de manutenção de Cr (5 g/dia, durante 33 dias) e, ao mesmo tempo, checar o *washout period*, Alves e Dantas (2002) observaram que o aumento significativo da massa corporal total, verificado em todos os indivíduos que ingeriram a dose de carga de Cr (20 g/dia, durante 5 dias), foi mantido ao longo dos 33 dias da fase de manutenção, mesmo nos indivíduos que receberam placebo nesse período. Os resultados encontrados sugerem que, para alguns indivíduos, o período de um mês talvez não seja suficiente para que os estoques de Cr voltem ao normal. Tal hipótese pôde ser levantada, uma vez que os indivíduos que fizeram parte da amostra eram judocas, orientados a manter o treinamento específico de judô (em igual intensidade e duração), sem associação a nenhum tipo de exercício que buscasse aumentar a força e/ou a massa corporal magra.

Apelos ergogênicos

Tem-se demonstrado, por experimentos controlados em laboratório, que a ingestão de Cr em quantidades maiores que as normalmente consumidas nas dietas mistas aumenta a disponibilidade de PCr. Com isso, especula-se que, em esportes que requerem sucessivos movimentos de alta intensidade e curta duração (futebol, basquete, hóquei e tênis, por exemplo), a suplementação de Cr pode exercer um efeito ergogênico, caso a disponibilidade de PCr nos músculos esteja limitada (BALSOM et al., 1994).

A Cr representa um dos suplementos mais populares por apresentar como prováveis efeitos ergogênicos:

- aumento da massa corporal magra (ALVES, DANTAS, 2002; KILDUFF et al., 2004);
- aumento da força/potência (KERKSICK et al., 2018; KREIDER et al., 2017; MAUGHAN et al., 2018; KILDUFF et al., 2004; BECQUE et al., 2000);
- recuperação entre esforços repetidos de alta intensidade (COTTRELL et al., 2002);
- ação antioxidante (LAWLER et al., 2002);
- atenuação da perda de força e de massa corporal magra durante a imobilização (JOHNSTON et al., 2009);
- redução da inflamação (KREIDER et al., 2017);

- prevenção de lesões (KREIDER et al., 2017);
- contribuição para a hidratação (KREIDER et al., 2017; KERN et al., 2001);
- auxílio no tratamento de doenças neurodegenerativas (KREIDER et al., 2017).

A suplementação com creatina e retenção hídrica

Em relação ao aumento da massa corporal magra, muitos estudos indicam que a dose de carga da suplementação de Cr (20 g/dia a 30 g/dia durante 5 a 7 dias) leva ao aumento da massa corporal magra (0,7 kg a 2,0 kg). Porém, tendo em vista que cinco dias seria um período muito curto para induzir a hipertrofia muscular, parte desse resultado pode ser atribuída ao fato de a Cr ser uma substância osmoticamente ativa e, com isso, o aumento de sua concentração intracelular poderia induzir o fluxo de água para o interior das células (KREIDER et al., 2017; MAUGHAN et al., 2018; MIHIC et al., 2000; MUJIKA et al., 2000). Segundo Williams et al. (1999), cada grama de Cr leva à retenção de aproximadamente 15 ml, ou 15 g, de água.

Peeters et al. (1999) acreditam na possibilidade de a suplementação de Cr promover alterações na composição corporal não somente em razão do aumento da retenção hídrica, mas também em virtude da maior síntese proteica, sobretudo como resultado de longos períodos de consumo de Cr associado ao treinamento contrarresistência (MUJIKA et al., 2000), sendo considerado muito pouco provável que a Cr exerça efeito direto no estímulo à síntese de proteína miofibrilar.

Possíveis efeitos adversos

Por muitos anos especulou-se que a suplementação com creatina pudesse estar relacionada a alguns efeitos adversos, como a sobrecarga renal. Entretanto, nenhuma das alegações foi confirmada ao longo do tempo (KILDUFF et al., 2004; POORTMANS et al., 1999; LUGARESI et al., 2013), de modo que a SINE descreveu o ganho de peso como o único efeito adverso possível, reforçando que a creatina não aumenta a incidência de lesões musculoesqueléticas, desidratação, cãibras musculares ou distúrbios gastrintestinais. Tampouco a literatura fornece qualquer indício de que a creatina promoveria disfunção renal ou geraria quaisquer efeitos deletérios em longo prazo (KREIDER et al., 2017).

HMB (β-hidroxi-β-metilbutirato)

O β-hidroxi-β-metilbutirato (HMB) é um metabólito da leucina muito utilizado como estratégia para melhora da recuperação, ganho de força e massa muscular em praticantes de musculação (ALVARES, MEIRELLES, 2008; WILSON et al., 2013a).

Fontes alimentares

Além da suplementação, ele pode ser encontrado em alimentos como alfafa, toranja, peixe bagre e leite materno (ALVARES, MEIRELLES, 2008).

Apelos ergogênicos

A suplementação com HMB tem sido estimulada com a finalidade de acelerar a capacidade regenerativa do músculo esquelético, assim como atenuar marcadores de lesão desse músculo, principalmente após exercício físico de alta intensidade (WILSON et al., 2013b). Esse metabólito parece estimular a síntese de proteína muscular por meio de uma cascata de sinalização envolvida na tradução da síntese proteica muscular (WILSON et al., 2013a; ELEY et al., 2007). O HMB também parece interferir em um sistema que degrada as proteínas intracelulares, a via ubiquitina-proteassoma, promovendo efeitos antagônicos a ela (SMITH et al., 2004; SMITH et al., 2005).

Em estudo realizado com mulheres sedentárias, a suplementação de 3 g por dia de HMB, durante quatro semanas de treinamento contrarresistência (musculação) realizado três vezes por semana, os ganhos de força e de massa livre de gordura se apresentaram 7% superiores quando comparados ao grupo placebo (NISSEN et al., 1997).

Em outro estudo realizado por Nissen et al. (1996) com homens destreinados foi observado que a suplementação diária de 1,5 ou 3 g de HMB reduziu a proteólise e o dano muscular induzido pelo exercício. O experimento se baseou em um programa de treinamento contrarresistência realizado três vezes por semana, durante três semanas no total, e os sujeitos receberam a suplementação de 1,5 g de HMB ou 3 g de HMB ou suplemento hiperproteico + 1,5 g de HMB ou suplemento hiperproteico + 3 g de HMB ou placebo. Foram verificados também ganhos de força total significativamente maiores nos grupos suplementados quando comparados ao placebo. A ingestão de proteína não provocou nenhum efeito adicional aos resultados.

Outro estudo realizado por Gallagher et al. (2000) indica que doses acima de 3 g por dia não potencializam os efeitos do HMB em indivíduos destreinados que iniciam treinamento de contrarresistência. O protocolo utilizado envolvia a suplementação de 38 mg para cada quilo de peso ao dia ou 76 mg para cada quilo de peso ao dia, durante 8 semanas de treinamento contrarresistência. O grupo que suplementou 38 mg por quilo de peso ao dia apresentou um aumento de massa livre de gordura significativamente maior do que o grupo placebo ou o que suplementou 76 mg para cada quilo de peso ao dia.

Apesar de estudos antigos terem demonstrado efeitos ergogênicos do HMB quando suplementado com sujeitos iniciantes na prática de exercícios físicos, em recente metanálise Sanchez-Martinez et al. (2017) não encontraram efeitos da suplementação com HMB sobre a força e a composição corporal de atletas competitivos. No mesmo ano, Holecek (2017) publicou uma revisão sobre a saúde muscular em condições indutoras de catabolismo e concluiu que existem poucos estudos sobre os efeitos da suplementação isolada com HMB para obtenção de conclusões acerca de efeitos específicos na prevenção da proteólise associada às diversas desordens.

Por fim, Rawson et al. (2018) sugerem que, enquanto as primeiras pesquisas e metanálises concluíram que a suplementação com HMB poderia contribuir para o aumento da massa magra e reduzir o dano muscular, essas conclusões não se sustentaram ao longo do tempo.

Formas de apresentação e doses recomendadas

Atualmente, duas formas de HMB já foram testadas: HMB de cálcio (HMB-Ca) e uma forma de ácido livre de HMB (HMB-FA). Segundo a revisão publicada por Wilkinson et al. (2013), o HMB-FA pode aumentar a absorção e retenção de HMB no plasma em maior extensão que o HMB-Ca. Esses efeitos possivelmente explicam os desfechos ergogênicos observados, mesmo em sujeitos treinados, quanto à melhora da recuperação muscular e/ou prevenção de lesão (FULLER et al., 2011; WILSON et al., 2013a,b). A partir de então mais estudos vêm confirmando essa teoria (WILSON et al., 2014; TOWNSEND et al., 2015; ASADI, ARAZI, 2017), de modo que o HMB-FA tem sido sugerido como uma melhor opção para aumentar a disponibilidade do HMB e a eficácia nos tecidos na saúde e na doença (WILKINSON et al., 2013).

Em recente revisão publicada pela Sociedade Internacional de Nutrição Esportiva, recomendou-se a suplementação de 1 g a 3 g de HMB-Ca por dia, durante três a seis semanas, visto que ela poderia contribuir para o ganho de 0,5 kg a 1 kg de massa magra e aumento da força, especialmente em sujeitos destreinados. Entretanto, para otimizar a retenção do HMB, os pesquisadores recomendaram que a dose de 3 g fosse dividida em três porções de 1 g (administradas no café da manhã, almoço e jantar). Além disso, para observação de efeitos em sujeitos treinados, eles sugeriram que o HMB seja administrado por, no mínimo, seis semanas (KERKSICK et al., 2018).

Possíveis efeitos adversos

O HMB parece não oferecer efeitos negativos em parâmetros indicadores de função renal, hematológica e hepática, pois esses não apresentaram alteração com a suplementação de 6 g por dia (ALVARES et al., 2008). Não há outros relatos de efeitos colaterais descritos na literatura.

Whey Protein

Segundo Cermak et al. (2012), a suplementação com proteína representa uma estratégia válida para aumentar a resposta adaptativa do músculo esquelético, juntamente com o exercício. Entretanto, as discrepâncias na literatura referem-se aos diferentes *designs* dos estudos quanto à população estudada, horário de administração, quantidade e tipo de proteína.

Atualmente existem diversos suplementos proteicos disponíveis à base de quantidades isoladas ou combinadas de alguns tipos de proteína, especialmente da soja, do ovo (albumina) e do leite (caseína e Whey Protein), ervilha e arroz. Entretanto, a Whey Protein (WP), nome comercial utilizado para designar as proteínas do soro do leite de vaca, é sem dúvida a mais popular delas, por isso mereceu destaque neste capítulo (SGARBIERI, 1996).

A composição do leite é bastante variável em espécies diferentes, particularmente no que diz respeito aos teores de proteína, de gordura e lactose. O leite de vaca tem aproximadamente 3,5% de proteína, dos quais 20% são representados pelas proteínas do soro do leite e o restante pela caseína.

A caseína pode ser definida de maneira simplificada como a proteína precipitada do leite desnatado a um pH 4,6 a 20°C. As proteínas que permanecem em solução, nessas condições, podem ser obtidas por precipitação com sulfato de amônio. Quando a caseína é removida do leite desnatado, o líquido remanescente recebe o nome de soro do leite (SGARBIERI, 1996).

Após a obtenção do soro do leite, esse pode passar por diversos processos de filtração (para remoção da água, lactose, cinzas e alguns minerais) para se alcançar um produto final com concentração variável de proteína. Em comparação com a Whey Protein isolada (WPI), a Whey Protein Concentrada (WPC) normalmente contém mais componentes biologicamente ativos.

Dessa forma, as proteínas isoladas são a fonte proteica mais pura. A WPI contém cerca de 90% de concentração proteica ou mais (Tabela 4), de modo que indivíduos intolerantes à lactose podem utilizá-la seguramente (HOFFMAN, FALVO, 2004).

TABELA 4 Composição (%) das diferentes apresentações da WP

Nutriente	WP em pó	WPC	WPI
Proteína (%)	11 a 14,5	25 a 89	> 90
Lactose (%)	63 a 75	10 a 55	0,5
Gordura (%)	1 a 1,5	2 a 10	0,5

WP: Whey Protein; WPC: Whey Protein concentrada; WPI: Whey Protein isolada.
Fonte: Hoffman; Falvo, 2004.

Apelos ergogênicos

Uma das características da WP é a sua elevada concentração estrutural em aminoácidos essenciais, especialmente os aminoácidos de cadeia ramificada (leucina, isoleucina e valina) (Tabela 5). Essa condição já a colocaria em destaque em relação às demais proteínas quanto à síntese proteica, tendo em vista que a leucina tem sido apontada como o principal aminoácido responsável pela estimulação do anabolismo muscular (ANTHONY et al., 2001).

Calbet e MacLean (2002) avaliaram o efeito de quatro diferentes soluções, uma contendo somente 25 g/l de glicose (controle) e outras três contendo a mesma quantidade de glicose mais 0,25 g/kg de peso corporal de três diferentes fontes proteicas, ervilha (E), WP e leite integral (L), sobre as concentrações de insulina e aminoácidos. Os pesquisadores observaram que, após 20 minutos da ingestão, a solução contendo a WP provocou elevação mais significativa nas concentrações de insulina e de aminoácidos essenciais, o que configura um estado metabólico mais favorável ao anabolismo.

Visando estudar a resposta aguda do balanço proteico muscular frente à ingestão de proteína intacta após o treino de força, Tipton et al. (2004) ofereceram a homens e mulheres saudáveis acostumados com a prática da musculação uma solução placebo (n = 7) ou 20 g de caseína (n = 7) ou ainda a mesma quantidade de WP (n = 9), uma hora após uma sessão de extensão da perna. Os resultados dessa pesquisa propuseram que, apesar de terem gerado uma resposta diferente em relação às concentrações de aminoácidos no sangue, a ingestão tanto de WP como de caseína gerou um estímulo à síntese proteica similar ao placebo, tanto em relação às concentrações musculares de fenilalanina como de leucina, mensuradas por meio de biópsias musculares realizadas 55, 120 e 300 minutos após o exercício. Entretanto, vale ressaltar que, após 120 minutos da sessão de extensão da perna, as concentrações musculares de leucina estavam significativamente mais elevadas do que em todos os outros momentos, em especial quando foi realizada a ingestão de WP.

Em 2006, Cribb et al. estudaram os efeitos da suplementação com WP isolada (WPI) ou com caseína sobre a composição corporal e a força de treze fisiculturistas, durante dez semanas de treino de força. Os sujeitos da pesquisa ingeriram um total de 2,1 g/kg de peso corporal/dia de proteína, dos quais 1,5 g/kg/dia era representado pela suplementação e somente o restante pela alimentação convencional. Em comparação com a ingestão de caseína, a administração da WPI realizada no desjejum e no almoço, após a atividade física e antes de dormir, aumentou significativamente a massa corporal magra e a força, além de ter gerado maior redução de gordura corporal. Vale ressaltar que esses resultados dificilmente poderão ser observados na prática, já que o nutricionista especializado em nutrição esportiva não deve sugerir uma alimentação à base de suplementos nutricionais em detrimento da dieta alimentar convencional.

No mesmo ano, Candow et al. (2006) compararam os efeitos da suplementação entre a WP e a proteína de soja sobre a força, a composição corporal e o catabolis-

TABELA 5 Perfil aproximado de aminoácidos essenciais em 100 g de diferentes fontes de proteína

Aminoácidos essenciais	Proteína isolada do leite*	*Whey Protein* isolada*	*Whey Protein* hidrolisada*	Caseína*	Proteína isolada da soja*	Proteína do ovo*	Proteína do arroz**	Proteína da ervilha***
Leucina (g)	10,3	12,2	14,2	8,9	8,2	8,4	8,0	6,4
Isoleucina (g)	4,4	6,1	5,5	4,7	4,9	5,7	4,1	3,7
Valina (g)	5,7	5,9	5,9	5,9	5,0	6,4	5,8	4,0
AACR (g total)	20,4	24,2	25,6	19,5	18,1	20,4	17,9	14,1

AACR: aminoácidos de cadeia ramificada; AAE: aminoácidos essenciais.
Fonte: adaptada de *Hulmi et al., 2010; **Joy et al., 2013; ***Babault et al., 2015.

mo proteico em 27 indivíduos (18 mulheres e 8 homens) não acostumados à realização do treinamento de força. Os voluntários iniciaram a prática da musculação ingerindo placebo ou WP ou ainda proteína de soja, durante seis semanas. A quantidade de proteína suplementada antes, após o treinamento e antes de dormir totalizou 1,2 g/kg de peso/dia. A ingestão diária total de proteína (que ficou em torno de 1,6 g/kg de peso/dia e 1,8 g/kg de peso/dia), não foi capaz de minimizar a elevação da 3-metil-histidina na urina (parâmetro bioquímico escolhido para analisar os efeitos do treinamento sobre o catabolismo proteico muscular). Entretanto, gerou aumento significativo da força e da massa corporal magra em comparação com o placebo, sem diferenças entre a ingestão de WP e a proteína de soja.

Três anos mais tarde, Hulmi et al. (2010) observaram que o exercício de força aumenta a sinalização da mTOR (*mammalian target of rapamycin*) e pode reduzir a expressão da miostatina (fator de crescimento que limita o desenvolvimento do tecido muscular) (FERNANDES et al., 2008) no músculo. Segundo os autores, essa resposta foi potencializada por meio da subsequente ingestão de 15 g de WP, em comparação com placebo.

Horário da administração

Muitos consumidores da suplementação de proteína acostumaram-se a utilizá-la preferencialmente após os treinos de força com o objetivo de potencializar a hipertrofia muscular, negligenciando a ingestão em outros horários. Entretanto, recentes revisões sobre o tema passaram a dar mais ênfase ao total consumido ao longo do dia (CANDOW et al., 2006). Além disso, segundo Aragon e Schoenfeld (2013), a janela anabólica costuma durar quatro a seis horas em torno da sessão de treinamento, de modo que, quando se ingere antes do treino de força quantidades mínimas ou moderadas de aminoácidos essenciais ou proteínas de elevada qualidade, torna-se desnecessário consumir aminoácidos imediatamente após para atenuar o catabolismo proteico. A próxima refeição rica em proteína (que costuma acontecer entre uma e duas horas após os treinos) seria suficiente para maximizar a recuperação e o anabolismo muscular. Entretanto, esse cenário mudaria quando a pessoa viesse a treinar cerca de três a quatro horas após a última refeição.

Doses recomendadas

Ainda não há um consenso quanto à dose de WP recomendada para estimular a síntese proteica em sua extensão máxima. As quantidades suplementadas costumam variar de 10 g a 40 g ingeridas imediatamente pós-exercício (até uma hora) para estimular o pico máximo de síntese proteica e as adaptações ao treinamento.

Em 2013, Areta et al. avaliaram os efeitos de 80 g de proteína sobre a estimulação à síntese de proteínas musculares. Esse total foi ofertado de três formas: duas doses de 40 g, quatro doses de 20 g ou oito doses de 10 g. Os autores observaram que a forma intermediária gerou resposta mais significativa. Esse resultado foi confirmado no estudo conduzido por Witard et al. (2014), no qual eles observaram que a ingestão de 10 g de proteína já representa um quantitativo significativo para estimulação à síntese proteica, mas que 40 g, quando comparadas com 20 g, não gerariam resposta significativamente aumentada, confirmando um dos primeiros estudos publicados sobre esse assunto (MOORE et al., 2009). Para ampliar a discussão e destacar a inexistência consensual sobre o assunto, McNaughton et al. (2016) observaram que a ingestão de 40 g de proteína foi capaz de estimular de forma mais significativa a síntese proteica. Essas discrepâncias poderiam ser explicadas por eventuais necessidades de adaptar a oferta considerando o peso corporal do indivíduo e o tipo de proteína oferecido.

Com base nas informações apresentadas, conclui-se que, uma vez ingerida após o exercício, em quantidades que giram em torno de 20 g, a WP parece ser a proteína mais eficaz para o aumento da massa muscular, considerando quantidades mais reduzidas por promover uma maior disponibilidade de leucina e insulina.

CONSIDERAÇÕES FINAIS

Quem pratica atividade física deverá valer-se de uma dieta equilibrada e ajustada ao seu treinamento para atingir um ótimo desempenho esportivo, adequada recuperação muscular e o almejado ganho de massa muscular. Sendo assim, para o alcance desses objetivos, o nutricionista deverá avaliar a viabilidade da prescrição de recursos ergogênicos nutricionais, especialmente quando não for possível atingir as necessidades por meio das fontes alimentares habituais. Para tal, esse profissional deverá buscar atualização constante de seus conhecimentos, uma vez que algumas pesquisas ainda demonstram resultados conflitantes. Existem substâncias ainda pouco estudadas para que se possam respaldar as alegações dos fabricantes. Com o passar dos anos, antigas teorias têm sido questionadas e outras propostas ergogênicas vêm sendo sugeridas. Dessa forma, espera-se que essa revisão acerca dos principais suplementos sirva de base para aprimoramento das prescrições nutricionais para atletas e praticantes de atividade física.

AUTOAVALIAÇÃO

1. Quais são os cinco tipos de recursos ergogênicos?
2. Qual o principal efeito da suplementação de BCAA?
3. Qual vegetal pode ser utilizado em substituição à suplementação com arginina para igualmente aumentar a biossíntese de óxido nítrico?
4. Você indicaria a suplementação com beta-alanina para praticantes de esportes de *endurance*?
5. Cite um provável efeito adverso da suplementação com bicarbonato.
6. A suplementação com cafeína pode induzir a desidratação?
7. Após a parada da suplementação com creatina, em quanto tempo as reservas musculares poderão estar aumentadas?
8. Para que serve a suplementação de glutamina?
9. A suplementação com o HMB (β-hidroxi-β-metilbutirato) costuma trazer benefícios para indivíduos treinados?
10. Existe uma proteína ideal para potencializar a resposta anabólica?

REFERÊNCIAS

1. ALVARES, T.F.; MEIRELLES, C.M. Efeitos da suplementação de β-hidroxi-β-metilbutirato sobre a força e a hipertrofia. *Revista de Nutrição*, v. 21, n. 1, p. 49-61, 2008.
2. ALVES, L.A.; DANTAS, E.H.M. Efeitos da dose de manutenção após o período de carga de suplementação de creatina. *Fitness and Performance Journal*, v. 1, n. 5, p. 17-25, 2002.
3. ANTHONY, J.C.; ANTHONY, T.G.; KIMBALL, S.R. et al. Signaling pathways involved in translation control of protein synthesis in skeletal muscle by leucine. *Journal of Nutrition*, v. 131, n. 3, p. S856-S860, 2001.
4. ARAGON, A.A.; SCHOENFELD, B.J. Nutrient timing revisited: is there a post-exercise anabolic window? *Journal of the International Society of Sports Nutrition*, v. 10, n. 5, p. 1-11, 2013.
5. ARETA, J.L.; BURKE, L.M.; ROSS M.L.; CAMERA, D.M. et al. Timing and distribution of protein ingestion during prolonged recovery from resistance exercise alters myofibrillar protein synthesis. *Journal of Physiology*, v. 591, n. Pt 9, p. 2319-31, 2013.
6. ARMSTRONG L.E.; PUMERANTZ A.C.; ROTI M.W.; JUDELSON, D.A. et al. Fluid, electrolyte, and renal indices of hydration during 11 days of controlled caffeine comsumption. *International Journal of Sport Nutrition and Exercise Metabolism*, v. 15, n. 3, p. 252-65, 2005.
7. ASADI, A.; ARAZI, H.; SUZUKI, K. Effects of β-Hydroxy-β-methylbutyrate-free acid supplementation on strength, power and hormonal adaptations following resistance training. *Nutrients*, v. 9, n. 12, p. 1316, 2017.
8. ASTORINO, T.A.; ROHMANN, R.L.; FIRTH, K.; KELLY, S. Caffeine-induced changes in cardiovascular function during resistance training. *International Journal of Sport Nutrition and Exercise Metabolism*, v. 17, n. 5, p. 468-77, 2007.
9. AYDIN, A.F.; KUCUKGERGIN, C.; OZDEMIRLER-ERTA, G.; KOÇAK-TOKER, N. et al. The effect of carnosine treatment on prooxidant-antioxidant balance in liver, heart and brain tissues of male aged rats. *Biogerontology*, v. 11, n. 1, p. 103-9, 2010.
10. BABAULT, N.; PAIZIS, C.; DELEY, G.; GUÉRIN-DEREMAUX, L. et al. Pea proteins oral supplementation promotes muscle thickness gains during resistance training: a double-blind, randomized, Placebo-controlled clinical trial vs. Whey Protein. *Journal of the International Society of Sports Nutrition*, v. 12, n. 3, p. 1-9, 2015.
11. BAILEY, S.J.; FULFORD, J.; VANHATALO, A.; WINYARD, P.G. et al. Dietary nitrate supplementation enhances muscle contractile efficiency during kneeextensor exercise in humans. *Journal of Applied Physiology*, v. 109, n. 1, p. 135-48, 2010.
12. BALSOM, P.D.; SODERLUND, K.; EKBLOM, B. Creatine in humans with special reference to creatine supplementation. *Sports Medicine*, v. 18, p. 268-80, 1994.
13. BASSIT, R.A.; SAWADA, L.A.; BACURAU, R.F.; NAVARRO, F. et al. The effect of BCAA supplementation upon the immune response of triathletes. *Medicine and Science in Sports and Exercise*, v. 32, n. 7, p. 1214-9, 2000.
14. BAUER, K.; SCULZ, M. Biosynthesis of carnosine and related peptides by skeletal muscles cells in primary culture. *European Journal of Biochemistry*, v. 219, n. 1-2, p. 43-7, 1994.
15. BECQUE, M.D.; LOCHMANN, J.D.; MELROSE, D.R. Effects of oral creatine suplementation on muscular strength and body composition. *Medicine and Science in Sports and Exercise*, v. 32, n. 3, p. 654-8, 2000.
16. BIESEK, S.; ALVES, L.A.; GUERRA, I. *Estratégias de nutrição e suplementação no esporte*. 3.ed. Barueri, Manole, 2015.
17. BLOMSTRAND, E.; SALTIN, B. BCAA intake affects protein metabolism in muscle after but not during exercise in humans. *American Journal of Physiology, Endocrinology and Metabolism*, v. 281, n. 2, p. E365-E374, 2001.
18. BLOMSTRAND, E.; ANDERSSON, S.; HASSMEN, P.; EKBLOM, B. et al. Effect of branched-chain amino acid and carbohydrate supplementation on the exercise-induced change in plasma and muscle concentration of amino acids in human subjects. *Acta Physiologica Scandinavica*, v. 153, n. 2, p. 87-96, 1995.
19. BLOMSTRAND, E.; HASSMEN, P.E.K.S.; NEWSHOLME, E.A. et al. Influence of ingestion a solution of branched-chain amino acids on perceived exertion during exercise. *Acta Physiologica Scandinavica*, v. 159, n. 1, p. 41-9, 1997.
20. BLOMSTRAND, E.; HASSMEN, P.; EKBLON B. et al. Administration of branched-chain amino acids during on plasma concentration of some amino acids. *European Journal of Applied Physiology and Occupational Physiology*, v. 63, n. 2, p. 83-8, 1991.
21. BOLDYREV, A.; BULYGINA, E.; LEINSOO, T.; PETRUSHANKO, I. et al. Protection of neuronal cells against reactive oxygen species by carnosine and related compounds. *Comparative Biochemistry and Physiology Part B: Biochemistry & Molecular Biology*, v. 137, n. 1, p. 81-8, 2004.
22. BOLDYREV, A.; STVOLINSKY, S.L.; FEDOROVA, T.N.; SUSLINA, Z.A. Carnosine as a natural antioxidante and geroprotector: From molecular mechanisms to clinical trials. *Rejuvenation Research*, v. 13, n. 2-3, p. 156-8, 2010.

23. BURKE, D.G.; CANDOW, D.G.; CHILIBECK, P.D. et al. Effect of creatine supplementation and resistance-exercise training on muscle insulin-like growth factor in young adults. *International Journal of Sports Nutrition and Exercise Metabolism*, v. 18, n. 4, p. 389-98, 2008.
24. CALBET, J.A.L.; MACLEAN, D.A. Plasma glucagon and insulin responses depend on the rate of appearance of amino acids after ingestion of different protein solutions in humans. *Journal of Nutrition*, v. 132, n. 8, p. 2174-82, 2002.
25. CANDOW, D.G.; BURKE, N.C.; SMITH-PALMER, T.; BURKE, D.G. Effect of whey and soy protein supplementation combined with resistance training in young adults. *International Journal of Sports Nutrition and Exercise Metabolism*, v. 16, n. 3, p. 233-44, 2006.
26. CARDOSO, S.P.; MARTINS, C. *Interações droga-nutriente*. Curitiba, Nutroclínica, 1998.
27. CARLI, G.; BONIFAZI, M.; LODI, L.; LUPO, C. et al. Changes in the exercise-induced hormone response to branched chain amino acid administration. *European Journal of Applied Physiology*, v. 64, n. 3, p. 272-7, 1992.
28. CERMAK, N.M.; RES, P.T.; GROOT, L.C.P.G.M. et al. Protein supplementation augments the adaptive response of skeletal muscle to resistance-type exercise training: a meta-analysis. *American Journal of Clinical Nutrition*, v. 96, n. 6, p. 1454-64, 2012.
29. CHURCH, D.D.; HOFFMAN, J.R.; VARANOSKE, A.N. et al. Comparison of two β-alanine dosing protocols on muscle carnosine elevations. *Journal of American College of Nutrition*, v. 36, n. 8, p. 608-16, 2017.
30. CLOSE, G.L.; HAMILTON, D.L.; PHILIP, A. et al. New strategies in sport nutrition to increase exercise performance. *Free Radical Biology and Medicine*, v. 98, p. 144-58, 2016.
31. COTTRELL, G.T.; COAST, J.R.; HERB, R.A. Effect of recovery interval on multiple-bout sprint cycling *performance* after acute creatine supplementation. *Journal of Strength and Conditioning Research*, v. 16, n. 1, p. 109-16, 2002.
32. CRIBB, P.J.; WILLIAMS, A.D.; CAREY, M.F. et al. The effect of whey isolate and resistance training on strength, body composition, and plasma glutamine. *International Journal of Sports Nutrition and Exercise Metabolism*, v. 16, n. 5, p. 494-509, 2006.
33. CROWE, M.J.; LEICHT, A.S.; SPINKS, W.L. Physiological and cognitive responses to caffeine during repeated, high-intensity exercise. *International Journal of Sport Nutrition and Exercise Metabolism*, v. 16, n. 5, p. 528-44, 2006.
34. DOHERTY, M.; SMITH, P.M. Effects of caffeine ingestion on exercise testing: a meta-analysis. *International Journal of Sport Nutrition and Exercise Metabolism*, v. 14, p. 626-46, 2004.
35. DOUTRELEAU, S.; METTAUER, B.; PIQUARD, F. et al. Chronic L-arginine supplementation enhances endurance exercise tolerance in heart failure patients. *International Journal of Sports Medicine*, v. 27, n. 7, p. 567-72, 2006.
36. DUDGEON, W.D.; KELLEY, E.P.; SCHEETT, T.P. In a single-blind, matched group design: branched-chain amino acid supplementation and resistance training maintains lean body mass during a caloric restricted diet. *Journal of the International Society of Sports Nutrition*, v. 13, n. 1, 2016.
37. ELEY, H.L.; RUSSELL, S.T.; BAXTER, J.H. et al. Signaling pathways initiated by beta-hydroxy-beta-methylbutyrate to attenuate the depression of protein synthesis in skeletal muscle in response to cachectic stimuli. *American Journal of Physiology Endocrinology and Metabolism*, v. 293, n. 4, p. E923-931, 2007.
38. ELY, B.R.; ELY, M.R.; CHEUVRONT, S.N. Marginal effects of a large caffeine dose on heat balance during exercise-heat stress. *International Journal of Sport Nutrition and Exercise Metabolism*, v. 21, n. 1, p. 65-70, 2011.
39. ENGELS, H.J.; WIRTH, J.C.; CELIK, S.; DORSEY, J.L. Influence of caffeine on metabolic and cardiovascular functions during sustained light intensity cycling and at rest. *International Journal of Sports Nutrition*, v. 9, n. 4, p. 361-70, 1999.
40. EVERAERT, I.; MOOYAART, A.; BAGUET, A. et al. Vegetarianism, female gender and increasing age, but not CNDP1 genotype, are associated with reduced muscle carnosine levels in humans. *Amino Acids*, v. 40, n. 4, p. 1221-9, 2011.
41. FEBBRAIO, M.A.; FLANAGAN, T.R.; SNOW, R.J. et al. Effect of creatine supplementation on intramuscular TCr, metabolism and *performance* during intermittent, supramaximal exercise in humans. *Acta Physiologica Scandinavica*, v. 155, n. 4, p. 387-95, 1995.
42. FERNANDES, T.; SOCI, U.P.R.; ALVES, C.R. et al. Determinantes moleculares da hipertrofia do músculo esquelético mediados pelo treinamento fisico: estudo de vias de sinalização. *Revista Mackenzie de Educação Física e Esporte*, v. 7, n. 1, p. 169-88, 2008.
43. FULLER Jr, J.C.; SHARP, R.L.; ANGUS, H.F. et al. Free acid gel form of B-hydroxy-B-methylbutyrate (HMB) improves HMB clearance from plasma in human subjects compared with the calcium HMB salt. *British Journal of Nutrition*, v. 105, n. 3, p. 367-72, 2011.
44. GALLAGHER, P.M.; CARRITHERS, J.A.; GODARD, M.P. et al. Beta-hydroxy-beta-methylbutyrate ingestion, part I: effects on strength and fat free mass. *Medicine and Science in Sports and Exercise*, v. 32, n. 12, p. 2109-15, 2000.
45. GLADE, M.J. Caffeine not just a stimulant. *Nutrition*, v. 26, n. 10, p. 932-8, 2010.
46. GOLDSTEIN, E.R.; ZIEGENFUSS, T.; KALMAN, D. et al. International Society of Sports Nutrition position stand: caffeine and *performance*. *International Society of Sports Nutrition*, v. 7, n. 5, p. 1-15, 2010.
47. GREER, B.K.; WOODARD, J.L.; WHITE, J.P. et al. Branched-chain amino acid supplementation and indicators of muscle damage after endurance exercise. *International Journal of Sports Nutrition and Exercise Metabolism*, v. 17, n. 6, p. 595-607, 2007.
48. GRGIC, J.; TREXLER, E.T.; LAZINCA, B.; PEDISIC, Z. Effects of caffeine intake on muscle strength and power: a systematic review. *Journal of the International Society of Sports Nutrition*, v. 15, n. 11, p. 1-10, 2018.
49. HARRIS, R.C.; SODERLUND, K.; HULTMAN, E. Elevation of creatine in resting and exercised muscle of normal subjects by creatine supplementation. *Clinical Science*, v. 83, n. 3, p. 367-74, 1992.
50. HARRIS, R.C.; STELLINGWERFF, T. Effect of β-alanine supplementation on high intensity exercise *performance*. *Nestle Nutrition Institute Workshop Series*, v. 76, p. 61-71, 2013.
51. HARRIS, R.C.; TALLON, M.J.; DUNNETT, K. et al. The absorption of orally supplied β-alanine and its effect on muscle carnosine synthesis in human vastus lateralis. *Amino Acids*, v. 30, p. 279-89, 2006.
52. HENDLER S.S.; RORVIK, D. *PDR for nutritional supplements*. Montvale, Medical Economics, 2001.
53. HIPKISS, A.R.; WORTHINGTON, V.C.; HIMSWORTH, D.T.; HERWIG W. Protective effects of carnosine against protein modification mediated by malondialdehyde and hypochlorite. *Biochimica et Biophysica Acta*, v. 1380, n. 1, p. 46-54, 1998.
54. HOBSON, R.M.; SAUNDERS, B.; BALL, G. et al. Effects of β-alanine supplementation on exercise *performance*: A meta--analysis. *Amino Acids*, v. 43, n. 1, p. 25-37, 2012.

55. HODGSON, A.B.; RANDELL, R.K.; JEUKENDRUP, A.E. The metabolic and performance effects of caffeine compared to coffee during endurance exercise. *PLoS One*, v. 8, n. 4, e59561, 2013.
56. HOFFMAN, J.R.; FALVO, M.J. Protein – Which is best? *Journal of Sports Science and Medicine*, v. 3, n. 3, p. 118-30, 2004.
57. HOFFMAN, J.R.; LANDAU, G.; STOUT, J.R. et al. β-Alanine ingestion increases muscle carnosine content and combat specific *performance* in soldiers. *Amino Acids*, v. 47, n. 3, p. 627-36, 2015.
58. HOFFMAN, J.R.; LANDAU, G.; STOUT, J.R. et al. β-Alanine supplementation improves tactical *performance* but not cognitive function in elite special operation soldiers. *Journal of the International Society of Sports Nutrition*, v. 11, n. 15, p. 1-18, 2014.
59. HOFFMAN, J.R.; VARANOSKE, A.; STOUT, J.R. Effects of β-Alanine Supplementation on Carnosine Elevation and Physiological Performance. *Advances in Food and Nutrition Research*, v. 84, p. 183-206, 2018.
60. HOFFMAN, J.R.; ZUCKERMAN, A.; RAM, O. et al. Behavioral and inflammatory response in animals exposed to a low-pressure blast wave and supplemented with β-alanine. *Amino Acids*, v. 49, p. 871-86, 2017.
61. HOLECEK, M. Beta-hydroxy-beta-methylbutyrate supplementation and skeletal muscle in healthy and muscle-wasting conditions. *Journal of Cachexia, Sarcopenia and Muscle*, v. 8, n. 4, p. 529-41, 2017.
62. HOWATSON, G.; HOAD, M.; GOODALL, S. et al. Exercise-induced muscle damage is reduced in resistance-trained males by branched chain amino acids: a randomized, double-blind, placebo controlled study. *Journal of the International Society Nutrition*, v. 9, n. 20, p. 1-7, 2012.
63. HULMI, J.J.; LOCKWOOD, C.M.; STOUT, J.R. Effect of protein/essential amino acids and resistance training on skeletal muscle hypertrophy: a case for Whey Protein. *Nutrition & Metabolism*, v. 7, n. 51, 2010.
64. HULTMAN, E.; SODERLUND, K.; TIMMONS, J.A. et al. Muscle creatine loading in men. *Journal of Applied Physiology*, v. 81, n. 1, p. 232-7, 1996.
65. IRWIN, C.; DESBROW, B.; ELLIS, A. et al. Caffeine withdrawal and high-intensity endurance cycling *performance*. *Journal of Sports Sciences*, v. 29, n. 5, p. 509-15, 2011.
66. JACKMAN, S.R.; WITARD, O.C.; PHILP, A. et al. Branched-chain amino acid ingestion stimulates muscle myofibrillar protein synthesis following resistance exercise in humans. *Frontiers in Physiology*, v. 8, n. 390, p. 1-12, 2017.
67. JOHNSTON, A.P.W.; BURKE, D.G.; MACNEIL, L.G. et al. Effect of creatine supplementation during cast-induced immobilization on the preservation of muscle mass, strength, and endurance. *Journal of Strength and Conditioning Research*, v. 23, n. 1, p. 116-20, 2009.
68. JOY, J.M.; LOWERY, R.P.; WILSON, J.M. et al. The effects of 8 weeks of whey or rice protein supplementation on body composition and exercise *performance*. *Nutrition Journal*, v. 12, n. 86, p. 1-7, 2013.
69. KENDRICK, I.P.; HARRIS, R.C.; KIM, H.J. et al. The effects of 10 weeks of resistance training combined with beta-alanine supplementation on whole body strength, force production, muscular endurance and body composition. *Amino Acids*, v. 34, n. 4, p. 547-54, 2008.
70. KENDRICK, I.P.; KIM, H.J.; HARRIS, R.C. et al. The effect of 4 weeks beta-alanine supplementation and isokinetic training on carnosine concentrations in type I and II human skeletal muscle fibres. *European Journal of Applied Physiology*, v. 106, n. 1, p. 131-8, 2009.
71. KERKSICK, C.M.; WILBORN, C.D.; ROBERTS, M.D. et al. ISSN exercise & sports nutrition review update: research & recommendations. *Journal of the International Society of Sports Nutrition*, v. 15, n. 38, p. 1-57, 2018.
72. KERN, M.; PODEWILS, L.J.; VUKOVICH, M. et al. Physiological response to exercise in the heat following creatine supplementation. *Journal of Exercise Physiology (online)*, v. 4, n. 2, p. 18-27, 2001.
73. KILDUFF, L.P.; GEORGIADES, E.; JAMES, N. et al. The effects of creatine supplementation on cardiovascular, metabolic, and thermoregulatory responses during exercise in the heat in endurance-trained humans. *International Journal of Sports Nutrition and Exercise Metabolism*, v. 14, p. 443-60, 2004.
74. KIM, M.Y.; KIM, E.J.; KIM, Y. et al. Effects of alpha-lipoic acid and L-carnosine supplementation on antioxidant activities and lipid profiles in rats. *Nutrition Research and Practice*, v. 5, p. 421-8, 2011.
75. KIMBALL, S.R.; JEFFERSON, L.S. Controlo f protein synthesis by amino acid availability. *Current Opinion in Clinical Nutrition and Metabolic Care*, v. 5, n. 1, p. 43-5, 2002.
76. KOHEN, R.; YAMAMOTO, Y.; CUNDY, K.C.; AMES, B.N. Antioxidant activity of carnosine, homocarnosine, and anserine present in muscle and brain. *Proceedings of the National Academy of Sciences of the United States of America*, v. 85, n. 9, p. 3175-9, 1988.
77. KREIDER, R.B.; KALMAN, D.S.; ANTONIO, J. et al. International Society of Sports Nutrition position stand: safety and efficacy of creatine supplementation in exercise, sport, and medicine. *International Society of Sports Nutrition*, v. 14, n. 18, p. 1-18, 2017.
78. LAWLER, J.M.; BARNES, W.S.; WU, G. et al. Direct antioxidant properties of creatine. *Biochemical and Biophysical Research Communications*, v. 290, p. 47-52, 2002.
79. LUGARESI, R.; LEME, V.S.; PAINELLI, V.S. et al. Does long-term creatine supplementation impair kidney function in resistance-trained individuals consuming a high-protein diet? *Journal of the International Society of Sports Nutrition*, v. 10, n. 26, p. 1-6, 2013.
80. LUKASZUK, J.M.; ROBERTSON, R.J.; ARCH, J.E. et al. Effect of creatine supplementation and a lacto-ovo-vegetarian diet on muscle creatine concentration. *International Journal of Sports Nutrition and Exercise Metabolism*, v. 12, p. 336-48, 2002.
81. MADSEN, K.; MACLEAN, D.A.; KIENS, B. et al. Effects of glucose plus branched-chain amino acids, or placebo on bike *performance* over 100 km. *Journal of Applied Physiology*, v. 81, n. 6, p. 2644-50, 1996.
82. MAGANARIS, C.N.; MAUGHAN, R.J. Creatine supplementation enhances maximum voluntary isometric force and endurance capacity in resistance trained men. *Acta Phisiologica Scandinavica*, v. 163, p. 279-87, 1998.
83. MAUGHAN, R.J.; BURKE, L.M.; DVORAK, J. et al. IOC consensus statement: dietary supplements and the high-*performance* athlete. *British Journal of Sports Medicine*, v. 52, p. 439-55, 2018.
84. MCNAUGHTON, L.R.; GOUGH, L.; DEB, S. et al. Recent developments in the use of sodium bicarbonate as an ergogenic aid. *Current Sports Medicine Reports*, v. 15, n. 4, p. 233-44, 2016.
85. MCNAUGHTON, L.R.; SIEGLER, J.; MIDGLEY, A. Ergogenic effects of sodium bicarbonate. *Current Sports Medicine Reports*, v. 7, p. 230-6, 2008.
86. MIHIC, S.; MACDONALD, J.R.; MCKENZIE, S. et al. Acute creatine loading increases fat-free mass, but does not affect blood pressure, plasma creatinine, or CK activity in men and women. *Medicine and Science in Sports and Exercise*, v. 32, n. 2, p. 291-6, 2000.

87. MILLARD-STAFFORD, M.L.; CURETON, K.J.; WINGO, J.E. et al. Hydration During Exercise in Warm, Humid Conditions: Effect of a Caffeinated Sports Drink. *International Journal of Sport Nutrition and Exercise Metabolism*, v. 17, p. 163-77, 2007.
88. MINISTERIO DA SAÚDE [MS]. *Resolução de Diretoria Colegiada* - RDC n. 18 de 27 de abril de 2010.
89. MITTLEMAN, K.D.; RICCI, M.R.; BAILEY, S.P. Branched-chain amino acids prolong exercise during heat stress in men and women. *Medicine and Science in Sports and Exercise*, v. 30, n. 1, p. 83-91, 1998.
90. MOORE, D.R.; ROBINSON, M.J.; FRY, J.L. et al. Ingested protein dose response of muscle and albumin protein synthesis after resistance exercise in young men. *American Journal of Clinical Nutrition*, v. 89, n. 1, p. 161-8, 2009.
91. MUJIKA, I.; PADILLA, S.; IBANEZ, J. et al. Creatine supplementation and sprint performance in soccer player. *Medicine and Science in Sports and Exercise*, v. 32, n. 2, p. 518-25, 2000.
92. NISSEN, S.; PANTON, L.; FULLER Jr, J. et al. Effect of feeding β-hydroxy-β-methylbutyrate (HMB) on body composition and strength of women. *FASEB J*, v. 10, n. 3, p. A150, 1997.
93. NISSEN, S.; SHARP, R.; RAY, M. et al. Effect of the leucine metabolite β-hydroxy-β-methylbutyrate on muscle metabolism during resistance-exercise training. *Journal of Applied Physiology*, v. 81, n. 5, p. 2095-104, 1996.
94. PACKER, L. Oxidants, antioxidant nutrients and the athlete. *Journal of Sports Sciences*, v. 15, p. 353-63, 1997.
95. PANTON, C.D.; HOPKINS, W.G.; VOLLEBREGT, L. Little effect of caffeine ingestion on repeated sprint in team-sport athletes. *Medicine and Science in Sports and Exercise*, v. 33, n. 5, p. 822-5, 2001.
96. PEETERS, B.M.; LANTZ, C.D.; MAYHEW, J.L. Effect of oral creatine monohydrate and creatine phosphate supplementation on maximal strenght indices, body composition, and blood pressure. *Journal of Strenght and Conditiong Research*, v. 13, n. 1, p. 3-9, 1999.
97. PICKERING, C.; KIELY, J. Are the current guidelines on caffeine use in sport optimal for everyone? Inter-individual variation in caffeine ergogenicity, and a move towards personalized sports nutrition. *Sports Medicine*, v. 48, p. 7-16, 2018.
98. POORTMANS, J.R.; FRANCAUX, M. Long-term oral creatine supplementation does not impair renal function in health athletes. *Medicine and Science in Sports and Exercise*, v. 31, n. 8, p. 1108-10, 1999.
99. RASMUSSEN, B.; GILBERT, E.; TURKI, A. et al. Determination of the safety of leucine supplementation in healthy elderly men. *Amino Acids*, v. 48, n. 7, p. 1707-16, 2016.
100. RAWSON, E.S.; MILES, M.P.; LARSON-MEYER, D.E. Dietary supplements for health, adaptation, and recovery in athletes. *International Journal of Sports Nutrition and Exercise Metabolism*, v. 28, n. 2, p. 188-99, 2018.
101. RENNIE, M.J.; BOHE, J.; SMITH, K. et al. Branched-chain Amino Acids as Fuel and anabolic Signals in Human Muscle. *Journal of Nutrition*, v. 136, p. S264-S268, 2006.
102. ROSSI, L.; TIRAPEGUI, J. Aminoácidos de cadeia ramificada e atividade física. In: Tirapegui, J. *Nutrição metabolismo e suplementação na atividade física*. São Paulo, Atheneu, 2005.
103. SALZANO, J.R. Suplementos nutricionais: aplicações práticas em esporte, *performance* humana e extensão da vida. *International School of Sports Nutrition*, v. 2B, p. 10-74, 2003.
104. SANCHEZ-MARTINEZ, J.; SANTOS-LOZANO, A.; GARCIA-HERMOSO, A. et al. Effects of beta-hydroxy-beta-methylbutyrate supplementation on strength and body composition in trained and competitive athletes: a meta-analysis of randomized controlled trials. *Journal of Science and Medicine in Sport*. v. 21, n. 7, p. 727-35, 2017.
105. SGARBIERI, V.C. *Proteínas em alimentos proteicos*. São Paulo, Livraria Varela, 1996.
106. SMITH, A.E.; WALTER, A.A.; GRAEF, J.L. et al. Effects of beta-alanine supplementation and high intensity interval training on endurance *performance* and body composition in men; a double-blind trail. *Journal of the International Society of Sports Nutrition*, v. 6, n. 5, p. 1-9, 2009.
107. SMITH, H.J.; MUKERJI, P.; TISDALE, M.J. Attenuation of proteasome-induced proteolysis in skeletal muscle by β-hydroxy-β-methylbutyrate in cancer-induced muscle loss. *Cancer Research*, v. 65, p. 277-83, 2005.
108. SMITH, H.J.; WYKE, S.M.; TISDAL, M.J. Mechanism of the attenuation of proteolysis-inducing factor stimulated protein degradation in muscle by beta-hydroxy-beta-methylbutyrate. *Cancer Research*, v. 64, p. 8731-5, 2004.
109. SMITH, K.; REYNOLDS, N.; DOWNIE, S. et al. Effects of flooding amino acids on incorporation of labeled amino acids into human muscle protein. *American Journal of Physiology*, v. 275, p. E73-E78, 1998.
110. STELLINGWERFF, T.; ANWANDER, H.; EGGER, A. et al. Effect of two β-alanine dosing protocols on muscle carnosine synthesis and washout. *Amino Acids*, v. 42, p. 2461-72, 2012a.
111. STELLINGWERFF, T.; DECOMBAZ, J.; HARRIS, R.C.; BOESCH, C. Optimizing human in vivo dosing and delivery of β-alanine supplements for muscle carnosine synthesis. *Amino Acids*, v. 43, p. 57-65, 2012b.
112. TIPTON, K.D.; ELLIOTT, T.A.; CREE, M.G. et al. Ingestion of casein and *Whey Proteins* result in muscle anabolism after resistance exercise. *Medicine and Science in Sports and Exercise*, v. 36, n. 12, p. 2073-81, 2004.
113. TOWNSEND, J.R.; HOFFMAN, J.R.; GONZALEZ, A.M. et al. Effects of β-Hydroxy-β-methylbutyrate free acid ingestion and resistance exercise on the acute endocrine response. *International Journal of Endocronology*, v. 1-7, 2015.
114. TROMBLEY, P.Q.; HORNING, M.S.; BLAKEMORE, L.J. Interactions between carnosine and zinc and copper: Implications for neuromodulation and neuroprotection. *Biochemistry (Mosc)*, v. 65, p. 807-16, 2000.
115. VAN BAAK, M.A.; SARIS, W.H.M. The effects of caffeine on endurance *performance* after nonselective b-adrenergic blockade. *Medicine and Science in Sports and Exercise*, v. 32, n. 2, p. 499-503, 2000.
116. VAN SOEREN, M.H.; SATHASIVAM, P.; SPRIET, L.L.; GRAHAM, T.E. Caffeine metabolism and epinephrine responses during exercise in users and nonusers. *Journal of Applied Physiology*, v. 75, n. 2, p. 805-12, 1993.
117. VOLEK, J.S.; KRAEMER, W.J.; BUSH, J.A. et al. Creatine supplementation enhances muscular *performance* during high-intensity resistance exercise. *Journal of American Dietetic Association*, v. 97, p. 756-70, 1997.
118. WATT, K.K.O.; GARNHAM, A.P.; SNOW, R.J. Skeletal muscle total creatine content and creatine transporter gene expression in vegetarians prior to and following creatine supplementation. *International Journal of Sports Nutrition and Exercise Metabolism*, v. 14, n. 5, p. 517-31, 2004.
119. WILKINSON, D.J.; HOSSAIN, T.; HILL, D.S. et al. Effects of leucine and its metabolite β-hydroxy-β-methylbutyrate on human skeletal muscle protein metabolism. *Journal of Physiology*, v. 591, p. 2911-23, 2013.

120. WILLIAMS, M.H.; BRANCH, D. Creatine supplementation and exercise performance: an update. *Journal of the American College Nutrition*, v. 17, n. 3, p. 216-34, 1998.
121. WILLIAMS, M.H.; KREIDER, R.B.; BRANCH, J. *Creatine*: the power supplement. Champaign, Human Kinetics, 1999.
122. WILLIAMS, M.H. *The ergogenic edge*: pushing the limits of sports performance. Champaign, Human Kinetics, 1998.
123. WILSON, J.M.; FITSCHEN, P.J.; CAMPBELL, B. et al. International Society of Sports Nutrition position stand: beta-hydroxy-beta-methylbutyrate (HMB). *Journal of the International Society of Sports Nutrition*, v. 10, p. 1-14, 2013a.
124. WILSON, J.M.; LOWERY, R.P.; JOY, J.M. et al. B-Hydroxy-B-methylbutyrate free acid reduces markers of exercise-induced muscle damage and improves recovery in resistance-trained men. *British Journal of Nutrition*, v. 110, n. 3, p. 538-44, 2013b.
125. WILSON, J.M.; LOWERY, R.P.; JOY, J.M. et al. The effects of 12 weeks of beta-hydroxy-beta-methylbutyrate free acid supplementation on muscle mass, strenght, and power in resistance-trained individuals: a randomized, double-blind, placebo-controlled study. *European Journal of Applied Physiology*, v. 114, n. 6, p. 1217-27, 2014.
126. WITARD, O.C.; JACKMAN, S.R.; BREEN, L. et al. Myofibrillar muscle protein synthesis rates subsequent to a meal in response to increasing doses of Whey Protein at rest and after resistance exercise. *American Journal of Clinical Nutrition*, v. 99, n. 1, p. 86-95, 2014.

CAPÍTULO 22

Ciências exatas na preparação física

Estélio Henrique Martin Dantas
Daniel Ramos Coelho
Renato Ramos Coelho
Carlos Alberto Sposito de Araujo

OBJETIVOS DE ESTUDO

- Introduzir alguns conceitos físicos e matemáticos aplicados à fisiologia e ao treinamento esportivo.

INTRODUÇÃO

Em todos os ramos da ciência, a necessidade de conhecimentos matemáticos é imprescindível, seja por um meteorologista que prevê, por meio de modelos matemáticos, o aparecimento de uma cumulus nimbus, um químico que estuda a velocidade de uma reação química ou ainda um entomologista que calcula o índice de diversidade de insetos em uma comunidade. Da mesma forma, a física, enquanto ciência, vale-se de modelos matemáticos para melhor compreensão de fenômenos naturais e, se possível, descrição da realidade, inclusive com previsão de resultados.

A educação física e o treinamento esportivo não são exceções a essa regra. Para nivelar o conhecimento básico que possibilita o completo entendimento dos cálculos utilizados neste livro, serão discutidos alguns conceitos matemáticos e físicos.

GRANDEZAS ESCALARES E VETORIAIS

Algumas grandezas físicas são facilmente descritas com um número e sua respectiva unidade, por exemplo, tempo e temperatura, definidas como grandezas escalares. No entanto, outras grandezas só são bem compreendidas se forem considerados seu módulo, direção e sentido. A essas grandezas dá-se o nome de grandeza vetorial, cujo exemplo comum na prática do treinamento esportivo é a força muscular, que possui módulo (carga utilizada), sentido e direção (YOUNG, FREEDMAN, 2015).

As grandezas escalares valem-se de operações fundamentais da matemática (adição, subtração, multiplicação e divisão) para serem operacionalizadas. Já as grandezas vetoriais envolvem cálculos mais complexos, havendo necessidade de recursos da trigonometria, derivações e integrações.

REGRA DE TRÊS

Esse processo matemático tem a tarefa de resolver problemas nos quais há quatro valores relacionados, porém apenas três deles conhecidos. Para começar a entender a ideia, veja alguns exemplos.

Exemplo 1: previsão do tempo na maratona

Durante uma maratona você gastou uma hora para percorrer os 12 primeiros quilômetros. Com essa informação você pode estimar em quanto tempo terminará os 42,195 km da prova. Intuitivamente, percebemos que você gastou 1/12 de uma hora para percorrer cada quilômetro. Logo, o pace médio é estimado em 1 km a cada 5 minutos. Também é possível estimar que você precisará de 210,975 minutos (3 horas e 31 minutos, fazendo uma aproximação) para completar a prova (5 min/km × 42,195 km = 210,975 minutos). Colocando essa situação em termos matemáticos teremos:

$$12 \text{ km} \rightarrow 60 \text{ minutos}$$
$$42{,}195 \text{ km} \rightarrow 210{,}975 \text{ minutos}$$

Relacionando esses valores em termos matemáticos:

$$\frac{12}{42{,}195} = \frac{60}{210{,}975}$$

Essa é a maneira matemática de escrever uma relação entre valores e grandezas associados entre si.

Ao pensarmos que, nesse exemplo, o segundo lado da equação (após o sinal de igualdade "=") representa valores 5 vezes maiores do que os valores do primeiro lado, podemos perceber que a relação citada equivale a:

$$\frac{12}{42{,}195} = \frac{5x12}{5x42{,}195}$$

Calculando-se a multiplicação cruzada 12 × (5 × 42,195), obtém-se o mesmo resultado que a outra multiplicação cruzada 42,195 × (5x12). Isto é,

$$\frac{12}{42{,}195} = \frac{60}{210{,}975}$$

$$\frac{12}{42{,}195} = \frac{5x12}{5x42{,}195}$$

No início, eram conhecidos apenas três valores da relação: 12 km, 60 minutos e 42,195 km. O quarto valor – o tempo para se completar a maratona – era a incógnita, que chamaremos de A. Para resolver essa situação será utilizado o processo conhecido como regra de três, que nada mais é do que a igualdade entre as multiplicações cruzadas que acabamos de deduzir.

Montando a relação entre os valores conhecidos e a incógnita A, temos a mesma relação anterior, porém, agora, a incógnita A ocupa o lugar do valor que se quer calcular:

12 km → 60 minutos
42,195 km → A minutos

$$\frac{12}{42{,}195} = \frac{60}{A}$$

Montando os produtos cruzados:

$$12 \times A = 42{,}195 \times 60$$

Separando a variável *A* do resto da equação, tem-se:

$$A = \frac{42{,}195 \ x \ 60}{12} = 210{,}975$$

Na prática:

- Montar a relação entre os valores conhecidos a, b e c, e a incógnita x:

$$\frac{a}{b} = \frac{c}{x}$$

- Calcular o produto da linha cruzada que não tem a incógnita: b × c
- Dividir esse produto pelo valor numérico conhecido da outra linha cruzada, resultando no valor da incógnita:

$$x = \frac{bc}{a}$$

Exemplo 2: cálculo do IMC

O índice de massa corporal (IMC) é um conhecido cálculo da relação entre a massa corporal e a altura, que visa encaixar o indivíduo em categorias, com o intuito de facilitar políticas públicas de saúde.

Para alguns casos extremos não se deve considerar esse cálculo, haja vista situações como a de um fisiculturista, com índice ínfimo de gordura, porém grande massa muscular, que poderá ser encaixado em uma faixa de *sobrepeso* ou até de *obesidade*. Ao contrário, um atleta de salto em altura, ectomorfo, poderá ser apontado na categoria *abaixo do peso*.

A fórmula do IMC é dada pela divisão da massa (em quilogramas) pelo quadrado da altura (em metros). Assim, examinando essa divisão em termos de unidades, teríamos o IMC dado em kg/m^2; contudo, essa relação refere-se à grandeza pressão (vide os conceitos de física deste capítulo), que é definida como uma força aplicada sobre uma determinada área.

O IMC, apesar das unidades utilizadas, quilograma e metro, para o seu cálculo, é um índice adimensional, ou seja, deve ser dado sem nenhuma unidade, apenas com o valor numérico, visto que não existe relação alguma entre pressão (kg/m^2) e proporção de gordura corporal.

Assim, por exemplo, se a massa corporal é 88 kg e a altura é 1,80 m, temos:

$$\text{IMC} = \frac{88}{(1{,}80)^2} = 27{,}1$$

Logo, o IMC será 27,1 e não 27,1 kg/m^2.

FÍSICA

Apesar de todo o controle do corpo humano sobre o movimento, ainda há fatores intervenientes que, em muito, interferem na motricidade. Esses fatores são causados principalmente pela interferência de forças físicas sobre o corpo humano. O conceito físico de *força*, por sua vez, envolve a interação entre dois corpos. Assim, a força deve ser entendida como algo realizado por um corpo (ou campo) em outro corpo (ou campo).

O *peso* (força de interação entre o campo gravitacional da Terra e a massa de um corpo) é a *força* de maior relevância no movimento humano, mas, além dele, tem-se a atuação de diversas forças internas (por exemplo, a ativação muscular é mediada por estímulos eletromagnéticos), que são determinantes não apenas para a motricidade, como também para a circulação sanguínea e a mecânica respiratória (ZATSIORSKY, 2008).

No entanto, como a *força* é uma grandeza vetorial que tende a ser variável durante o movimento humano (basta ver que, durante a execução de um exercício com carga, o esforço necessário varia no início, meio e fim de sua amplitude), é importante que se tenha uma ideia do que é uma integral. Na matemática, esse conceito é utilizado para o cálculo da área sob uma determinada curva (Figura 1), podendo ser:

1. *definida*, em que se sabe quais são os valores máximos e mínimos que podem ser admitidos pelas variáveis;
2. *indefinida*, em que não se sabe quais são os valores que podem ser assumidos pelas variáveis (STEWART, 2017).

Como em estudos sobre a *performance* humana normalmente há valores definidos, eles valem-se de integral definida como forma de fazer análises gráficas.

Leis de Newton

A história do inglês Sir Isaac Newton sendo atingido pela queda de uma maçã, levando-o a descrever a lei de gravitação universal, é bastante difundida. Entretanto, a física newtoniana vai muito além disso, conforme foi descrito por Newton em seu livro *Principia: Princípios Matemáticos da Filosofia Natural*, publicado originalmente em 1687, reimpresso e modernizado até os dias de hoje (NEWTON, 2012).

Primeira Lei de Newton

A Primeira Lei de Newton refere-se ao somatório das forças que incidem sobre um corpo e o estado de inércia, que é a tendência de um corpo permanecer no mesmo estado em que se encontra, enquanto permanecer a ausência de forças resultantes. Seu enunciado afirma que, quando a força resultante sobre um corpo é igual a zero, ele estará se movendo em velocidade constante (e essa velocidade pode ser nula, com o corpo parado) e aceleração nula, ou seja, estará em inércia.

Segunda Lei de Newton

A Segunda Lei de Newton versa sobre a interação entre uma força (F) e um corpo. Seu enunciado estabelece que uma força resultante externa que atua sobre um corpo provoca sobre esse uma aceleração na mesma direção e sentido dessa força. O vetor força resultante é igual ao produto da massa (m) do corpo pelo vetor aceleração (a) do corpo (YOUNG, FREEDMAN, 2015).

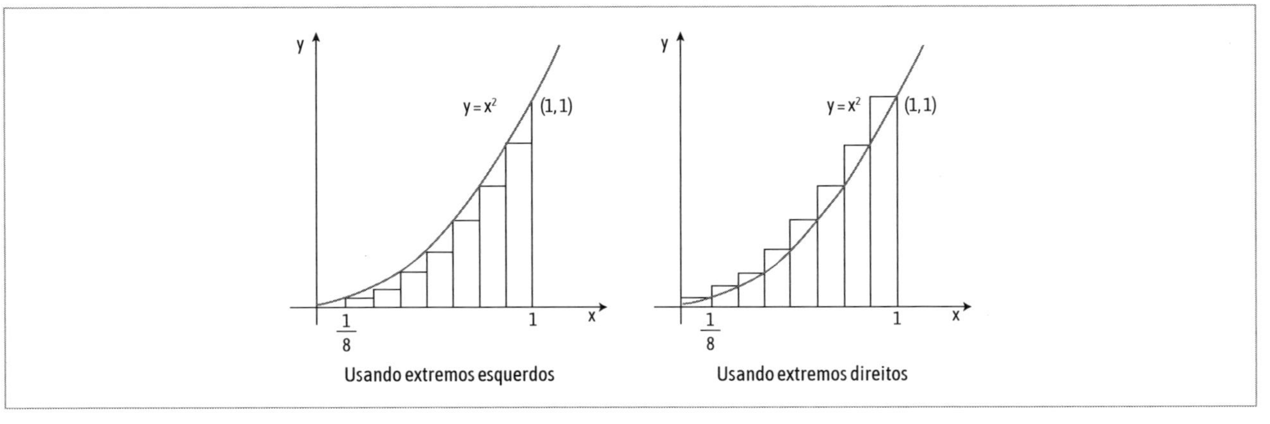

FIGURA 1 Cálculo intuitivo de uma integral definida.
Fonte: adaptada de Stewart, 2017.

$$\sum \vec{F} = m\vec{a}$$

As setas sobre F e a indicam que se trata de grandezas vetoriais.

Terceira Lei de Newton

A Terceira Lei de Newton estabelece uma relação entre corpos que interagem entre si. Ela afirma que, quando um corpo exerce uma força sobre um outro corpo (ação), esse outro corpo também exerce uma força sobre o primeiro (reação). Essas forças têm o mesmo módulo e direção, mas possuem sentidos contrários e atuam em corpos diferentes, por isso não se anulam (NEWTON, 2012).

Trabalho

O trabalho (W) mecânico é a energia transferida para um sistema pela aplicação de uma força ou momento de força sobre o sistema, ao longo de determinado percurso ou movimento de rotação (d). No movimento retilíneo, o trabalho é simplesmente calculado pelo produto da força resultante pelo deslocamento (YOUNG, FREEDMAN, 2015).

$$W = \vec{F} \cdot d$$

Por esse conceito, observa-se que o trabalho pode ser nulo (quando não há deslocamento), positivo ou negativo (YOUNG, FREEDMAN, 2015). Trazendo esse conceito para o movimento humano, pense na seguinte situação: um halterofilista está fazendo agachamento com uma carga de 120 kg (somando barra e anilhas). Ele executa o exercício (Figura 2) fazendo um deslocamento da barra em 0,6 m, com a aceleração de gravidade de 9,8 m/s^2, na sequência de 3 s para realizar a fase negativa, 1 s de isometria no máximo de flexão de joelho e 2 s para fase positiva. Assim, pode-se calcular o trabalho para o deslocamento da barra (desconsiderando a massa do halterofilista) em cada momento do exercício.

De forma a simplificar a compreensão dos conceitos, inicia-se a demonstração pela fase positiva, em que o sistema barra e anilhas faz o deslocamento $\vec{d}$ na mesma direção e sentido em que é realizada a força $\vec{F}$ pelo halterofilista. Assim, tem-se:

$$W = F \cdot d$$
$$F = m \cdot a$$
$$W = (m \cdot a) \cdot d = (120x9{,}8)x0{,}6 = 705{,}6\ J$$

Durante a isometria de 1 segundo na posição de máxima flexão de joelho não há deslocamento. Então d = 0, logo W = 0. No entanto, no momento em que o halterofilista vai da posição inicial até o ponto máximo de flexão de joelho, a sua força $\vec{F}$ foi utilizada para evitar que o peso caísse, logo ela atuou em sentido contrário ao do deslocamento do sistema barra-anilhas. Com isso, tem-se:

$$W = F \cdot d$$
$$F = m \cdot a$$
$$W = (m \cdot a) \cdot d = -(120x9{,}8)x0{,}6 = -705{,}6\ J$$

Trabalho e energia

Segundo o Teorema Trabalho-Energia, o trabalho em um determinado sistema é a variação de sua energia em função da interação entre os seus elementos e/ou agentes externos, ou seja, da força, ao longo de um determinado percurso (tanto que a sua unidade é o Joule). Se considerarmos que no exemplo de trabalho tivemos uma variação da energia potencial (U) em função da variação da altura (h) do sistema barra-anilhas, tem-se, para a fase positiva do exercício:

$$U = F \cdot h$$
$$F = m \cdot a, \text{ sendo } a = g$$
$$U = m \cdot g \cdot h$$
$$W = \Delta U = m \cdot g \cdot \Delta h$$
$$\Delta h = h_2 - h_1$$
$$W = 120x9{,}8x(0 - (-0{,}6)) = 705{,}6\ J$$

Da mesma forma, o trabalho também se relaciona com as demais formas de energia: cinética (K) e elástica (E). O trabalho realizado por forças externas sobre um corpo relaciona-se com o seu deslocamento, ou seja, com a variação de sua posição. Quando uma força resultante sobre um bloco está na mesma direção e sentido de seu deslocamento, há uma aceleração e o trabalho sobre esse corpo é positivo. Por outro lado, quando a força se opõe ao deslocamento, tem-se desaceleração. Caso a força resultante seja nula, o trabalho sobre o corpo também é nulo. Resumindo, W > 0 implica um corpo acelerando e ganhando velocidade, W < 0 implica um corpo desacelerando e perdendo velocidade. W = 0 implica um corpo em velocidade constante, que pode ser nula (YOUNG, FREEDMAN, 2015).

$$K = \frac{1}{2} mv^2;\ W = \Delta K = K_2 - K_1 \text{(Teorema Trabalho-Energia)}$$

A energia elástica é particularmente importante no movimento humano. Isso decorre da importância dos elementos conjuntivos e elásticos existentes no sistema locomotor (BITTENCOURT et al., 2019). A deformação de um elemento elástico que se estica em uma distância *x* além de sua posição não deformada decorre em função da aplicação de uma força F em suas extremidades. Se o alongamento *x* não atingir o limite plástico (NEUMANN, 2011), verifica-se uma proporcionalidade direta entre o módulo de F e o deslocamento $F_x = kx$, em que k é a constante existente para cada elemento elástico. Dessa forma, é necessário um trabalho para deformar o elemento elástico, o que também relaciona trabalho à energia elástica.

$$W = \Delta E; E = \frac{1}{2} kx^2$$

O Teorema Trabalho-Energia é válido apenas para sistemas com referência inercial (em que os corpos envolvidos não alteram seu estado a não ser que uma força atue sobre eles), mesmo quando as forças são variáveis ou a trajetória é curvilínea (YOUNG, FREEDMAN, 2015).

Exemplo

Sobre a força variável, um exemplo bastante comum em sua prática é o uso de elásticos e correntes em conjunto com a carga a ser movimentada. Assim, considere o levantamento terra, com uma carga composta por duas anilhas de 10 kg, a barra de 22 kg e uma corrente com 8 elos em que cada um tem uma massa homogênea de 1 kg e comprimento de 0,10 m (Figura 2).

Nessa posição inicial da Figura 2 tem-se uma carga total de (2 × 10) + 22 = 42 kg e uma carga variável de 2 kg a cada 0,10 m. Qual a energia necessária para elevar toda a carga? Considere que serão elevados todos os oito elos, com deslocamento do sistema barra-anilhas por 0,80 m e que a aceleração da gravidade é de 10 m/s^2. Desconsidere a massa do atleta.

Solução

Repare que a massa total não pode ser utilizada, uma vez que, cada vez que um elo se descola do chão, aumenta-se a carga em 2 kg (carga variável). Assim, o cálculo tem de ser feito em partes:

1. trabalho realizado sobre a barra e anilhas para elevá-la (W_B);
2. trabalho sobre os elos (W_{elo})

$$W_B = F_B \cdot d_B = 42kg \cdot 10m/s^2 \cdot 0{,}80m = 336\ J$$

Para o cálculo do W_B considerou-se o deslocamento do sistema, uma vez que a barra não se encontrava no chão, mas as anilhas sim. Para o cálculo do W_{elo}, tem de considerar que a cada 0,10 m a carga aumenta 2 kg (1 kg para cada elo de cada lado da barra), o que equivale a 20 N de força adicional, conforme observa-se na Tabela 1.

Como o Teorema Trabalho-Energia enuncia, o trabalho realizado para elevar a carga variável equivale à energia gasta. Assim, tem-se uma energia total despendida de 400 J. Como 1 J equivale a 0,239 cal, tem-se que uma execução do levantamento terra tem um gasto calórico de 95,60 cal, ou aproximadamente 0,956 kcal (kcal é a unidade normalmente utilizada para gasto calórico humano).

Agora, é importante se ater a dois pontos relevantes:

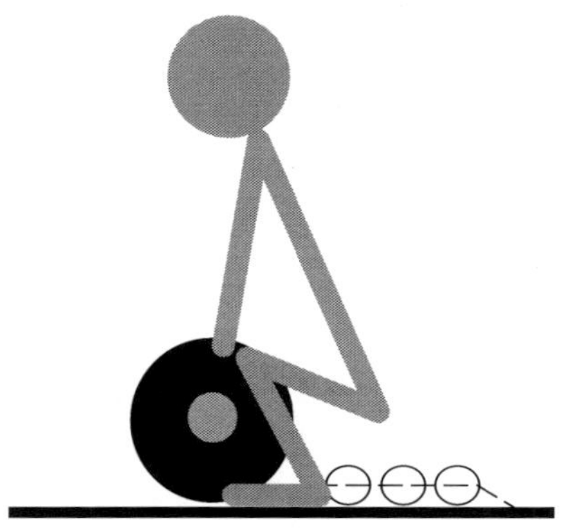

FIGURA 2 Levantamento terra com carga variável.

TABELA 1 Cálculo da energia total despendida

Elevação da borda inferior da anilha	F_{elo}	Representação gráfica	Cálculo da energia total despendida
0,10 m	20 N	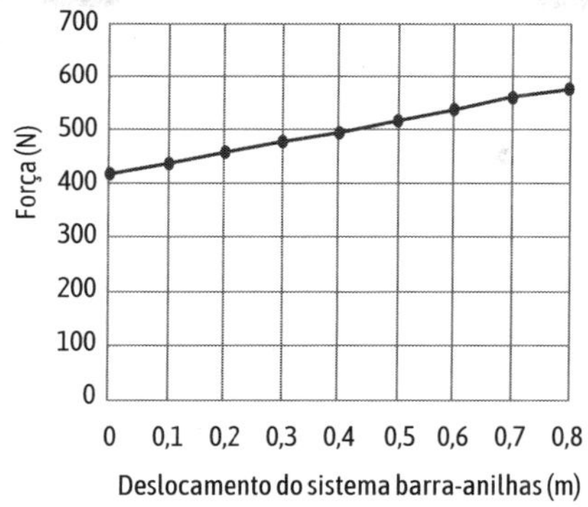	Neste gráfico que relaciona F x d, sua área equivale ao W: $E = 336J + \frac{0{,}8x160}{2}$ $E = 400J$
0,20 m	40 N		
0,30 m	60 N		
0,40 m	80 N		
0,50 m	100 N		
0,60 m	120 N		
0,70 m	140 N		
0,80 m	160 N		

1. A energia total despendida é inferior ao valor que você obteria se somasse o trabalho em cada elo individualmente (porque a carga é variável).
2. Nesse cálculo foi desconsiderada a massa do atleta. Caso contrário, seria necessário incluir a massa de cada segmento corporal, bem como a localização do seu centro de massa.

Torque

Torque (τ) é uma grandeza física que descreve a ação giratória ou o efeito de torção de uma força. Dessa forma, o módulo, direção e sentido da força são fundamentais, mas o ponto de aplicação dessa força também é relevante (YOUNG, FREEDMAN, 2015), conforme observa-se ao analisar as alavancas existentes no corpo humano (NEUMANN, 2011).

Trabalho x Torque

Trabalho e torque possuem uma função matemática que expressa relação entre força e uma distância (r). No entanto o torque é uma grandeza física vetorial que descreve uma ação giratória causada por uma força; sua unidade é o N.m. Assim, ele só ocorre quando há um eixo e alavancas atreladas a ele (LEITE, 2017). No corpo humano, esse eixo é representado pelos centros articulares, e as alavancas são os ossos, em especial os longos (NEUMANN, 2011). A Figura 3 apresenta o torque causado pela dorsiflexão de tornozelo, e pela flexão de joelho e quadril.

$$W_c = \int_c^0 \vec{F}\, dr \qquad \vec{\tau} = \vec{F} \,.\, r$$

Segundo o Teorema Trabalho-Energia, o trabalho em um determinado sistema é a variação de sua energia em função da interação entre os seus elementos e/ou agentes externos, ou seja, da força ao longo de um determinado percurso (sua unidade é o Joule) (YOUNG, FREEDMAN, 2015). No caso da Figura 3, o trabalho W é representado pelo deslocamento da carga ao longo do eixo vertical. Com isso, tem-se que um conjunto de torques resultou em um deslocamento, e esse deslocamento foi determinante para a estimativa do trabalho realizado.

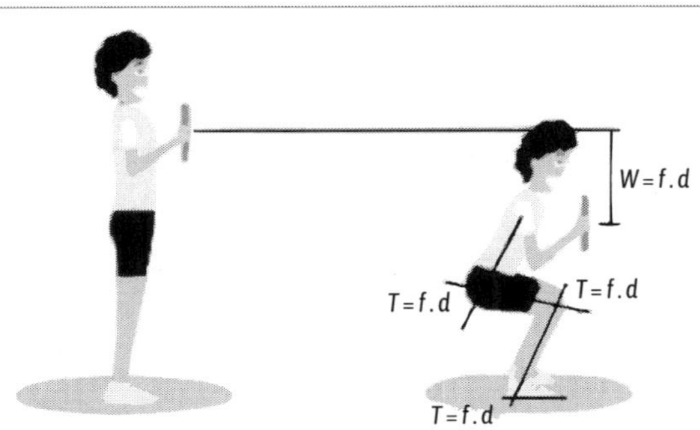

FIGURA 3 Torque x trabalho.

Trabalho angular

A diferenciação de torque e trabalho pode levar à suposição de que o trabalho implica um deslocamento linear e o torque um deslocamento angular. Mas também existe o trabalho angular. A diferença entre o torque e o trabalho angular encontra-se no referencial usado para a distância. No caso do torque, a distância refere-se à distância perpendicular existente entre o ponto de aplicação da força e o eixo do movimento. No caso do trabalho angular, a distância refere-se ao deslocamento, em radianos, que o objeto realizou enquanto sofria a ação de uma força (LEITE, 2017).

Torque articular

O torque articular varia ao longo de uma dada ação muscular, conforme se observa no formato da curva de torque, que é similar à curva comprimento-tensão (Figura 4a). Por ser uma grandeza física vetorial que descreve a ação giratória em função de uma força, o torque depende do módulo, direção, sentido e ponto de aplicação da força (YOUNG, FREEDMAN, 2015).

No músculo, consideram-se força e tensão muscular como sinônimos. Assim, na curva comprimento-tensão vê-se que a tensão total (curva contínua) tem um decréscimo quando há perda de tensão ativa (curva descendente tracejada), mas, em seguida, sofre um acréscimo em função da tensão passiva (curva ascendente tracejada). Essa perda de tensão ativa é decorrente da superposição máxima de actina e miosina. Nessa situação, a tensão passiva proveniente dos invólucros musculares conjuntivos aumenta até o momento em que ela sofre uma deformação plástica, ou seja, se lesiona.

A curva de torque excêntrico de flexores de cotovelo (Figura 4b) mostra que o torque reduz dentro da amplitude de movimento (ADM) fisiológica, não chegando a um comprimento potencialmente lesivo. Então, tanto a ascensão como o descenso da curva de torque também se devem à distância perpendicular entre a inserção muscular e o eixo articular, que varia ao longo da ADM articular (Figura 4c). Assim, o torque varia porque a tensão muscular e a distância relativa da inserção muscular ao eixo articular variam (ZATSIORSKY, 2008).

Resistência dos materiais

Qualquer material possui comportamentos próprios quando submetidos a esforços (Figura 5). Tais esforços levam o material a tensões e deformações e ocorrem

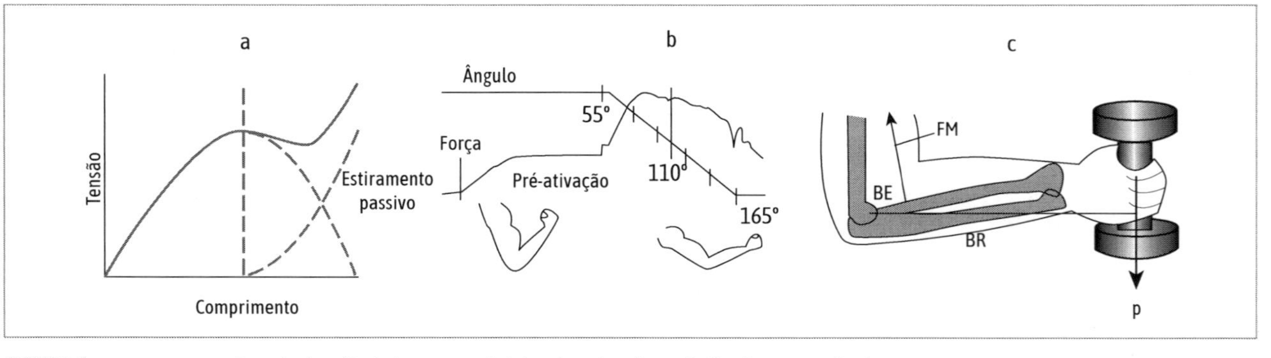

FIGURA 4 a: curva comprimento-tensão; b: torque excêntrico de cotovelo; c. distância perpendicular.

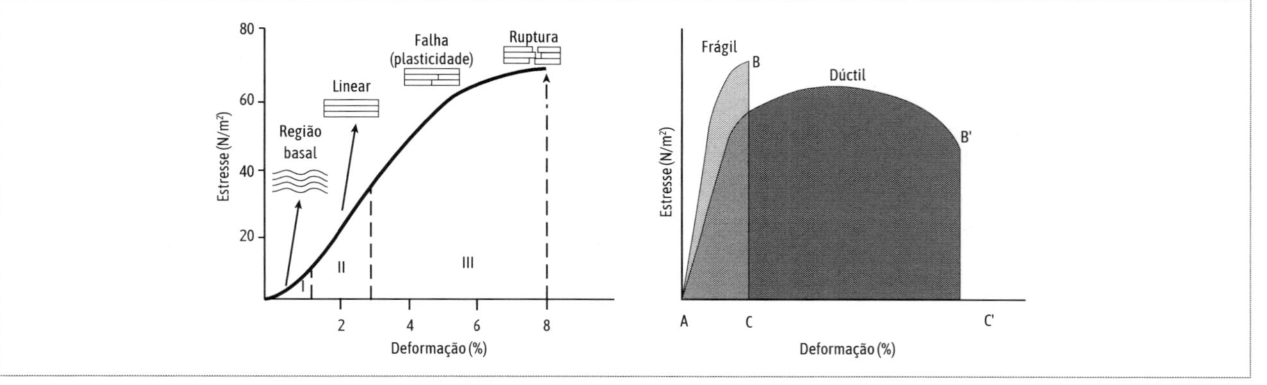

FIGURA 5 Curva estresse X deformação biológica e física.

com grande frequência no corpo humano, em especial no sistema locomotor. Esse sistema é constantemente sujeito a forças que causam deformações, em geral elásticas, mas que, em extremos, podem ser plásticas, ou seja, lesões (NEUMANN, 2011).

Mecânica dos fluidos

A mecânica dos fluidos estuda o comportamento dos fluidos em repouso (estática dos fluidos) ou em movimento (dinâmica dos fluidos). No corpo humano, o sistema cardiovascular é formado por um circuito tubular fechado, em que a quantidade de fluido que entra e sai do sistema é a mesma. A circulação do líquido cefalorraquidiano no sistema nervoso central (SNC) também segue essa lógica. A circulação linfática não segue a de um sistema fechado, mas é muito dependente da variação de pressão hidrostática. Por fim, o sistema respiratório é bastante influenciado pela dinâmica de escoamento dos gases, ou seja, aerodinâmica (McARDLE et al., 2016).

Assim, a biomecânica cardiovascular é regida pela mecânica dos fluidos, por ser um sistema fechado com um componente de alta pressão e outro de baixa (BRUNETTI, 2008). Dessa forma, a Equação de Bernoulli, que representa o comportamento de um fluido se movendo ao longo de um duto, responde por boa parte dos fenômenos físicos e biomecânicos cardiovasculares.

$$Q = \frac{\pi \, . \, r^4 \, (P_1 - P_2)}{8 \, . \, L \, . \, \eta}$$

Nessa equação, aplicada ao sistema cardiovascular, Q é a velocidade do fluxo sanguíneo, r é o calibre dos vasos, P_1 equivale à pressão arterial (PA) sistólica (PAS), e P_2 à PA diastólica (PAD), L é o comprimento do vaso e η é a viscosidade do sangue.

O calibre do vaso pode variar de acordo com fatores mecânicos, neurais e metabólicos. O comprimento dos vasos do sistema cardiovascular é fixo. No entanto, quando se está em repouso, os esfíncteres pré-capilares fazem com que o sangue não circule ao longo de todos os vasos, o que causa uma diminuição relativa do comprimento L. A viscosidade do sangue varia apenas se houver aumento ou perda de volume plasmático ou alterações em solutos e células sanguíneas (McARDLE et al., 2016).

Termodinâmica

Termodinâmica diz respeito à relação entre calor, energia e trabalho. Dessa forma, essa ciência refere-se ao intercâmbio de energia entre diferentes sistemas, que pode se dar por meio de trabalho mecânico ou pelo fluxo de calor (MORAN, SHAPIRO, 2011). No caso do ser humano, a termodinâmica e a termoquímica são importantes para a análise dos mecanismos responsáveis pela manutenção da temperatura interna do corpo. Tais mecanismos envolvem a dissipação de calor pelos mecanismos de irradiação, condução e convecção e, em especial, com os mecanismos associados à sudorese e evaporação do suor (McARDLE et al., 2016).

REFERÊNCIAS

1. BITTENCOURT, C.M.; MIRANDA, E.; VOIGT, L. Fatores Intervenientes. In: DANTAS, E.H.M. *Alongamento e Flexionamento*. 6.ed. Barueri, Manole, 2019.
2. BRUNETTI, F. Mecânica dos Fluidos. 2.ed. São Paulo, Prentice Hall, 2008.
3. LEITE, A.E. *Física*: conceitos e aplicações de mecânica. São Paulo, InterSaberes, 2017.
4. McARDLE, W.D.; KATCH, F.L.; KATCH, V.L. *Fisiologia do Exercício*: nutrição, energia e desempenho humano. 8.ed. Rio de Janeiro, Guanabara Koogan, 2016.
5. MORAN, M.J.; SHAPIRO, H.N. *Princípios de termodinâmica para engenharia*. 6.ed. Rio de Janeiro, LTC, 2011.
6. NEUMANN D.A. *Cinesiologia do aparelho musculoesquelético*: fundamentos para reabilitação. 2.ed. São Paulo, Elsevier, 2011.
7. NEWTON, I. *Principia*: princípios matemáticos da filosofia natural. 2.ed. São Paulo, EDUSP, 2012.
8. STEWART, J. *Cálculo*: Volume 1. 4.ed. Boston, Cencage Learning, 2017.
9. YOUNG, H.D.; FREEDMAN, R.A. *Sears & Zemansky*: Física I – Mecânica. 14.ed. Addison Wesley, 2015.
10. ZATSIORSKY, V. *Biomechanics in sport*: performance enhacement and injury prevention. New York, Blackwell Publishing, 2008.

CAPÍTULO 23

Informática e treinamento

Estélio Henrique Martin Dantas
Alexandre Heberle
Renato Ramos Coelho
Carlos Alberto Sposito de Araujo

OBJETIVOS DE ESTUDO

- Introduzir a visão das possibilidades da informática no campo do treinamento esportivo.

INTRODUÇÃO

Um fato para o qual não podemos virar as costas é a influência da *informática* sobre praticamente todas as áreas e atividades humanas. E o treinamento esportivo não foge a essa regra, seja por meio de cálculos em uma planilha eletrônica, seja pela utilização de um aplicativo no celular ou no *notebook*.

Atualmente, qualquer que seja a área do conhecimento ou de atuação dos profissionais, os sistemas de informação, em menor ou maior aplicação, representam um grande diferencial na apresentação de dados.

A análise de sistemas é uma atividade cuja finalidade é a realização de estudos dos processos, a fim de encontrar o melhor caminho para que a informação seja processada e o objetivo atingido. Afinal, a principal função de um *software* é propiciar velocidade, segurança e maiores possibilidades de cruzamento de dados, produzindo informações relevantes que auxiliem de forma plena a tomada de decisão.

Nos últimos anos, a educação física tem sido uma área da qual a tecnologia se aproximou de forma efetiva. Existem muitos *hardwares* e *softwares* que auxiliam e constroem informações para os profissionais de educação física e saúde, permitindo prescrever intervenções funcionais com o objetivo de atingir resultados desde o esporte amador e o *fitness* até o alto rendimento.

A proposta deste capítulo não é torná-lo um programador de computadores nem um analista de sistemas, mas chamar sua atenção para alguns pontos que poderão facilitar sua vida na área do treinamento esportivo.

DETECÇÃO DE TALENTOS

Especificamente em relação à detecção de talentos (Capítulo 2, "Detecção do talento esportivo"), o maior número possível de informações coletadas e organizadas em um *software* desenvolvido com diversas tecnologias, como *redes neurais artificiais* e *análises estatísticas*, proporcionará informações relevantes para os profissionais ligados ao esporte e, certamente, subsídios para que possam prescrever seus treinos de forma mais assertiva, conquistando, assim, resultados ainda mais promissores.

PLANILHA ELETRÔNICA

As planilhas eletrônicas mais conhecidas são o Microsoft® Excel® e o Calc | LibreOffice®, mas existem outras. Nelas é possível criar fórmulas (expressões matemáticas) que calculam resultados a partir de valores digitados em outras células.

Cálculo do IMC

Veja este exemplo com o cálculo do IMC (Índice de Massa Corporal). Seu valor é dado pelo peso corporal (em quilogramas) dividido pelo quadrado da altura (em metros):

$$IMC = \text{peso corporal} / (\text{altura})^2$$

Na planilha, criaremos uma coluna em que as células receberão o peso corporal (coluna A na Tabela 1). Na coluna seguinte (coluna B) colocaremos a altura valor original, ainda não está elevada ao quadrado). Na terceira coluna (C) colocaremos a fórmula do IMC:

coluna A dividida pelo quadrado da coluna B

Na prática é necessário utilizar algumas fórmulas, já definidas no aplicativo, que executam os cálculos que solicitamos. No caso do IMC utilizamos uma divisão e uma elevação ao quadrado. As fórmulas são:

- divisão: usa-se a barra ('/');
- elevação ao quadrado: usa-se 'POTÊNCIA (célula original; 2)', onde 'célula original' é o valor que queremos elevar à potência 2 (no caso do IMC, é a célula da coluna B, a altura).

Então, nas células da coluna C teríamos:

= ('célula da coluna A') / POTÊNCIA ('célula da coluna b'; 2)

TABELA 1 Planilha para cálculo do IMC

	A	B	C
1	Peso corporal (kg)	Altura (m)	IMC
2	95	1,80	29,3
3	74	1,72	25,0

Detalhando a fórmula utilizada na célula C2 (vale o mesmo raciocínio para a célula C3):

$$A2/POTÊNCIA\ (B2;2) = 95/(1,80)^2$$

Ou seja, a célula A2 recebeu o valor 95; a barra "/" é a divisão; a célula B2 recebeu a altura 1,80; "Potência" é a função que eleva a célula indicada (no caso, B2) ao valor indicado em seguida (2, no caso; o mesmo que elevar ao quadrado).

Cálculo do *pace* de um corredor

Veja este outro exemplo, o cálculo do *pace* de um corredor.

Na célula A2 colocamos sua velocidade em km/h. Na célula seguinte, B2, onde queremos mostrar o *pace* em min/km, colocamos a fórmula (que nada mais é do que a sequência de cálculos que faríamos com uma calculadora):

B2 = (1/A2)*60

	A	B
1	Velocidade (km/h)	Pace (min/km)
2	12	5,0
3	8	7,5

Para resolver as necessidades de cálculo, as planilhas possuem dezenas de funções, como cálculo da média entre várias células, número de dias entre duas datas (colocadas em duas células), organização de dados em ordem alfabética ou numérica, além da confecção de gráficos. Todos esses recursos podem ser utilizados, por exemplo, para um treinador acompanhar a evolução de seus atletas em função de parâmetros como massa corporal, IMC, composição corporal, flexibilidade, tempo utilizado para determinado exercício, quilagens utilizadas nos treinamentos, entre vários outros parâmetros.

BIOFOTOGRAMETRIA COMPUTADORIZADA

A função da informática dentro da preparação física e da atividade desportiva não se restringe apenas a planilhas que auxiliam na progressão do atleta.

Keijsers et al. (2018) verificaram que medições de amplitude articular efetuadas com goniômetro em fotos e vídeos de cotovelo eram mais confiáveis e consistentes do que as realizadas diretamente sobre a articulação, não fazendo diferença se as medições eram realizadas com goniômetro ou com aplicativo de goniometria para *smartphones*. Ou seja, a biofotogrametria computadorizada é uma possibilidade para a análise tanto estática como dinâmica de um atleta.

Seu uso, porém, necessita do cumprimento de alguns requisitos para que seja válido. O primeiro ponto a se considerar são as limitações impostas a esse método em função do processo de captação de imagem ou vídeo que, por ser bidimensional, transforma o espaço real (tridimensional) em espaço-imagem. Esse sistema bidimensional (*x* e *y*) é próprio de cada câmera e se origina, aproximadamente, no centro de seu quadro e das coordenadas determinadas pela calibração da área de abrangência da imagem. O sistema tridimensional, por sua vez, representa o sistema de coordenadas (*x*, *y* e *z*) do objeto sobre o qual se obtêm as imagens (BRITO, COELHO JÚNIOR, 2007).

Para a análise de um atleta ou de um gesto esportivo cria-se um sistema próprio de referências. Caso essas possuam dimensões conhecidas, elas podem ser utilizadas para a calibração das coordenadas, tanto da imagem bidimensional como da tridimensional (COELHO et al., 2019). Esse tipo de análise, porém, necessita de protocolos que definam a posição da máquina fotográfica em relação ao avaliado, a necessidade da calibração da câmera fotográfica, os pontos de referência e o *software* válido para essa finalidade (COELHO et al., 2012).

O posicionamento da máquina fotográfica para avaliações angulares exige sua posição perpendicular e o foco apontado para o centro do objeto avaliado, sem o uso de recursos de aproximação eletrônicos ou mecânicos, uma vez que eles podem gerar deformações radiais nas bordas da imagem.

A calibração da câmera, por sua vez, torna-se indispensável quando há aproximação, quando o avaliado se encontra próximo às bordas da imagem ou quando se quer realizar medições lineares (BRITO, COELHO JÚNIOR, 2007).

Para a calibragem da câmera existem diversos meios. O GML *camera calibration toolbox*® executa esse processo por meio de um quadriculado (como um tabuleiro de xadrez) de dimensões conhecidas (GRAPHICS AND MEDIA LAB, 2005) utilizado no método de transformação linear direta (DLT, do inglês *Direct Linear Transformation*), que desfaz as deformações, em especial as radiais, provenientes do jogo de lentes da câmera (PATERNIANI, 2001).

Por fim, entram os aplicativos que podem ser utilizados para essa análise. Existem diversos no mercado, alguns *freewares* e outros pagos. A escolha deve priorizar os que já passaram pelo processo de validação.

Para análise de fotos e vídeos em computadores tem-se o SAPO®, AutoCAD e outros *softwares* que usam a metrologia do CAD, como ALCimage® e Kinovea®. Para *smartphones*, além da possibilidade do uso de sua câmera na obtenção das imagens para análise no computador, tem-se uma gama de aplicativos que atuam como goniômetros. Longoni et al. (2019) afirmaram em sua metanálise que o excesso de opções e de metrologias dificulta a afirmação sobre a melhor opção. Keogh et al. (2019) reforçam a variabilidade de metrologia, mas indicaram em sua revisão sistemática que os aplicativos avaliados têm a validade necessária para substituírem goniômetros para a medição do arco de movimento articular.

De forma a evitar perda de informações, em função da sobreposição de objetos e estruturas anatômicas, foram criados os sistemas optoeletrônicos ativos, em que os marcadores emitem sinais de rádio para receptores especiais. No entanto, esses sistemas, tal qual os utilizados na biofotogrametria, são limitados pela possibilidade de erro na colocação dos marcadores nas estruturas anatômicas de referência (COELHO et al., 2019). Assim, surgiram sistemas de captura de movimento sem marcadores, cujo exemplo são os *games* mais modernos, como o Azure Kinect DK® da Microsoft® (2010). Nesses sistemas, sensores de infravermelho e câmeras atuam para capturar o movimento do corpo e a posição do jogador.

ANÁLISE COMPUTADORIZADA DO MOVIMENTO HUMANO

Os sistemas inerciais constituem uma possibilidade para a análise computadorizada do movimento humano e baseiam-se em sensores inerciais, em especial o giroscópio – utilizado para medir ângulos de inclinação e elevação, atuando como um inclinômetro eletrônico 3D (ZHOU, HU, 2008) –, o acelerômetro – que funciona medindo o deslocamento de uma massa conhecida, presa ao sensor (KAVANAGH, MENZ, 2008) – e, em alguns casos, o magnetômetro – que mede a intensidade, a direção e o sentido de campos magnéticos que estejam próximos (BOLINK et al., 2016).

A vantagem de tais sistemas é estar menos sujeitos às necessidades de calibração, a erros decorrentes da localização de estruturas anatômicas e à perda de informação por sobreposição de objetos; por outro lado, o seu custo é mais elevado (COELHO et al., 2019). No entanto, como todo *smartphone* conta com giroscópios e acelerômetros, existem muitos aplicativos de jogos que se valem de sistemas inerciais, o que abre uma janela para o surgimento de aplicativos dessa natureza para avaliar o movimento humano.

INTELIGÊNCIA ARTIFICIAL

A *inteligência artificial* (IA) nada mais é do que um conjunto de técnicas matemáticas que utilizam algoritmos computacionais capazes de prever situações e resultados futuros após analisar dados passados. Essas técnicas utilizam modelos baseados na forma humana de raciocinar.

Mais modernamente, estudos matemáticos e computacionais ampliaram o conceito de IA para o de *inteligência computacional* (IC). Essa, por sua vez, utiliza modelos *inspirados na vida*, ou *bioinspirados*: *redes neu-*

rais artificiais, algoritmos genéticos, máquina de vetores de suporte, lógica fuzzy, enxames de abelhas e colônias de formigas, entre outros. Seu objetivo é resolver problemas inexatos que não teriam solução por meio da maneira tradicional de a computação trabalhar: "**Se** algo ocorre, **então** faça isso, **senão** faça aquilo".

No caso da IA e da IC, os dados do passado influenciam o "aprendizado" a respeito da situação e possibilitam novas conclusões, impossíveis de serem pensadas *a priori*, consequentemente também impossíveis de serem respondidas por meio do conceito "se... então... senão...".

Sposito-Araujo (2010), a respeito de redes neurais artificiais, mas que podem ser expandidas para outros modelos de IA e IC, afirmou que "basicamente são funções matemáticas com múltiplas variáveis independentes – normalmente não havendo relações "visíveis a olho nu" entre a maioria delas –, além de uma variável dependente que retorna o resultado". Na prática, essas funções possuem coeficientes em suas variáveis que são adaptados e alterados após análise dos dados do passado, entregues ao sistema para um prévio estudo.

A utilização de IA e IC em treinamento esportivo expande-se a cada dia:

- Na ausência de um cardiologista para garantir a detecção precoce de defeitos cardíacos em atletas, Adetiba et al. (2017) propuseram um modelo automatizado de detecção de defeitos cardíacos para atletas utilizando ECG e *redes neurais artificiais.*
- Hock et al. (2017), discutindo uma abordagem que modela-se o comportamento tático de jogadores de futebol, utilizaram *lógica fuzzy* para descrever valores em variáveis não representadas numericamente por completo.
- Para realizar o reconhecimento efetivo do estado fisiológico do atleta, visando identificar as emoções pré-jogo, Guo (2020) fez uso do modelo de *máquina de vetores de suporte.*
- Novatchkov e Baca (2013) utilizaram *redes neurais artificiais* para investigar métodos de reconhecimento de padrões para a avaliação de exercícios de força em aparelhos.
- Mezyk e Unold (2011) fizeram uso do modelo de *aprendizado de máquina* combinado com *lógica fuzzy* e um *algoritmo imunológico* para modelar o treinamento esportivo a partir do estágio do microciclo (Capítulo 6, "Estrutura da periodização do treinamento").
- Para analisar vídeos de treinamento esportivo de levantamento de peso, Jian et al. (2019) utilizaram *redes neurais convolucionais* para extração de quadros-chave.

A cada dia, tanto a IA como a IC encontram no treinamento esportivo um ótimo campo de atuação e um manancial de possibilidades.

REFERÊNCIAS

1. ADETIBA, E.; IWEANYA, V.C.; POPOOLA, S.I.; ADETIBA, J.N. et al. Automated detection of heart defects in athletes based on electrocardiography and artificial neural network, *Cogent Engineering*, v. 4, p. 1-21, 2017.
2. BOLINK, S.; NAISAS, H.; SENDEN, R.; ESSERS, J.M.N. et al. Validity of an inertial measurement unit to assess pelvic orientation angles during gait, sit–stand transfers and step-up transfers: Comparison with an optoelectronic motion capture system. *Medical Engineering and Physics*, v. 13, n. 5, p. 1-7, 2016.
3. BRITO, J.L.N.S. COELHO JÚNIOR, L.C.T. *Fotogrametria Digital*. Rio de Janeiro, IME, 2007.
4. COELHO, R.R.; BATISTA, L.A.; CUNHA, G.; DANTAS, E.H.M. Validez del uso de la fotografía computarizada en la evaluación de la amplitud del movimiento de la rodilla utilizando la goniometría de la imagen radiológica como padrón oro. *Journal of Movement & Health*, v. 13, n. 1, p. 45-50, 2012.
5. COELHO, R.R. CÉSAR, E.P. CONCEIÇÃO, M.C.S.S. et al. In: DANTAS, E.H.M. CONCEIÇÃO, M.C.S.C. *Manual de Avaliação de Flexibilidade*. Barueri, Manole, 2019.
6. GRAPHICS AND MEDIA LAB. *GML camera calibration toolbox* [*on-line*]. 2005. Disponível em: http://graphics.cs.msu.ru/en/node/910; acesso em: 16.abr.2021.
7. GUO, C. Research on pre-competition emotion recognition of student athletes based on improved machine learning. *Journal of Intelligent & Fuzzy Systems*, v. 39, n. 4, p. 5687-98, 2020.
8. HOCK, T., TAN, X., LESER, R., BACA, A. et al. A knowledge discovery framework for the assessment of tactical behaviour in soccer based on spatiotemporal data. *Mathematical and Computer Modelling of Dynamical Systems*, v. 23, n. 4, p. 384-98, 2017.
9. JIAN M.; ZHANG, S.; WU, L.; ZHANG, S. et al. Deep key frame extraction for sport training. *Neurocomputing*, v. 328, n. 7, p. 147-56, 2019.
10. KAVANAGH, J.J.; MENZ, H.B. Accelerometry: a technique for quantifying movement patterns during walking. *Gait and Posture*, v. 28, n. 1, p. 1-15, 2008.
11. KEIJSERS, R.; ZWERUS, E.L.; VAN LITH, D.R.M.; KOENRAADT, K.L.M. et al. Validity and reliability of elbow range of motion measurements using digital photographs, movies, and a goniometry smartphone application. *Journal of Sports Medicine*, v. 2018, n. 7906875, 2018.
12. KEOGH, J.W.L.; COX, A.; ANDERSON, S.; LIEW, B. et al. Reliability and validity of clinically accessible smartphone applications to measure joint range of motion: a systematic review. *PLoS One*, v. 14, n. 5, p. e0215806, 2019.
13. LONGONI, L.; BRUNATI, R.; SALE, P.; CASALE, R. et al. Smartphone applications validated for joint angle measurement: a systematic review. *International Journal of Rehabilitation Research*, v. 42, n. 1, p. 11-9, 2019.

14. MEZYK, E; UNOLD, O. Machine learning approach to model sport training. *Computers in Human Behavior*, v. 27, n. 5, p. 1499-506, 2011.
15. MICROSOFT. *Azure Kinect DK* [*on-line*]. 2010. Disponível em: https://azure.microsoft.com/en-us/services/kinect-dk/; acesso em: 16 abr. 2021.
16. NOVATCHKOV, H.; BACA, A. Artificial intelligence in sports on the example of weight training. *Journal of Sports Science and Medicine*, v. 12, n. 1, p. 27-37, 2013.
17. PATERNIANI, P.E.S. *Desenvolvimento de uma metodologia para reconstrução tridimensional e análise de superfícies do corpo humano*. Campinas, 2001. 74p. Dissertação (Mestrado em Educação Física). Departamento de Educação Motora. Faculdade de Educação Física. Universidade Estadual de Campinas. 2001.
18. SPOSITO-ARAUJO, C.A. *Identificação dos fatores de aderência em programas de atividade física em academias utilizando inteligência computacional*. 2010. 132 p. Dissertação (Mestrado em Engenharia Biomédica) – COPPE (Coordenação dos Programas de Pós-graduação em Engenharia), Universidade Federal do Rio de Janeiro, Rio de Janeiro. 2010.
19. ZHOU, H.; HU, H. Human motion tracking for rehabilitation – a survey. *Biomedical Signal Processing and Control*, v. 3, n. 1, p. 1-18, 2008.

Glossário

A

Adipócito – Célula de gordura

Aerobiose – Processo em que a presença de oxigênio é obrigatória. No contexto de treinamento, o trabalho em aerobiose significa treinamento essencialmente aeróbico

Aminoácido – Molécula orgânica componente das proteínas, composta por um mínimo de um grupamento amina e um carboxila

Amplitude angular – Abertura de um ângulo

Anabolização – Ou anabolismo; processo metabólico que implica a construção de moléculas a partir de outras

Anticatabólico – No contexto, é o elemento que inibe ou diminui a ação de degradação de fibras musculares após o exercício físico

Aquecimento – Conjunto de atividades de diferentes maneiras que, mediante um volume e uma intensidade de trabalhos adequados, visam preparar o indivíduo para o desempenho de atuações esportivas ótimas

Arousal – Estado fisiológico e psicológico em que o indivíduo se mantém atento e reativo a estímulos

Aterosclerose – Tipo de arteriosclerose cuja característica é a formação de depósitos lipídicos sobre a parede das artérias

B

Basal – Patamar mínimo de atividade de um organismo em completo repouso

Biomecânica – Estudo das forças mecânicas relacionadas com o movimento de estruturas orgânicas vivas, especialmente o sistema locomotor do corpo humano

Bioquímica – Estudo dos processos e reações químicas que ocorrem nos organismos vivos

Biotipo – Grupo de indivíduos que têm uma origem comum e as mesmas estruturas de fatores hereditários

Bradicardia – Ritmo cardíaco lento, normalmente considerado quando abaixo de 60 bpm

C

Calistenia – Sequência de exercícios físicos executados de maneira ritmada, sem uso de aparelhos

Cansaço – Sensação subjetiva de desgaste, provocada por atividade física ou somatização

Carga de trabalho – Quantidade de esforço em uma atividade física

Catabolismo – Fase do metabolismo em que ocorre a degradação de macromoléculas nutritivas, com liberação de energia

Catecolaminas – Hormônios sintetizados pelas glândulas adrenais e pelo sistema nervoso, que atuam como reguladores do metabolismo e como transmissores

Celulose – Polímero de cadeia longa, responsável pela estabilidade da parede celular das plantas

Cineantropometria – Estudo focado nas medidas e proporções do corpo humano, suas aplicações e influências no movimento

Cinesiologia – Estudo do movimento humano

Circulação portal – Circuito em que o sangue venoso dos capilares do trato intestinal é drenado na veia porta hepática e, em vez de retornar ao coração, é levado ao fígado, possibilitando que este órgão receba nutrientes extraídos dos alimentos pelo intestino

Conscientização motora – Consequência natural de um grande número de repetições do movimento em questão

Corrida estacionária – Atividade em que os gestos da corrida são executados, mas sem o deslocamento típico de uma corrida

Córtex adrenal – Situado na parte superior dos rins, é responsável pela secreção dos corticosteroides

Córtex cerebral – A camada mais externa do cérebro, na qual são processadas as funções cerebrais mais difíceis, como linguagem, memória e gestos motores complexos

Creatinina – Produto da degradação da creatina fosforilada, utilizado como parâmetro da função renal

Crônica – Situação de longa duração

Curva adocicada – No contexto matemático, é uma curva suavizada, sem inflexões bruscas

D

Decúbito dorsal – Postura do corpo de costas, apoiado em um plano horizontal

Destreinamento – Processo de treinamento pelo qual o "recém-ex-atleta" deve passar, a fim de que seu organismo retorne aos níveis metabólicos e psicológicos do período pré-treinamento

Dialética – Método filosófico que contrapõe uma tese com a ideia contrária, a antítese, resultando em algo maior do que a soma de cada um dos dois, a síntese

Doença carencial – Sintomas provocados pela falta de um ou alguns nutrientes ou ainda por deficiência do metabolismo no processo de absorção desses nutrientes

E

Ectomorfo – Caracterizado por baixo acúmulo de gordura, além de membros longos e delgados

Emil Zátopek – Conhecido como a Locomotiva Humana, tornou-se uma lenda no atletismo

Emulsificantes – Também chamados de surfactantes. São substâncias adicionadas às emulsões para aumentar sua estabilidade, tornando-as razoavelmente homogêneas

Endurance – Em português, *resistência*; no contexto esportivo é a resistência para atividades cíclicas de longa duração

Engrama – Marca a longo prazo, impressa em um tecido nervoso por força de numerosas repetições

Epinefrina – Também chamada de adrenalina, é secretada pelas glândulas adrenais, cuja produção é estimulada em momentos de estresse físico ou psicológico, estimulando o coração, elevando a tensão arterial, relaxando alguns músculos e contraindo outros

Equilíbrio hidreletrolítico – Processo dinâmico que tenta equilibrar as quantidades de eletrólitos nos meios intra e extracelular

Ergogênicos – Substâncias ou artifícios que visam a melhora do desempenho (Williams, Branch, 1998). É o mesmo que suplementos

Eritrócito – Hemácia ou glóbulo vermelho; célula mais numerosa do sangue. Tem cor avermelhada devido à proteína hemoglobina, responsável pelo transporte do oxigênio

Estirabilidade – Característica de estirar, alongar; no contexto da fisiologia do esforço, é a propriedade de um músculo alongar-se

Estresse – Estímulo capaz de provocar adaptação ou dano no organismo

Exaustão – Estado do organismo que, submetido a uma carga de trabalho muito forte, não se recupera convenientemente, quer por insuficiência de tempo de repouso, quer por alimentação inadequada ou condição patológica; a exaustão tem caráter progressivo e exponencial

Exsudato – Líquido com alto teor de proteínas e leucócitos, produzido a partir de danos ocorridos nos tecidos e vasos sanguíneos

F

Fadiga – Depleção das reservas energéticas associada ao acúmulo de catabólitos no organismo, dificultando a continuação da atividade física e podendo provocar até incapacidade temporária para o exercício

Fair play – Conformidade com as regras estabelecidas de um esporte; elegância ao aceitar uma situação difícil

Fartlek – Antigo método de treinamento contínuo, utilizado até hoje, que consiste em um treinamento informal cujo objetivo é a variação de velocidade e de terrenos

FC_{basal} – A frequência cardíaca basal tenta refletir o patamar mínimo de atividade de um organismo em completo repouso

Feedback – Sinal recebido na saída de um sistema, sendo retransmitido de volta à entrada para servir de avaliação ao ajuste do próximo sinal de saída. Em português, *retroalimentação*

Feeling – Capacidade de sentir, perceber, uma situação

Fenótipo – Conjunto de características fisiológicas, morfológicas e comportamentais apresentadas por um indivíduo

Fisiologia do esforço – Estudo dos processos relacionados com a atividade física em diferentes situações de exercício, considerando-se o conceito de adaptação

Flexibilidade – Qualidade física responsável pela execução voluntária de um movimento de amplitude angular máxima, por uma articulação ou conjunto de articulações, dentro dos limites morfológicos, sem o risco de provocar lesão

Força dinâmica – Força aplicada durante o movimento do gesto esportivo

Força estática – Força aplicada sem ocorrer movimento externo

Força explosiva – Força aplicada em gestos esportivos de explosão

Força hipertrófica – Refere-se ao tipo de treinamento de força que gera hipertrofia muscular

Fosforilada – Formada a partir da transferência de um grupo fosfato do ATP para uma molécula orgânica

Frequencímetro cardíaco – Equipamento eletrônico que detecta a frequência cardíaca dinamicamente por meio de um sensor colocado no tórax, transmitindo para um receptor que, normalmente, encontra-se no punho

G

Geleificantes – Têm a capacidade de formar um gel ou de coagular um líquido

Gêmeos univitelinos – Formados a partir de um único óvulo, que é fecundado por um só espermatozoide, sofrendo posteriormente uma divisão; estes gêmeos idênticos têm, necessariamente, a mesma carga genética e o mesmo sexo

Genótipo – Constituição genética do indivíduo

Gesto esportivo – Movimentos mecânicos típicos de uma dada modalidade esportiva

Glicogênio – Modo como o organismo armazena açúcares nas células. Pode ser hepático, utilizado para manter a glicemia, ou muscular, como fonte de energia local

Glicólise – Degradação da glicose em uma série de reações, liberando parte da energia na forma de ATP

Gliconeogênese – Ou neoglicogênese. Importante via metabólica em que precursores, como piruvato, lactato, aminoácidos e glicerol, são convertidos em glicose. Ocorre principalmente no fígado e, em menor proporção, nos rins

H

Habilidade motora – Capacidade de realizar movimentos com precisão

Hiperinsulinemia – Elevação dos níveis de insulina na corrente sanguínea

Hipertrofia muscular – Resposta fisiológica ao exercício físico, em que ocorre aumento da seção transversal do músculo em questão

Hipobárica – Pressão ambiente menor do que a pressão atmosférica ao nível do mar

Hipocinesia – Deficiência nas funções ou atividades motoras

Hipoxia – Decréscimo das taxas normais de oxigênio no ambiente

Homeostase – Estado de equilíbrio instável mantido entre as diversas variáveis do meio interno, como temperatura, pressão arterial, pH

Homeostase hidreletrolítica – Manutenção constante do volume e da composição dos líquidos corporais

Hz – Hertz; unidade de frequência no sistema internacional de unidades (SI). Representa um acontecimento periódico cujo período tem a duração de 1 segundo

I

Imunidade passiva – Quando os anticorpos não são produzidos pelo próprio organismo, mas introduzidos já na forma de anticorpo; contrapõe-se à *imunidade ativa*, quando o organismo produz os anticorpos após contato com uma vacina ou com o próprio microrganismo infeccioso

Inibição reativa – Tendência à diminuição da intensidade de uma resposta em virtude da prática ou da atividade

Insulin-like growth factor-1 – Hormônio com estrutura molecular similar à da insulina. Desempenha importante função no crescimento infantil e juvenil, além de continuar influenciando o anabolismo em adultos

Insulina – Hormônio secretado pelo pâncreas, responsável pela entrada de glicose nas células

Insumos – No contexto da preparação física, são os equipamentos utilizados, como bolas, plintos, halteres, *medicine balls*, cordas, elásticos, bancos, entre muitos outros

L

Lactacidemia – Dosagem do lactato no sangue

Linfócitos – Tipo de célula de defesa do organismo. É um dos componentes formadores dos glóbulos brancos do sangue, e a variação de sua contagem, tanto para cima (linfocitose) quanto para baixo (linfopenia), indica condição anormal de saúde

Lipossolúvel – Solúvel em gordura ou óleo

Lúmen intestinal – No contexto da Anatomia, lúmen é o espaço interno de uma estrutura tubular; no caso, representa o espaço interno das paredes do intestino

M

Macrociclo – Parte do plano de expectativa esportivo que se compõe dos períodos de treinamento, competição e recuperação, executados dentro de uma temporada, visando levar o atleta ou a equipe a um nível de condicionamento que os capacite a realizar as atuações esportivas desejadas, nas competições escolhidas, dentro de um prévio plano de treinamento

3-metil-histidina – Parâmetro bioquímico utilizado para analisar os efeitos do treinamento sobre o catabolismo proteico muscular

Métodos polivalentes – Aqueles que trabalham mais de uma qualidade física por sessão de treino

Métodos univalentes – Aqueles que treinam uma única qualidade física por sessão de treino

$m\ell \cdot kg^{-1} \cdot min^{-1}$ – Esta unidade representa o fluxo de um gás (no caso, o oxigênio) que é absorvido pelo organismo por cada quilograma de peso corporal em cada minuto

Motivação – Conjunto de processos individuais que produzem intensidade, direção e modo de desenvolvimento a uma atividade específica

N

Norepinefrina – Também chamada de noradrenalina, hormônio produzido pelas glândulas adrenais em momentos de estresse físico ou psicológico, cujo efeito acelera os batimentos cardíacos e controla a pressão sanguínea e a tonicidade muscular nos vasos sanguíneos

O

Onívoro – Indivíduo que se alimenta dos mais variados alimentos, praticamente sem restrições

Osmolalidade – Refere-se à quantidade de partículas osmoticamente ativas de soluto em 1 kg de solvente

Osteomusculoarticular – Relativo a ossos (osteo), músculos e articulações

Overtraining – O mesmo que sobretreinamento. Recuperação incompleta antes da aplicação de uma nova carga de treinamento, dando origem à exaustão e provocando declínio da capacidade de trabalho

P

PDCAAS – Escore aminoacídico corrigido pela digestibilidade da proteína para a determinação de sua qualidade biológica (em inglês, *protein digestibility corrected amino acid score*)

Periodização – Planejamento geral e detalhado do tempo disponível, do volume e da intensidade do treinamento, de acordo com objetivos intermediários perfeitamente estabelecidos, respeitando-se os princípios científicos do treinamento esportivo

Período científico – Na história do treinamento esportivo, é o período compreendido entre a Olimpíada de Tóquio (1964) e a Olimpíada de Moscou (1980)

Pico – Ápice das formas física, técnica, tática e psicológica alcançado por um atleta, como resultado de um programa de treinamento

Pliometria – Exercícios cíclicos em que ocorrem alongamentos e encurtamentos, semelhantes ao movimento de mola, sendo as aplicações mais conhecidas os saltos

Política de governo – Conjunto de planos e medidas que compõem a gestão pública

Potencial da membrana – Diferença de potencial elétrico entre o interior e o exterior de uma célula

Predisposição genética – Tendência de determinadas pessoas a apresentar certas características genéticas

Preparação física – Métodos e processos de treino utilizados de modo sequencial, em obediência aos princípios da periodização, visando levar o atleta ao ápice de sua forma física específica, a partir de uma base geral ótima

Preparação médica – Atividades profiláticas e terapêuticas de medicina geral, além dos procedimentos específicos de medicina esportiva

Preparação psicológica – Parte do treinamento esportivo que, considerando o genótipo e o fenótipo, propiciará ao atleta suportar o treinamento e alcançar o máximo de suas potencialidades por intermédio da mobilização de sua vontade

Preparação tática – Conjunto de procedimentos que assegura ao atleta ou à equipe a utilização dos princípios técnicos mais adequados a cada situação da competição ou do adversário

Preparação técnica – Conjunto de atividades e ensinamentos que o atleta assimila, visando a execução do movimento esportivo com o máximo de eficiência e o mínimo de esforço

Pressão parcial – Em uma mistura gasosa, a pressão parcial de um gás é a exercida por ele caso ocupe sozinho o volume da mistura. No contexto, a pressão parcial de O_2 é referente à mistura do ar atmosférico

Princípios científicos do treinamento esportivo – Elenco de princípios básicos da fisiologia que regem o treinamento esportivo

Proteólise – Hidrólise de proteína com ruptura de ligações peptídicas

Pulso basal – O mesmo que frequência cardíaca basal

R

Radicais livres – Moléculas com elétrons altamente instáveis que são liberadas pelo metabolismo, podendo causar doenças degenerativas e morte celular

Raios X de dupla varredura – Método utilizado para avaliação da composição corporal (massa gorda, massa livre de gordura e conteúdo mineral ósseo), cuja radiação induzida (2 a 5 μSv) é mais baixa do que a exposição diária a que a população está submetida (5 a 7 μSv)

Recuperação metabólica – Retorno dos níveis metabólicos aos valores normais

Recurso ergogênico – Meio que facilita um dado trabalho, seja com mais rapidez, seja com menor gasto energético

Resistência aeróbica – Qualidade física que propicia a sustentação de uma atividade física em condições aeróbicas, cuja via metabólica é o oxigênio

Resistência anaeróbica – Resistência para execução de uma atividade em que há débito de oxigênio; pode ser lática ou alática

Resistência muscular localizada – Resistência de movimentos repetitivos em que há a participação de pequena parte da musculatura esquelética, utilizando basicamente o metabolismo local

Ressonância nuclear magnética – Método de análise do organismo por meio de pulsos de radiofrequência, em que o aparelho percorre cada ponto do corpo construindo um mapa dos tipos de tecido em duas ou três dimensões

1RM – Valor calculado após o teste de peso máximo de uma repetição máxima

S

Sais minerais – Nutrientes cujas principais funções são a regulação do organismo e a estruturação óssea

Scout – Do inglês, *espiar, examinar*, este termo é empregado ao ato de detectar as características e o estilo do adversário para explorar seus pontos fracos. Também se refere à planilha na qual são anotadas informações técnicas

Seção transversa – Corte por um plano perpendicular ao eixo da extensão do músculo

Semana civil – Período entre a segunda-feira e o domingo seguinte

Sinapse – Região em que ocorre a comunicação entre os neurônios ou entre neurônios e células musculares

Síndrome de adaptação geral – Conjunto de reações desencadeadas quando o organismo é exposto a estímulos ameaçadores à manutenção da homeostase

Sistemas energéticos – Processos de produção de energia para utilização do organismo nas mais variadas atividades

Sobretreinamento – Recuperação incompleta antes da aplicação de uma nova carga de treinamento, dando origem à exaustão e provocando declínio da capacidade de trabalho. O mesmo que *overtraining*

Steady state – Momento a partir do qual todas as funções metabólicas necessárias ao desempenho de um exercício estão em equilíbrio para determinada intensidade

Strain – Estado causado por esforço excessivo

Substância simpaticomimética – Substância que reproduz os efeitos provocados pela estimulação dos nervos simpáticos, imitando os do hormônio epinefrina

Supercompensação – Fundamentada no princípio da adaptação, visa fornecer ao organismo condições de aumentar o armazenamento de glicogênio

T

Tática – Arte de dispor os recursos (atletas, técnicos, materiais esportivos etc.) de maneira a explorar ao máximo os pontos fracos do adversário, minimizando as próprias deficiências

Teoria geral da administração – Corpo de conhecimentos a respeito das organizações e do processo de administrá-las

Terceira infância – Período compreendido, aproximadamente, entre 6 e 12 anos de idade

Teste de peso máximo (TPM) – Determinação do máximo peso com que o atleta consegue realizar uma, e apenas uma, contração isotônica concêntrica em toda a amplitude do movimento

Teste de repetições máximas (TRM) – Determinação do maior peso com que o atleta consegue realizar uma quantidade determinada de contrações isotônicas concêntricas em toda a amplitude do arco articular

Treinamento cardiopulmonar – Parte da preparação física que visa provocar alterações no organismo, principalmente nos sistemas cardiocirculatório e respiratório, incluindo o sistema de transporte de oxigênio e o mecanismo de equilíbrio acidobásico, de modo a propiciar melhoria do desempenho

Treinamento esportivo – Conjunto de procedimentos e meios utilizados para se conduzir um atleta à sua plenitude física, técnica e psicológica, dentro de um planejamento racional, visando executar um desempenho máximo em um período determinado

Treino intervalado – Método para o treinamento da velocidade e da resistência anaeróbica, consistindo em uma série de estímulos (esforços submáximos) intercalados por intervalos que propiciem uma recuperação parcial (incompleta). O termo em inglês, *interval training*, também é bastante utilizado

V

$\dot{V}O_2$ – Quantidade de absorção de oxigênio durante uma atividade física aeróbica

Variância – Em estatística, representa a dispersão de uma variável aleatória, que representa o quanto seus valores estão distantes do valor esperado. No contexto, representa a variação entre os limites mínimo e máximo

Vasoconstrição periférica – Contração das pequenas artérias

Vasodilatação esplênica – Dilatação dos vasos que irrigam o baço

Velocidade de movimento – Sequência de movimentos do gesto esportivo que devem ser executados em velocidade máxima

Ventilação minuto – Volume de ar inspirado ou expirado por minuto

Via energética – Sistema metabólico utilizado para gerar energia para a atividade física

Volume de ejeção – Volume de sangue lançado em cada contração cardíaca

Índice Remissivo

Obs.: números em *itálico* indicam figuras; números em **negrito** indicam quadros e tabelas.

B

C

D

N

Q

R

S

U

V

W